# 口腔种植位点处理全集

（美）迈克尔·索尼克（Michael Sonick）
（美）黛比·黄（Debby Hwang）　主编

黄　懽　主译

北方联合出版传媒（集团）股份有限公司
辽宁科学技术出版社
沈阳

图文编辑

王　辉　王玉林　杨　春　杨志强　于英楠　张秀月　林铭新　蔡贤华　夏平光　黄卫兵　丁　然
胡　昊　吴　刚　熊承杰　黄　明　施立奇　王华松　魏世隽　陈　磊　汪国栋　兰生辉　康　辉
姚年伟　齐凤宇　肖　艳　彭　闯　伏建斌　郑哲甲　邓海涛　杜玉洁　高亮亮　胡军宝　纪守琪
刘兴环　柳　峻　邱　朔　屈建民　刘　维　曹　强　宋　华　刘　菲

This is translation of Implant Site Development, the edition first published 2012 ©2012 by John Wiley & Sons, Ltd.
ISBN: 9780813825120
By Michael Sonick and Debby Hwang

©2016，简体中文版权归辽宁科学技术出版社所有。
本书由John Wiley & Sons International Rights, Inc. 授权辽宁科学技术出版社在中国出版中文简体字版本。
著作权合同登记号：第06-2014-60号。

## 图书在版编目（CIP）数据

口腔种植位点处理全集 /（美）迈克尔·索尼克（Michael Sonick），（美）黛比·黄（Debby Hwang）主编；黄懂主译. —沈阳：辽宁科学技术出版社，2017.1

ISBN 978-7-5381-9855-3

Ⅰ.①口… Ⅱ.①迈… ②黛… ③黄… Ⅲ.①种植牙—口腔外科学　Ⅳ.①R782.12

中国版本图书馆CIP数据核字（2016）第151398号

出版发行：辽宁科学技术出版社
　　　　　（地址：沈阳市和平区十一纬路25号　邮编：110003）
印 刷 者：辽宁新华印务有限公司
经 销 者：各地新华书店
幅面尺寸：210mm×285mm
印　　张：27.5
插　　页：4
字　　数：550千字
出版时间：2017 年 1 月第 1 版
印刷时间：2017 年 1 月第 1 次印刷
责任编辑：陈　刚　苏　阳
封面设计：袁　舒
版式设计：袁　舒
责任校对：李　霞

书　　号：ISBN 978-7-5381-9855-3
定　　价：498.00 元

投稿热线：024-23280336
邮购热线：024-23284502
E-mail:cyclonechen@126.com
http://www.lnkj.com.cn

# 译者名单
## Translators

主译：黄　懂

译者：黄　懂　贺　刚　陈　钢　时春宇　孙　鹏

审校：陈　波　张　鹏　王　莺

# 编著者简介
## Contributors

**主编**

**Michael Sonick DMD**
Private Practice
Fairfield, CT, USA

**Debby Hwang DMD**
Private Practice
Ann Arbor, MI
and Fairfield, CT, USA

**副主编**

**André P. Saadoun DDS, MS**
Diplomate, American Academy of Periodontology
Former Associate Professor, Department of Periodontics
University of Southern California
Los Angeles, CA, USA
Visiting Professor, Department of Periodontics and
    Implantology
Hadassah School of Dental Medicine
Jerusalem, Israel

**参与者**

**Eduardo Anitua MD, DDS, PhD**
Director of Anitua's Dental Research Institute
Vitoria, Spain

**Michael S. Block DMD**
Private Practice
Metairie, LA, USA

**Nardy Casap DMD, MD**
Senior Lecturer and Graduate Program Director
Department of Oral and Maxillofacial Surgery
Hadassah School of Dental Medicine
Hebrew University
Jerusalem, Israel

**Frank Celenza DDS**
Private Practice
New York, NY, USA

**Robert A. Faiella DMD, MMSc**
Diplomate, American Board of Periodontology
Private Practice
Osterville and Duxbury, MA, USA

**Stefan Fickl DMD, PhD, Priv.-Doz.**
Clinical Associate Professor
Department of Periodontology
Julius-Maximilians-University
Würzburg, Germany

**Stuart J. Froum DDS**
Clinical Professor and Director of Clinical Research
Department of Periodontology and Implant Dentistry
New York University, College of Dentistry
New York, NY, USA

**Scott D. Ganz DMD**
Clinical Assistant Professor, Department of Restorative
    Dentistry
University of Medicine and Dentistry of New Jersey
New Jersey Dental School
Newark, NJ, USA
Prosthodontics, Maxillofacial Prosthetics, and Implant
    Dentistry
Fort Lee, NJ, USA

**William V. Giannobile DDS, DMedSc**
Najjar Professor of Dentistry and Director
Michigan Center for Oral Health Research
School of Dentistry
Professor of Biomedical Engineering
College of Engineering
University of Michigan

Ann Arbor, MI, USA

**Christopher Haggerty DDS, MD**
Private Practice
Kansas City, MO, USA

**Markus B. Hürzeler DMD, PhD, Prof. Dr. med. dent.**
Clinical Associate Professor
Department of the Operative Dentistry and
   Periodontology
School of Dental Medicine
Albert-Ludwigs-University of Freiburg
Freiburg, Germany
Private Practice
Munich, Germany

**Jack T. Krauser DMD**
Private Practice
Boca Raton, FL, USA

**Robert A. Levine DDS**
Clinical Professor in Postgraduate Periodontics and
   Implantology
Kornberg School of Dentistry
Temple University, Philadelphia, PA, USA
Private Practice, Pennsylvania Center for Dental
   Implants and Periodontics
Philadelphia, PA, USA

**George A. Mandelaris DDS, MS**
Diplomate, American Board of Periodontology
Private Practice, Periodontology and Dental Implant
   Surgery
Park Ridge and Oakbrook Terrace, IL, USA

**Craig M. Misch DDS, MDS**
Private Practice in Oral Maxillofacial Surgery and
   Prosthodontics
Sarasota, FL, USA
Clinical Associate Professor
Periodontology and Implant Dentistry
New York University College of Dentistry
New York, NY, USA

**Gorka Orive PhD**
Associate Professor of Pharmacy
Head of the Laboratory of Regenerative Medicine at BTI
   Biotechnology Institute
Vitoria, Spain

**George Priest DMD**
Diplomate, American Board of Prosthodontics
Private Practice in Prosthodontics
Hilton Head Island, SC, USA

**Hector F. Rios DDS, PhD**
Assistant Professor, Division of Periodontology
Department of Periodontics and Oral Medicine
The University of Michigan, School of Dentistry
Ann Arbor, MI, USA

**Davide Romeo DDS, PhD**
Research Associate
Department of Periodontology and Implant Dentistry
New York University College of Dentistry
New York, NY, USA
Private Practice, Milan, Italy

**Paul S. Rosen DMD, MS**
Clinical Associate Professor of Periodontics
Baltimore College of Dental Surgery
University of Maryland
Baltimore, MD, USA
Private Practice
Yardley, PA, USA

**Alan L. Rosenfeld DDS**
Diplomate, American Board of Periodontolology
Private Practice in Periodontology and Dental Implant
   Surgery
Park Ridge and Oakbrook Terrace, IL, USA

**Yuval Samuni DMD, PhD**
Department of Oral and Maxillofacial Surgery
The Barzilai Medical Center
Ashkelon, Israel

**Avi Schetritt DMD**
Diplomate, American Board of Periodontology
Private Practice
Miami, FL, USA

**Peter C. Shatz DDS, FICD**
Assistant Clinical Professor
Georgia Health Sciences University
Augusta, GA, USA
Private Practice
Atlanta, GA, USA

**Lee H. Silverstein DDS, MS, FACD, FICD**
Associate Clinical Professor
Department of Periodontology
Georgia Health Sciences University
Augusta, GA, USA
Private Practice
Marietta, GA, USA

**Christian F.J. Stappert DDS, MS, PhD, Priv.-Doz.**
Director of Aesthetics and Periodontal Prosthodontics
Department of Periodontology and Implant Dentistry
New York University College of Dentistry
New York, NY, USA

**Michael Toffler DDS**
Diplomate, American Board of Periodontology
Private Practice
New York, NY, USA

**Istvan Urban DMD, MD**
Adjunct Assistant Professor
Advanced Education in Implant Dentistry
Loma Linda University
Loma Linda, CA, USA
Private Practice
Budapest, Hungary

**Tomaso Vercellotti MD, DDS**
Private Practice
Genova, Italy
Honorary Professor, Eastman Dental Institute
London, England
Visiting Professor
University of Bologna
University of Genova
Genova, Italy

# 前言
## Foreword

人本能地就想要返老还童。在口腔医学中，这种追求孕育了种植学科和骨移植的跳跃性发展。这本书为所有临床医生将最近的创新技术进行介绍和指导，它是一个决策的伙伴、一个文献的指导，可以指导医生进行治疗计划设计、治疗和跟踪。没有比这更全面、彻底、贴近临床，还具有科学支持的手术指南了。本书是专家收集并以浅显易懂的方式概括的临床问题，让所有读者印象深刻。本书的学习有助于我们完成为患者更进一步恢复他们自然的形态和功能的使命。

**Richard Lazzara, DMD, MScD**

# 译者前言
## The translator foreword

开展种植牙治疗的口腔医生在临床实践时，必然要面对各种常见的和复杂的种植牙位点处理问题。种植牙位点处理常常决定了种植牙治疗的成败，很多医生都希望能有一本系统阐释这方面技术的专业著作。2013年全球著名的种植牙骨再生专家Sascha.A Jovanovic和Istvan Urban来北京gIDE/LLU课程讲学，他们在种植牙位点处理领域的知名度都是享誉全球。当时他们就向我推荐了这本《Implant Site Development》著作。本著作非常全面和细致地阐述了种植牙位点处理中的生物学原理以及临床技术，是一本不可多得的、实践性很强的种植牙专著。《口腔种植位点处理全集》帮助临床医生决策：在什么时候，以及如何在种植位点重建牙槽嵴。本书从实践出发，系统地讲述了如何在各种临床情况下保存牙槽嵴。本书还讨论了不同的治疗选择、治疗时机、使用的材料、具体操作技术，以及相应的临床应用。Istvan Urban医生还在本书中首次系统阐释了垂直骨增量技术。

从临床治疗的整体考虑出发，《口腔种植位点处理全集》一书覆盖了当今最广泛的种植牙位点处理技术。本书应用了大量的图片、临床照片，对开展种植牙治疗的口腔全科医生、修复医生，特别是外科医生都有很大的指导作用。本书的内容都以文献研究为基础，对于开展种植牙技术，无论是年轻医生还是高年资医生来说，都是一本不可或缺的参考书。

感谢为此书中文版出版付出辛勤努力的贺刚医生，陈钢医生，时春宇医生和孙鹏医生。他们花费了大量时间参与此书的翻译工作。另外，还要感谢陈波医生、张鹏医生和王莺医生，他们做了大量的审校工作。由于能力有限，书中不免有疏漏不妥之处，还请广大读者批评指正。

黄懂
2016年7月

# 鸣谢
## Acknowledgments

Michael Sonick 和Debby Hwang 希望感谢以下人员，感谢他们坚定的支持和精湛的学术：

- 我们从容的、充满奇迹的团队如下：Wiley公司的Sophia Joyce, Melissa Wahl 和 Shelby Allen；在Toppan有限公司的 Janet Hronek
- 本书所有的作者，他们证明了自己天赋过人、乐于助人、高尚和蔼
- 那些将他们科学理性思维和经过临床考证的知识传授给我们的导师、老师、同事，尤其是Abe Shuster, Tom Van Dyke, Steven Offenbacher, Dennis Tarnow, Kendall Beachum, Richard Lazzara, David Garber, Alan Seel William Giannobile
- 我们天才的，耐心的修复科同事
- 我们无与伦比的同事，尤其是Patty Bernardos, Liz Correia, Verity Rollins, Kenisha Taylor

# 目录

Contents

# 第1章
# 骨组织生物学及骨再生的原则

*Hector F. Rios DDS, PhD* 和 *William V. Giannobile DDS, DMedSc*

## 前言

骨是在不断活动改建的组织，对多种刺激敏感，具有将机械力刺激信号转变为化学刺激信号的能力，因此增加了其适应及维持骨组织生理需要的能力（Bonewald and Johnson, 2008; Burger et al., 1995; Duncan and Turner, 1995; Marotti, 2000; Marotti and Palumbo, 2007）。这种适应的能力来源于严密协调合作的合成代谢及分解代谢过程，使得骨的代谢和结构处于一个稳态（Turner and Pavalko, 1998）。多种因素会对这个系统产生影响（如生化、激素、细胞层面和生物力学），从而共同决定骨质（Ammann and Rizzoli, 2003; Ma et al., 2008; Wallach et al., 1993）。临床上，骨质被认为是一个重要指征，提示骨骼远期的机械性能。在骨骼内部，不同区域的骨质常常不同，这取决于很多方面：细胞数量及细胞之间交联、骨密度、骨宏观结构、微观结构以及有机质与无机质的含量比例（Ammann and Rizzoli, 2003; Dalle Carbonare and Giannini, 2004; Ma et al., 2008; O'Brien et al., 2005; Viguet-Carrin et al., 2006）。因此，种植的成功与否和医生对骨质的基本生物学和生理学原理的理解程度有关，因为这会有助于外科医生在临床中选择合适的技术，以加强种植体周围的骨生态稳定。

因此，这一章旨在为医生种植前提供基本的骨骼发育、组成、代谢及再生的入门知识。

## 骨发育

在胚胎发育期，骨骼直接或间接地形成于成骨过程。对于上下颌骨而言，间充质祖细胞聚集并直接分化成为成骨细胞，此过程称为膜内成骨。而不同的是，在下颌骨髁突、长骨和椎骨的形成源于软骨板，后者作为基质逐渐被骨替代。这种依靠软骨的骨形成发生过程称为软骨内成骨（Ranly, 2000）（图1.1）。

牙槽骨在受伤、疾病及大创伤后会经历一个骨修复过程，包含膜内成骨和软骨内成骨两种途径（Rabie et al., 1996; Virolainen et al., 1995）。类似的过程发生在大多骨种植技术中，局部有骨传导、骨诱导和骨生成的参与。

## 骨细胞

骨内有多种细胞成分。这些不同的骨细胞包括前体成骨细胞、成骨细胞、破骨细胞、骨细胞和骨髓造血成分。这一章内容主要是介绍在骨稳态形成中发挥重要作用的3个细胞。

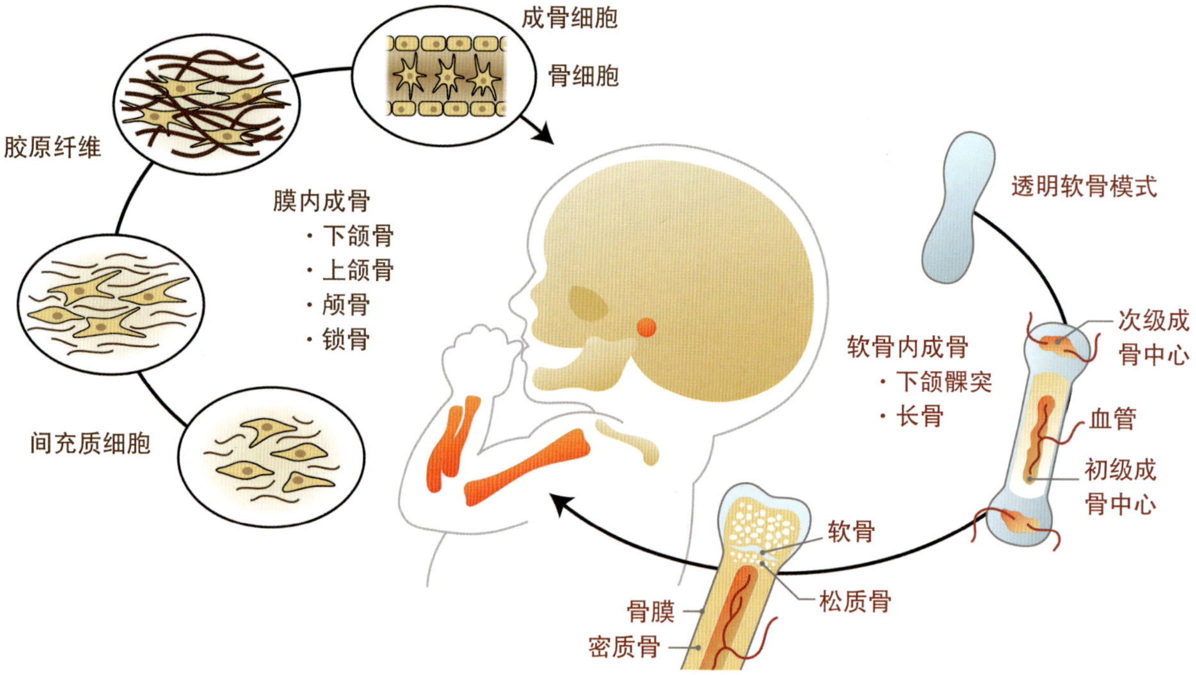

**图1.1** 在膜内成骨时，随着间充质凝聚，形成了一个成骨中心。随着富含胶原的细胞外间质发育成熟，前成骨细胞进一步分化形成成骨细胞，并包埋在不断矿化的基质中，逐渐形成骨单位。在颅面复合体中多数骨是以此机制成骨的。另一方面，骨骼中的长骨和下颌骨髁突部分则始于软骨板的形成和钙化，后期被破骨细胞吸收后被骨质替代。软骨内成骨的发生使得初级成骨中心和次级成骨中心间被一层叫生长板的软骨隔开。随着这两种过程骨不断成熟，通过相似的骨重塑机制，不同区域的骨密质和骨松质不断形成。

成骨细胞是成骨的关键细胞。它们合成有机质并调节介导基质的矿化（图1.2）。成骨细胞位于活动性成骨基质的表面，随着成骨过程的逐渐完成，部分成骨细胞会分化为骨细胞，另一些则存于骨膜或骨表面，成为骨衬里细胞。骨衬里细胞是长条状的细胞，覆盖骨组织表面，不具有成骨活性（Rodan，1992）。

骨细胞是卫星形状，夹于矿化的骨基质之间的空隙内，即骨陷窝（Lacunae）。它们之间通过树突形成一个细胞质网络。这些细胞质突起延伸于圆柱形空间的骨小管内（Bonewald，2007）。它们延伸到不同区域，与血管和其他骨细胞相联系。因此骨细胞网络作为一个细胞内及细胞外的信息通道，对于因骨机械刺激和骨形变造成的骨小管液体剪切压力变化很敏感（图1.3）。这些机械信号被转换成生物分子信息帮助骨生成及破坏的协同合作。这种结构使得骨细胞可参与血钙平衡的调节和感受机

械刺激并将信号传播到其他骨内细胞，协调成骨运动和破骨运动（Burger et al.，1995；Marotti，2000）。

骨形成过程中还同时伴有骨吸收，后者为破骨细胞启动并维持调节。破骨细胞是由单核细胞/巨噬细胞造血系中分化而来的特殊多核细胞（图1.4）。这些细胞可以分化吸附于骨基质表面，随后分泌酸和溶解酶，降解破坏骨及软骨的无机、有机结构。这种基质降解过程形成一个特异的细胞外空隙，被称为骨吸收陷窝（Howship's lacuna）（Rodan，1992；Vaananen and Laitala-Leinonen，2008；Vaananen et al.，2000）。

## 骨的组成

骨是一种特殊的结缔组织，由有机质和无机质共同组成（图1.5、图1.6）。有机质部分占了全骨重量的30%～35%，其中90%为Ⅰ型胶原，剩余

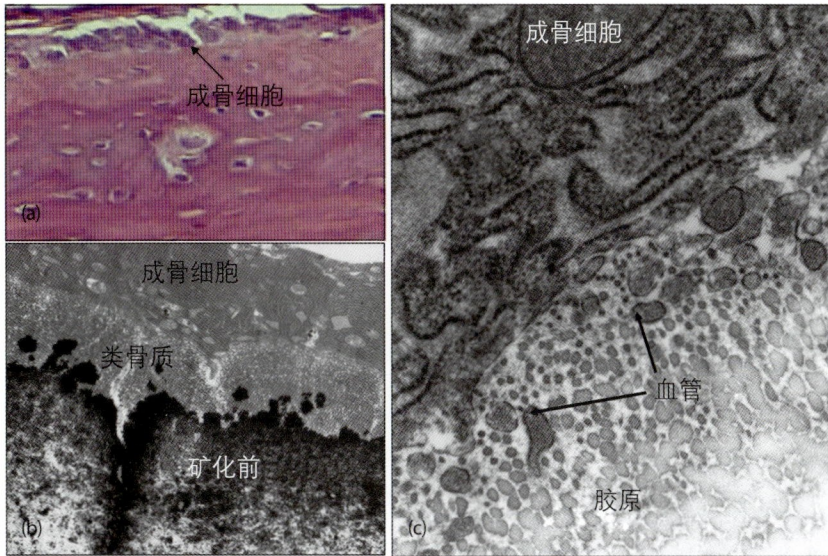

图1.2　成骨细胞分化自骨髓造骨原始细胞，负责不成熟骨质的生成，也就是类骨质。（a）箭头指示了一组覆盖于成熟骨表面的成骨细胞，骨已矿化且含有散在细胞。（b）这些成骨细胞的进一步电镜放大图像显示，这些细胞含有丰富的内质网和高尔基体，支持其强代谢活动。在成骨细胞下方是一层矿化未完全的富含胶原的结构，即类骨质。随着胶原矿化，形成了一个明显的矿化前缘和一些矿化核心。（c）这个图显示了高度放大的成骨细胞外基质。靠近细胞附近的胶原纤维横截面被展示出来。箭头指示一系列从成骨细胞中分泌而出的高电子密度颗粒。这些结构被认为可通过在软骨内协助形成矿化中心从而有助于骨的矿化过程。

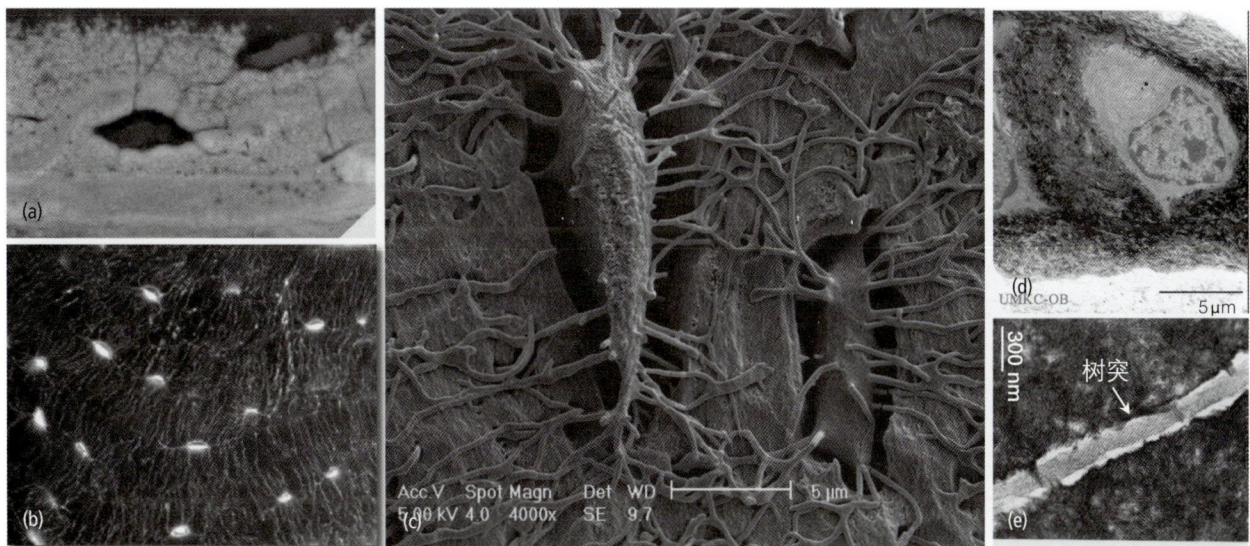

图1.3　骨细胞可被认为是骨再塑形的协调者。（a）随着骨的形成，一部分成骨细胞包埋于骨内，随后矿化并在成熟基质内成为骨细胞，正如通过锇处理细胞所得的反向散射扫描电子显微镜（SEM）图像所示。（b）如图所示，包埋的骨细胞互相交联，在骨内形成网络，使得细胞具有压力感受能力，成为协调骨改建的关键因素。（c）包埋的骨小管的SEM 图像显示了两个骨细胞之间的交联程度及骨小管的基本结构大小。（d）围绕骨细胞的一圈高矿化度骨质在透射电子显微镜下清晰可见：尽管细胞看似静止，实际上代谢活跃，并会不断分泌一些因子调节周围微生态环境。（e）骨小管内的细胞质突通过透射电子显微镜得以显现，骨小管内液体流动会造成骨细胞膜表面的剪切力变化。骨细胞和骨小管这种独特的细胞生物工程结构使得机械刺激得以转化为生化信号，是骨稳态形成的基础。

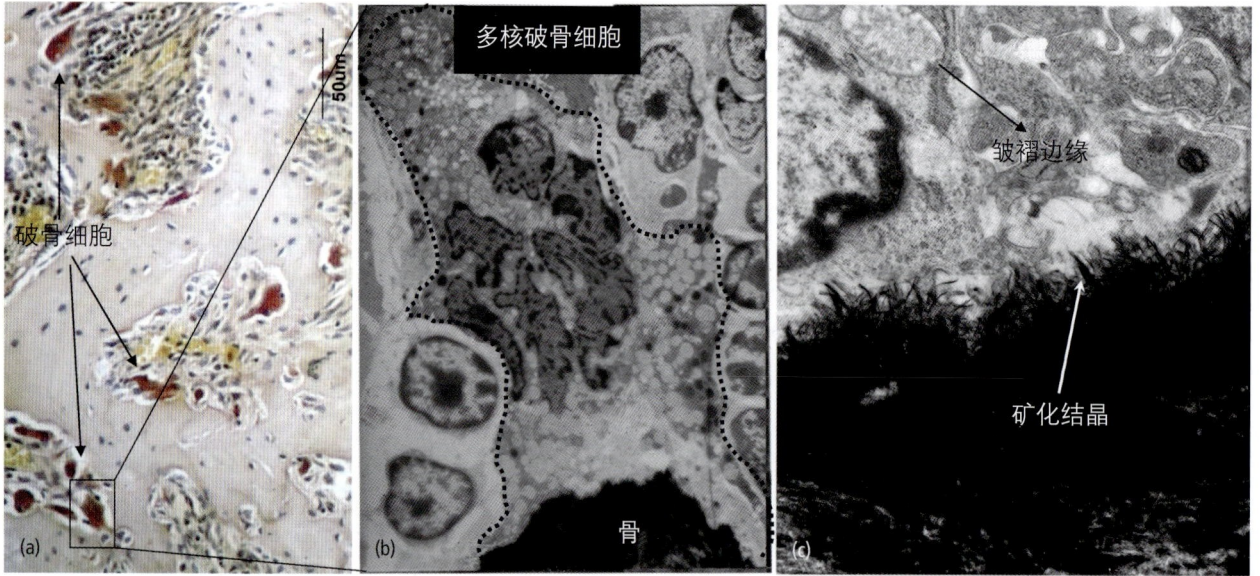

**图1.4**　破骨细胞分化自单核细胞/巨噬细胞造血系，负责骨内的骨吸收工作。（a）组织学上，破骨细胞根据形态学可以被归类为多核细胞，附着于骨基质表面，或者通过特殊染色如耐酒石酸磷酸酶（TRAP）染色可见其染色为红色，如箭头所指示。（b）此图展示了附着于骨表面的破骨细胞的透射电子显微镜影像。（c）黑色箭头显示了细胞吸收面的褶皱边缘。其胞质内富含质子泵和氯通道，形成一个强酸性的胞外环境。这个空隙被称为骨吸收陷窝，并被细胞使用肌动蛋白环封闭起来。大量增加的胞内向胞外运送的酶、质子和氯离子经过褶皱边缘不断外排酸化这个环境，使得骨的有机、无机成分均开始崩解。

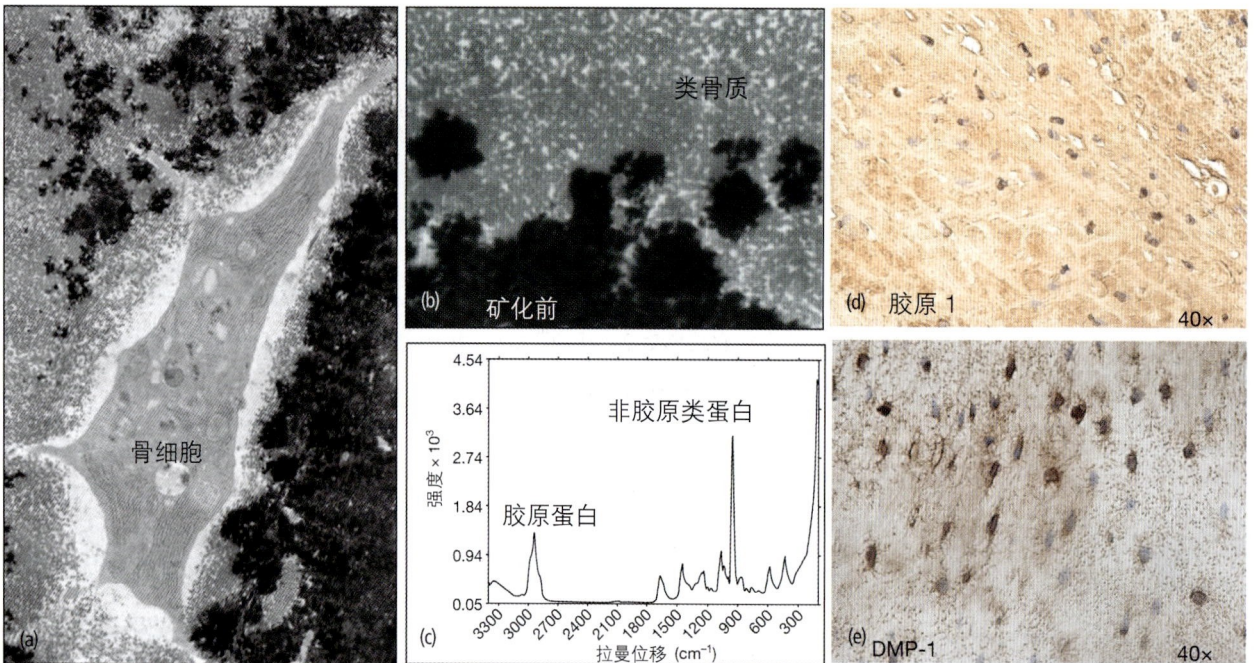

**图1.5**　一开始骨形成时，完全是富含胶原及其他非胶原分子的有机质。（a）透射电子显微镜清晰地展示了纯有机质转变为矿化基质的过程，骨细胞被包埋在成熟的骨基质中。（b）随着基质矿化成熟，矿化核心形成和增长受到胞外基质内的有机成分调节。图示矿化核心的增长、形成环状结构。图示随着矿物质沿着有机纤维不断增聚，形成了一个清晰的矿化前缘，看清类骨质转化为成熟骨的过程。（c）通过拉曼光谱学分析骨的化学成分发现其富含胶原和非胶原类蛋白。（d）Ⅰ型胶原蛋白是骨内最主要蛋白，均匀地分布在基质内，正如免疫荧光化学图案所示。（e）其他分子如DMP-1会更倾向于有特殊的时空分布特异性。DMP-1由骨细胞高度表达，被认为在骨的矿物质代谢中起重要作用。

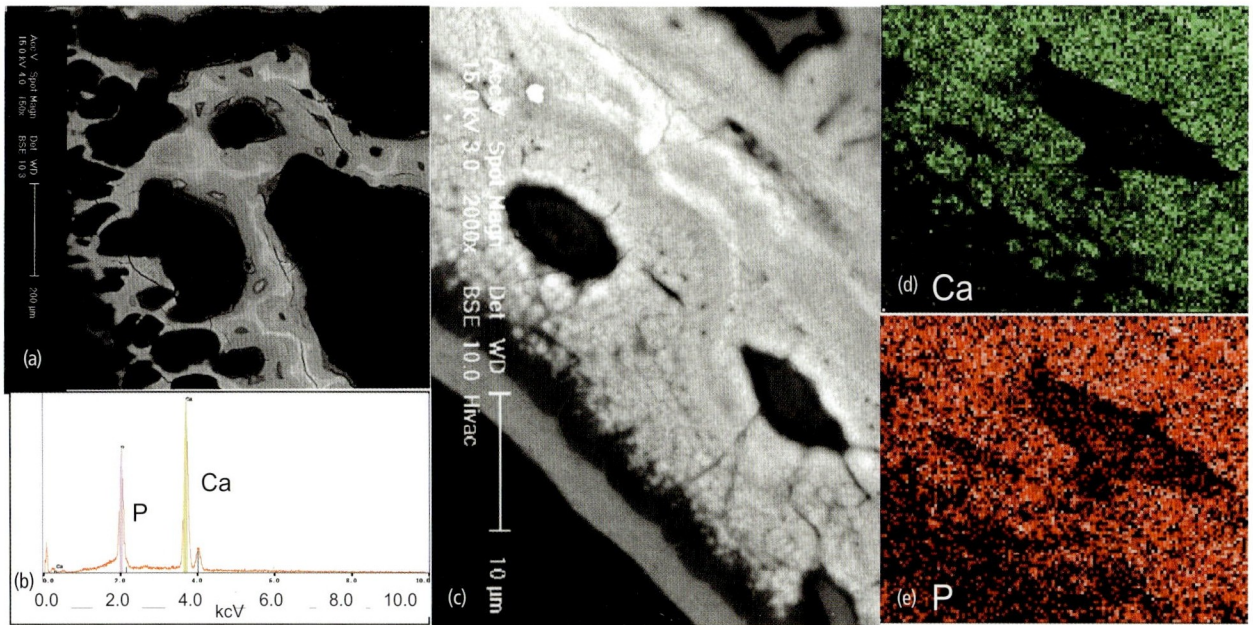

图1.6 （a）反向散射扫描电子影像将矿物质高亮显示出来。注意成熟骨内部不同位置有不同程度的矿化。（b）矿物质内部的一些特异成分可以被能量弥散X射线谱（EDS）显示出来。在此图中钙和磷如预期一般呈现较高峰值，这与它们是羟基磷灰石中的主要成分有关。（c）注意在矿化前缘大多呈点状的矿物质分布和成熟板状骨内的较均匀分布矿物质之间的区别。（d，e）靠近骨细胞周围的矿化前缘位置内钙及磷的能量弥散X线谱图（图内近左下方的较暗区域）。

10%为非胶原类蛋白、蛋白聚糖、糖蛋白、碳水化合物和脂质。有机质是由成骨细胞生成的，在未矿化前叫类骨质。在胶原纤维中，矿化中心不断有钙、磷离子的不断沉积最终形成羟基磷灰石晶体。位于胶原纤维表面的非胶原类蛋白协助矿物成分的扩大以及基质矿化的完成。一般矿化在基质形成的几天内开始形成矿化核心，但是其通过羟基磷灰石结晶的不断完成和成熟需要几个月的时间，并且随着基质的不断形成，通过骨内荧光染料标记可以清晰地看见一个明显的矿化前缘（图1.7）。类骨质的矿化为骨提供了强度和刚性，使骨可以承载并保护敏感器官，同时也积存了矿化物质，为系统稳态做出贡献。

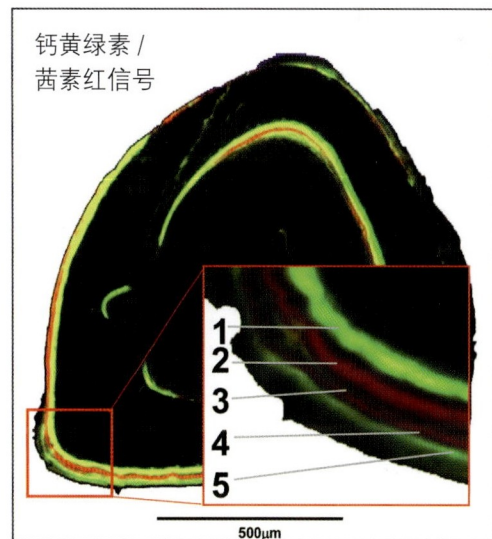

图1.7 骨的形成速度往往通过骨荧光染色的办法来评价。钙黄绿素（绿色）和茜素红信号在不同时间点的描绘图可以展示出矿化前缘。

## 骨代谢

钙稳态对于维持健康的许多生理过程是至关重要的（Bonewald, 2002; Harkness and Bonny, 2005; Khazai et al., 2008）。血清钙离子浓度的平衡源于甲状旁腺素（PTH）、维生素D和降钙素的协同调节。图1.8展示了饮食来源和骨来源作为入路而通过胃肠道及尿液分泌进行排出，保证稳态。维生素D参与钙的吸收，而PTH则刺激骨质释放钙离子减少肾的钙排出并帮助将维生素D转换为它的生物活性形态（1,25-二羟胆钙化醇）。减少钙的摄入，维生素D以及雌激素的匮乏会导致钙不足（Lips, 2006）。

这些激素因素对于骨吸收的速度有很大影响：雌激素的缺乏会增加骨吸收并且减少新骨的形成。还有报道记载雌激素的匮乏引起骨细胞的凋亡。不止雌激素，钙的代谢也在骨代谢平衡中起重要作用，钙及维生素D的缺乏影响骨的沉积。而众所周知的是，甲状旁腺会对低血钙浓度起反应，从而分泌PTH，增加骨的吸收，保证血内的钙浓度。

## 骨形成和骨改建

骨是一个动态变化的组织，可以根据生理需求进行变化适应。即骨会根据代谢和机械应力要求不断调整其自身的机械特性（Burr et al., 1985; Lerner, 2006; Mori and Burr, 1993）。骨骼的适应机制主要通过骨吸收和骨形成得以实现，统称为骨改建（图1.9）。骨骼被破骨细胞吸收，随后成骨细胞又再沉积新骨（Raisz, 2005）。从骨改建角度讲，有人认为，成骨细胞会识别并针对骨骼机械完整性受损的部位进行骨改建，从而引导可以符合机械力学要求的新骨形成（Parfitt, 2002）。

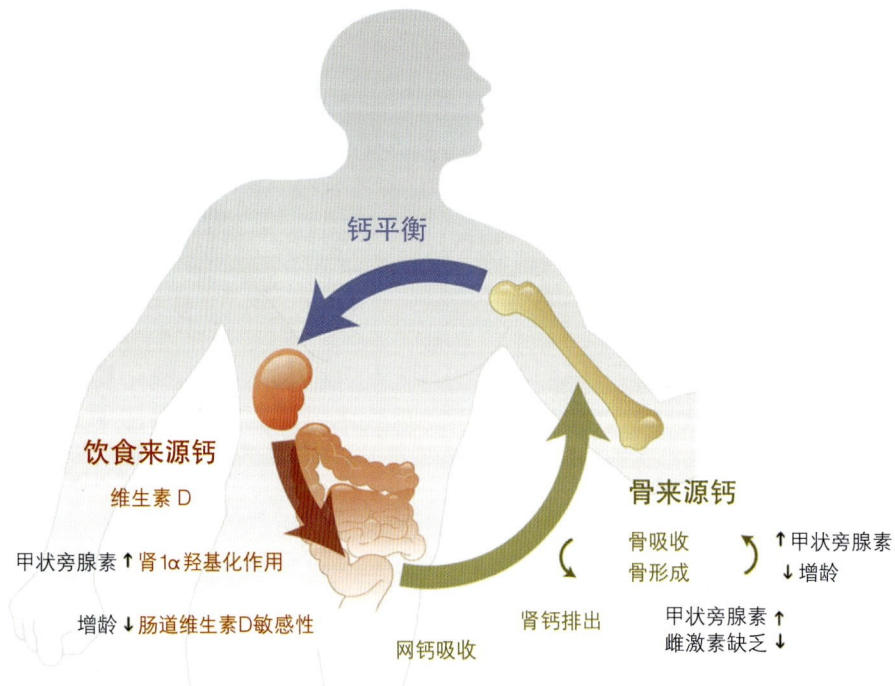

钙平衡

饮食来源钙
维生素D
甲状旁腺素↑肾1α羟基化作用
增龄↓肠道维生素D敏感性

骨来源钙
骨吸收　　↑甲状旁腺素
骨形成　　↓增龄

肾钙排出　　甲状旁腺素↑
网钙吸收　　雌激素缺乏↓

图1.8　钙平衡的优化调节需要多个系统的协作参与。红色和绿色箭头展示了饮食来源和骨来源作为入路而胃肠道及尿液分泌作为排出是如何保证它的稳态的。不同急速信号调节这个过程。维生素D参与钙的吸收，而甲状旁腺素刺激骨释放钙质，减少钙的吸收，维生素D以及雌激素的匮乏会导致钙不足。

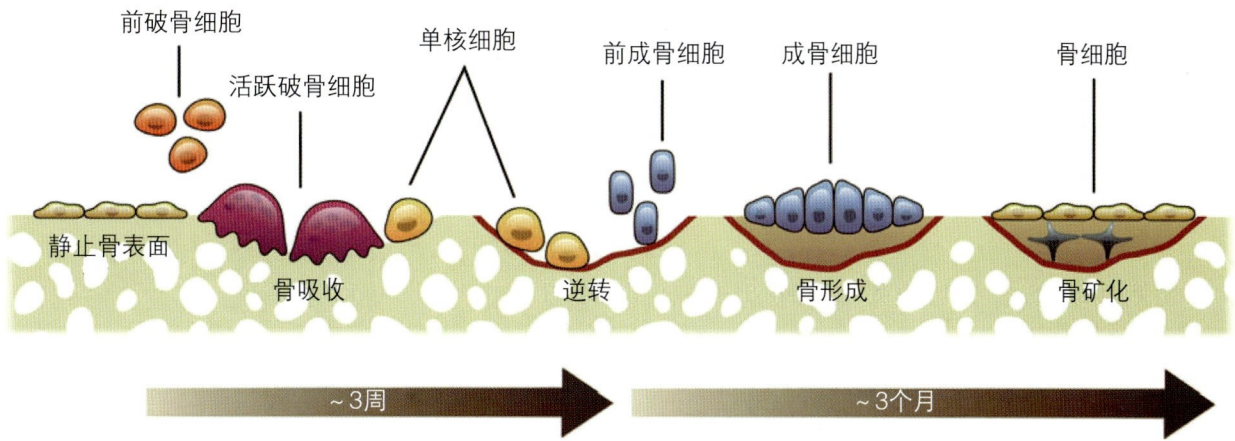

图1.9 骨改建的循环包含了许多被精密调节的亚步骤。骨改建的"启动"阶段有赖于局部或系统对成骨细胞系的前间充质细胞的刺激。这些细胞与造血前体细胞一同协作再"吸收"阶段分化生成破骨细胞。接着是"逆转"期，单核细胞聚于骨表面。它们会完成吸收过程并产生信号启动骨形成。最后后续的间充质细胞分化形成活跃的成骨细胞，后者在"形成"期沉积基质成骨。

（来源：转载自McCauley LK, Nohutcu RM. Mediators of periodontal osseous destruction and remodeling: principles and implications for diagnosis and therapy. *J Periodontol* 2002; 73（11）:1377 - 1391; 已得到美国牙周病学的许可）

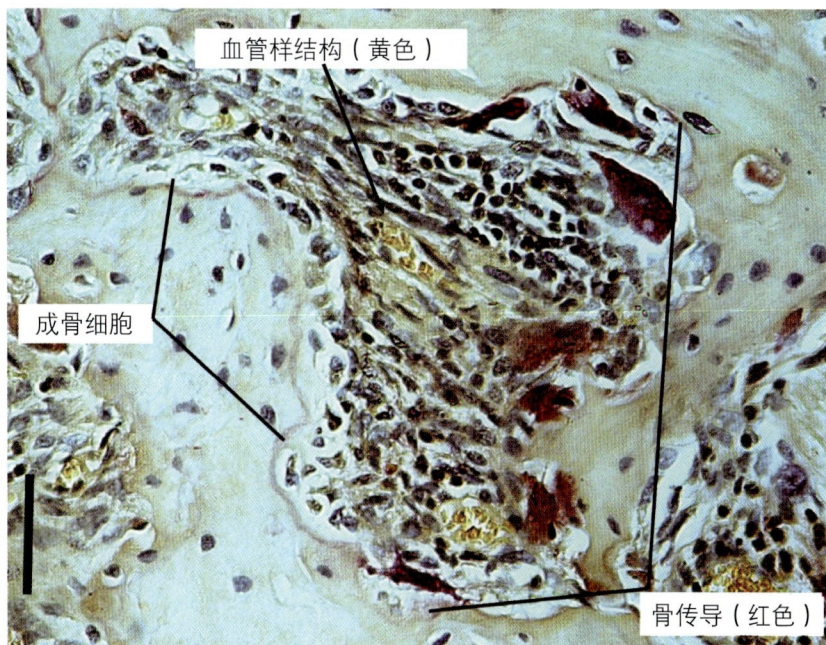

图1.10 骨多细胞单元（BMUs）。骨改建发生在局部成群的成骨细胞和破骨细胞之间，后者称为骨多细胞单元；每一个单元分为一个破骨细胞吸收面，随之是一道成骨细胞在破骨细胞留下的空间内形成新骨。红色染色（抗酒石酸酸性磷酸酶）显示出吸收面。注意此区增多的多核破骨细胞。

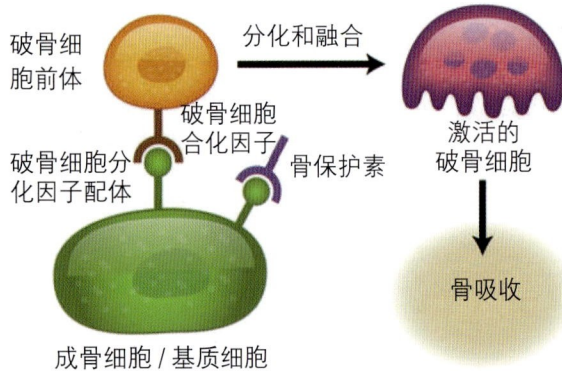

图1.11　骨形成/吸收偶联。骨吸收和骨形成相互密切联系。成骨细胞/基质细胞会通过向破骨前体细胞表达RANKL提供破骨微环境，使得后者分化聚合成多核激活的破骨细胞。这一过程被一些抑制剂所控制如骨保护素。而进一步说成骨细胞的成骨作用有赖于前期破骨细胞的吸收过程。

　　骨改建发生在骨多细胞单元内（BMUs）（图1.10）。一个骨多细胞单元组成：①在刚吸收的骨表面附着的一层破骨细胞，被称为吸收面；②一个含有小泡和周皮细胞的空间；③一层附着于新形成的有机质表面的成骨细胞，称为沉积面。在图1.10中，吸收面被抗酒石酸酸性磷酸酶染色的细胞显著标示出。新的以及活动中的骨多细胞单元的数量则由许多激素和细胞因子来调节，意味着时空顺序的同步规划、合成代谢及分解重建代谢的配偶协调。

　　被研究最多的调整骨改建的配偶机制是核因子κB受体活化因子配体（RANKL）介导的破骨细胞激活（图1.11）。RANKL是成骨细胞和其他细胞（如淋巴细胞）分泌的细胞因子，存在于成骨样细胞表面。细胞在系统激素（如1,25-二羟基维生素$D_3$）或细胞因子（如白介素-6）的刺激下产生RANKL。细胞之间互相接触的过程中，细胞表达的核因子κB受体活化因子与破骨细胞前体细胞表达相应的受体结合，介导破骨细胞分化、融合和活化。这个偶联机制的调控则由一个称为骨保护素（OPG）的分子调控。骨保护素会在受体活化因子与其受体结合前与受体活化因子优先结合。故OPG可以减弱骨吸收。有学者提出骨保护素有望成为治疗一些骨疾病的新药靶点，尤其是一些破骨疾病，因为它相对安全可控地参与骨改建的调节。

## 骨愈合

　　受损组织的愈合往往伴随着与原有组织在形态或功能上有所差异的新组织的形成。这种愈合方式叫损伤修复（repair）。另一方面，组织再生（regeneration）则指形态和功能的完全恢复。

　　骨组织的愈合包括再生和修复，具体取决于损伤的类型。比如，一个固定稳定且较窄的骨折（如青枝骨折）会通过骨再生进行愈合，而较大的缺损就往往以修复的方式愈合。有一些因素会影响损伤后骨组织的形成，如：

1. 血管没有成功长入伤口。
2. 缺损部位的血块和肉芽组织没有较好地固定。
3. 具有很强生长能力的"不成骨"组织在伤口生长。
4. 细菌污染。

伤口的愈合包括4个阶段：

1. 血凝块形成。
2. 伤口清理。
3. 组织生成。
4. 组织成形和再改建。

　　这些阶段往往有序进行，但是具体情况下有可能会有重叠交叉，如在伤口的某一区域组织正在增生形成，而其他位置已处于组织改建阶段。

　　尽管骨组织有很强的再生潜能，可能完全恢复功能和形态，但是骨缺损往往不一定以骨组织愈合。为了创造/促进愈合，骨移植材料常被放入骨缺损内。已形成共同认识的是植骨材料的生物学基础包括骨生成、骨传导和骨诱导。

　　骨生成发生在足量的成骨细胞和成骨前细胞随同植骨材料一同进入缺损，形成骨生成中心时。自体髂骨和骨髓移植是具有骨生成性移植材料的典范。

　　骨传导指的是植入材料并不具有生物活性，而是作为一个支架让成骨前细胞长入缺损。这往往会伴随着移植材料的逐渐吸收替代。自体皮质骨或储存的同种异体骨是具有骨传导性的移植材料。

表1.1　为牙周/颅面缺损使用的支架材料

| 生物材料 | 例子 |
| --- | --- |
| 同种异体 | 钙化冻干骨，脱钙冻干骨 |
| 异种移植物 | 牛矿物基质，牛提取羟基磷灰石（HA） |
| 异质移植物 | 羟基磷灰石：致密羟基磷灰石，多孔羟基磷灰石；可吸收羟基磷灰石 |
| | 磷酸三钙（TCP），磷酸钙骨水泥 |
| | 硬组织修复聚合物 |
| | 生物活性玻璃（$SiO_2$，CaO，$Na_2O$，$P_2O_5$） |
| | 珊瑚提取碳酸钙 |
| 多聚体和胶原 | 胶原蛋白 |
| | 聚乳酸–羟基乙酸共聚物（PLGA） |
| | 甲基纤维素 |
| | 透明质酸酯 |
| | 壳聚糖 |
| 生长因子 | 釉基质衍生物（EMD） |
| | 血小板生长因子BB |
| | 骨形态生成蛋白 2/7 |
| | 成纤维细胞生长因子–2 |

这些移植物以及骨取出或合成的骨替代品无论是否含有生长因子，都有相似的骨引导性（举例见表1.1）。然而这些骨代用品的降解和新骨替代效果往往不佳。如果移植材料不可吸收，如大多数的多孔羟基磷灰石材料，结合将只限制于新生骨沉积在材料表面，没有改建阶段的骨替代。

骨诱导性是指通过一个或多个介导因子刺激局部非特异结缔组织细胞分化成为成骨细胞。脱矿骨基质（DBM）或骨形态蛋白（BMPs）就是这种移植材料的代表。

有时，3种骨形成的机制在骨再生过程中同时存在。实际上，没有骨诱导和骨引导的骨生成几乎不可能存在，因为基本上自体移植物中的细胞不太可能在移植过程中存活。因此，移植材料的主要作用就是作为一个支架引导宿主细胞进入。同时，周围的成骨细胞和破骨细胞缺乏迁移和分化的动力，这又意味着移植物往往是被未定向分化的间充质细胞所侵入，它们随后分化形成成骨细胞。

在这样的理论基础上，将这3个基本条件定义

为骨再生的先决条件是合理的：

1. 提供有成骨能力的细胞或者可以分化为具有成骨能力细胞的前体细胞。
2. 有可以刺激间充质细胞分化为成骨细胞的骨诱导性刺激。
3. 提供一个骨引导性的支架环境，可以让侵入组织生长增殖且其中的成骨前体细胞可以分化为成骨细胞并成骨。

很多实验和临床研究都评估了利用骨移植材料促进骨缺损愈合或萎缩牙槽嵴增量以利于种植体植入的技术。目前发现，能够使传统植骨手段中骨再生潜力增加的成骨环境往往受到局部或全身系统因素的影响。在某些情况下，骨移植物在宿主局部植入位点的融入过程被部分或完全破坏，进而导致骨吸收和移植材料相关的骨丧失。结果是植骨材料大量发生吸收，且经常缺损以结缔组织充填愈合而不是骨。现在越来越多生物活性材料逐渐运用于临床来克服这些潜在缺陷，它们促进细胞增殖和分化，并且可以更快更可靠地建立宿主组织和移植物间的合成代谢信号通路。

## 口腔骨修复中生长因子的作用：种植位点组织重建的适应证

在牙槽骨修复手术中翻开黏骨膜瓣后，局部会有血凝块形成，释放组织生长因子如来源于脱粒血小板的血小板生长因子（PDGF）和转化生长因子β（TGF–β）（Okuda et al., 2003; Tozum and Demiralp, 2003）。这些分裂素吸引间充质干细胞和成纤维细胞迁徙进入骨伤口并刺激成骨前细胞的增殖分化（Marcopoulou et al., 2003）。在本章内容中提过的组织新生后是肉芽组织的形成，它为后来结缔组织的细胞如成骨细胞、牙周膜成纤维细胞或成牙骨质细胞等提供细胞来源（Bosshardt, 2005）。对于牙槽骨再生，间充质细胞会在局部表达的骨形态蛋白诱导下分化为成骨前细胞（Krebsbach et al., 2000; Sykaras and Opperman, 2003）。

将生长因子用于促进牙周支持骨组织、牙周膜和牙骨质愈合的方法使得口腔、牙周再生医学有了

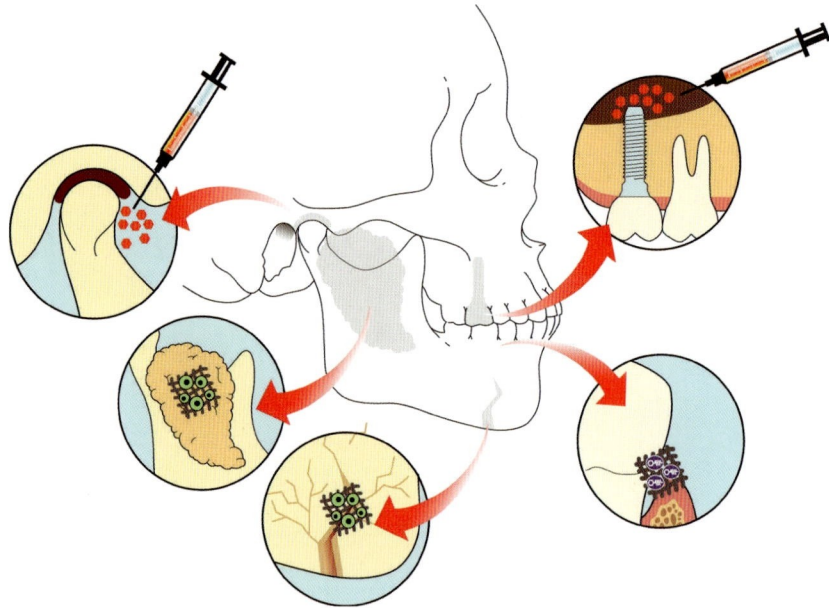

图1.12　针对颅面复合体的细胞、蛋白质和基因层面的再生药物给药手段。DNA和生长因子可以通过不同的机制作用到细胞，如直接注射入体内或通过载体基质送到体内某位点，抑或在细胞植入前体外给药。基因材料可以通过不同手段转移到细胞，最常见的是质粒、反转录酶病毒、腺病毒和腺病毒相关家族。使用基因治疗手段的生长因子旨在调节细胞增殖、迁徙、基质合成及分化。

（来源：转载自Kaigler D, Cirelli JA, Giannobile WV. Growth factor delivery for oral and periodontal tissue engineering. *Expert Opin Drug Deliv* 2006; 3（5）:647–662; 已经得到阿什利出版物有限公司的许可）

长足进步。口腔、颌面重建的研究重点之一是评估应用不同给药策略使用生长因子的影响，具体技术包括运用表达生长因子的细胞、蛋白或编码生长因子的基因（图1.12）（Kaigler et al., 2006）。表1.2汇总了目前应用于临床的不同药物释放系统、骨替代移植材料和生长因子。分子克隆技术的进步使得在包括牙槽骨修复在内的颅面复合体修复中可以大量运用重组生长因子。已被证实可以促进皮肤和骨骼愈合的重组生长因子如血小板生长因子（Camelo et al., 2003; Giannobile et al., 1994; Nevins et al., 2005; Ojima et al., 2003; Rutherford et al., 1992）、胰岛素样生长因子（IGFs）（Giannobile, 1996; Giannobile et al., 1994; Howell et al., 1997; Lynch et al., 1991）、成纤维细胞生长因子（FGFs）（Bonewald, 2002; Bonewald, 2007; Harkness and Bonny, 2005; Rodan, 1992; Vaananen and Laitala–Leinonen, 2008; Vaananen et al., 2000）和骨形态蛋白等（Gao et al., 1995; Huang et al., 2005; Sorensen et al., 2004; Wikesjo et al., 2004a,b）已经被用于亚临床或临床试验治疗大型牙周骨缺损及种植体周围的缺损（Okuda et al., 2003; Parfitt, 2002; Raisz, 2005; Tozum and Demiralp, 2003）。骨形态蛋白2（BMP–2）被美国食品药品监督管理局（FDA）许可用于修复涉及局部牙槽嵴修复和上颌窦提升的较大拔牙窝缺损，而血小板生长因子BB（PDGF–BB）则被许可用于涉及牙周病患牙和牙龈退缩相关软组织修复的较大骨缺损修复。

## 总结

这一章从宏观视角涵盖了与牙齿/种植体支持骨组织相关的骨愈合的一些基本原则。骨的形成、成熟和对于损伤的反应对于了解修复牙槽骨的治疗方法的原理而言至关重要。未来在细胞、蛋白和基因转移等技术方面的科学进步将会不断为临床医生提供新的技术手段，帮助医生获得更可靠的骨缺损修复效果，进而为患者提供更好的口腔修复重建治疗。

表1.2　伤口愈合不同时期生长因子的作用

| 伤口愈合阶段 | 生长因子 | 细胞的起源 | 功能 |
|---|---|---|---|
| 炎症 | 血小板生成长因子 | 血小板 | 增加中性粒细胞和单核细胞的趋化性 |
| | 转化生长因子–β | 血小板白细胞成纤维细胞 | 增加中性粒细胞和单核细胞的趋化性 |
| | | | 自分泌表达——生成另外的细胞因子（TNF–α，IL–1β "白介素–1β"，血小板衍生生长子和趋化因子） |
| | 血管内皮生长因子 | 血小板，白细胞，成纤维细胞 | 增加血管的通透性 |
| 增殖 | 表皮生长因子 | 巨噬细胞，间充质细胞，血小板 | 刺激上皮细胞的增殖和迁移 |
| | 成纤维细胞生长因子–2 | 巨噬细胞，内皮细胞 | 刺激成纤维细胞增殖和细胞外基质合成 |
| | | | 增加内皮细胞的趋化性、增殖和分化 |
| | 角质细胞生长因子 KGF（FGF–7） | 角质形成细胞，成纤维细胞 | 刺激上皮细胞的增殖和迁移 |
| | 血小板生成因子 | 巨噬细胞，内皮细胞 | 刺激成纤维细胞增殖和细胞外基质合成 |
| | | | 增加细胞的趋化性、增殖和分化 |
| | 转化生成因子–β | 巨噬细胞，白细胞，成纤维细胞 | 刺激上皮细胞的增殖和迁移 |
| | | | 刺激成纤维细胞增殖和细胞外基质合成 |
| | | | 抑制蛋白酶，提高抑制剂的生产 |
| | 血管内皮生长因子 | 巨噬细胞 | 增加内皮祖细胞的趋化性 |
| | | | 刺激内皮细胞增殖 |
| 骨重建基质合成 | 骨形成蛋白–2–4 | 成骨细胞 | 刺激骨髓间充质干细胞迁移 |
| | 骨形成蛋白–7 | 成骨细胞 | 刺激成骨细胞和成软骨细胞分化 |
| | 成纤维细胞生长因子–2 | 巨噬细胞，内皮细胞 | 刺激骨髓间充质干细胞迁移 |
| | 胰岛素样生长因子–II | 巨噬细胞、成纤维细胞 | 刺激成骨细胞增殖和骨基质合成 |
| | 血小板生成因子 | 巨噬细胞 | 刺激成纤维细胞转化为肌成纤维细胞分化 |
| | | | 刺激骨髓间充质干细胞的增殖 |
| | 转化生长因子–β | 成纤维细胞、成骨细胞 | 诱导内皮细胞和成纤维细胞凋亡 |
| | | | 诱导分化的成纤维细胞转化为肌成纤维细胞 |
| | | | 刺激成骨细胞的趋化性和生存性 |
| | 血管内皮生长因子 | 巨噬细胞 | 骨髓间充质干细胞的趋化作用，对成骨细胞的抗凋亡作用，促进血管新生 |

PDGF：血小板衍生生长因子；TGF–β：转化生长因子–β；VEGF：血管内皮生长因子；FGF–2~7：成纤维细胞生长因子2~7；KGF：角化细胞生长因子；BMP–2~4，7：骨形态蛋白；IGF–II：类胰岛素生长因子II；TNF–α：肿瘤坏死因子–α；IL–1β：白介素–1β；ECM：细胞外基质

# 参考文献

Ammann P, Rizzoli R. Bone strength and its determinants. *Osteoporos Int* 2003; **14**(Suppl. 3):S13–S18.

Bonewald LF. Osteocytes: a proposed multifunctional bone cell. *J Musculoskelet Neuronal Interact* 2002; **2**:239–241.

Bonewald LF. Osteocytes as dynamic multifunctional cells. *Ann N Y Acad Sci* 2007; **1116**:281–290.

Bonewald LF, Johnson ML. Osteocytes, mechanosensing and Wnt signaling. *Bone* 2008; **42**:606–615.

Bosshardt DD. Are cementoblasts a subpopulation of osteoblasts or a unique phenotype? *J Dent Res* 2005; **84**: 390–406.

Burger EH, Klein-Nulend J, van der Plas A, Nijweide PJ. Function of osteocytes in bone—their role in mechanotransduction. *J Nutr* 1995; **125**:2020S–2023S.

Burr DB, Martin RB, Schaffler MB, Radin EL. Bone remodeling in response to in vivo fatigue microdamage. *J Biomech* 1985;

**18**:189–200.

Camelo M, Nevins ML, Schenk RK, Lynch SE, Nevins M. Periodontal regeneration in human class II furcations using purified recombinant human platelet-derived growth factor-BB (rhPDGF-BB) with bone allograft. *Int J Periodontics Restorative Dent* 2003; **23**:213–225.

Dalle Carbonare L, Giannini S. Bone microarchitecture as an important determinant of bone strength. *J Endocrinol Invest* 2004; **27**:99–105.

Duncan RL, Turner CH. Mechanotransduction and the functional response of bone to mechanical strain. *Calcif Tissue Int* 1995; **57**:344–358.

Gao Y, Yang L, Fang YR, Mori M, Kawahara K, Tanaka A. The inductive effect of bone morphogenetic protein (BMP) on human periodontal fibroblast-like cells *in vitro*. *J Osaka Dent Univ* 1995; **29**:9–17.

Giannobile WV. Periodontal tissue engineering by growth factors. *Bone* 1996; **19**:23S–37S.

Giannobile WV, Finkelman RD, Lynch SE. Comparison of canine and non-human primate animal models for periodontal regenerative therapy: results following a single administration of PDGF/IGF-I. *J Periodontol* 1994; **65**:1158–1168.

Harkness LS, Bonny AE. Calcium and vitamin D status in the adolescent: key roles for bone, body weight, glucose tolerance, and estrogen biosynthesis. *J Pediatr Adolesc Gynecol* 2005; **18**:305–311.

Howell TH, Fiorellini JP, Paquette DW, Offenbacher S, Giannobile WV, Lynch SE. A phase I/II clinical trial to evaluate a combination of recombinant human platelet-derived growth factor-BB and recombinant human insulin-like growth factor-I in patients with periodontal disease. *J Periodontol* 1997; **68**:1186–1193.

Huang KK, Shen C, Chiang CY, Hsieh YD, Fu E. Effects of bone morphogenetic protein-6 on periodontal wound healing in a fenestration defect of rats. *J Periodontal Res* 2005; **40**:1–10.

Kaigler D, Cirelli JA, Giannobile WV. Growth factor delivery for oral and periodontal tissue engineering. *Expert Opin Drug Deliv* 2006; **3**:647–662.

Khazai N, Judd SE, Tangpricha V. Calcium and vitamin D: skeletal and extraskeletal health. *Curr Rheumatol Rep* 2008; **10**:110–117.

Krebsbach PH, Gu K, Franceschi RT, Rutherford RB. Gene therapy-directed osteogenesis: BMP-7-transduced human fibroblasts form bone in vivo. *Hum Gene Ther* 2000; **11**:1201–1210.

Lerner UH. Inflammation-induced bone remodeling in periodontal disease and the influence of post-menopausal osteoporosis. *J Dent Res* 2006; **85**:596–607.

Lips P. Vitamin D physiology. *Prog Biophys Mol Biol* 2006; **92**:4–8.

Lynch SE, de Castilla GR, Williams RC, et al. The effects of short-term application of a combination of platelet-derived and insulin-like growth factors on periodontal wound healing. *J Periodontol* 1991; **62**:458–467.

Ma YL, Dai RC, Sheng ZF, et al. Quantitative associations between osteocyte density and biomechanics, microcrack and microstructure in OVX rats vertebral trabeculae. *J Biomech* 2008; **41**:1324–1332.

Marcopoulou CE, Vavouraki HN, Dereka XE, Vrotsos IA. Proliferative effect of growth factors TGF-beta1, PDGF-BB and rhBMP-2 on human gingival fibroblasts and periodontal ligament cells. *J Int Acad Periodontol* 2003; **5**:63–70.

Marotti G. The osteocyte as a wiring transmission system. *J Musculoskelet Neuronal Interact* 2000; **1**:133–136.

Marotti G, Palumbo C. The mechanism of transduction of mechanical strains into biological signals at the bone cellular level. *Eur J Histochem* 2007; **51**(Suppl. 1):15–19.

Mori S, Burr DB. Increased intracortical remodeling following fatigue damage. *Bone* 1993; **14**:103–109.

Nevins M, Giannobile WV, McGuire MK, et al. Platelet-derived growth factor (rhPDGF-BB) stimulates bone fill and rate of attachment level gain: results of a large multi-center randomized controlled trial. *J Periodontol* 2005; **76**(12):2205–2215.

O'Brien FJ, Brennan O, Kennedy OD, Lee TC. Microcracks in cortical bone: how do they affect bone biology? *Curr Osteoporos Rep* 2005; **3**:39–45.

Ojima Y, Mizuno M, Kuboki Y, Komori T. In vitro effect of platelet-derived growth factor-BB on collagen synthesis and proliferation of human periodontal ligament cells. *Oral Dis* 2003; **9**:144–151.

Okuda K, Kawase T, Momose M, et al. Platelet-rich plasma contains high levels of platelet-derived growth factor and transforming growth factor-beta and modulates the proliferation of periodontally related cells in vitro. *J Periodontol* 2003; **74**:849–857.

Parfitt AM. Targeted and nontargeted bone remodeling: relationship to basic multicellular unit origination and progression. *Bone* 2002; **30**:5–7.

Rabie AB, Deng YM, Samman N, Hagg U. The effect of demineralized bone matrix on the healing of intramembranous bone grafts in rabbit skull defects. *J Dent Res* 1996; **75**:1045–1051.

Raisz LG. Pathogenesis of osteoporosis: concepts, conflicts, and prospects. *J Clin Invest* 2005; **115**:3318–3325.

Ranly DM. Craniofacial growth. *Dent Clin North Am* 2000; **44**:457–470.

Rodan GA. Introduction to bone biology. *Bone* 1992; **13**(Suppl. 1):S3–S6.

Rutherford RB, Niekrash CE, Kennedy JE, Charette MF. Platelet-derived and insulin-like growth factors stimulate regeneration of periodontal attachment in monkeys. *J Periodontal Res* 1992; **27**:285–290.

Sorensen RG, Wikesjo UM, Kinoshita A, Wozney JM. Periodontal repair in dogs: evaluation of a bioresorbable calcium phosphate cement (Ceredex) as a carrier for rhBMP-2. *J Clin Periodontol* 2004; **31**:796–804.

Sykaras N, Opperman LA. Bone morphogenetic proteins (BMPs): how do they function and what can they offer the clinician? *J Oral Sci* 2003; **45**:57–73.

Tozum TF, Demiralp B. Platelet-rich plasma: a promising innovation in dentistry. *J Can Dent Assoc* 2003; **69**:664.

Turner CH, Pavalko FM. Mechanotransduction and functional response of the skeleton to physical stress: the mechanisms and mechanics of bone adaptation. *J Orthop Sci* 1998; **3**:346–355.

Vaananen HK, Laitala-Leinonen T. Osteoclast lineage and function. *Arch Biochem Biophys* 2008; **473**:132–138.

Vaananen HK, Zhao H, Mulari M, Halleen JM. The cell biology of osteoclast function. *J Cell Sci* 2000; **113**(Pt 3):377–381.

Viguet-Carrin S, Garnero P, Delmas PD. The role of collagen in bone strength. *Osteoporos Int* 2006; **17**:319–336.

Virolainen P, Perala M, Vuorio E, Aro HT. Expression of matrix genes during incorporation of cancellous bone allografts and autografts. *Clin Orthop Relat Res* 1995; **317**:263–272.

Wallach S, Farley JR, Baylink DJ, Brenner-Gati L. Effects of calcitonin on bone quality and osteoblastic function. *Calcif Tissue Int* 1993; **52**:335–339.

Wikesjo UM, Qahash M, Thomson RC, et al. rhBMP-2 significantly enhances guided bone regeneration. *Clin Oral Implants Res* 2004a; **15**:194–204.

Wikesjo UM, Sorensen RG, Kinoshita A, Jian Li X, Wozney JM. Periodontal repair in dogs: effect of recombinant human bone morphogenetic protein-12 (rhBMP-12) on regeneration of alveolar bone and periodontal attachment. *J Clin Periodontol* 2004b; **31**:662–670.

# 第2章
# 骨解剖学

*George A. Mandelaris DDS, MS* 和 *Alan L. Rosenfeld DDS*

## 前言

1987年牙科引入重建CT以后，专业医生可以清晰并准确地观察上下颌骨的解剖结构（Schwarz et al., 1987a,b）。许多研究比较了用于牙科种植治疗的传统X线和CT的准确性（Miles and Van Dis, 1993; Reddy et al., 1994; Sonick et al., 1994）。传统CT的失真误差在微米级别，相比之下，普通根尖片平均误差在2.0mm，曲面断层甚至有3.0mm（Sonick et al., 1994）。可惜的是，这些研究只是从二维分析的角度比较了这3个技术之间的差异。必须强调指出的是，只有CT成像技术才能将近远中关系、骨高度和骨宽度等三维方向的测量精确到微米级别（Reynolds, 2009）。早期的CT扫描研究包括轴向、横截面和全景片。这些数据缺乏交互处理能力，不具有三维重建能力，且只能在平面胶片上观察。交互式浏览软件的发展大幅度提高了其对颅面部解剖结构的识别解读和诊断。随着成像设备越来越广泛普及，患者要使用多层螺旋CT扫描和锥形束CT扫描也越来越方便。进一步说，随着锥形束CT的蓬勃发展，在诊室中或独立的成像中心即可完成获得患者影像。

这一突破使得种植修复治疗的诊断、手术和修复方面都有了很大的模式转变。患者个人的数码信息管理、分析和共享对于所有口腔及其他医疗工作者而言都更加方便。这种将信息共享管理和与患者敞开交流的能力创造了所谓的"协同问责"（Collaborative accountability）（Rosenfeld et al., 2006）。协同问责概念的基础是所有参与患者治疗者都要对术前达成共识的治疗计划负责。值得讨论的是，这种模式转变的最重要结果是使得患者各种细致而烦琐的信息能够得到高效的管理，而这些信息与手术和种植修复重建相关。将精确的修复结果目标（扫描设备所定的）和患者的解剖条件相结合，使得CT计算机三维成像设计技术有了用武之地（Basten and Kois, 1996）。

这章的目的是回顾那些在种植手术设计中涉及的重要解剖结构、解剖注意事项以及三维CT成像技术辅助的种植位点组织重建技术。三维影像分析的变革对重建修复的治疗设计有着深远的影响。观察解剖结构并在开始治疗前针对信息进行交互分析会影响再生手术的技术选择、再生材料的选择、预期的花费以及解剖条件限制的预期。再生手术的技术细节将在本书其他地方讨论。虽然还有许多计算机软件系统可用，但是本章节所讨论的CT影像观察和计划使用的是SimPlant® Planner（Materialise Dental, Glen Burnie, MD）。

上、下颌骨的异常和病变的洞悉对于手术决策而言至关重要。我们也曾有过这样的经验：若不是一个全科或牙科放射医生一同读片的话，差点儿就遗漏一些重要的CT影像发现。作者认为由全科或牙科放射医生的合作读片诊断对于患者而言是最好的。

## 颌面部成像的CT数据集

当患者进行CT扫描时，其数字信息被收集成为一个医学数字影像通信（DICOM）文件。DICOM是集使用、存储、打印和传输为一体的医学影像标准格式（Carter, 2008）。当扫描上颌和/或下颌的CT影像时，许多头颈部的软硬组织结构也被成像记录了。在将DICOM文件转换切割成为可视的计算机软件程序过程中，许多结构被隐藏起来了。这些与口腔相关的结构包含了升支的冠向1/3、髁突、整个颞下颌关节以及喙突。这些结构往往被浏览软件所省去，因为它们一般在种植治疗设计中用不到，也不会考虑作为引导性骨组织再生术的骨供区。但是它们还是被成像记录了下来，在处理去除之前是可以看到的。值得注意的是，这些经过处理"隐藏"起来的数据在用于诊断某些与治疗口腔内疾病相关的口外疾病时可以再次获得。

随后医学数字影像通信文件被转换为市面买得到的计算机软件可以处理的格式。

计算机软件让使用者可以观察多种二维图像以及三维重建图像。这些图像包括轴向图、横截面图、全景断层图和三维重建图（图2.1）。软件有一些体积演算工具可以让使用者进行计算并且创造虚拟的修复牙、骨移植物，以及不同结构的"蒙板"（图2.2～图2.5）。蒙板是数据转换过程中的重要部分，因为其根据不同物体的密度可以操纵形成特定的对应图像，这对于治疗计划设计至关重要（Mimics 8.1, 2004）。这一可以识别不同物体矿化密度并将它们分别加入三维分析的功能，使得解剖

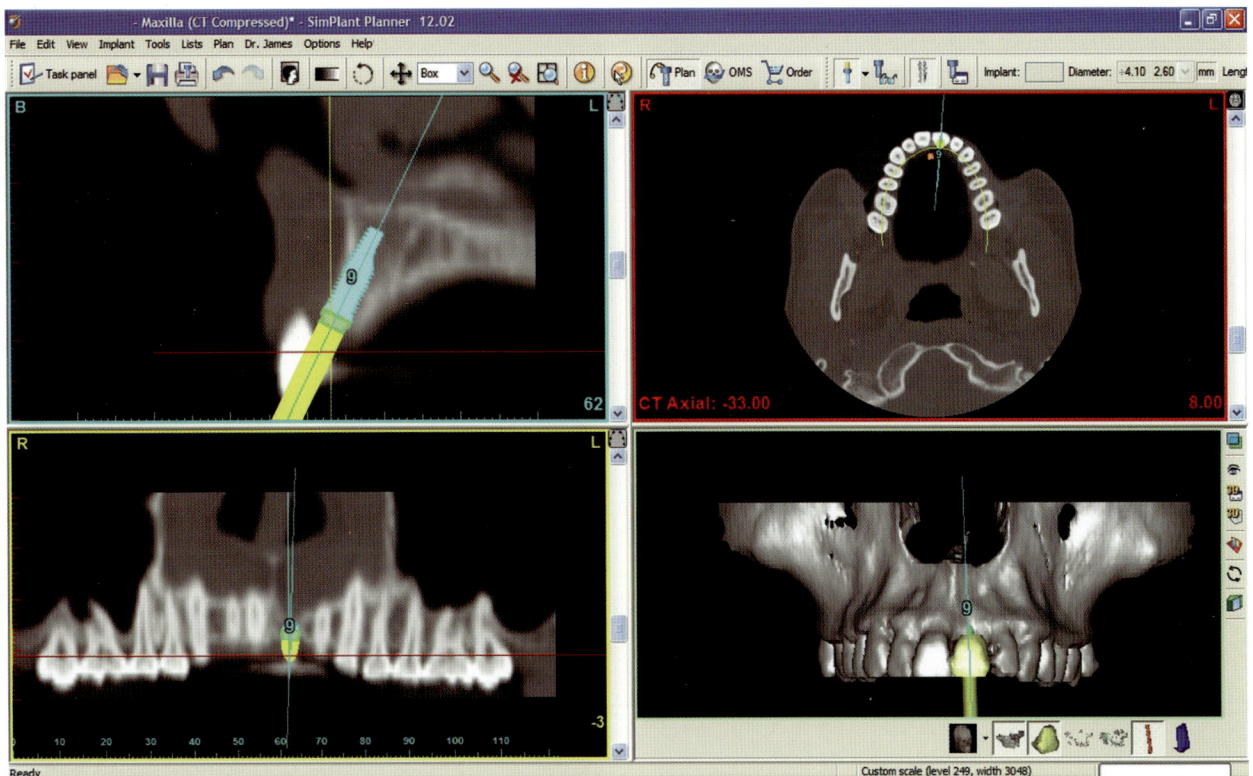

图2.1 CT 浏览软件（如SimPlant® Planner）展示了轴向、横截面、全景断层和三维重建图像，促进了以CT为基础的交互开放术前治疗设计。

结构可以独立地观察也可以在术前计划过程中综合起来分析。通过"剪贴画"功能可以将二维图像叠加到相应的三维重建图像上。三维重建图像的真实性有赖于亨氏单位（HU）密度的辨析力。辨析力越强，三维重建图像越是与解剖结构一致。

CT数据集是通过一系列的横截面扫描切片结合起来表达立体结构的，通常是患者长轴的横

截面切片，称为"轴"平面。这些叠加起来的轴平面可以用一系列的灰度值表达，称为像素（二维）和体素（三维）。相对于锥形束CT是各向同性的而言，传统的多层螺旋CT的空间分辨是各向异性的。这意味着多层螺旋CT扫描在轴面（X-Y切面）看来效果好于其在两层面之间的浏览图（Z方向），影像更清晰，解剖更准确（Reynolds，2009）。而且，使用锥形束CT进行的CT检查没有可靠的物理骨骼密度和灰度值之间的度量换算值。故此时在这种情况下，当CBCT用于影像学诊断时，其亨氏单位的测量不能作为可靠的骨密度评估工具。

同时要时刻记得的是三维的重建准确性有赖于操作和重建DICOM文件的技术人员的技术以及任何来自于射线成像技术工具本身的误差的影响。这两个因素对三维重建影像的视觉准确性影响较大（图2.6～图2.11）。对所有的三维重建影像都应保持一定的怀疑态度，谨慎解读。

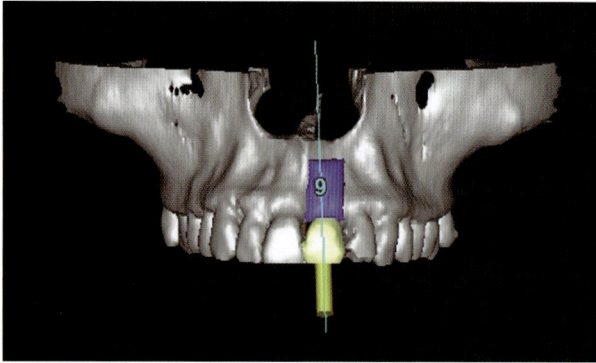

图2.2 上颌骨、计划将移植的骨移植物、虚拟的9牙以及种植体的蒙板。这张图也展示了当使用CT进行上颌种植体植入设计时常看到的浏览视窗。

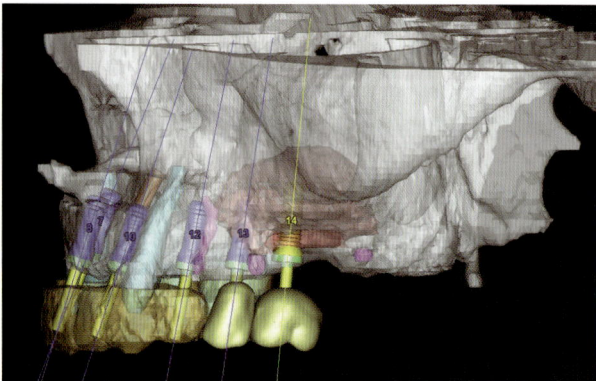

图2.3

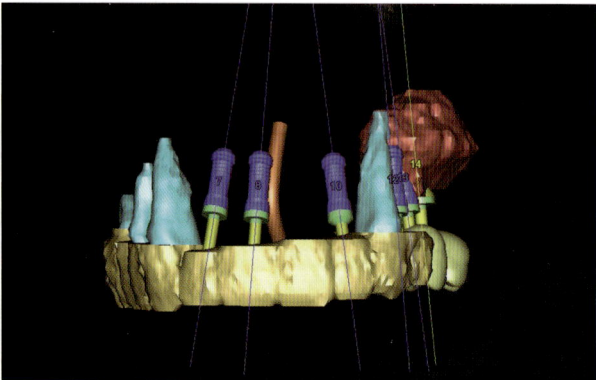

图2.4

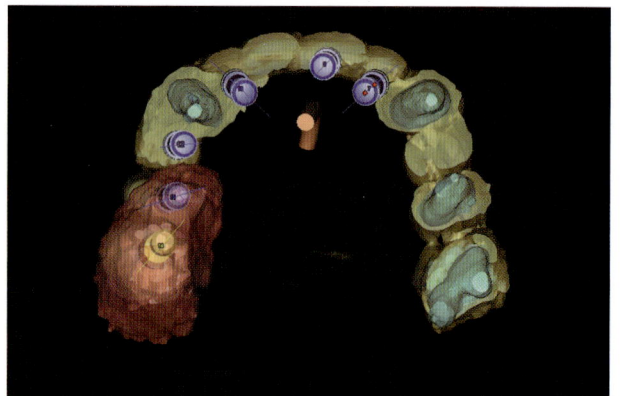

图2.5

图2.3～图2.5 在上颌骨前部进行引导性骨组织再生和左侧窦内植骨后的上颌骨三维重建图。这个研究设计中的蒙板包括：预计在12、11、22、24、25和26牙位置植入的种植体；上颌骨（灰色）；余存天然牙（蓝色）；窦内骨移植物（红色）；固定钉（紫色）；鼻腭神经（橘色）；虚拟牙25到26（黄色）；扫描器（米黄色）。

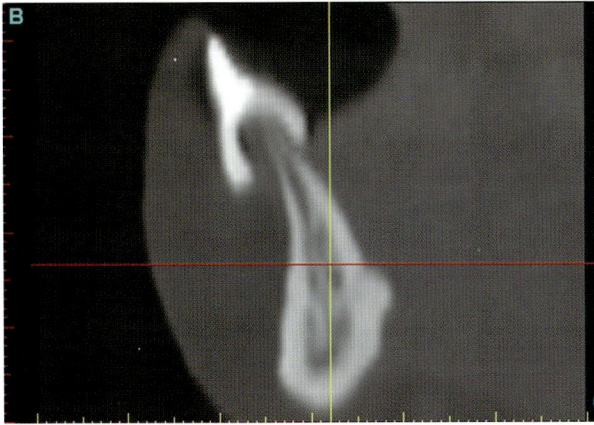

图2.6

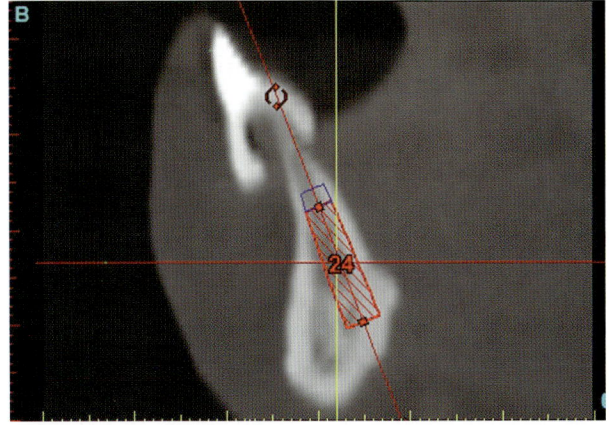

图2.7

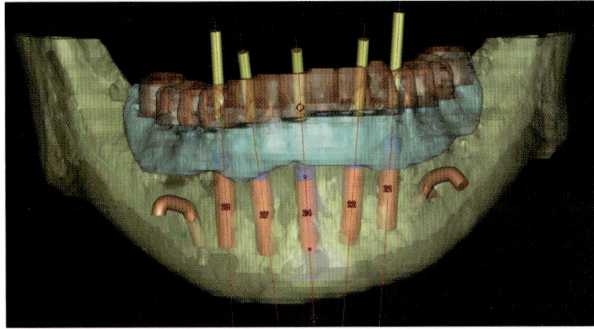

图2.8

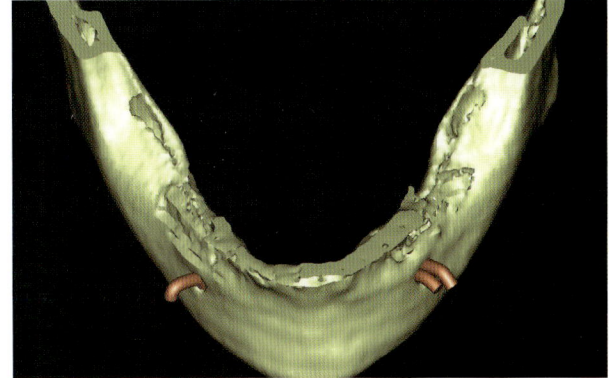

图2.9

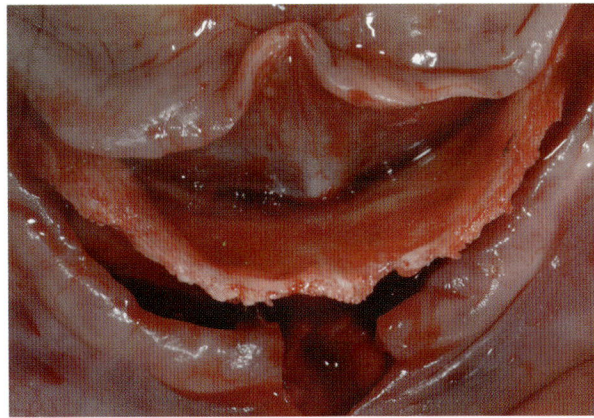

图2.10

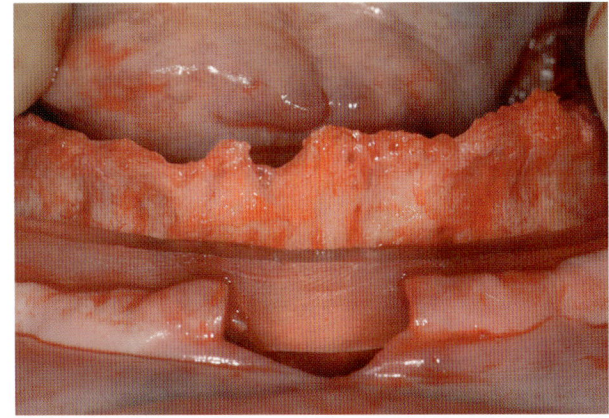

图2.11

图2.6 ~ 图2.11　图2.6展示了模拟手术前的24牙种植区域的横截面影像。注意存在于扫描器之间的薄皮质骨，提示这是一个很窄的牙槽嵴，只有垂直方向残存骨量较多。图2.7显示模拟在适合种植体直径大小的位置植入种植体。图2.8显示扫描装置就位，设计基于CT3D即刻负重种植计划。图2.9展示了由放射技师重建的下颌骨三维重建图像，注意骨嵴部的形态。义齿基托、义齿和种植体的蒙板已被关闭。图2.9和图2.10展示了翻开全厚黏骨膜瓣后直视下的真实牙槽嵴形态、咬合面和颊侧观图像。扫描装置的边缘与患者牙槽骨的亨氏单位密度相近有干扰，影响放射技术人员准确地重建细薄骨板的影像，结果导致无法靠三维重建技术获得真实可靠的解剖参考。

## 扫描器

现在运用的富含钡的扫描器种类是基于患者所需的最后修复结果决定的，这在以前已经有人阐述过（Rosenfeld et al., 2006）。扫描器的设计会根据患者是部分缺牙还是无牙而有所变化。所有扫描器都是为了展示出一个集美观、发音、良好功能于一身的预期修复目标。这些由最后理想修复效果为导向的信息为手术提供了可参考的标准。这样，修复科医生就成为一个治疗设计总指挥的角色（Rosenfeld et al., 2006）。扫描器精确代表了最后的修复效果，会影响合适的再生手术治疗方式的选择。有3种类型的诊断蜡型可以满足所有种类的缺失牙情况。将患者的缺牙类型正确分类将有利于获得呈现出修复效果的最佳CT影像。本质上讲，基于一颗牙或多颗牙/全口牙缺失的不同牙周组织丧失程度，每一种不同缺牙类型都有其各自的特殊需要。诊断蜡型的类型包括如下：

1. 牙型蜡型。当患者的相关牙和解剖组织尚在正常范围内时使用此蜡型。可以认为其几乎没有牙周组织的丧失，相对于理想修复结果而言只是缺少了一颗牙冠外形而已。这时扫描器可以是一个含有30%钡和0.040丙烯酸真空成形晶片底座的全冠，或是一个材料的不透射性满足要求的临时修复体。
2. 整体轮廓蜡型。这种蜡型用于单牙缺失或牙列缺失患者。这种情况下往往伴有软硬组织的不足，为了理想修复效果需要一定程度的组织增量。这一蜡型中，代表牙的部分造影剂为30%。而含10%钡的则用于更好地识别软组织边界。软组织和硬组织模具共同整合到扫描器中，患者拍CT时佩戴上。
3. 试牙组套。当牙列缺损较大或者患者为无牙颌时使用。牙和解剖结构都需要调整。在这些情况下，会有垂直和水平的骨丧失、咬合垂直关系改变、可能有咬合关系不稳定和口周肌肉软组织支持的需求。这个扫描器其实就是一个具有完整轮廓的义齿的复制品，牙

含有30%钡而软组织和基托则使用10%的钡（Mecall, 2009）。

接下来的章节是关于CT影像检查上、下颌的一些考虑因素，分为4个：①识别与各个颌骨有关的重要解剖结构；②骨解剖——识别牙与牙槽骨及骨骼的关系，以及它们对种植体周围组织重建的影响；③识别病变异常和发育畸形；④关注一些偶然的放射影像发现以及其可能对治疗造成的影响——这些都会分上、下牙弓分别讲述。

## 上颌骨的CT影像

上颌骨种植计划所使用的传统多层螺旋CT扫描视野包括从咬合平面或扫描器到颧弓的范围（图2.2）（Rothman, 1998）。如有需要，上颌骨的成像最多可包括眶的2/3，为颧骨和/或翼骨的种植体植入提供有用的信息。

### 上颌骨的常见重要结构

#### 鼻腭管和鼻腭孔

在轴平面、横截面和3D重建影像上均可较好地观察到鼻腭孔。图2.12~图2.14显示了正常的鼻腭管、鼻腭孔及神经的影像轨迹。必须理解的是其大小和走向均有很多个体差异。而鼻腭孔则对上颌中切牙有很大影响。在颌骨前部还经常遇到副管道，CT分析可以将其清楚地显示出来。修复中切牙时，鼻腭管和鼻腭孔的位置均会影响种植体能否在合适位置植入。在某些情况下，为了获得最好的牙位置，需要进行鼻腭神经切除术结合引导性骨再生的组织重建（图2.15、图2.16）。

#### 鼻腔

鼻腔和梨状孔是在上面提及影像类型中最容易看到的。当垂直方向上有大量骨吸收时，鼻腔的位置对种植体的放置就会有很大影响。在特定情况下，为了在上颌切牙区植入种植体，或将需要进行垂直骨增量手术（Garg, 2004）。

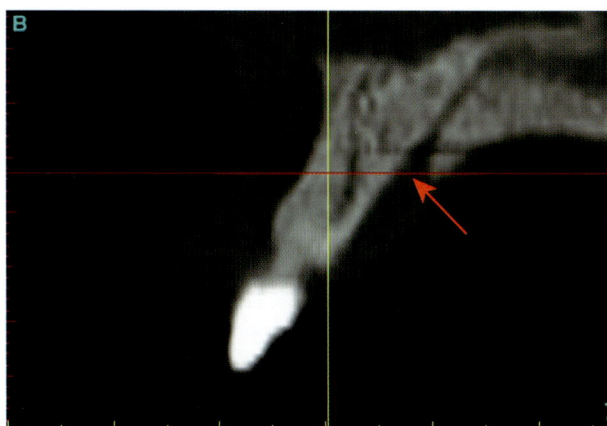

图2.12

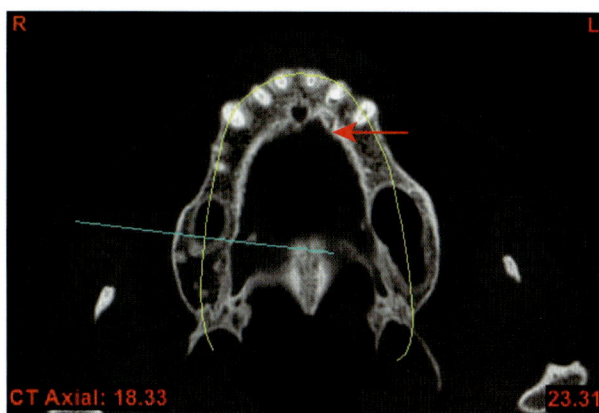

图2.13

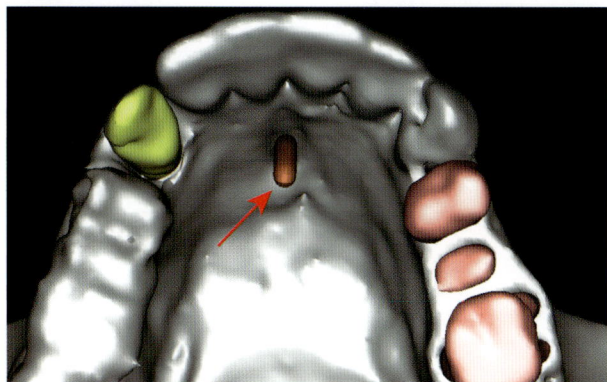

图2.14

图2.12 ~ 图2.14　横截面、轴平面及三维重建图像，均展示了鼻腭管及鼻腭孔的正常位置、走行和轨迹（红箭头）。

## 上颌窦

上颌窦及其解剖结构在轴平面、横截面、全景层段和三维重建影像的交互浏览界面上看得最清楚（图2.17）。不同的影像浏览工具促进了这些双侧解剖结构的解读和交互操作。使用浏览软件可以轻松地测量计算出上颌窦底部存留骨板的高度（图2.18）。这对理解血供对窦内移植物的影响或窦内植骨同期进行种植体植入的可能性都很重要。在使用传统根尖片或曲面断层片进行存留骨高度评估时，垂直骨量往往会因为这些放射片本质上是二维的而有很大误读。钙化组织在二维图像上的叠加经常会导致上颌窦底位置信息的误读。而这一信息对于准确的种植手术设计而言至关重要。CT扫描可以在真正的颊腭方向上更准确地评估垂直骨的高

度。这高度在前后方向上往往也会有差异。虽然治疗上颌窦疾病并不属于本章讨论范畴，每一个临床医生都有责任检查上颌窦疾病并在适当时机转诊（图2.19 ~ 图2.21）。

### 骨间隔和窦内的局部解剖结构

当评估窦腔内部情况时，是否有骨间隔、骨间隔的位置和形态以及分区情况都是需要重点关注的（Kim et al., 2006; Ulm et al., 1995）。这些解剖发现将有助于更有效地制订治疗方案（图2.22 ~ 图2.24）。骨间隔的存在将增加窦底黏膜穿通的风险。在窦腔前中部位常遇到的锐角也会增加抬起黏膜的技术难度（图2.25）。Kim等（2006）使用CT扫描重建观察了上颌窦骨间隔的出现概率、高度、位置和形态。他们报道31.76%的牙槽骨萎

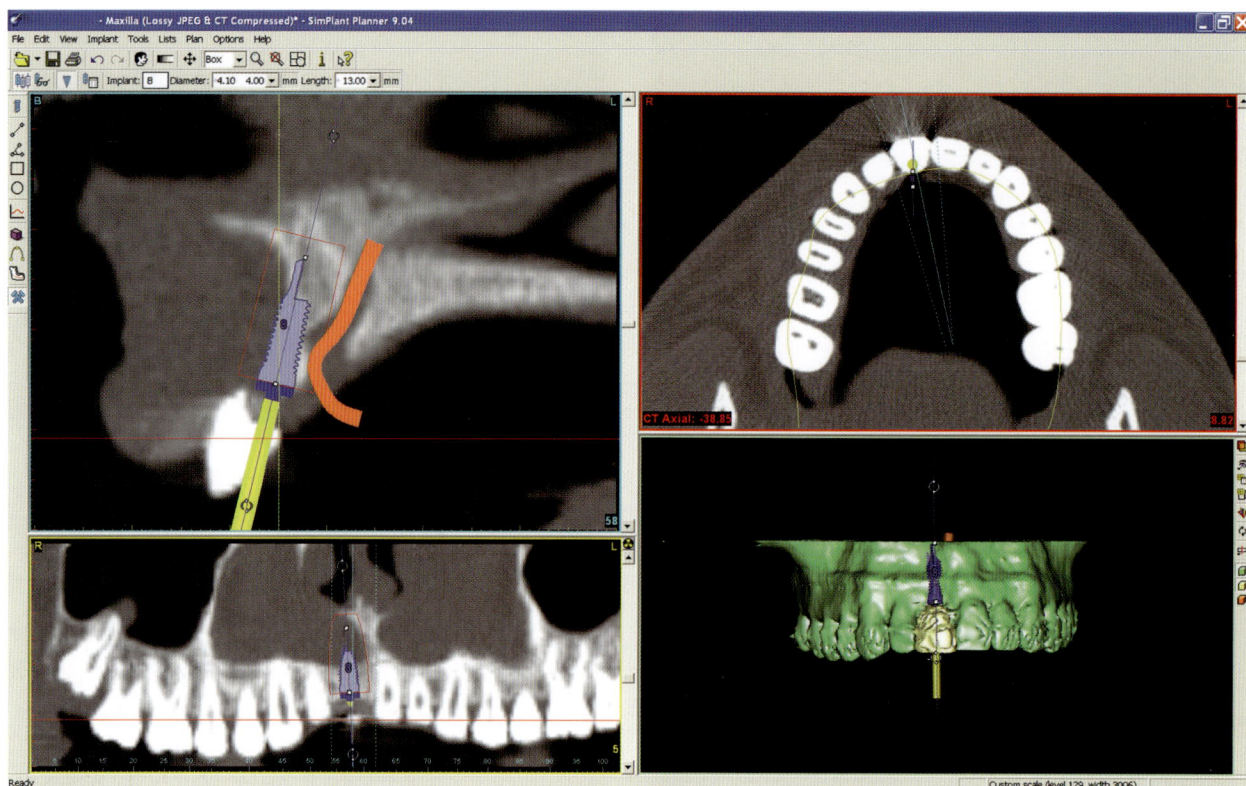

图2.15

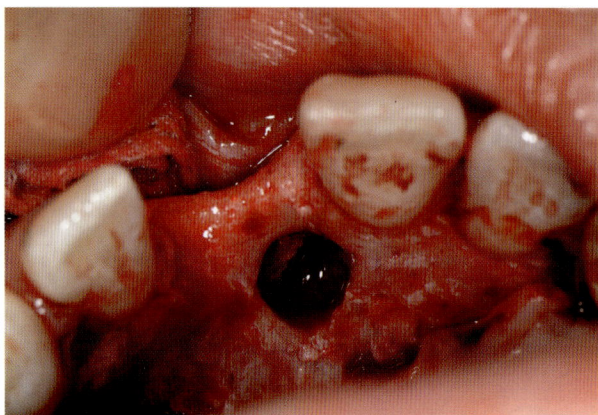

图2.16

图2.15和图2.16    图2.15展示了上颌骨种植修复11牙的CT成像及治疗计划。在11牙位置骨宽度不足以放置种植体，而且离鼻腭神经很近。图2.16展示暴露鼻腭孔并切除鼻腭神经后所见。通过表面及鼻腭管内的骨增量进行引导性组织再生，为未来种植体取得一个完美的适合修复的位置提供条件。

缩/无牙患者每个窦内有1个或更多的骨间隔，而在没有萎缩/牙列完整的患者则是22.61%。在分析中，大约50.8%的骨间隔是在中间区域，而大约25.4%在前部，23.7%在后部。平均的骨间隔高度是1.63～8.50mm，靠近中间的区域往往更高。有趣的是，当将CT与曲面断层片就骨间隔的发现来进行对比时，曲面断层片有大概12%出现假阴性（Gonzàlez-Santana et al., 2007）。这进一步说明

了在手术前使用CT检查进行解剖结构评估更加可靠，尤其是进行窦内移植前。最后，窦口鼻道复合体的开放及鼻窦膜的情况都应该在窦内移植术前进行评估（图2.26）。

### 动脉识别

使用侧面窦壁开窗的方法进行上颌窦手术后可能出现大出血。这通常是因为上牙槽后动脉和眶下

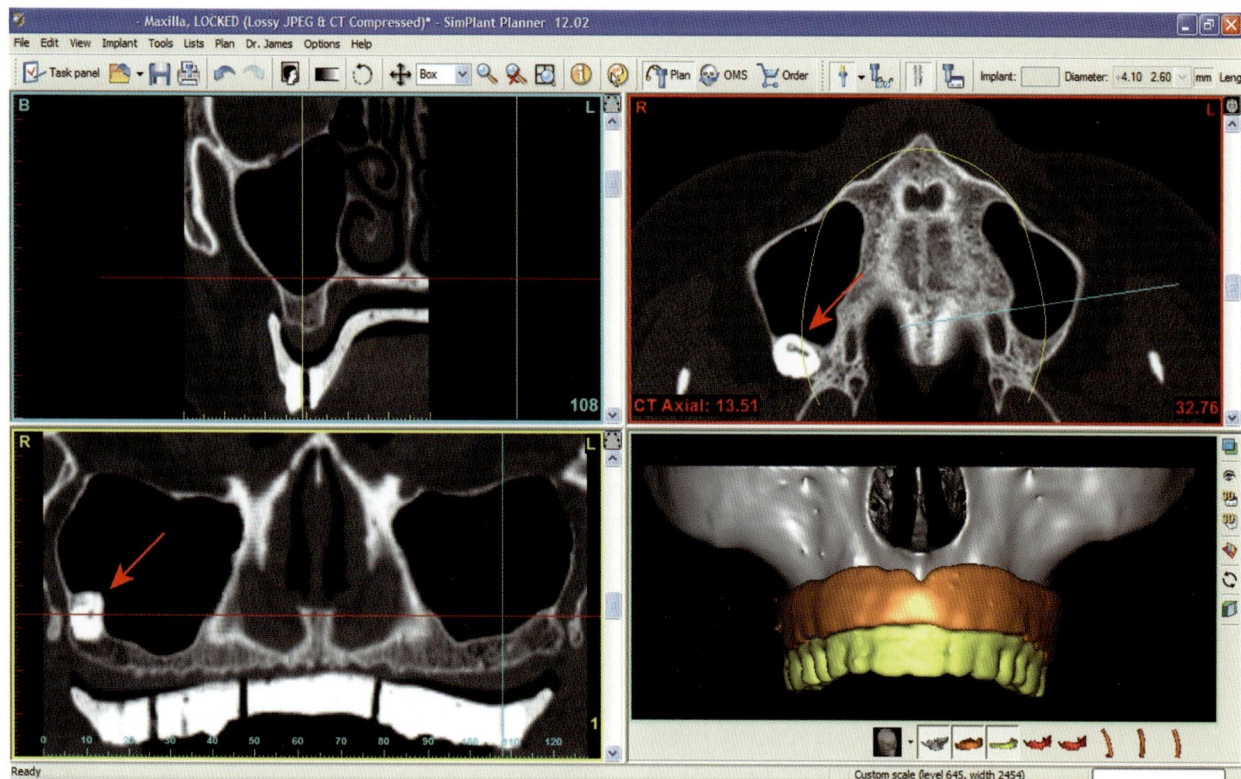

图2.17 上颌无牙患者的CT扫描图。扫描期间使用了第三代扫描器。清楚可见双侧上颌窦。注意偶然发现了埋伏阻生牙18（红箭头）。

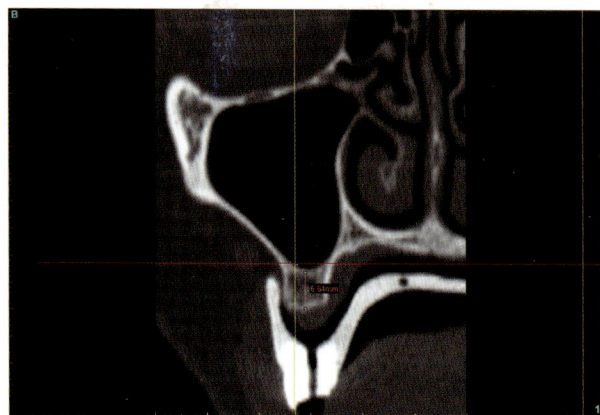

图2.18 准备进行种植的位置15的横截面观。根据软件计算出了准确的垂直骨高度6.54mm。

动脉的吻合支在侧面开窗时被切断了（Elian et al., 2005）。在一项尸检研究中100%的标本都有此吻合支（Solar et al., 1999）。较近一些的研究利用CT影像发现此概率为53%（Elian et al., 2005）。CT扫描检查是在术前发现包埋这些血管的骨壁的最可靠

的诊断工具，可以最大限度地降低术中并发症的出现（图2.27、图2.28）。

### 腭大管和腭大孔

试行再生治疗时，萎缩的上颌骨常常带来很多问题。在存在解剖学病变改变时，腭大管及其内部的神经血管会影响手术计划实施。腭穹隆浅的时候，即使是有牙的患者，这结构也是一个影响因素。Reiser等（1996）使用尸体标本研究了腭大神经血管束的位置，并根据腭穹隆高度进行分类（浅，中，高）。高腭穹隆被认为是在皮下取结缔组织瓣时最不容易碰到腭大神经血管束的。报道统计成年男性腭穹隆的平均高度是（14.90 ± 2.93）mm，而成年女性是（12.70 ± 2.45）mm。报道称这3种腭穹隆种类中神经血管束的位置在距前磨牙和磨牙釉牙骨质界7~17mm的位置，而在高穹隆组里距离最远。当决定扩大黏骨膜瓣的翻瓣范围或计划取结缔组织移植时，这是需要考虑的一个重要因素。

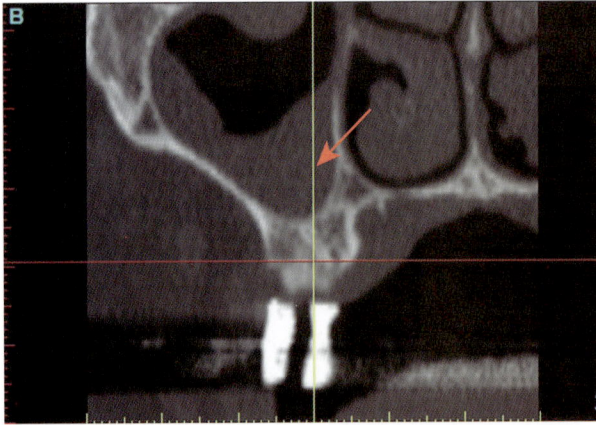

图2.19

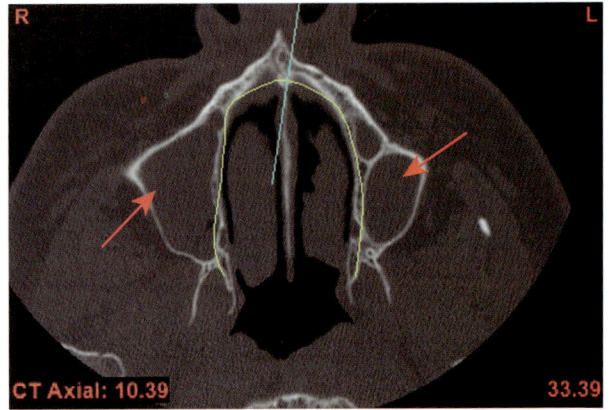

图2.20

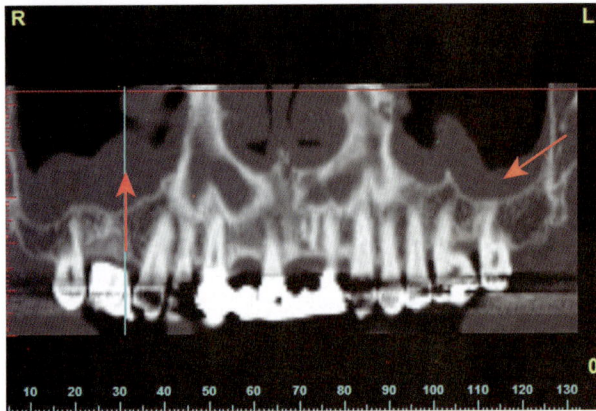

图2.21

图2.19 ~ 图2.21　CT影像2.19 ~ 2.21展示了可利用的真正垂直骨高度，以及更重要的是双侧鼻黏膜的显著增厚（红箭头）。这一发现意味着慢性上颌窦炎症。上颌窦健康相关的发现或需要在进行窦腔内移植前向耳鼻喉科转诊咨询。

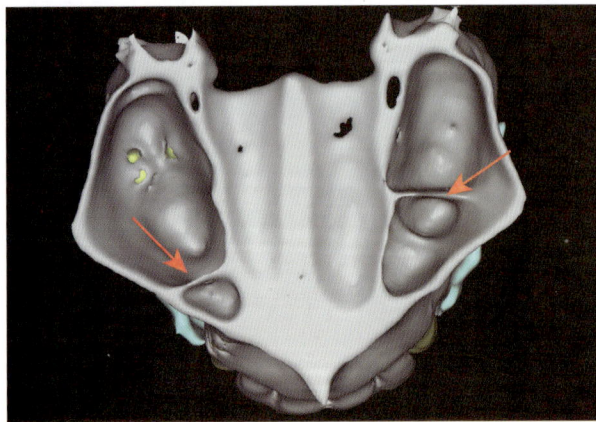

图2.22

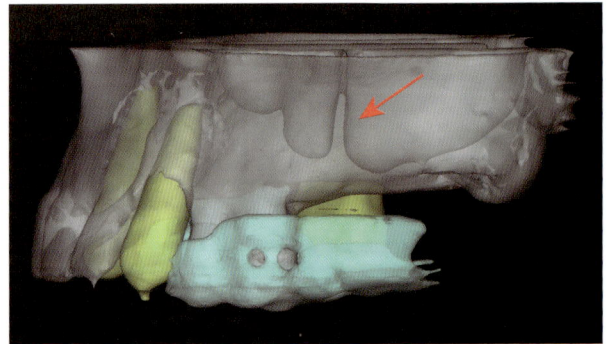

图2.23

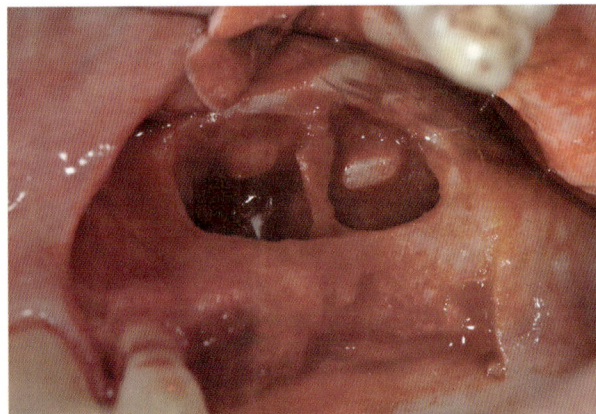

图2.24

图2.22 ~ 图2.24　图2.22展示了CT三维图像的正上方所见。左右窦腔内可见骨间隔（红箭头）。图2.23展示了透明化的左上颌三维影像。注意骨间隔的存在，这要求窦植骨手术需要采取分区侧面开窗的方法来进行（图2.24）。

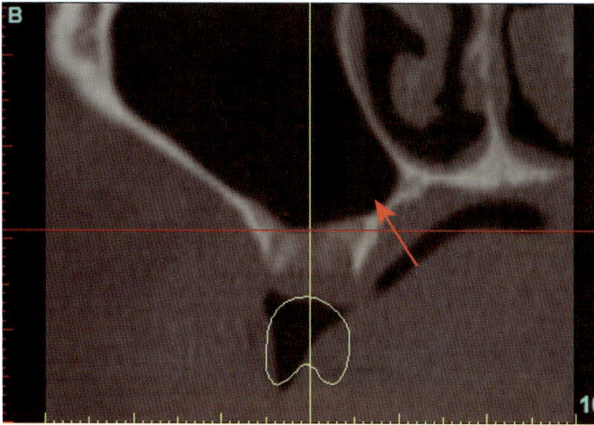

图2.25　上颌后部计划种植部位的横截面观。注意其垂直骨量不足，需要窦内植骨增量以适合种植。注意中间骨壁的锐角（红箭头）会增加完整抬起窦底黏膜的难度。

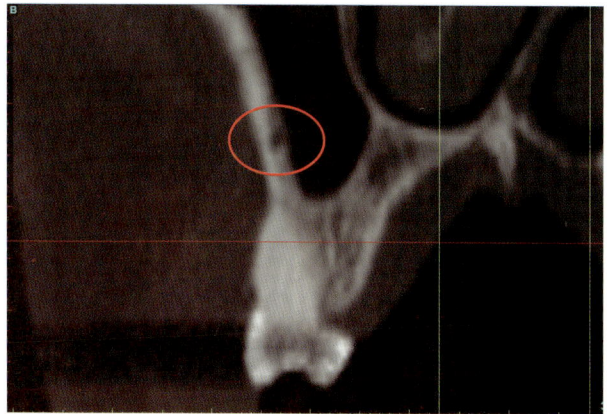

图2.27　术前在上颌窦的侧壁发现血管。

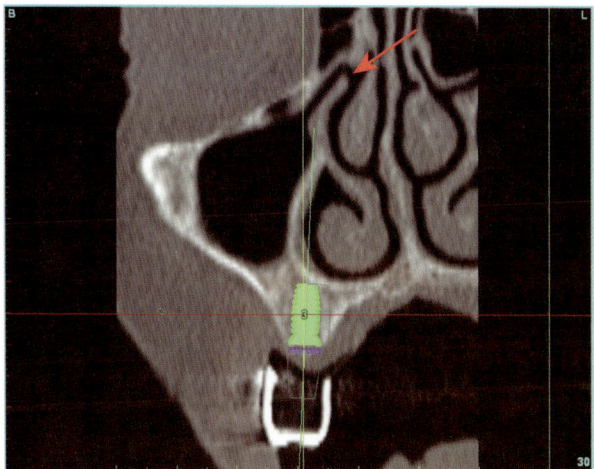

图2.26　计划种植的16牙位置横截面观。可见窦内移植物以及窦口鼻道复合体（红箭头），其与鼻旁窦和筛窦的交通开口。注意增大的鼻腔与种植体的位置关系。

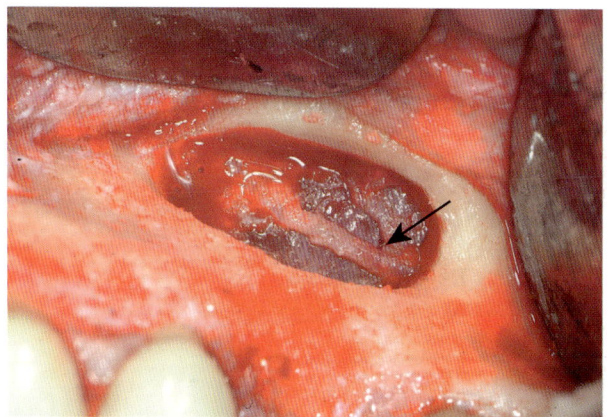

图2.28　在进行鼻窦内骨移植手术中确认血管的存在。

## 上颌内的骨解剖

### 上颌牙—牙槽骨的关系

在评估完口外的上颌骨解剖结构后，我们可以将注意力转移到牙/牙槽骨的关系上。浏览软件的交互设计特性可供准确观察牙齿、评估与手术相关并发症的潜在危险。比如，牙槽骨形态和基部骨走向往往不一致。这种不和谐会增加需要位点保存的可能性，因为牙槽骨越是偏向一侧，表面牙槽骨越是薄，缺牙后吸收的可能性越高（Nevins 2006；Schropp et al., 2003）。天然牙的轴向倾斜在CT研究中也有特征性的图像表现。骨凹陷和异常的牙/牙槽骨关系会增加重建和再生手术的难度。因为种植体方向通常要与所修复牙冠外形相一致，基部骨和牙槽骨越是不一致，越是可能需进行重建再生手术，这样才能形成一个整体骨线性关系，保证种植体完全处于骨内。无论上颌骨还是下颌骨，CT影像解读最困难的就是确定纤薄嵴顶骨的准确位置。纤薄嵴顶部骨的密度与周围组织密度相近，读片分辨较困难（图2.6～图2.11）。使用CT影像技术可以很好地发现上颌第三磨牙及其与重要结构、上颌窦相关的病变（图2.17）。最后，上颌骨CT成像可以用于评估已完成的窦内移植物和/或牙槽嵴重建的位置和体积。尽管这种成像并不能发现移植物是否与骨完全结合并有骨活性，但CT三维重建颌骨内的种植体设计至少是在骨重建结果的实际测量结果上进行的，而不是靠直觉（图2.3～图2.5）。

### 上颌骨基底骨关系

骨骼的类型会影响牙与骨之间的位置关系的CT成像。正畸治疗在特定的骨骼类型内可以纠正牙的位置。然而下方的骨骼并没有受到牙齿移动的影响。基底骨的解剖结构会影响为种植体需要的再生手术的类型。比如在Ⅱ类和Ⅲ类错𬌗畸形中看到的骨类型就需要谨慎考虑再生手术，因为种植体支持的固定修复体有一系列的生物力学要求。（Weinberg, 2003）（图2.29、图2.30）。

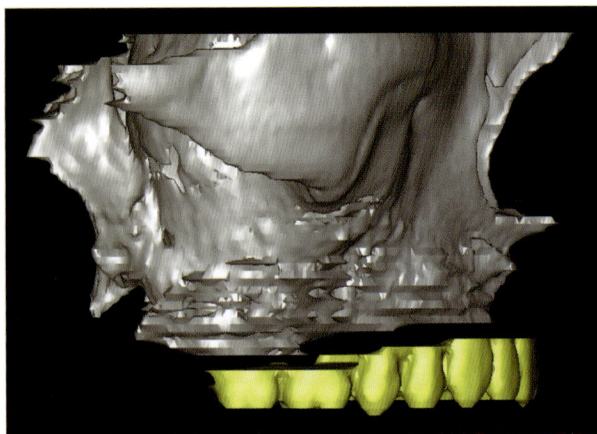

图2.29

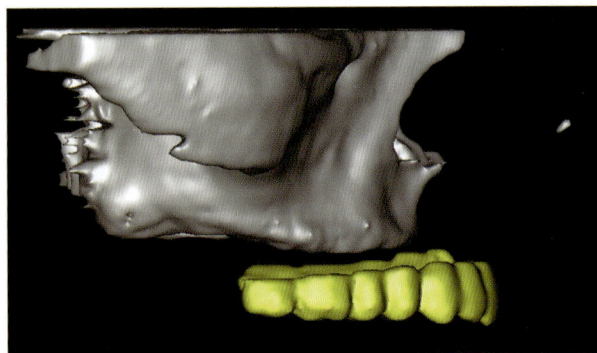

图2.30

图2.29和图2.30　两个不同患者不同基底骨质的例子，都是上颌无牙者。骨与期望修复的牙齿之间的位置关系对于每一种修复设计都有不一样的生物力学要求和考量。

### 颧骨、翼突和上颌结节

像颧骨、翼突和上颌结节这样的解剖结构是种植不常涉及的位点。而上颌骨严重萎缩或要避免进行上颌窦内移植的患者较常用到这些结构（图2.31～图2.35）。颧骨和上颌结节被认为是骨重建治疗的潜在自体供骨区（Kainulainen et al., 2004; Silva et al., 2006）。互动操作的计算机软件使临床医生得以使用很有意义的方式评估这些解剖结构。

### 骨质

当与下颌骨骨质比较时，上颌骨被描述为要疏松一些。Truhlar等（1997）通过放射影像和2839颗种植体植入过程中的触觉评估上下颌骨的骨质。其使用了Lekholm和Zarb（1985）的分类系统（1～4）。他们发现下颌骨前部密度最高，随后依次是下颌骨后部、上颌骨前部和上颌骨后部。在上颌骨中，有多处被提到可作为骨移植的供区，包括：腭隆突、上颌骨外生骨疣、颧骨和上颌结节。使用计算机软件可以评估计划骨供区的亨氏单位值，而所获得的信息将有利于医生考虑选择最适合的供区及最合适的操作方式。Misch骨密度分类系统（2008）根据亨氏单位密度值将骨分为：D1（致密皮质骨）亨氏单位密度值>1250; D2（厚的、致密多孔的牙槽嵴骨和其中的粗骨小梁）亨氏单位密度值在850～1250; D3（薄的多孔牙槽嵴骨和其中的细骨小梁）亨氏单位密度值在350～850; D4（细骨小梁）亨氏单位密度值在150～350; 和D5（不成熟的未矿化骨）亨氏单位密度值<150。至于所使用解剖部位的骨密度种类百分比，Misch（2005）报道在上颌后牙区，90%的骨属于D3～D4。在上颌前部，75%的骨密度是D2～D3。相比较之下，下颌前部72%的骨属于D1～D2, 而下颌后部96%则属于D2～D3的密度。

#### 上颌骨的病变：发育异常

发现上颌病理改变的能力在再生治疗设计中非常重要。天然牙列丧失后可以观察到正常骨解剖结构会有巨大变化（Trombelli et al., 2008）。拔牙后的骨丧失导致牙槽嵴在垂直方向和水平方向上都有吸收，可以保证理想的种植位置所需的牙槽骨的体积也随之减少（Iasella et al., 2003）。在起初的3~6个月内剩余牙槽嵴吸收速度最快；然而，在人的一生中，骨都在缓慢地持续吸收，导致许多颌骨结构消失（Jahangiri et al., 1998）。在人拔牙后牙槽窝尺寸变化的系统综述研究中，Van der Weijden等（2009）总结，牙槽嵴的尺寸变化绝大多数是

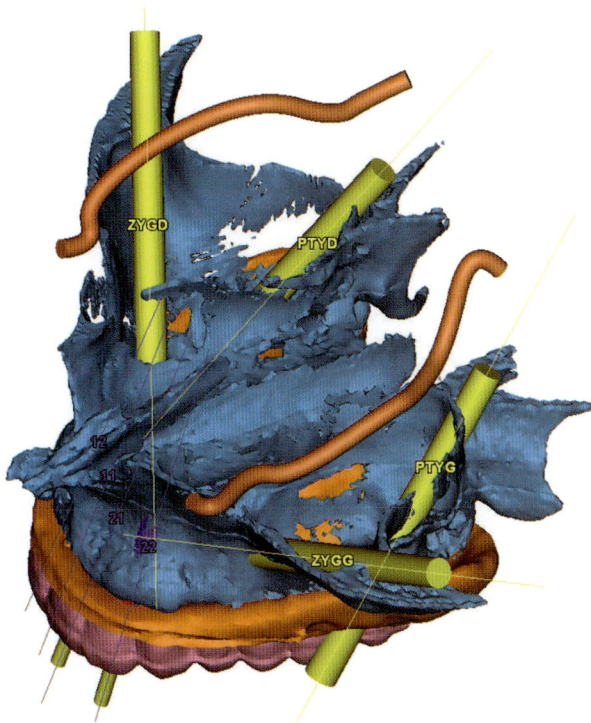

图2.31

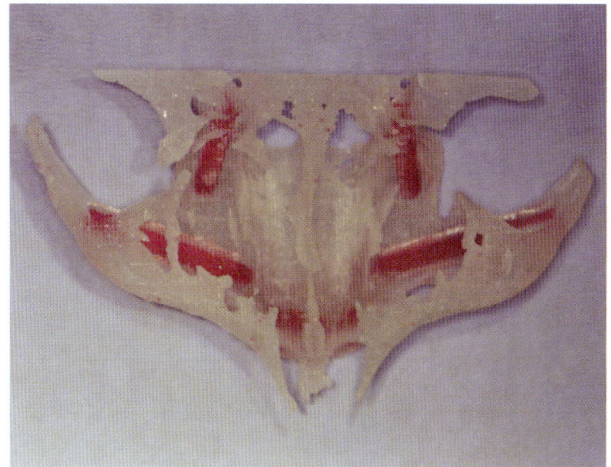

图2.33

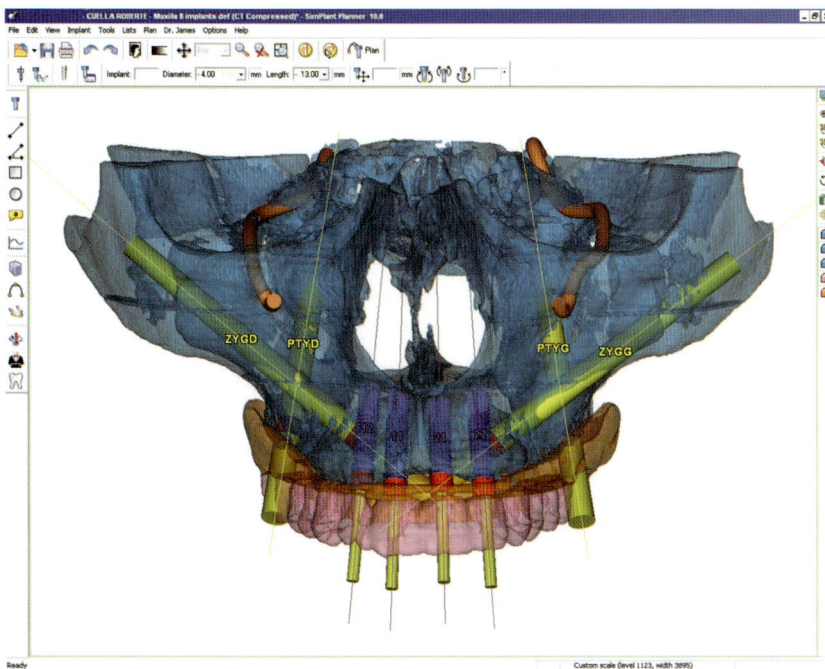

图2.32

图2.31 ~ 图2.35 图2.31展示了包括2/3眶部的CT影像。上颌前部计划植入4颗种植体。图2.32展示了3D设计的上方观。双侧均设计了穿过上颌窦的颧骨种植体和翼突种植体。图2.33展示了立体光刻的上颌模型，对穿窦种植体涂上了颜色以表示其位置。

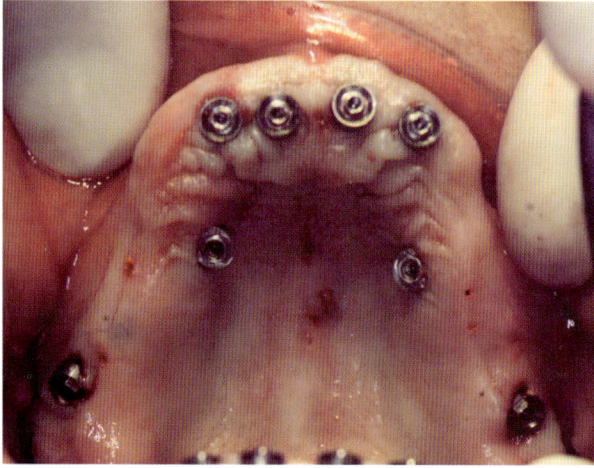

图2.34

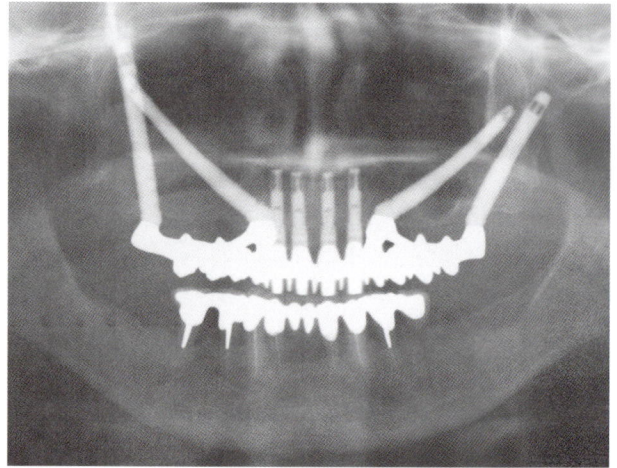

图2.35

图2.31～图2.35　（续）图2.34展示了术后种植体的位置。图2.35是术后的曲面断层片。
（来源：Courtesy of Dr. Philippe Tardieu, Dubai, UAE）

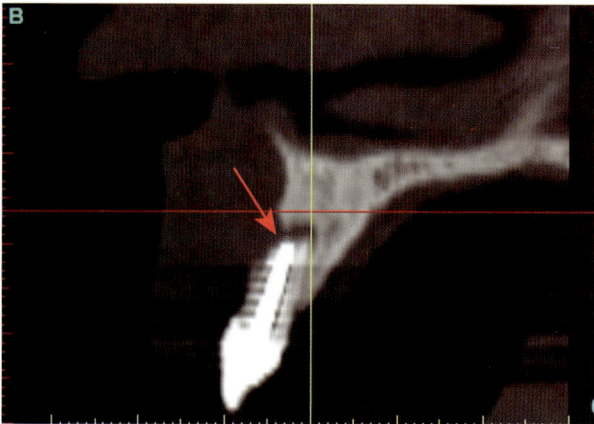

图2.36

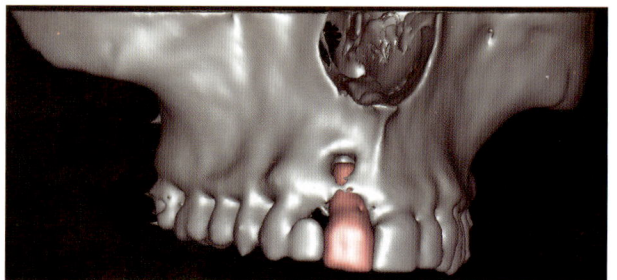

图2.37

图2.36和图2.37　与中切牙相关的局部根尖周病变。横截面并未展示出涉及局部病变的完整范围。三维方向完整的骨破坏范围会影响种植修复的治疗设计。

发生在起初3个月的愈合过程中。临床宽度平均丧失（3.87mm）要多于高度的丧失，无论是临床上（1.67～2.03mm）还是X线片（1.53mm）显示。这些结果支持在拔牙时应即刻行位点保存，尤其是在那些将来想要修复牙的患者中。水平骨丧失严重影响一个理想种植体支持修复的手术设计方案。拔牙后的牙槽骨萎缩使操作复杂化，不经过一定程度的位点组织重建就想进行理想的种植体植入会变得困难。遇到先天缺失牙的情况时，牙槽骨会有发育不足的问题（Kokich，2004）。正如前述，另一个误导人的临床现象是天然牙的牙弓形态，其往往并不

能指示其下方牙槽骨的形态走向。

牙本身的异常如牙根吸收、局部根尖周病变、弯根牙、多生牙和牙阻生也较常见。在CT检查时，它们对手术设计的影响经常会干扰治疗计划，而不像使用传统根尖片时那样不受重视。最重要的是，这些病变异常与局部解剖结构的关系对于手术计划决策至关重要（图2.36～图2.39）。

## 下颌骨的CT影像

为了减少手术意外，必须准确识别一系列下

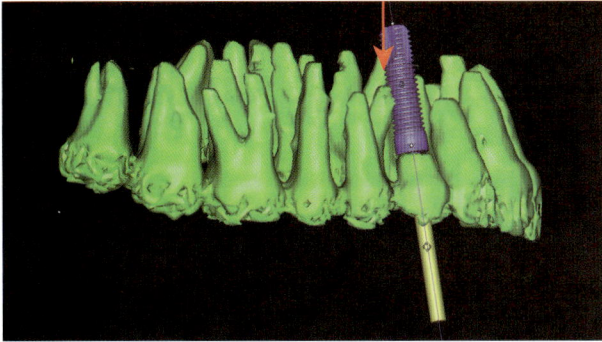

图2.38

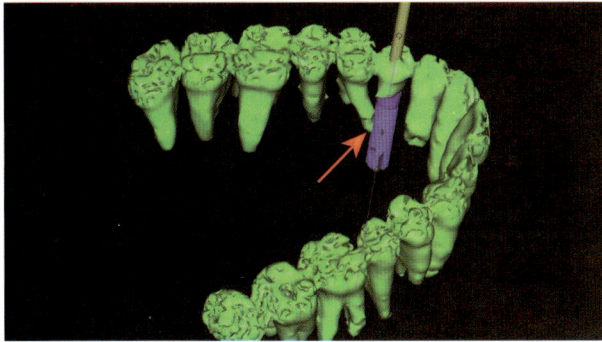

图2.39

图2.38和图2.39    去掉上颌骨后的三维重建图从颊侧和腭咬合面观。5牙的弯曲根需要经过正畸移动方能避免在种植时受到医源性的损伤。

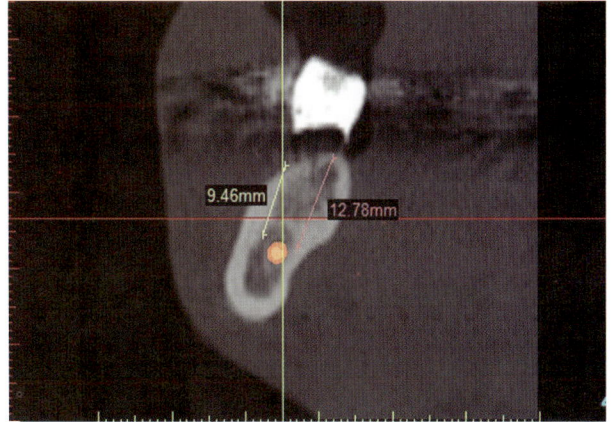

图2.40    在横截面上精确评估下颌管的准确位置。

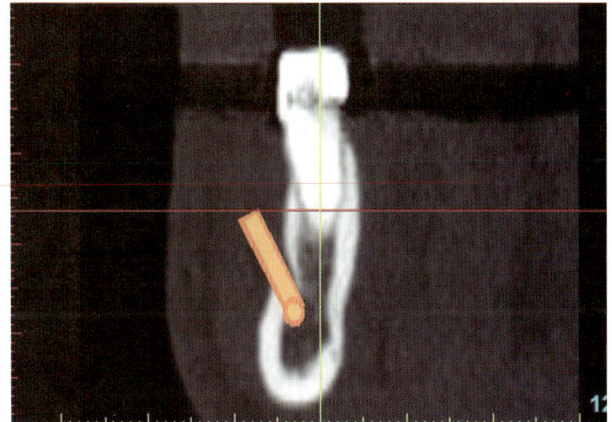

图2.41

颌骨重要结构标志。CT成像使得交互操作成为可能，可以确定这些解剖结构的精确位置。

**下颌骨的重要结构和常见解剖标志**

最重要的解剖结构是下颌神经管，颏孔和相关的神经血管内含物。

*下颌神经管和其内神经血管内容物*

第5支脑神经的第三分支可能是牙科领域最著名的重要解剖结构。它从下颌小舌进入下颌骨，从中穿行，自颏孔穿出进入软组织分布，负责下唇的感觉（图2.40～图2.42）。向前继续延伸的分支随后负责支配下颌前牙列。这一结构在牙科种植治疗中最受重视。大多数情况下，三维成像和交互式计算机软件使得临床医生可以清楚地定位下颌神经管

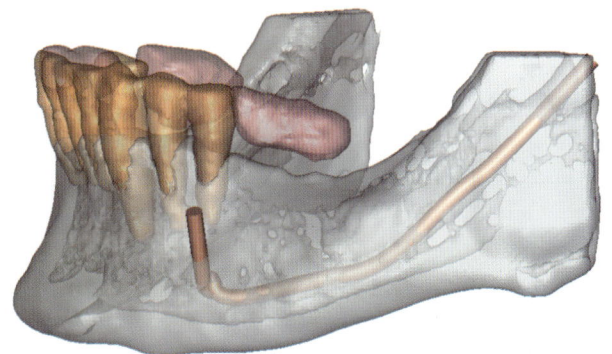

图2.42

图2.41和图2.42    颏孔和下颌管的横截面图和三维图。注意在图2.41上颏孔的截面高于下颌管。图2.42展示了下牙槽神经（橘色）在下颌管内的走行，并穿出颏孔。自下而上穿出颏孔的神经走行并未在三维侧面观上彻底表现出来（打开了下颌骨透明模式）。

的走行和边界。获得准确的测量数据可以使得种植计划更恰当，并可精确选择种植体直径和高度以保证治疗安全（Angelopoulos et al., 2008）。SimPlant Planner 具有一个画出神经的工具，并具有检测碰撞冲突的能力，可以将所有可视界面的数据同步地转换并展示出来。下颌骨的CT成像为医生提供了最准确的诊断信息，对于分析重要解剖结构走向而言也是最可靠的放射学技术（图2.40）。神经血管束无法被看到，但是，容纳它的骨壁（如下颌管）却可以。下颌神经管在颏孔处的"神经袢"结构的出现一直都是讨论的重点且应该纳入下颌骨前部种植体植入的注意因素中（Greenstein and Tarnow, 2006）。人群中神经袢的出现率报道不一，从34%到88%不等，其向近中延伸的程度也在0.4～6mm（Kaya et al., 2008; Mardinger et al., 2000; Neiva et al., 2004）。

### 上下颏棘孔

两个孔都位于下颌骨正中舌侧的颏棘区域（图2.43、图2.44）。尽管这些解剖结构并不常与再生治疗相关，截骨术和种植术对它们的伤害仍可能导致不良后遗症。在伴有严重牙槽骨和基部骨吸收的病例中，颏棘可能会成为这一区域最主要的解剖标志。不幸的是，种植体常以一个不恰当的方式植入该区域。这一解剖发现只能在横截面上看到，且被报道为大出血的一个原因。此区域植入错误的种植体若处理不当甚至可能威胁生命（Kalpidis et al., 2004）。

### 颏孔

时有研究观察到颏孔的位置和角度都存在很大的个体差异。在一篇2006年的有关颏孔及颏神经的文献回顾（Greenstein and Tarnow, 2006）中，颏孔最常见的位置是在下颌第二前磨牙的根尖区（相关出现率从18.9%到69%不等）或是在下前磨牙的根尖之间的位置（相对出现率为20%到70.4%不等）。然而种族之间还可能有小的差异（Wang et al., 1986）。比较特别的是，有时颏孔可以位于较靠前的下颌尖牙或较靠后的下颌磨牙的位置（Kekere–Ekun, 1989）。

一般可以观察到颏孔的外部开口是高于其内侧部分的（图2.41、图2.42）。需要注意的是，下颌骨常有左右解剖不对称的现象，偶尔还会见到副颏孔（Naitoh et al., 2009）。

### 下颌骨的解剖

在牙列完整的患者下颌骨上有4个部位可以作为自体骨的供区：下颌骨联合部、外斜嵴、升支和下颌骨外生骨疣（Aalam and Nowzari, 2007）。在横截面和三维图像上可以轻易地看见下颌磨牙及外斜嵴侧方的颊棚区骨板的厚度。升支也常作为块状骨移植的供区。当选择此区作为供骨区时，下颌

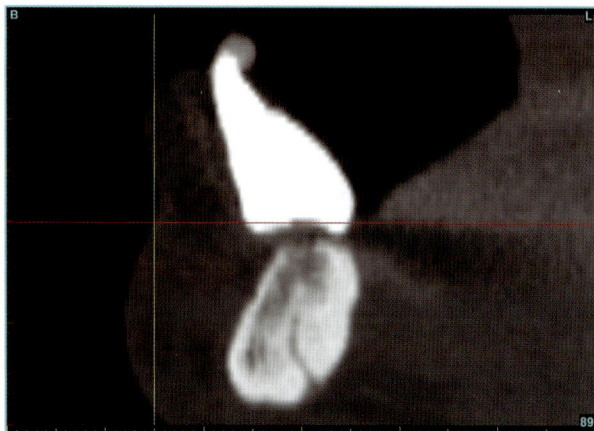

图2.43　下颌无牙且伴严重牙槽嵴吸收患者的CT横截面图显示了下颏棘孔。

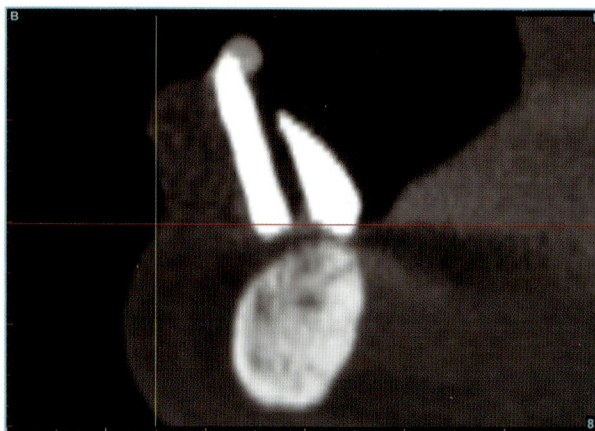

图2.44　下颌无牙且伴严重牙槽嵴吸收患者的CT横截面图显示了上颏棘孔。

管在此区的精确走行路线将是非常重要的手术考量因素。外斜嵴和下颌骨皮质骨在横截面和三维图像上也看得很清楚。下颌骨后部常见到舌侧倒凹（图2.45）。这些倒凹将显著地影响截骨术的切开位置和种植体的轴向位置。作为自体移植骨备选供区的下颌骨外生骨疣和下颌隆突在使用CT成像诊断时也能很好地观察到。

### 下颌牙—牙槽骨的关系

与上颌骨类似，下颌骨内牙齿的位置通常也与基部骨不一致。在两颏孔之间的部分，天然牙列的位置并不代表着下方牙槽骨的成角。切牙的角度与基部骨的角度并不一样。这种不一致导致固定种植体所需的骨常有不足。在无牙下颌，可能需要进行大量的垂直方向骨成形术方能获得种植体植入所需的足够牙槽嵴（图2.46）。

在研究了下颌骨的解剖结构之后，我们的重点将集中在支持牙列的牙槽骨相关问题上。发育异常将影响切牙、尖牙、前磨牙和磨牙区对应的牙槽骨的外形。CT研究可以评估倒凹、牙槽骨/牙的畸形和骨质。准确评估骨亨氏单位密度非常重要，尤其是在骨质往往不够理想的下颌骨后部区域（图2.47）。与上颌骨相似，在评估骨类型相关的发育畸形和变异时需要细心考量，因为这时对修复体可能会有不一样的生物力学要求（Weinberg，2003）（图2.29、图2.30）。

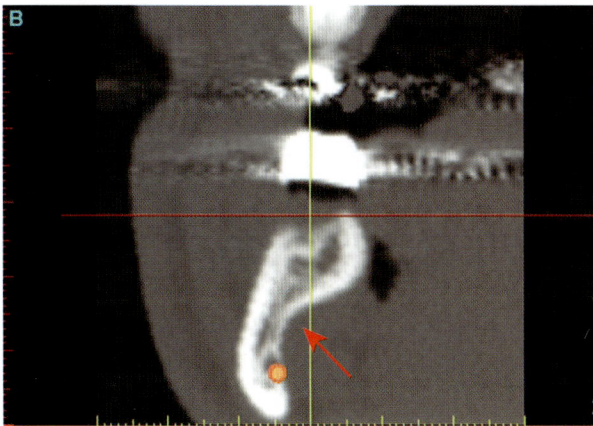

图2.45　一个传统X线片上无法发现的显著舌侧凹陷将会影响手术治疗设计。

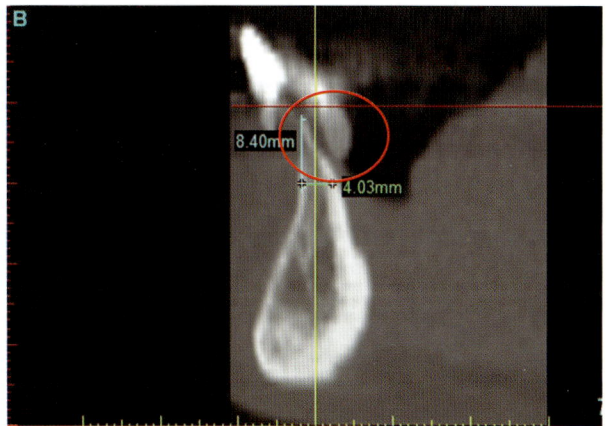

图2.46　横截面影像显示下颌前部垂直骨量明显不足（红圈）。需要降低8mm的垂直骨高度才能满足种植所需的牙槽嵴宽度。

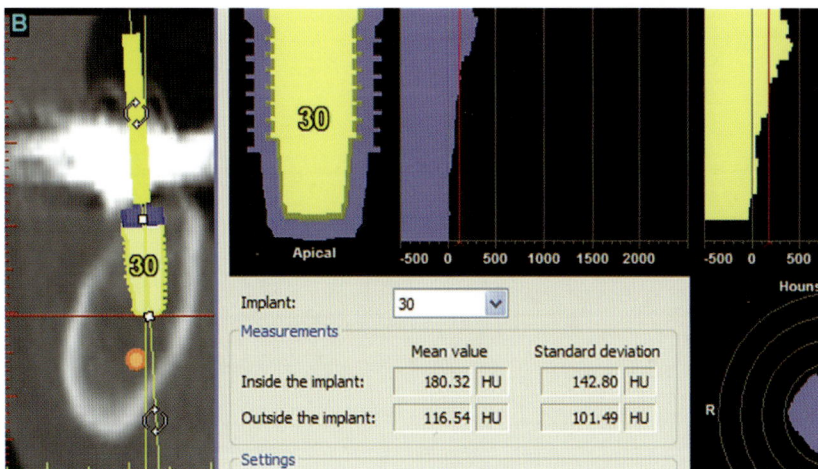

图2.47　计划种植位置30的横截面观。亨氏单位值评估提示骨质较差，较难获得初期稳定性。

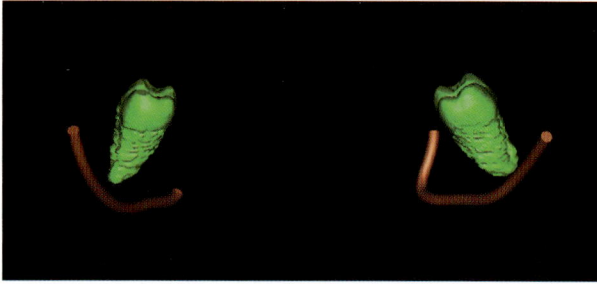

图2.48 第三磨牙与下牙槽神经的相对位置关系。双侧下颌第三磨牙距离较近，可能会造成不良后遗症。

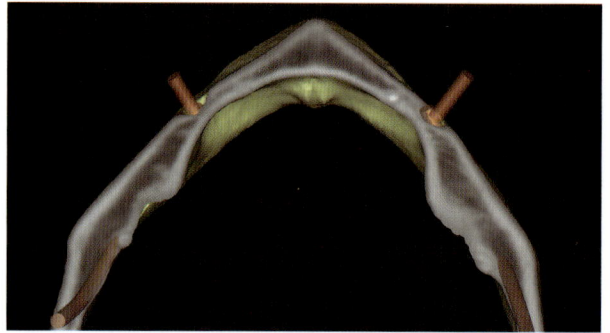

图2.49

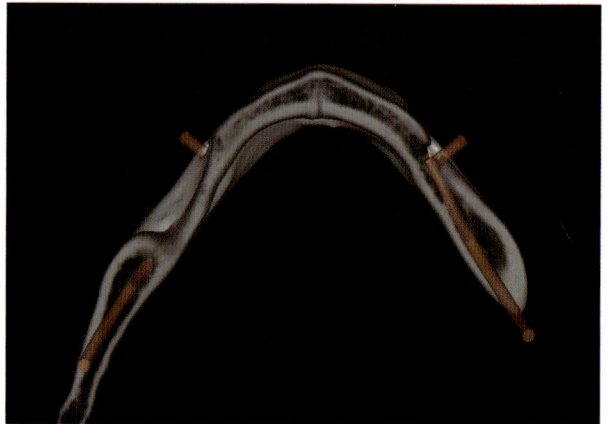

图2.50

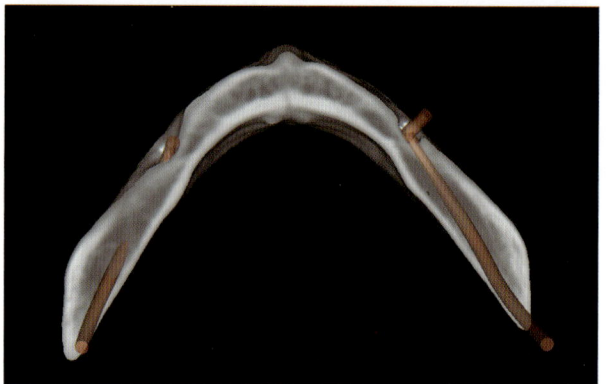

图2.51

图2.49 ～ 图2.51 3个不同患者的轴向剪贴画效果图。注意3个患者下颌骨结合部的解剖差异。同时可以观察到下牙槽神经与颊棚区的位置关系，用以评估是否可从外斜嵴取骨。

使用交互式CT成像技术在术前获得下颌神经血管丛与阻生下颌第三磨牙之间的关系是相当有用的（Maegawa et al., 2003）（图2.52、图2.53）。这一诊断信息也可以减少医源性损伤的风险。阻生下颌第三磨牙的位置也可能会限制外斜嵴和下颌角可提供的自体移植用骨量（Susarla and Dodson, 2007）。

### 下颌骨结合部（颏窝）

这一部位下颌骨存在各种解剖变异，可能影响其是否适合作为自体骨供区或种植体的植入（Almog et al., 2007）（图2.48～图2.51）。

### 下颌骨升支和外斜嵴

下颌骨升支的解剖是评估阻生第三磨牙和自体骨移植供区时的重要考虑因素（Misch, 2000）（图2.52、图2.53）。评估下牙槽神经的位置很重要，因为其从下颌小舌进入升支并在升支中穿行。神经走行路线和侧方骨板厚度的个体差异会影响取骨的安全性及所获得骨的质量。随着下牙槽神经进入下颌骨体部，其往前继续延伸向颏孔的路线也是存在个体差异的。

### 下颌骨的病变：发育畸形

在制订再生手术治疗计划时，识别下颌骨病变的能力起着重要作用。与上颌牙弓类似，在天然牙列缺损后可以看到骨解剖结构的巨大变化。拔牙后的骨丧失导致了垂直方向和水平方向的牙槽嵴萎缩（Trombelli et al., 2008）。尤其是拔牙后

6个月时，牙槽嵴萎缩达到了约44%（Carlsson and Persson, 1967; Schropp et al., 2003）。而且因为颊侧骨板要比舌侧骨板薄2～3倍，其拔牙后的水平吸收（56%比较30%）和垂直吸收（多2mm）都更重（Arujo et al., 2005; Botticelli et al., 2004; Schropp et al., 2003）。当尝试再生治疗时，完全无牙患者

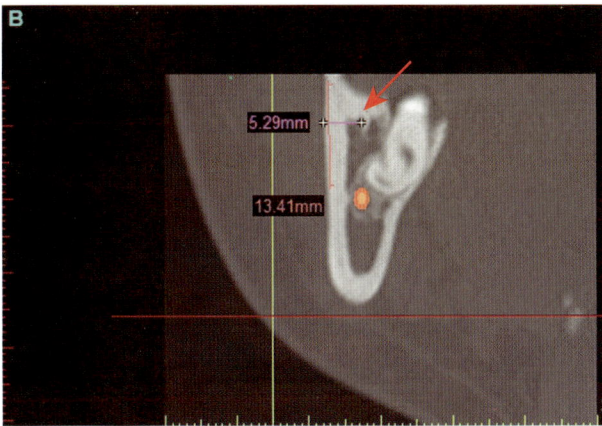

图2.52 CT制作的横截面影像，显示了第三磨牙相对于下牙槽神经（橘色）的位置。同时观察了可供自体移植使用的骨量和骨质（红箭头）。

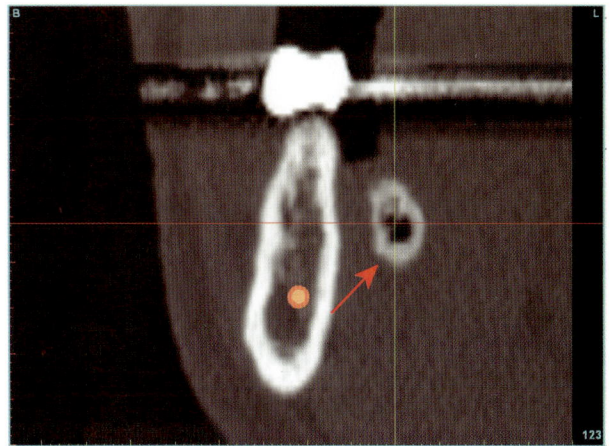

图2.53 可供自体骨移植取骨的外斜嵴和升支（红箭头）的CT三维影像。

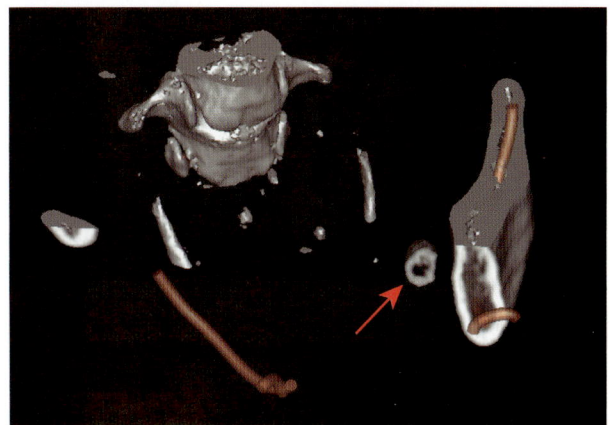

图2.54 横截面图显示24牙相关的根吸收（红箭头）的范围。

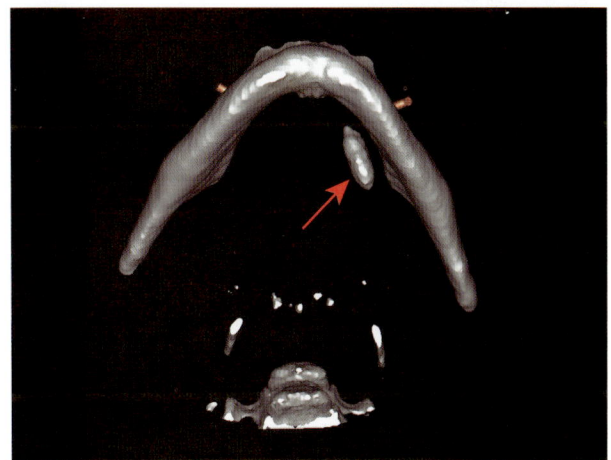

图2.55

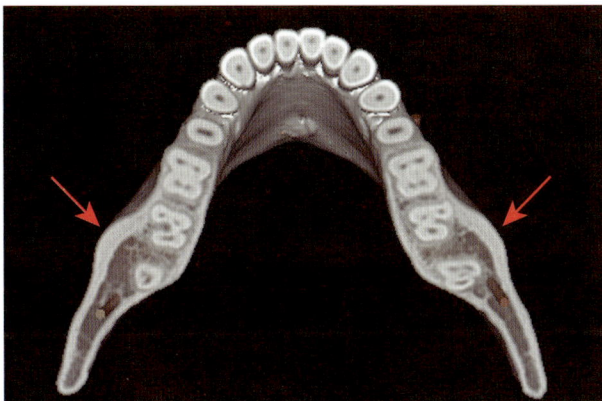

图2.56

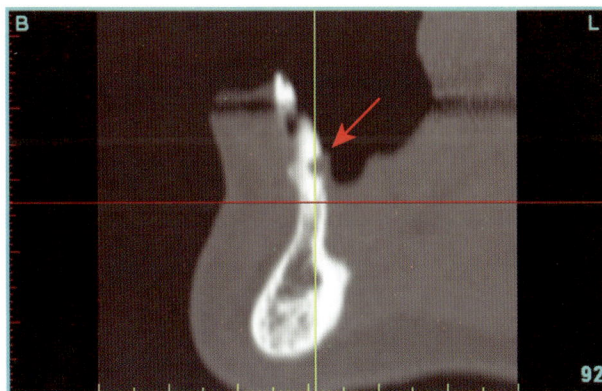

图2.57

图2.55～图2.57 在进行种植体治疗前的常规CT检查时，横截面、二维剪贴画效果图和从下方看的三维重建图都看到涎石。

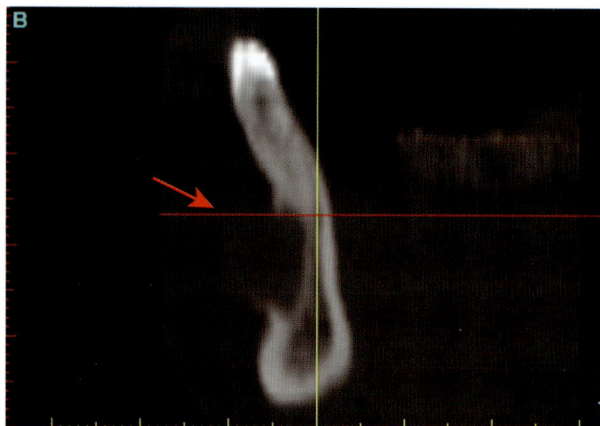

图2.58

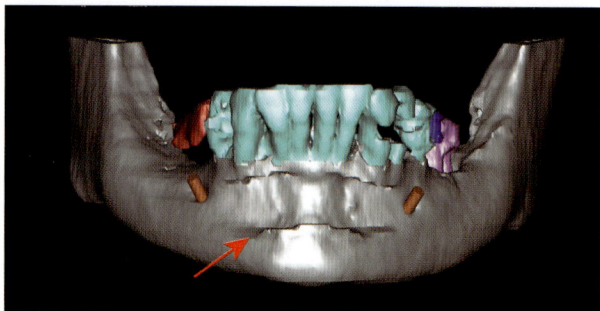

图2.59

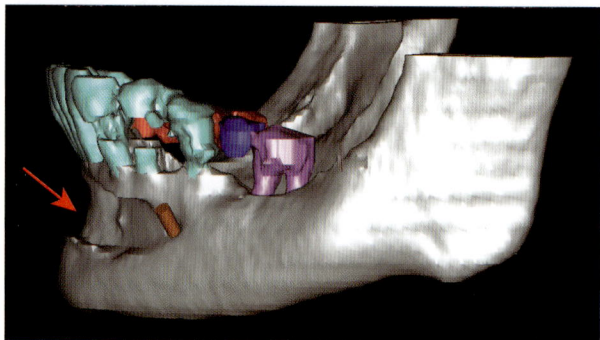

图2.60

图2.58 ~ 图2.60　这些图像显示患者在25年以前植入的颏部假体。下颌骨联合部不适合作为植骨供区。要注意随着时间的流逝，结合部骨丧失的形式和范围。

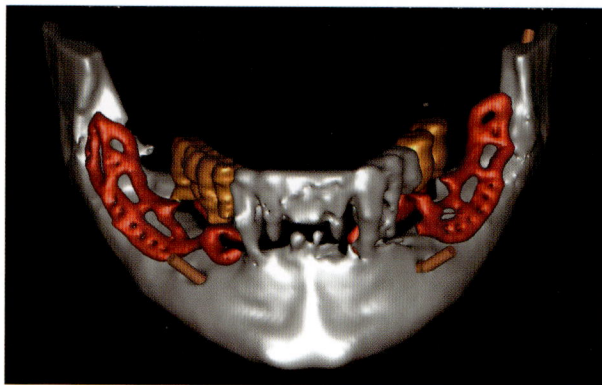

图2.61　患者既往曾行骨膜下种植体植入，失败后需要拔除。三维重建显示既往种植体的范围和位置。

无关，但却是评估患者整体健康状况的重要一环（Avrahami et al., 1996; Mandel and Hatzis, 2000）。

### 偶然发现

既往的颅面部重建手术、创伤和整容手术（图2.58 ~ 图2.61）都会影响进一步的手术计划。这包括但不限于：切口设计、再生材料的选择、最终种植体的位置以及最终修复设计。患者往往无法全面详细地交代出可能影响种植治疗设计的既往手术史。

图2.62显示了在常规CT检查中偶然发现的瘤样病变。这样的发现提示，由放射科医生和牙科术者共同解读CT影像非常重要。

## 总结

CT检查获得的信息将影响种植体手术和相关骨再生手术的治疗设计。供区和受区的性质将会影响一系列因素，进而最终影响治疗成功与否。对特定的手术需求具备充分洞察的能力是影响整体成功的一个因素。这样才可保证手术时器械的合理运用，有足够的材料和团队人员的支持。通过电子邮件和网络会议与同事、患者进行交流已经成为病患护理的常规环节。交互式CT技术使得术者可以借此与转诊医生、实验室技工和患者充分互动交流。

术前设定治疗标准和预期值将有助于跨学科的病患护理。也许交互式CT技术带来的最大好处就是使得医生可以与患者在一个坦诚公开的氛围下讨

的萎缩下颌骨会带来很多麻烦的问题。当有先天牙缺失时，同时会伴有牙槽骨发育不足（Kokich, 2004）。CT检查也常发现各种牙本身的病变异常，如牙根吸收和根尖周病变（图2.54），而这些在传统根尖X线片上并不明显。骨外的异常如反应唾液腺导管疾病的涎石（图2.55 ~ 图2.57）和腮腺结石也能在CT上看到。尽管这与再生治疗

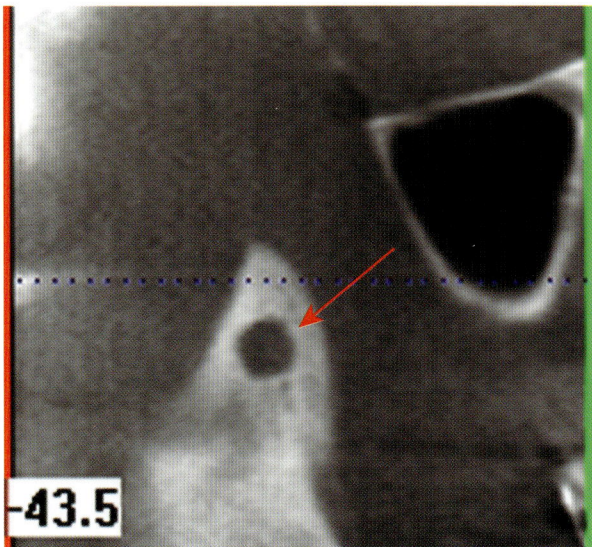

图2.62 在上颌种植前的检查中发现右侧下颌骨喙突内的透射病损（红箭头）。诊断是多发性骨髓瘤。

论病情。这种开诚布公使得患者可以在开始治疗前了解所需承担的治疗风险。"协同问责"是跨学科患者护理的哲理箴言。这一原则使得治疗团队的每一个成员都要根据CT检查所获信息为术前做出的治疗目标负责。

在手术进行中才有诊断发现已不合时宜。通过使用CT成像技术，临床医生可以为患者提供更好更安全的医疗服务。给患者的医疗服务最重要的一个方面就是准确的诊断，并制订一个切合患者与种植团队共同需要及关切的治疗计划。仅仅是使用CT成像就将在多个层面上提升手术设计水平。并非所有种植病例的成功都需要CT扫描的参与，但较复杂病例的种植治疗将从横截面影像信息中获益匪浅。而广为认可的是，CT扫描能最准确地评估患者的解剖状况。

## 参考文献

Aalam AA, Nowzari H. Mandibular cortical bone grafts part I: anatomy, healing process, and influencing factors. *Compend Contin Educ Dent* 2007; **28**(4):206–212.

Almog DM, Lanni S, Solomon LW. The prevalence and significance of anatomic variance in the mandibular symphysis: a retrospective study. *J Oral Implantol* 2007; **33**(4):221–224.

Angelopoulos C, Thomas SL, Hechler S, Parissis N, Hlavacek M. Comparison between digital panoramic radiography and cone-beam computed tomography for the identification of the mandibular canal as part of presurgical dental implant assessment. *J Oral Maxillofac Surg* 2008; **66**(10):2130–2135.

Arujo MG, Sukekava F, Wennstrom JL, Lindhe J. Ridge alterations following immediate implant placement in extraction sites. *J Clin Periodontol* 2005; **32**(6):645–652.

Avrahami E, Englender M, Chen E, Shabtay D, Katz R, Harell M. CT of submandibular gland sialolithiasis. *Neuroradiology* 1996; **38**(3):287–290.

Basten C, Kois J. The use of barium sulfate for implant templates. *J Prosthet Dent* 1996; **76**:451–454.

Botticelli D, Berglundh T, Lindhe J. Hard-tissue alterations following immediate implant placement in extraction sites. *J Clin Periodontol* 2004; **31**(10):820–828.

Carlsson GE, Persson G. Morphologic changes of the mandible after extraction and wearing of dentures. A longitudinal, clinical, and X-ray cephalometric study covering 5 years. *Odontol Rev* 1967; **18**(1):27–54.

Carter L, Farman AG, Geist J, Scarfe WC, Angelopoulos C, Nair MK, Hildebolt CF, Tyndall D, Shrout M. American Academy of Oral and Maxillofacial Radiology executive opinion statement on performing and interpreting diagnostic cone beam computed tomography. *Oral Surg Oral Med Oral Path Oral Radiol Endod* 2008; **106**(4):561–562.

Elian N, Wallace S, Cho SC, Jalbout ZN, Tarnow DP. Distribution of the maxillary artery as it relates to sinus floor augmentation. *Int J Oral Maxillofac Implants* 2005; **20**(5):784–787.

Garg AK. Subnasal elevation and bone augmentation. In *BONE. Biology, Harvesting, Grafting for Dental Implants. Rationale and Clinical Applications*. Garg AK, ed. Chicago, IL: Quintessence, 2004, pp. 241–250. Chapter 10.

González-Santana H, Peñarrocha-Diago M, Guarinos-Carbó J, Sorní-Bröker M. A study of the septa in the maxillary sinuses and the subantral alveolar processes in 30 patients. *J Oral Implantol* 2007; **33**(6):340–343.

Greenstein G, Tarnow DP. The mental foramen and nerve: clinical and anatomical factors related to dental implant placement: a literature review. *J Periodontol* 2006; **77**(12):1933–1943.

Iasella JM, Greenwell H, Miller RL, Hill M, Drisko C, Bohra AA, Scheetz JP. Ridge preservation with freeze-dried bone allograft and a collagen membrane compared to extraction alone for implant site development: a clinical and histologic study in humans. *J Peiodontol* 2003; **74**(7):990–999.

Jahangiri L, Devlin H, Ting K, Nishimura I. Current perspectives in residual ridge remodeling and its clinical implications: a review. *J Prosthet Dent* 1998; **80**:224–237.

Kainulainen VT, Sàndor GK, Clokie CM, Keller AM, Oikariene KS. The zygomatic bone as a potential donor site for alveolar reconstruction—a quantitative anatomic cadaver study. *Int J Oral Maxillofac Surg* 2004; **33**(8):786–791.

Kalpidis CD, Setayesh RM. Hemorrhaging associated with endosseous implant placement in the anterior mandible: a review of the literature. *J Periodontol* 2004; **75**(5):631–645.

Kaya Y, Sencimen M, Sahin S, Okcu KM, Dogan N, Bahcecitapar M. Retrospective radiographic evaluation of the anterior loop of the mental nerve: comparison between panoramic radiography and spiral computerized tomography. *Int J Oral Maxillofac Implants* 2008; **23**(5):919–925.

Kekere-Ekun TA. Antero-posterior location of the mental

foramen in Nigerians. *Afr Dent J* 1989; **3**:2–8.

Kim M-J, Jung U-W, Kim C-S, Kim D-K, Choi S-H, Kim C-K, Cho K-S. Maxillary sinus septa: prevalence, height, location, and morphology. A reformatted computed tomography scan analysis. *J Periodontol* 2006; **77**(5):903–908.

Kokich VG. Maxillary lateral incisor implants: planning with the aid of orthodontics. *J Oral Maxillofac Surg* 2004; **62**(9): 48–56.

Lekholm U, Zarb GA. Patient selection and preparation. In *Tissue Integrated Prostheses*. Lekholm U, Zarb GA, eds. Chicago, IL: Quintessence, 1985.

Maegawa H, Sano K, Kitagawa Y, Ogasawara T, Miyauchi K, Sekine J, Inokuchi T. Preoperative assessment of the relationship between the mandibular third molar and the mandibular canal by axial computed tomography with coronal and sagittal reconstruction. *Oral Surg Oral Med Oral Pathol Oral Radiol Endod* 2003; **96**(5):639–646.

Mandel L, Hatzis G. The role of computed tomography in the diagnosis and therapy of parotid stones: a case report. *J Am Dent Assoc* 2000; **131**(4):479–482.

Mardinger O, Chaushu G, Arensburg B, Taicher S, Kaffe I. Anterior loop of the mental foramen: an anatomical-radiologic study. *Implant Dent* 2009; **9**(2):120–125.

Mecall RA. Chapter 7. Computer-guided implant treatment pathway. In *The Art of Computer Guided Implantology*. Mecall RA, ed. Chicago, IL: Quintessence, 2009, pp. 89–111.

Miles D, Van Dis M. Implant radiology. *Dent Clin North Am* 1993; **4**:645–668.

Mimics 8.1. *Reference Manual*. Glen Burnie, MD. Materialise NV, 2004.

Misch CM. Use of the mandibular ramus as a donor site for onlay bone grafting. *J Oral Implantol* 2000; **26**(1):42–49.

Misch CE. *Dental Implant Prosthetics*. St. Louis, MO: Mosby, 2005.

Misch CE. Chapter 7. Bone density: a key determinant for treatment planning. In *Contemporary Implant Dentistry*. Misch CE, ed. St. Louis, MO: Mosby, 2008, pp. 130–146.

Naitoh M, Hiraiwa Y, Aimiya H, Gotoh K, Ariji E. Accessory mental foramen assessment using cone-beam computed tomography. *Oral Surg Oral Med Oral Pathol Oral Radiol Endod* 2009; **107**(2):289–294.

Neiva RF, Gapski R, Wang HL. Morphometic anatomy of implant-related anatomy in Caucasian skulls. *J Periodontol* 2004; **75**(8):1061–1067.

Nevins M, Camelo M, De Paoi S, Friedland B, Scheck RK, Parma-Benafenati S, Simion M, Tinti C, Wagenberg B. A study of the fate of the buccal wall of extraction sockets of teeth with prominent roots. *Int J Periodontics Restorative Dent* 2006; **26**(1):19–29.

Reddy MS, Mayfield-Donahoo T, Vanderven FJJ, Jeffcoat MK. A comparison of the diagnostic advantages of panoramic radiography and computed tomography scanning for placement of root form dental implants. *Clin Oral Implants Res* 1994; **5**:229–238.

Reiser GM, Bruno JF, Mahan PE, Larkin LH. The subepithelial connective tissue graft palatal donor site: anatomic considerations for surgeons. *Int J Periodontics Restorative Dent* 1996;

**16**(2):130–137.

Reynolds RA. Chapter 2. Imaging techniques and diagnostics. In *The Art of Computer Guided Implantology*. Reynolds RA, ed. Chicago, IL: Quintessence, 2009, pp. 5–20.

Rosenfeld AL, Mandelaris GA, Tardieu P. Prosthetically directed implant placement using computer software to ensure precise placement and predictable prosthetic outcomes. Part I. Diagnostics, imaging, and collaborative accountability. *Int J Periodontics Restorative Dent* 2006; **26**(3):215–221.

Rothman SLG. Chapter 2. Technique for computerized tomography of the jaws. In *Dental Applications of Computerized Tomography*. Rothman SLG, ed. Chicago, IL: Quintessence, 1998, pp. 11–12.

Schropp L, Wenzel A, Kostopoulos L, Karring T. Bone healing and soft tissue contour changes following single-tooth extraction: a clinical and radiographic 12-month prospective study. *Int J Periodontics Restorative Dent* 2003; **23**(4):313–323.

Schwarz M, Rothman S, Chaftez N, Rhodes M. Computerized tomography. Part II. Preoperative assessment of the maxilla for endosseous implant surgery. *Int J Oral Maxillofac Implants* 1987a; **2**:133–148.

Schwarz M, Rothman S, Chaftez N, Rhodes M. Computerized tomography. Part I. Preoperative assessment of the mandible for endosseous implant surgery. *Int J Oral Maxillofac Implants* 1987b; **2**:137–141.

Silva FM, Cortez AL, Moreira RW, Mazzonetto R. Complications of intraoral donor site for bone grafting prior to implant placement. *Implant Dent* 2006; **15**(4):420–426.

Solar P, Geyerhofer U, Traxler H, et al. Blood supply to the maxillary sinus relevant to sinus floor elevation procedures. *Clin Oral Implants Res* 1999; **10**(1):34–44.

Sonick M, Abrahams J, Faiella RA. A comparison of the accuracy of periapical, panoramic, and computerized tomographic radiographs in locating the mandibular canal. *Int Oral Maxiilofac Implants* 1994; **9**:455–460.

Susarla SM, Dodson TB. Preoperative computed tomography imaging in the management of impacted mandibular third molars. *J Oral Maxillofac Surg* 2007; **65**(1):83–88.

Trombelli L, Farina R, Marzola A, Bozzi L, Liljenberg B, Lindhe J. Modeling and remodeling of human extraction sockets. *J Clin Periodontol* 2008; **35**(7):630–639.

Truhlar RS, Orenstein IH, Morris HF, Ochi S. Distribution of bone quality in patients receiving endosseous dental implants. *J Oral Maxillofac Surg* 1997; **15**(12–5):38–45.

Ulm CW, Solar P, Krennmair G, et al. Incidence and suggested management of septa in sinus-life procedures. *Int J Oral Maxillofac Implants* 1995; **10**(4):462–465.

Van der Weijden F, Dell'Acqua F, Slot DE. Alveolar bone dimensional changes of post-extraction sockets in humans: a systematic review. *J Clin Periodontol* 2009; **36**(12):1048–1058.

Wang TM, Shih C, Liu JC, Kuo KJ. A clinical and anatomical study of the location of the mental foramen in adult Chinese mandibles. *Acta Anat (Basel)* 1986; **126**:29–33.

Weinberg LA. Biomechanics of tooth- and implant-supported prostheses. In *Atlas of Tooth and Implant Supported Prosthodontics*. Weinberg LA, ed. Chicago, IL: Quintessence, 2003, pp. 47–65. Chapter 4.

# 第3章

# 治疗的哲学

*Debby Hwang DMD* 和 *Michael Sonick DMD*

我们治疗患者时的目的是什么？是为了治愈疾病？还是为了满足患者的要求？那如果两者相互联系，我们又应该如何处理两者之间的先后顺序？最费时费力也是最关键的步骤往往不是真正治疗的操作过程，尽管其看起来运用到很多技术，反而是患者的诉求；最费劲的反而是决定到底以谁的需求为优先：你的还是患者的？正如有经验的医生都知道的，卫生保健提供者的主诉与接受治疗者的诉求往往不一致，而这种不一致一旦存在，治疗可能永远无法令人满意。

牙科治疗的原始流程一般如下：

1. 急症处置；

2. 活动期疾病的治疗；

3. 修复外形和功能；

4. 美学修复；

5. 维护。

接下来的章节试图阐述何种病例适合并且应该首选种植治疗，以及如何取得较高成功率。然而将临床检查发现和治疗方案向患者交代的过程也同样重要，通常甚至更加棘手。为了达到良好的双方沟通了解、建立早期归属感并与患者维持信任关系，执业者必须遵从四项基本原则，这四项原则可以简明归纳如下。

## 原则1：用你所想解决患者所想

正如前述，牙科医生不能武断地认为患者所需必然与自己所想一致。为了了解患者的期望或愿望，医生必须巧妙处事，细心观察和询问，方能慢慢了解到患者追求治疗的真实目的或至少了解一些谈话中并未直接说明的潜台词。一旦了解了真实愿望，医生就可以围绕患者的意愿，将专业治疗术语更好地转换表达出来，让患者了解到治疗的每一个步骤都是服务于他/她的诉求的。

治疗计划的陈述过程要想切合患者个体化意愿、能够缓和其紧张情绪并且迎合其推理逻辑思维的话，是很需要创新能力的。医生必须尽力将他的治疗目标（如拔除无保留价值的患牙、阻止牙周附着丧失、控制龋病发展、建立平衡咬合关系、植入种植体）讲得更易被患者接受；这些专业术语都需要使用通俗易懂的语言表达给患者。例如，一个做过血管成形术且工作是房屋建筑工人的患者，主诉想要更白一些的牙齿，但是他同时患有未经控制的中度慢性牙周炎。为了跟他更好地交流，医生或许可以比喻说建立一口漂亮、持久的微笑就像建房子一样：都需要在稳定的地基上。同时，也可以告诉患者牙周洁治可以预防心血管疾病这样的论点：越来越多的资料显示口腔细菌及其导致的炎症与动脉粥样硬化相关（Dave and Van Dyke, 2008）。

因此，经过引导性的交谈和理论演绎解释，临床医生推断出可以使患者主动寻求治疗的因素，使得让其主诉得到充分的理解。乍一看，这似乎像是一种操纵患者的手段，然而我们必须记得，大多数患者往往缺乏口腔知识，且没有认识到自己的无知。放任不管的话，只会随着误会的增加而影响治疗进行。不向患者介绍检查发现或治疗手段则有悖医生对患者的伦理职责；而介绍解释不清楚也往往可能造成同样的有害影响。毕竟，对于门外汉而言，牙周疾病这一词并不暗示着微生物感染。掉一颗牙也不会让人联想到骨量的丧失。专业医生的责任就是：①引起患者的重视；②用通俗易懂的言语向患者解释治疗或不治疗未来可能发生的变化；③将患者的诉求恰当地融入整体治疗计划中。一旦相互之间有了良好的理解，治疗计划的探讨便会更加顺利，患者也会理解到治疗计划的每一个步骤都是向他/她本人的目标更迈进一步。

## 原则2：告知患者治疗流程和治疗操作的可能结局

很多治疗方案都可以达到一个理想的治疗效果，有些是运用到传统的久经检验的技术，而有些方法则会使用到一些相对尚在实验中的技术。每一个手术操作都有其风险，但最终，医生必须选择最可靠、效果持久且痛苦最小的治疗手段。患者经济承受能力如何？他/她是否愿意接受一个相对较长的治疗周期？是否必须要多阶段或多次手术才能完成治疗？最重要的是，最后的治疗效果是否可以满足患者的要求？如果达不到，那么期望值就必须调整，与可能的预期结果和调整过的治疗流程相一致。随时要考虑一个治疗手段是否可靠，尤其是当该治疗技术需要大量时间、人力和劳力时；不确定的结果往往就不值得如此大费干戈。

以先天缺失左上侧切牙导致的21牙和23牙之间近远中间隙狭窄为例（图3.1）。可以将切牙正畸移位后改形模拟侧切牙的造型。这方法并不简单

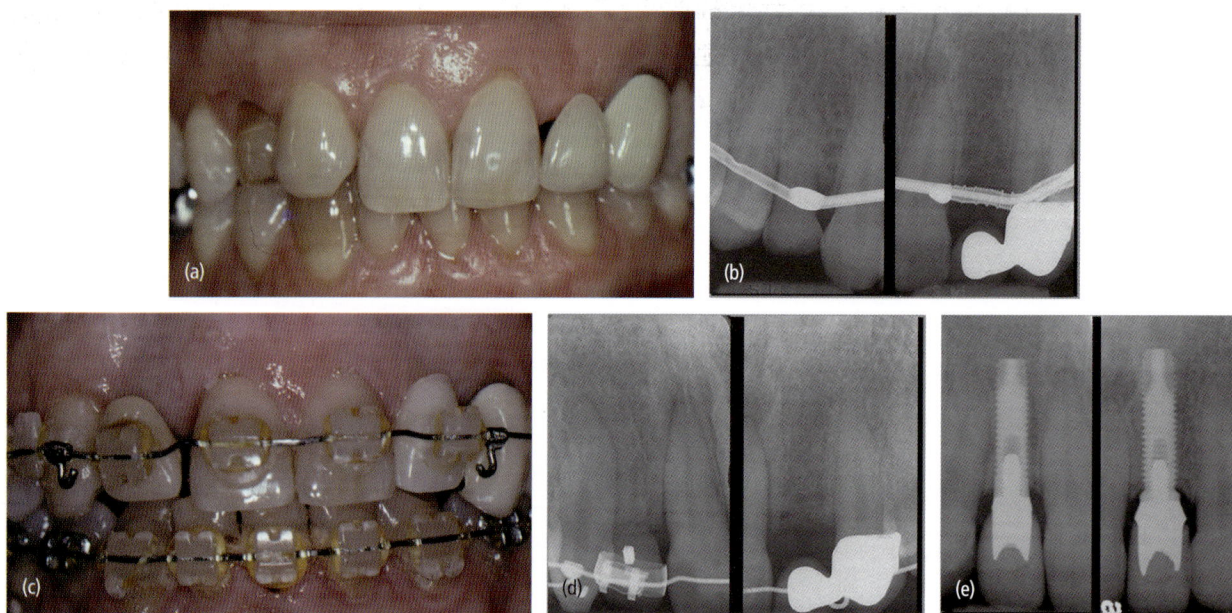

图3.1　（a）口内微笑照。美学检查发现：①右乳尖牙滞留；②13牙向侧切牙方向移位；③22牙缺失；④21牙和22牙之间龈乳头缺如；⑤22牙是单端桥修复的侧切牙；⑥23牙牙龈与牙冠边缘因退缩而不协调；⑦整体切缘不平整。（b）右侧滞留乳切牙和缺失左侧切牙的最初X线片。（c）正畸治疗调整咬合时的口内像。滞留乳牙被拔除，13牙远中推移至其正常位置。在14牙和22牙的位置创造了一个7mm的空间并维持住用于种植修复。（d）缺牙区域正畸后的X线片图像显示在12和22位置无论釉牙骨质界还是牙根尖都有7mm的间隙，这是种植3.4mm直径种植体的基本要求（orthodontic treatment courtesy of Dr. Thomas Christie）。（e）最终修复后的X线片。注意种植所需的最小间距。

而且确实会造成一定程度的不对称。另一种方法则是正畸将间隙打开到一个正常形态侧切牙的大小，然后使用活动假牙、粘接固定桥、传统固定桥或种植体技术来修复侧切牙。明显的，非手术治疗会缩短治疗时间，但它将不能满足患者持久、固定、可逆及天然外观的要求，因为这样会涉及毗邻天然牙的牙体预备。种植牙修复方案可以满足这些要求，但是费时较长，且可能会因为未充分发育的牙槽嵴而涉及需要软硬组织增量。有时候，即使是不采用种植手段，也需要进行手术改善桥体位置的组织形态。世上往往没有简单的事，患者可能需要准备牺牲一些财富——尤其是时间——来获得更好的效果。

口腔医生必须讲求实际可行性。理想中的治疗是很难实现的，如果有时必须做出妥协，所有人都要正确认识并接受可能产生的影响及相关后果。无论患者选择何种治疗方案，医生都需要告知其所需的时间、可能的不良后果、预期效果及经济开销。并发症是难以完全避免的，但如果预先做好准备并提前告知患者，患者将可以更好地接受这些问题。毫无疑问地，"执行前告知"是卫生技术人员的指导戒律；患者更尊敬那些将风险和可能不良后果充分告诉他们的医生，反过来会谴责那些将预见（或没有发现）的治疗障碍掩掩藏藏的医生。治疗流程中对于预期效果的任何夸大粉饰都会破坏医患之间的信任。这种情况下，一旦发生错误，医生将被迫使用挽救治疗措施，或推翻整个治疗计划重来，随后面临的往往不只是临床操作技术上的困难，往往还可能招致医疗纠纷。

## 原则3：按照患者适应的节奏和水平一步步治疗

临时起意冲进口腔诊所的患者也往往最容易后悔。在患者完全意识到自身口腔状况、所需要治疗和可能面对的并发症之前，一定要谨慎行事。在等待患者完全准备好、还没有操作或只是很少操作时出错，总要好过双方交流尚少却已经有不可逆的操作时出错。医生要知道所有的修复治疗保存牙的手

段都不是永久的，不是绝对确定管一辈子的治疗。后期维护治疗可能包括临时过渡桥体、牙髓切除术、频繁的牙周复查和其他一些程序。口腔医生必须充分告知患者其诊断、预后和可选的治疗方案；不然就是疏忽职守。然而医生又不应该将自己认为合适的治疗方案强加于患者。

如果患者理解并决定接受治疗但是又无法一下子从生理、心理甚至经济上完全接受，治疗则应该分阶段地进行：一次看一个牙弓、一个区段，甚至只看一颗牙（图3.2）。当这样分次进行治疗时，医生应全力避免一些操作会影响最终效果，即修复体种类、咬合关系、整体美学效果以及发音。分阶段治疗可能需要若干年，长期等待，多次手术及谨慎的复查程序，如果患者因为经济等原因愿意接受这些，这也不失为一个合理的方案。

## 原则4：全面综合治疗

合理的治疗计划需要口腔医生做到：

- 所有的口内、颌面都应该考虑到。一些面部骨骼和软组织的异常会表现在口腔组织或者导致口腔疾病。需要使用诊断蜡型和微笑检查来发现一些问题。
- 患者主诉的病因来源。
- 任何其他检查发现的病因来源。
- 每个问题的相对重要性。将每个问题的重要程度排序将有利于医生由最紧迫到最无关紧要的疾病依次诊治。最初的排序不应该参照最常规的治疗规范（即先急症处置、活动性疾病治疗、接下来恢复外形和功能，然后是美学修复，最后是维护），尽管这两者有可能恰好一致。在所有其他因素都纳入考虑后，医生才应该适当地去尝试遵从传统方案架构进行治疗计划的修改调整。
- 最有效并且能解决患者最多问题的主线治疗设计。比如，患者是接受全口修复咬合重建还是正畸调整咬合更好？如果可能，选择一个能提供一致、美观、保持时间最久的方案，有时也尽可能采取更保守一些的方案。

口腔医生在重建微笑时一定要对这些特别敏感。患者心中的不美观来源于很多因素，包括骨骼畸形、唇的位置、牙周病变、咬合不稳或者是这些因素的集合。比如，牙龈暴露的印象（"露龈笑"）可能源于：上前牙垂直骨量过多，较大的静止唇间隙，唇动度过大，上唇过厚，软组织突起，下面部较长，上下前牙过于倾斜，牙龈增生，或者被动萌出异常。这样一个患者的美学修复首先要求检查发现其病因，随后制订相关的治疗措施，可能会包括正颌治疗、面部整形、牙周和/或正畸治疗。要想达到这种变化，微笑分析和诊断蜡型是关键（图3.3）。

## 种植原则1：种植体是修复导向的，不是解剖导向

种植修复的最直接原因是为了支持修复体；为了种植进行的所有的骨量保存都是有益的但不一定是必需的。如此，种植的导向是由修复设计决定的：单牙修复体、覆盖义齿、混合固定桥或固定桥。单冠修复和固定桥因为其占据一个相对固定有限的空间，往往要求种植体与正中咬合面协调一致，以利于修复。同时，对于用来支持可摘义齿的种植体而言，因为义齿整体体积较大，种植体近远

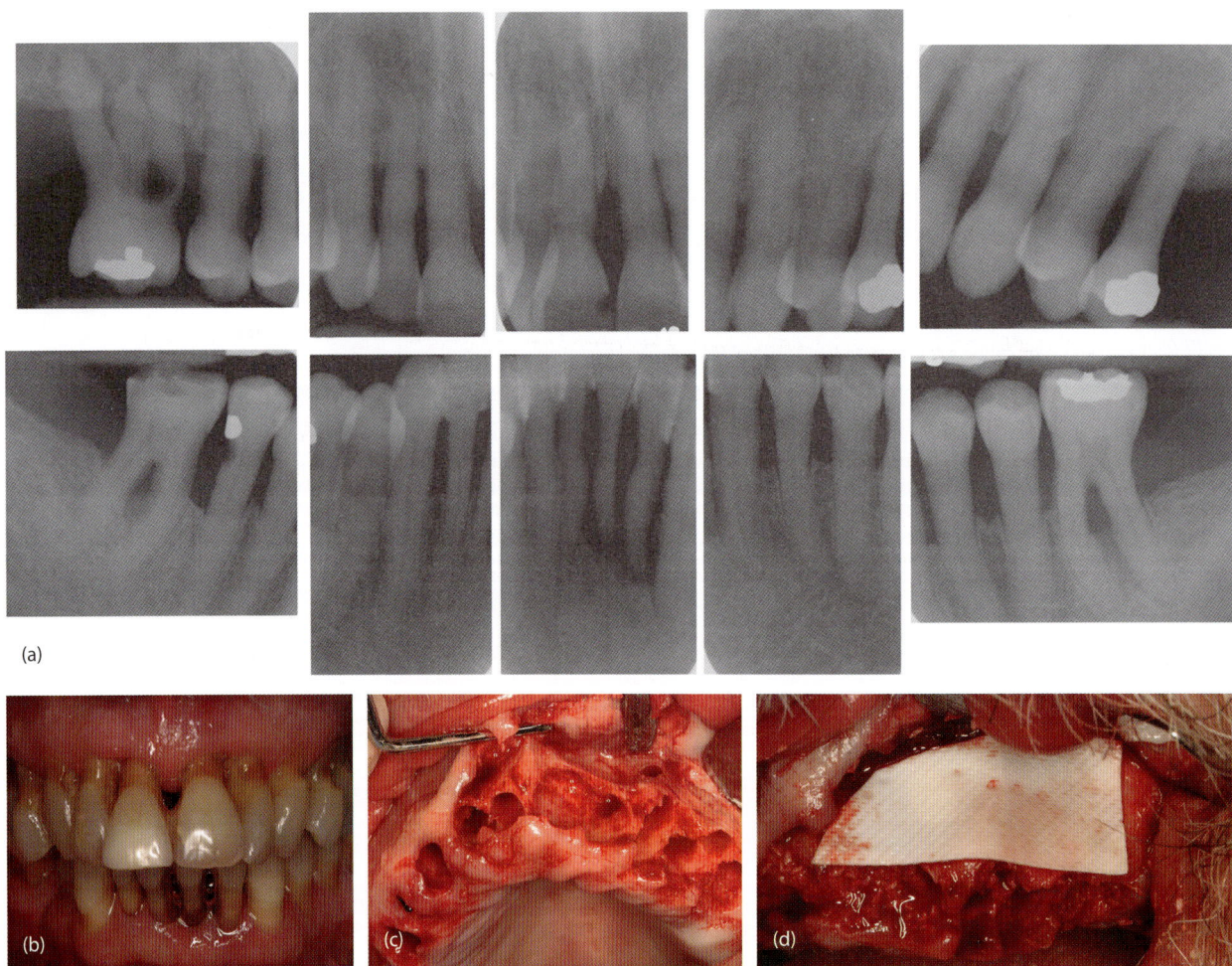

图3.2　（a）患者2006年的X线片。患者仅接受了最简单的牙周治疗，牙的预后都是无望保留的。（b）口内像：可见严重牙周疾病，骨丧失导致了牙龈退缩、龈乳头丧失和牙齿移位。（c）所有上牙都拔除，并使用即刻牙齿修复，可见显著的骨丧失。（d）使用猪胶原膜进行引导组织再生术。

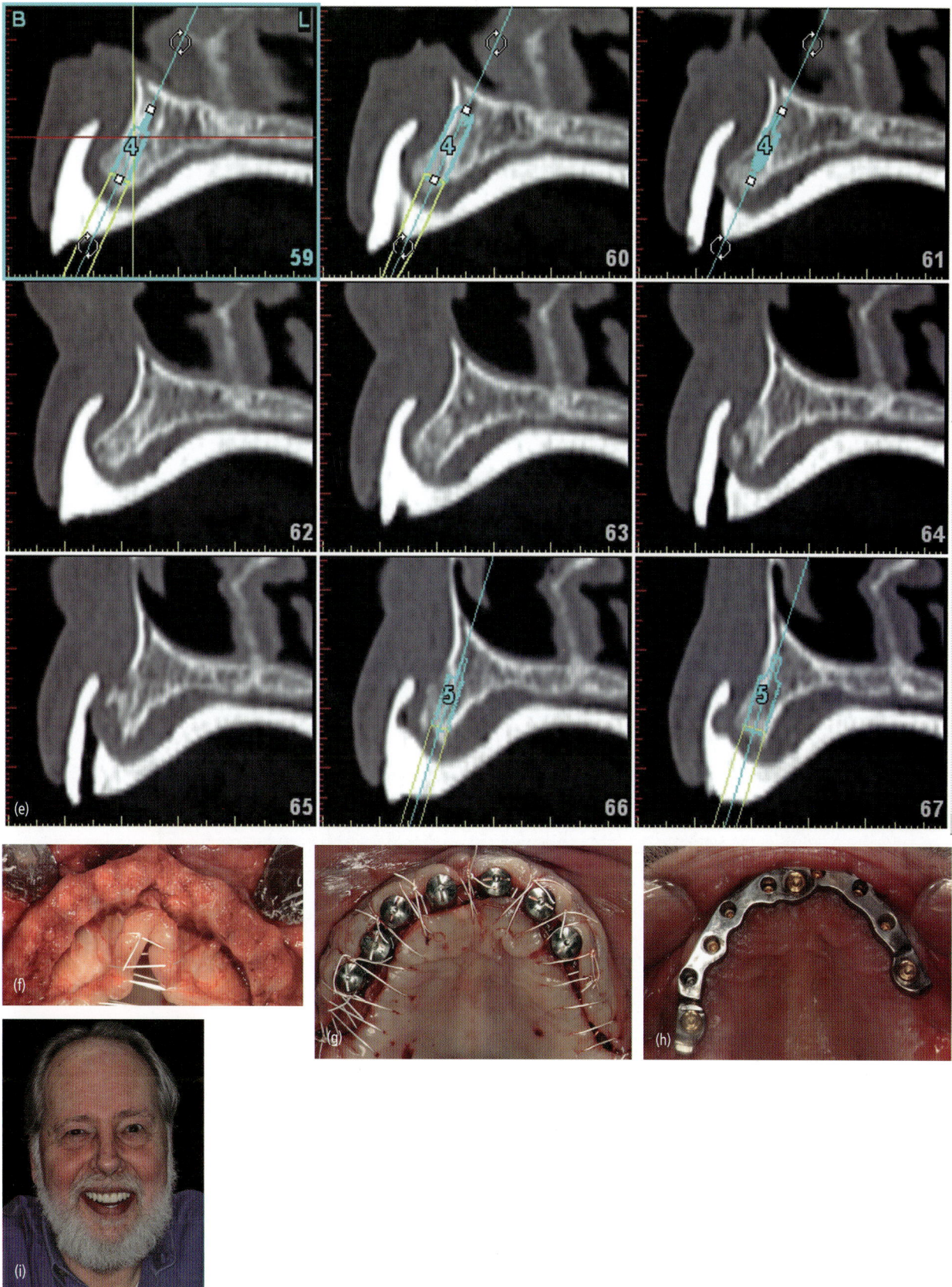

图3.2 （续）（e）患者佩戴钡支架的CT图像（图3.10）。牙槽嵴和钡支架的关系清晰可见，横截面图像显示骨再生状况较好，适合种植。（f）再生后牙槽嵴的殆面观。（g）种植体植入4个月后，安装临时愈合基台，3-0聚四氟乙烯线缝合伤口，确保唇侧有足够的角化龈。（h）最终修复体采用的是杆固位的覆盖义齿。（i）最后修复的面部像（Final restoration courtesy of Dr. Jay Dworkin）。

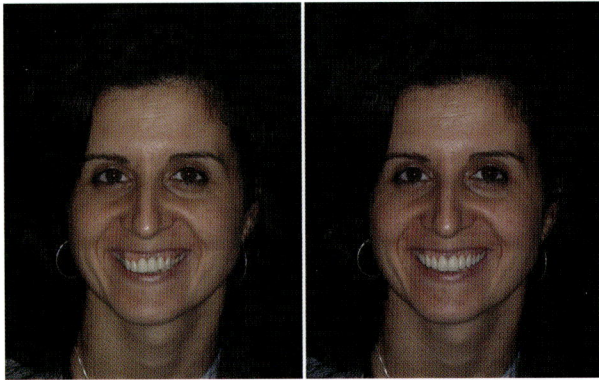

**图3.3** 数字成像技术常被用在与患者交流过程中。这个患者在21牙位置有一个临时冠修复的种植体，11牙和22牙也是临时冠修复。有关龈牙结合部的处理需要一个方案。在数字成像以后，可以清晰地看到如要达到理想条件，13牙、12牙、11牙应该行牙冠延长术。由此医患之间以至于修复医生和种植医生之间的交流都得到了加强。

中和颊舌向都会留有一定的余地。尽管如此，任何使用多单位种植体支持的种植义齿修复，尤其是可摘义齿，必须严格保证就位道的平行一致，以确保就位和摘戴的顺利。

如果种植体不能为功能和美学和谐服务，它就失去了其最主要的功能，变得不切实际。因此，从修复角度来看，本不适合种植的位置，直接放弃使用种植修复要比尝试种植固定修复显得更加谨慎，也远没那么令人头疼。哪些因素会限制理想的修复导向的种植呢？第一个限制：缺乏修复学知识，或更可怕的：动觉障碍。如果术者没能理解牙应在何处怎样从黏膜中穿出，其种入的种植体将可能无法满足理想冠修复所需的位置，使得修复变得复杂难以操作，甚至无法修复。使用手工制作或立体光蚀刻制作的手术导板，因为可以限制种植时牙槽嵴位点和种植角度在预设的理想状态，能够规避种植方向不良的问题。在多颗种植体的病例，例如种植体支持式固定桥中，导板的运用更是重要，因为最终的修复对平行的精确度要求更高。

骨本身的形态是第二个限制种植体植入方向的因素。骨吸收或遗传性的骨缺损可能限制种植体在理想修复所需位置的植入。一定要记住，任何不能进行修复的情况都是种植治疗的禁忌证。随着当今的牙槽嵴再生技术发展，初始状态下骨量的不足

已经不能作为种植体位置欠佳的理由了。种植牙周围组织的重建最主要的推动就是，将一个不适于修复的牙槽嵴改建成一个任何修复方式都可以利用的情况。解剖结构重建必须达到满足长期稳定、功能和美学的要求，最好是要超过种植所需的先决条件（图3.4）。临床医生必须牢记患者需要的种植修复类型，并以此来预备牙槽嵴和种植位点。

## 种植原则2：充分利用诊断技术工具

准确的诊断是令人满意的种植修复的起点，也是其重中之重。很多时候，一个全面彻底的检查诊断将避免治疗计划的反复调改、意外延迟、患者疑虑以及手术意外。治疗花费、所需治疗步骤以及结束时间一方面取决于所选的修复方案，另一方面也取决于缺牙区的解剖条件。残存牙槽嵴的检查越是全面，治疗流程逻辑也越是清晰。故应花费大量的精力来获得精确的检查诊断结果。

基本的检查步骤包括大体视诊、角化龈评估（宽度和厚度）以及硬组织评估。对于硬组织评估而言，毫无疑问常规应使用三维CT扫描技术。为了更加确实，在一些可见结构缺失的缺牙部位根尖片可以给出可用的冠根、近远中的三维信息。这些数据尤其可以用于评估预计植入的种植体与下颌神经管或上颌窦底的距离，还有牙根之间的距离。在需要通过正畸手段为种植创造空间的病例里，根尖片更是必要的，尤其当牙是倾斜移动而不是平移时。根聚拢较厉害的情况会阻碍即使是窄直径种植体的使用。曲面断层片也有它的特殊价值，概括性地将全口剩余牙列、根尖周解剖结构及病变的大致情况呈现出来。

然而传统的胶片反映的解剖结构失真严重，不能用于精确的解剖定位和手术指导；根尖片和全面断层片的平均失真比例是14%和24%，且误差较大，前后不准确（Sonick et al., 1994）。相反，CT成像则只有2%的扭曲，误差也很小，可以呈现充满细节的精确信息，避免猜疑。而3D成像还使得三维骨形态分析和解剖异常（如骨开裂，根尖周病变，窦隔）的发现成为可能。配合合适的软件，还

可以进行虚拟植骨、虚拟种植和手术导板制作。这种精细带来的好处——更合适的治疗计划、更准确的预后判断和更有效的手术操作——不容忽视（图3.5）。现阶段，CT扫描是种植术前牙槽嵴检查的最佳手段，其投资使用应该成为治疗的常规。

## 种植原则3：种植前应进行完备的种植体周围组织重建

如果没有充足的骨和黏膜覆盖，患者容易出

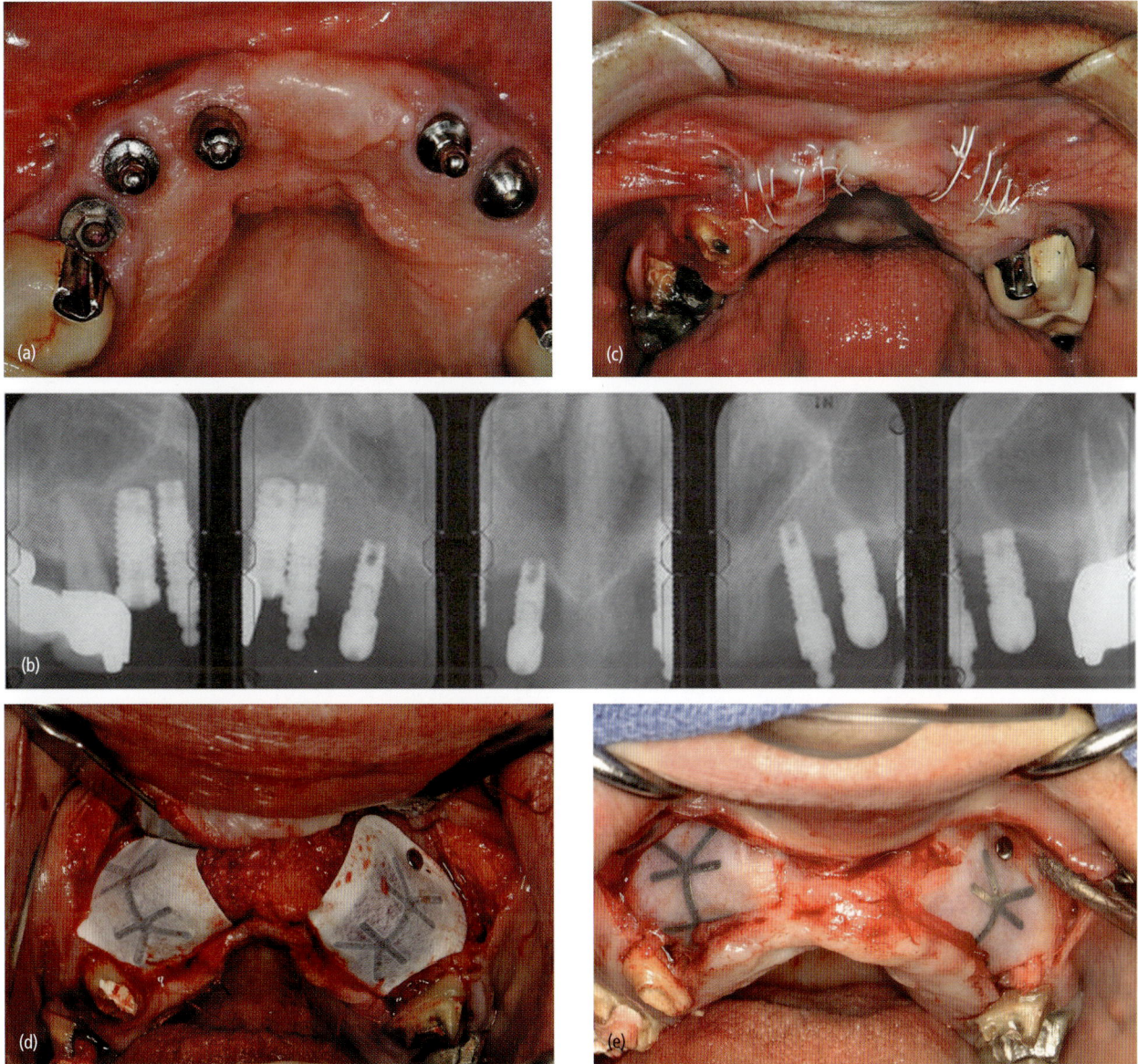

图3.4 （a）患者有5颗失败的种植体，初诊口内像。（b）失败种植体的X线片，骨丧失邻近鼻窦。（c）种植体被拔除，使用同种异体骨和胶原塞来充填拔除位点。（d）种植体拔除2个月后，翻开全厚瓣行牙槽嵴扩增。失败的种植修复导致上前牙牙槽嵴几乎全部吸收丧失。万幸的是，中线还保留有一段骨板。冻干骨移植后使用钛钉固定2个钛网加强的聚四氟乙烯膜。（e）牙槽嵴增量9个月后翻瓣显示不可吸收膜稳定在位，没有感染，这是个很好的现象，可见牙槽嵴显著的增量。

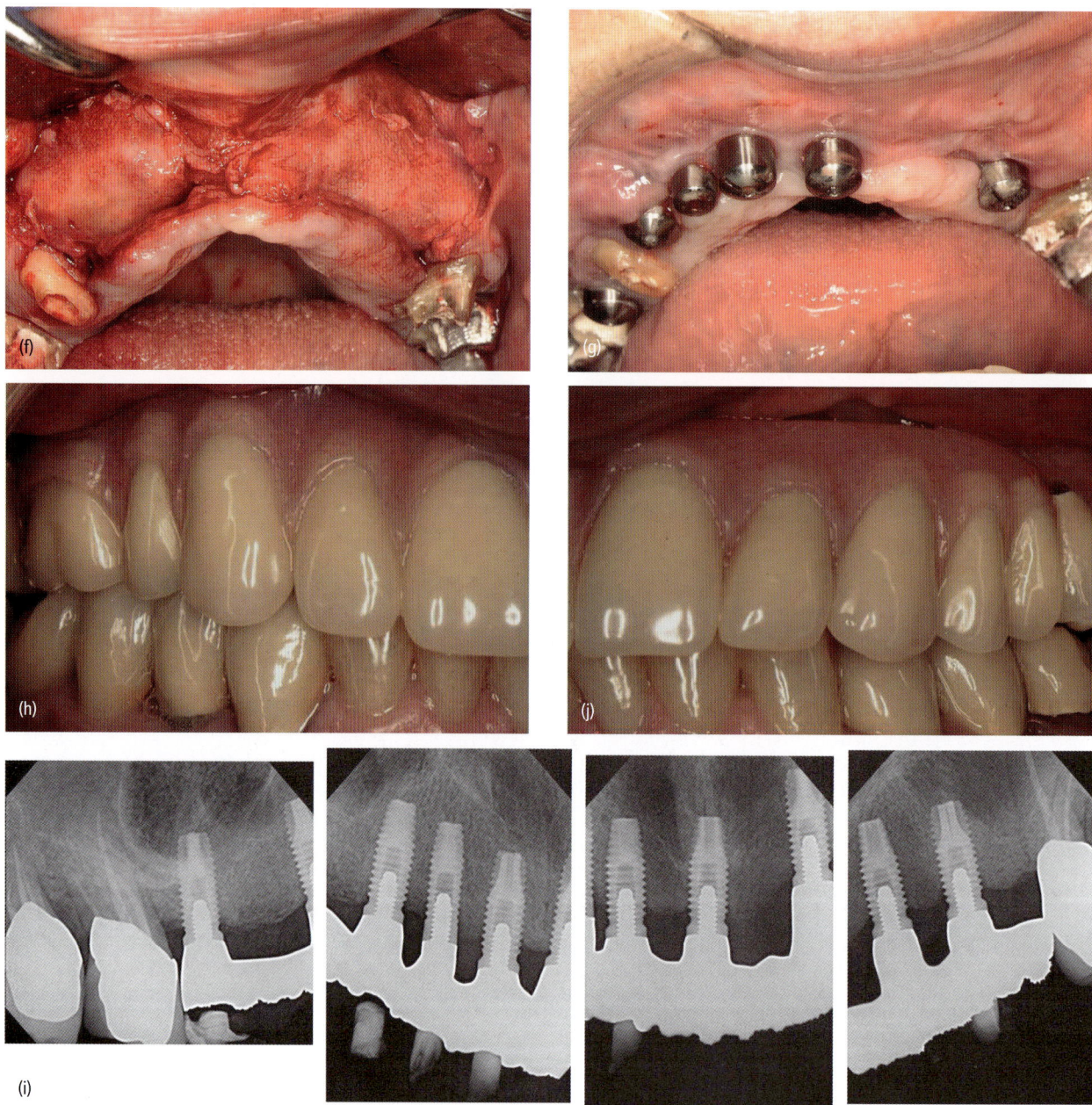

图3.4 （续）（f）去除覆盖膜后可见骨再生几乎完全达到中央自身牙槽嵴骨板的水平。（g）在重建的骨嵴中可见6颗种植体，计划行烤瓷冠修复。然而因为没有支撑唇部组织，患者不满意烤瓷冠修复。随即决定使用包含义龈的混合桥更好地满足患者的美学需要。（h）最后含颊侧边缘的混合桥的右侧颊面观（restoration also courtesy of Dr. Stephen Rothenberg）。（i）全部修复的最后X线片。注意垂直骨量的显著增加，尤其是在8、9和10牙区域。（j）最后混合修复体的左侧颊面观。医生必须随时记得什么样的修复方式是患者需要的，并以此来预备牙槽嵴及相应的种植体。

现种植稳定性不佳，或者美学效果差的问题。骨不仅支撑种植体，还要支撑角化龈软组织，而角化龈则可以抵抗撕裂，增加自洁并掩饰修复体。种植体植入后总会有一定程度的组织退缩或吸收，但是这种临床现象的发生程度与存有的骨和黏膜量多少成反比（Grunder, 2000; Kan et al., 2003; Oates et al., 2002; Schropp et al., 2005; Small et al., 2001）。这两种组织任一种量或质的不足都需要尽快进行修补（如牙槽嵴增量）。为了加快随后的治疗流程并保证较持久的疗效，再生治疗的目标必须要超过牙槽嵴所需求的最小量。

有几个时期适合进行对体积不足进行修正：拔

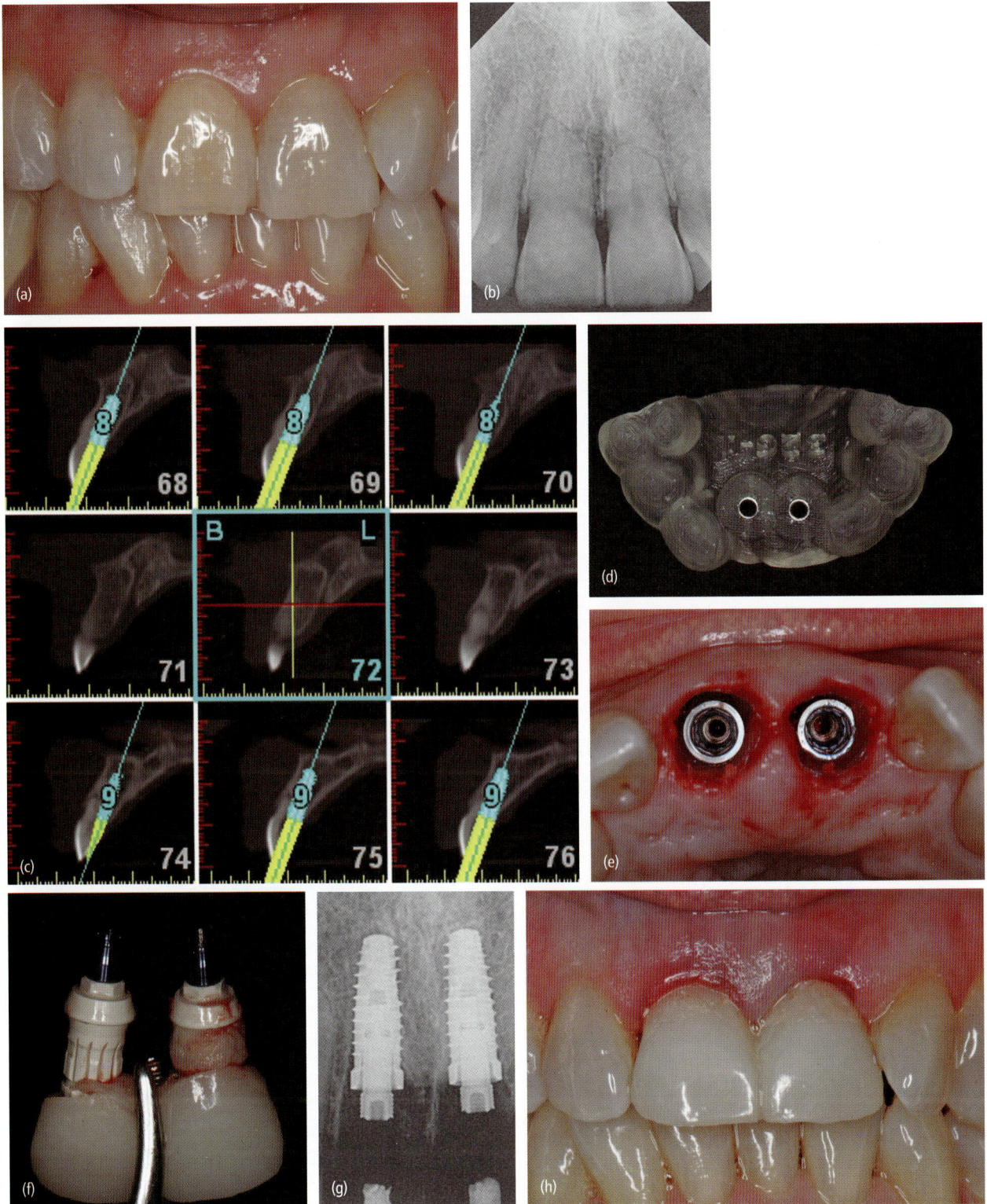

图3.5 （a）治疗前，根吸收了的上颌中切牙。（b）8和9牙的X线片。都显示了50%的牙根外吸收和松动。（c）CT图像扫描以确认是否可以在不翻瓣的情况下直接进行种植体的植入。带有虚拟种植体的横断面重建显示骨量足以进行不翻瓣的种植。（d）通过CT扫描影像制作了一个种植手术导板。这个导板使得CT扫描所得数据可以直接转移到口内。在一些需要特别精确的病例中，手术导板架是另一个可能用到的工具。（e）种植体植入后的即刻咬合像。种植体偏腭侧植入。在临时修复前，种植体与唇侧骨板的间隙进行植骨。（f）植体上使用了PreFormance Posts（Biomet 3i, Palm Beach Gardens, FL），并进行了临时修复冠修复。这个修复体会在口外进行重衬。（g）临时冠的X线片。（h）临时冠修复后的即刻种植体像（由Dr. Patrice Foudy临时修复）。

牙时，种植体植入前，种植体植入同期，二期暴露种植体时，临时冠修复期间，或者最后修复以后。越早进行组织保存或再生，随后的治疗也会越简单一些。因为伤口的愈合有赖于血供，再生手术在尚未植牙的位点效果会较好，比如剩余牙槽嵴状态或者新鲜的拔牙创，这些地方有潜在的血管，血管再生刺激生长因素且相对来说解剖结构的干扰较少。而从愈合程序的角度来看，一旦种植体植入，移植再生组织就变得相对困难了。钛钉对血流的阻碍往往不可忽视，这可能导致移植物的坏死，尤其是在同期进行软硬组织双层再生的时候。可以想象血管要穿入通过两层结构是多么困难；甚至因为不同膜的通透性不同，再生膜可能会不同程度上进一步影响细胞摄氧、营养供应和新生血管的生长。种植体占有一定空间后也会使得将移植物稳定在周围组织上变得更加困难。最后，种植体的粗糙表面，微小间隙，螺纹的不规则形态或者是在愈合基台植入时，移植物与口腔大环境的相通，都有可能因为增加细菌感染而影响愈合。

随着时间的推移，牙槽嵴增量移植暴露出越来越多的问题，拔牙时进行位点保存或/和位置增量显得更理想。新鲜拔牙窝的愈合需要一连串复杂的分解合成代谢反应，将血凝块替代转化成为最初的结缔组织，随后编织骨，最后形成板状骨和骨髓（Amler, 1969; Araujo and Lindhe, 2005; Cardaropoli et al., 2003; Pietrokovski and Massler, 1967）。尽管拔牙窝本身就会愈合，但是拔牙窝骨壁会有吸收，导致皮质骨的丧失和更严重的水平吸收，所以如能开发利用创伤后上调表达的生长因子，将变得很有利。一些报道指出，每个位点在拔牙4个月后会有3.0~6.0mm的水平吸收和 1.0~2.0mm 垂直吸收。决定这个过程的依然是血运状况。一个较厚较宽的牙槽嵴相对吸收会少一些，很有可能是因为其血运更好。相反，本身就很薄的骨壁，内部血管和骨髓都很少，其再生能力较差，容易破坏吸收。因此，一般较窄的颊侧骨板往往会比舌侧骨板吸收得更多一些，高度常常要低2mm。

根据文献汇报，使用多种可用骨的混合物，软组织移植，膜覆盖和/或可吸收胶原进行拔牙

窝位点保存都有利于减少牙槽嵴自然吸收的量（Camargo et al., 2000; Fiorellini and Nevins, 2003; Lekovic et al., 1997, 1998; Vance et al., 2004; Vasilic et al., 2003; Zubillaga et al., 2003）。在拔牙时进行植骨有多种好处——移植物可获得较完整的血运、避免瘢痕组织的干扰、最大可能地利用牙槽窝内释放的生长因子，避免有种植体存在时产生的生物上或技术上的障碍。一旦成功的话又可以免去患者和术者后期再次手术的麻烦。随着局部手术操作次数的增加，后期进行组织再生的难度和失败率都会逐渐增加。

当然，在种植体植入时进行骨或黏膜的再生显得更加合理一些，但是医生也应注意这仅限于那些初期稳定性有保障，移植物及缝线可以稳定，不受干扰。接受这样安排的患者往往只有名义上的移植需要，不是非移植不可。应遵循缺损越大，越早进行再生重建治疗的原则。患者或许会认为种植体植入后进行的手术是一种挽救措施而不是预先计划好的，这样认为是有一定道理的。我们的职业职责是预见威胁、成功疗效的因素，并且在可能的情况下采取预防性治疗措施；为了图方便或姑息患者的要求，而忽略已经发现的风险，将会最终给术者带来麻烦。

## 种植原则4：植入尽可能多的植体

种植体失败的可能原因有：修复设计不当造成的咬合过载（如过度延伸的悬臂、早接触、过于大的咬合面、牙尖斜面太大），异常的咬合习惯和种植体本身没种好（Blanes et al., 2007; Kim et al., 2005）。幸运的是这些因素都可以受到医生的控制。结合种植修复体的类型以及对颌牙的情况，可以进行有针对性的咬合调改，如有必要可以进行整体重新修复（Kim et al., 2005）。除了使用夹板和𬌗垫，调改修复体也可以用来减轻磨牙和紧咬牙的问题。对于最后的麻烦因素——种植体太少，解决办法就没有那么直接了。为了增加种植体数量，口腔医生可能需要克服较大的费用障碍，纠正骨和黏膜的解剖限制，或者在一些靠移植无法解决的下

颌缺陷的情况下进行操作——比如严重的下颌骨萎缩。但是增加种植体数量，可以避免未来可能发生的一系列咬合负重过大造成的问题，例如种植体的脱落还可能伴有修复的失败。

有证据显示多个毗邻种植体尤其是以连冠形式连接的种植体间力的分布相比单牙种植体更有利于种植体的存活率和使用寿命（Kim et al., 2005; Kreissl et al., 2007; Mericske-Stern et al., 1996; Misch, 2004; Misch et al., 2006）。多个种植体之间负载的均匀分布对于低质量、低密度骨抑或有口腔不良习惯的患者尤其重要；尤其当连在一起的种植体数目越多，每一个种植体所负担的力会越小。这也会大幅度减少悬臂扭力矩，利于平衡分散并缓解加于修复体上的力量（Duyck et al., 2000）。种植体支持的悬臂修复体在下颌多出≥15mm或上颌超过10~12mm时似会加大修复及固定装置的失败概率（Lindquist et al., 1988; Rangert et al., 1989; Shackleton et al., 1994; Taylor, 1991）。在远中增加种植体可以加大整体的前后距（A-P），这样可以减少悬臂长度甚至消除悬臂（相对于确定的后边缘而言）。最终可以减少修复体远中部分和最远中种植体受到的剪切力。

纯粹从临床角度上讲，只要还有足够完整连接的种植体存在，个别种植体的失败不一定会影响修复体的完整性，临床上还是成功的——即定义为美学、咬合以及语音功能完善。就功能角度来讲，种植体的数量要比单个种植体的存活率更重要。即是说，如果最早种入了8颗种植体的话，即使25%的种植体失败了，获得可用、持久的最终修复体的概率还是要高于同种情况只种4颗植体；6颗种植体（8颗的75%）可选择的修复方案明显优于3颗（4颗的75%）。

基于以上原因，我们推荐在倾向选择的修复方式、身体健康状况和经济能力都可接受的情况下，尽可能多地植入种植体（图3.6）。需要强调的是，这并不是说缺多少颗牙就种多少颗植体。种植体单个冠周围牙周支持组织即使在各种最好的手术尝试下最后还是不如天然的牙龈轮廓好，往往会有龈退缩和龈乳头不足的问题，形成"黑三角"现

象（Choquet et al., 2001; Priest, 2007; Tarnow et al., 2000, 2003）。对于上前牙6颗牙而言，患者往往不能容忍哪怕一点点的不完美。因此临床医生必须出于美学考虑避免使用连续的种植体修复，而考虑使用桥体的连接修复，或者在侧切牙协同中切牙或尖牙缺失时考虑使用一个邻近较大种植牙支撑的单端桥来修复侧切牙（图3.7）。

即使是每隔一个牙进行种植，冠桥修复体看起来还是会有些奇怪。那些笑线较高，使用全牙弓固定修复体，以及有一定程度组织扁平的人尤其容易受不自然的穿龈形态、牙冠过长或者龈乳头缺失的困扰。一些口腔医生试图通过将修复体的接触区向根方移位来弥补龈乳头丧失导致的所谓"黑三角"空间；这种尝试放弃了正常自然的牙龈外形使得牙看起来更大更长一些，美学效果不太好。为了恢复龈乳头，医生可能会加入一种牙龈颜色的修复材料作为遮挡，但是这样会造成其与自然牙龈之间有一个明显的分界。相反，覆盖义齿作为一个整体代替了牙周和牙的修复体，将患者自己残存牙槽嵴及相关不协调一并遮挡起来，从美学角度上讲倒是更加能令人接受（图3.8）。

## 种植原则5：愈合阶段不要仓促着急

为了缓和修复医生和患者的焦急情绪，获得一个最终确实的效果，术者往往会自觉有压力，需要加快移植后和种植后的愈合期。然而，所有相关人士都应该遵从患者创伤自然愈合的时间流程。自然骨恢复模式的影响因素包括了移植物的大小、种类（自体、同种异体、异种或合成提取的）、手术位置、全身健康状况、年龄、服用药物、吸烟以及局部承受力的大小和方向（Fiorellini and Nevins, 2003; Hwang and Wang, 2006, 2007; Murphy and Gunsolley, 2003; Schwartz et al., 1998）。一个不受干扰的健康年轻患者的愈合速度往往快于有危险因素的患者，但这也不是绝对的。不管哪种情况下，合理地植入种植体比一般恢复时间略晚一些或者负载的都不会有什么坏处，但是急于求成加快进度则往往会给整个过程带来风险。

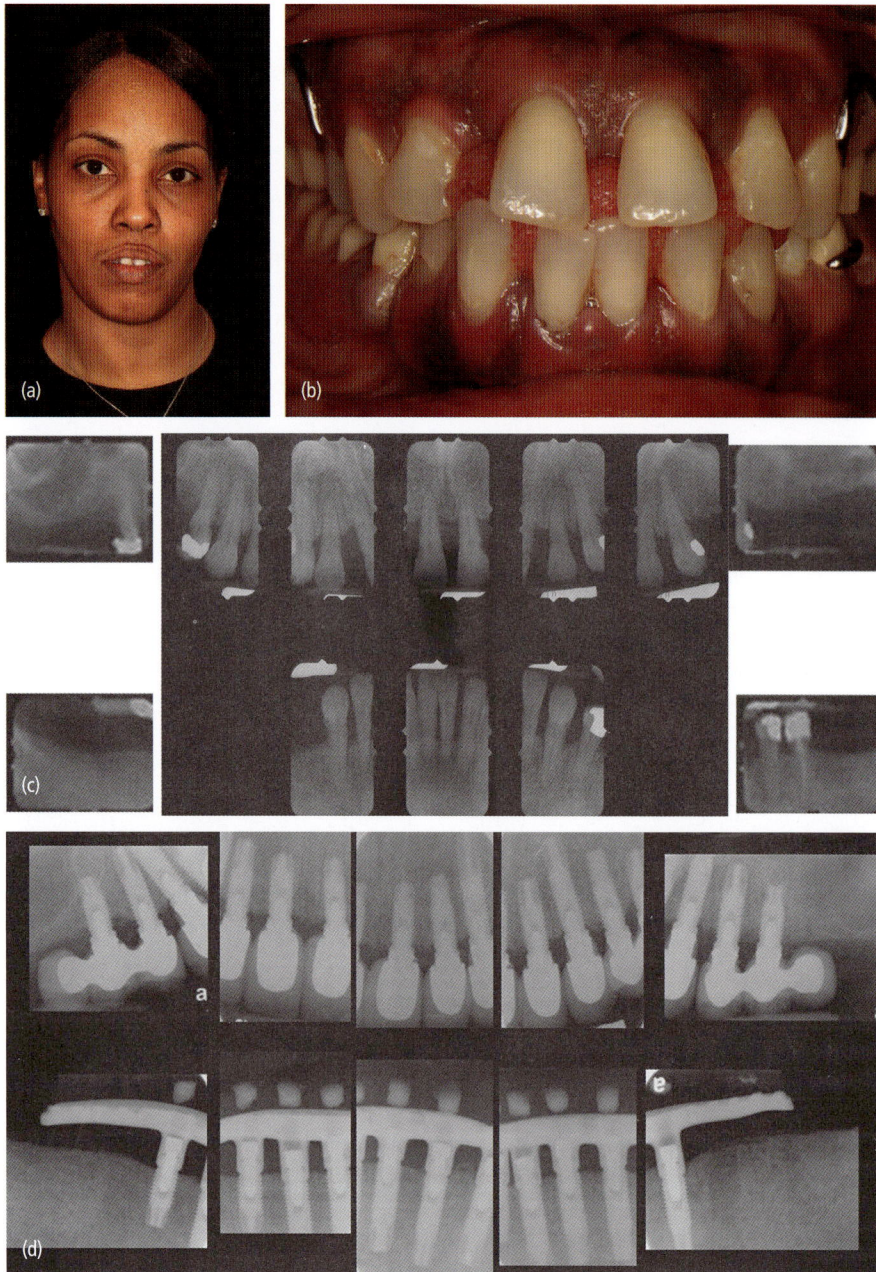

图3.6　（a）患者是一个42岁的牙科恐惧症患者。其牙科护理主要是拔牙和急诊处置。她的经历说明口腔医学并不是一门治疗的艺术。（b）口内检查发现大多数后牙缺失，后牙咬合丧失，牙周组织破坏以及相关的前牙扇形移位和垂直距离减少。全口可见大量龈上和龈下牙石。（c）全口初诊X线片检查显示了从50%到90%的牙槽骨丧失和牙周膜增宽现象。（d）全口拔牙、骨增量以及上颌植入10颗和下颌植入6颗种植体后的最终全口X线片。咬合已经重建，患者可以轻松地正常行使功能。

最近一系列关于骨生理学的研究进一步揭示了伤口愈合的复杂机制并为临床治疗提供新途径（如有市售的生长因子）加快伤口愈合。部分研究发现了较之前认为更快地种植体周围骨成熟过程，其中一个研究发现基质可以较之前认为地更早的负荷（Cochran et al., 2002; Marco et al., 2005）。运用于临床时，这些结果意味着非延期种植或承重的可行性。但当我们解读这些研究结果时，必须意识到这些研究的局限性以及不同研究之间的不一致性；简而言之，不同研究中控制因素的主要差别使得他们的结果并不是广泛适用的。尤其动物实验模型获得的结论不一定能在人类身上有效。正如拔牙窝的吸

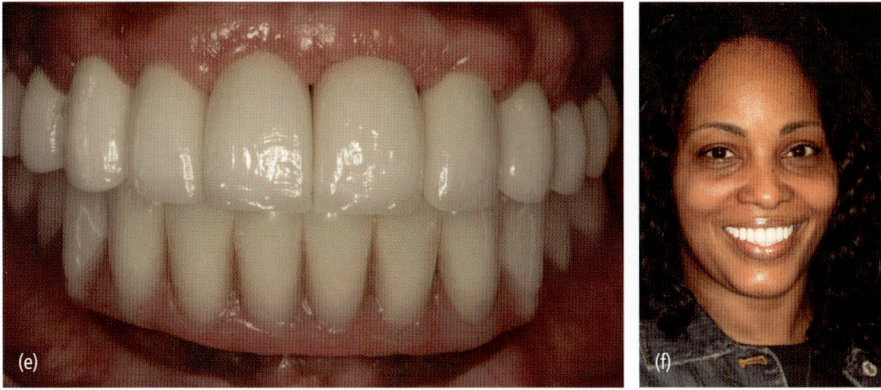

图3.6　（续）（e）最终修复完成。患者下颌拔牙后采用了即刻种植即刻临时混合修复（DIEM™, Biomet 3i, Palm Beach Gardens, FL）。上颌修复则包括了6个独立的前牙烤瓷冠修复体以及5个后牙单端桥。（f）患者治疗2年后笑容满面（Final restoration courtesy of Dr. Mark Samuels）。

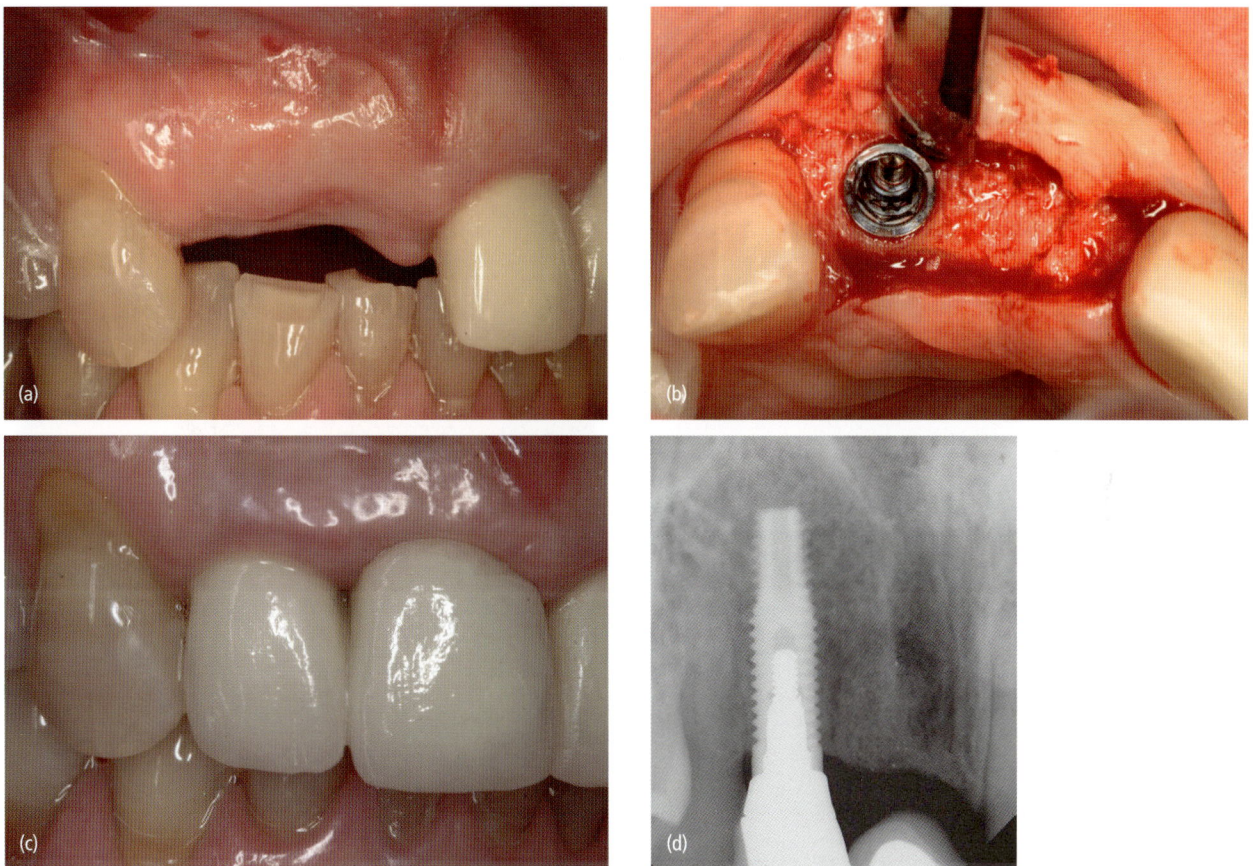

图3.7　（a）拔牙及位点保存愈合4个月后的无牙牙槽嵴。（b）12牙的种植手术。偏腭侧进行翻瓣以求唇向能有更多的组织。（c）完全修复的右侧面观。11牙是利用12牙所做的单端悬臂桥体修复（感谢Dr. Richard Goldman）。牙龈乳头再生成。（d）种植单端桥的最终X线片。

收属性就与去掉骨皮质的牙槽嵴不同。故因此，牙科治疗团队和患者最好先比较类似的研究结果，再在特定的某个技术方法上做出决定。如果这样详细剖开分析的话，文献中关于骨改建的内容更是显得模糊不清，有待推敲。

## 种植原则 6：合理地选择临时修复过渡方式

一个典范式的临时修复拥有完整的功能、美学效果，不影响术区愈合，尽可能不涉及余存天

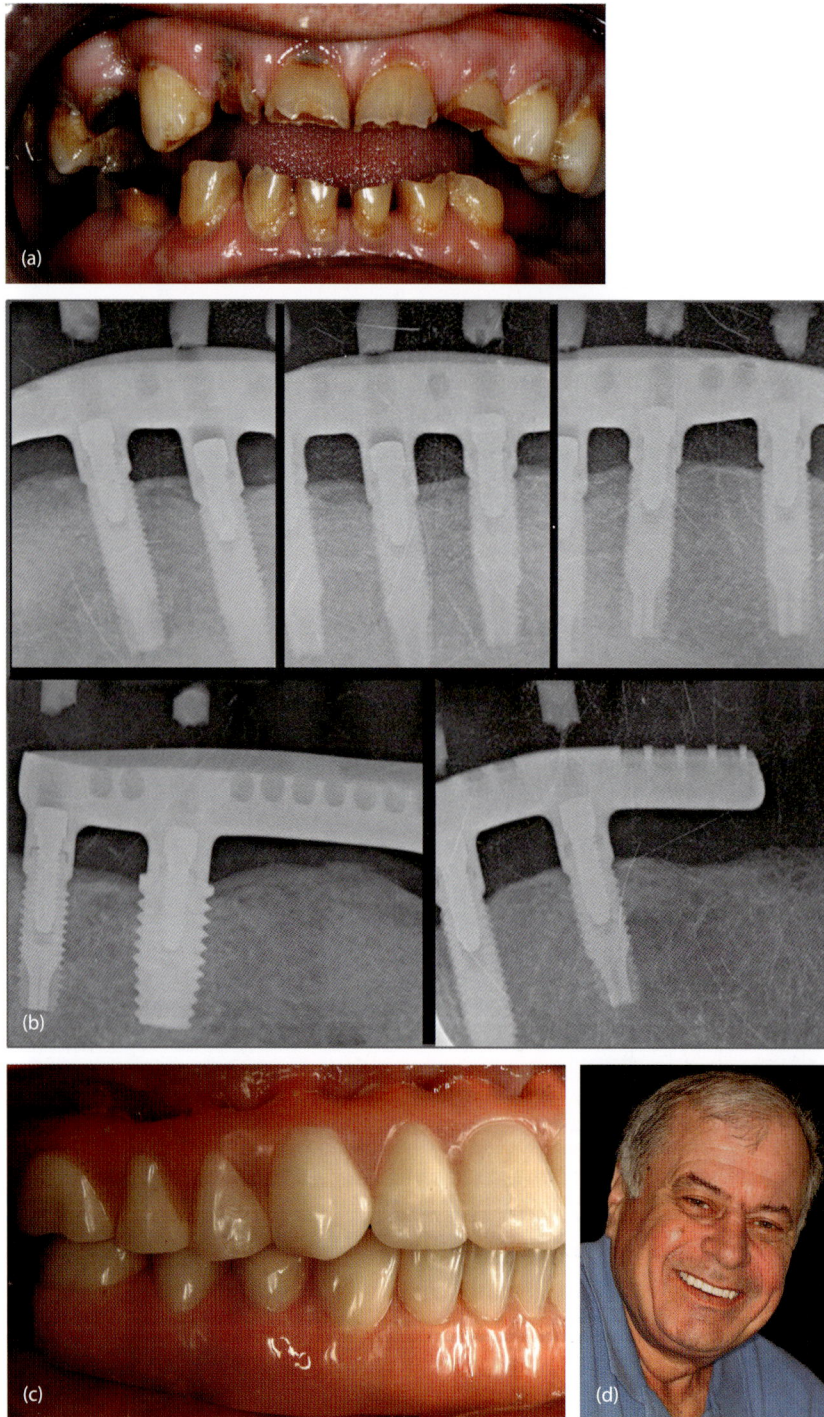

图3.8 （a）口内像显示了残缺的牙列。缺失牙、龋坏和磨牙症使患者牙列严重缺损。治疗计划包括上下颌牙的拔除并使用上颌即刻义齿和下颌即刻负重种植体义齿（à la DIEM）进行修复。（b）最终完整修复体的X线片。（c）最终修复的颊侧观。上颌牙弓也用混合义齿进行了修复（由Dr. Mark Samuels完成修复）。（d）最终面像。患者修复获得了功能和外观美。

然牙，不需调改，利于自洁，需要时容易拆除并且在整个愈合期内都很稳定耐用。实际上，符合每一个条件的修复体可能并不存在，至少不是每个患者都可能有。但是因为临时修复体会修饰局部组织

状态，影响最终结果，故修复医生必须尽可能充分利用这个条件，尤其是最终修复还有很长时间的时候。

一个做得很好的临时修复体会创造一个良好的

穿龈形态，并且通过将软组织向周围轻轻推开而形成一个较好的龈乳头外形（Touati et al., 1999）。因此越早通过临时修复体调改黏膜形态，即拔牙时，组织也会更容易也更快地适应一个可以接受的外形。比如，拔牙后或原本无牙区种植后即刻使用一个向龈下边缘延伸1~3mm的卵圆形临时修复桥体可以较好地引导愈合过程，像模具一样引导软组织形态形成（Kan and Rungcharassaeng, 2000; Kan et al., 2001; Kois and Kan, 2001; Priest, 2005）。

常用有3种过渡修复体：可摘的，固定的（牙支持式）和固定的（种植体支持式）（Priest, 2006）：

1. 可摘
   - 局部可摘义齿（RPD）
   - 真空吸塑形成的保持器［一种Essix保持器（Dentsply, Sarasota, FL）］
   - 全口义齿（CD）

2. 固定，牙支持式
   - 粘接固定的天然牙或义齿
   - 丙烯酸树脂固定义齿FPD
   - 金属或纤维加固的树脂粘固义齿
   - 线固定的粘接固定义齿

3. 固定，种植体支持式（图3.6、图3.9）
   - 种植体支持的临时修复体，伴或不伴软组织的增量

合适的临时修复的选择决定于余留牙本身的情况，咬合关系，不良咬合习惯，大概所需过渡时间，手术区入路的要求以及有时候患者对特定因素的坚持。口腔医生可能会遇到一个上颌全部均无望保留的女性患者（从2牙到15牙），而她又要求在治疗的任何阶段都不要影响其外观和说话发音。她或许会要求"感觉像真的一样的牙"。对于她来说，一个合适的最终方案可能是至少8颗种植体支持的金属烤瓷桥固定义齿。为了达到这个效果，一些无望保留的牙可能会暂时保留一段时间用于支持过渡固定义齿。针对这名患者专门设计的保守治疗方案可能是这样的：

1. 将上颌部分牙（17, 15, 12, 23, 25, 27牙）选择预备作为过渡的金属支撑加强的跨牙弓临时修复体基牙。

2. 拔除非基牙的上颌其他牙（16, 14, 13, 11, 21, 22, 24, 26）牙的同时位点保存，并装上上述临时修复体。

3. 愈合阶段后，在缺牙区进行种植体植入，之前的修复体继续作为过渡修复使用。

4. 在愈合期，制作一个种植体支持的金属支撑强化跨牙弓临时固定义齿（由种植体16, 14, 13, 11, 21, 22, 24支撑）。

5. 愈合期后，将残余牙拔除并行位点保存，并将上一步制作的新修复体戴上。如果不再植入种植体，则跳到第9步；如果还要进一步种植，则到第6步。

6. 愈合期后，在刚拔牙区植入种植体。继续使用先前制作的种植体支持临时义齿。

7. 愈合期，调改临时义齿以适合所有植入的种植体。

8. 愈合期后，安装使用由全部种植体支持的金属加强跨牙弓临时义齿。

9. 当临时义齿软组织塑形理想后，安装最终的种植体支持金属烤瓷固定义齿。

一方面，即刻种植技术会加快上述治疗流程，相比传统愈合时间至少快3个月，但这并不总是可行或更有利的。另一方面，除拔牙窝保存技术以外的其他再生技术，尤其是侧壁开窗的上颌窦提升，都会延长愈合所需的时间。无论具体步骤如何，这样的临时修复过渡技术满足了患者的愿望，给予患者一个较舒适地过渡到最终修复的过程，这也是每一个病例中都要尽力去完成的任务。

任何美学区的种植修复，因涉及每一个在说话、微笑或其他面部表情暴露的牙齿，都值得使用与邻牙匹配并适合大部分患者的临时过渡修复体，遵循正确的比例，营造美学氛围。为了设计一个这样的临时修复，无论是实验室起草设计、口腔医生制作，抑或计算机合成制作的，都需要使用诊断饰面或者诊断蜡型。只有决定了合适的形状、穿龈形态和过渡义齿的牙冠部分颜色以后，才应该考虑其他因素（如固位的具体方式，义齿材料）。在口内可视区域制作的临时修复有时不仅是维持甚至有改

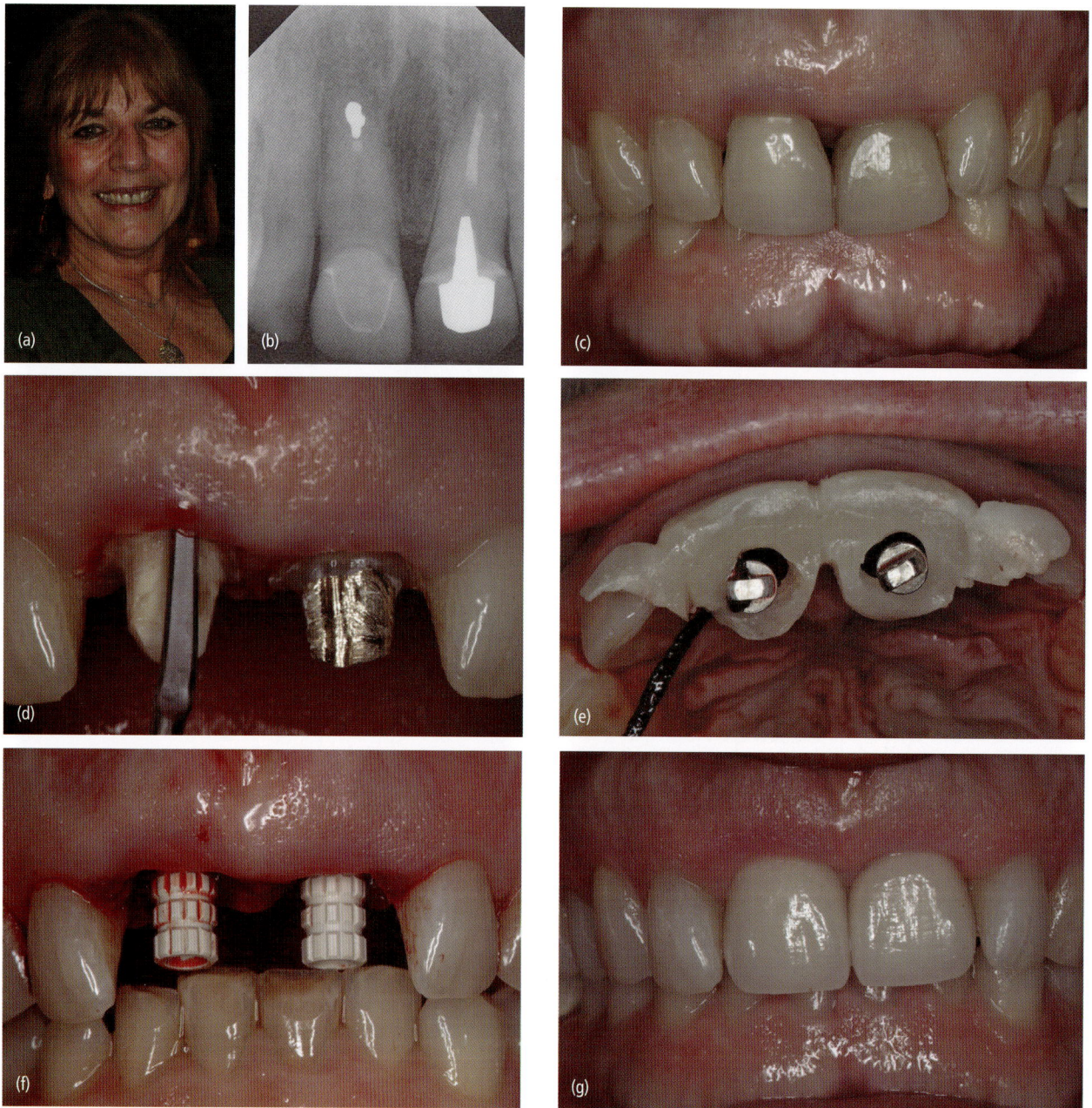

图3.9 （a）最初微笑像。11牙和21牙之间龈乳头缺失很明显。患者也有牙龈不对称，炎症以及11牙和21牙之间的牙龈增生问题。（b）初始X线片。11牙和21牙牙体破坏严重。（c）最初口内像。11牙和21牙无望保留，患者不愿意佩戴可摘义齿。这有两个原因说明她适合接受即刻种植和即刻临时冠修复：①她是厚龈生物型，不容易形成退缩；②其11牙和21牙的龈牙边界更倾向于切方。在即刻种植病例中担心出现的退缩问题反而在她这个情况下是所需要的。（d）沟内切口和超声骨刀后，使用喙状锯齿钳结合根尖旋转力无创拔除11牙。（e）制作的手术导板同时也被用作临时修复体。从殆面看，使用2mm钻预备后放置的导板/临时修复体及Gelb测量仪。注意，种植体放置位置穿过了舌隆突以获得一个螺丝固位的预备修复形态。（f）临时修复基台的表面观。注意其结合功能及美观的最理想放置位置。咬合力是顺着种植体的长轴方向引导的。美学上来讲，种植体与相邻天然牙间隔2mm，种植体之间间隔超过4mm。而且种植体植入偏腭侧，使得临时修复的组织形态塑造更理想。（g）最终的修复体，消除了炎症、良好的软组织形态并恢复了龈乳头（restoration courtesy of Dr. Patrice Foudy）。

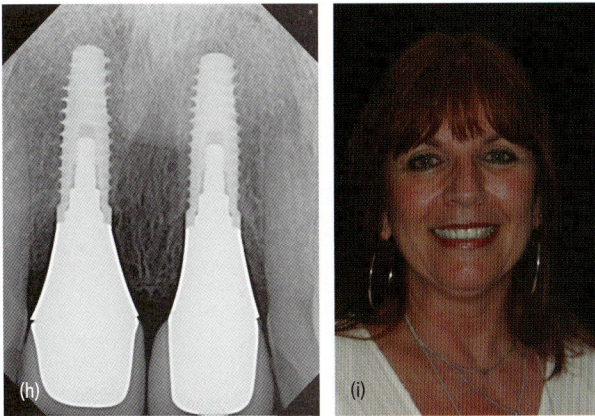

图3.9 （续）（h）最终修复的X线片。注意保存了邻面骨，有助于支持龈乳头。（i）最终面部照片。

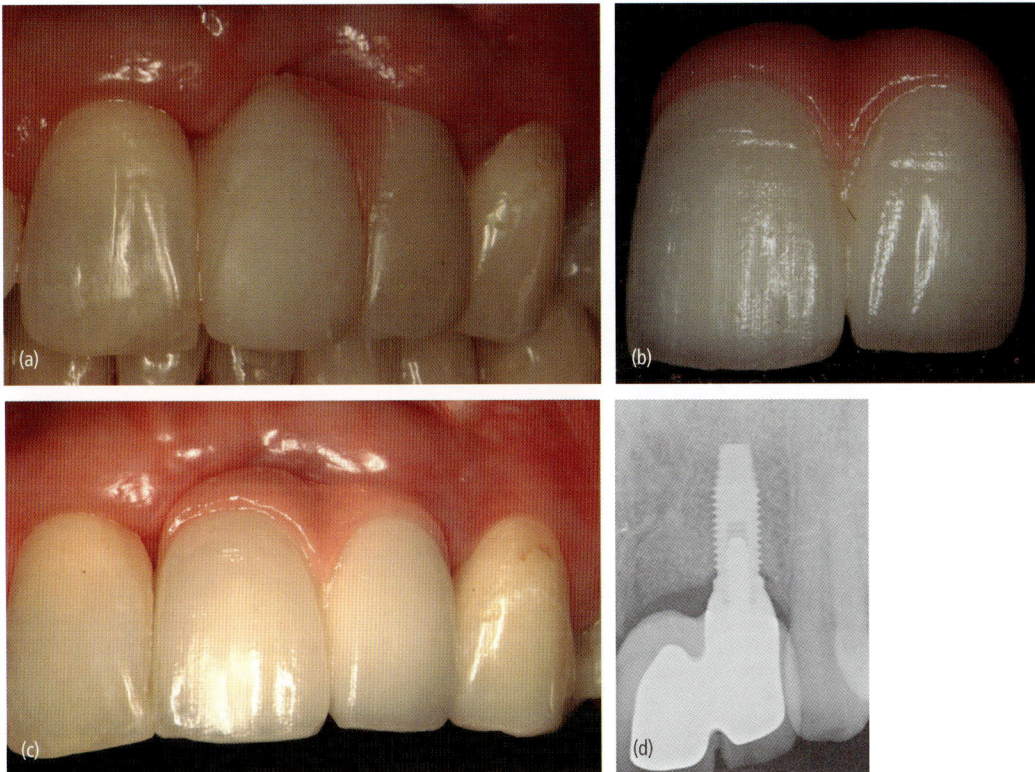

图3.10 （a）左上颌中切牙和侧切牙以一个侧切牙位置的种植体支持的单端桥修复。由于软组织较少，侧切牙临时修复采用了白色和粉色的丙烯酸树脂。软组织再生不足，故决定使用粉色陶瓷来"重建"牙槽嵴。（b）最终两单位单端桥修复的唇侧观。龈乳头以粉色陶瓷修复。（c）安置的最终修复（由Dr. Jeffrey Warren完成修复）。（d）两单位悬吊桥修复的X线片，骨再生良好（与图3.2比）。

善美观状况的作用；故选择一个合适的临时义齿是一项细致的工作。

## 种植原则7：不要期望使用修复手段掩盖美学缺陷

骨及黏膜的再生修复是为了保证缺失牙的修复过程可以最直截了当地进行——机械性的修复。只有在真的无法通过手术来改善组织条件的情况下才应该使用修复手段来主导调整软组织的美学效果。然而当本身就有一定不确定性的种植体支持的美学修复体建立在一个岌岌可危的基础上时（如牙槽嵴不足，排列不一致的多颗种植体），其将会双倍地不稳定——任何修复，无论是最终还是临时过程，其可靠程度均依赖于其根基。一个理想的修复体应该充分利用了合适的牙槽嵴以塑造组织外形，如果没有足够的组织，则无以塑造一个满意的外形。这样一来修复治疗就不是一个解决问题的手段，而是一个最后无路可走、高风险赌博一样的挽救手段。

使用牙龈颜色材料掩饰软组织的不足、重新设计接触区、冠形状调改以及类似的手段，对于修复团队来说需要付出非常大的努力但效果不确切（Garcia and Verrett, 2004；Meijndert et al., 2007；Rosenberg et al., 1984）（图3.10）。围绕着修复需求，通过种植体周围组织重建并将种植体植入合理的位置，避免复杂的修复技术是更明智的做法。当准备充分时，这两方面技术都更加可控一些。然而再生也有极限，这种情况下，会限制植体的理想植入及随后的修复效果。尽管我们希望尽可能减少这种情况，但在那些条件不佳的病例中，还是会用到一定程度的挽救性的修复手段。

# 参考文献

Amler MH. The time sequence of tissue regeneration in human extraction wounds. *Oral Surg Oral Med Oral Pathol* 1969; **27**(3):309–318.

Araujo MG, Lindhe J. Dimensional ridge alterations following tooth extraction. An experimental study in the dog. *J Clin Periodontol* 2005; **32**(2):212–218.

Blanes RJ, Bernard JP, Blanes ZM, Belser UC. A 10-year prospective study of ITI dental implants placed in the posterior region. II: influence of the crown-to-implant ratio and different prosthetic treatment modalities on crestal bone loss. *Clin Oral Implants Res* 2007; **18**(6):707–714.

Camargo PM, Lekovic V, Weinlaender M, Klokkevold PR, Kenney EB, Dimitrijevic B, Nedic M, Jancovic S, Orsini M. Influence of bioactive glass on changes in alveolar process dimensions after exodontia. *Oral Surg Oral Med Oral Pathol Oral Radiol Endod* 2000; **90**(5):581–586.

Cardaropoli G, Araujo M, Lindhe J. Dynamics of bone tissue formation in tooth extraction sites. An experimental study in dogs. *J Clin Periodontol* 2003; **30**(9):809–818.

Choquet V, Hermans M, Adriaenssens P, Daelemans P, Tarnow DP, Malevez C. Clinical and radiographic evaluation of the papilla level adjacent to single-tooth dental implants. A retrospective study in the maxillary anterior region. *J Periodontol* 2001; **72**(10):1364–1371.

Cochran DL, Buser D, ten Bruggenkate CM, Weingart D, Taylor TM, Bernard JP, Peters F, Simpson JP. The use of reduced healing times on ITI implants with a sandblasted and acid-etched (SLA) surface: early results from clinical trials on ITI SLA implants. *Clin Oral Implants Res* 2002; **13**(2):

144–153.

Dave S, Van Dyke TE. The link between periodontal disease and cardiovascular disease is probably inflammation. *Oral Dis* 2008; **14**(2):95–101.

Duyck J, Van Oosterwyck H, Van der Sloten J, De Cooman M, Puers R, Naert I. Magnitude and distribution of occlusal forces on oral implants supporting fixed prostheses: an in vivo study. *Clin Oral Implants Res* 2000; **11**(5):465–475.

Fiorellini JP, Nevins ML. Localized ridge augmentation/preservation. A systematic review. *Ann Periodontol* 2003; **8**(1):321–327.

Garcia LT, Verrett RG. Metal-ceramic restorations—custom characterization with pink porcelain. *Compend Contin Educ Dent* 2004; **25**(4):242, 244, 246 passim.

Grunder U. Stability of the mucosal topography around single-tooth implants and adjacent teeth: 1-year results. *Int J Periodontics Restorative Dent* 2000; **20**(1):11–17.

Hwang D, Wang HL. Medical contraindications to implant therapy: part I: absolute contraindications. *Implant Dent* 2006; **15**(4):353–360.

Hwang D, Wang HL. Medical contraindications to implant therapy: part II: Relative contraindications. *Implant Dent* 2007; **16**(1):13–23.

Kan JY, Rungcharassaeng K. Immediate placement and provisionalization of maxillary anterior single implants: a surgical and prosthodontic rationale. *Pract Periodontics Aesthet Dent* 2000; **12**(9):817–824; quiz 826.

Kan JY, Rungcharassaeng K, Kois JC. Removable ovate pontic for peri-implant architecture preservation during immediate implant placement. *Pract Proced Aesthet Dent* 2001; **13**(9):711–715.

Kan JY, Rungcharassaeng K, Umezu K, Kois JC. Dimensions of peri-implant mucosa: an evaluation of maxillary anterior single implants in humans. *J Periodontol* 2003; **74**(4):557–562.

Kim Y, Oh TJ, Misch CE, Wang HL. Occlusal considerations in implant therapy: clinical guidelines with biomechanical rationale. *Clin Oral Implants Res* 2005; **16**(1):26–35.

Kois JC, Kan JY. Predictable peri-implant gingival aesthetics: surgical and prosthodontic rationales. *Pract Proced Aesthet Dent* 2001; **13**(9):691–698; quiz 700, 721–722.

Kreissl ME, Gerds T, Muche R, Heydecke G, Strub JR. Technical complications of implant-supported fixed partial dentures in partially edentulous cases after an average observation period of 5 years. *Clin Oral Implants Res* 2007; **18**(6):720–726.

Lekovic V, Camargo PM, Klokkevold PR, Weinlaender M, Kenney EB, Dimitrijevic B, Nedic M. Preservation of alveolar bone in extraction sockets using bioabsorbable membranes. *J Periodontol* 1998; **69**(9):1044–1049.

Lekovic V, Kenney EB, Weinlaender M, Han T, Klokkevold P, Nedic M, Orsini M. A bone regenerative approach to alveolar ridge maintenance following tooth extraction. Report of 10 cases. *J Periodontol* 1997; **68**(6):563–570.

Lindquist LW, Rockler B, Carlsson GE. Bone resorption around fixtures in edentulous patients treated with mandibular fixed tissue-integrated prostheses. *J Prosthet Dent* 1988; **59**(1):59–63.

Marco F, Milena F, Gianluca G, Vittoria O. Peri-implant osteogenesis in health and osteoporosis. *Micron* 2005; **36**(7–8):630–644.

Meijndert L, Meijer HJ, Stellingsma K, Stegenga B, Raghoebar GM. Evaluation of aesthetics of implant-supported single-tooth replacements using different bone augmentation procedures: a prospective randomized clinical study. *Clin Oral*

*Implants Res* 2007; **18**(6):715–719.

Mericske-Stern R, Piotti M, Sirtes G. 3-D in vivo force measurements on mandibular implants supporting overdentures. A comparative study. *Clin Oral Implants Res* 1996; **7**(4):387–396.

Misch CE. Treatment options for mandibular implant overdentures. In *Dental Implant Prosthetics*. Misch CE, ed. St. Louis, MO: Mosby, 2004, pp. 206–227.

Misch CE, Steignga J, Barboza E, Misch-Dietsh F, Cianciola LJ, Kazor C. Short dental implants in posterior partial edentulism: a multicenter retrospective 6-year case series study. *J Periodontol* 2006; **77**(8):1340–1347.

Murphy KG, Gunsolley JC. Guided tissue regeneration for the treatment of periodontal intrabony and furcation defects. A systematic review. *Ann Periodontol* 2003; **8**(1):266–302.

Oates TW, West J, Jones J, Kaiser D, Cochran DL. Long-term changes in soft tissue height on the facial surface of dental implants. *Implant Dent* 2002; **11**(3):272–279.

Pietrokovski J, Massler M. Alveolar ridge resorption following tooth extraction. *J Prosthet Dent* 1967; **17**(1):21–27.

Priest G. Developing optimal tissue profiles implant-level provisional restorations. *Dent Today* 2005; **24**(11):96, 98, 100.

Priest G. Esthetic potential of single-implant provisional restorations: selection criteria of available alternatives. *J Esthet Restor Dent* 2006; **18**(6):326–338; discussion 339.

Priest GF. The esthetic challenge of adjacent implants. *J Oral Maxillofac Surg* 2007; **65**(7 Suppl. 1):2–12.

Rangert B, Jemt T, Jorneus L. Forces and moments on Branemark implants. *Int J Oral Maxillofac Implants* 1989; **4**(3):241–247.

Rosenberg S, Greenberg J, Cucharale NA. Use of ceramic material for augmentation of the partially edentulous ridge: a case report. *Compend Contin Educ Dent* 1984; **5**(4):279–284.

Schropp L, Isidor F, Kostopoulos L, Wenzel A. Interproximal papilla levels following early versus delayed placement of single-tooth implants: a controlled clinical trial. *Int J Oral Maxillofac Implants* 2005; **20**(5):753–761.

Schwartz Z, Somers A, Mellonig JT, Carnes DL Jr., Dean DD, Cochran DL, Boyan BD. Ability of commercial demineralized freeze-dried bone allograft to induce new bone formation is dependent on donor age but not gender. *J Periodontol* 1998; **69**(4):470–478.

Shackleton JL, Carr L, Slabbert JC, Becker PJ. Survival of fixed implant-supported prostheses related to cantilever lengths. *J Prosthet Dent* 1994; **71**(1):23–26.

Small PN, Tarnow DP, Cho SC. Gingival recession around wide-diameter versus standard-diameter implants: a 3- to 5-year longitudinal prospective study. *Pract Proced Aesthet Dent* 2001; **13**(2):143–146.

Sonick MK, Abrahams J, Faiella RA. A comparison of the accuracy of periapical, panoramic, and computerized tomographic radiographs in locating the mandibular canal. *Int J Oral Maxillofac Implants* 1994; **9**(4):455–460.

Tarnow DP, Cho SC, Wallace SS. The effect of inter-implant distance on the height of inter-implant bone crest. *J Periodontol* 2000; **71**(4):546–549.

Tarnow D, Elian N, Fletcher P, Froum S, Magner A, Cho SC, Salama M, Salama H, Garber DA. Vertical distance from the crest of bone to the height of the interproximal papilla between adjacent implants. *J Periodontol* 2003; **74**(12):1785–1788.

Taylor TD. Fixed implant rehabilitation for the edentulous maxilla. *Int J Oral Maxillofac Implants* 1991; **6**(3):329–337.

Touati B, Guez G, Saadoun A. Aesthetic soft tissue integration and optimized emergence profile: provisionalization and customized impression coping. *Pract Periodontics Aesthet Dent* 1999; **11**(3):305–314; quiz 316.

Vance GS, Greenwell H, Miller RL, Hill M, Johnston H, Scheetz JP. Comparison of an allograft in an experimental putty carrier and a bovine-derived xenograft used in ridge preservation: a clinical and histologic study in humans. *Int J Oral Maxillofac Implants* 2004; **19**(4):491–497.

Vasilic N, Henderson R, Jorgenson T, Sutherland E, Carson R. The use of bovine porous bone mineral in combination with collagen membrane or autologous fibrinogen/fibronectin system for ridge preservation following tooth extraction. *J Okla Dent Assoc* 2003; **93**(4):33–38.

Zubillaga G, Von Hagen S, Simon BI, Deasy MJ. Changes in alveolar bone height and width following post-extraction ridge augmentation using a fixed bioabsorbable membrane and demineralized freeze-dried bone osteoinductive graft. *J Periodontol* 2003; **74**(7):965–975.

# 第4章

# 对有牙周损害的牙齿进行再生治疗的决策方法：保留这些牙齿，当种植牙也确定能够作为替代治疗方案的时候

*Paul S. Rosen DMD, MS* 和 *Stuart J. Froum DDS*

## 前言

骨内种植体的应用已经改变了我们长期以来保存损坏牙齿的做法。经过验证，骨内种植体具有很高的成功率。于是临床医生把种植当作治疗慢性牙周炎，根管失败牙齿，牙齿获得性损伤，包括水平或垂直裂开及其他一些牙齿损坏的方法（Creugers and Kreulen, 2003; Lazzara et al., 1996; Levine et al., 2002; McMillan et al., 1998; Pjetursson et al., 2004; Weber and Sukotjo, 2007）。甚至在很多情况下，对很多病例的决策不再是应不应该进行种植治疗，而是多久之后能够在此位点进行种植治疗以及功能性修复（Jokstad and Carr, 2007）。然而，我们不能忘记的是，在可能的情况下，我们临床的治疗目标仍然是：保存患者的天然牙列的健康、舒适和功能，并达到相应的美学效果。

根据现有证据，我们很难去解释为什么用种植体取代缺失牙齿这种治疗哲学会逐渐深入人心。既往文献和研究显示，种植牙的成功率很高（Blanes et al., 2007; Feldman et al., 2004; Gotfredsen and Karlsson, 2001; Jemt and Leckholm, 1993; Steenberghe, 1989）。但是，主要的研究的时间只有5年或更短（Feldman et al., 2004; Gotfredsen and Karlsson, 2001; Jemt and Leckholm, 1993），并且评估的是机械处理表面的种植体（Feldman et al., 2004; Gotfredsen and Karlsson, 2001），以及应用其他一些表面设计的种

植体（Blanes et al., 2007），这些种植体今天都不再使用了。如果真的要改成以种植为主的治疗策略，那么就需要更大样本和更长随访时间的循证医学数据。

当回顾一下保留治疗牙周病牙齿方面的文献时，我们可以看到有很多很好的长期临床证据去支持这种治疗（Goldman et al., 1986; Hirschfeld and Wasserman, 1978; McFall, 1982; Nabers et al., 1988）。第一，诊所进行治疗和维护后，就算是预期很差的牙齿也很少丧失。第二，大部分牙齿丧失发生在一小组患者当中（Hirschfeld and Wasserman, 1978; McFall, 1982; Nabers et al., 1988）。第三，这些发表的诊所的临床报告，随访时间有10～30年，比任何种植病例，包括那些停用的表面处理种植体的临床病例的回顾时间都长。这些纵向回顾报告总结了每个患者每年丧失牙齿数量（表4.1）。

表4.1 临床开业医长期牙周治疗总结

| 论文 | 患者（牙齿） | 时间（年） | 牙齿缺失率（牙齿/患者/年） |
| --- | --- | --- | --- |
| Hirschfeld and Wasserman (1978) | 600 (15666) | 22 | 0.08 |
| McFall (1982) | 100 (2627) | 19 | 0.13 |
| Nabers et al. (1988) | 1535 (未提供) | 12.9 | 0.02 |
| Goldman et al. (1986) | 211 (5761) | 22 | 0.16 |

再生治疗是一种可以处理中度到重度的牙周病牙齿的治疗方法。文献支持的事实表明，对牙周病牙齿进行牙周再生是一个可实现的目标，在对人的研究中显示的组织学证据证明了很多材料和技术都可以在组织周围形成新的附着（Reynolds et al., 2003; Murphy and Gunsolley, 2003）。去验证一个再生治疗的有效性，需要组织学证据，并且是在人体上的研究。在研究中可以看到新骨的形成，牙骨质形成，那些先前暴露在口腔环境中的牙根表面能形成有功能的牙周膜。

关于牙齿再生治疗发表的文献更多是基于传统牙周治疗的（Cortellini and Tonetti, 2004; Nabers, 1984; Nabers et al., 1988）。长期的证据显示（Cortellini and Tonetti, 2004），当能够进行很好维护的情况下，再生能获得一个稳定的效果，最终有大约4%的牙齿丧失。

那么既然牙周病牙齿经过再生治疗能够获得一个良好的可预测效果，为什么大家要放弃这种治疗呢？有研究表明，再生治疗在技术上非常敏感（Tonetti et al., 1998），成功率和上颌磨牙的翻瓣手术差不多（Avera et al., 1998; Metzler et al., 1991; Pontoriero and Lindhe, 1995）。当然，新的生物材料可以帮助提高成功率，扩大适应证。另外，已经发表的再生治疗指南规范可以增加手术成功率。用再生技术治疗牙周病的牙齿要依靠经验，医生要理解治疗程序和证据，才能得到稳定的成功率。本章节的目的就是给大家提供一个再生治疗的决策树。给大家一个清晰的流程，哪些循证医学的要点会带来成功的结果，哪些情况下牙周病牙齿无法保留。

## 回顾再生技术

要认可任何医学再生技术，都需要从组织学上证明其有效性。用传统的科学牙周治疗模型去验证是否一个材料或技术有再生的潜力，就是看在牙周病牙齿最根向的、有牙石的牙根表面，能不能从组织学上证明在此表面能形成新骨、牙骨质和功能性的牙周膜（Cole et al., 1980）。另外，必须是在人体上进行的（American Academy of Periodontology,

1989）。在再生方面已经验证过的技术和材料包括自体骨移植（Froum et al., 1975; Hiatt et al., 1978），脱钙冻干骨同种异体骨移植（DFDBA）（Bowers et al., 1989），DFDBA加上骨基质形成蛋白（i.e., osteogenin）（Bowers et al., 1991），DFDBA加上促血小板生成因子（PDGF）（Nevins et al., 2003b），牛骨异种异体骨（BDX）用胶原膜覆盖（Mellonig, 2000），BDX覆盖或不覆盖胶原膜（Nevins et al., 2003a），聚甲基丙烯酸甲酯/甲基丙烯酸羟乙酯（PMMA/PHEMA）+ Ca(OH)$_2$（Stahl et al., 1990），釉基质衍生物（EMD）（Mellonig, 1999; Yukna and Mellonig, 2000），羟基磷灰石和P-15复合物，并用柠檬酸处理牙根表面（Yukna et al., 2002），β磷酸三钙（β-TCP）和PDGF（Ridgway et al., 2008）组织引导再生（GTR）和膨体聚四氟乙烯膜（ePTFE）覆盖（Cortellini et al., 1993a），复合疗法用DFDBA加上生物可吸收膜（Harris, 1999）。

到底决定用哪种材料和方法进行治疗，主要是根据临床医生的喜好和经验，因为从组织学上看，不能说哪一种材料和方法就是最好的。对于有些医生来说，选择可能是基于哪种技术更便于操作，而不是根据病例和病损的相关因素，不是基于这些因素去选择哪种方法能达到成功效果。本章节的作者阐述了他为获得植骨成功首选的骨替代材料，所以这一章节将重点介绍使用这些材料的治疗方法。下面将勾画出再生治疗方法的决策程序。图4.1将重点说明治疗的决策过程。

## 标准化决策树的病例选择标准（获得成功再生结果的相关要素）

### 动机/菌斑控制情况

治疗的成功有赖于患者强烈的治疗愿望。组织再生并非机体首选的恢复方式。比起再生，组织替代修复才是最快让机体建立屏障，抵抗外来刺激的最快方式。因此，为了获得成功的再生治疗效果，患者必须有很高的治疗积极性，并且在手术后坚持复诊维护，同时还需要做好菌斑控制，并坚持长期维护、洁治。患者必须意识到的是，整个恢复过程

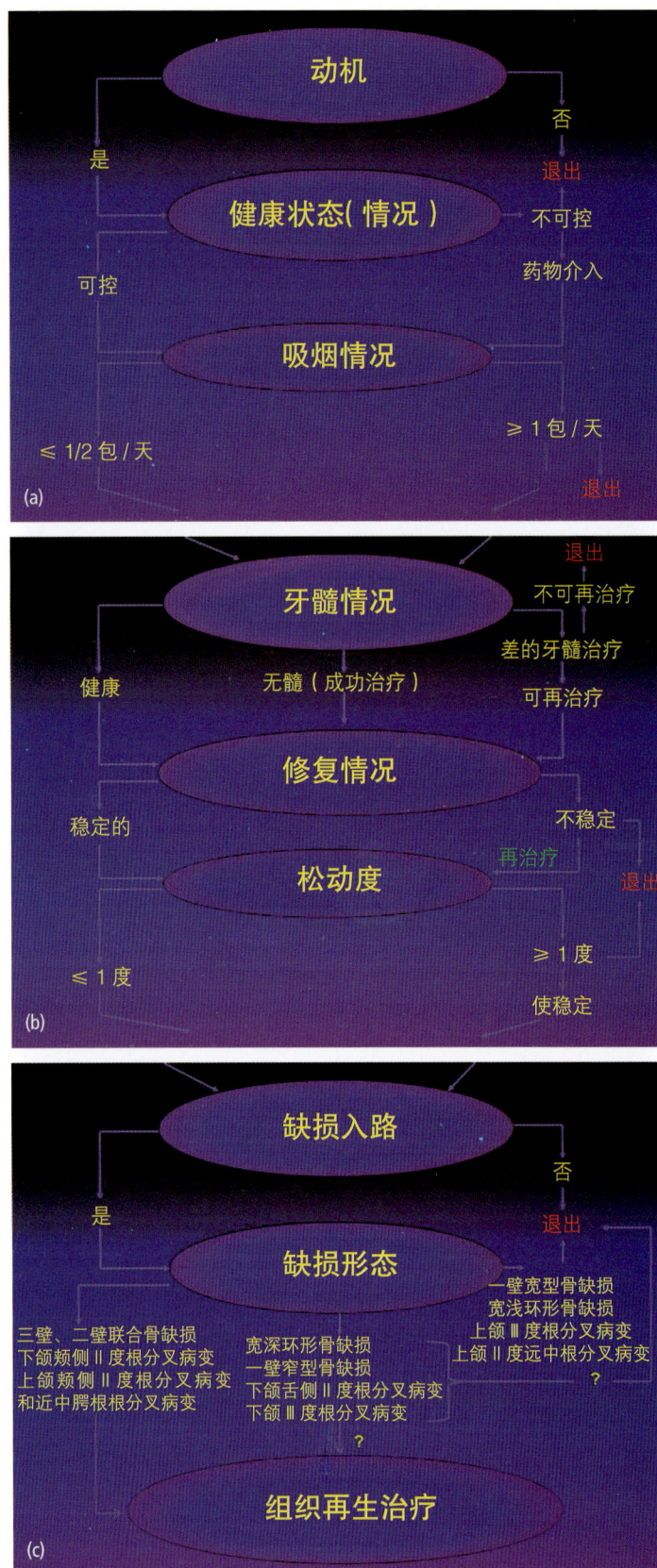

图4.1  （a）决策树决定再生治疗的可行性的第一部分。（b）决策树决定再生治疗的可行性的第二部分。（c）决策树决定再生治疗的可行性的第三部分。

是需要医生、患者、机体本身这样一个团队合作，
如果没有术区良好的菌斑控制，结果可能往往不只
是没有疗效，甚至病情有可能加重（Nyman et al.,
1977）。

　　大量研究显示，对于牙周疾病的成功治疗和
维护，严格的菌斑控制是必需的（Axelsson and
Lindhe, 1981），而菌斑感染的牙列（Nyman et al.,
1977; Rosling et al., 1976）则会影响牙周愈合，
减少患者本来可能获得的附着水平以及牙周袋变
浅程度。有研究进一步发现，如果患者在术后即
刻（Westfelt et al., 1983）并且手术后一段时间内
（Machtei et al., 1996b）都能较好地进行频繁的复
诊维护治疗，会尽可能减少局部术区的菌斑聚集，
将可以获得更多的附着水平改善，牙周袋变浅更明
显。

## 全身健康和病史

　　为了获得最好的恢复效果，患者应没有任何
影响伤口愈合的系统性疾病，且理想状态下局部
的血运应非常良好。像糖尿病（Grossi et al., 1996;
Mattson et al., 1998）和胶原血管病这类系统性疾病
就会影响局部血运，限制祖细胞的生长和局部新生
组织的养分供给。而且，如果患者患有尚未控制的
甲状腺疾病、骨质疏松症或因为生活事件而焦虑
（Boyapati and Wang, 2007），也较难获得好的疗
效。当然，任何会影响牙周手术效果或不适宜做牙
周手术（如翻瓣术、骨成形术、软组织移植）的全
身系统疾病状况也都应该在再生手术术前准备时充
分考虑。

　　考虑行再生手术时应考虑患者正在服用的药
物。比如，如果可能的话，在术前一段时间需要停
服抗凝血药（如氯吡格雷、华法林、阿司匹林）且
其必须与开具处方的医生协商咨询。因为若不停
用抗凝血药，术中出血可能会较多。这时术野会
受到影响，血凝块的形成也会较慢，进而影响移植
物或伤口的稳定性，影响治疗结果。最近有报道
（Ruggiero et al., 2004）曾口服或静脉注射双膦酸
盐类药物的患者在牙科手术后出现下颌骨的骨坏
死。考虑到牙周组织不仅仅影响到牙槽骨，还影

响到髓质骨，必须要特别引起注意。报道显示口
服双膦酸盐类药物的患者出现下颌骨双膦酸盐相
关下颌骨坏死（BON）的可能性相当低（Edwards
et al., 2008）。但医生仍应特别警惕，并与患者的
内科医生合作交流，尽量避免这样的恶性不良后果
（Edwards et al., 2008）。

## 吸烟情况

　　许多文献报道了吸烟对再生手术包括骨移植
（Rosen et al., 1996）、引导性组织再生（Hoffmann
et al., 2006; Rosenberg and Cutler, 1994; Tonetti et
al., 1995）以及骨移植与引导性组织再生的联合
手术（Bowers et al., 2003）的负面影响。Rosen等
（1996）曾有报道，相比不吸烟者，吸烟者在植骨
后一年所获得的临床附着水平改善显著更低，观察
时间延长至2~5年也有相同的发现。同时发现牙周
袋变浅程度与治疗前水平相关，但未有统计学意
义。更需注意的是，这些研究中的吸烟者每天吸烟
尚不到一包。

　　吸烟影响伤口愈合的机制可能是尼古丁（Raulin
et al., 1988）或其副产物可替丁（McGuire et al.,
1989）对细胞如成纤维细胞、中性粒细胞（Kenney
et al., 1977）的伤害作用。抽烟还会造成牙龈血管
的收缩，减少供血，影响愈合（Baab and Oberg,
1987）。吸烟还会在短期内降低菌斑内部的氧
化还原电势，从而增加厌氧菌的繁殖（Palmer,
1988）。

　　在尝试再生手术前，患者应该考虑戒烟，或至
少应该认识并接受如果不戒烟的话，治疗效果可能
欠佳。即使吸烟还是进行了手术的话，那么就应该
特别加强术后的复查，并考虑大量使用局部或口服
的抗菌类药物（Machtei et al., 2003）。同时尽管并
未被证实，使用牙周塞治剂或可减少香烟与术区伤
口的直接接触，但是必须提出的是，吸烟确实会影
响治疗效果，但研究显示吸烟者还是有可能获得牙
周再生的（Mellonig, 1999）。

## 牙髓及根管情况

　　在治疗前评估牙髓活力至关重要。骨下袋和

根分叉病变不一定全是牙周来源。牙髓病变不一定只在根尖周区域引起病变，根管侧壁或磨牙根分叉区都因为侧支根管的存在也有可能受牙髓病变影响（Rubach and Mitchell, 1965; Vertucci and Williams, 1974）。电活力测或冷热测对于牙髓病变与否的检测是必需的。长久以来的观念认为，术前的牙体治疗对于再生治疗有影响（Morris, 1963; Sanders et al., 1983）。故Prichard 在他的治疗指导中提到，对于骨下袋的治疗，根管治疗的最后一次充填应该在成功的牙周手术治疗之后再完成（Prichard, 1972）。

关于最后一次根管充填的顾虑是有道理的，尤其是考虑到牙的根管预备欠佳有可能失败，或根管充填的材料对根面附着的成纤维细胞有细胞毒性。然而Dunlap等（1981）的体外实验显示，根管治疗成功的话，成纤维细胞的附着迁移是可能的。Cortellini 和 Tonetti（2001）也反驳认为牙体治疗并不会对骨下袋的引导性组织再生恢复过程有不良影响。且他们进一步报道对于具有深骨下袋的患牙进行引导性组织再生手术并不会影响患牙的牙髓活力（Cortellini and Tonetti, 2001）。图4.2显示了以骨充填为表现的临床再生，对于做过牙髓治疗的左下颌第二磨牙的Ⅱ度根分叉病变，再生治疗是可能的。

## 修复情况

边缘悬突或侵犯根分叉部位的不良修复体都可能造成牙周病变（Jeffcoat and Howell, 1980）。如果不将它们去除或改形，并建立良好的菌斑控制，再生治疗的效果将大打折扣（图4.3）。有时即使只是临时冠，也应尽可能在牙周再生治疗完成以后再牙体修复。最后的修复工作常常建议是在治疗6～12个月后，这样可以稳定再生治疗的疗效，并且确定一个适合的复诊维护计划。临时冠应该特别密合，避免菌斑的积累。而且临时冠也需要不时取下，检查水门汀残留和继发龋的可能。

## 松动度

松动度是判断牙预后和治疗效果的关键指标。回顾纵向研究发现伴有松动度（Fleszar et al., 1980; Wang et al., 1994）和根分叉病变（Wang et al., 1994）的牙未来拔除可能性大。在使用引导性组织再生术时，术前牙松动度与较差的再生治疗效果密切相关（Cortellini et al., 2001）。因为并没有一个松动值可以界定治疗效果是否会被影响，门诊医生应当全面检查牙的松动度和咬合震颤。如果任一现象存在，常意味着需要调𬌗，而且可能还需要通过牙周夹板或使用像带有前牙咬合板的Hawley保持器一样的可摘保持器进行松牙固定。医生还应注意，松动度在牙周手术后还会有短暂增加（Galler et al., 1979）。也许松动对其他牙周手术影响不大，但对于再生手术影响很大，因为移植物/血凝块的稳定至关重要。在术后愈合阶段，要尤其关注牙松动度或震颤的变化，视情况调𬌗或暂时松牙固定。

## 手术入路

牙周疾病的成功治疗有赖彻底清除牙根表面的菌斑、牙石和病变牙骨质。而医生使用的器械能否进入某一区域并将该处根面彻底清创至关重要。而对于医生而言，彻底根面清创的挑战包括：牙的位置（Metzler et al., 1991）（如近中、远中面，前牙、后牙），一些牙解剖异常如沟纹类（Gher and Vernino, 1980），相对于根分叉开口而言刮治器尖端的大小和形状（Bower, 1979），患者的开口度、咽反射等。针对这些难题，解决方案包括通过手术暴露病变区域，使用超声器械（Matia et al., 1986）和涡轮手机来获得更好的手术入路，或使用外科显微镜。

## 缺损形态和层叠技术

不同病损存在差异。长久以来都有观念认为，牙周病损骨袋残存的骨壁越多，再生治疗潜力越大（Cortellini et al., 1993b）。Prichard（1972）病例汇报报道三壁骨袋在刮治根面清创以及去除牙龈上皮息肉后即可以有骨充填修复。图4.4就展示了这样一个病例。Cortellini等（1993）通过手术再进入探查发现三壁骨袋往往可预见骨充填，而一壁骨袋（图4.5）最不容易形成组织再生。在使用植骨材料时也发现了类似的趋势（Quintero et al., 1982;

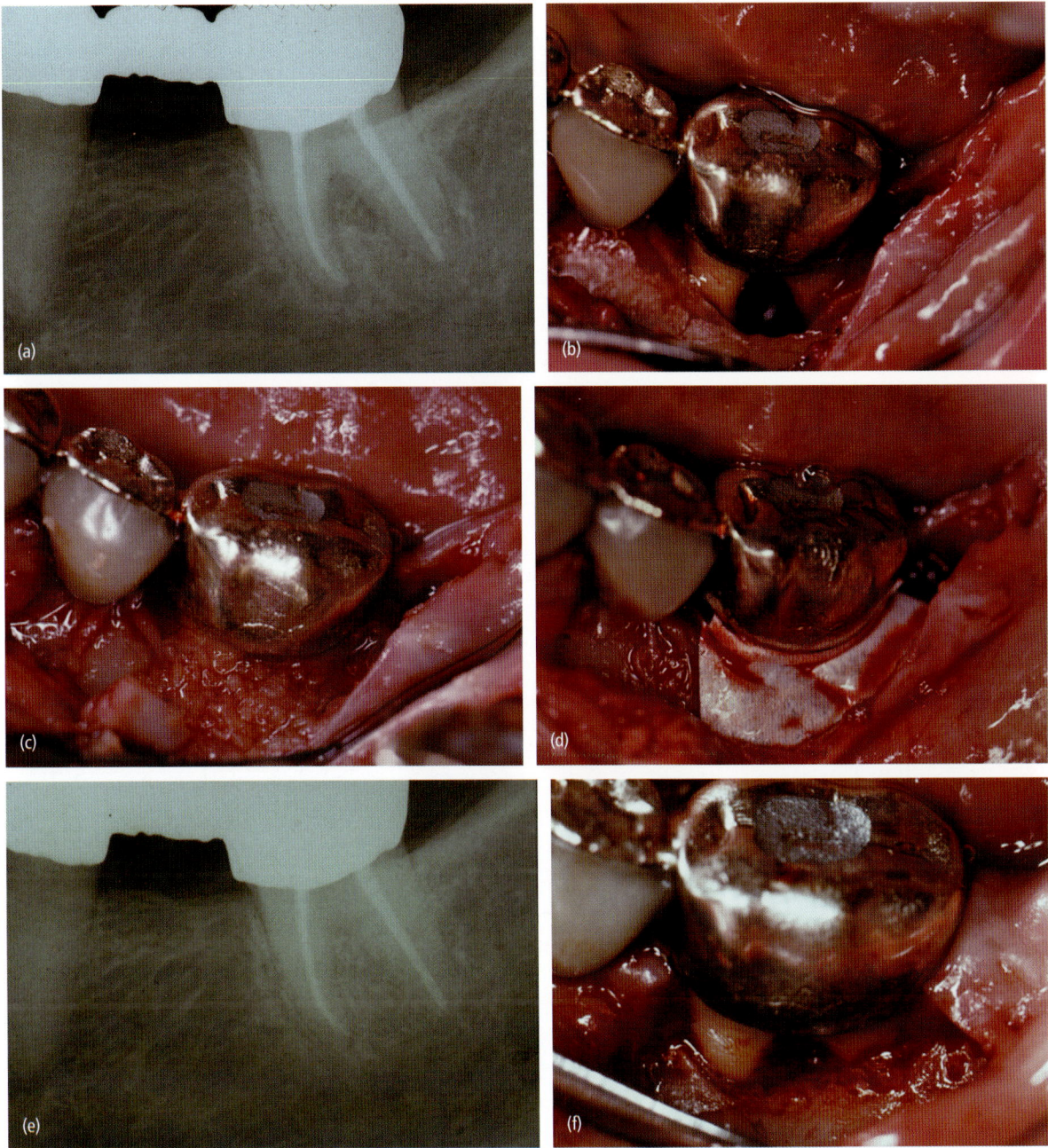

图4.2　（a）一名67岁妇女的左下颌第二磨牙，已接受根管充填并有Ⅱ度根分叉病变。（b）在翻瓣及根面枸橼酸处理后的临床所见。（c）在根分叉区填入异体脱矿冻干骨及四环素。（d）在植入区放置膨体聚四氟乙烯屏障膜。（e）术后1年X线片。（f）术后1年翻瓣探查可见根分叉区完全的骨再生。

Sanders et al., 1983）。研究指出缺损的角度越陡，越容易再形成骨充填（Tonetti et al., 1994）。

过去对根分叉病变行再生手术最难成功（Avera et al., 1998; Pontoriero and Lindhe, 1995）。一些研究的结果让人反思上颌磨牙的Ⅱ度根分叉病变是否还可以使用再生手术成功治疗（Avera et al., 1998; Pontoriero and Lindhe, 1995）。但是Rosen等（1997）和McClain、Schallhorn（1993）曾阐释根面处理、骨移植和不可吸收膜的联合运用可以增加该类病损再生治疗的成功率。

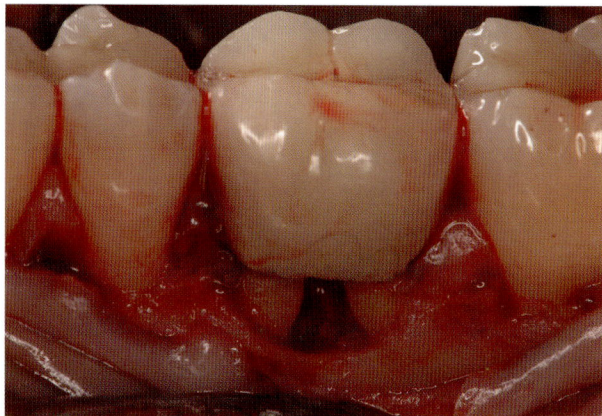

图4.3　修复体边缘与根分叉接近是该牙Ⅱ类根分叉病变的病因之一。如不将其去除，再生手术不会成功。

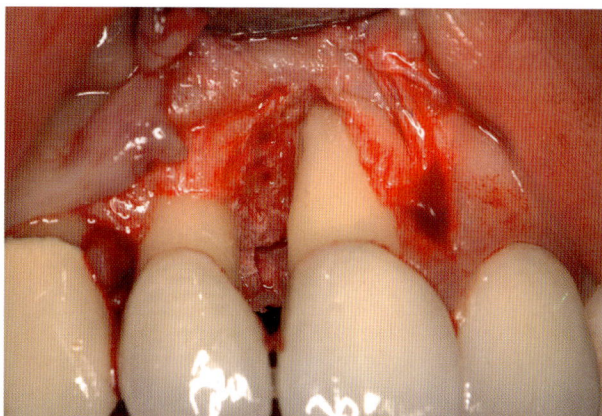

图4.5　主要是一壁的混合骨袋，治疗成功很难。需要使用移植物—生物活性剂—生物膜覆盖技术。

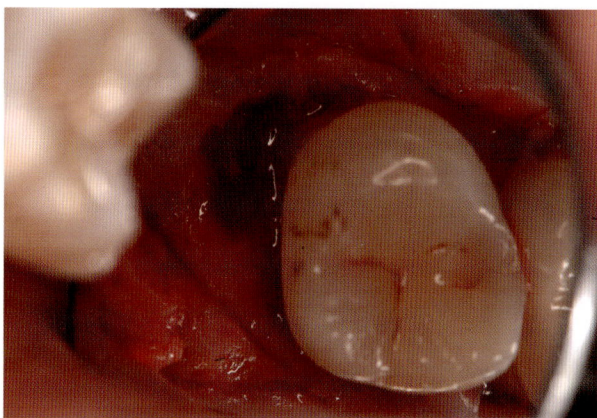

图4.4　图中三壁骨袋，可预见再生治疗效果较好。

研究显示下颌磨牙颊侧根分叉病变的再生治疗预后最佳（Bowers et al., 2003; Metzler et al., 1991; Pontoriero et al., 1987）。Bowers等（2003）指出，根分叉区一些特定的解剖因素，如根分叉角度，翻瓣前后的水平探入深度都会对骨充填，也就是成功再生产生影响。短期和长期成功治疗根分叉病变的关键是使用联合再生技术，包括根面清创、根面处理、骨移植和屏障膜技术，而不是只使用传统单纯屏障膜技术（Anderegg et al., 1991; Schallhorn and McClain, 1988）。

只有当医生将所有这些因素都考虑到，并对预后有一个较好的判断后，再生治疗才能有效进行。

通往成功的关键在于理解如何运用当前最有效的技术手段。只有完善的计划才能指向成功。为了达到此目的，作者当前多采用移植物加生物屏障膜结合的技术。其背后的理论依据是可以提供一个最好的生物活性支架，保持移植空间，稳定血凝块，并诱导需要的细胞附着，达到组织再生。而需进一步强调的是，严格执行复诊维护治疗计划才能保障伤口的愈合以及细胞的正确分化成熟。

## 临床决策树

决定是否使用再生治疗手段治疗某一特定病损的最初的临床考虑和危险因素已在图4.1列出。当已决定使用再生手术治疗时，为了获得最好疗效，应该遵循这里的一些指导方针。图4.6展示了决策过程应涉及的关键因素。这一节提到的所有因素并未全列在图中。

手术切口的设计应该以缝合后有初期良好封闭性为目的（Sanders et al., 1983）。例如，当有邻面的骨下袋缺损时，切口设计最好要保留龈乳头（Cortellini et al., 1995; Murphy, 1996; Takei et al., 1985）。为了保障邻面位点软组织的连续性，最好使用斜形切口或保留龈乳头切口（Cortellini et al., 1995; Murphy, 1996; Takei et al., 1985）。对牙颊侧或舌/腭侧正中部位沿龈缘环切也可以增加邻面覆

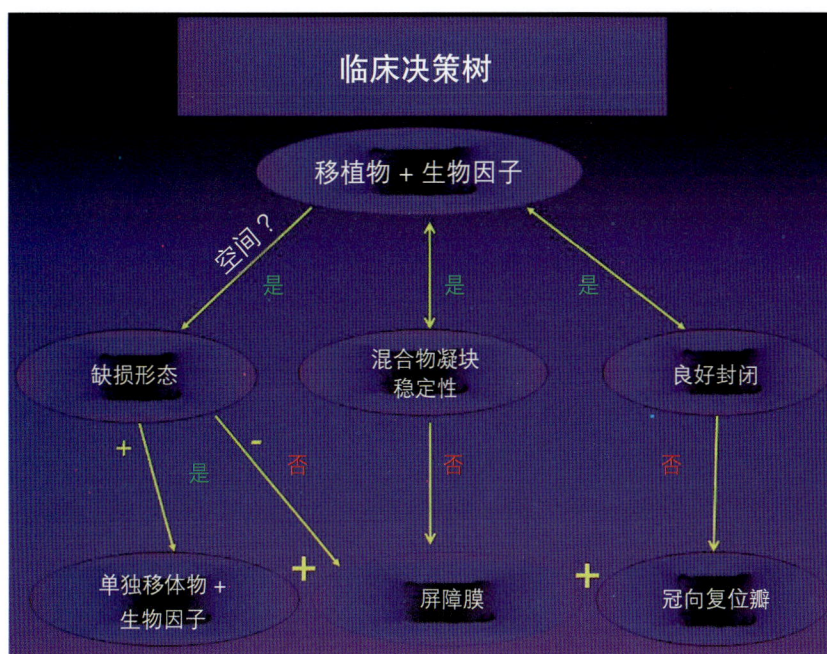

**图4.6**　临床决策树，列出了治疗成功的关键因素。

盖移植物的软组织量。为了使翻瓣可以无张力缝合，翻瓣范围往往需要向治疗位点的近中或远中延伸一个牙位。另一个技术就是使用黏骨膜瓣松弛切口使冠向复位成为可能。这样一般可以提供更好的初期移植物/伤口覆盖，且如果是在根分叉病变中，有可能的话应该让龈瓣的内皮层远离植骨区（Gantes et al., 1988; Martin et al., 1988）。

　　手术入路的建立对于看清病变区域和彻底根面清创至关重要（Fleischer et al., 1989; Matia et al., 1986）。很多情况下，除了直视清除外，没有其他办法去除沉积菌斑和牙石（Brayer et al., 1989）（即生物膜）及相关内毒素（Hatfield and Baumhammers, 1971）。高速涡轮器械和/或超声器械的使用对于手工器械无法到达的部位很关键。这些区域包括骨下袋的最深处、根分叉的穹顶（Svärdström and Wennström, 1988）和根面凹陷（Gher and Vernino, 1980），而且牙石往往穿透进入牙骨质（Zander, 1953）或形成于牙骨质不规则的部位如牙骨质分

离（Moskow, 1969）和牙骨质撕脱的部位。使用高速手机精修钻往往比费力的手工操作更快。许多作者赞成使用枸橼酸（Cole et al., 1980; Register and Burdick, 1976）、四环素（Terranova et al., 1986）或乙二胺四乙酸（EDTA）（Blömlof et al., 1996）进行根面处理。关于文献是否支持这些药物的使用尚存在疑问。因为结论往往来源于定量研究而缺乏定性结果支持。但是枸橼酸也仍属于再生反应的一部分（Cole et al., 1980），包括其促进牙周病变根面的结缔组织再生（Lopez, 1984），或其去除玷污层的能力（Polson et al., 1984），根面消毒（Daly, 1982），或创造一个可稳定血块的根表面的能力（Polson and Proye, 1983）。四环素在与其他治疗技术联合运用时也显示出具有去除玷污层并获得再生的能力（Harris, 1999; Nevins et al., 2003a）。在与其他药物联合使用时（Blömlof et al., 1996），EDTA 也可以去除玷污层，使根面环境利于再生（Blömlof et al., 1996）。它所带来的好处是最大限

度地降低酸性材料可能带来的对健康组织的影响（Blömlof and Lindskog, 1995）。一定要记住，在酸性环境内骨无法形成。这些根面处理剂使用后应该以灭菌生理盐水或清水彻底冲洗。

皮质骨穿孔处理，也叫去皮质骨化，经常在根面处理后运用以期增加祖细胞的来源（Majzoub et al., 1999）。这样或可增加术区的血运，并因此促进祖细胞在此定植。在慢性病损或病损内部多是皮质骨的情况下，骨髓穿刺更加重要。

在化学清洗根面和局部去骨皮质后，应该将生物活性材料运用于牙根表面（Mellonig, 1999; Nevins et al., 2003b; Ridgway et al., 2008; Yukna and Mellonig, 2000; Yukna et al., 2002）。这样可以增加成纤维细胞的附着。此时应特别注意避免唾液污染，因为唾液污染成分会竞争与根面附着而影响预期效果。局部出血量大时的操作规范一直存在疑问，因为出血可能也会影响这些药剂的作用。对此没有什么特别的解决方法。有些医生主张在局部使用局麻药物。但是这样减少局部血供，术后还可能因为血管收缩反弹出现术后出血增多，造成负面影响。作者提倡使用非编织纱布尖压迫帮助止血直到凝血块形成。

使用骨移植常常可获得较好的再生治疗效果（Bowers et al., 1989; Froum et al., 1975; Hiatt et al., 1978; Mellonig, 2000; Nabers, 1984; Reynolds et al., 2003; Stahl et al., 1990）。既往曾使用各种移植材料应用于再生手术试图重获牙根周围的附着（Reynolds et al., 2003）。使用骨材料移植的优势包括可以获得成骨潜力的细胞，例如髂骨取自体骨时（Dragoo and Sullivan, 1973）；可以诱导再生所需细胞（如DFDBA）（Bowers et al., 1989）；作为局部再生细胞的支架（骨引导）；保持空间；稳定凝血块；隔离上皮；释放生长因子诱导骨再生（Papadopoulos et al., 2003）。我们的移植物选择倾向于同种异体骨，因为相比其他异质移植物和异种移植物，它更能增强人牙周膜成纤维细胞的附着和迁徙（Lallier et al., 2001）。

生物因子类药物的发展使得作者逐渐趋向于将骨移植物与生物因子类药物联合运用。很多理由支持在移植物中添加生物因子类药物。第一，这种联合运用取得了较好的再生效果（Nevins et al., 2003b; Ridgway et al., 2008）。第二，对移植物的操作会降低其生物活性（Shigeyama et al., 1995）。第三，市面上的不同批次或不同来源的骨移植骨引导能力不一致（Schwartz et al., 1996）。第四，在同种异体移植物上加用生物因子类药物可因其协同作用而获得更好再生疗效（Nevins et al., 2003b; Papadopoulos et al., 2003; Shigeyama et al., 1995）。最后，两者的联合运用疗效相较单纯使用生物因子（Gurinsky et al., 2004; Lekovic et al. 2000; Velasquez-Plata et al., 2002）或单纯使用移植物（Hoidal et al., 2008）即使不是更好也是疗效相当。

骨替代移植材料相比其他技术越来越流行，因其来源不限并且易于操作。当将移植物和膜置于缺损时，医生应当使用轻力，因为过于压缩可能会封闭血管生长的空隙。考虑到后期可能的骨丧失，作者推崇在充填时应稍微多充一些。然而如果充填太多，医生很难获得良好的初期伤口关闭，会影响成功率（Sanders et al., 1983）。

接下来的考虑是仅使用移植物加生物活性因子（Bowers et al., 1991; Nevins et al., 2003b; Ridgway et al., 2008），还是要再以屏障膜进行覆盖（Rosen and Reynolds, 2002）。Reynolds和Bowers（1996）报道移植物的稳定对于成功至关重要。缺损的形态在决定治疗是否需要加用屏障膜时至关重要。将移植物——生物活性剂稳定在术区以获得凝血块稳定性相当重要。在较宽和/或多面的缺损中，通过移植物稳定血凝块相当困难。环绕形的壕沟样骨缺损尤其如此，常见于第三磨牙拔除后的第二磨牙远中。对于这些缺损而言，移植物的稳定性更多地与缺损宽度相关而不是深度。然而最近研究报道针对较深的牙周破坏，联合治疗技术比单纯使用屏障膜效果更好（Tonetti et al., 2005）。没有研究能确定一个界定值，当缺损宽度大于此值时应该使用屏障膜覆盖。而我们的经验是当缺损宽度超过达到3mm或更多时，应该使用屏障膜覆盖移植物——生物活性因子。图4.7显示了两个三壁骨袋之间的区别。图4.7a只需要进行移植——生物活因子，而图4.7b则需要增加屏障膜的覆盖。

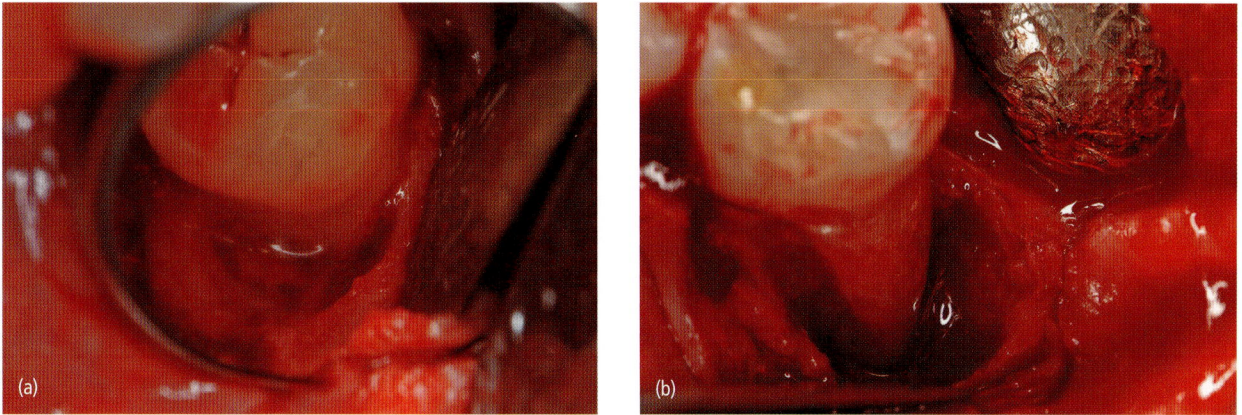

**图4.7**　（a）一个三壁骨袋缺损无须膜覆盖单纯的移植材料充填即可获得较好疗效。（b）这种宽的护城河样缺损则需要移植物与膜的联合运用。

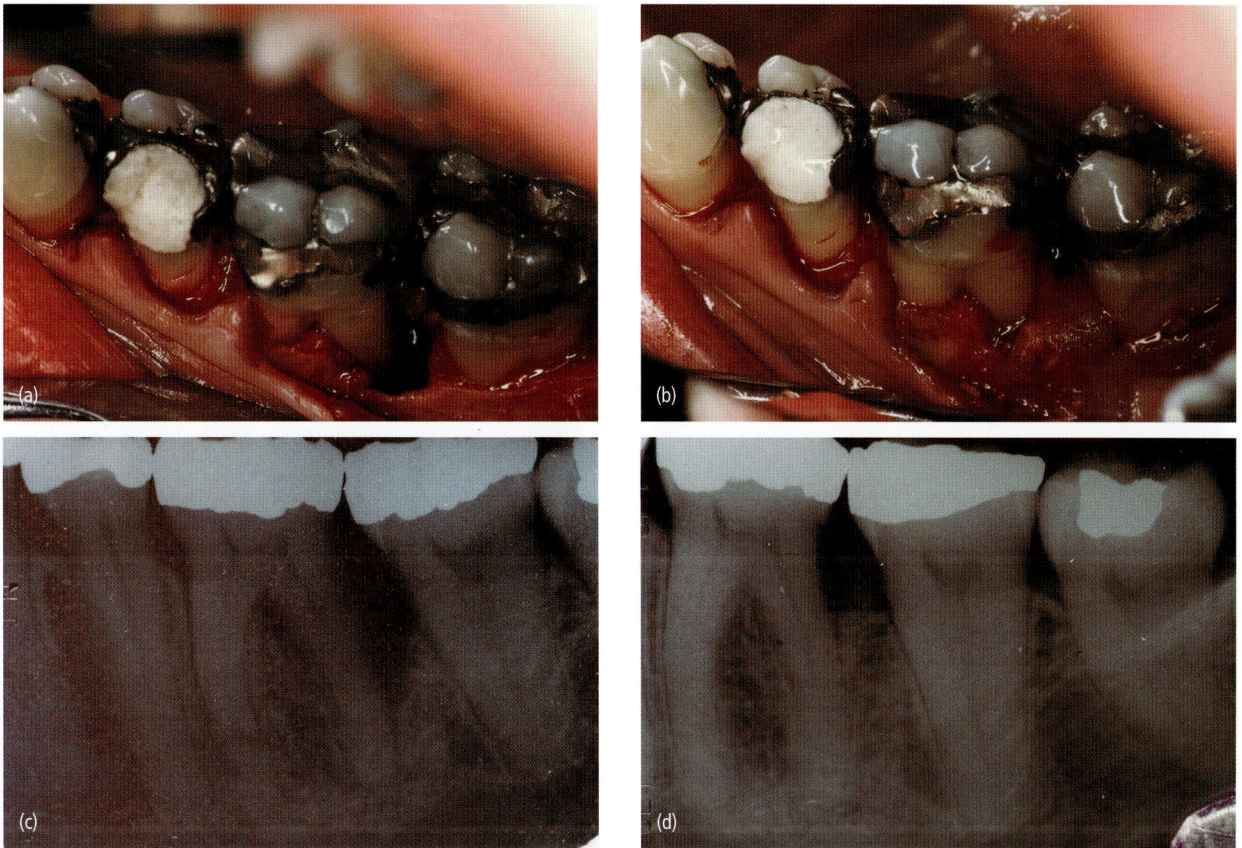

**图4.8**　（a）邻面两壁骨袋采用屏障膜结合移植物的技术较好，尤其当瓣出现坏死时。（b）根面枸橼酸处理后，缺损内壁进行去皮质处理，随后充填冻干同种异体骨（FDBA）和牙釉基质衍生物的混合物，表面覆盖流动性聚乳酸酯膜。（c）治疗前X线片。（d）3年后X线片展示了持续维护治疗的效果。

邻面缺损时，屏障膜的使用也往往比较重要（图4.8），因为瓣边缘组织的坏死可能导致移植物或新形成肉芽组织的暴露，两者皆对治疗效果有负面影响。而相反，在邻牙间隙较小时，往往禁忌使用屏障膜。图4.9显示，局部置放屏障膜以帮助再生异常困难，反而可能因为其影响龈瓣覆盖的潜在可能性造成风险增加。在根分叉病变区，必须使用屏障膜。循证研究显示根分叉病变再生治

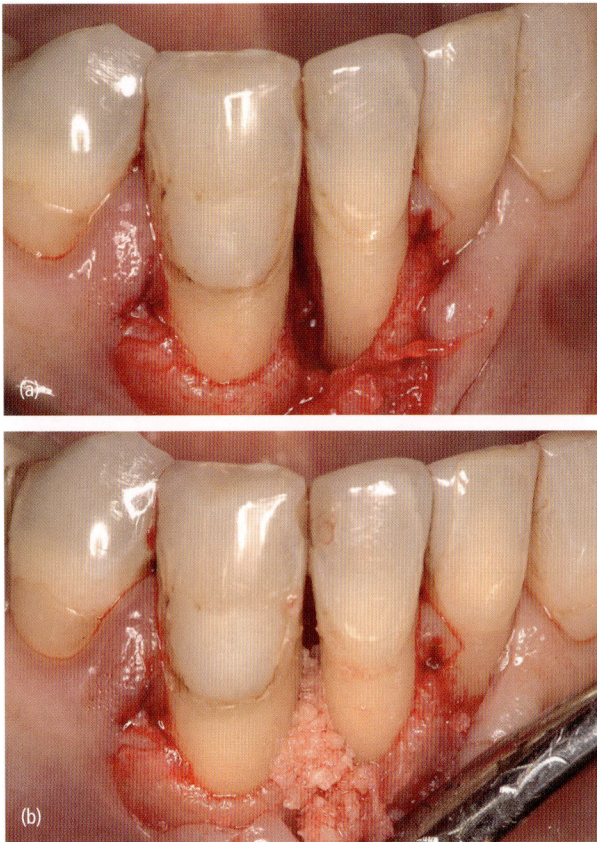

图4.9　（a）下颌右侧切牙与尖牙之间狭窄邻面一壁和二壁混合骨袋的临床所见。屏障膜在此处难以放置。（b）冻干同种异体骨与重组血小板源生长因子-BB的联合运用，没有使用屏障膜。

疗时，联合使用移植物加屏障膜优于单独使用屏障膜（Anderegg et al., 1991; McClain and Schallhorn, 1993）。

　　临床骨下袋使用的屏障膜种类往往是医生的个人偏好。大量材料在实践中都能获得较好的再生效果（Anderegg et al., 1991; Bowers et al., 2003; Cortellini et al., 1993a, b; Harris, 1999; Hoffmann et al., 2006; Machtei et al., 1996b, 2003; McClain and Schallhorn, 1993; Nevins et al., 2003a; Pontoriero et al., 1987; Rosen et al., 1997; Schallhorn and McClain, 1988; Tonetti et al., 1998）。Meta分析对于骨下袋适用的屏障膜选择没有明确的倾向（Murphy and Gunsolley, 2003）。根分叉病变则不同，高聚物和膨体聚四氟乙烯相比其他材料显示了更好的疗效（Murphy and

Gunsolley, 2003）。有报道和作者经验都显示使用高聚物膜结合移植材料会影响成功率。这或许与其降解时产生的副产物可以影响生物活性剂有关。屏障膜的降解也会影响异体骨材料如β-TCP。膜吸收/降解中产生的乳酸副产物可能导致早期移植物崩解，影响治疗效果。现在有赖于医生对屏障膜材料的选择来避免出现这些副作用。作者最近倾向于使用胶原产品，因其易操作、贴合好、可以在使用时缓释某些生长因子。无论使用何种屏障膜，膜、移植物和血凝块在瓣关闭前都一定要保证稳定。为了固定某些膜，有时需要使用可吸收线将其缝合固定。

　　在移植物或移植物—屏障膜放置后，下一步最重要的就是龈瓣关闭，对治疗成功与否影响重大。如果瓣复位没法完全盖住再生材料，则推荐使用冠向复位瓣（图4.10a~d）。这要求在移动瓣前先将瓣进行松解，将颊舌侧瓣在不缝合的状态下复位，观察其是否可以无张力的情况下完全盖住再生材料，可以判断瓣覆盖是否充足。如果关闭仍有困难，尤其是邻面，则可以考虑将治疗牙颊舌侧正对的部分牙龈领圈环切，这样往往可以通过"伸长"龈乳头而获得较好的邻面位点覆盖。

　　术区的缝合应采用单股线材（图4.10d）以尽量减少细菌积累（Leknes et al., 2005）。有一些技术可以让再生术区保证连续完整地覆盖（Cortellini et al., 1999, 2001; Martin et al., 1988）。对一些人来说，这一技术很难掌握。关键核心点就是在缝合时一定要保证严密稳定缝合但是又不能有大张力，因为可能导致牙龈撕裂或坏死。如果使用不可吸收线需要拆线，则应该在术后2~3周以后拆除，给伤口充分的恢复时间（Garrett and Bogle, 1993）（图4.10e）。

　　关于是否使用牙周塞治剂则取决于医生自己。没有任何明确证据指示再生手术需要使用塞治剂保护。权衡是否使用塞治剂时应考虑塞治剂是否影响美观，能否防止患者使用术区咀嚼，是否影响菌斑控制，是否让患者更心安或者是否可以降低术后出血的可能。一旦决定使用塞治剂，应注意就位时不要向根方推挤而将瓣高度降低，也不要将塞治剂推

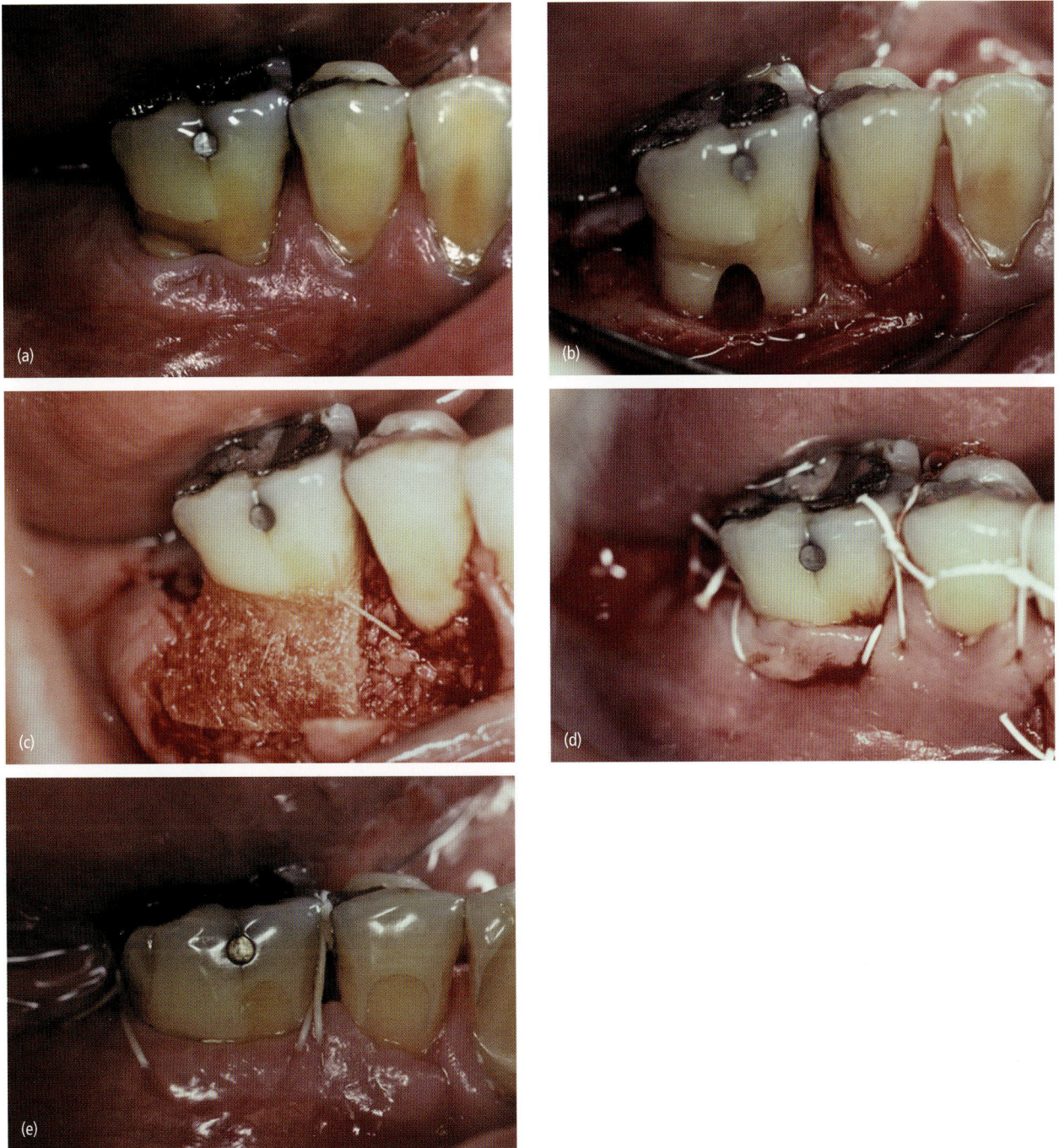

图4.10 　（a）右下第一磨牙Ⅱ度根分叉病变治疗前。软组织基本没有盖住根分叉区。（b）在骨膜松解翻开全厚瓣后，根分叉病变暴露出来，根分叉区已经用涡轮和枸橼酸处理过。（c）冻干同种异体骨上移植后表面使用聚乳酸膜覆盖并固定。膜在冠向复位后固定在根上的平坦部位，避免出现缝隙。（d）瓣被整个冠向牵拉完全覆盖移植物和屏障膜并用单根聚四氟乙烯线缝合固定。（e）3周半拆线后的术区。

入伤口挤开缝线。

## 维护治疗：维护间隔，抗生素和菌斑控制

在愈合期内严格的术后维护是获得最好效果的基础（Heitz-Mayfield et al., 2006; Machtei et al., 2003; Nyman et al., 1977; Rosling et al., 1976; Westfelt et al., 1983）。愈合过程需要细胞聚集和组织的机化/成熟。既往研究指出，术后维护的某些方面对于保护这脆弱的恢复过程很重要。复诊维护的频率至关重要（Cortellini et al., 1994; Machtei et al., 1996a; Westfelt et al., 1983）。而且在术后的2个月内患者应当在每1~2周都必须复诊维护。Westfelt等（1983）报道像这样的频繁复诊可以获得最显著的附着水平。在最初的2个月后，患者应该每2~3个月被召回复诊维护。这样的复诊频率在患者一生中可能会根据其菌斑控制水平进行微调整，但患者如果仅1年2次的常规复诊，任何可能的临床附着获得水平都将减少（Machtei et al., 1996a）。

在伤口愈合的早期菌斑控制是通过使用抗菌作用的漱口水以及口服抗生素。在术后3~4周内，患者使用药水擦拭术区1天2次。大多数我们列出的成功研究和病例汇报都使用氯己定作为漱口药水，这也是作者的选择。之所以选择局部擦拭而不是漱口，主要是为了避免口内其他部位的染色。

系统性使用抗生素对于骨移植是必要的，因为已有研究发现使用口服抗生素的患者术区的成骨优于不适用的患者（Sanders et al., 1983）。一些研究报道了引导性组织再生区红色复合体的复发可以降低治疗成功率（Cortellini et al., 1994; Froum et al., 2001; Heitz-Mayfield et al., 2006; Machtei et al., 1996a）。抗菌药如阿莫西林或阿莫西林克拉维酸钾可以减小这种可能性。如果不能使用这两种药物，应考虑其他类似抗菌谱的药物。

机械性菌斑控制是必要的，但是不能在术后1个月内进行。这样做的理由是为了让伤口有一个安稳的生长环境（Anderegg et al., 1991; Gantes et al., 1988; Garrett and Bogle, 1993; Martin et al., 1988; Pontoriero et al., 1987; Rosen and Reynolds, 2002; Schallhorn and McClain, 1988），从而使得凝血块—移植物—生物活性因子可以在缺损区稳定、成熟。图4.11、4.12a~e、4.13a~g和图4.14展示了一系列严格按照指导方针的成功病例。

## 并发症

关于并发症必须进行简要阐述。当然，有关这个话题可以有整整一章节。对并发症的最好处理办法就是预防，因为它们一旦发生，往往很难治疗。如果医生遵循"临床决策树"及提供的治疗指导方针，许多并发症都可以避免，如术区感染、牙过度松动、龈瓣坏死、移植物溢出、膜暴露等。这些决策是基于大量回顾既往临床证据，既往别人给出的指导方针（Cortellini and Tonetti, 2005; Froum et al., 2001）以及个人经验。以下是一些诊疗建议。

最令人担心的就是再生术区及其下新形成肉芽组织的过早暴露。龈瓣穿孔、切口边缘坏死、糟糕的口腔卫生以及食物嵌塞是这一现象的常见原因。为了避免这一现象，患者应该避免术后1个月内使用该侧咀嚼，或者考虑术区使用牙周塞治剂。如果新生肉芽确实暴露了，则应该以每周一次的复诊频率维护诊疗，直到伤口愈合。Tonetti等（1994）曾报道伤口覆盖对于愈合的重要性。1周1次的复诊频率可能足以去除术区的菌斑积累。术后出血对于患者和医生都是很大的困扰。对于患者应给予口头和书面的清晰指示以防此情况发生。手持纱布按压伤口4~5分钟一般可以控制大多数出血情况。如果出血或"渗血"持续超过12小时，患者应回牙科诊室就诊行专业评估。诊室内，使用浸有血管收缩剂如1∶50000浓度肾上腺素的纱布局部加压常常就可以解决问题。其他一些进一步的可操作手段包括局部注射含有更高浓度肾上腺素的局麻药，有时需要再次进行缝合，尤其当出血是因为切口/术区暴露的时候，有些情况下甚至需要重新翻开术区探查出血源并局部酌情处理。如果以上这些手段都仍不能控制患者的出血，应将患者转诊至最近的综合医院。

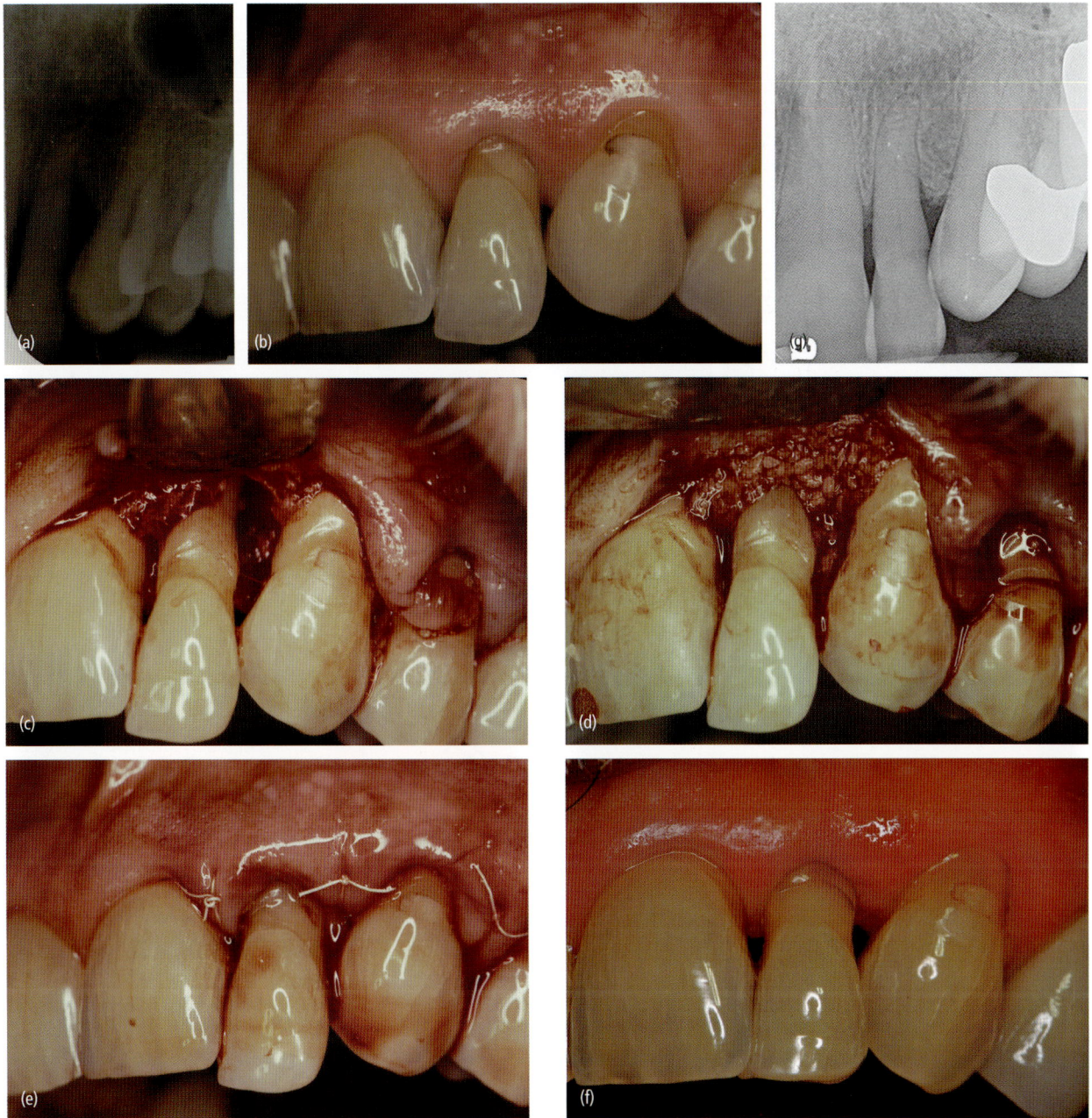

图4.11　（a）一名系统性健康的63岁男性左上侧切牙远中的重度骨缺损病变治疗前X线片。（b）侧切牙术前。（c）翻瓣暴露显示该牙远中的一壁、二壁、三壁混合骨袋。（d）牙根表面先使用釉基质衍生物（EMD）再使用枸橼酸处理。病变区去骨皮质后，置入冻干同种异体骨和EMD的混合物。（e）单线缝合关闭龈瓣。（f）术后7年临床可见，不再出血，该侧切牙远中探诊3mm。（g）7年后的数码X线片提示良好的骨再生。

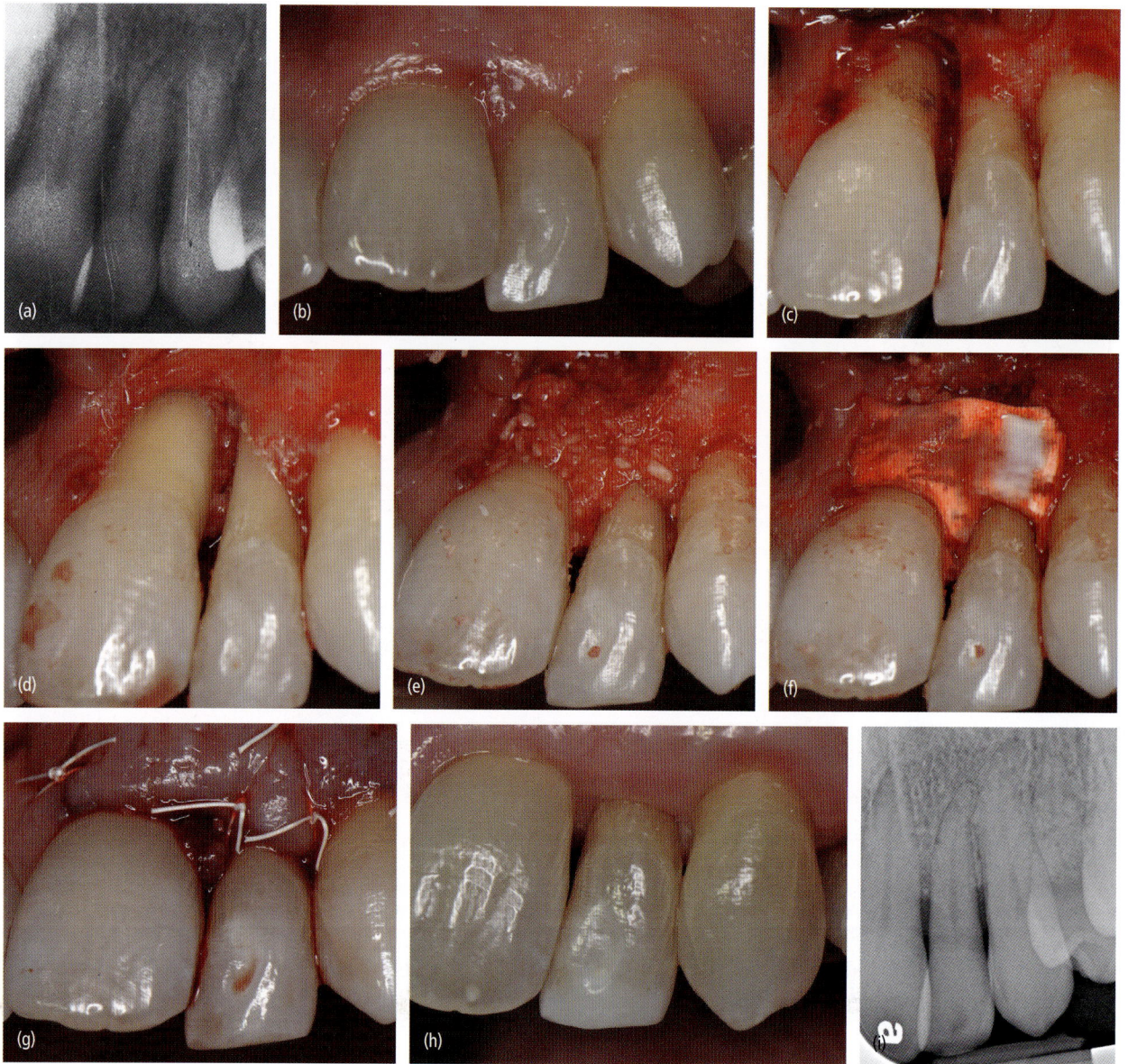

图4.12 （a）51岁系统健康男性左侧上颌侧切牙术前X线片。（b）侧切牙术前。（c）翻瓣发现根面牙石和对应进展的一壁和二壁混合骨袋。（d）使用超声和手工器械根面清创后再使用精修车针打磨抛光。根面使用四环素处理2分钟后反复使用灭菌水冲洗并使用重组血小板生长因子–BB（rhPDGF–BB）。（e）缺损去骨皮质后使用rhPDGF–BB润湿的FDBA一同植入缺损。（f）胶原膜以rhPDGF–BB浸泡后覆盖植骨区，以期可以有生长因子的缓释、保护移植物并帮助伤口稳定/愈合。（g）聚四氟乙烯线缝合，伤口初期关闭良好。（h）治疗3年后，附着水平在5mm，临床探诊2mm松动度没有变化，患者菌斑维护良好。（i）数码X线片显示手术3年后获得了显著再生。

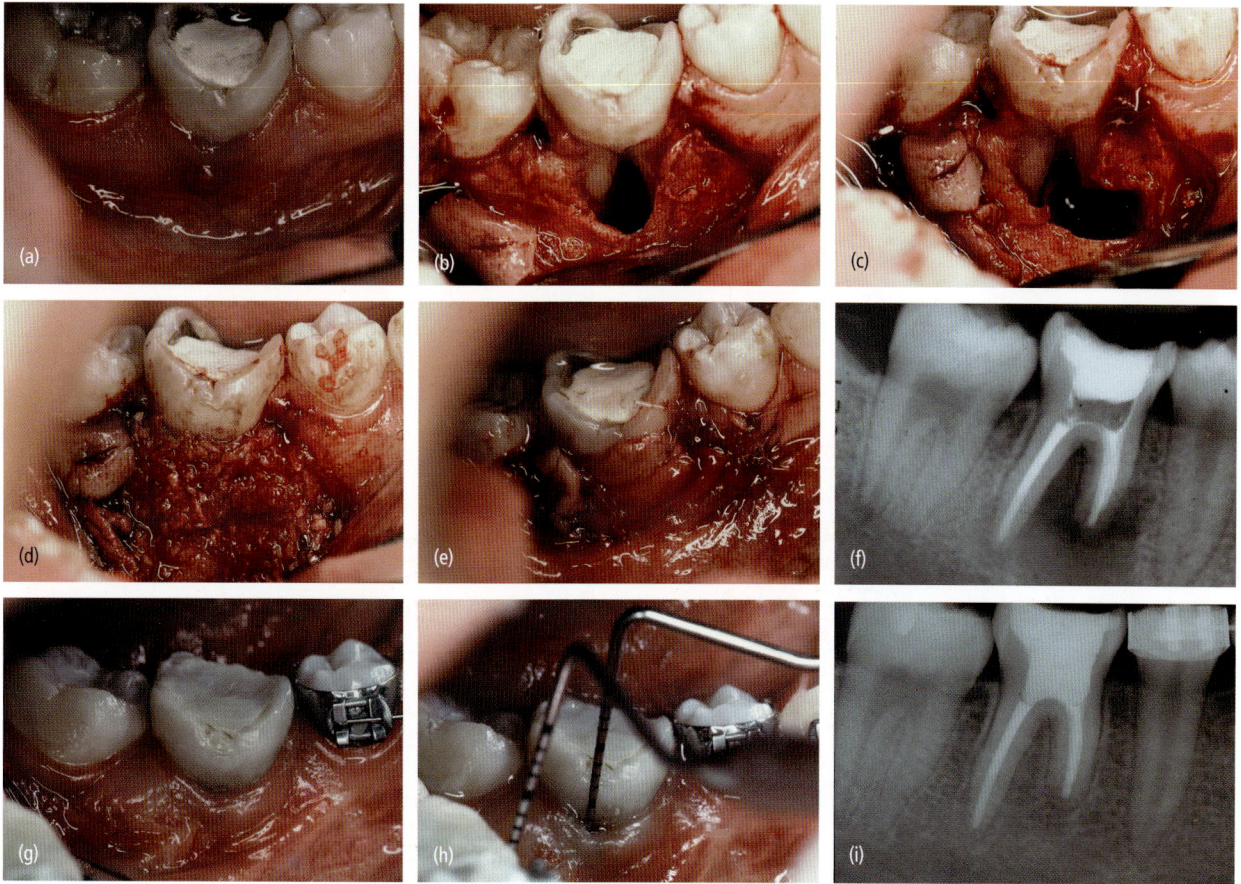

图4.13　（a）14岁女孩的右下第一磨牙。这是一个牙周牙髓联合病变的患牙，探诊深达14mm。（b）全厚瓣翻开后可见Ⅱ度根分叉病变。颈部的釉突很可能是病损发生的辅助刺激因素，在移植前这一刺激因素已去除。（c）根分叉区使用旋转手机操作，近中根行根尖切除术。（d）DFDBA-EMD混合物已经置于缺损处，这之前已经先使用了枸橼酸的根面处理和EMD的处理，聚合物膜放置于此覆盖移植物。（e）移植物—生物活性因子—屏障膜一起覆盖后。使用单根慢吸收线缝合。（f）术后即刻X线片显示，因为使用的脱钙同种异体骨，看不到根分叉区充填。（g）术后3年的临床影像。（h）术后3年该位点探诊3mm。（i）术后3年的X线片提示病损区有相当可观的骨充填（牙体治疗由Craig Nixon, DMD, MS, Yardley, PA完成）。

牙松动因其可严重影响再生治疗效果而成为一个主要的考虑因素（Cortellini et al., 2001）。在手术以后，应该经常检查排除震颤或松动的存在。而如果疑有问题，应该及时进行咬合调整或松牙固定。

最常报道的再生治疗并发症是牙根敏感（Tonetti et al., 2004）。根据报道，其发生率在35%～45%（Tonetti et al., 2004），且它与牙根表面的机械和化学药物处理有关。控制敏感的处理办法

是提前交代患者这种症状出现的可能并在患者有此主诉时尽早局部使用氟化物。

## 总结

牙周治疗在保存牙周炎症患牙的效果上可预见性好。作为整体治疗手段中的一部分，各种病例汇报和临床研究都显示，牙周再生性手术无论短期还是长期都是成功有效的。结合文献中已有的证据

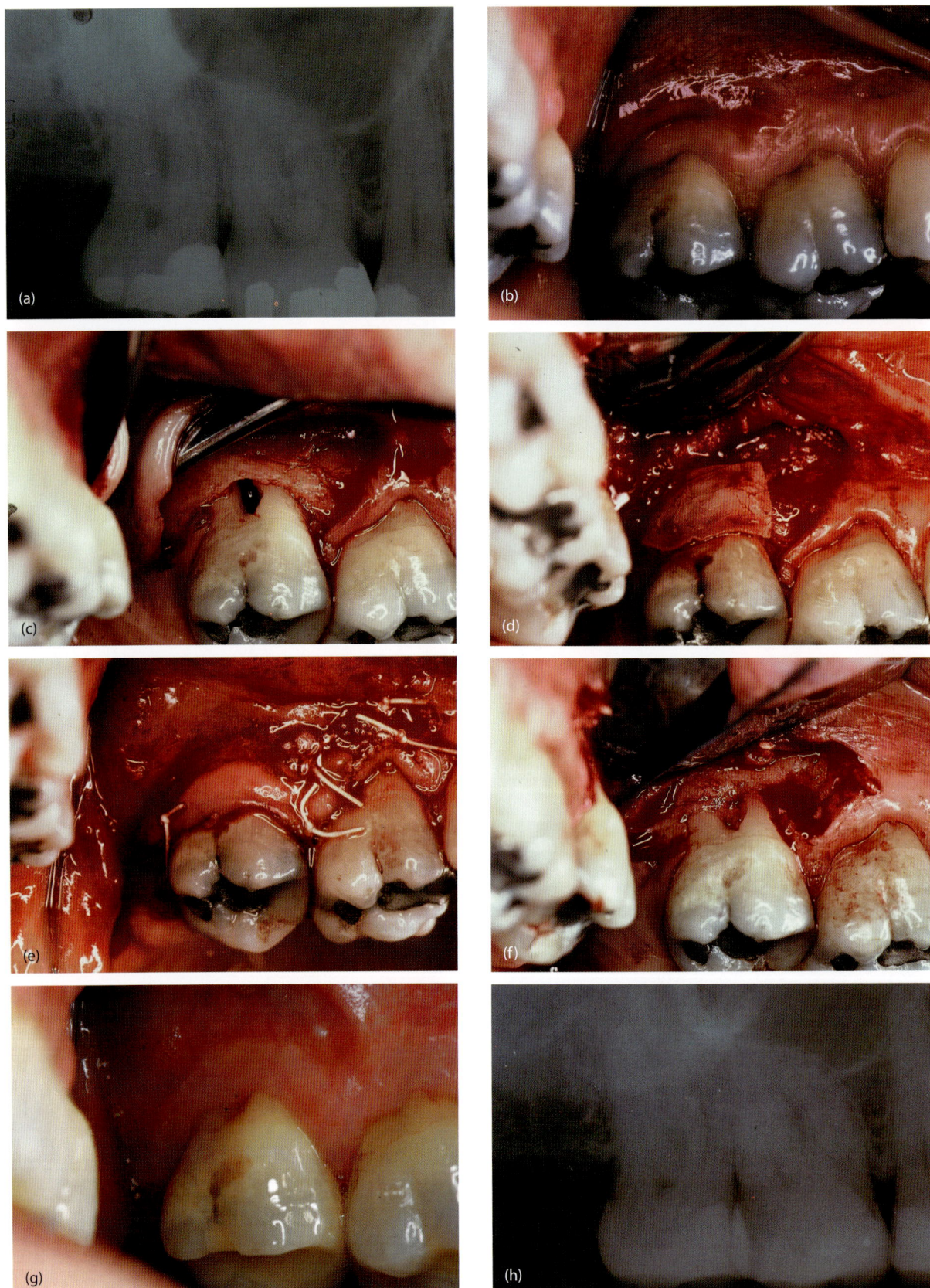

图4.14 （a）治疗前的X线片指示49岁系统健康男性右侧上颌第二磨牙的Ⅱ度根分叉病变。（b）局麻后的术前观。（c）翻版显示一个局限于颊侧的Ⅱ度根分叉病变。缺损使用涡轮和超声器械治疗，枸橼酸根面处理，去骨皮质化，并在根表面施用EMD。（d）聚乳酸屏障膜下置放的是混有EMD的FDBA。（e）行冠向复位瓣并以ePTFE线缝合固定。（f）9个月后再次手术探查可见完全的硬组织充填。（g）术后5年的临床所见。根分叉区呈封闭状态，Nabers探针无法探入。（h）术后5年的X线片显示根分叉区的是硬组织充填。

并将其与当今新技术相结合，医生可以为患者提供成功率更高的治疗。相比以前，患者现在有更大的可能保留他们的牙周患牙。而另一种治疗选择：拔除患牙，实施可能需要的位点保存，种植体植入和修复。这样的治疗往往耗时耗力，需要更多手术，为患者带来更多不适并且有更多并发症的可能。

## 参考文献

Anderegg CR, Martin SJ, Gray JL, Mellonig JT, Gher ME. Clinical evaluation of the use of decalcified freeze-dried bone allograft with guided tissue regeneration in the treatment of molar furcation invasions. *J Periodontol* 1991; **62**: 264–268.

American Academy of Periodontology. Consensus report discussion section VI. In *Proceedings of the World Workshop in Periodontics*. Nevins M, Necker W, Kornman K, eds. Chicago: American Academy of Periodontology, 1989. p. VI–21 (VI1–VI25). Hancock EB Sec Polson AB.

Avera JB, Camargo PM, Klokkevold PR, Kenney EB, Lekovic V. Guided tissue regeneration in class II furcation involved molars: a controlled study of 8 splint-mouth cases. *J Periodontol* 1998; **69**:1020–1026.

Axelsson P, Lindhe J. Effect of controlled oral hygiene on caries and periodontal disease in adults. Results after 6 years. *J Clin Periodontol* 1981; **8**:239–248.

Baab DA, Oberg PA. The effect of cigarette smoking on gingival blood flow in humans. *J Clin Periodontol* 1987; **14**:418–424.

Blanes RJ, Bernard JP, Blanes ZM, Belser UC. A 10-year prospective study on ITI dental implants placed in the posterior region. I. Clinical and radiographic results. *Clin Oral Implants Res* 2007; **18**:699–706.

Blömlof J, Lindskog S. Root surface texture and early cell and tissue colonization after different etching modalities. *Eur J Oral Sci* 1995; **103**:17–24.

Blömlof JP, Blömlof LB, Lindskog JF. Smear removal and collagen exposure after non-surgical root planing followed by etching with an EDTA gel preparation. *J Periodontol* 1996; **67**:841–845.

Bower RC. Furcation morphology relative to periodontal treatment. Furcation entrance architecture. *J Periodontol* 1979; **50**: 23–27.

Bowers GM, Chadroff B, Carnevale R, et al. Histologic evidence of new attachment apparatus formation in humans. Part III. *J Periodontol* 1989; **60**:683–693.

Bowers GM, Felton F, Middleton C, et al. Histologic comparison of regeneration in human intrabony defects when osteogenin is combined with demineralized freeze-dried bone allograft and purified bone collagen. *J Periodontol* 1991; **62**: 690–702.

Bowers GM, Schallhorn RG, McClain PK, et al. Factors influencing the outcome of regenerative therapy in mandibular class II furcations: part I. *J Periodontol* 2003; **74**:1255–1268.

Boyapati L, Wang HL. The role of stress in periodontal disease and wound healing. *Periodontol 2000* 2007; **44**:195–210.

Brayer WK, Mellonig JT, Dunlap RM, Marinak KW, Carlson RE. Scaling and root planing effectiveness: the effect of root surface access and operator experience. *J Periodontol* 1989; **60**:67–72.

Cole RT, Crigger M, Bogle G, Egelberg J, Selvig KA. Connective tissue regeneration to periodontally diseased teeth. A histological study. *J Periodontal Res* 1980; **15**:1–9.

Cortellini P, Clauser C, Pini Prato GP. Histologic assessment of new attachment following the treatment of a human buccal recession by means of a guided tissue regeneration procedure. *J Periodontol* 1993a; **64**:387–391.

Cortellini P, Pini Prato G, Tonetti MS. Periodontal regeneration of human intrabony defects. II. Re-entry procedures and bone measures. *J Periodontol* 1993b; **64**:261–268.

Cortellini P, Pini Prato G, Tonetti MS. The simplified papilla preservation flap. A novel surgical approach in the management of soft tissues in regenerative procedures. *Int J Periodontics Restorative Dent* 1999; **19**:589–599.

Cortellini P, Tonetti MS. Evaluation of the efficacy of tooth vitality on regenerative outcomes in infrabony defects. *J Clin Periodontol* 2001; **28**:672–679.

Cortellini P, Tonetti MS. Long-term tooth survival following regenerative treatment of intrabony defects. *J Periodontol* 2004; **75**:672–678.

Cortellini P, Tonetti MS. Clinical performance of a regenerative strategy for intrabony defects: scientific evidence and clinical experience. *J Periodontol* 2005; **76**:341–350.

Cortellini P, Pini-Prato G, Tonetti M. Periodontal regeneration of human intrabony defects (V). Effect of oral hygiene on long-term stability. *J Clin Periodontol* 1994; **21**:606–610.

Cortellini P, Prato GP, Tonetti MS. The modified papilla preservation technique. A new surgical approach for interproximal regenerative procedures. *J Periodontol* 1995; **66**:261–266.

Cortellini P, Tonetti MS, Lang NP, et al. The simplified papilla preservation flap in the regenerative treatment of deep intrabony defects: clinical outcomes and postoperative morbidity. *J Periodontol* 2001; **72**:1702–1712.

Creugers NH, Kreulen CM. Systematic review of 10 years of systematic reviews in prosthodontics. *Int J Prosthodont* 2003; **16**:123–127.

Daly C. Anti-bacterial effect of citric acid treatment of periodontally diseased root surfaces in vitro. *J Clin Periodontol* 1982; **9**: 386–392.

Dragoo MR, Sullivan HC. A clinical and histological evaluation of autogenous iliac bone grafts in humans. I. Wound healing 2 to 8 months. *J Periodontol* 1973; **44**:599–613.

Dunlap RM, Gray JL, Turner DW et al. In vitro growth of human gingival fibroblasts on root surfaces of endodontically treated teeth. *J Periodontol* 1981; **52**:140–142.

Edwards BJ, Hellstein JW, Jacobsen PL, et al. Updated recommendations for managing the care of patients receiving oral bisphosphonate therapy: an advisory statement from the American Dental Association Council on Scientific Affairs. *J Am Dent Assoc* 2008; **139**:1674–1677.

Feldman S, Boitel N, Weng D, et al. Five-year survival distributions of short-length (10 mm or less) machined surface and osseotite implants. *Clin Implant Dent Relat Res* 2004; **6**: 16–23.

Fleischer HC, Mellonig JT, Brayer WK, Gray JL, Barnett JD. Scaling and root planing efficacy in multirooted teeth. *J Periodontol* 1989; **60**:402–409.

Fleszar TJ, Knowles JW, Morrison EC, et al. Tooth mobility and periodontal therapy. *J Clin Periodontol* 1980; **7**:495–505.

Froum S, Lemler J, Horowitz R, Davidson B. The use of enamel matrix derivative in the treatment of periodontal osseous defects: a clinical decision tree based on biologic principles of regeneration. *Int J Periodontics Restorative Dent* 2001; **21**: 437–449.

Froum SJ, Thaler R, Scopp IW, Stahl SS. Osseous autografts. II. Histological responses to osseous coagulum-bone blend grafts. *J Periodontol* 1975; **46**:656–661.

Galler C, Selipsky H, Phillips C, Ammons WF Jr. The effect of splinting on tooth mobility. (2) After osseous surgery. *J Clin Peridontol* 1979; **6**:317–333.

Gantes B, Martin M, Garrett S, Egelberg J. Treatment of periodontal furcation defects. (II). Bone regeneration in mandibular class II defects. *J Clin Periodontol* 1988; **15**: 232–239.

Garrett S, Bogle G. Periodontal regeneration: a review of flap management. *Periodontol 2000* 1993; **1**:100–108.

Gher ME, Vernino AR. Root anatomy-clinical significance in pathogenesis and treatment of periodontal disease. *J Am Dent Assoc* 1980; **101**:627–633.

Goldman MJ, Ross IF, Goteiner S. Effect of periodontal therapy on patients maintained for 15 years or longer. A retrospective study. *J Periodontol* 1986; **57**:347–353.

Gotfredsen R, Karlsson U. A five-year study of fixed partial prostheses supported by implants with machined and TiO2-blasted surface. *J Prosthodont* 2001; **10**:2–7.

Grossi SG, Skrepcinski FB, DeCaro T, et al. Response to periodontal therapy in diabetics and smokers. *J Periodontol* 1996; **67**:1094–1102.

Gurinsky BS, Mills MP, Mellonig JT. Clinical evaluation of demineralized freeze-dried bone allograft and enamel matrix derivative versus enamel matrix derivative for the treatment of periodontal osseous defects in humans. *J Periodontol* 2004; **75**:1309–1318.

Harris RJ. Treatment of furcation defects with DFDBA combined with GTR: human histologic evaluation of a case. *Int J Periodontics Restorative Dent* 1999; **19**:225–231.

Hatfield CG, Baumhammers A. Cytotoxic effects of periodontally involved surfaces of human teeth. *Arch Oral Biol* 1971; **16**:465–468.

Heitz-Mayfield L, Tonetti MS, Cortellini P, et al. Microbial colonization patterns predict the outcomes of surgical treatment of intrabony defects. *J Clin Periodontol* 2006; **33**:62–68.

Hiatt WH, Schallhorn RG, Aaronian AJ. The induction of new bone and cementum formation. IV. Microscopic examination of the periodontium following human bone and marrow allograft, autograft and nongraft periodontal regenerative procedures. *J Periodontol* 1978; **49**:495–512.

Hirschfeld L, Wasserman B. A long-term study of tooth loss in 600 treated patients. *J Periodontol* 1978; **49**:225–237.

Hoffmann T, Richter S, Meyle J, et al. A randomized clinical multicentre trial comparing enamel matrix derivative and membrane treatment of buccal class II furcation involvement in mandibular molars. Part III: patient factors and treatment outcome. *J Clin Periodontol* 2006; **33**:575–583.

Hoidal MJ, Grimard BA, Mills MP, et al. Clinical evaluation of demineralized freeze-dried bone allograft with and without enamel matrix derivative for the treatment of periodontal osseous defects in humans. *J Periodontol* 2008; **79**:2273–2280.

Jeffcoat MK, Howell TH. Alveolar bone destruction due to overhanging amalgam in periodontal disease. *J Peridontol* 1980; **51**:599–602.

Jemt T, Leckholm U. Oral implant treatment in the posterior partially edentulous jaws: a 5-year follow-up report. *Int J Oral Maxillofac Implants* 1993; **8**:635–640.

Jokstad A, Carr AB. What is the effect on outcomes of time-to-loading of a fixed or removable prosthesis placed on implant(s)? *Int J Oral Maxillofac Implants* 2007; **22**(Suppl.):19–48.

Kenney EB, Kraal JH, Chancellor MB, Bridges RB. Variations in the gingival polymorphonuclear leukocyte migration rate induced by tobacco smoke. *J Periodont Res* 1977; **12**: 242–249.

Kishida M, Sato S, Ito K. Comparison of the effects of various periodontal rotary instruments on surface characteristics of root surfaces. *J Oral Sci* 2004; **46**:1–8.

Lallier TE, Yukna R, St. Marie S, Moses R. The putative collagen binding peptide hastens periodontal ligament cell attachment to bone replacement graft materials. *J Periodontol* 2001; **72**:990–997.

Lazzara R, Siddiqui AA, Binon P, et al. Retrospective multicenter analysis of 3i endosseous dental implants placed over a five-year period. *Clin Oral Implants Res* 1996; **7**:73–83.

Leknes LN, Roynstrand IT, Selvig KA. Human gingival tissue reactions to silk and expanded polytetrafluoroethylene sutures. *J Periodontol* 2005; **76**:34–42.

Lekovic V, Camargo PM, Weinlaender M, et al. A comparison between enamel matrix proteins used alone or in combination with bovine porous bone mineral in the treatment of intrabony periodontal defects in humans. *J Periodontol* 2000; **71**:1110–1116.

Levine RA, Clem D, Beagle J, et al. Multicenter retrospective analysis of the solid-screw ITI implant for posterior single-tooth replacements. *Int J Oral Maxillofac Implants* 2002; **17**: 550–556.

Lopez NJ. Connective tissue regeneration in periodontally diseased roots, planed and conditioned with citric acid and implanted into the oral mucosa. *J Periodontol* 1984; **55**: 381–390.

Machtei EE, Grossi SG, Dunford R, et al. Long-term stability of class II furcation defects treated with barrier membranes. *J Periodontol* 1996a; **67**:523–527.

Machtei EE, Grossi SG, Dunford R, Zambon JJ, Genco RJ. Long-term stability of class II furcation defects treated with barrier membranes. *J Periodontol* 1996b; **67**:523–527.

Machtei EE, Oettinger-Barack O, Peleg M. Guided tissue regeneration in smokers: effect of aggressive anti-infective therapy in class II furcation defects. *J Periodontol* 2003; **74**:579–584.

Majzoub Z, Berengo M, Giardano R, Aldini NN, Cordioli G. Role of intramarrow penetration in osseous repair: a pilot study in the rabbit calvaria. *J Periodontol* 1999; **70**:1501–1510.

Martin M, Gantes B, Garrett S, Egelberg J. Treatment of periodontal furcation defects. (I). Review of the literature and description of a regenerative surgical technique. *J Clin Periodontol* 1988; **15**:227–231.

Matia JI, Bissada NF, Maybury JE, Richetti P. Efficacy of scaling of the molar furcation area with and without surgical access. *Int J Periodontics Restorative Dent* 1986; **6**:24–35.

Mattson JS, Gallagher SJ, Jabro MH, McLey LL. Complications associated with diabetes mellitus after guided tissue regeneration: a case report. *Compend Contin Educ Dent* 1998; **19**: 923–926.

McClain PK, Schallhorn RG. Long-term assessment of combined osseous grafting, root conditioning and guided tissue regeneration. *Int J Periodontics Restorative Dent* 1993; **13**:9–27.

McFall WT Jr. Tooth loss in 100 patients treated with periodontal disease. A long-term study. *J Periodontol* 1982; **53**:539–549.

McGuire JR, McQuade MJ, Rossman JA, et al. Cotinine in saliva and gingival crevicular fluid of smokers with periodontal disease. *J Periodontol* 1989; **60**:176–181.

McMillan AS, Allen PF, Bin Ismail I. A retrospective multicenter evaluation of single tooth implant experience at three centers in the United Kingdom. *J Prosthet Dent* 1998; **79**:410–414.

Mellonig JT. Enamel matrix derivative for periodontal reconstructive surgery: technique and clinical and histologic case report. *Int J Periodontics Restorative Dent* 1999; **19**:8–19.

Mellonig JT. Human histologic evaluation of a bovine derived xenograft in the treatment of periodontal osseous defects. *Int J Periodontics Restorative Dent* 2000; **20**:19–29.

Metzler DG, Seamons BG, Mellonig JT, et al. Clinical evaluation of guided tissue regeneration in the treatment of maxillary class II molar furcation invasions. *J Periodontol* 1991; **62**:353–360.

Morris ML. Healing of human periodontal tissues following surgical detachment. *Periodontics* 1963; **1**:147.

Moskow BS. Calculus attachment in cemental separations. *J Periodontol* 1969; **40**:125–130.

Murphy KG. Interproximal tissue maintenance in GTR procedures: description of a surgical technique and 1-year re-entry results. *Int J Periodontics Restorative Dent* 1996; **16**:463–477.

Murphy KG, Gunsolley JC. Guided tissue regeneration for the treatment of periodontal intrabony and furcation defects. A systematic review. *Ann Periodontol* 2003; **8**:266–302.

Nabers CL. Long-term results of autogenous bone grafts. *Int J Periodontics Restorative Dent* 1984; **4**:50–67.

Nabers CL, Stalker WH, Esparza D, Naylor B, Canales S. Tooth loss in 1535 treated periodontitis patients. *J Periodontol* 1988; **59**:297–300.

Nevins ML, Camelo M, Lynch SE, et al. Evaluation of periodontal regeneration following of grafting of intrabony defects with bio-oss collagen: a human histologic report. *Int J Periodontics Restorative Dent* 2003a; **23**:9–17.

Nevins M, Camelo M, Nevins ML, Schenk RK, Lynch SE. Periodontal regeneration in humans using recombinant human platelet-derived growth factor-BB (rhPDGF-BB) and allogenic bone. *J Periodontol* 2003b; **74**:1282–1292.

Nyman S, Lindhe J, Rosling B. Periodontal surgery in plaque-infected dentitions. *J Clin Periodontol* 1977; **4**:240–249.

Palmer RM. Tobacco smoking and oral health: review. *Br Dent J* 1988; **164**:258–260.

Papadopoulos CE, Dereka XE, Vavouraki EN, Vrotsos IA. In vitro evaluation of the mitogenic effect of platelet-derived growth factor-BB on human periodontal ligament cells cultured with various bone allografts. *J Periodontol* 2003; **74**:451–457.

Pjetursson BE, Tan K, Lang NP, Bragger U, Egger M, Zwahlen M. A systematic review of the survival and complication rates of fixed partial dentures (FPDs) after an observation period of at least 5 years. *Clin Oral Implants Res* 2004; **15**:667–676.

Polson AM, Proye MP. Fibrin linkage: a precursor for new attachment. *J Periodontol* 1983; **54**:141–147.

Polson AM, Frederick CT, Ladenheim S, Hanes PJ. The production of a root surface smear layer by instrumentation and its removal by citric acid. *J Periodontol* 1984; **55**:443–446.

Pontoriero R, Lindhe J. Guided tissue regeneration in the treatment of degree II furcations in maxillary molars. *J Clin Periodontol* 1995; **22**:756–763.

Pontoriero R, Nyman S, Lindhe J, Rosenberg E, Sanavi F. Guided tissue regeneration in the treatment of furcation defects in man. *J Clin Periodontol* 1987; **14**:618–620.

Prichard JF. Chapter 12: Surgery for intrabony defects. In *Advanced Periodontal Disease Surgical and Prosthetic Management*, 2nd ed. Prichard JF, ed. Philadelphia, PA: W.B. Saunders and Co., 1972.

Quintero G, Mellonig JT, Gambill VM, Pelleu GB Jr. A six month evaluation of decalcified freeze-dried bone allografts in periodontal osseous defects. *J Periodontol* 1982; **53**:726–730.

Raulin L, McPherson J, McQuade M, Hanson B. The effect of nicotine on the attachment of human fibroblasts to glass and human root surfaces in vitro. *J Periodontol* 1988; **59**:318–325.

Register A, Burdick F. Accelerated reattachment with cementogenesis to dentin demineralized in situ. Part 2. Defect repair. *J Periodontol* 1976; **47**:497–505.

Reynolds MA, Bowers GM. Fate of demineralized freeze-dried bone allografts in human intrabony defects. *J Periodontol* 1996; **67**:150–157.

Reynolds MA, Aichelmann-Reddy ME, Branch-Mays GL, Gunsolley JC. The efficacy of bone grafts in the treatment of periodontal osseous defects. A systematic review. *Ann Periodontol* 2003; **8**:227–265.

Ridgway HK, Mellonig JT, Cochran DL. Human histologic and clinical evaluation of recombinant human platelet-derived growth factor and beta-tricalcium phosphate for the treatment of periodontal osseous defects. *Int J Periodontics Restorative Dent* 2008; **28**:171–179.

Rosen PS, Reynolds MA. A retrospective case series comparing the use of demineralized freeze-dried bone allograft and freeze-dried one allograft combined with enamel matrix derivative or the treatment of advanced osseous lesions. *J Periodontol* 2002; **73**:942–949.

Rosen PS, Marks MH, Reynolds MA. Influence of smoking on long-term clinical results of intrabony defects treated with regenerative therapy. *J Periodontol* 1996; **67**:1159–1163.

Rosen PS, Marks MA, Bowers GM. Periodontal regeneration in the treatment of maxillary molar class II furcations: case reports. *Int J Periodontics Restorative Dent* 1997; **17**:516–527.

Rosenberg ES, Cutler SA. The effect of cigarette smoking on the long-term success of guided tissue regeneration: a preliminary study. *Ann R Australas Coll Dent Surg* 1994; **12**:89–93.

Rosling B, Nyman S, Lindhe J. The effect of systematic plaque control on bone regeneration in infrabony pockets. *J Clin Periodontol* 1976; **3**:38–53.

Rubach WC, Mitchell DF. Periodontal disease, accessory canals and pulpal pathosis. *J Periodontol* 1965; **36**:34–38.

Ruggiero SL, Mehrotra B, Rosenberg TJ, Engroff SL. Osteonecrosis of the jaws associated with the use of bisphosphonates: a review of 63 cases. *J Oral Maxillofac Surg* 2004; **62**:527–534.

Sanders JJ, Sepe WW, Bowers GM, et al. Clinical evaluation of freeze-dried bone allografts in periodontal osseous defects. III. Composite freeze-dried bone allografts with and without autogenous bone grafts. *J Periodontol* 1983; **54**:1–8.

Schallhorn RG, McClain PK. Combined osseous grafting, root conditioning, and guided tissue regeneration. *Int J Periodontics Restorative Dent* 1988; **8**:8–31.

Schwartz Z, Mellonig JT, Carnes DL Jr., et al. Ability of commercial demineralized freeze-dried bone allograft to induce new bone formation. *J Periodontol* 1996; **67**:918–926.

Shigeyama Y, D'Errico JA, Stone R, Somerman MJ. Commercially prepared allograft material has biologic activity *in vitro*. *J Periodontol* 1995; **66**:478–487.

Stahl SS, Froum SJ, Tarnow D. Human clinical and histologic

responses to the placement of HTR polymer particles in 11 intrabony lesions. *J Periodontol* 1990; **61**:269–274.

Svärdström G, Wennström J. Furcation topography of the maxillary and mandibular first molars. *J Clin Periodontol* 1988; **15**: 271–275.

Takei HH, Han TJ, Carranza FA Jr., Kenney EB, Lekovic V. Flap technique for periodontal bone implants. Papilla preservation technique. *J Periodontol* 1985; **56**:204–210.

Terranova VP, Fanzetti LC, Hic S, et al. A biochemical approach to periodontal regeneration: tetracycline treatment of dentin promotes fibroblast adhesion and growth. *J Periodontal Res* 1986; **21**:330–337.

Tonetti MS, Pini Prato G, Cortellini P. Periodontal regeneration of human intrabony defects. IV. Determinants of healing response. *J Periodontol* 1994; **65**:934–940.

Tonetti MS, Pini-Prato G, Cortellini P. Effect of cigarette smoking on periodontal healing following GTR in intrabony defects. A preliminary retrospective study. *J Clin Periodontol* 1995; **22**: 229–234.

Tonetti M, Cortellini P, Suvan JE, et al. Generalizability of the added benefits of guided tissue regeneration in the treatment of deep intrabony defects. Evaluation in a multi-center randomized controlled clinical trial. *J Periodontol* 1998; **69**: 1183–1192.

Tonetti MS, Fourmousis I, Suvan J, et al. Healing, post-operative morbidity and patient perception of outcomes following regenerative therapy of deep intrabony defects. *J Clin Peridontol* 2004; **31**:1092–1098.

Tonetti MS, Cortellini P, Lang NP, et al. Clinical outcomes following treatment of human intrabony defects with GTR/bone replacement material or access flap alone. A multicenter randomized controlled clinical trial. *J Evid Based Dent Pract* 2005; **5**:156–157.

van Steenberghe D. A retrospective multicenter evaluation of the survival rate of osseointegrated fixtures supporting fixed partial prostheses in the treatment of partial edentulism. *J Prosthet Dent* 1989; **61**:217–223.

Velasquez-Plata D, Scheyer ET, Mellonig JT. Clinical comparison of an enamel matrix derivative used alone or in combination with a bovine-derived xenograft for the treatment of periodontal osseous defects in humans. *J Periodontol* 2002; **73**: 433–440.

Vertucci FJ, Williams RG. Furcation canals in the human mandibular fist molar. *Oral Surg* 1974; **38**:308–314.

Wang HL, Burgett FG, Shyr Y, Ramfjord S. The influence of molar furcation involvement and mobility on future clinical periodontal attachment loss. *J Periodontol* 1994; **65**:25–29.

Weber H-P, Sukotjo C. Does the type of implant prosthesis affect outcomes in the partially edentulous patient? *Int J Oral Maxillofac Implants* 2007; **22**(Suppl.):140–172.

Westfelt E, Nyman S, Socransky S, Lindhe J. Significance of frequency of professional tooth cleaning for healing following periodontal surgery. *J Clin Periodontol* 1983; **10**:148–156.

Yukna RA, Mellonig JT. Histologic evaluation of periodontal healing in humans following regenerative therapy with enamel matrix derivative. A 10-case series. *J Periodontol* 2000; **71**:752–759.

Yukna R, Salinas TJ, Carr RF. Periodontal regeneration following use of ABM/P-15: a case report. *Int J Periodontics Restorative Dent* 2002; **22**:146–155.

Zander HA. The attachment of calculus to root surfaces. *J Periodontol* 1953; **24**:16–19.

# 第5章

# 种植牙周学创造美丽笑容

*André P. Saadoun DDS, MS*

## 美学种植治疗

骨结合的提出是口腔医学最为重要的革新之一，满足了患者对于牙列缺失、牙列缺损或者单颗牙缺失的各种治疗需要。使用种植治疗方案替代缺失的前牙，恢复严重吸收的牙槽骨这一治疗手段目前已迅速发展，当代的技术可以做到微创治疗。种植治疗美学方面的难点在于软组织的处理，模仿天然牙和牙龈的外形。种植修复的术后美学难以预期，而在前牙区更具挑战性。

美学组织形态包括协调的牙龈扇贝状边缘，避免相邻牙齿临床冠高度突兀的变化，颊侧黏膜有足够厚度，呈现一定的突度，以及明显的牙龈乳头（Ahmad, 1998）。

要达到美学成功的可预测性，只有通过全面的治疗方法和对影响牙/种植修复界面的美学结果的各种生物学参数指标适当的理解（Van Dooren, 2005）。软组织支架在任何前牙修复的视觉感受上起到了重要作用。没有好的牙龈轮廓，即使是经验最丰富的修复科医生或者烤瓷技师也不能表达出美观的术后效果；而如果种植修复没有尊重并重塑理想和谐的天然牙龈外形，也不可能达到理想的美学结果（Leziy and Miller, 2008）。

因此，前牙区种植治疗要获得功能和美观的成功，不仅依赖于修复体的质量，还依赖于软硬组织的保存和再生，且主要取决于龈缘和牙龈乳头的

外形和稳定性，及与邻牙的协调性（Rompen et al, 2003）。

当各组织的相对关系处于生理范围时，理想的美学效果能够维持。因此，如果这种关系没有恢复生理范围，那么也不会达到令人满意的美学效果（Jundslalys, 2003）。

## 种植—牙周的相互依赖关系

当今积极的牙周治疗的观念是在任何种植治疗之前，去除所有的病因学、生物学或医源性致病因素。

牙龈外形的不协调可以通过牙周手术处理，比如多余牙龈的切除术。另外，软组织增量术，正畸或一些生理过程，如牙釉质基质衍生物、无细胞成分的表皮基质或富血小板纤维蛋白（用于牙龈退缩或牙槽嵴增量），但这些过程由于牙齿和种植体表面的差异而在种植学中更具挑战性。

种植体—黏膜界面的组成和测量结果在不同的种植体机械加工的光滑表面、粗糙表面和天然牙—黏膜界面都有不同，分别为3.19mm、2.40mm和2.11mm。这一差异对于理解种植体发生炎症的易感性至关重要（Listgarten, 1999）。牙槽嵴上的胶原纤维平行排列，而不是垂直走向（Abrahamsson et al., 1997），这样机械附着的力量相较天然牙来说大大减弱（Chavrier et al., 1994）。另外，种植体周围黏膜的再生受到其自身细胞数量较少、成

血管化能力较差的限制（Berglundh et al., 2007）。因此，种植体周围和牙周组织在对抗感染方面有所差异（Ericsson et al., 1992;Berglundh et al., 1992; Lindhe et al., 1992）。

天然牙的龈下修复体会造成牙龈随着时间推移而退缩（Valderhaug, 1980），这一现象已被Stetler和Bissada（1987）所证实。据后者报道，天然牙如果仅有狭窄角化龈，同时修复体边缘位于龈下的话，容易有较高的牙龈炎症发生率。因此，牙科种植体周围角化龈的存在尤其重要，因为种植修复位于黏膜以下，应该将基台的龈下部分隐藏起来（Warrer et al., 1995），并可推广至种植体的冠修复（Saadoun and Touati, 2007）。

如果种植体位于缺乏角化龈的区域，那么将因为容易产生菌斑堆积而更易发生组织退缩。即使菌斑的量接近，非角化龈区域的种植体也更容易发生附着丧失（Chung et al., 2006）。仅有窄带状角化龈区域的种植体出现深牙周袋（89%）和探针出血（71%）的比例比角化龈宽大的区域高3倍，牙槽骨吸收程度也较高，结果有统计学意义。这一相关性即使在矫正过种植体植入时间、吸烟、牙龈厚度和菌斑指数的影响之后仍有统计学意义（Bouri et al., 2008）。

龈上区域的菌斑堆积要比龈下显著提高。种植体表面粗糙度越高，龈上生物膜的堆积量也会显著升高，而这一趋势在龈下并未观察到。因此，细菌的定植部位（龈上或龈下）以及种植体的表面处理对生物膜的形成有显著影响（Elter et al., 2008）。

所有涉及种植体周围的操作都必须按照牙周手术的基本原则进行，同时还需要考虑到牙齿和种植体两者的差异。

## 种植体周围软组织退缩

临床医生经常需要面对软组织保存，恢复扇贝状外形，同时在整个临时修复阶段确保合适和整体性的多重挑战。与天然牙相邻的种植牙不应该影响原本连续自然的牙龈形态。

前牙区拔除单颗或多颗牙后常发生牙槽骨吸收，骨量和牙龈厚度不足，牙龈乳头部分或完全缺失，为了纠正并且避免进一步加重这种组织缺损，有必要理解几个与之相关的生物因素。建议使用所有可行的软硬组织再生术来达到理想的与相邻的天然牙一致的修复效果（Touati, 2009）。

初期骨愈合和边缘骨的长期稳定性受到种植体的治疗设计和表面性质的影响。初期稳定性是预测是否可行即刻负重的最重要因素，其大小与骨材料的质和量、种植体外形、手术术式有关。圆锥形设计的种植体最适用于拔牙后接受即刻负载的病例，因为通过侧方骨挤压可以增加骨密度；另外，圆锥形种植体与拔牙窝的形态较适应与骨的接触面积较大。这些因素都能够增加初期稳定性，使得咬合力分散（Glauser et al., 2006）。

来自种植体表面理想的生物力学和生物化学刺激对于骨愈合过程来说是至关重要的。长期的边缘骨稳定性主要依赖于种植体的生物力学刺激，特别是种植体颈部微沟槽的存在。

既然软组织的外形依赖于下方的骨组织，保存种植体周围的骨就有了以下几个理由：

- 任何的骨丧失都意味着骨结合的丧失，而失去对种植修复的支持。
- 保存牙槽嵴能够使种植体周围软组织的支持最大化。软组织有一定的生物学宽度，因此牙槽嵴吸收意味着软组织的根向移位。前牙区的骨丧失，伴有牙龈乳头的缺损和牙龈外形不调会对美观造成严重影响。
- 牙槽嵴保存为简化口腔卫生和健康维持创造了有利的解剖条件（Cochran, 2008）。

长期维持种植体周围软硬组织的稳定无疑是目前种植领域相关文献报道最多的方面。

事实上，目前已有很多报道，在进行两段式或一段式种植体的二期手术和修复完成之后，种植体周围环状牙龈或骨组织的高度会有变化。目前文献中广泛认可的看法是骨和软组织重塑发生在6个月之内（图5.1）。种植体周围黏膜，特别是窄而薄的扇贝状的牙龈生物型，将会在基台连接、冠修复后3～6个月发生不可避免的退缩［退缩主要出现在最初6周（0.6mm）和接下来的3～6

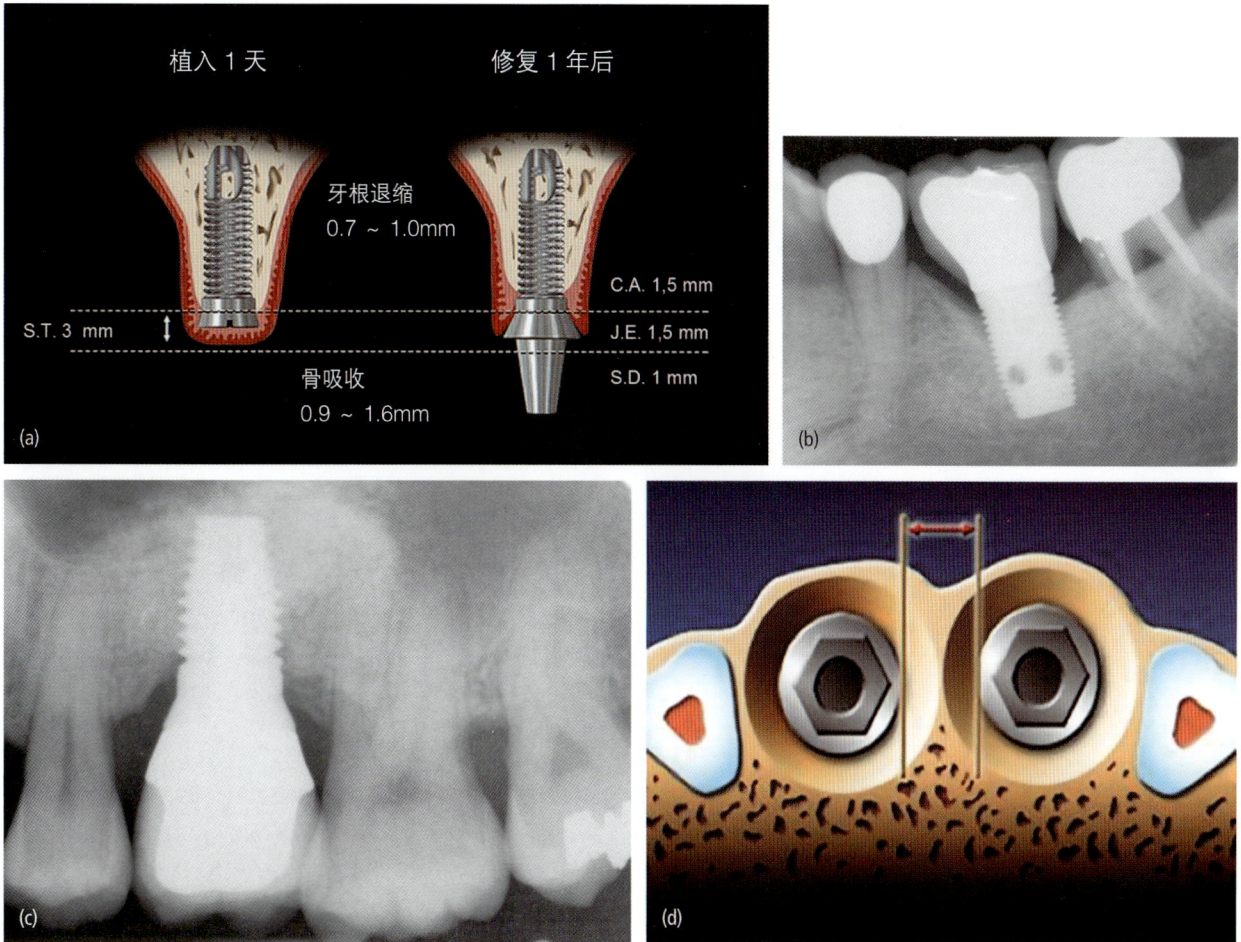

图5.1　（a）种植体植入、基台连接后的生物学宽度重构。（b）下颌种植体周围邻面第一螺纹处骨吸收的X线片。（c）上颌种植体周围邻面第一螺纹处骨吸收的X线片。（d）种植体植入、基台连接后种植体周围环状骨吸收。

个月（0.7mm），到第9个月时由于生物学宽度的重构而趋于稳定（0.9mm）〕（Small and Tarnow, 2000）。

　　确实，已有研究表明牙槽骨以环状的方式吸收，距种植体—冠界面（微隙）大约根向2mm、侧向1.4mm。当下方的骨吸收时，牙龈的根向迁移风险就增加。因此，前牙区的种植体修复是有风险的，此处有95%的病例会发生边缘骨改形（Albrektsson et al., 1986），0.6～1.0mm的软组织退缩在83%的病例中都是不可避免的，特别是在扇贝状牙龈型、颊侧骨皮质较薄的病例（Grunder, 2000; Wöhrle, 2000）。

　　当破损的牙齿位点由于疾病或外伤有感染存在，将直接影响软硬组织的质和量，可能会改变未来种植体植入位点的牙槽骨结构。治疗局部感染的时候可能会发生美学相关重要的软硬组织进一步的吸收，而更多地涉及美学考虑。可能存在的一个或多个牙槽窝骨壁缺损，伴或不伴有牙龈退缩，可能需要种植手术改善解剖外形，因此是即刻负重的禁忌证（Schropp and Isidor, 2007）。

种植体覆盖螺丝的早期暴露将导致黏膜封闭的损伤，可能会加速早期种植体周围牙槽骨丧失。一期手术后的定期复查将使该早期暴露的不利影响最小化（Kim et al., 2009）。

牙龈退缩可能与牙龈的生物型、种植体唇侧的位置或咬牙合创伤有关。这一观念是由几种现象推导出的。结合上皮的根向迁移伴有种植体—基台界面的结缔组织炎症和生物学宽度再生导致的骨愈合过程有关。

这种不断进行的牙龈退缩显示了种植体周围结构（骨和软组织）的易感性，影响美观，但不影响种植修复的功能。

大多数作者认为，以下多种因素可导致种植体周围骨丧失，引起种植牙龈退缩，这是生物学上不可避免的：种植体的设计，患者的牙龈生物型，生物学宽度重建，拔牙、种植的时机，被动萌出，翻瓣设计，种植体的三维位置，结缔组织移植，基台材料，临时/最终修复和牙合创伤。

其中的一些生物学和临床因素将在这章中进一步阐述。

## 患者的牙龈生物型

从生物学的角度来说，美学的挑战更多地来自于软组织类型，而不是周围骨组织的质量。牙龈生物型对美观有着重要影响（图5.2）。

### 种植体周围软组织

基台穿龈部位软组织封闭的建立和维持对于种植治疗极为重要。基台周围软组织屏障的形成本质上是伤口愈合的结果。因此，愈合过程中，屏障上皮会在基台周边形成，屏障上皮的根向，一个结缔组织的区域将形成，并与种植体表面附着，起到保护下方骨组织的作用。上皮屏障和结缔组织—种植体界面将建立种植黏膜的生物学宽度。

天然牙和种植体周围软组织附着的差异解释了两者对于微生物侵入、机械功能和其他压力反应的不同。例如与天然牙龈相比，种植体周围黏膜对外伤的炎症反应更深层、更持久（Abrahamsson et al.,

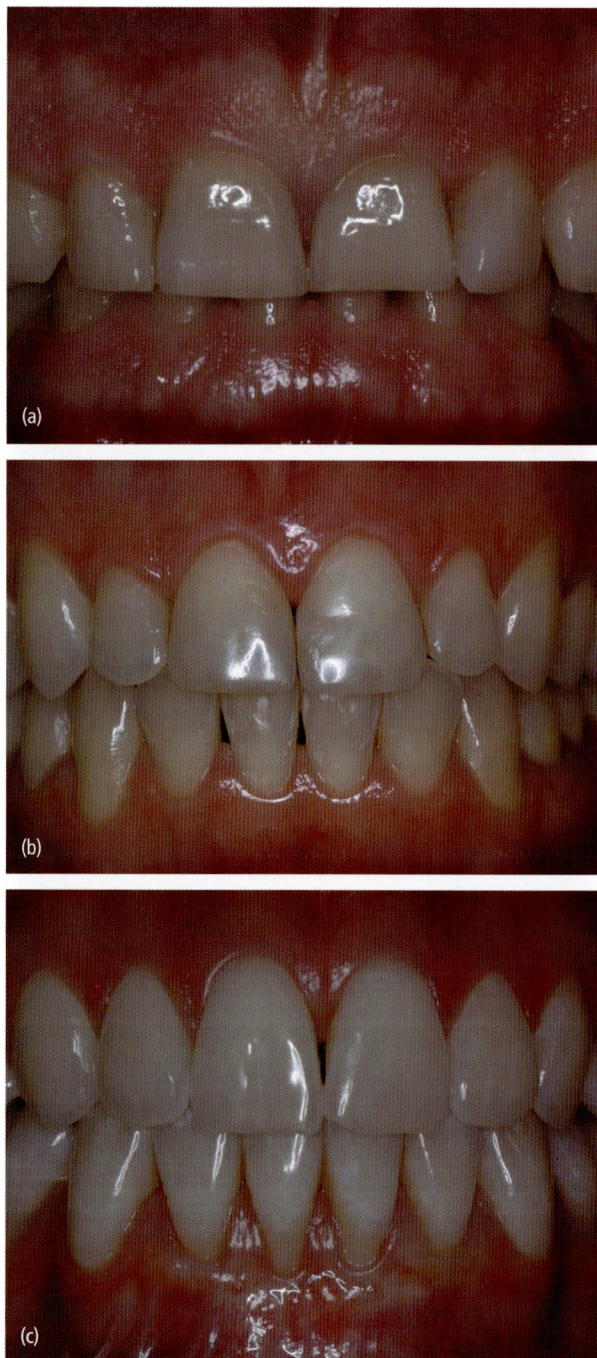

图5.2　（a）厚龈型。（b）中厚型。（c）薄龈型。

1998; Zitzmann et al., 2001）。这将导致血管化减少，种植体周围结缔组织纤维聚集也减少。

牙周血供来源于牙槽突（束状骨）侧方的骨膜上血管，以及牙周韧带内。相反，种植体的软组织血供来自于大血管的终末分支，以及种植位点的骨膜。不同于天然牙牙根部牙骨质侧方的软组织高度血管化，富含结缔组织纤维，种植体周围软组织则显得血管较少。

缺乏血管化的平行排列的结缔组织带直接与种植体表面接触，而天然牙周围的结缔组织纤维直接插入骨上方的根部牙本质，为邻牙软组织提供支持。这些组织学特点的差异解释了为什么牙周增量术在天然牙列中可取得可预测的成功，而在种植体周围难以复制这一成功；还解释了为什么软组织退缩后会立刻发生骨皮质吸收是一个正常的生物学过程（Cardarapoli et al., 2006）。

即便种植体周围黏膜领圈结构与牙周类似，因为缺少天然牙周围的锚状的结缔组织纤维——比如将牙齿与牙槽骨固定的龈牙组、环形组、越隔组和半环形纤维——使得种植体周围软组织的支持作用大大削减。

然而，种植体的表面结构可能有利于周围胶原纤维的定位和排列。Glauser等（2005）发现，多孔、氧化、粗糙的钛种植体（TiUnite®, Nobel Biocare, Göteborg, Sweden）周围的胶原纤维以一种功能性的垂直方向排列。另外，一项近期的人体试验结果表明，颈部激光微结构的种植体（Laser-Lok®, BioHorizons, Birmingham, AL）周围有生理性、功能排列的结缔组织附着（Nevins et al., 2008）。

种植体周围和牙周组织这些解剖学和生理学的差异解释了种植体周围软硬组织相对脆弱的特点（Schupbach and Glauser, 2007）。

## 牙龈厚度/高度

牙龈厚度（图5.3a）与牙龈的高度和颊侧骨板厚度有关。

颊侧骨板越厚，骨吸收越少；牙龈越厚，龈退缩越少（Schropp et al., 1999）。

组织的质量，特别是厚度，是影响牙龈稳定性和颜色美学最重要的因素。组织越厚（>1mm），就比薄龈型越能隐藏或遮盖下方基台（Jung et al., 2007）。

因此，任何牙齿周围的边缘骨改建将导致临床上以下变化：

- 厚龈型/宽大型不会有明显牙龈变化。
- 薄龈型/扇贝状牙龈将可见显著牙龈退缩。

因此，为了避免病理学变化，更精确地预测治

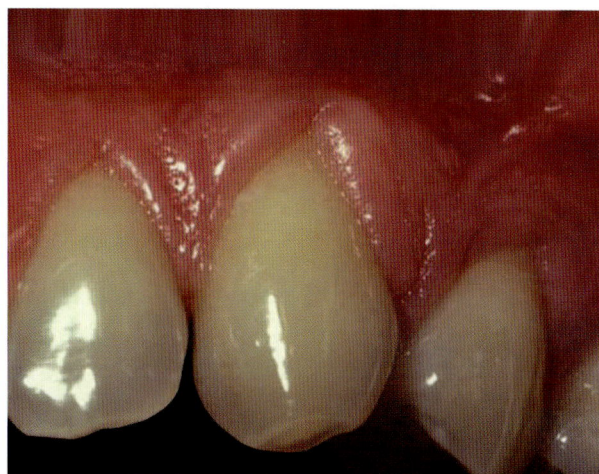

(a)

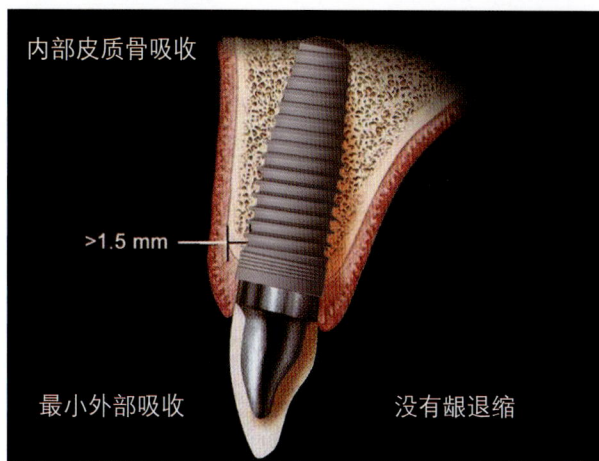

内部皮质骨吸收

>1.5 mm

最小外部吸收　　　　　没有龈退缩

(b)

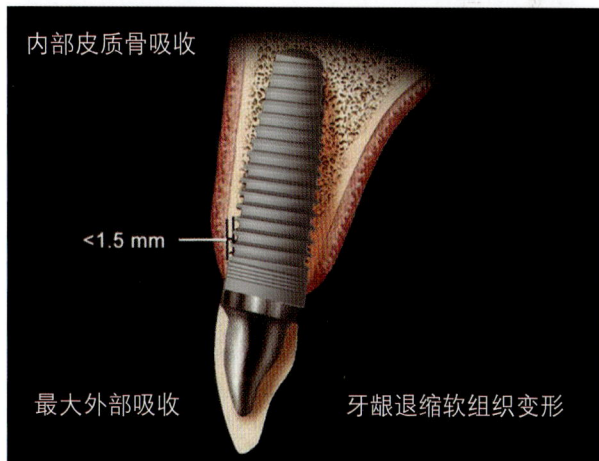

内部皮质骨吸收

<1.5 mm

最大外部吸收　　　　牙龈退缩软组织变形

(c)

图5.3 （a）薄牙龈，牙龈退缩，可能骨皮质也较薄。（b）种植体位于厚龈型，未见明显颊侧牙龈退缩。（c）种植体位于薄龈型，可见明显颊侧牙龈退缩（根据 Saadoun A等人 Current trends in implantology. *Pract Proced Aesthet Dent* 2004; 16（10）:707－714改编。Montage Media许可）。

疗效果，有必要在牙齿和种植治疗中保持生物学宽度不受侵犯（Padbury et al., 2003）。

种植体暴露，愈合/修复基台植入，粘接临时/最终修复体后种植体周围环状的生物学空间重建将导致以下变化（Rompen et al., 2003）：

- 厚龈型：骨皮质内部吸收，最少的外部骨吸收，不发生牙龈退缩，没有软组织变形（图5.3b）。
- 薄龈型：内部骨吸收伴有最大程度的外部骨吸收，牙龈退缩，软组织变形（图5.3c）。

一项近期的研究发现，初始嵴顶牙龈厚度可认为是影响种植体植入后行使功能一年内种植体周围边缘骨稳定性的重要影响因素。

- 如果组织厚度≤2mm，嵴顶骨吸收将达到1.45mm。
- 如果组织厚度＞2.5mm，嵴顶骨吸收为0.26mm。
- 如果种植体—基台连接处位于骨水平以上2mm处，可以避免明显边缘骨退缩，骨吸收可以忽略（约为0.2mm）。

因此，种植位点若为薄牙龈型，则建议避免植入骨水平种植体。以及牙龈厚度测量是必需的，以评估边缘骨吸收风险。所以，种植前，特别是美学区种植考虑患者的牙龈型很重要。

本研究有重要的理论和临床适应证（Linkevicius et al., 2009）。

就文献回顾而言，厚龈型一般出现于方形牙冠周围，具有宽大的牙龈乳头，这种情况下种植体周围骨吸收较少。因此，这种牙齿要比类三角形的牙齿容易治疗，后者常见薄龈型，有明显的龈乳头曲线。薄龈型的病例中，如果是在美学敏感区域，由于潜在的牙龈退缩可能，建议延长愈合时间。

因此，3～6个月的临时修复时间成为美学区域重要的影响因素，以达到种植黏膜最终修复前的成熟和稳定。最终修复时间应不早于术后6个月

（Grunder, 2008）。

## 牙龈乳头高度/邻面骨

一个自然的软组织形态包括和谐的牙龈边缘和完整的牙龈乳头。牙龈乳头高度与种植体邻面骨高度有关。

假设患者没有牙周病，拔牙前中切牙间的骨嵴顶大略按照釉牙骨质界唇侧到邻面的扇贝状走行，形成平均大约3mm的扇贝状骨高度；平均邻面骨高度为唇面骨嵴顶冠方约3mm。既然软组织基本上沿着骨扇贝状外形，牙龈扇贝状的高度约为3mm。然而，临床表现常常会误导医生。

因此，拔牙前边缘骨和邻面骨是决定牙槽窝类型的先决条件（图5.4a～c）。

根据颊侧骨和颊侧龈缘的关系（Elian et al., 2007; Saadoun and Landsberg, 1997），可能出现4种临床情况决定拔牙位点分类/种植体植入时机/负载（图5.4d）。

分类：

- Ⅰa：颊侧骨水平位于正确位置，即颊侧龈缘下方3mm处，厚龈型。
- Ⅰb：颊侧骨水平位于正确位置，即颊侧龈缘下方3mm处，薄龈型。
- Ⅱ：颊侧骨水平位于颊侧龈缘下方超过3mm处（骨裂开或骨吸收），颊侧龈缘位于正常水平，薄/厚龈型。
- Ⅲ：颊侧骨水平位于颊侧龈缘下方超过3mm处，龈缘退缩。

有必要理解拔牙后和即刻种植后牙槽骨扇贝状边缘和牙龈乳头软组织高度的变化（Kan et al., 2003）。手术和修复技术亦能影响牙龈乳头形态。结果就是，微创的即刻种植方法得到了极大发展，来尽量减小软组织的损失，使得美观效果得以保存。

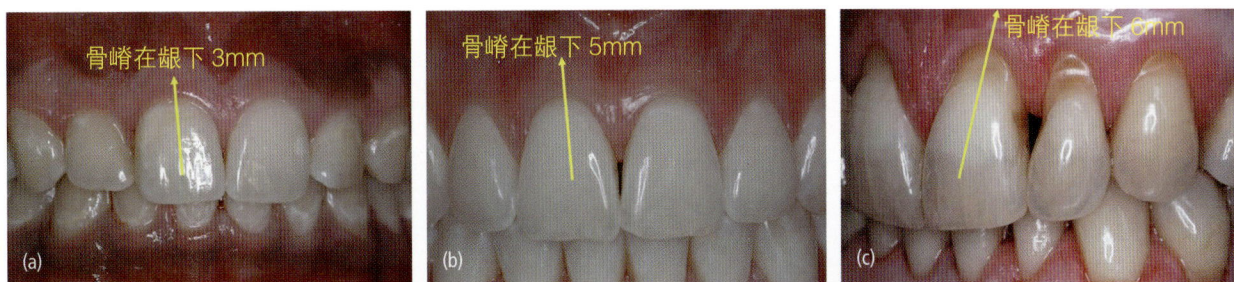

图5.4 （a）厚/薄牙龈型，牙槽嵴顶位于龈缘下3mm。（b）薄牙龈型，牙槽嵴顶位于龈缘下5mm。（c）Ⅲ型牙龈退缩，骨嵴顶位于釉牙骨质界下方6mm处。（d）拔牙位点/牙龈生物型分类/种植体植入时机/负载。

## 单/多颗牙位点的处理

制订治疗设计时，团队的每一位成员必须明晰他们负责的部分在一个成功的多学科综合治疗整体中可能产生的结果。

因此改变牙龈生物型，种植术前、术中或修复时改善软硬组织条件，补偿生理变化是有益处的（Kinsel and Capoferri, 2008）。

因此，总体手术或修复计划将根据牙龈生物型和缺失牙的数量改变（Hurzeller, 2006）。

- Ⅰ类：厚而宽大的生物型，单颗牙修复，完整的软硬组织（图5.5a）。
  - 组织保存
    - 微创入路
    - 三维合适的方向种植体植入
  - 美学效果预期
    - 基台/临时修复
    - 最终修复体材料的生物相容性
    - 穿龈轮廓外形（修复体较平的穿龈外形）。
- Ⅱ类：薄龈型/扇贝状牙龈，单颗牙修复，完整的软硬组织（图5.5b）。
  - 组织保存/增量
    - 微创手术
    - 三维合适的方向种植体植入
  - 增高的组织高度
    - 正畸被动萌出
    - 使用屏障膜的骨组织移植
  - 增加组织厚度
    - 软组织移植
    - 带蒂的旋转瓣
  - 美学效果预期
    - 基台/临时修复
    - 最终修复体的生物相容性
    - 穿龈轮廓外形（降低凸出/凹陷外形）
- Ⅲ～Ⅳ类：厚/宽大/薄/扇贝状牙龈型，单/多

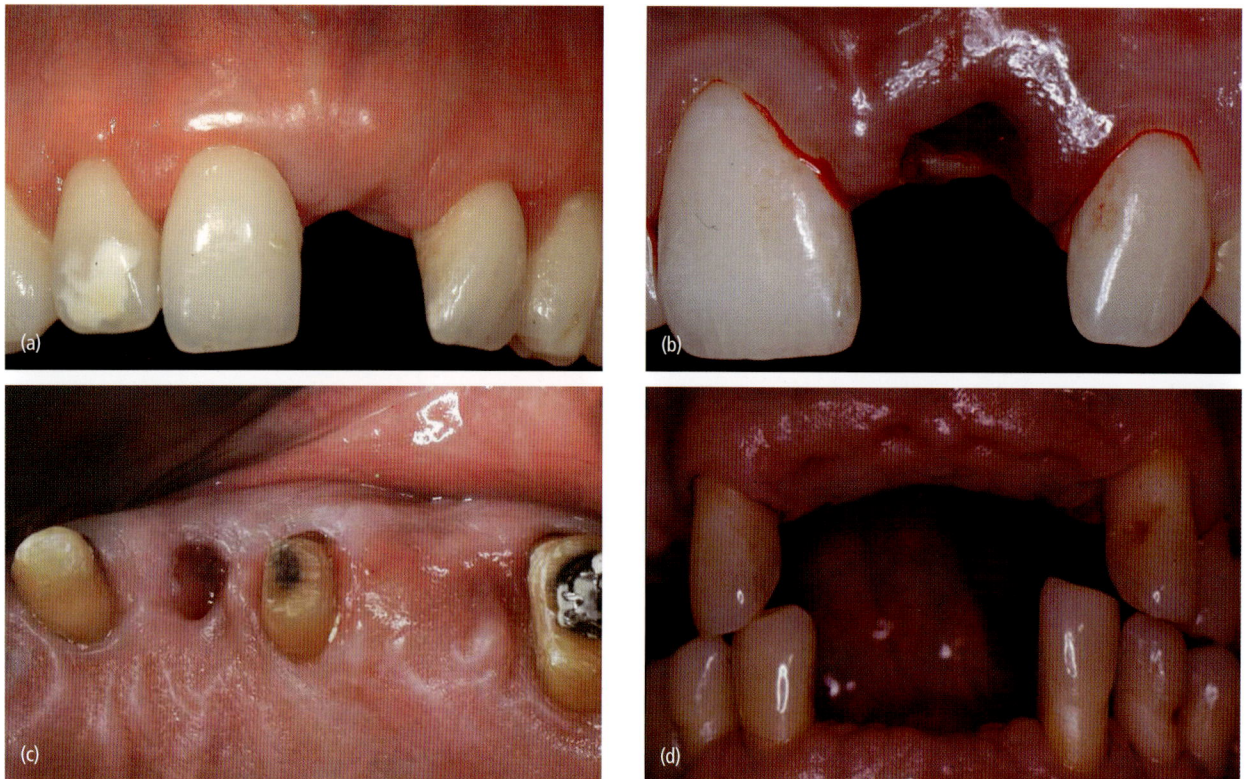

图5.5 （a）厚/宽大牙龈型，愈合的拔牙位点软硬组织完整。（b）薄龈型，拔牙后软硬组织完整。（c）厚/宽大多颗牙拔除/愈合位点，软硬组织缺损。（d）薄龈型，软硬组织缺损。

颗牙修复，完整/缺损的软硬组织（图5.5c，d）。

美学前牙区缺失牙越多，软硬组织缺损就越多，病例就越难，就越需要分阶段进行：

- 位点重建（引导骨组织再生，GBR）
- 策略性的种植体数量位置设计
- 桥体设计

## 三维种植体位置

现代科技，譬如说CBCT对于测量骨的质量、厚度，预测种植体初期稳定性很有帮助，也推动了微创引导下手术的发展，简化口外治疗设计，使得种植体植入更精确，修复结果更可预期。

种植位点的骨量应该能够使种植体植入理想的位置，而理想的位置是美学成功的基石。因此，精确的种植体三维定位是基础，也是功能上和美

观上良好效果的必备条件（Saadoun and Le Gall, 1992）。颊侧骨板厚度至少应该有2mm来支持软组织。

因此，医生植入植体的时候需考虑到潜在的生物学宽度所带来的不利影响。骨缺损形态是种植治疗中制订治疗计划的基础。种周骨重建将受到足够的骨量、理想的种植位置、基台—种植体连接部分所处的位置（如将基台—种植体连接部用非埋入式的植体垂直向移动或水平向向内移动）此三方面的限制（Degorce, 2009）。

因此，合适的种植体平台位置对于种植治疗是至关重要的，对于美观效果更为重要（Grunder et al., 2005; Kois, 1994）。

### 合理的目标

种植体冠方平台的三维定位应该建立在保存邻面和唇面牙槽骨的基础上，以维持天然牙龈的外形

（Kinsel and Capoferri, 2008）。因此，应该遵照三维位置和方向。

种植体的穿龈轮廓决定了种植体位置，软硬组织处理方法，也决定了最终修复阶段的美学能否成功（Garber et al., 2001）。为了这一目标，骨应该有理想的三维结构，能够允许足够长度、直径的种植体以合适的角度在手术导板引导下植入到理想的位置，如果多颗植体使用基于计算机的Nobel导板（Nobel Guide®，Nobel Biocare）则更佳（图5.6），1~2颗植体可使用基于模型的Nobel导板（图5.7）。

种植体类型、长度和直径或种植体的选择是基于近远中向、颊舌侧、冠根向的骨量和空间。三维位置应提前决定，位置应由手术导板引导（Grunder et al., 2005）。

现有的文献回顾建议即使种植体的三维位置正确，唇侧组织1mm的退缩也很常见，并可预期由于术后骨改建在种植修复1年后发生（Cardarapoli et al., 2006）。种植体种植位置不正确会导致大量骨改建，并且之后造成牙龈组织水平发生明显变化，特别是如果种植体过于偏唇向，会使唇侧骨板过薄。唇侧骨丧失的增加可能使得唇侧软组织发生退缩。厚龈型的患者多少对龈退缩有所抵抗，但最终，生物型对软组织稳定性的影响不及种植体的位置（Evans and Chen, 2007）。

结果就是，将种植体植入在正确的三维位置，以尽可能减小骨改建的不利影响至关重要。剩余牙槽嵴的每一个维度都会影响最终修复体的结果（Saadoun et al., 1999）。

- 近远中向位置决定了
  - 种植体直径的选择
  - 邻面骨高度
  - 牙龈乳头的可预测性
- 颊舌侧方向决定了
  - 颊侧骨板的保存
  - 种植体直径的选择
  - 种植牙冠的长度
- 冠根向位置决定了
  - 龈下部分的穿龈轮廓

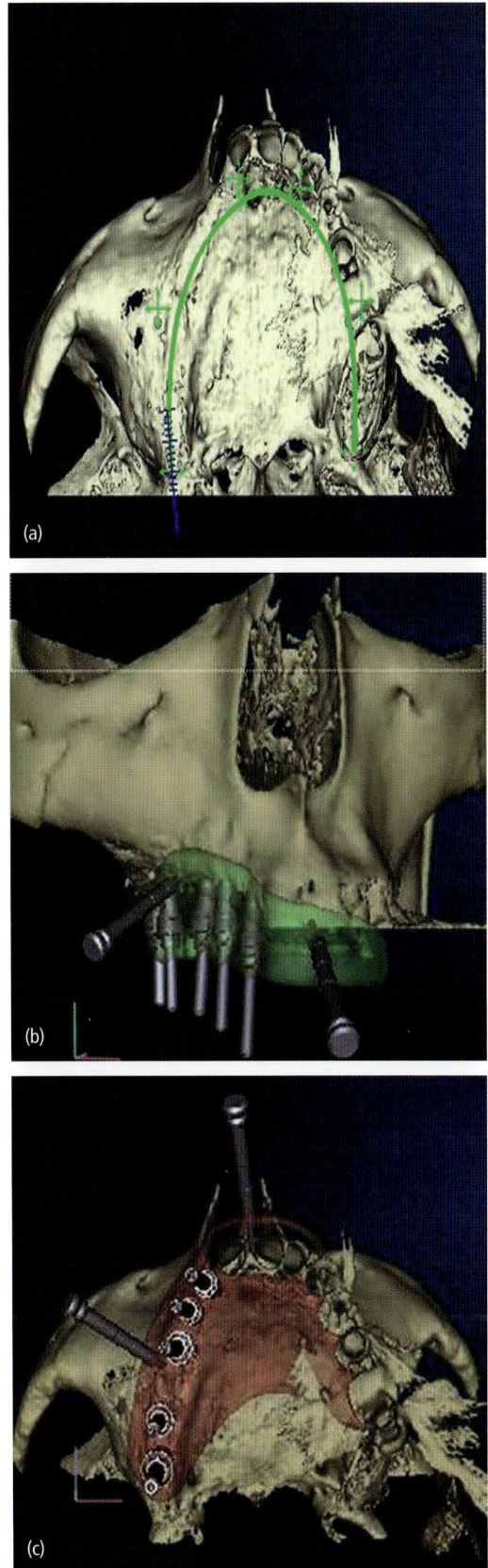

图5.6 （a）上颌CT（Nobel Biocare软件）。（b）定位虚拟种植体和定位针。（c）手术导板的虚拟设计（基于计算机的Nobel Guide）。

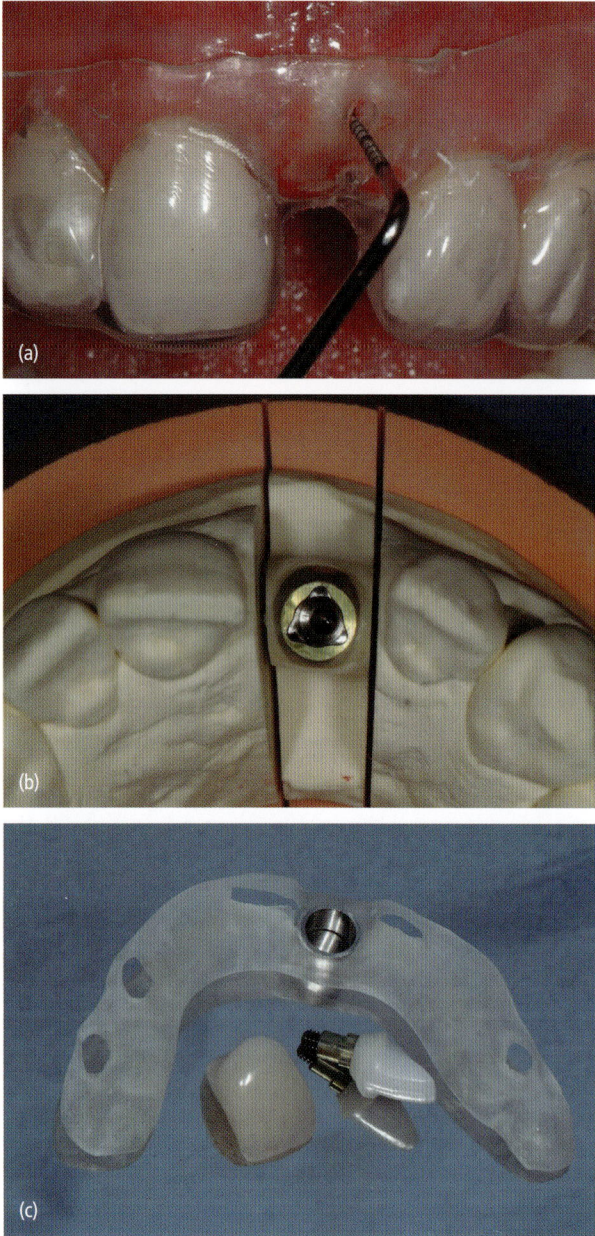

图5.7　（a）麻醉后进行探诊，标记牙槽嵴牙龈厚度。（b）种植体替代体定位于模型的理想三维位置。（c）开窗的手术导板，窗位于天然牙、氧化锆基台或临时冠上（基于模型的Nobel Guide）（感谢Jean-Marc Etienne先生）。

－种植体周围的软组织深度

种植体应该被2mm骨包围，防止外侧骨板吸收，使种植体唇舌侧位置正确，以形成良好的软组织领圈（Spray et al., 2000）。建议使用直径相当于牙槽嵴宽度的一半种植体，以减少牙槽嵴顶的应力集中（Yu et al., 2009）。因此，将理想直径的种植体放置在理想的近远中、唇舌向、冠根向位置

上，才能维持良好的骨和牙龈形态，确保颊侧软硬组织与邻接的天然牙和邻面骨相比等厚或更厚（Saadoun, 2002）。

## 软组织边缘和乳头轮廓的要求

正常的龈乳头和天然的牙龈外形对于防止令人不悦的美学缺陷至关重要。

为得到可预测的稳定的美学效果，需考虑最小邻间骨要求：包括水平和垂直向的骨要求，种植体—邻牙之间和种植体—种植体之间的骨要求。因此，想要使前牙种植体之间有正常的龈乳头，需要遵循以下这些水平向和垂直向的条件：

### 种植体手术的水平生物条件
近远中向

- 种植体与邻牙距离1.5～2.0mm
- 种植体/中切牙间距2.0～2.5mm
- 相邻种植体之间距离3～4mm
- 两颗上颌中切牙种植体之间距离4.0～4.5mm（图5.8）

邻牙的牙根和种植体表面的近远中距离至少要有1.5mm；临床中更实际的距离是2mm。如果同时考虑种植体的近远中，则种植后需保留至少3mm的未涉及的牙槽嵴。用剩余牙槽嵴的近远中向距离减去4mm，计算合适的种植体直径，这样临床上有一定灵活性。万一第一个选择的植体不能达到合适的初期稳定性，也可以用比第一个种植体直径大1mm的种植体替代，这样再次种植依然可以保持近远中与邻牙至少1.5mm的间距。

推荐美学区域及其他口腔区域使用的标准直径种植体有3.5～4.0mm的种植体—种植体间距（Elian et al., 2003）。如果种植体—基台界面近中迁移（即平台转换，platform switching），可能会进一步增加种植体基台交界处的骨—种植体接触量，使得种植体间有至少4.0～4.5mm的间距，提高牙槽嵴的稳定性。如果做不到平台转换，且空间有限，就必须减少种植体的数目，需要考虑用种植桥修复，以获得良好的美学效果（Canullo et al., 2009）。

最后，临床医生必须考虑每颗牙的穿龈轮

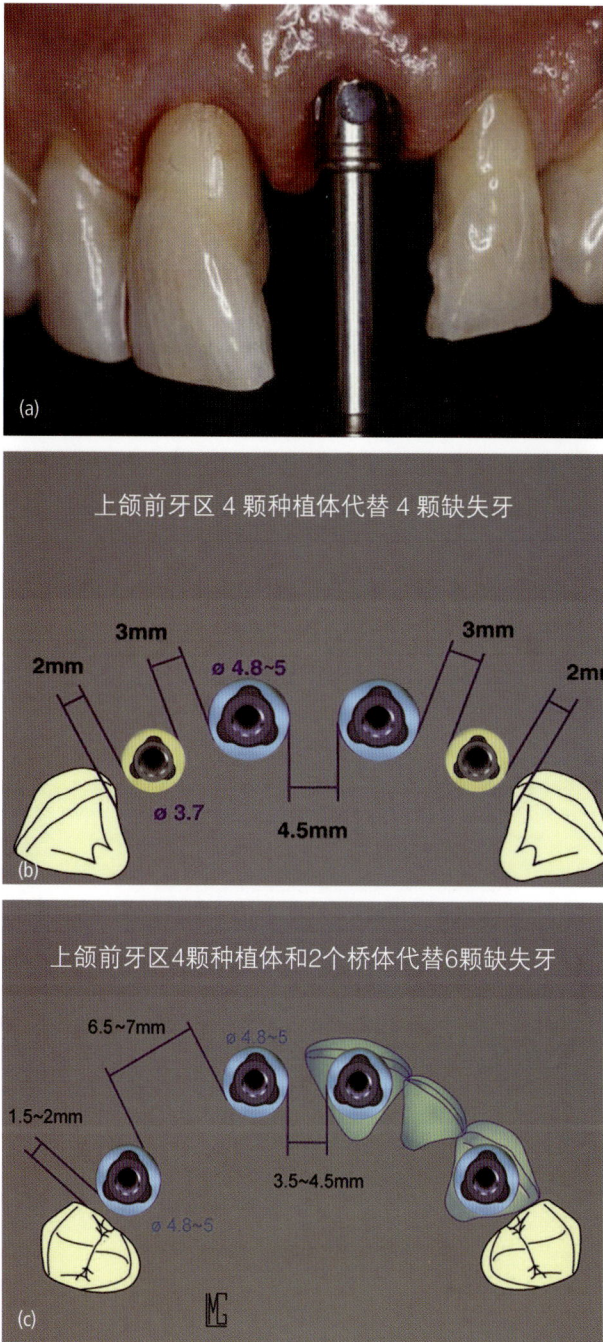

图5.8　（a）拔牙后即刻种植的近远中位置关系。（b）上颌4颗种植体替代4颗缺失牙。（c）4颗种植体+2个固定桥替代6颗缺失牙［Modified from Saadoun A, et al. Current trends in implantology. *Pract Proced Aesthet Dent* 2004; 16（10）:707‑714; with permission from Montage Media］。

廓，选择相应的合适种植体直径（Hebel and Gaijar, 1997）。与邻牙的近远中距离越小，种植体直径（ID）应该越小，反之亦然。

- 例如，在上颌，侧切牙的ID不应该超过

3.50～3.75 mm
- 中切牙的ID不应该超过5mm（为了不损伤颊侧皮质骨板）
- 尖牙和前磨牙在3.75～4.3mm。
- 磨牙在5～6mm。

如果要进行相邻的多颗种植体植入，要选择合适的种植体直径以获得与邻接的天然牙合适的近远中距离（图5.9）。

- 例如，如果缺失1颗前磨牙和1颗磨牙，那么邻牙的近远中最小距离应为15.75mm（2 + 3.75 + 3 + 5 + 2），最大距离为17.3mm（2 + 4.3 + 3 + 6 + 2）。
- 如果缺失2颗前磨牙和2颗磨牙，那么近远中最小的距离为30.5mm（2 + 3.75 + 3 + 3.75 + 3 + 5 + 3 + 5 + 2），最大距离为33.6 mm（2 + 4.3 + 3 + 4.3 + 3 + 6 + 3 + 6 + 2）。

如果近远中没有足够的距离，必须考虑减少种植体，使用桥体。

*颊腭向*

- 距邻牙颈部外形高点2～3mm（图5.10）

种植体平台的颊腭向位置与唇侧边缘的关系，应该从𬌗面观察，确保种植体的颊侧至少有2mm的骨量。种植体颊侧颈圈位置不应该超过邻牙的颊侧釉质凸面外形高点连线，也不能高过两邻牙的釉牙骨质界3mm。

种植体中心的确定，应从𬌗面观察，根据邻牙的颈部外形高点连线算3mm，加上种植体的半径之和算为种植体的中心。例如，植入一个5mm的种植体，腭侧至少要和那条线距离5.5mm，才能不破坏颊侧皮质骨板。

种植体的直径可能是导致种植体周围龈退缩的原因之一。实际上，种植体领圈的直径和外形不足以与颊侧皮质骨板有足够的距离形成火山口状吸收。皮质骨板至少要保留2mm防止骨嵴顶吸收。任何偏颊侧的种植体都必然会使剩余的颊侧皮质骨板变薄。这就是为什么要植入一个小直径的种植体，且位置稍偏腭侧，以防止这种情形发生。

因此，如果种植体是粘接修复，种植体应位于

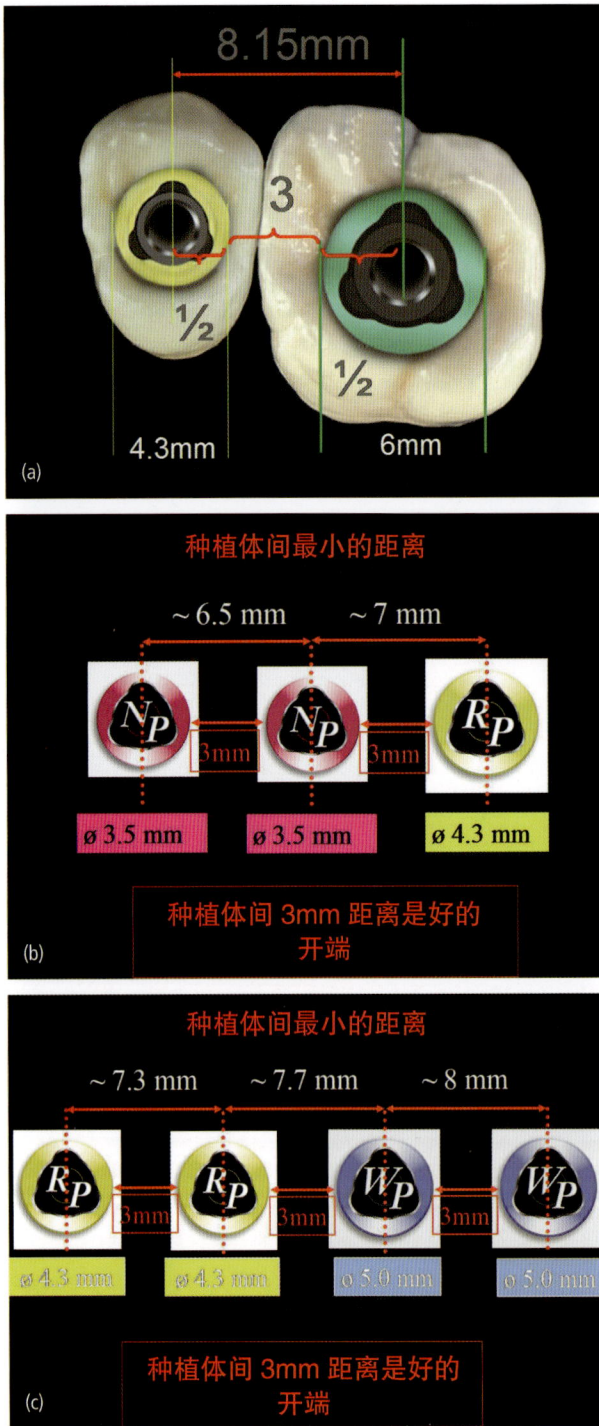

图5.9 （a）种植体之间的距离（前磨牙—磨牙）。（b）3颗种植体之间的距离。（c）4颗种植体之间的距离（感谢 Dr. Ken D. Hebel 提供）。

切端腭侧；如果是螺钉固定修复，种植体应位于舌面隆突位置，以获得一个理想的冠位置。这种角度使技师能够在种植体到牙冠的过渡处制作出平滑过渡的穿龈轮廓。太靠腭侧的种植体会出现过凸的龈

外形，太靠颊侧可能会破坏薄弱的皮质骨板，皮质骨板的破坏与龈退缩显著相关，最终导致骨丧失、临床冠偏长（Priest, 2008）。

即刻种植的情况下，外科医生不应顺着明显偏颊侧的牙槽窝的位置进行种植，种植体植入的位置应稍靠腭侧。这么做的话会使种植体和颊侧骨壁之间出现一个颊侧间隙（"buccal gap"）。间隙在≥2mm的情况下，应该植骨（Botticelli et al., 2003; Paolantonio et al., 2001）。

为了维持剩余水平骨缺损的骨量，有可能可以利用无机移植材料进行颊侧骨增量来减少颊侧皮质骨吸收、提高边缘牙槽嵴稳定性，从而减少软组织退缩（Chen et al., 2007）。使用骨生物材料如Bio-Oss（Osteohealth, Shirley, NY），可以成功地保存牙槽窝位点（Nevins et al., 2008）。

*根冠向*

• 距颊侧龈边缘的顶端2.5 ~ 3.0mm（图5.11）

根冠向位置决定的是种植体的深度。种植体的基台应位于预期的颊侧龈缘下2.5 ~ 3.0mm。如果种植体太深，会形成种植体周围袋，使后期维护困难；如果种植体太浅，则没有足够空间达到理想的冠修复的穿龈轮廓。

**单颗和多颗种植体修复的垂直向的生物学考虑**

• 牙槽骨嵴顶 / 牙—种植体接触点修复：4.5 ~ 5.0mm

• 牙槽骨嵴顶/种植体—种植体接触点修复：2.3 ~ 3.4mm

• 牙槽骨嵴顶/种植体—桥体接触点修复：5.5 ~ 6.0mm

• 牙槽骨嵴顶/牙—桥体接触点修复：6.0 ~ 6.5mm

• 牙槽骨嵴顶 / 桥体—桥体接触点修复：6.0 ~ 6.5mm（图 5.12a ~ e）

在种植体和天然牙的邻间区，龈乳头似乎不会受种植体周围骨缺失影响，可能是健康邻牙的牙槽嵴的高度在正常的水平。

如果根间水平距离 < 2.4mm，会使接触点和牙槽嵴顶的距离增加，使牙间的黑三角的大小增加，

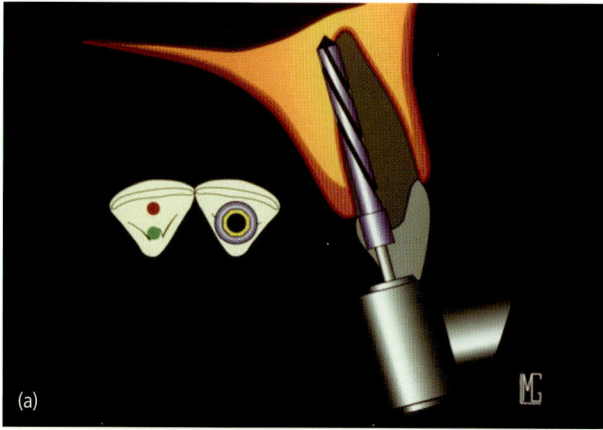

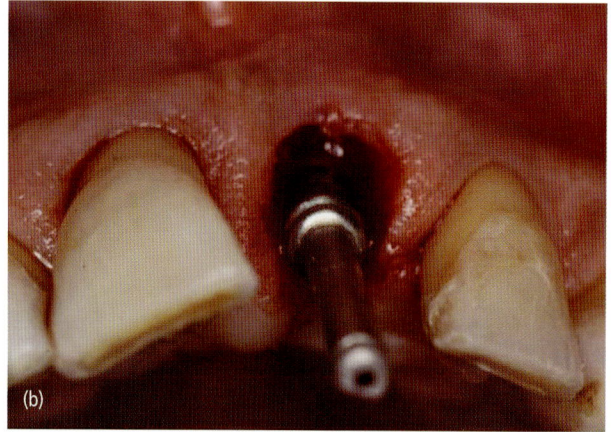

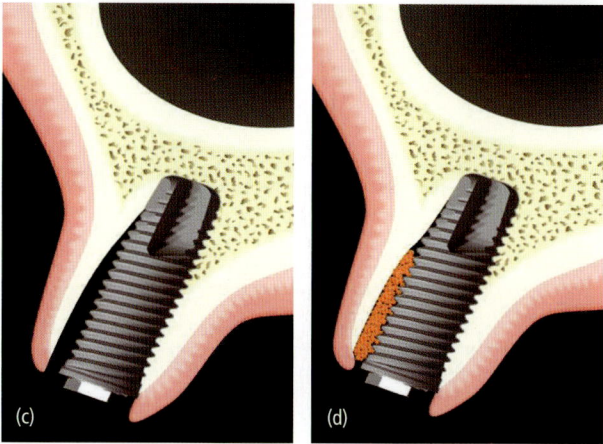

图5.10　（a）位于上颌骨腭侧的第一根钻。（根据 Saadoun A, 等 Current trends in implantology. *Pract Proced Aesthet Dent* 2004; 16（10）:707–714; with permission from Montage Media改编）。（b）拔牙/即刻种植后的颊腭向位置。（c）稍微偏腭侧的种植体，不影响颊侧骨板。（d）颊侧骨板和种植体之间的间隙植入同种异体骨（由 Dr. Mario Groisman 提供）。

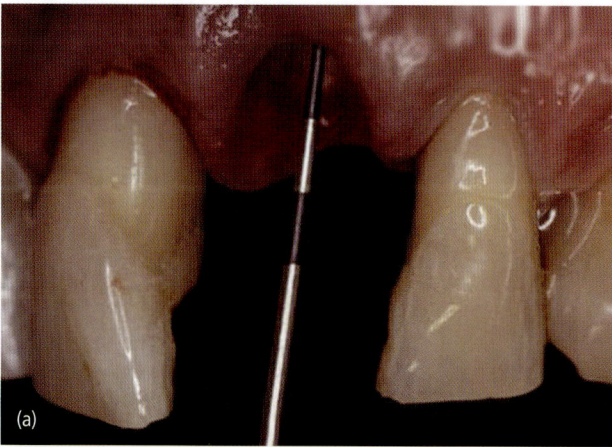

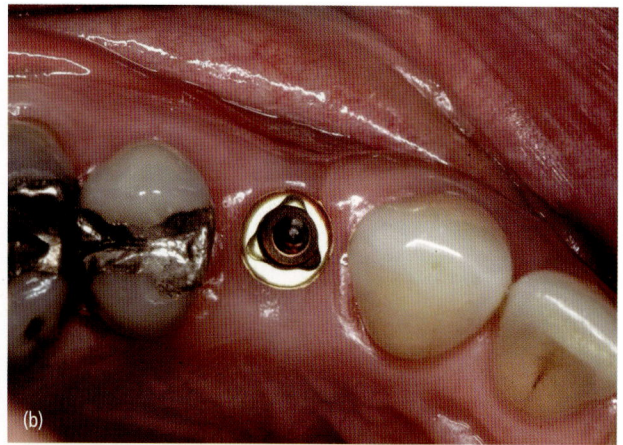

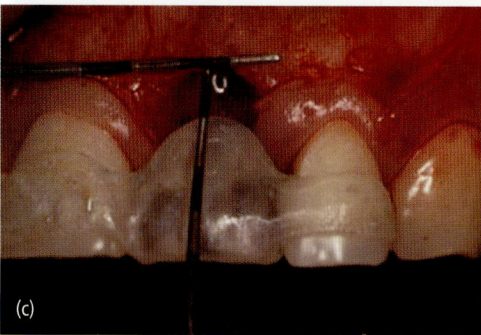

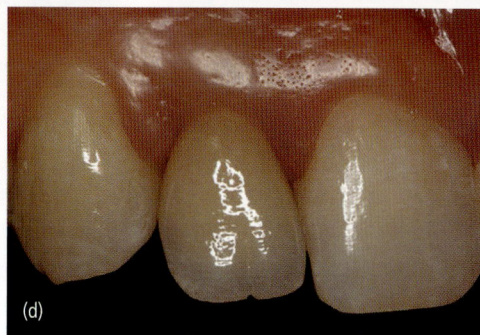

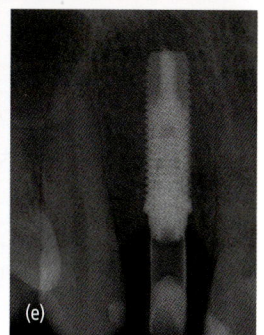

图5.11　（a）拔牙/即刻种植后的根冠向位置。（b）种植体内部三通道的凹槽朝向颊侧骨板方向。（c）在翻瓣后通过手术导板来决定龈缘位置。（d）相邻龈乳头存在于健康牙相邻的种植体修复上（由Dr. Thierry Degorce 提供）。（e）根尖片显示种植体和临时基台。

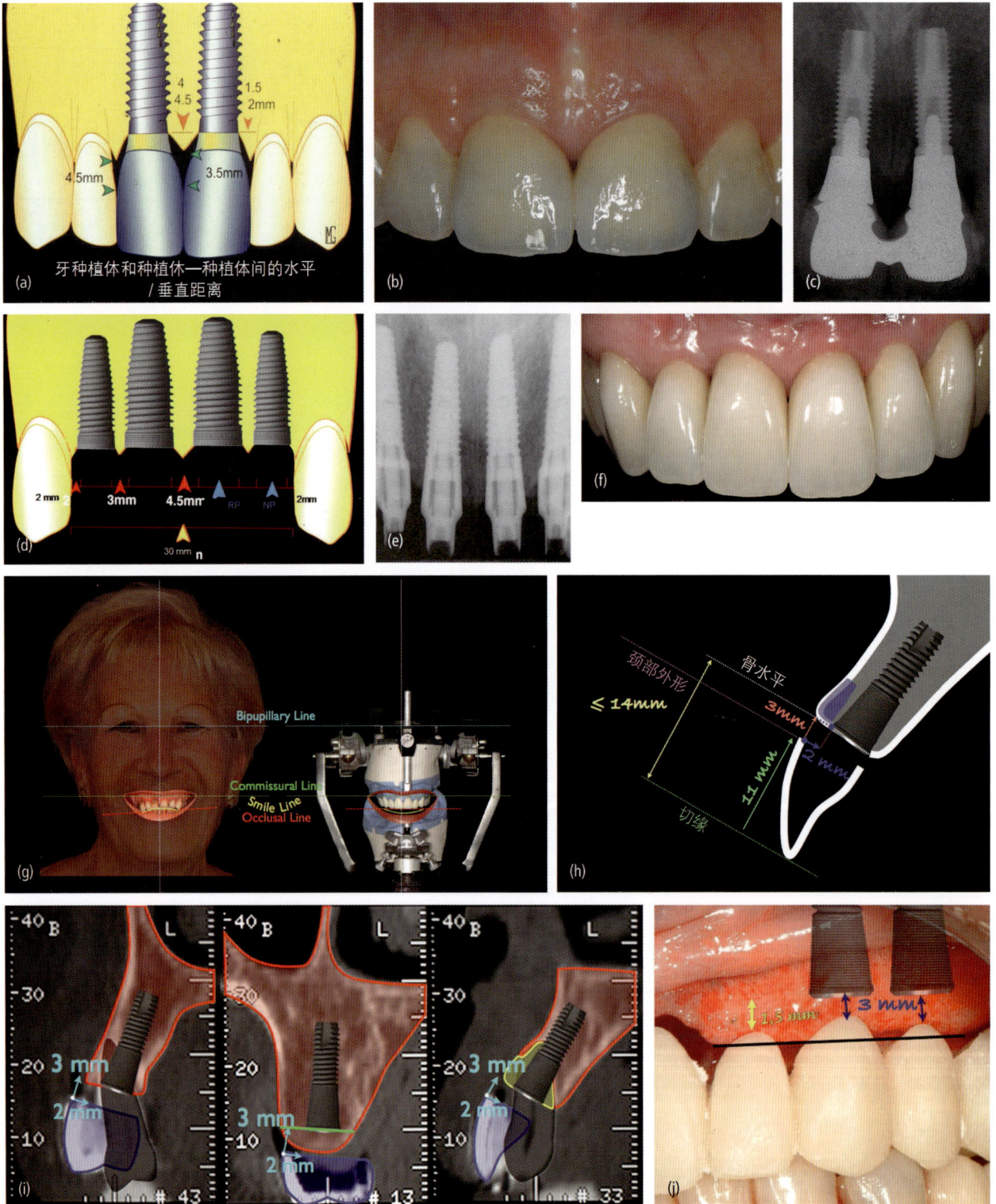

图5.12 （a）牙和相邻种植体的垂直距离图示（改编自 Le Gall M, Lauret JF. *La Fonction Osslusale*, 2008; with permission from Wolters Kluwer）。（b）相邻种植体中线龈乳头比远中龈乳头短（Courtesy of Dr. Thierry Degorce）。（c）根尖片显示两个固定种植体联合修复（改编自 Le Gall M, Lauret JF. *La Fonction Osslusale*, 2008; 经 from Wolters Kluwer授权）。（d）4颗缺失牙由4颗种植体替代。（e）4颗Nobel Perfect种植体替代4颗前牙的X线片（由Dr. Peter Wöhrle提供）。（f）前牙的6颗单冠瓷修复体，有4颗为种植体修复（由Dr. Fernando Rojas-Vizcaya提供）。（g）患者和𬭣架上的美学面容/微笑参数（由Dr. Christophe Raygot提供）。（h）种植体骨/龈和牙冠的三维关系。（i）修复体和各种骨情况的CT扫描。（j）骨改形前，种植体/桥体安置的临时桥。

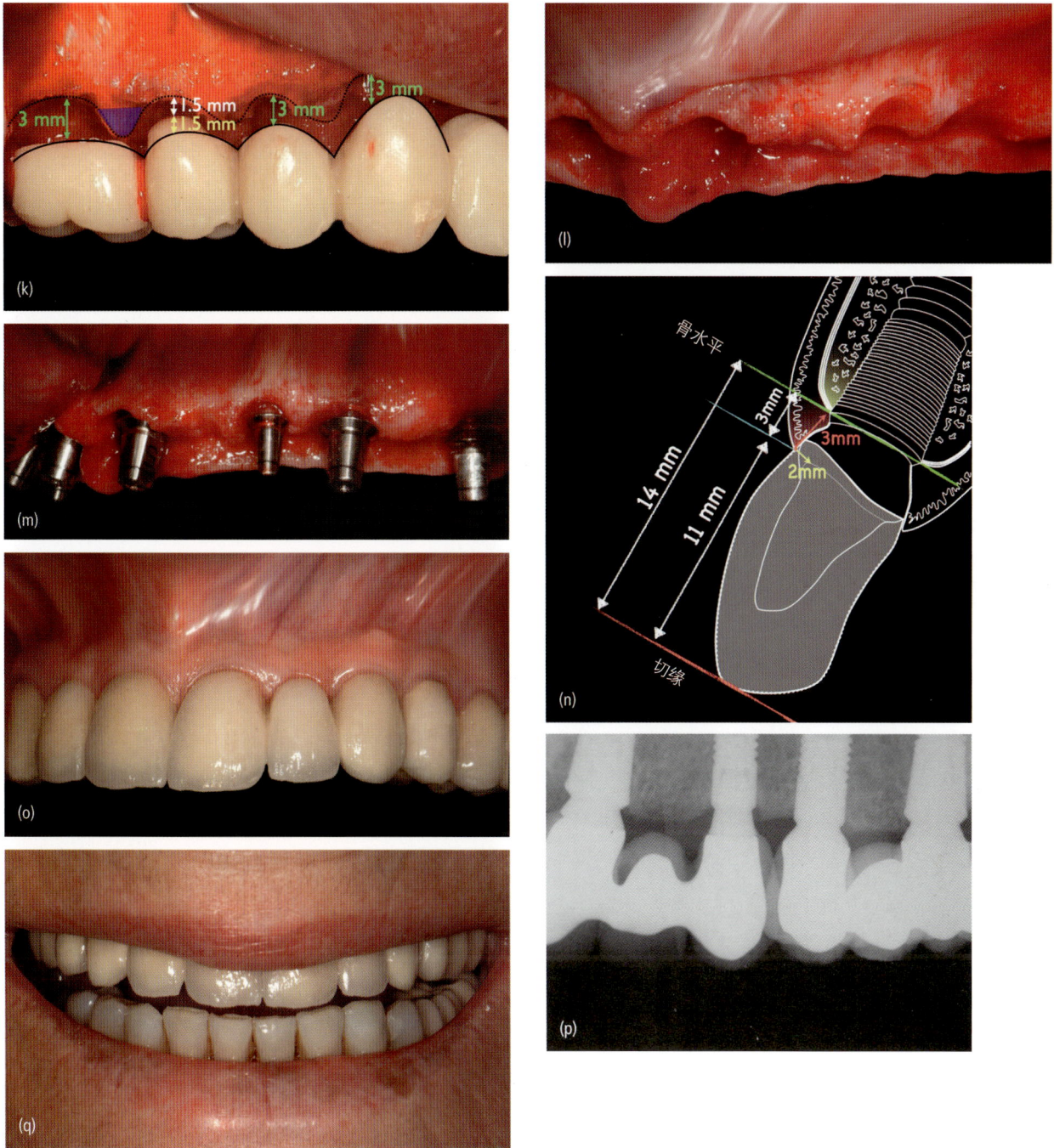

图5.12 （续）（k）检查骨和临时桥颈部的空间。（l）种植体植入前修整骨外形。（m）种植体基台就位，为桥体保留了修复空间。（n）冠长度/颈部与骨/种植体基台的关系。（o）上颌全牙列种植体冠桥修复。（p）修复后的X线片。（q）修复后患者的微笑。

影响美观。如果牙根间距＞2.4mm，接触点和牙槽嵴顶的距离不会对是否有牙间乳头产生影响。根间距以及接触点和牙槽嵴顶的距离对是否有龈乳头既有独立又有联合的影响（Martegani et al., 2007）。

　　一般来说，龈乳头随着牙—种植修复体的接触点到骨嵴顶的距离增加而增加，但是当此距离＞7mm时则龈乳头减小。天然牙和种植体冠的接触区应＜7mm。即刻种植修复行使功能1年后，与以往的一期和二期种植术式相比，似乎不会导致更多的骨丧失（Degidi et al., 2008）。

　　如果有多颗种植体植入，选择每颗缺失牙用一个种植体+单冠修复替代，还是种植体+桥体的修复方式，取决于种植区的形态。

应该考虑到一些3D种植体/桥体/骨的关系（图5.12f～q）。

在全颌重建中，第一步是确定理想的新牙列的3D位置，同时考虑牙、面中线、咬合平面、平行瞳孔线，一些情况还要考虑口角连线，确保足够的垂直距离（Cooper et al., 2007）。中切牙切缘与牙槽骨的距离应为14mm或更少，这样得到的修复后的中切牙不会超过11mm，同时保留3mm的生物学宽度。获得自然美学的要点是使用术前计划的冠修复体的颈部外形，来作为种植体植入的参考以获得正确的三维位置：龈缘根方3mm以保证生物学宽度，颊侧骨板的腭侧2mm以获得良好的软组织支持，相邻种植体的近远中间距3.0～3.5mm。

小直径3.5mm的种植体用于前牙区修复，4.0～4.5mm的种植体用于磨牙区，这样会使种植体周围骨质足够，减小软组织退缩的发生。

由于临床医生忽略剩余骨和修复体颈外形的关系，可以从颈部外形向腭侧量2mm，看是否能保留一些1.5mm或2mm的颊侧骨厚度。

如果医生能从断层扫描上测量到修复体颈外形的腭侧2mm宽度，他就能正确地评估剩余骨量，最终会决定使用不使用骨和软组织移植的治疗方案。但是如果没有发现腭侧有2mm的剩余骨，医生会决定使用其他的骨和软组织移植的治疗方案。

小直径3.5mm的植体可用于上前牙区域，4.0～4.5mm用于磨牙区，这样就可为种植体提供更多骨支持，减少牙龈退缩的发生。

为了使骨适应新的颈部外形，有必要维持、减少或增加骨量，来创造从将来的颈部外形边界到种植骨区3mm的空间，以及从颈部外形边界到骨面1.5mm的空间容纳卵圆形桥体。

即刻种植或延迟种植的即刻负重的方案，会在螺丝固位的基台上放置临时修复体，基台有一个凹

的穿龈轮廓，可以在愈合阶段引导软组织生长、减少颈部骨丧失，传递出所有的美学信息（Cooper et al., 2005; Rojas-Vizcaya, 2009）。

终印模和最终修复体根据软组织外形和基于术前治疗计划中患者的笑容设计先决条件完成。

## 结论

当今，重建美学微笑是全面口腔治疗中不可或缺的一部分。当前口腔治疗有很多手段可以用来维持或改善患者的笑容。口腔美学思考模式的进步使微笑设计越来越有可预测的、自然的结果。伴随着这些治疗结果的进步，临床医生对影响美学的因素理解得越来越全面，促使临床医生追求更加精确的符合解剖原则、功能性原则，并且可以和生物学原则完好整合的治疗，这些是美学治疗成功的先备条件。口腔医学的趋势朝着尽可能微创、最大限度减少组织破坏的方向进行。这种治疗模式的转变带来的挑战是保留牙或种植体周围组织，以便完美地模拟邻近的软、硬组织。

种植学的终极目标是达到一个完美的美学种植体修复，通过精细的牙周手术（切除或增量）和修复操作，使种植体周围环绕着与邻牙协调的自然形态的黏膜组织（图5.13）。然而达到这个目标并不容易。种植体和天然牙之间的解剖和生理差别是种植体周围软组织相对脆弱的原因。种植体周围的软组织质量是种植体美学修复成功的关键。有很多因素与牙槽嵴骨丧失相关，但这些因素所占的重要性的比例并不清楚。由于种植体稳定性是一个复杂的、多因素的问题，种植体美学治疗必须基于生物学和科学。如果遵从生理学规律，这样骨和黏膜的改建会减少，因而能减少种植体周围组织退缩，达到长久的美学结果。

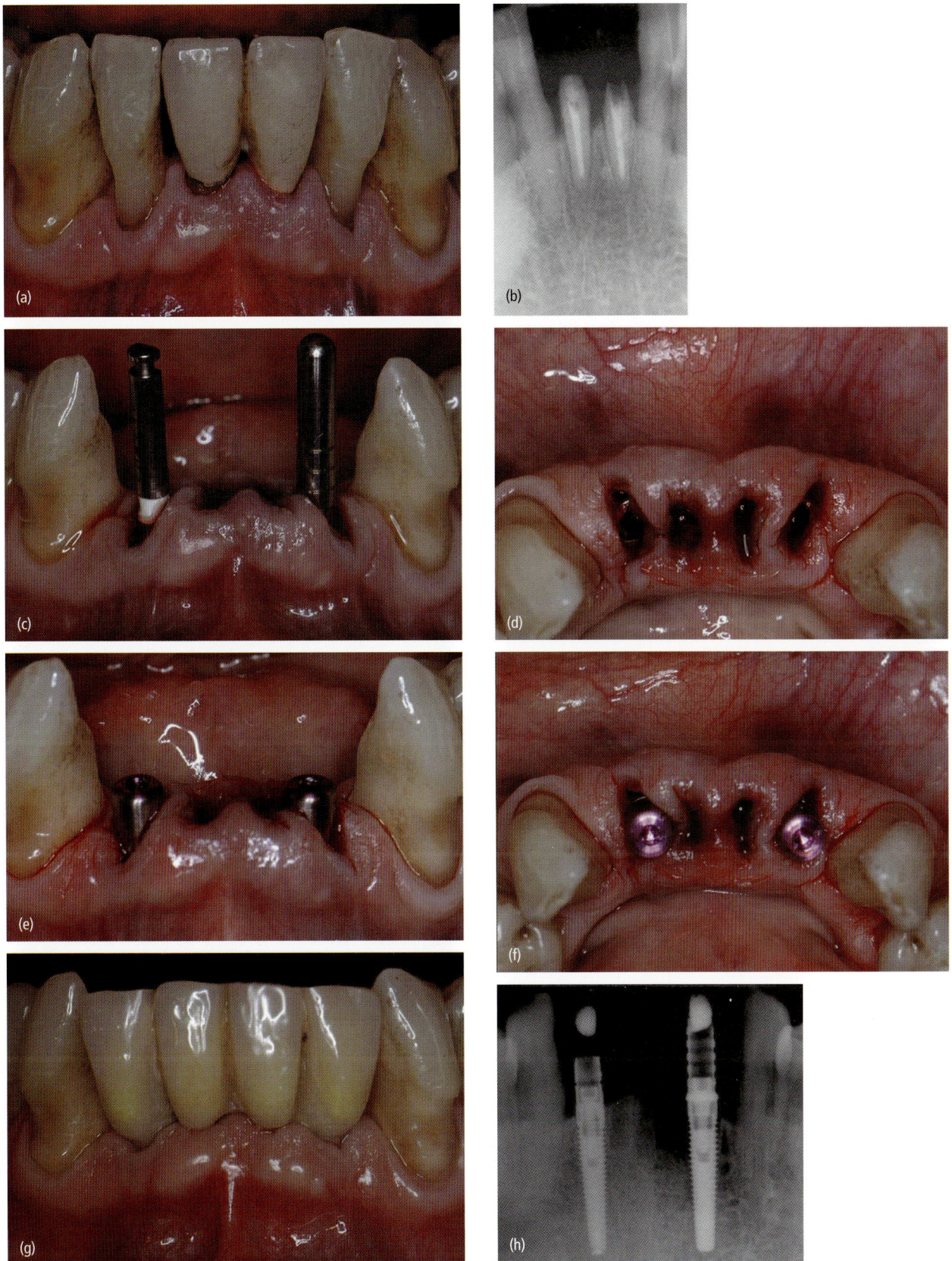

**图5.13**　（a）初诊：两个无法保留的下中切牙。（b）短根中切牙的X线片。（c）拔掉4颗切牙后，两颗侧切牙拔牙窝进行清创冲洗。（d）在侧切牙拔牙窝的稍舌侧植入种植体。（e）正面观：植入的种植体和愈合基台。（f）𬌗面观：种植体颊侧间隙植骨前的愈合基台。（g）即刻临时桥。（h）两颗种植体和修复基台的X线片。

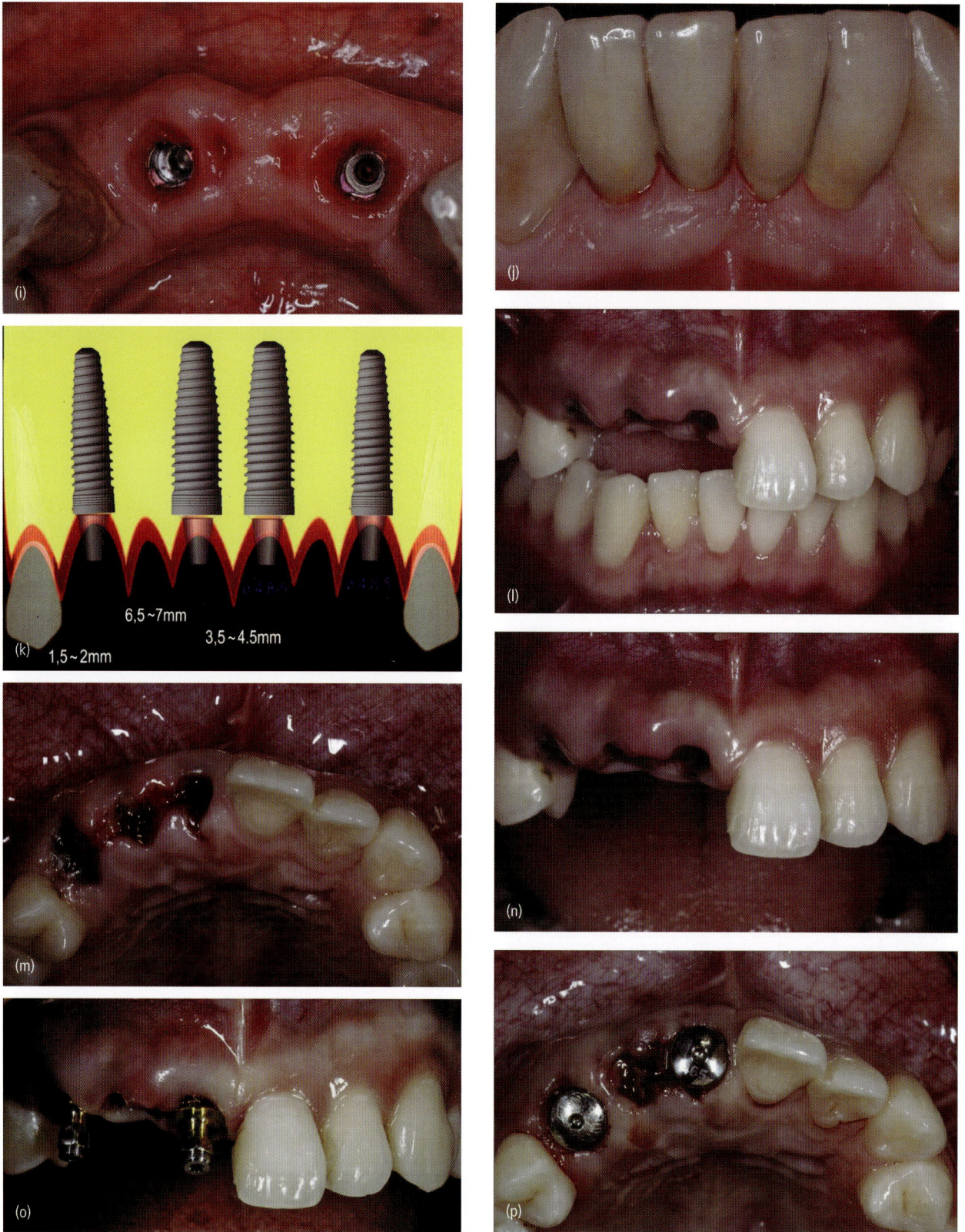

图5.13 （续）（i）殆面观：两颗种植体和桥体。（j）最终种植体烤瓷冠修复，两个中间位置的桥体（由 Dr. Christophe Raygot提供）。（k）6种使用两个中间桥体的种植方式（改编自 Le Gall M, Lauret JF. *La Fonction Osslusale,* 2008; with permission from Wolters Kluwer）。（l）初诊：由于车祸外伤缺失3颗前牙（颊面观）。（m）牙槽窝的殆面观，维持了剩余皮质骨板。（n）颊面观：牙槽窝和炎症肿胀的龈缘。（o）右中切牙和尖牙的即刻种植。（p）手术结束时的两颗种植体的愈合基台。

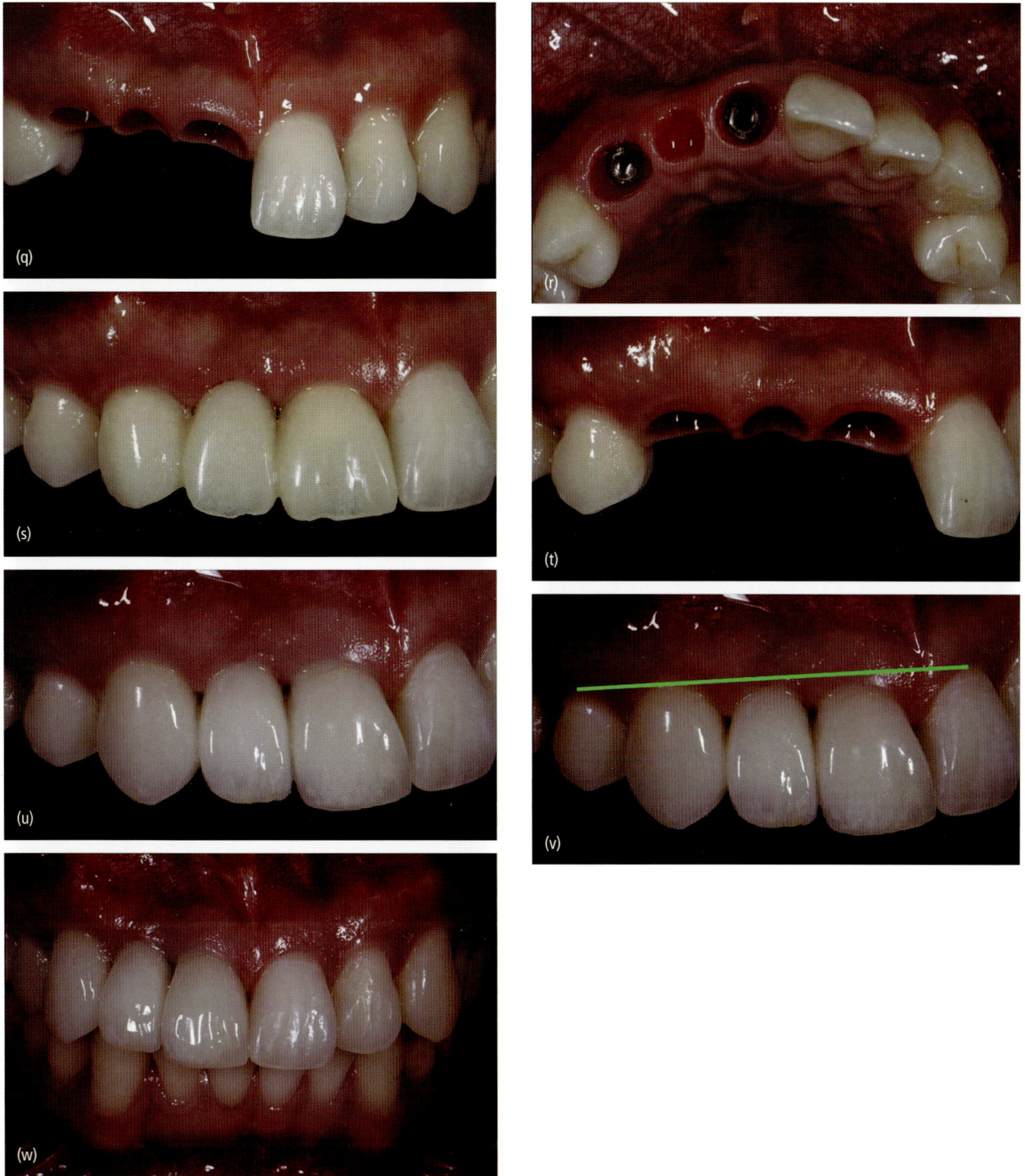

图5.13　（续）（q）手术6个月后移除愈合基台，形成扇贝状龈轮廓。（r）殆面观：6个月时理想的牙槽嵴/龈外形。（s）3个单位的临时桥：2颗种植修复体和1个桥。（t）种植体和桥体处和谐的扇贝状龈轮廓。（u）最终的3个单位的全瓷桥修复：2颗种植修复体和1个桥。（v）理想排布的颈部龈缘。（w）8个月的最终桥修复，与左侧对应的牙齿和谐（由Dr. Kwang Hyo Kim提供）。

皮质骨是否能存留有赖于许多因素，与种植体—基台—牙冠连接界面相关的炎症可以直接导致皮质骨的吸收，故种植体的顶部相对于皮质骨的冠根向位置很重要。相似的，种植体之间的距离以及种植体和天然牙之间的距离也会影响骨吸收。其他影响因素包括种植体负载所传导的骨的应力、皮质骨处种植体的骨传导性以及种植体/基台连接的类型和形态。

和谐的软组织整合不仅很大程度上依靠缺牙区软组织下方的骨形态和密度，还需要牙龈生物型、角化龈情况以及完整的邻牙支持骨来保证。

为了保存并维护种植体周围的骨和软组织，外科及修复医生必须考虑各种治疗手段可能带来的影响并谨慎选择。面对现在患者提出的越来越多的要求在尽可能短的时间或最省事的方法完成美学牙齿修复，口腔行业推出了很多新的技术手段可以缩短治疗时间，增加种植体成功率，保存软组织，减少功能应力，获得更可靠的美学效果，并改善患者的心理健康水平。这样的一些可以避免或最小化组织丧失的治疗选择包括：

- 最小化手术切口和翻瓣，尤其是龈乳头区域
- 采用更好的种植体设计（比如体部，颈部，表面处理，材料本身）
- 在整个三维空间上都正确地控制好种植体植入的位置，包括水平方向上植体之间以及植体和邻近结构之间的距离，还有垂直方向上种植修复体邻接触点与邻面骨的距离
- 更好的基台设计（比如形态、是否平台转移）
- 减少种植体元件层面的操作处理
- 设计功能咬合过程中无咬合创伤

了解以上提到的并发症、生物学宽度的概念以及其在种植体周围的生物学宽度重建过程，还有修复体的生物相容性，对于选择合适的修复手段和软组织重建是至关重要的，重视这些生物学原则才能获得可靠、可预见的种植美学修复效果。

当要在美学区进行种植时，外科医生和修复医生应该在治疗前评估时进行一个完整的功能性牙周和美学评估，并将邻近天然牙纳入考虑。

通过在最早开始治疗前考虑结果，临床医生可以预见需要使用的修复材料、基台设计（如果要用）、急诊以外类型以及引导治疗序列所需的组织结构形态和需要的技术手段。专业的植体维护以及患者回家自己维护都是确保种植体长期成功的两个关键因素。

最后，临床医生有职责在决策时引导患者，根据既往关于成功率的文献报道、评价以及个人经验，告诉患者不同治疗手段的好处和坏处。这样可以促成一个治疗提供和接受双方共同互相的理解。作为健康职业从业者，我们学到的是这样安排治疗顺序：第一，急症处理；第二，去除感染；第三，重获功能。一个人决不能违背这样一个原则：保持微笑。通常，这个最后的任务往往是患者最关注的。

有句老格言说，"功能要先于形态"。但是当美学因素包含在内时，最后的效果成指数级增加。

## 参考文献

Abrahamsson I, Berglundh T, Lindhe J. Soft tissue response to plaque formation at different implant systems. A comparative study in the dog. *Clin Oral Implants Res* 1998; **9**(2): 73–79.

Abrahamsson I, Lindhe J, Berglundh T. The mucosal barrier following abutment dis/reconnection. An experimental study in dogs. *J Clin Periodontol* 1997; **24**(8):568–572.

Abrahamsson I, Berglundh T, Sekino S, Lindhe J. Tissue reactions to abutment shift: an experimental study in dogs. *Clin Implant Dent Relat Res* 2003; **5**:82–88.

Agar J, et al. Cement removal from restorations luted to titanium abutments with simulated subgingival margins. *J Prosthet Dent* 1997; **7**:843–847.

Ahern T, Ahern S. Aesthetic correction of root fracture using an implant-supported zirconia restoration. *Pract Proced Aesthet Dent* 2008; **20**(2):118–119.

Ahmad I. Geometric consideration in anterior dental aesthetics: restorative principles. *Pract Periodontics Aesthet Dent* 1998; **10**: 813–822.

Albrektsson T, Jansson T, Lekholm U. Osseointegrated dental implants. *Dent Clin North Am* 1986; **30**(1):151–174.

Alkhatib MN, Holt R, Dedi R. Age and perception of dental appearance in tooth colour. *Gerodontology* 2005; **22**:32–36.

American Academy of Periodontology. *Glossary of Periodontal Terms*, 4th ed. Chicago, IL: American Academy of Periodontology, 2001.

Bashutski JD, Wang HL. Common implant aesthetic complications. *Pract Proced Aesthet Dent* 2008; **20**(4):245.

Bennani V, Vaudoin A. *Chapter 3: Success Criteria for Esthetic Implant Restoration, in Esthetic and Emergence Profile in Implantology*. Paris and Germany: Editions CdP, 2000.

Berglundh T, Lindhe J, Marinello C, Ericsson I, Liljenberg B. Soft tissue reaction to de novo plaque formation on implants and teeth. An experimental study in the dog. *Clin Oral Implants Res* 1992; **3**(1):1–8.

Berglundh T, Lindhe J, Jonsson K, Ericsson I. The topography of the vascular systems in the periodontal and peri-implant tissues in dogs. *J Clin Periodontol* 1994; **21**:189–193.

Berglundh T, Abrahamsson I, Welander M, Lang NP, Lindhe J. Morphogenesis of the peri-implant mucosa: an experimental study in dogs. *Clin Oral Implants Res* 2007; **18**(1):1–8.

Bissada N, Sears S. Quantitative assessment of free gingival grafts with and without periosteum and osseous perforation. *J Periodontol* 1978; **49**:15.

Bitter RN. The periodontal factor in aesthetic smile design-altering gingival display. *Gen Dent* 2007; **55**(7):616–622.

Blanes RJ, Allen EP. The bilateral pedicle flap tunnel technique: a new approach to cove connective tissue grafts. *Int J Periodontics Restorative Dent* 1999; **19**(5):471–479.

Blatz M, Hurzeler M, Strub J. Reconstruction of the lost interproximal papilla—presentation of surgical and non surgical approaches. *Int J Periodontics Restorative Dent* 1999; **19**(4):395–406.

Botticelli D, Berglundh T, Buser D, Lindhe J. The jumping distance revisited. An experimental study in the dog. *Clin Oral Implants Res* 2003; **14**:35–42.

Bouri A, Bissada N, Al-Zahrani M, Faddoul F, Nourneh I. Width of keratinized gingiva and the health status of the supporting tissues around dental implants. *Int J Oral Maxillofac Implants* 2008; **23**:323–326.

Bruchon-Schweitzer M. *Une psychologie du Corps*. Paris and Germany: PUF, 1990.

Bukhardt R, Joss A, Lang N. Soft tissue dehiscence coverage around endosseous implants: a prospective cohort study. *Clin Oral Implants Res* 2008; **19**:451–457.

Butler B. Use of the Er,CR: YSGG laser to improve periodontal plastic surgery: the periodontist's perspective. *Pract Proced Aesthet Dent* 2006; **18**(4):S10–S11.

Canullo L, Iurlaro G, Iannello G. Double-blind randomized controlled trial study on post-extraction immediately restored implants using the switching platform concept: soft tissue response. Preliminary report. *Clin Oral Implants Res* 2009; **20**(4):414–420.

Cardarapoli G, Lekholm U, Wennstrom J. Tissue alterations at implant-supported single-tooth replacements: a 1-year prospective clinical study. *Clin Oral Implants Res* 2006; **17**:165–171.

Charruel S, Perez C, Foti B, Camps J, Monnet-Corti V. Gingival contour assessment: clinical parameters useful esthetic diagnosis and treatment. *J Periodontol* 2008; **79**:795–808.

Chavrier C, Couble ML, Hartmann DJ. Qualitative study of collagenous and noncollagenous glycoproteins of the human healthy keratinized mucosa surrounding implants. *Clin Oral Implants Res* 1994; **5**(3):117–124.

Chen S, Darby I, Reynolds E. A prospective clinical study of non-submerged immediate implants: clinical outcome and esthetic results. *Clin Oral Implants Res* 2007; **18**: 552–562.

Chiche GJ, Pinault A. *Esthetics of Anterior Fixed Prosthodontics*. Chicago, IL: Quintessence, 1994.

Chu SJ. A biometric approach to predictable treatment of clinical crown discrepancies. *Pract Proced Aesthet Dent* 2007; **19**(7): 401–409.

Chu SJ, Hochman MN. A biometric approach to aesthetic crown lengthening: Part I—midfacial considerations. *Pract Proced Aesthet Dent* 2007; **19**(1):17–24.

Chu SJ, Okubo S. Range and mean discordance of individual tooth width of the mandibular anterior dentition. *Pract Proced Aesthet Dent* 2007; **19**(5):313–320.

Chu SJ, Tarnow DP, Tan JHP, Stappert CFJ. Papilla height to crown length proportions in the maxillary anterior dentition. *Int J Periodontics Restorative Dent* 2008 (Manuscript submitted for publication).

Chung D, Oh T, Shotwell J, Misch C, Wang H. Significance of keratinized mucosa in maintenance of dental implant with different surfaces. *J Periodontol* 2006; **77**:1410–1420.

Claffey N, et al. An overview of nonsurgical and surgical therapy. *Periodontol 2000* 2004; **36**:35–44.

Cochran D. The Straumann® Dental Implant System has the best design features that science can produce today. *Int Dent Today* 2008; **10**(1):64–65.

Cooper L, Albrektsson T. Marginal bone reduction with AstraTech implant system. AstraTech Implant Congress, New York. 2008.

Cooper L, De Kok I, Reside G, Pungpapong P, Rojas-Vizcaya F. Immediate fixed restoration of the edentulous maxilla after implant placement. *J Oral Maxillofac Surg* 2005; **63**: 97–110.

Cooper L, De Kok I, Rojas-Vizcaya F, Pungpapong P, Chang K. The immediate loading of dental implants. *Compend Contin Educ Dent* 2007; **28**(4):216–226.

Coslet GJ, Vanarsdall R, Weisgold A. Diagnosis and classification of delayed passive eruption of the dentogingival junction in the adult. *Alpha Omegan* 1977; **70**:24–28.

Cueva MA, Boltchi FE, Hallmon WW, Nunn ME, Rivera-Hidalgo F, Rees T. A comparative study of coronally advanced flaps with and without the addition of enamel matrix derivative in the treatment of marginal tissue recession. *J Periodontol* 2004; **75**:949–956.

Davis LG, Ashworth PD, Spriggs LS. Psychosocial effects of esthetic dental treatment. *J Dent* 1998; **26**:547–554.

De Queroz Côrtes A, Guimaraes Marins A, Nociti JFH, Sallum AW, Casati MZ, Sallum EA. Coronally positioned flap with or without an acellular dermal matrix graft in the treatment of class I gingival recessions: a randomized controlled clinical study. *J Periodontol* 2004; **75**:1137–1144.

Decharrière-Hamzawi H, Attal JP, Tirlet G. Peur d'une Dysmorphose. *Inf Dent* 2005; **87**(40):2523–2527.

Decharriere-Hamzawi H, Savard G, Tirlet G, Attal JP. Dentistrie esthétique et santé. *Inf Dent* 2007; **24**:1381–1388.

Degidi M, Nardi D, Piattelli A. Peri-implant tissue and radiographic bone levels in the immediately restored single-tooth implant: a retrospective analysis. *J Periodontol* 2008; **79**(2): 252–259.

Degorce T. Late peri implant gingival recession in the esthetic zone. *Inf Dent* 2009; **22**:1182–1183.

Eckert S. Has implant dentistry become a boutique practice? *Int*

*J Oral Maxillofac Implants* 2008; **4**:583–584.

Elian N, et al. Realities and limitations in the management of the interdental papilla between implants: three case reports. *Pract Proced Aesthet Dent* 2003; **15**(10):737–744.

Elian N, Cho S, Froum S, Smith R, Tarnow D. A simplified socket classification and repair technique. *Pract Proced Aesthet Dent* 2007; **19**(2):99–104.

Elter C, Heuer W, Demling A, Hannig M. Supra- and subgingival biofilm formation on implant abutments with different surface characteristics. *Int J Oral Maxillofac Implants* 2008; **23**:327–334.

Ericsson I, Berglundh T, Marinello C, Liljenberg B, Lindhe J. Long-standing plaque and gingivitis at implants and teeth in the dog. *Clin Oral Implants Res* 1992; **3**:9–16.

Esposito M, Grusovin MG, Maghaireh H, Coulthard P, Worthington HV. Interventions for replacing missing teeth: management of soft tissues for dental implants. *Cochrane Database Syst Rev* 2007; (3):CD006697.

Evans CD, Chen ST. Esthetic outcomes of immediate implant placements. *Clin Oral Implants Res* 2008 **19**(1):73–80; Epub 2007 Oct 22.

Ezquerra F, Berrazueta MJ, Ruiz-Capillas A, Sainz Affegui J. New approach to the gummy smile. *Plast Reconstr Surg* 1999; **104**(4):1143–1152.

Foley TF, Sandhu HS, Athanasopoulos C. Facteurs parodontaux esthétiques à considérer Durant un traitement orthodontique. Prise en charge de l'exposition excessive de gencives. *Can Sent Assoc* 2003; **69**(6):368–372.

Fradeani M. *Esthetic Rehabilitation in Fixed Prosthodontics.* Chicago, IL: Quintessence, 2004.

Garber DA, Salama MA. The aesthetic smile: diagnostic and treatment. *Periodontology 2000* 1996; **11**:18–28.

Garber DA, Salama MA, Salama H. Immediate total tooth replacement. *Compend Contin Educ Dent* 2001; **22**(3):210–216, 218.

Gargiulo AW, Wentz F, Orban B. Dimensions and relations of the dento-gingival junction in humans. *J Periodontol* 1961; **32**: 261–267.

Glauser R, Schupbach P, Gottlow J, Hammerle C. Periimplant soft tissue barrier at experimental one-piece mini implant with different surface topography in humans: a light microscopic overview and histometric analysis. *Clin Implant Dent Relat Res* 2005; **7**(Suppl. 1):44–51.

Glauser R, Zembic A, Hämmerle Christoph HF. A systematic review of marginal soft tissue at implants subjected to immediate loading or immediate restoration. *Clin Oral Implants Res* 2006; **17**(Suppl. 2):82–92.

Goldstein R, Niessen L. Issues in esthetic dentistry for older adults. *J Esthet Dent* 1988; **10**:235–242.

Grunder U. Stability of the mucosal topography around single-tooth implants and adjacent teeth: 1-year results. *Int J Periodontics Restorative Dent* 2000; **20**:11–17.

Grunder U. Multifactorial parameters to consider to ensure a long-term esthetic result. *Alpha Omega News* 2008; **119**: 37–38.

Grunder U, Gracis S, Capelli M. Influence of the 3-D bone-to-implant relationship on esthetics. *Int J Periodontics Restorative Dent* 2005; **25**(2):72–83.

Han JS, Vanchit J, Blanchard S, Kowolik M, Eckert G. Changes in gingival dimensions following connective tissue grafts for root coverage: comparison of two procedures. *J Periodontol* 2008; **79**(8):1346–1354.

Harris RJ. A comparative study of root coverage obtained with guided tissue regeneration utilising a bioabsorbable membrane versus the connective tissue with partial-thickness double pedicle graft. *J Periodontol* 1997; **68**(8):779–790.

Harris RJ. A short-term and long-term comparison of root coverage with an acellular dermal matrix and a subepithelial graft. *J Periodontol* 2004; **75**:734–743.

Hebel K, Gaijar R. Achieving superior aesthetic results: parameters for implant and abutment selection. *Int J Dent Symp* 1997; **4**(1):42–47.

Heit-Mayfield LJ. How effective is surgical therapy compared with nonsurgical debridement? *Periodontol 2000* 2005; **37**: 72–87.

Hempton TJ, Esrason F. Crown lengthening to facilitate restorative treatment in the presence of incomplete passive eruption. *J Calif Dent Assoc* 2000; **28**(4):290–291, 294–296, 298.

Hirsch A, Goldstein M, Goultschin J, Boyan BD, Shwartz Z. A 2 year follow up of root coverage using subpedicle acellular dermal matrix allografts and subepithelial connective tissue autografts. *J Periodontol* 2005; **76**:1323–1328.

Horning GM, Vernino A, Towle HJ III, Baccaglini L. Gingival grafting in periodontal practice: results of 103 consecutive surgeries in 82 patients. *Int J Periodontics Restorative Dent* 2008; **28**(4):327–335.

Hu WJ, Li LS, Zhang H. Root reshaping in combination of conservative osseous resection: a modified technique for surgical crown lengthening. *Beijing Da Xue Xue Bao* 2008; **40**(1): 83–87.

Hurzeller M. New tendency in esthetic implantology. SFDE Paris 2006.

Imberman M. Gingival augmentation with an acellular dermal matrix revisited: surgical technique for gingival grafting. *Pract Proced Aesthet Dent* 2007; **19**(2):123–128.

Ingber J, Rose L, Coslet F. The "biologic width"—a concept in periodontics and restorative dentistry. *Alpha Omegan* 1977; **70**(3):62–65.

Jacques L, Coelho A, Hollweg H, Conti P. Tissue sculpturing: an alternative method for improving esthetics of anterior fixed prosthodontics. *J Prosthet Dent* 1999; **81**:630–633.

Jovanovic S, Paul S, Nishimura R. Anterior implant-supported reconstruction: a surgical challenge. *Pract Periodontics Aesthet Dent* 1999; **11**(5):551–558.

Jundslalys G. Immediate implantation and soft tissue reaction. *Clin Oral Implants Res* 2003; **14**(2):144–149.

Jung R, et al. In vitro color changes of soft tissues caused by restorative materials. *Int J Periodontics Restorative Dent* 2007; **27**:251–257.

Kan JY, Rungcharassaeng K, Umezu K, Kois JC. Dimensions of peri-implant mucosa: an evaluation of maxillary anterior single implants in humans. *J Periodontol* 2003; **74**(4): 557–562.

Kao RT, Dault S, Frangadakis K, Salehieh JJ. Esthetic crown lengthening: appropriate diagnosis for achieving gingival balance. *J Calif Dent Assoc* 2008; **36**(3):187–191.

Karkar A. Esthetic expression. *J Indian Acad Esth Cosm Dent* 2007; **10**:1.

Kawabata H, Zaki S. Neural correlates of beauty. *J Neurophysiol* 2004; **91**(4):1699–1705.

Kennedy J, Bird W, Palcanis K, Dorfman H. A longitudinal evaluation of varying widths of attached gingiva. *J Clin Periodontol* 1985; **12**:667–675.

Kerner S, Monnet-Corti V, Sarfati A, Mora F, Bouchard P. Recouvrement radiculaire la technique influence-t-elle le resultat? *Info Dent* 2009; **18**:964–969.

Kinsel R, Capoferri D. A simplified method to develop optimal gingival contours for the single implant-supported, metal-ceramic crown in the aesthetic zone. *Pract Proced Aesthet Dent* 2008; **20**(4):231–236.

Kois J. Altering gingival levels: the restorative connection. Part I: biologic variables. *Esthet Dent* 1994; **6**:3–9.

Kois JC. Exploring the periodontal-restorative interface. *Pract Proced Aesthet Dent* 2006; **18**(4):S1.

Kokich V Jr., Kiyak H, Shapiro P. Comparing the perception of dentists and lay people to altered dental esthetic. *J Esthet Dent* 1999; **11**:311–324.

Kurtzman G, Silverstein L. Dental implants: oral hygiene and maintenance. *Int Dent Today* 2008a; **10**(1):56–62.

Kurtzman GM, Silverstein LH. Diagnosis and treatment planning for predictable gingival correction of altered passive eruption. *Pract Proced Aesthet Dent* 2008b; **20**(2):103–108.

Landolt M, Blatz M. The concept of platform switching. *Pract Proced Aesthet Dent* 2008; **20**(1):5.

Landsberg C. Socket seal surgery combined with immediate implant placement. A novel approach for single-tooth replacement. *Int J Periodontics Restorative Dent* 1997; **17**(2):140–149.

Landsberg C. Implementing socket seal surgery as a socket preservation technique for pontic site development: surgical steps revisited—a report of two cases. *J Periodontol* 2008; **79**(5):945–954.

Lang NP, Löe H. The relationship between the width of keratinized gingiva and gingival health. *J Periodontol* 1972; **43**(10):623–627.

Langer B, Langer L. Subepithelial connective tissue graft technique for root coverage. *J Periodontol* 1985; **56**:397–402.

Levine RA, McGuire M. The diagnostic and treatment of the gummy smile. *Plast Reconstr Surg* 1973; **63**(3):372–373.

Leziy S, Miller B. Developing ideal implant tissue architecture and pontic site form. *QDT* 2007; **20**:143–154.

Leziy S, Miller B. Prefabricated zirconia abutments: surgical advantages, indications and handling considerations. *QDT* 2008; **1**:68–80.

Leziy S, Miller B. Esthetics in implant therapy: a blueprint for success. Seattle Study Club Symposium Manual 2009; pp. 69–80.

Lindhe J, Berglundh T. The interface between the mucosa and the implant. *Periodontol 2000* 1998; **17**:47–54.

Lindhe J, Berglundh T, Ericsson I, Liljenberg B, Marinello C. Experimental break down of peri-implant and periodontal tissues: a study in the beagle-dog. *Clin Oral Implants Res* 1992; **3**:9–16.

Linkevicius T, Apse P, Med H, Grybauskas S, Puisys A. The influence of soft tissue thickness on crestal bone changes around implants: a 1-year prospective controlled clinical trial. *Int J Oral Maxillofac Implants* 2009; **24**:712–719.

Listgarten MA. Microorganisms and dental implants. *J Periodontol* 1999; **70**(2):220–222.

Lowe RA. The use of dental lasers and ridge preservation to maximize esthetic outcomes. *Contemp Esthet Rest Practice* 2004; **8**(7):48–53.

Lowe RA. Clinical use of the Er,Cr: YSGG laser for osseous crown lengthening redefining the standard of care. *Pract Proced Aesthet Dent* 2006; **18**(4):S2–S9.

Lowe RA. Comment préserver la hauteur des bords alvéolaires osseux? *Dentoscope* 2009; **46**:4–10.

Magne P, Belser U. *Restaurations adhésives en céramique: approche biomimétique.* Paris: Quintessence, 2003.

Martegani P, Silvestri M, Mascarello F, Scipioni T, Ghezzi C, Rota C, Cattaneo V. Morphometric study of the interproximal unit in the esthetic region to correlate anatomic variables affecting the aspect of soft tissue embrasure space. *J Periodontol* 2007; **78**(12):2260–2265.

Martins da Rosa JC, Martins da Rosa D, Zardo CM, Pértile de Oliveira Rosa AC, Canullo L. Reconstruction of damaged fresh sockets by connective-bone sliver graft from the maxillary tuberosity, to enable immediate dentoalveolar restoration (IDR)—a clinical case. *Implants* 2009; **3**:12–17.

Materdomini D, Friedman MJ. The connect lens effect: enhancing porcelain veneer esthetics. *J Esthet Dent* 1993; **7**(3):99–103.

Mattos CML, Santana RB. A quantitative evaluation of the spatial displacement of the gingival zenith in the maxillary anterior dentition. *J Periodontol* 2008; **79**:1880–1885.

Mattout C, Mattout P. La greffe conjonctive. *Inf Dent* 2008; **3**:68–72.

Maynard JG. The rationale for mucogingival therapy in the child and adolescent. *Int J Periodontics Restorative Dent* 1987; **7**(1):36–51.

Mechanic E. 2008. Change the life of your patient. Conference at the HAED, March. 2008.

Mellonig JT. Enamel matrix derivative for periodontal reconstructive surgery: technique and clinical and histologic case report. *Int J Periodontics Restorative Dent* 1999; **19**:8–19.

Miller PD Jr. A classification of marginal tissue recession. *Int J Periodontics Restorative Dent* 1985; **5**(2):8–13.

Misch CE. Bone density—a key determinant for clinical success. In *Contemporary Implant Dentistry*, 2nd ed. Misch CE, ed. St Louis, MO: Mosby, 1999.

Miskinyar S. A new method for correcting a gummy smile. *Plast Reconstr Surg* 1983; **72**(3):397–400.

Mitrani R, Phillips K, Kois J. An implant-supported, screw-retained, provisional fixed partial denture for pontic site enhancement. *Pract Proced Aesthet Dent* 1999; **81**:136–142.

Miyasato M, Crigger M, Egelberg J. Gingival condition in areas of minimal and appreciable width of keratinized gingiva. *J Clin Periodontol* 1977; **4**(3):200–209.

Nemcovsky CE, Artzi Z, Moses O. Preprosthetic clinical crown lengthening procedures in the anterior maxilla. *Pract Proced Aesthet Dent* 2001; **13**(7):581–588; quiz 589.

Neumann LM, Christensen C. Cavanaugh C. Dental esthetic satisfaction in adults. *J Am Dent Assoc* 1989; **118**:565–570.

Nevins M, Nevins M, Camelo M, Boyesen J, Kim D. Human histological evidence of a connective tissue attachment to a dental implant. *Int J Periodontics Restorative Dent* 2008; **28**:111–119.

Newton JT, Prabhu N, Robinson PG. The impact of dental appearance on the appraisal of personal characteristics. *Int J Prosthodont* 2004; **16**:429–434.

Nguyen H, Tran K, Nicholls J. Load fatigue performance of implant-ceramic abutment combination. *Int J Oral Maxillofac Implants* 2009; **24**:636–646.

Norton MR. Multiple single-tooth implant restorations in the posterior jaws: maintenance of marginal bone levels with reference to the implant-abutment microgap. *Int J Oral Maxillofac Implants* 2006; **21**(5):777–784. (Ref. No. 78773).

Nowzari H, Rich S. Hyperplasie gingivale chez les jeunes patients. *Inf Dent* 2008; **15**:758–763.

Padbury A Jr., Eber R, Wang H-L. Interactions between the gingiva and the margin of restorations. *J Clin Periodontol* 2003; **30**:379–385.

Paolantonio M, et al. Immediate implantation in test extraction sockets. A controlled clinical and histological study in man. *J Periodontol* 2001; **72**:1560–1571.

Paris J-C, Faucher A. Le guide esthétique: comment réussir le sourire de vos patients? Paris: Quintessence, 2003.

Patel R, Richards P, Inglehart M. The smile-related quality of life and periodontal health. *J Periodontol* 2008; **79**:224–231.

Patzer GI. Improving self-esteem by improving physical attractiveness. *J Esthet Dent* 1997; **9**(1):41–47.

Patzer GL, Faucher AJ. Understanding the causal relationship between physical attractiveness and self-esteem. *J Esthet Dent* 1996; **8**(3):144–147.

Pollack R. Bilateral creeping attachment using free mucosal grafts. A case report with 4-year-follow-up. *J Periodontol* 1984; **55**(11):670–672.

Pontoriero R, Carnevale F. Surgical crown lengthening: a 12-month clinical wound healing study. *J Periodontol* 2001; **72**(7): 841–848.

Prato G, Rotundo R, Cortellini P, Tinti C, Azzi R. Interdental papilla management: a review and classification of the therapeutic approaches. *Int J Periodontics Restorative Dent* 2004; **24**(3):246–255.

Prichard J. Gingivoplasty, gingivectomy and osseous surgery. *J Periodontol* 1961; **32**:275–282.

Priest GF. An interdisciplinary approach to aesthetic single implant outcomes for young patients. *Pract Proced Aesthet Dent* 2008; **20**(3):167–175.

Range H. Peut-on surfacer sans faire un lambeau? *Inf Dent* 2008; **18**:1931–1933.

Raquel RM, Barros RRM, Novaes AB Jr., Grisi MFM, Souza SLS, Taba M Jr., Palioto DB. A 6-month comparative clinical study of a conventional and a new surgical approach for root coverage with acellular dermal matrix. *J Periodontol* 2004; **75**: 1350–1356.

Ravins H. Smiling on the inside and outside. *Pract Proced Aesthet Dent* 2008; **20**(6):369–370.

Reddy MS. Achieving gingival esthetics. *J Am Dent Assoc* 2003; **134**(3):295–304.

Rees T, La Trenta G. The long face syndrome and rhinoplasty. *Perspect Plast Surg* 1989; **3**:116.

Rignon-Bret C, Fattouh J, Tchuendjo Kom N, Tezenas du Monteel S, Jonas P. La Demande Esthétique des Seniors. *Inf Dent* 2007; **33**:1965–1968.

Rimondini L, Cerroni L, Carrassi A, Toricelli P. Bacterial colonization of zirconia ceramic surfaces: an in vitro and in vivo study. *Int J Oral Maxillofac Implants* 2002; **17**:793–798.

Robbins JW. Differential diagnosis and treatment of excess gingival display. *Pract Periodontics Aesthet Dent* 1999; **11**(2): 265–272.

Rojas-Vizcaya F. Aesthetic design for complex cases. Practical procedures & aesthetic dentistry. *Implant Dent Inspired Nat* 2009; **1**(1):2–3.

Rompen E, Touati B, Van Dooren E. Factors influencing marginal tissue remodeling around implants. *Pract Proced Aesthet Dent* 2003; **15**(10):754–776.

Rosenberg ES, Evian C, Garber DA. Crown lengthening procedure. *Compend Contin Educ Dent* 1980; **1**:3–9.

Rosenberg ES, Cho SC, Garber DA. Crown lengthening revisited. *Compend Contin Educ Dent* 1999; **20**:527–532.

Rosentiel SF, Rashid RG. Public preferences for anterior tooth variations: a web-based study. *J Esthet Restor Dent* 2002; 14:97–106.

Saadoun AP. Immediate implant placement and temporization in extraction and healing sites. *Compend Contin Educ Dent* 2002; **23**(4):309–312, 314–316, 318.

Saadoun AP. Current trends in gingival recession coverage—Part I: the tunnel connective tissue graft. *Pract Proced Aesthet Dent* 2006; **18**(7):433–438.

Saadoun AP. Root coverage with Emdogain/AlloDerm: a new way to treat a gingival recession. *Eur J Esthet Dent* 2008; **3**:46–65.

Saadoun AP. A thought on the future of implantology. *Dent Implantol Update* 2009; **20**(7):49–56.

Saadoun AP, Landsberg C. Treatment classifications and sequencing for post-extraction implant therapy: a review. *Pract Periodontics Aesthet Dent* 1997; **9**(8):933–941.

Saadoun AP, Le Gall MG. Implant positioning for periodontal functional and aesthetic results. *Pract Periodontics Aesthet Dent* 1992; **7**:43–54.

Saadoun AP, Le Gall MG. Periodontal implications in implant treatment planning for aesthetic results. *Pract Periodontics Aesthet Dent* 1998; **10**(5):655–664.

Saadoun AP, Touati B. Soft tissue recession around implant: is it still unavoidable? Part I. *Pract Proced Aesthet Dent* 2007; **19**(1):55–64.

Saadoun AP, Le Gall MG, Touati B. Selection and ideal tridimensional implant position for soft tissue aesthetics. *Pract Periodontics Aesthet Dent* 1999; **11**(9):1063–1074.

Saadoun AP, Le Gall MG, Touati B. Current Trends in implantology. Part II. *Pract Periodontics Aesthet Dent* 2004a; **16**(10): 707–714.

Saadoun AP, Le Gall MG, Touati B. Current Trends in Implantology. Part I. *Pract Periodontics Aesthet Dent* 2004b; **16**(7):529–535.

Salama H, Salama MA, Garber D, Adar P. The interproximal height of bone: a guidepost to predictable aesthetic strategies and soft tissue contours in anterior tooth replacement. *Pract Periodontics Aesthet Dent* 1998; **10**(9):1131–1141.

Sallum EA. Coronally positioned flap with or without an acellular dermal matrix graft in the treatment of class I gingival recessions: a randomized controlled clinical study. *J Periodontol* 2004; **75**:1137–1144.

Savard F, Tirlet G, Attal JP. La dentisterie esthétique: pourquoi maintenant? Le fil dentaire 2007; April.

Scarano A, Barros R, Iezzi G, Piattelli A, Novaes A Jr. Acellular dermal matrix graft for gingival augmentation: a preliminary clinical, histologic, and ultrastructural evaluation. *J Periodontol* 2009; **80**:253–259.

Schroeder HE. *Oral Structural Biology*. New York: Thieme Medical Publishers, 1991.

Schroetenboer J, Tsao Y-P, Kinariwala V, Wang H-L. Effect of microthreads and platform switching on crestal bone stress levels: a finite element analysis. *J Periodontol* 2008; **79**:2166–2172.

Schropp L, Isidor F. Timing of implant placement relative to tooth extraction. *J Oral Rehabil* 2007; **35**(1):33–34.

Schropp L, Isidor F, Kostopoulos L, Wenzel A. Optimizing anterior esthetics with immediate implant placement and single-implant treatment. *Int J Periodontics Restorative Dent* 1999; **19**(1):21–29.

Schupbach P, Glauser R. The defense architecture of the human periimplant mucosa: a histological study. *J Prosthet Dent* 2007; **97**(6 Suppl.):S15–S25.

Sculean A, Donos N, Blaes A, Lauermann M, Reich E, Brecx M. Comparison of enamel matrix proteins and bioabsorbable membranes in the treatment of intrabony periodontal defects. A split-mouth study. *J Periodontol* 1999; **70**:255–262.

Sethi S. Staging the challenge—a single implant tissue training in the esthetic zone. *Implants* 2008; **4**:30–34.

Shepherd N, Greenwell H, Hill M, Vidal R, Scheetz JP. Root coverage using acellular dermal matrix and comparing a coronally positioned tunnel with and without platelet-rich plasma. *J Periodontol* 2009; **3**:397–404.

Shin HS, Cueva MA, Kerns DG, Hallmon WW, Rivera-Hidalgo F, Nunn M. A comparative study of root coverage using acellular dermal matrix with and without enamel matrix derivative. *J Periodontol* 2007; **78**:411–421.

Singh J, Mattoo SK, Sharan P, Basu D. Quality of life and its correlates in patients with dual diagnosis of bipolar affective disorder and substance dependence. *Bipolar Disord* 2005; **7**:187–191.

Small P, Tarnow D. Gingival recession around implants: a 1-year longitudinal prospective study. *Int J Oral Maxillofac Implants* 2000; **15**:527–532.

Spear F. Maintenance of the interdental papilla following anterior tooth removal. *Pract Periodontics Aesthet Dent* 1999; **11**(1): 21–28.

Spear F. The use of implants and ovate pontics in the esthetic zone. *Middle East J Oral Health* 2007; **1**:30–36.

Spray JR, Black CG, Morris HF, Ochi S. The influence of bone thickness on facial marginal bone response: stage 1 placement through stage 2 uncovering. *Ann Periodontol* 2000; **5**(1): 119–128.

Stetler K, Bissada N. Significance of the width of keratinized gingiva on the periodontal status of teeth with submarginal restorations. *J Periodontol* 1987; **58**:696–702.

Tarnow D. Papilla management and teeth contact relation. Hellenic Academy of Esthetic Dentistry April 2008.

Tarnow D, Magner AW, Fletcher P. The effect of the distance from the contact point to the crest of bone on the presence or absence of the interproximal dental papilla. *J Periodontol* 1992; **63**(12):995–996.

Tarnow DP, Cho SC, Wallace SS. The effect of inter-implant distance on the height of inter-implant bone crest. *J Periodontol* 2000; **71**(4):546–549.

Kim TH, Lee DW, Kim CK, Park KH, Moon IS. Influence of early cover screw exposure on crestal bone loss around implants: intraindividual comparison of bone level at exposed and non-exposed implants. *J Periodontol* 2009; **80**:933–939.

Tetè S, Mastrangelo F, Bianchi A, Zizzari V, Scarano A. Collagen fiber orientation around machined titanium and zirconia dental implant necks: an animal study. *Int J Oral Maxillofac Implants* 2009; **24**:52–58.

Thornhill R, Gangstead S. Facial attractiveness. *Trends Cogn Sci* 1999; **3**:452–460.

Tinti C, Vincenzi P, Cortellini Pini Prato G, Clauser C. Guided tissue regeneration in the treatment of human facial recession. A 12-case report. *J Periodontol* 1992; **63**(6):554–560.

Toca E, Paris J-C, Brouillet J-L. Exposition gingivale excessive: quels sourires? *Inf Dent* 2008; **11**:514–519.

Touati B. Biologically driven implant treatment. *Pract Proced Aesthet Dent* 2003; **15**(10):734.

Touati B. Envisioning final results. *Pract Proced Aesthet Dent* 2008; **20**(5):268.

Touati B. Réussir esthétiquement un implant antérieur. *Inf Dent* 2009; **22**:1164.

Touati B, Etienne JM, Van Dooren E. *Esthetic Integration of Digital-Ceramic Restorations.* Mahwah, NJ, Montage Media, 2008.

Tucker L. Framing your masterpiece: guidelines for treatment planning the ideal soft tissue framework. Seattle Study Club Symposium Manual 2009; pp. 111–126.

Valderhaug J. Periodontal conditions and carious lesions following the insertion of fixed prostheses: a 10-year follow-up study. *Int Dent J* 1980; **30**(4):296–304.

Vallittu PK, Vallittu SJ, Lassila P. Dental esthetics—a survey of attitudes in different groups of patients. *J Dent* 1996; **24**: 335–338.

Van Dooren E. Management of soft and hard tissue surrounding dental implants: aesthetic principles. *Pract Periodontics Aesthet Dent* 2000; **12**:837–841.

Van Dooren E. Optimizing esthetics at the periodontal-restoration interface. In *The Art of the Smile*. Romano R, ed. Chicago, IL: Quintessence, 2005, pp. 321–340.

Vela X. Immediate implant placement and immediate loading after. *Implants* 2008; **1**:26–29.

Vigolo P, Givani A. Platform-switched restorations on wide-diameter implants: a 5-year clinical prospective study. *Int J Oral Maxillofac Implants* 2009; **24**:103–109.

Warrer K, Buser D, Lang NP, Karring T. Plaque-induced peri-implantitis in the presence or absence of keratinized mucosa. An experimental study in monkeys. *Clin Oral Implants Res* 1995; **6**:131–138.

Weinstein SP. Classification of clinical attributes in tooth appearance. *Pract Proced Aesthet Dent* 2008; **20**(3):143–151.

Weisgold A, Coslet G. Diagnosis and classification of periodontal type. *Alpha Omegan* 1977; **1**:18–23.

Wennström J. Mucogingival therapy. *Ann Periodontol* 1996; **1**:671–706.

Wennström J, Lindhe J. Some effects of enamel matrix proteins on wound healing in the dento-gingival region. *J Clin Periodontol* 2002; **29**(1):9–14.

Wöhrle P. Immediate implant placement and provisionalization: 36-months statistical results. Presented at the 15th Annual Meeting of the Academy of Osseointegration, March 9–11, New Orleans. 2000.

World Health Organization. General well-being as an important co-factor of self-assessment of dental appearance. *Int J Prosthodont* 2006; **19**:449–454.

York J, Holtzman J. Facial attractiveness and the aged. *Spec Care Dent* 1999; **19**(2):84–88.

Yu W, Jang Y, Kyung H. Combined influence of implant diameter and alveolar ridge width on crestal bone stress: a quantitative approach. *Int J Oral Maxillofac Implants* 2009; **24**: 88–95.

Zabalegui I, et al. Treatment of multiple adjacent gingival recessions with the tunnel recession subepithelial connective tissue graft: a clinical report. *Int J Periodontics Restorative Dent* 1999; **19**(2):199–206.

Zaidel D, Cohen J. The face beauty and symmetry: perceiving asymmetry in beautiful faces. *Int J Neurosci* 2005; **115**: 1165–1173.

Zaidel D, Aarde S, Baig K. Appearance of symmetry, beauty, and health in human faces. *Brain Cogn* 2005; **57**:261–263.

Zipprich H, Weigl P, Lange B, Lauer HC. Micro-movements at the implant-abutment interface: measurement, causes and consequences. *Implantologie* 2007; (1)**15**:31–46.

Zitzmann NU, Berglundh T, Marinello CP, Lindhe J. Experimental peri-implant mucositis in man. *J Clin Periodontol* 2001; **28**(6): 517–523.

Zlowodzki A, Tirlet G, Attal JP. Autour de l'ésthétique. *Inf Dent* 2008; **42**:2534–2538.

Zuchelli G. A method to predetermine the line of gingival root coverage. *J Periodontol* 2006; **77**(4):714–721.

Zuchelli G, De Sanctis M. Treatment of Multiple Recession-type defects in patients with esthetic demands. *J Periodontol* 2000; **71**:1506–1514.

Zuchelli G, et al. A method to predetermine the line of root coverage in the esthetic zone. *J Periodontol* 2006; **4**:714–721.

# 第6章

# CT/CBCT用于植骨的诊断和治疗计划制订

*Scott D. Ganz DMD*

当牙科种植重建技术已经成为恢复缺失牙的主流方法时,植骨技术也已经成为位点保存、上颌窦提升和骨引导再生的辅助方法。当前,影像技术的发展成果允许我们全面地检查牙槽骨的复杂结构,也给临床医生进行牙科种植重建提供了创新性的工具。医疗级别的计算机断层扫描影像技术(CT)和锥体束CT(CBCT)扫描技术给临床医生提供了更强大的三维数据,再加上互动性的治疗软件的应用,大大地提升了治疗中的诊断能力,也协助了种植体的植入和修复。

最初,CT在牙科种植中的应用主要是用于全口无牙颌,患者需要去医院或是影像中心,因为那里才有昂贵的大型设备。这种非常有效的三维影像检查,当初的价格是非常昂贵的,并且伴有大剂量的辐射,这两点极大地阻碍了它的推广和被患者接受。2001年,CBCT系统在牙颌面部开始应用,它的放射剂量小,占用空间小,可以安装在牙科诊室里供医生立刻使用。用简单的词语来说,市场上标准的医用CT和小型的诊所用的CBCT的区别是影像数据的获得方式不同,医疗级别的CT扫描视野(FOV)更大。通过一个扇形的重叠断层来扫描患者的头颈部。CBCT则不同。它通过一个持续的椎体状的射线和一个数字化平板接收器来进行扫描,曝光时间短,在不影响图像质量的前提下明显减少射线量。

经过20年的时间,种植外科的医生们才逐渐接受使用CT/CBCT这一技术来辅助设计手术方案,为

手术提供更精确的术前诊断,从而减少并发症的发病率,减少外科手术和椅旁修复的时间,改善治疗结果,以及直接的计算机辅助下的修复体设计与制造(CAD/CAM)。

现如今骨增量技术已经在种植手术中被视为常规程序,影像工程学及其配套的高级工具软件在种植修复全程的应用却还没有被广泛采纳。比如在传统的种植治疗设计中,许多骨增量的手术设计仅仅依靠传统的二维的根尖放射线片或者曲面体层放射线片,但它们存在无法避免的图像变形,也无法准确反映骨量和骨缺损的程度。关于是否需要植骨,通常都是在种植手术中,骨缺损区域暴露之后决定的。如果我们认同种植修复的目标,不是种植体而是替换缺失牙的人工牙,那么术前对供区和受区的充分评估就显得尤为重要。手术中种植位点的骨量是否不足?是否需要骨增量?这些问题就可以利用高级扩展工具软件中的3D影像诊断技术来解决。通过这种手段,术前辅助判断待植骨区的骨缺损程度通过植骨手术恢复为理想的种植位点。如此一来,骨缺损的范围就可以被充分掌握,其周围的重要组织结构也可以被识别出来,以便在术前与患者以及种植团队的每一名外科医生讨论各种治疗方案的可行性,从而制订出对患者来说最合理、最成熟的种植方案。本章节我们主要为大家介绍当前最先进的诊断和治疗方法,应用3D数据重建患者种植位点的解剖结构,实现种植诊疗技术的创新性发展。

## 两个病例分析：上颌侧切牙治疗失败后拔除种植

在以往的临床治疗过程中，仅仅依靠二维的影像学技术很难做到精准的术前病理评估和潜在种植位点识别。

比如病例：某患者左上侧切牙治疗失败，要求拔除后种植修复。回顾既往史发现此牙现病史：22牙松动症状持续数月，无典型疼痛。根尖片示：22牙金属烤瓷修复体边缘不密合；根充影像清晰；根管内可见螺纹桩，影像细长；近中疑似根管侧穿，周围牙槽骨内透射影像明显（图6.1）。X线片测量结果：22牙根尖至鼻底距离较22牙根长。口内临床检查示：22牙根尖区黏膜可见瘘管口，颜面局部轻度凹陷；（图6.2）22牙冠松动明显。

检查结果如上，患者要求拔除患牙，并即刻种植修复，拒绝局部可摘义齿以及固定义齿等一切可能损伤邻牙的修复方式。

结合平面放射检查以及临床检查结果，作者认为，依据现有的资料并不能得到确切的种植修复治

疗计划。我们建议患者建立局部组织结构的3D扫描重建资料，即CBCT，以获取必要的诊断信息。如果患者拒绝扫描检查，将转诊其他医生。因为在作者看来，在这种前牙美学区域，又邻近鼻腔和临牙等重要解剖结构，治疗计划是不容许有误差的。基于以上情况，患者最终接受了CBCT检查。

在扫描检查之前，我们将一个棉球置于颊侧前庭沟的位置，目的是将唇部与牙龈组织分开。这样的小技巧使我们更加精准地获取重要的软组织厚度信息。CBCT（i-CAT Imaging Sciences, Hatfield, PA）展示了传统的根尖放射线片和曲面体层放射线片所不能提供的细节信息。从i-CAT得到的信息需要经过进一步数据标准化处理，我们称之为"医学数字成像和通信标准"，即DICOM。这些DICOM数据被导入交互式的外科治疗方案设计软件（SimPlant®, Materialise, Glen Burnie, MD）中，使患牙及其周围牙槽骨的横断面影像完整展示（图6.3a），其唇侧骨板的缺损和凹陷可以清晰看出（图6.3b）。利用软件自带的测量计算尺测得上颌骨板颊舌径最窄处仅为4.49mm（图6.4a）。我们还可以利用软件设计"三角形骨量检查法"（TOB），基于剩余骨量选择合理的植入角度（图6.4b）。

经过与患者的沟通，我们结合图像向其展示了当前的病情，解释了各种不同的治疗方案和预后、

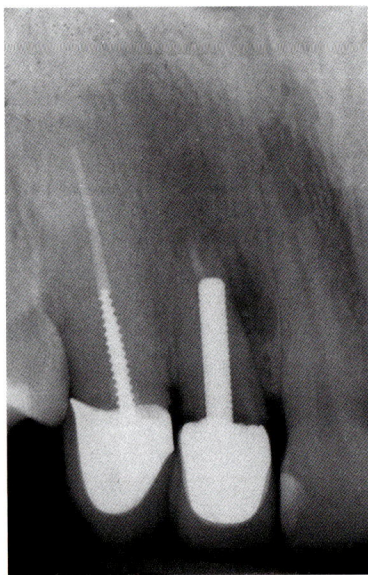

图6.1    治疗失败的上颌侧切牙术前根尖放射线片。

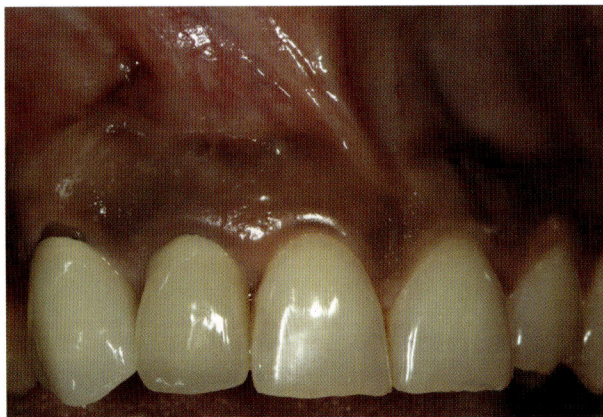

图6.2    口内照示：根尖区黏膜瘘道口和软组织凹陷。

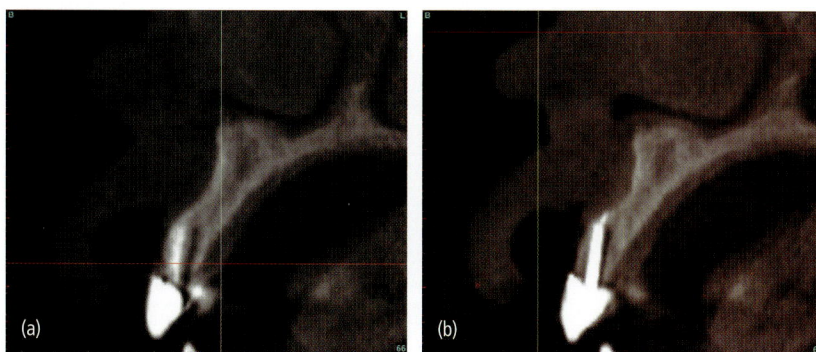

图6.3　（a）唇侧棉球支撑下，患牙及牙槽骨矢状面CBCT表现。（b）根尖区牙槽骨板的吸收和唇侧骨凹陷。

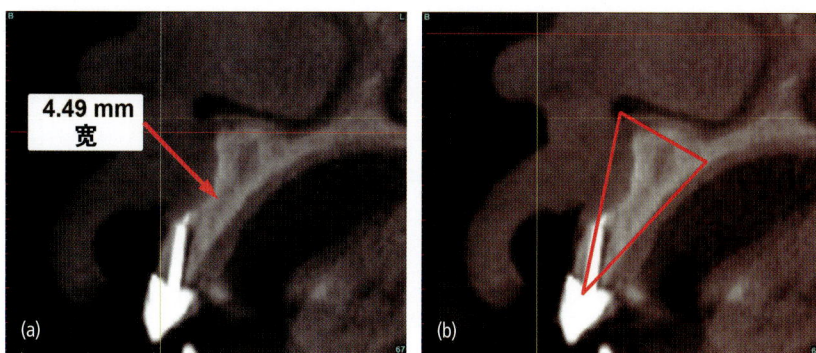

图6.4　（a）计算放大率之后测得上颌骨唇颊侧骨板最薄处厚度为4.49mm。（b）"三角形骨量检查法"TOB得到种植所需骨支持范围。

风险等，最终决定拔除22牙后应用骨增量的方式使该处获得更加适宜的种植条件。尽管这样会使疗程增加数月，患者仍然对将来更为理想的预后表示理解和支持，接受了该系统治疗方案。

　　在拔牙前，我们给患者制取了口内印模和咬合记录，并在翻制的石膏模型上为其制作了复合树脂临时牙。术前3天嘱患者使用广谱抗生素预防术后感染。局麻下，切开翻瓣，切口从24牙的缺牙区至21牙近中沟内，翻开全厚黏骨膜瓣，充分暴露唇侧骨板（图6.5），唇侧骨板位于22牙根尖处可见穿孔。微创拔除22牙之后，其唇侧剩余一薄层骨板（图6.6a）。在彻底清创之后，使用带齿的球钻去除骨面肉芽组织，并去皮质，以便放置植骨材料（图6.6b）。将同种异体植骨松质骨材料和皮质骨颗粒用生理盐水调和，轻柔地填入牙槽窝内，并使之盖过唇侧骨板根尖区根方的骨缺损区域（MinerOss, BioHorizons, Birmingham, AL）（图

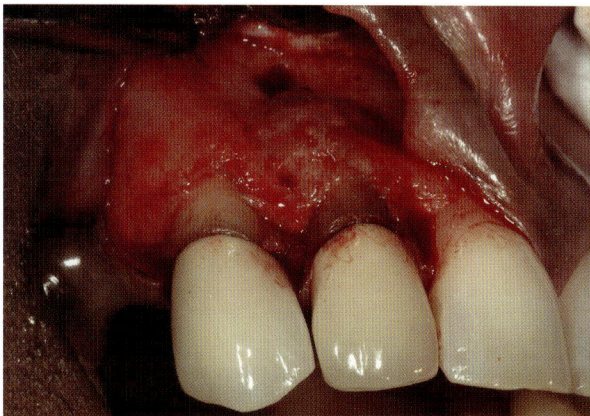

图6.5　翻开黏骨膜全厚瓣暴露术区骨面。

6.6c），混合皮松质骨的植骨材料将起到支架的作用，引导新骨在其孔隙中形成。将胶原屏障膜覆盖在植骨材料以及拔牙窝的表面，关闭创口（图6.6d），松弛唇侧黏骨膜瓣切口，使用4-0的Vicryl缝合线减张缝合（Ethicon Inc., Johnson & Johnson,

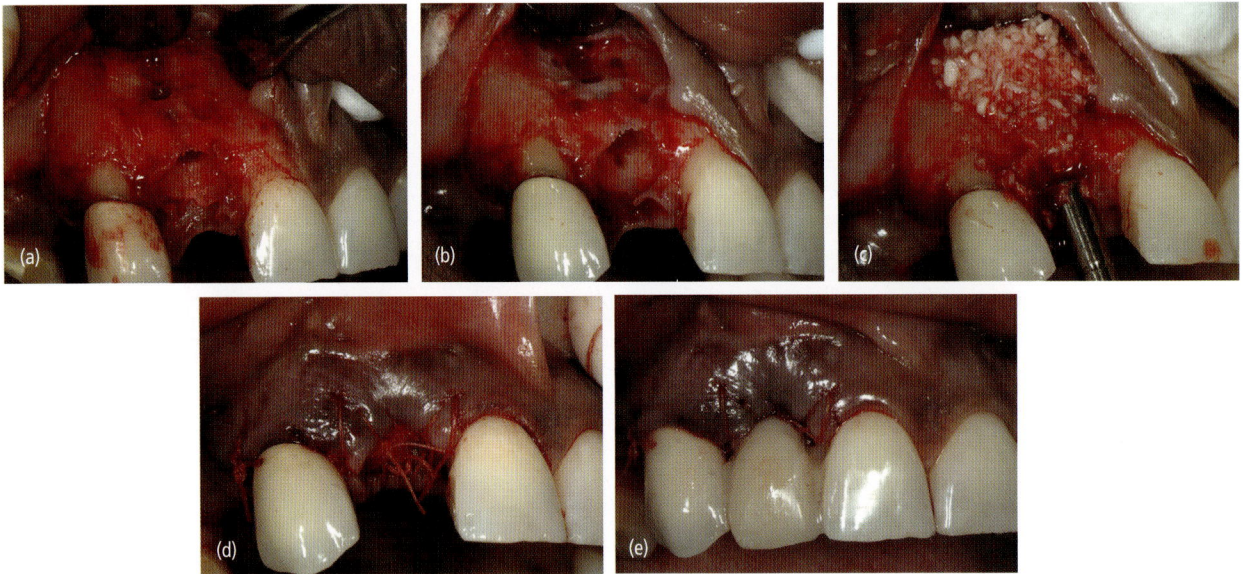

图6.6 （a）患牙根尖区附近骨面可见窦道口。（b）经过骨面粗糙处理的待植区。（c）复合同种异体皮松质混合植骨材料被填入拔牙窝并被覆盖在唇侧骨板凹陷处（MinerOss, BioHorizons, Birmingham, AL）。（d）胶原膜盖于植骨材料之上并缝合关闭切口。（e）在邻牙上粘接固定树脂临时牙。

Somerville, NJ）。最后将之前做好的树脂临时牙固定在两侧邻牙上（图6.6e）。给予患者术后医嘱和合理的用药指导。

预计植骨术后5~8个月，术区即可接受种植体的植入。尽管在传统的手术方法和二维影像学诊断的指导下，移植骨块的取用和骨移植术也能正常完成，但是3D数据和交互设计软件带来的诊断水平的极大提高，使得手术的全过程无须猜测和估计。大约5个月之后，为了判断植骨区域骨改建的情况，我们给患者拍摄了CBCT复诊。由于CBCT放射剂量较低，复诊时也可应用CBCT扫描。这样可以获取对成功的植骨手术来说至关重要的诊断信息，并将扫描数据用于后续种植体植入位点的选取和上部修复体修复的设计计划中。复诊时CBCT拍摄中应用棉球支撑前庭沟，可以获取完整的术区影像，并获知软组织覆盖情况（图6.7a）。使用新型计算机软件工具，可以将一颗虚拟的种植体定位在新形成的牙槽骨中，植体尺寸和位置可以通过多重实际因素来确定（图6.7b）。利用三维重构的虚拟种植体，我们使用角度基台将其与上部冠修复体连接，完成对种植修复的预后判断和手术规划（图6.7c）。这些数据为我们制造基于CBCT的口腔外科

导板提供了必要信息，通常我们称之为立体光固化快速成形技术（SLA）或者3D打印技术。

立体光固化快速成形技术（SLA）是一种快速成形程序。它利用源自CT或CBCT的颌骨解剖形态信息，制造出为直观的固态模型。其中使用了特殊的光固化树脂和计算机辅助控制的激光技术。使用交互式外科设计软件制订修复计划时，SLA系统可以将修复方式分为3种类型：①牙支持式；②骨支持式；③黏膜支持式。结合设计出的计划和CT诊疗信息，精确的外科导板就诞生了。外科导板可以辅助精确定位手术位点和种植体植入的方向，提高种植手术的准确性。

## 三维全程手术辅助设计

众所周知，当牙拔除后，牙槽骨会出现不同程度的显著吸收。这是拔牙时外科操作的损伤、丧失了牙根对颌骨的刺激以及受颌骨本身骨量限制共同的结果。但在某些临床医生看来，天然牙实际上并没有被大量的牙槽骨包绕。那些拥有标准解剖结构的牙与牙槽骨只存在于三维重建的虚拟模型里。要弄清牙槽骨形态和牙齿的关系，在作者看来，就需

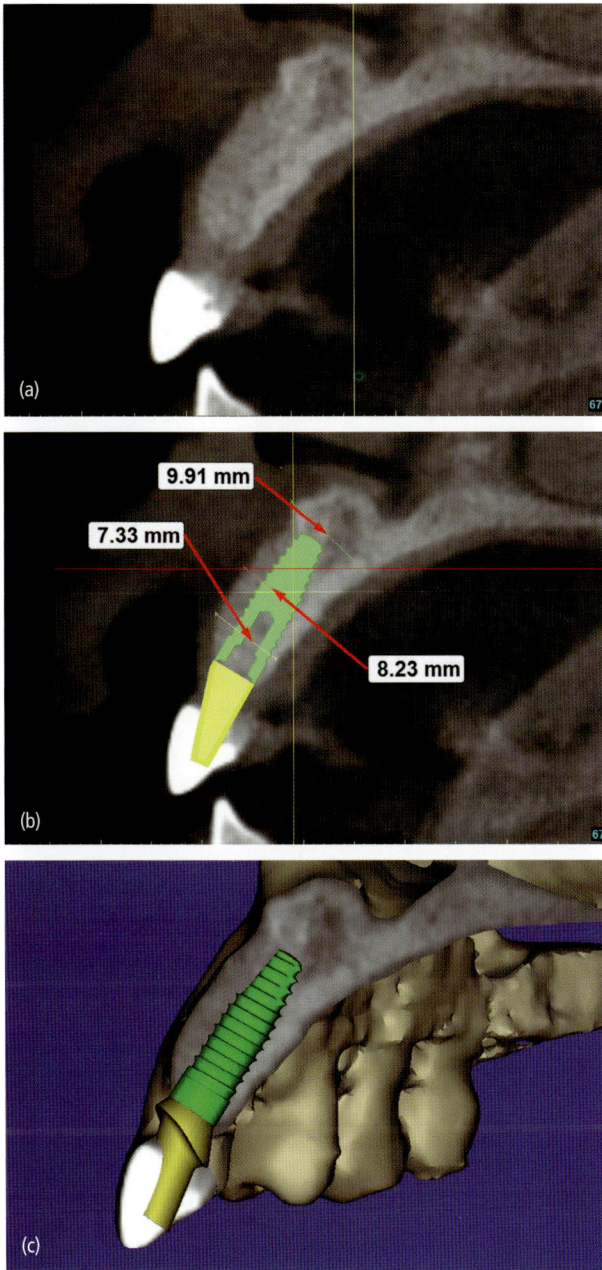

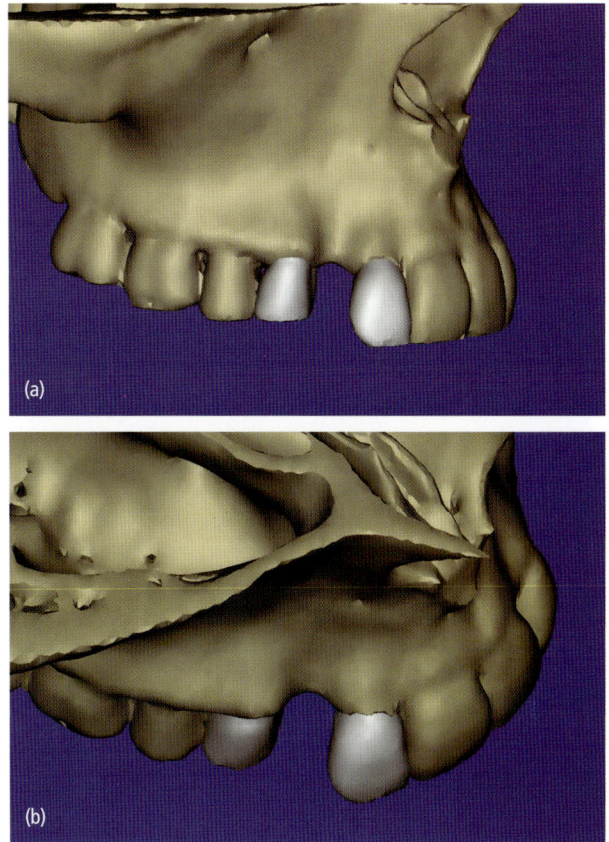

图6.7 （a）复诊时CBCT拍摄中应用棉卷支撑前庭沟来获取完整的术区影像和软组织覆盖情况。（b）将虚拟种植体定位在新形成的牙槽骨内，以确定植体大小及位置。（c）虚拟的种植体和角度基台将牙槽骨和上部修复的牙冠连接在一起。

图6.8 （a，b）经过DICOM规范化处理的扫描数据可以三维重建出上颌第一前磨牙处的骨缺损情况。

在该病例里，患者缺失的上颌第一前磨牙处的骨缺损，经过三维重建，清楚地显现出来（图6.8a，b）。只有所使用的计算机有足够的显卡支持、内存和足够大的硬盘存储空间，才能对众多大分辨率扫描图像进行复杂的运算，建立最能反映患者实际情况的三维重建视图。值得强调的是，单一的扫描视角不能满足诊断和手术设计的需要。作者认为，无论在什么牙位，所有的CT扫描图像都必须检查到才能做出合理的准确的诊断。包括曲面全景扫描图像，矢状面、冠状面、水平面扫描图像，以及三维重建图像。轴位断层扫描图像的研究，对了解颊侧骨缺损位点的颌骨颊舌向宽度，及其邻牙的解剖位置关系十分关键（图6.9a）。旋转和拖动三维重构模型，并利用软件自带的"裁切"功能可以清楚地观察牙槽嵴矢状面在各个扫描断层的结构。通过对该患者影像学信息的充分分析，并建立全部解剖结构的还原图像，其颌骨表面凹陷和骨量丧失的连续性变化可以被清楚地观察到（图6.9b）。

要做到"解剖还原"。锥形束CT扫描加上交互式外科手术设计软件，可以使骨缺损区的诊断更加精准，并指导后续的组织再生治疗方案。当患者完成扫描之后，他的信息被转成医学数字成像和通信标准数据，并传输至手术设计软件（SimPlant）中。

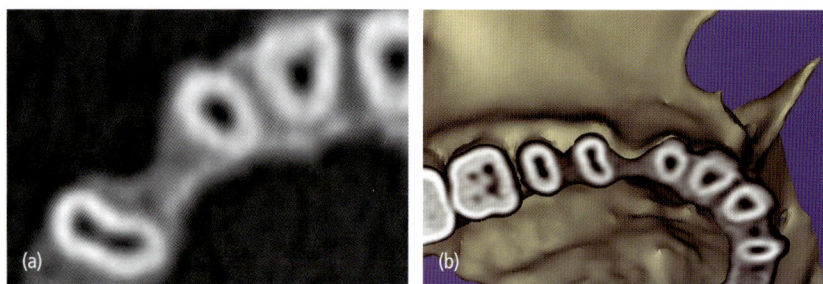

图6.9　（a）轴位断层扫描图像可以观察颊侧骨缺损位点的颌骨颊舌向宽度及邻牙的解剖位置关系。（b）通过三维建模可以清楚地看到缺牙区的骨凹陷形态。

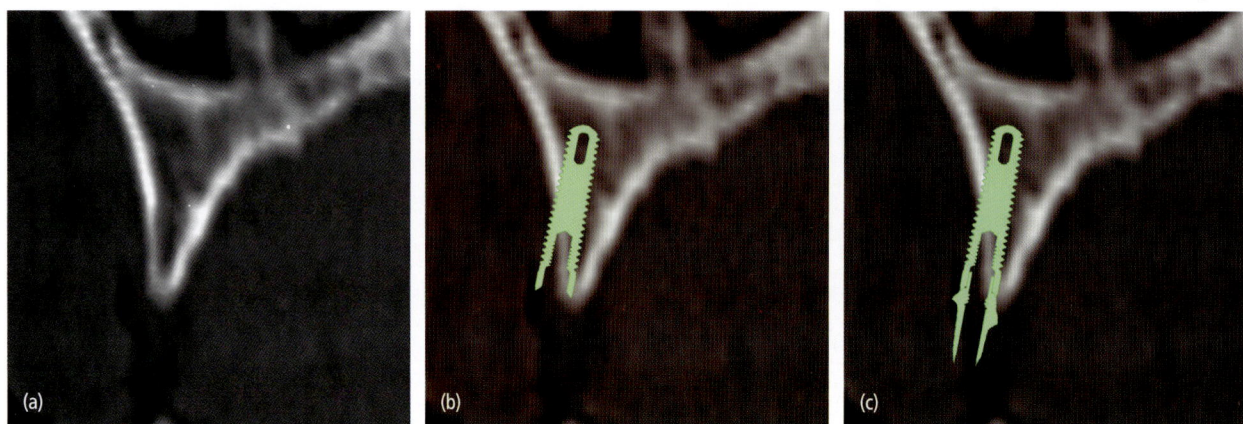

图6.10　（a）牙槽嵴横截面CBCT层扫影像。（b）在牙槽嵴的截面上添加虚拟的种植体图像。（c）移动虚拟植体确定种植体最终植入的位置和方向。

通过截面扫描图像，可以更加直观地分析牙槽嵴的形态变化（图6.10a）。依靠系统自带的各种种植体直径与长度的数据库，交互式外科手术设计软件在CT图像上可以提供植体的参数或者虚拟一枚"种植钉"。在截面层扫CT图像上叠加上虚拟的种植体，用以确定在现有的骨量基础上，还需增加多少移植骨才能满足植体的稳定（图6.10b）。调整参数或虚拟植体的位置和方向，确保其在将来我们需要植入代替天然牙行使功能的位置上（图6.10c）。充分了解整个种植体和上部修复结构组成的种植牙系统，是以"功能重建"为主要目标的口腔种植学的内在要求，有助于复原天然牙在口内原有的理想位置，实现牙列缺损的最终修复。控制种植体与基台、连接体、上部修复体以及固位螺丝的精密连接，是提高种植修复精密度的主要手段。判断植骨位点时，可以使用作者提出的"三角形骨量检查法"（TOB法），做辅助决定手术方案的检查。这个辅助检查的三角形，底边位于牙槽嵴底部

从颊侧到腭侧的最宽处，顶点位于将牙槽嵴颊腭向截面一分为二的中点处，或者直接定位于牙槽嵴顶。这个三角形勾画了一个理想形态的牙槽嵴"范围"，在这个范围内充满牙槽骨便可以满足维持种植体稳定性的理想骨量。然后在此骨量基础之上，可以决定拟种植的植体长度、直径、位置、方向以及与上部修复体的连接方式。如果在三角形范围内没有足够的骨量，如此病例所示，那么我们将在此处拟行骨增量的手术（图6.11a）。应用交互式外科设计工具，可将虚拟的移植骨块模型（由SimPlant软件建模）移至颊侧骨缺损处，修复缺损使其满足拟植入的模拟植体对骨量的需求（图6.11b）。然后测得需要植入的骨块厚度，在牙槽嵴顶约2.10mm，在牙槽嵴根方约3.40mm。

将设计好的虚拟植体转移到三维重建的图像上，然后在植体冠方用黄色的模块标记出修复基台的位置和形态（图6.12a）。同之前在横断面图像中的分析结果一致，可在牙槽突上看见种植体已部

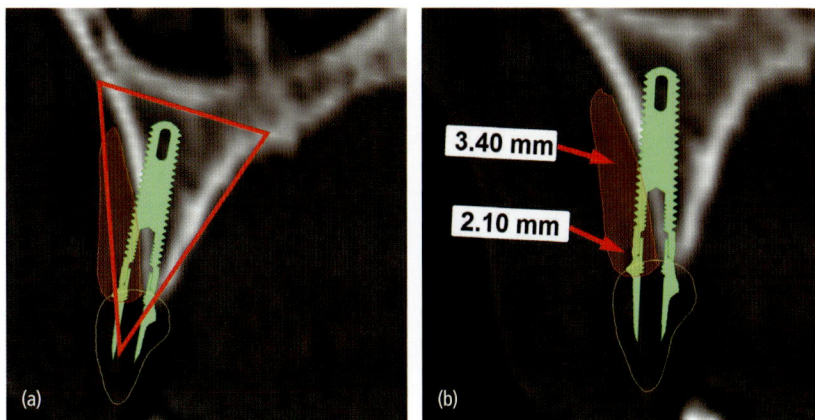

图6.11　（a）应用"三角形骨量检查法"确定种植位点需要进行骨增量的范围。（b）设计移植骨块的形态和位置，并测得其厚度在牙槽嵴顶约2.10mm，在牙槽嵴根方约3.40mm。

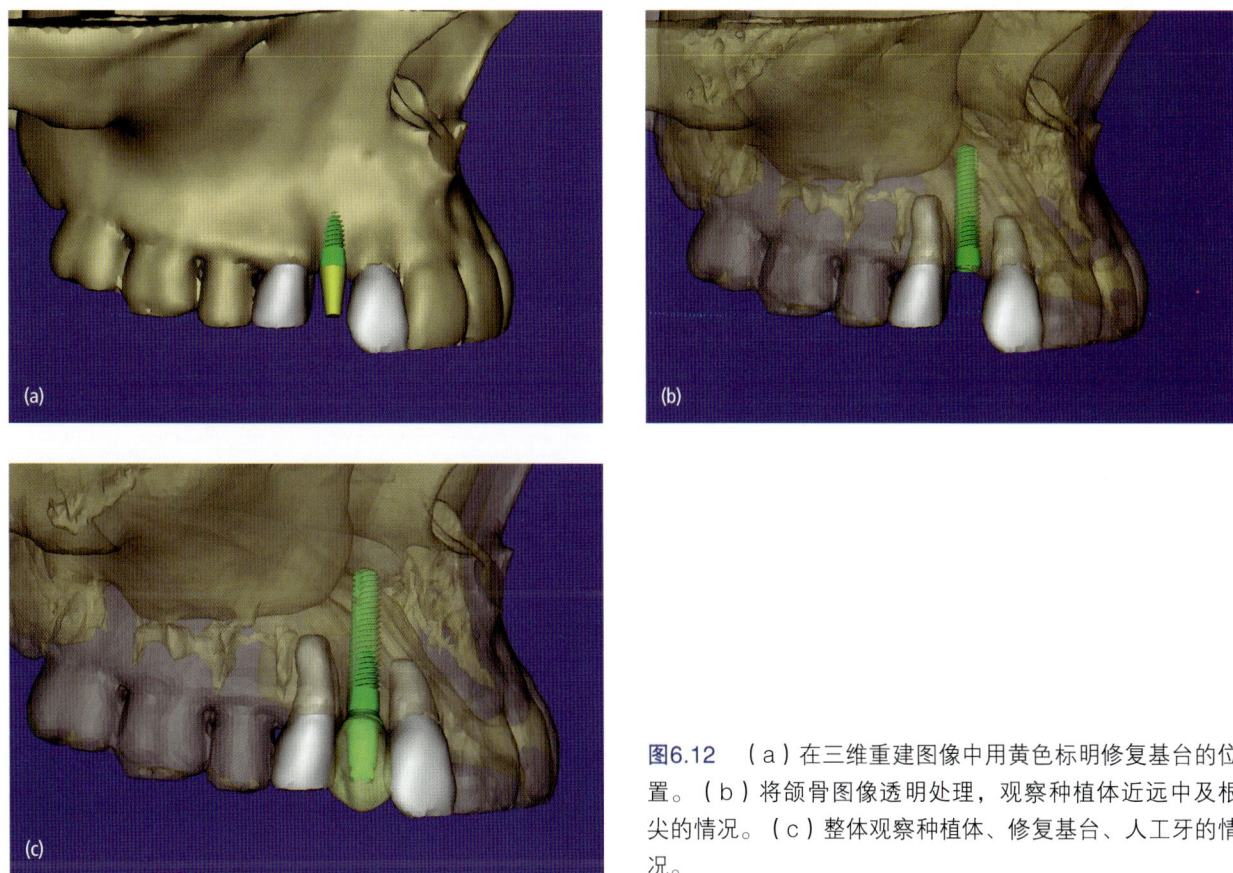

图6.12　（a）在三维重建图像中用黄色标明修复基台的位置。（b）将颌骨图像透明处理，观察种植体近远中及根尖的情况。（c）整体观察种植体、修复基台、人工牙的情况。

分穿出颊侧骨板。请注意，在使用CBCT信息处理软件或者交互式外科设计软件时，我们可以将某些DICOM信息"隐藏"或者"裁切"，用以查明骨密度在不同位置的变化。医用CT扫描仪可将骨密度统一用"亨氏单位"具体标准量化。虽然用某些公司开发的第三方软件也可以测得相对的骨密度，但是与配套设备的标准是绝对不同的。因此，在标准的换算公式建立之前，我们使用的诊断工具必须明确反映出骨密度的差别——也就是说我们可以用不同的灰度值在图像中区分不同的骨组织结构。应用"局部透明"功能处理图像，可以将不透明的硬组织结构"拆分"为牙与骨，结合三维重构图，直观地做出诊断。图6.12b中显示了该病例中种植体近远中和根尖区的情况。最终，完全重建出种植体、

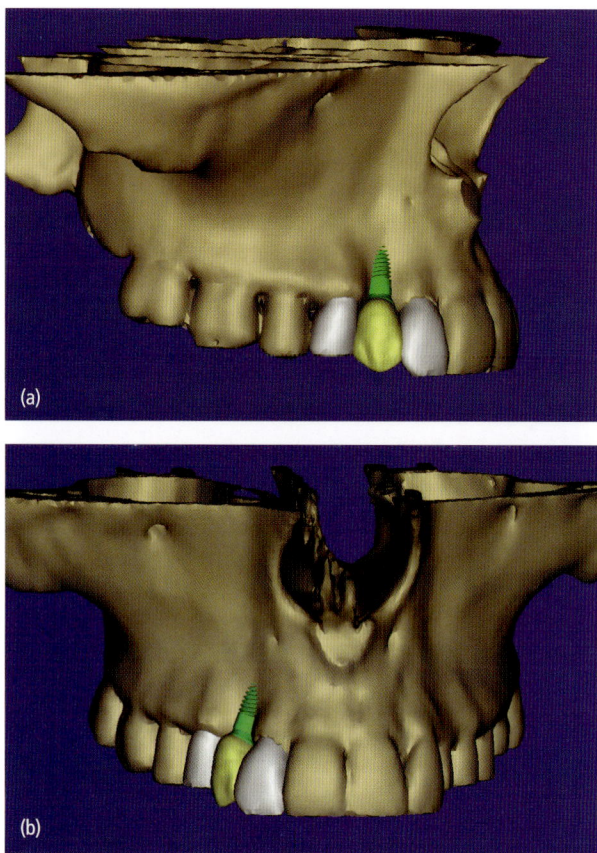

图6.13 （a）用"人工牙模拟"功能建立类似石膏模型的诊断模型。（b）从颌面视角观察修复完成后的上颌整体形态。

基台、修复体的模型，为确定种植修复方案提供了重要的诊断信息（图6.12c）。软件提供的"人工牙模拟"功能同诊断石膏模型一样，可以估计修复后局部组织恢复情况（图6.13a）。从颌面视角观察，可预判临牙与种植体支持的修复体的位置关系（图6.13b）。

　　在三维重建的颌骨模型上，我们于植骨位点处重塑了缺损的骨外形（图6.14a）。这里用到了一种为方便临床医生使用而设计的绘图模块工具箱，它是可以添加在SimPlant软件内的第三方插件。作者认为这款软件处于不断进展完善之中，每当软件更新一个版本，其3D建模和修改的功能都会有很多人性化的改进。去掉黄色的人工牙之后，从侧面观察预计植入的骨块形态（图6.14b）。模拟的植骨块应该足以支撑局部软组织，使其与邻牙完美地过渡衔接（图6.14c）。从轴向三维重建视图进一步观察准备植入的骨块形态（图6.15a）。将三维

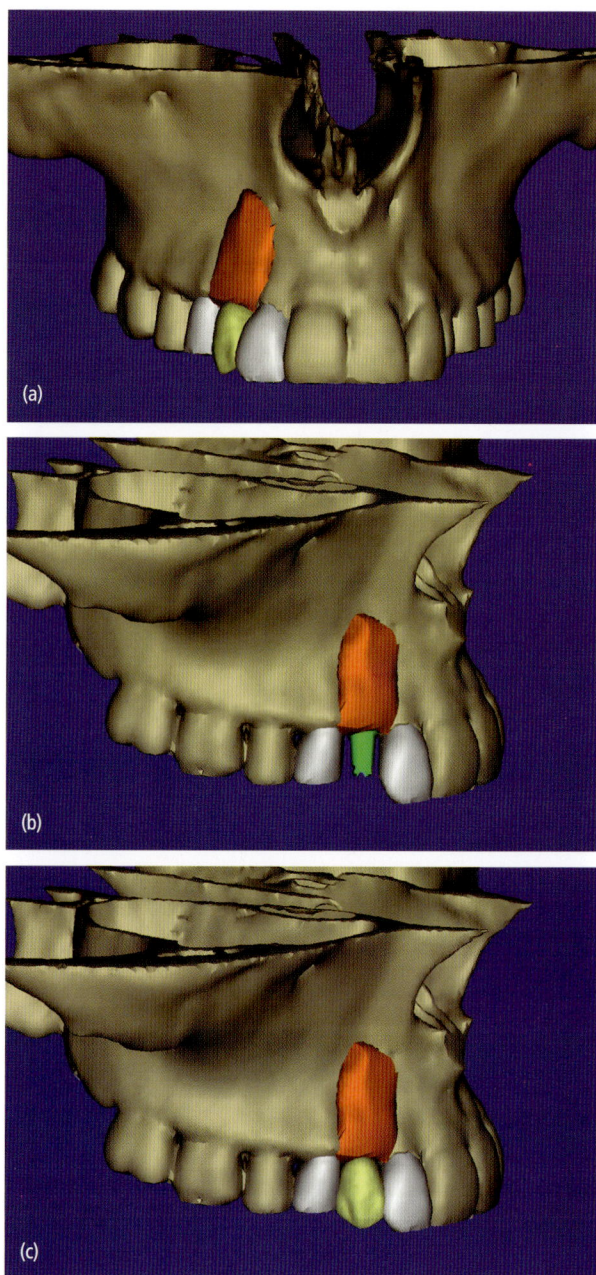

图6.14 （a）三维重建图像中重塑的骨缺损区外形。（b）移除人工牙之后，待植骨块形态的侧面观。（c）模拟的植骨块与邻牙完美过渡。

重建模型截断，从横断面观察作为一个整体的种植体—连接体—修复体及其与待植骨块之间的位置关系（图6.15b，c）。种植体与修复配件内六角连接方式的抗旋转功能，使种植体的植入方向可以精确控制，并保证修复基台和人工牙会按照设计好的方向正确就位。色彩增强的方法可以比单纯的灰度图更加鲜明地观察出骨密度在颌骨内不同位置的变化（图6.15d）。这些实用工具的应用，极其便利地

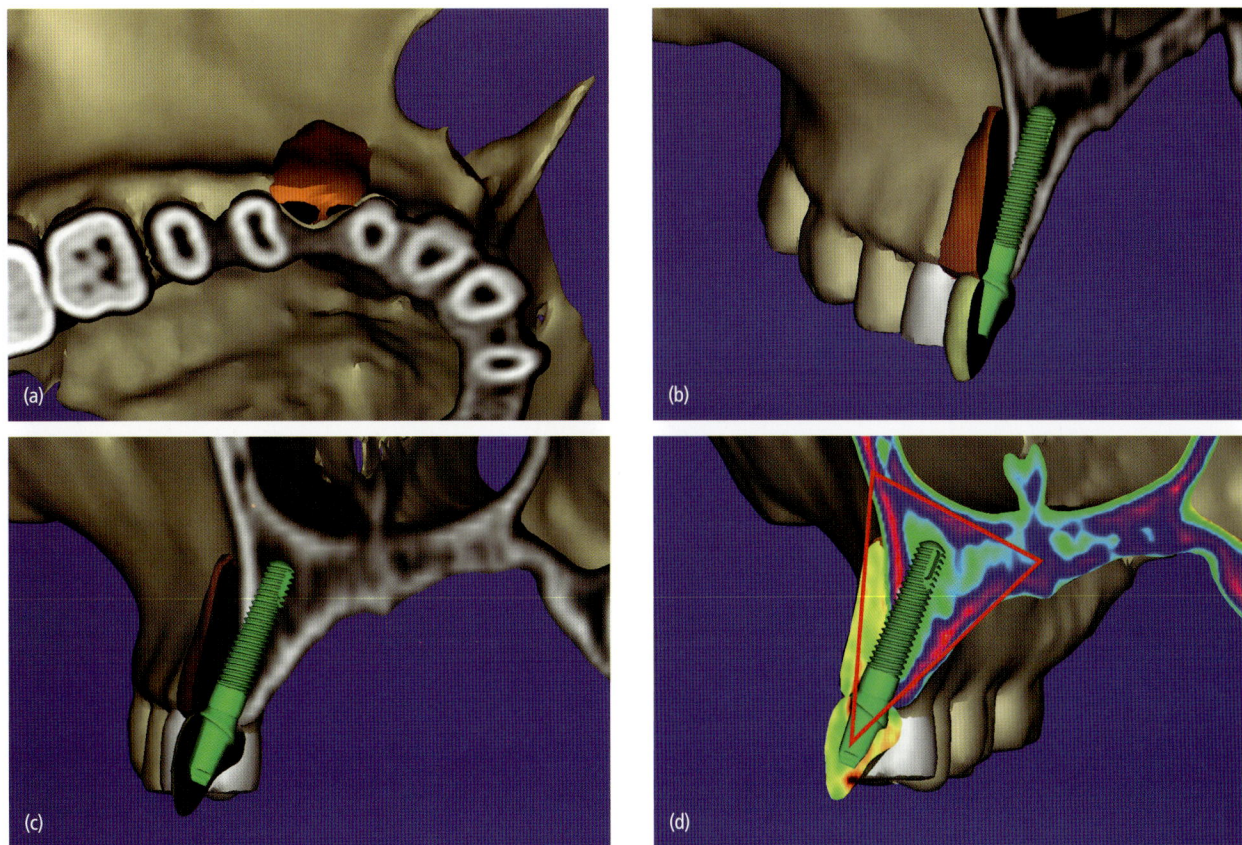

图6.15 （a）轴向三维重建视图观察待植骨块形态。（b，c）横断面观察植体与植骨材料间的关系。（d）色彩增强模式清楚地观察颌骨密度。

辅助了各个位点的手术设计。同时，所有这些图像都是可以在计算机上直观地截取的，使用Windows®通用的"剪切复制"功能，可以将这些图像用于Word®文档、PowerPoint®幻灯片、电子邮件或者其他应用程序中，来加强临床医生间、医患间以及不同医疗机构之间的交流与合作，以获得更加完善的治疗计划。

## 病例：根尖手术失败后，拔除患牙即刻种植修复

另一个治疗失败的上颌侧切牙的情况是：12牙根管治疗史，经过根尖切除术，现其根尖处黏膜表面出现窦道，经久不愈（图6.16）。经过临床检查和CBCT影像学检查，我们向患者提出了几种修复治疗方案。但由于患者不接受对其邻牙的磨改，这将治疗方案的选择局限在种植修复中。现有的几种

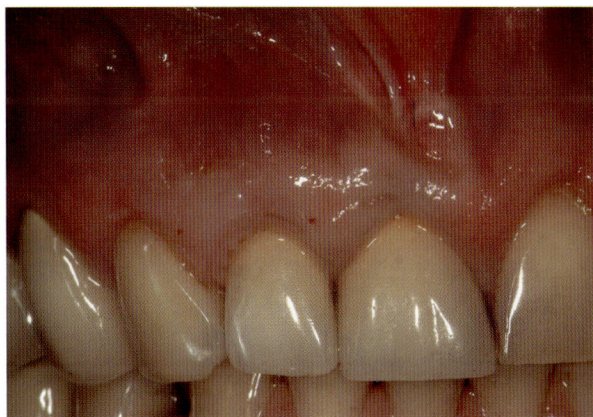

图6.16 患者口内可见12牙根尖处黏膜表面的窦道。

可行性方案如下：①拔牙后植骨做位点保存，愈合阶段戴用树脂临时牙，延期种植；②拔牙、植骨、种植体植入同期进行，术后戴入树脂临时牙；③拔牙、植骨、种植体植入同期进行，术后即刻做上部修复。通过应用交互诊疗设计软件的高级功能对病

情的掌握和对预后的分析，我们收集了足够的诊断依据，支持患者在拔牙即刻种植之后，同期进行上部修复。

常规消毒铺巾，局麻下12牙切开，全厚黏骨膜翻瓣，可见牙根暴露，根尖周仍有部分植骨材料残留（图6.17a）。微创拔除12牙，搔刮清理拔牙创（图6.17b）。在外科导板的引导下，少量去骨，植入种植体。种植体与腭侧骨板紧密接触，稳定性较好，暴露出的植体表面螺纹数目与术前预计相符，内六角链接的抗旋转结构恰好置于颊侧（图6.18a）。骨内的种植体长度保证了该植体良好的双层皮质骨固位，保证初期稳定性。依据术前使用设计软件制作的模式图，选定合适的修复基台，并以适宜的扭矩旋入固定在种植体上（图6.18b）。

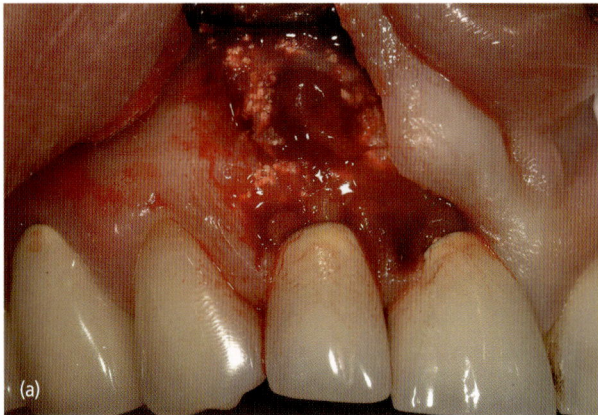

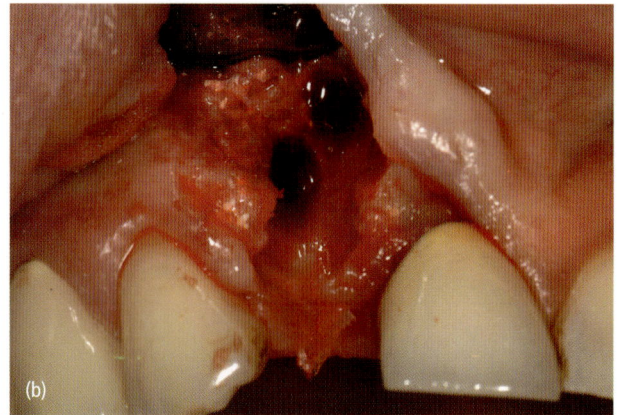

图6.17 （a）切开翻瓣，暴露根尖区残留的部分植骨材料。（b）微创拔除患牙，搔刮清理拔牙窝。

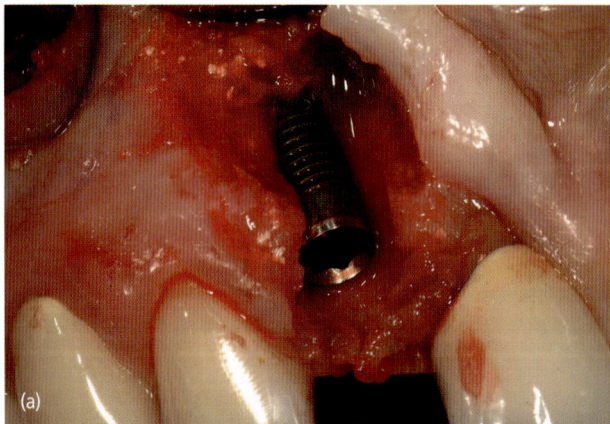

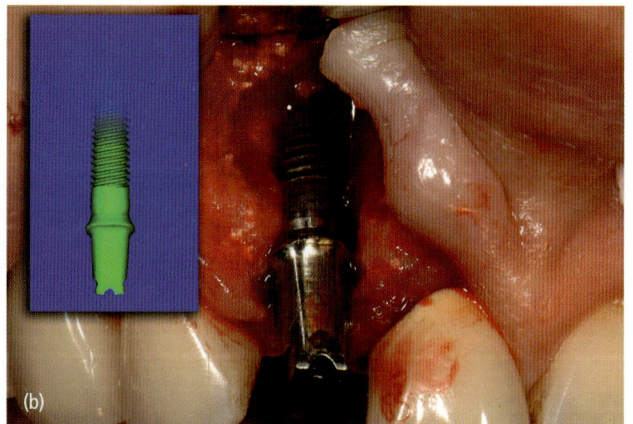

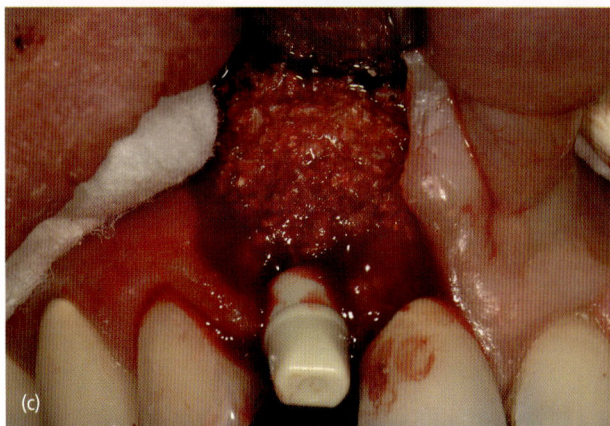

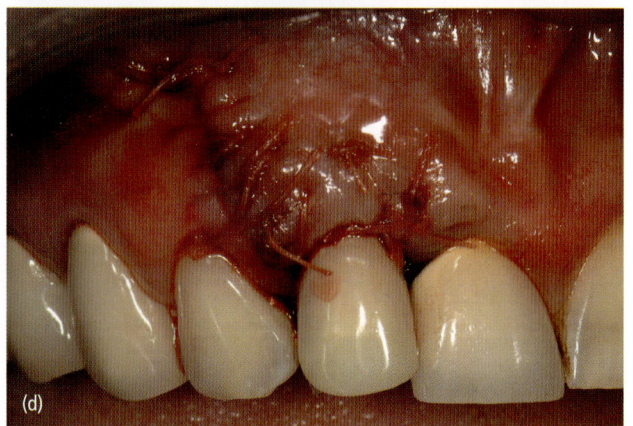

图6.18 （a）种植体受腭侧骨板支持稳定性良好。（b）参考术前模拟图（左上）安装临时基台。（c）基台上安放保护帽防止异物进入。（d）过渡义齿临时修复，不行使咬合功能。

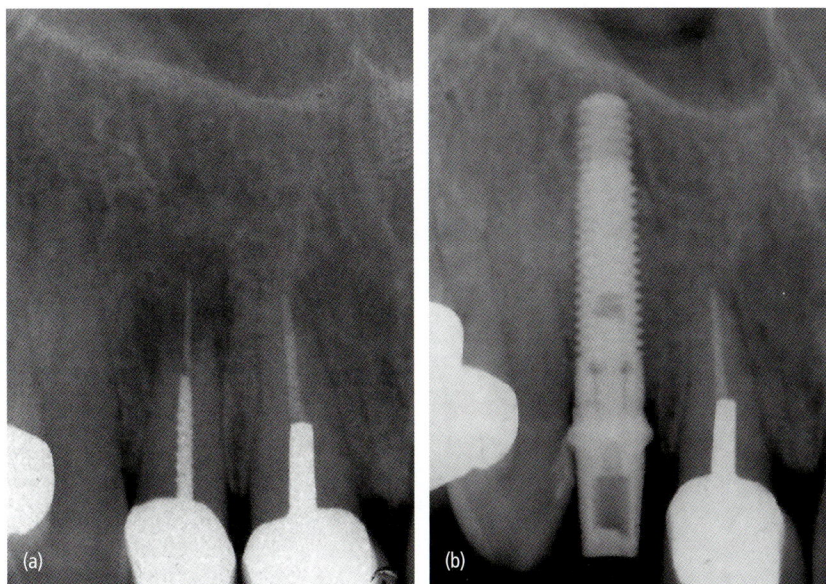

图6.19　术前（a）和术后（b）根尖放射线片对比。

在颊侧骨皮质上打孔，使新鲜血液流出，之后将引导骨再生的骨代用材料置于表面，并保证颊侧暴露的植体螺纹被骨粉覆盖。在放置骨粉之前，我们在修复基台上安放了一个保护帽，防止小颗粒骨粉落入，堵塞螺丝孔（图6.18c）。最后在整个手术范围覆盖胶原膜，关闭切口，使用4-0 Vicryl缝线缝合。将基台上的保护帽更换为临时修复体，调磨，避免正中及侧方殆的干扰，保证在行使功能时不让其受太大的咬合力（图6.18d）。医嘱：近期软食为主，勿用患牙咀嚼。术前根尖放射线片示：12牙根尖病变导致根尖区骨吸收，出现投射区（图6.19a）。术后根尖放射线片示：12牙处依照术前计划，种植体稳定地植入牙槽骨内，植体与上部基台以钛base紧密连接（图6.19b）。

经过术后3周的愈合，软组织的情况十分理想（图6.20）。从咬合面可以观察到，缺隙区的软组织得到了植骨材料的支撑，附着龈形态得到了恢复（图6.21a）。之后，将过渡基台更换为CAD/CAM二氧化锆基台（Atlantis Components, AstraTech Dental, Waltham, MA）（图6.21b）。负重3年之后复查，氧化锆全瓷冠在口内的生物相容性良好，软组织的改建基本完成（图6.22）。放射学检查显示，整个种植修复系统的愈合良好，与口内组织相

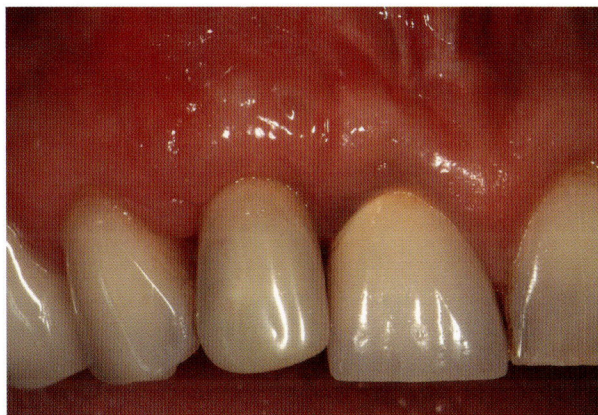

图6.20　术后3周口内像。

容（图6.23）。种植体的长度较邻牙牙根更长，但并没有侵犯鼻底，这样可以增加种植体的稳定。由此可见，经过合理的CT影像学术前检查和诊疗方案设计，在有骨缺损的位点植骨，同期植入种植体，并即刻负重，是可以成功实现的。

## 上颌前、后部缺损的评估

在上颌或者下颌无殆患者的治疗中，CBCT已成为种植手术或者组织增量术前检查，用以评估颌骨解剖结构的基本工具。CBCT可以从多角度将组织缺损具象化，实现多视角的三维重构，这种

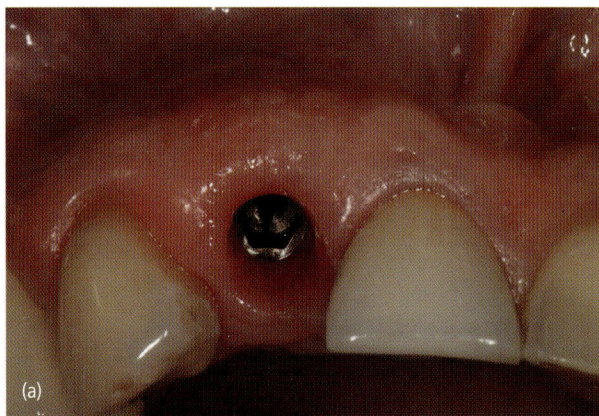

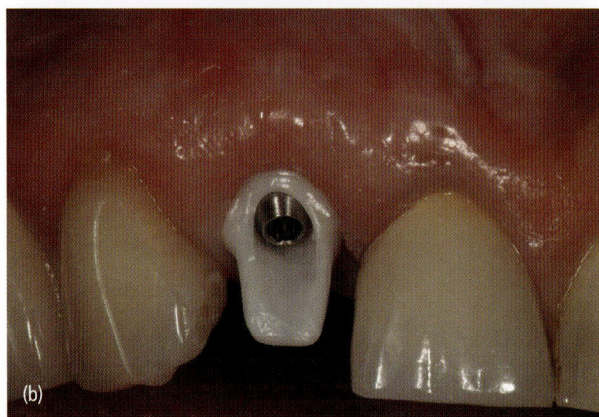

图6.21　（a）种植体袖口处软组织愈合良好。（b）最终修复使用CAD/CAM二氧化锆瓷基台。

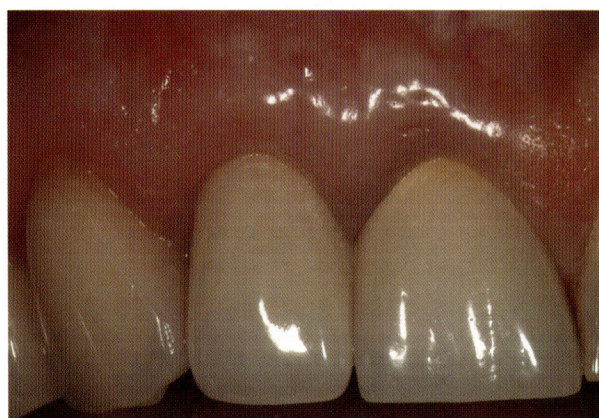

图6.23　术后3年根尖放射线片示种植体组织相容性良好。

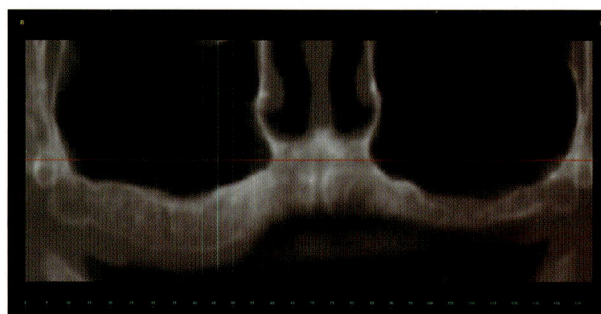

图6.22　术后3年复查口内像：冠周软组织基本完成成形改建。

图6.24　上颌骨及上颌窦的三维全景重建图像。

特性使其重新定义了种植诊断的模板。曲面体层放射线片可以提供非常良好的上下颌骨解剖信息，不过作为一种二维模式的全景片，它也有着固有的局限性。但是，由CT或者CBCT提供的三维重构全景视图就不再受这些传统局限约束了。经过三维重构的全景图像，左、右牙槽骨高度近似相等，双侧上

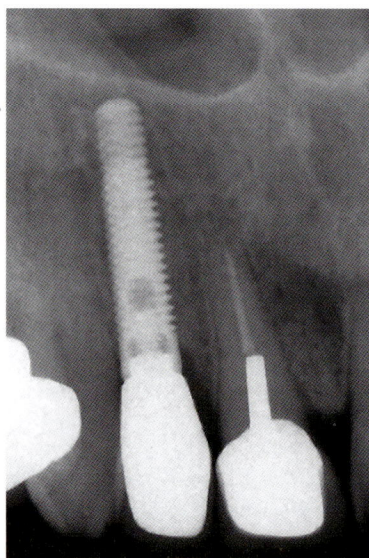

颌窦相对的大小一致，并且可以较为精确地估计上颌窦与牙槽骨和鼻腔的解剖关系（图6.24）。就像之前我们介绍过的病例一样，只有进行了所有角度与层面都被检查，我们才能获得精准的颌骨解剖形态。水平面的扫描视图可以显示上颌骨前部实际吸收的骨量（图6.25）。矢状面扫描视图揭示了菲薄的牙槽嵴皮质骨（图6.26a，b）。当这些图像均显示了显著骨吸收的时候，针对此种临床表现的治疗方案的选择就变得十分局限。扫描层推移至上颌后部，可以测得牙槽嵴顶至上颌窦底的垂直距离（图6.27a）。对上颌窦的观察可以判断其是否有病理表现、黏膜是否增厚、骨板厚度如何，以及在某些情况下可以清楚地展示骨质骨量。在上颌窦内有动脉血管走行，包括上牙槽后动脉、上牙槽中动脉和

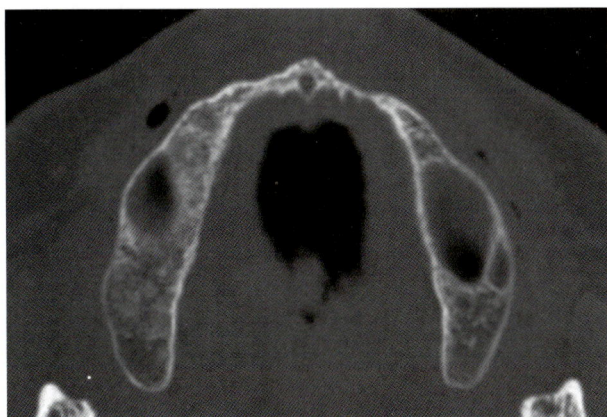

图6.25　水平面扫描视图显示上颌骨前部骨吸收量。

眶下动脉及其分支。在特定的CT/CBCT分辨率下，这些血管可以被清晰地捕获到，同时可以分辨出这些血管具体走行的方向，垂直位置关系，穿行于上颌窦内侧壁还是外侧壁、骨板内还是在窦腔内等（图6.27b）。当做上颌窦提升术时，为避免术中出现内出血的风险，这些血管的位置和直径需要慎重考虑。如果有条件的话，利用软件进行上颌骨的三维重构才是精确判断上颌解剖结构的最终步骤（图6.28a，b）。

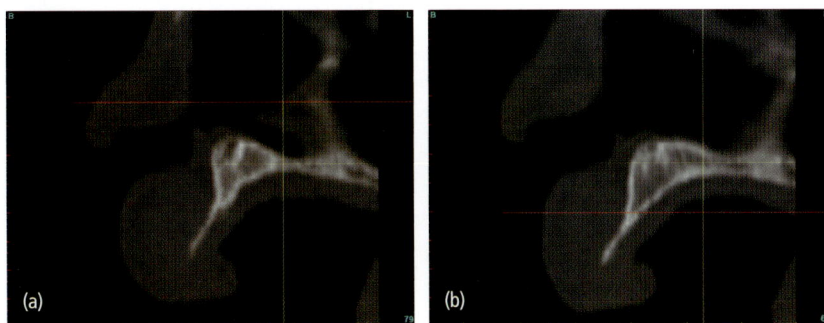

图6.26a，b　矢状面扫描视图显示极窄的牙槽嵴。

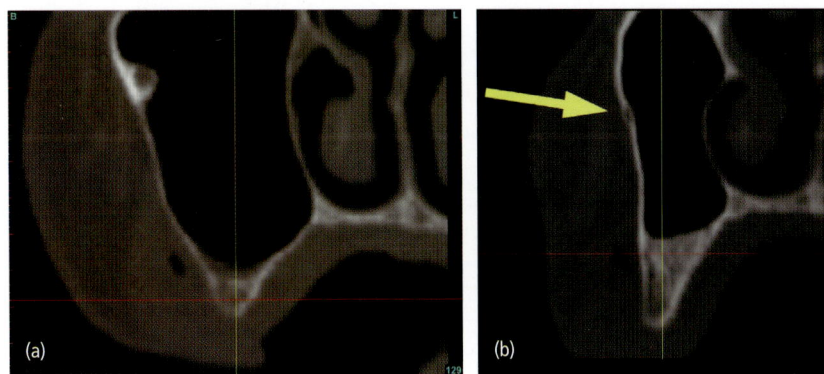

图6.27　（a）扫描层移至上颌后部，牙槽嵴顶至上颌窦底的垂直距离可以测得。（b）在某种的CT/CBCT分辨率下，上颌窦外侧壁上的血管可以被清晰地看到（如箭头所示），同时也可看清骨表面、骨内以及上颌窦内的结构。

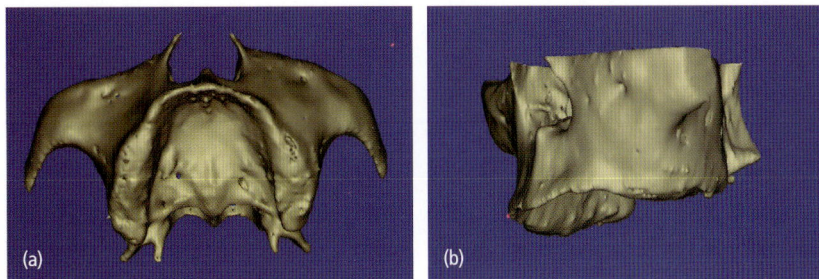

图6.28　（a，b）上颌骨结构的三维重建。

## 上颌窦底提升术

影像学诊断技术的发展，从很大程度上提高了上颌窦提升术的设计和实施能力。从横断面观察，现有骨量可以准确测量出来，从上颌窦外侧壁至内侧壁的距离即为骨板厚度，从牙槽嵴顶到上颌窦底的距离即为剩余牙槽骨高度（图6.29）。

此外，手术入路也可以在术前规划。使用上颌窦植骨辅助设计工具之后，一颗虚拟植体被安置在上颌窦内，同时，模拟的植骨材料也通过软件设计充填进缺隙区（图6.30a），骨缺损量就可以被计算出来。使用低剂量CBCT扫描复诊患者，来观察植骨区域的愈合和骨改建情况，检查上颌窦内植骨材料的充填量、骨密度、提升高度和宽度，以及是否有上颌窦底黏膜穿孔或者植骨材料漏出的情况发生（图6.30b）。对所有想要提高手术成功率

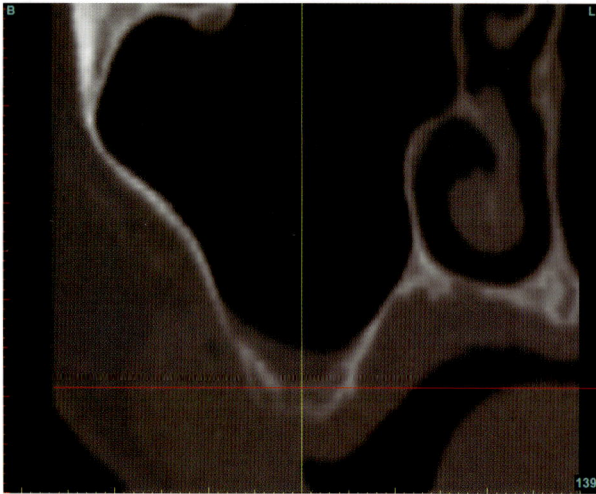

的临床医生来说，这种无可比拟的诊疗技术都是非常有意义的，并且复诊时拍摄的CBCT有助于从三维角度直观地明确手术效果。复诊扫描可以被用来检查新形成的骨量和骨密度，以及随之改建的周围结构，并指导后续种植体的植入。为了避免测量数

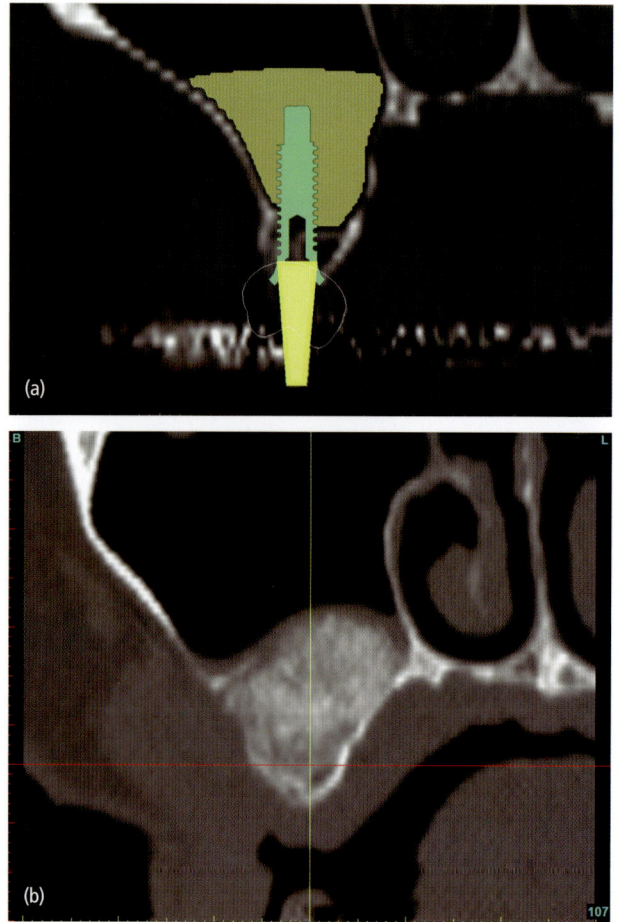

(a)

(b)

图6.30　（a）将模拟的植体以及植骨材料添加在上颌窦影像中。（b）低剂量CBCT复查骨改建的情况。

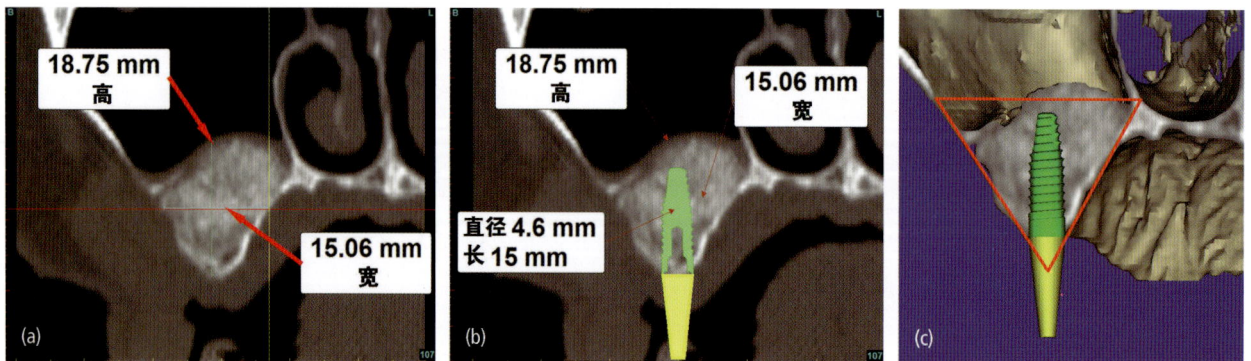

图6.29　横断面观精确决定上颌窦体积。

(a) 18.75 mm 高　15.06 mm 宽

(b) 18.75 mm 高　15.06 mm 宽　直径 4.6 mm 长 15 mm

(c)

图6.31　（a）复查CT检查术区成骨和周围组织结构的关系。（b）经过测量得到最适合植入该区域的种植体尺寸。（c）从三维重建图像的横断面确定植体植入位置和方向。

据失真，系统提供了高级定位测量工具插件（图6.31a）。最后，系统将根据测得的数据匹配最适宜的种植体，达到骨量的最充分利用（图6.31b）。另外，三维重构图像的横截面视图可以从另一个角度判断种植体的选择和定位是否合适，此处也可以使用"三角形骨量检查法"（图6.31c）。

## 块状骨移植术

　　CT和CBCT的在小范围骨缺损病例中的应用已经在前文介绍过了，它也可用于大范围骨缺损重建的病例，无论使用骨粉还是块状骨移植的方式。对大面积骨缺损的确切诊断，对骨增量的远期疗效十分重要。这要求诊断时，不仅仅要明确骨缺损的情况，还要对该部位愈合能力和组织血供有充分的了解，才能决定所需植入组织的形态要求。从此三维重建图像中，我们可以观察到该患者上颌骨前部有大量的组织缺损（图6.32a）。从殆面观察，

可以看见缺隙处邻牙的情况、前鼻嵴、切牙孔的位置，以及剩余牙槽嵴的厚度（图6.32b）。为了达到支持口内修复体的目的，确定在该处植入种植体最理想的数目，我们设计了几颗虚拟的种植体安插在上颌骨的缺牙区。如图，4颗种植体被置于上颌骨前部，没有考虑冠修复角度（图6.33a）。在这个病例中，为了恢复正常的咬合关系，种植体必须被植入靠近上颌骨唇侧的位置上，如软件所计算的结果，这将需要大量的骨移植（图6.33b，c）。经

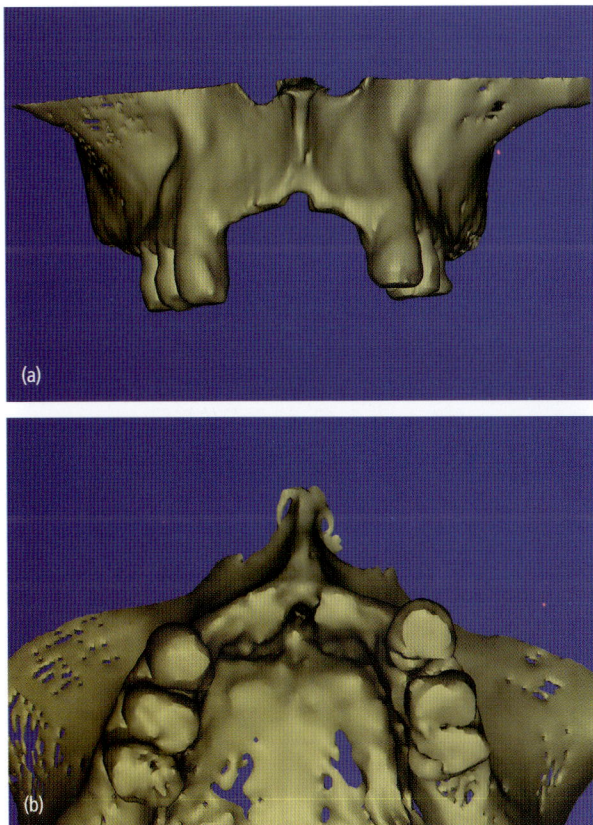

图6.32　（a）三维模型观察上颌骨前部的骨缺损。（b）通过咬合面观察缺隙与邻牙、鼻嵴、神经管等结构的关系。

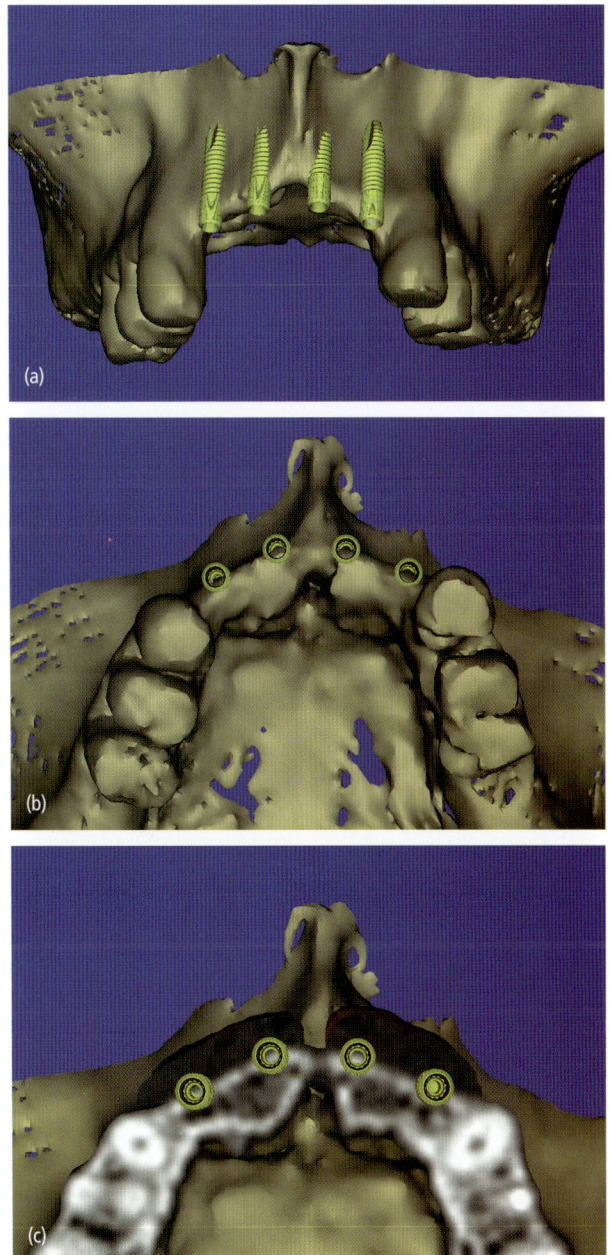

图6.33　（a）4颗种植体将要植入的位置。植体预计植入位置偏向唇侧（b）。经计算得出所需增加的骨量（c）。

过计算和测量，结合准确测得的所需骨块厚度，我们设计出一个"J"形的移植骨块，以满足支持种植体，恢复表面软组织形态的目的（图6.34a）。再将模拟的种植体、连接体和修复体定位在颌骨内，测得移植骨块外侧到种植体表面骨厚度（图6.34b）。这些计划的精准性绝对不可轻视。

为了恢复正常的咬合，必须先确定牙所排列的位置，再考虑将骨块和种植体安置在何处。用蜡堤和石膏模型取得患者的咬合记录，将其扫描输入进软件内，进行计算机辅助排牙。通常，患者会进行无模板扫描。为了恢复原有的牙位，我们插入了一个重要的新控件在交互式外科设计软件中，利用它可以判断虚拟牙或者虚拟咬合关系的位置变化。当缺牙数较多时，需要更多的信息来帮助恢复咬合，这种高级工具就变得十分实用。在图6.35a中我们可以看到，缺失的4颗前牙被还原了。调整牙冠的透明度，以凸显模拟的移植骨块，判断它们是否足以支撑4颗种植体和它们上部的修复体，能否恢复缺损的牙槽骨外形（图6.35b）。值得一提的是，此时固定骨块的皮质骨螺钉也可以预先设计定位。CT扫描同时也可以用于检查骨块供区的情况，自

体骨通常取自下颌升支或者下颌正中联合部。为选择合适的供区，我们需要检查下颌支骨皮质的厚度及下牙槽神经管的位置（图6.36a）。位置决定之后，可以规划骨块的形状和大小，使之与受区骨缺损形态相匹配（图6.36b）。皮质骨螺钉的使用，可以帮助植骨块与供区骨面结合更加紧密，并保证骨块的稳定性。横断面截图可以清楚地展示固定螺钉旋入的位置，以及螺钉与种植体和剩余牙槽突之间的位置关系（图6.37）。而将所有数据经过三维重建具象化之后，更加凸显了现代化诊疗设计软件的优势（图6.38a，b）。之后从咬合面观察一下待修复的牙冠形态和位置（图6.39）。我们可以看到一个完美的，前牙区双侧自体骨Onlay植骨的病例，从设计到手术的全过程（图6.40）。

## 小结

在过去的20年里，影像学的发展突飞猛进。为

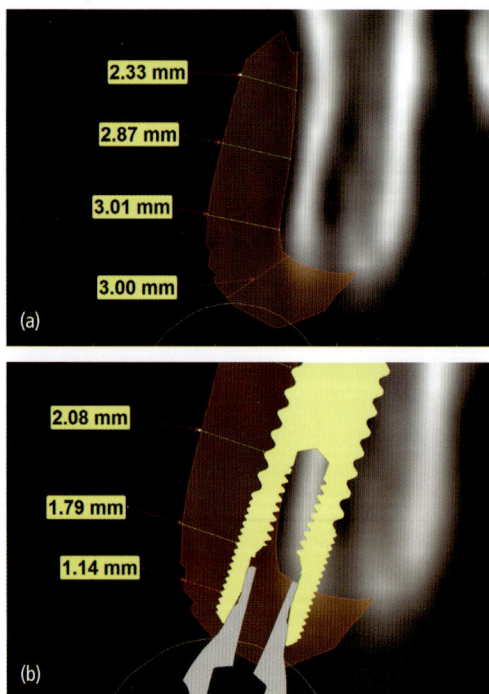

图6.34 （a）依据植体和局部软组织形态恢复需求设计出"J"形移植骨块。（b）加入模拟植体的图像，估计植体植入后移植骨块剩余的厚度。

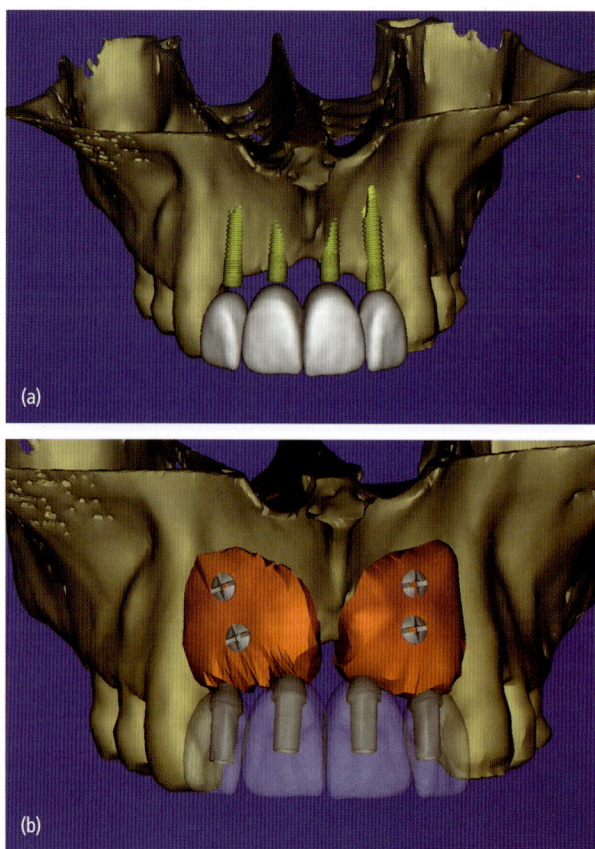

图6.35 （a）在4颗种植体上模拟出牙冠的形态。（b）将牙冠透明化，设计植骨块的位置和形态。

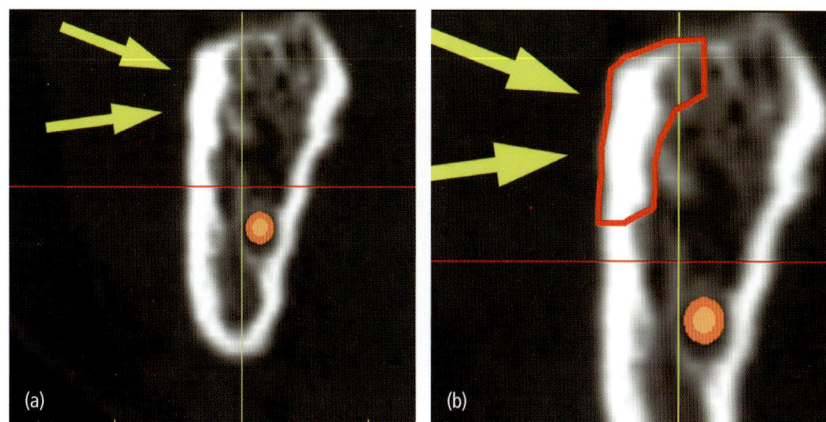

图6.36　（a）通过CT检查，确定植骨块供区的骨皮质厚度和下颌神经管解剖位置。（b）设计出符合受区骨缺损形态和大小的移植骨块。

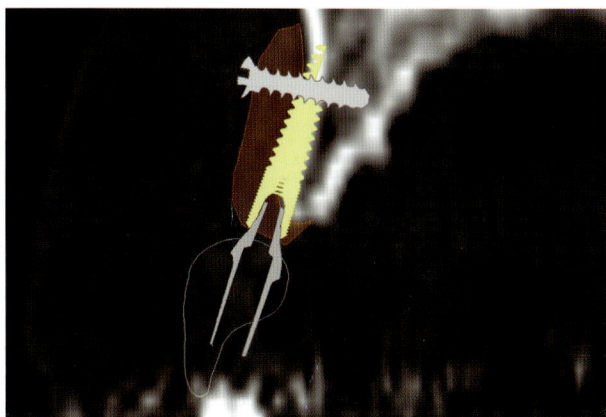

图6.37　横断面截图可帮助观察固定螺丝与植体和牙槽骨的位置关系。

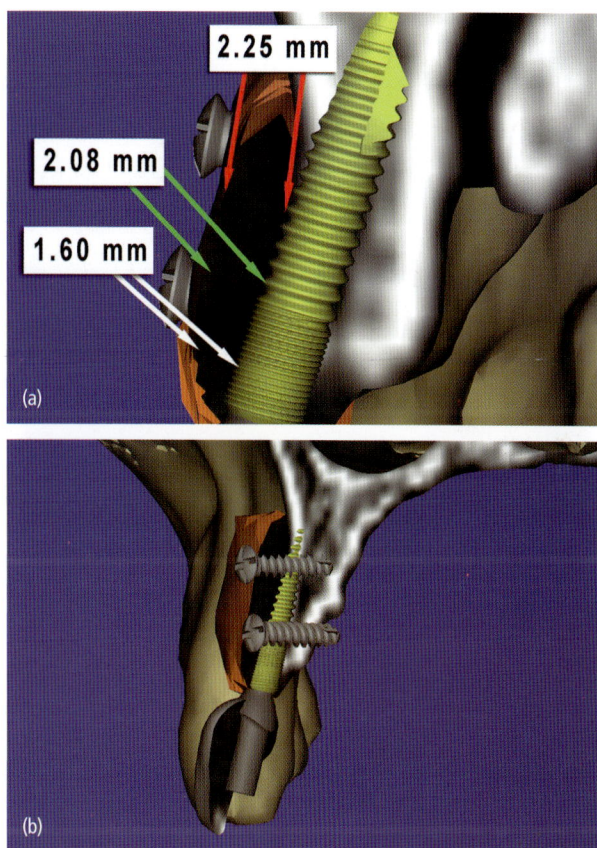

图6.38　（a，b）三维重建后的模式图更清晰地展示了最终修复的结果。

了判断邻近种植位点的重要解剖机构，了解术区骨密度和骨形态，CT和CBCT已经作为种植术前评估不可缺少的检查方式被外科医生所接受。CT扫描作为医用图像处理的应用和CBCT锥形束扫描技术的诞生，为临床医生提供了强大的3D数据处理系统、交互式手术方案设计软件和精确的诊断能力，有助于种植体的定位和稳定。

依靠对患者颌骨的三维解剖形态的充分掌握，在骨增量手术中，CT/CBCT获得的数据可同时用于判断植骨区和供骨区的情况。为了增加种植术前诊断和手术方案确定的准确性，医学数字成像和通信标准（DICOM）可以被应用至交互式诊断分析软件的应用中，以增强临床实力。交互式诊疗计划分析软件的应用充分拓宽了诊断的范围，消除了传统二维影像诊断学中固有误差的限制。当

这些数据被合理分析，在虚拟三维种植导板的指导下，复杂的数字化诊疗工具可以被用来定位种植位点和安置上部修复部件。若需要，可以将制订出的治疗计划输出至服务商处（通常通过互联网），由他们制造技工室加工的外科导板，或3D打印外科导板。用以辅助外科手术，提高种植位

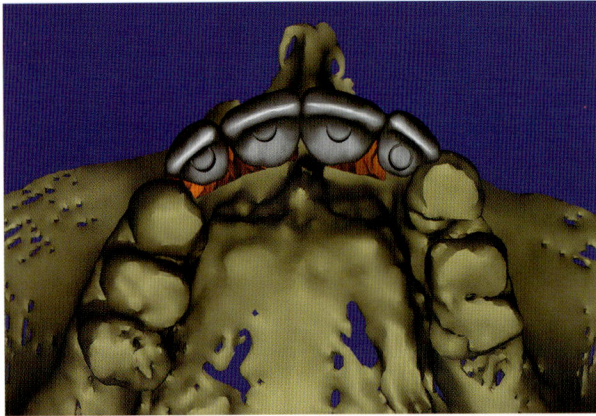

图6.39 咬合面三维图像显示待修复牙冠的位置和形态。

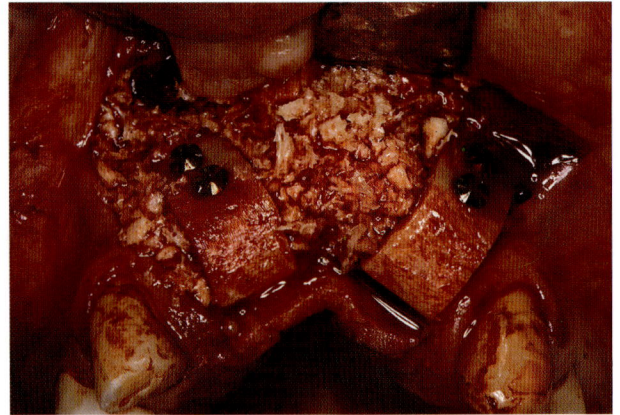

图6.40 软件指导下，Onlay植骨手术中的实际情况。

点的精确性，种植体方向的一致性，减轻患者痛苦，同时避免潜在的并发症。

本章节我们不仅介绍了现有的影像学诊断方法，还介绍了怎样应用三维辅助设计软件规划种植手术。在未来，技术的研究和软件系统的更新，将为我们带来惠及临床医生、患者以及教学工作者的更高级应用工具。

## 参考文献

Adell R, Lekholm U, Rockler B, Brånemark PI. A 15-year study of osseointegrated implants in the treatment of the edentulous jaw. *Int J Oral Surg* 1981; **10**(6):387–416.

Amet EM, Ganz SD. Functional and aesthetic acceptance prior to computerized technology for implant placement. *Implant Dent* 1997; **6**(6):193–197.

Angelopoulos C. Cone beam tomographic imaging anatomy of the maxillofacial region. *Dent Clin North Am* 2008; **52**(4): 731–752.

Basten CH. The use of radiopaque templates for predictable implant placement. *Quintessence Int* 1995; **26**:609–612.

Basten CH, Kois JC. The use of barium sulfate for implant templates. *J Prosthet Dent* 1996; **76**:451–454.

Bavitz BJ, Harn SD, Hansen CA, Lang M. An anatomical study of mental neurovascular bundle-implant relationships. *Int J Oral Maxillofac Implants* 1993; **8**:563–567.

Borrow W, Smith Justin P. Stent marker materials for computerized tomograph-assisted implant planning. *Int J Periodontics Restorative Dent* 1996; **16**:61–67.

Brånemark PI, Hansson BO, Adell R, et al. Osseointegrated implants in the treatment of the edentulous jaw. Experience from a 10-year period. *Scand J Plast Reconstr Surg* 1977; **16**(Suppl.): 1–132.

Danza M, Zollino I, Carinci F. Comparison between implants inserted with and without computer planning and custom model coordination. *J Craniofac Surg* 2009; **20**(4):1086–1092.

Dreiseidler T, Mischkowski RA, Neugebauer J, Ritter L, Zöller JE. Comparison of cone-beam imaging with orthopantomography and computerized tomography for assessment in presurgical implant dentistry. *Int J Oral Maxillofac Implants* 2009; **24**(2):216–225.

Dula K, Mini R, van der Stelt PF, Buser D. The radiographic assessment of implant patients: decision-making criteria. *Int J Oral Maxillofac Implants* 2001; **16**(1):80–89.

Eggers G, Patellis E, Mühling J. Accuracy of template-based dental implant placement. *Int J Oral Maxillofac Implants* 2009; **24**(3):447–454.

Ella B, Sédarat C, Noble Rda C, Normand E, Lauverjat Y, Siberchicot F, Caix P, Zwetyenga N. Vascular connections of the lateral wall of the sinus: surgical effect in sinus augmentation. *Int J Oral Maxillofac Implants* 2008; **23**(6):1047–1052.

Fortin T, Isidori M, Bouchet H. Placement of posterior maxillary implants in partially edentulous patients with severe bone deficiency using CAD/CAM guidance to avoid sinus grafting: a clinical report of procedure. *Int J Oral Maxillofac Implants* 2009; **24**(1):96–102.

Ganz SD. The triangle of bone—a formula for successful implant placement and restoration. *Implant Soc* 1995; **5**(5):2–6.

Ganz SD. Mandibular tori as a source for on-lay bone graft augmentation. A surgical procedure. *Pract Periodontics Aesthet Dent* 1997; **9**(9):973–982.10.

Ganz SD. Presurgical planning with CT-derived fabrication of surgical guides. *J Oral Maxillofac Surg* 2005; **63**(9 Suppl. 2): 59–71.

Ganz SD. The reality of anatomy and the triangle of bone. *Inside Dent* 2006; **2**(5):72–77.

Ganz SD. Techniques for the use of CT imaging for the fabrication of surgical guides. *Atlas Oral Maxillofac Surg Clin North Am* 2006; **14**:75–97.

Ganz SD. 3-D imaging and cone beam CT is "where the action is!". *Inside Dent* 2007; **Feb**:102–103.

Ganz SD. Using interactive technology: "In the Zone with the Triangle of Bone". *Dent Implantol Update* 2008; **19**(5):33–38; quiz p1.

Ganz SD. Computer aided technology for implant prosthodontics. Presentation at the 57th AAID Annual Meeting, October 30, Manchester Grand Hyatt Hotel, San Diego, CA. 2008.

Ganz SD. Computerized planning: generation of CAD CAM

structures and surgical guides to provide patients with immediate provisionalization and minimally invasive surgery. Presented at the AAOMS Annual Implant Conference, December 5, Sheraton Chicago Hotel and Towers. 2008.

Ganz SD. Computer-aided design/computer-aided manufacturing applications using CT and cone beam CT scan technology. *Dent Clin North Am* 2008; **52**(4):777–808..

Ganz SD. Restoratively driven implant dentistry utilizing advanced software and CBCT: realistic abutments and virtual teeth. *Dent Today* 2008; **27**(7):122, 124, 126–127.

Ganz SD. Defining new paradigms for assessment of implant receptor sites—the use of CT/CBCT and interactive virtual treatment planning for congenitally missing lateral incisors. *Compend Cont Educ Dent* 2008; **29**(5):256–267.

Ganz SD. Advanced case planning with SimPlant. In *The Art of Computer-Guided Implantology*. Tardieu P, Rosenfeld A, eds. Chicago, IL: Quintessence, 2009, pp. 193–210.

Ganz SD. Advances in diagnosis and treatment planning utilizing CT scan technology for improving surgical and restorative implant reconstruction: tools of empowerment. In *Osseointegration and Dental Implants*. Jokstad A, ed. Ames, IA: Wiley-Blackwell, 2009, pp. 85–94.

Ganz SD. Bone grafting assessment: focus on the anterior and posterior maxilla utilizing advanced 3-D imaging technologies. *Dent Implantol Update* 2009; **20**(6):41–48.

Ganz SD. The use of CT/CBCT and interactive virtual treatment planning and the triangle of bone: defining new paradigms for assessment of implant receptor sites. In *Dental Implants—The Art and Science*. Babbush C., Hahn J., Krauser J., Rosenlicht J, eds. Ames, IA: Saunders, 2010, pp. 146–166.

Ganz SD. Implant complications associated with two- and three dimensional diagnostic imaging technologies. In *Dental Implant Complications—Etiology, Prevention, and Treatment*. Froum SJ, ed. Ames, IA: Wiley-Blackwell, 2010, pp. 71–99.

Ganz SD, Scan CT. Technology—an evolving tool for predictable implant placement and restoration. *International Magazine of Oral Implantology* 2001; **1**:6–13.

Goodacre CJ, Kan JYK, Rungcharassaeng K. Clinical complications of osseointegrated implants. *J Prosthet Dent* 1999; **81**: 537–552.

Guerrero ME, Jacobs R, Loubele M, Schutyser F, Suetens P, van Steenberghe D. State-of-the-art on cone beam CT imaging for preoperative planning of implant placement. *Clin Oral Investig* 2006; **10**:1–7.

Harris D, Buser D, Dula K, et al. E.A.O. guidelines for the use of diagnostic imaging in implant dentistry. A consensus work-shop organized by the European Association for Osseointegration in Trinity College Dublin. *Clin Oral Implants Res* 2002; **13**:566–570.

Horwitz J, Zuabi O, Machtei EE. Accuracy of a computerized tomography-guided template-assisted implant placement system: an in vitro study. *Clin Oral Implants Res* 2009; **20**(10): 1156–1162.

Israelson H, Plemons JM, Watkins P, Sory C. Barium-coated surgical stents and computer-assisted tomography in the preoperative assessment of dental implant patients. *Int J Periodontics Restorative Dent* 1992; **12**:52–61.

Jacobs R, Mraiwa N, Van Steenberghe D, Sanderink G, Quirynen M. Appearance of the mandibular incisive canal on panoramic radiographs. *Surg Radiol Anat* 2004; **26**:329–333.

Jacotti M. Simplified onlay grafting with a 3-dimensional block technique: a technical note. *Int J Oral Maxillofac Implants* 2006; **21**(4):635–639.

Jacotti M, Antonelli P. *3D Block Technique: From Image Diagnostics to Block Graft Bone Regeneration*. Milan, Italy: RC Libri, 2005.

Katsoulis J, Pazera P, Mericske-Stern R. Prosthetically driven, computer-guided implant planning for the edentulous maxilla: a model study. *Clin Implant Dent Relat Res* 2009; **11**(3):238–245.

Kim KD, Jeong HG, Choi SH, Hwang EH, Park CS. Effect of mandibular positioning on preimplant site measurement of the mandible in reformatted CT. *Int J Periodontics Restorative Dent* 2003; **23**(2):177–183.

Kim KD, Park CS. Effect of variable scanning protocols on the pre-implant site evaluation of the mandible in reformatted computed tomography. *Korean J Oral Maxillofac Radiol* 1999; **29**:21–32.

Klein M, Cranin AN, Sirakian A. A computerized tomographic (CT) scan appliance for optimal presurgical and pre-prosthetic planning of the implant patient. *Pract Periodontics Aesthet Dent* 1993; **5**:33–39.

Lam EW, Ruprecht A, Yang J. Comparison of two-dimensional orthoradially reformatted computed tomography and panoramic radiography for dental implant treatment planning. *J Prosthet Dent* 1995; **74**:42–46.

Laster WS, Ludlow JB, Bailey LJ, Hershey HG. Accuracy of measurements of mandibular anatomy and prediction of asymmetry in panoramic radiographic images. *Dentomaxillofac Radiol* 2005; **34**(6):343–349.

Ludlow JB, Davies Ludlow LE, Brooks SL, et al. Dosimetry of 3 CBCT devices for oral and maxillofacial radiology: CBMercuray, NewTom3G and i-CAT. *Dentomaxillofac Radiol* 2006; **35**:219–226.

Marino JE, Arenal AA, Ceballos AP, et al. Fabrication of an implant radiologic-surgical stent for the partially edentulous patient. *Quintessence Int* 1995; **26**:111–114.

Misch CM. Use of the mandibular ramus as a donor site for onlay bone grafting. *J Oral Implantol* 2000; **26**(1):42–49.

Mischkowski RA, Ritter L, Neugebauer J, Dreiseidler T, Keeve E, Zöller JE. Diagnostic quality of panoramic views obtained by a newly developed digital volume tomography device for maxillofacial imaging. *Quintessence Int* 2007; **38**(9): 763–772.

Mozzo P, Procacci C, Tacconi A, et al. A new volumetric CT machine for dental imaging based on the cone-beam technique: preliminary results. *Eur Radiol* 1998; **8**:1558–1564.

Nickenig HJ, Eitner S. Reliability of implant placement after virtual planning of implant positions using cone beam CT data and surgical (guide) templates. *J Craniomaxillofac Surg* 2007; **35**(4–5):207–211. Epub 2007 Jun 18.

Ozan O, Turkyilmaz I, Ersoy AE, McGlumphy EA, Rosenstiel SF. Clinical accuracy of 3 different types of computed tomography-derived stereolithographic surgical guides in implant placement. *J Oral Maxillofac Surg* 2009; **67**(2): 394–401.

Pikos MA. Mandibular block autografts for alveolar ridge augmentation. *Atlas Oral Maxillofac Surg Clin North Am* 2005; **13**(2):91–107.

Pikos MA. Complications of maxillary sinus augmentation. In *The Sinus Bone Graft*, 2nd ed. Jensen OT, ed. Chicago, IL: Quintessence, 2006.

Proussaefs P. Clinical and histologic evaluation of the use of mandibular tori as donor site for mandibular block autografts: report of three cases. *Int J Periodontics Restorative Dent* 2006; **26**(1):43–51.

Rosenfeld A, Mandelaris G, Tardieu P. Prosthetically directed placement using computer software to insure precise placement and predictable prosthetic outcomes. Part1: diagnostics, imaging, and collaborative accountability. *Int J Periodontics Restorative Dent* 2006; **26**:215–221.

Rosenfeld AL, Mecall RA. Use of interactive computed tomography to predict the esthetic and functional demands of implant-supported prostheses. *Compend Contin Educ Dent* 1996; **17**:1125–1146.

Rosenfeld AL, Mecall RA. Use of prosthesis-generated computed tomographic information for diagnostic and surgical treatment planning. *J Esthet Dent* 1998; **10**:132–148.

Rothman SLG. Computerized tomography of the enhanced alveolar ridge. In *Dental Applications of Computerized Tomography*. Rothman SLG, ed. Chicago, IL: Quintessence, 1998, pp. 87–112.

Rugani P, Kirnbauer B, Arnetzl GV, Jakse N. Cone beam computerized tomography: basics for digital planning in oral surgery and implantology. *Int J Comput Dent* 2009; **12**(2):131–145.

Sakakura CE, Morais JA, Loffredo LC, Scaf G. A survey of radiographic prescription in dental implant assessment. *Dentomaxillofac Radiol* 2003; **32**:397–400.

Sbordone L, Toti P, Menchini-Fabris G, Sbordone C, Guidetti F. Implant survival in maxillary and mandibular osseous onlay grafts and native bone: a 3-year clinical and computerized tomographic follow-up. *Int J Oral Maxillofac Implants* 2009; **24**(4):695–703.

Sonick M. A comparison of the accuracy of periapical, panoramic, and computed tomographic radiographs in locating the mandibular canal. *Int J Oral Maxillofac Implants* 1994; **9**: 455–460.

Terzioğlu H, Akkaya M, Ozan O. The use of a computerized tomography-based software program with a flapless surgical technique in implant dentistry: a case report. *Int J Oral Maxillofac Implants* 2009; **24**(1):137–142.

Valente F, Schiroli G, Sbrenna A. Accuracy of computer-aided oral implant surgery: a clinical and radiographic study. *Int J Oral Maxillofac Implants* 2009; **24**(2):234–242.

Van Steenberghe D, Lekholm U, Bolender C, et al. The applicability of osseointegrated oral implants in the rehabilitation of partial edentulism: a prospective multicenter study of 558 fixtures. *Int J Oral Maxillofac Implants* 1990; **5**(3): 272–281.

Verstreken K, Van Cleynenbreugel J, Marchal G, et al. Computer-assisted planning of oral implant surgery: a three-dimensional approach. *Int J Oral Maxillofac Implants* 1996; **11**:806–810.

White SC, Heslop EW, Hollender LG, Mosier KM, Ruprecht A, Shrout MK. Parameters of radiologic care: an official report of the American Academy of Oral and Maxillofacial Radiology. *Oral Surg Oral Med Oral Pathol Oral Radiol Endod* 2001; **91**: 498–511.

Widmann G, Stoffner R, Bale R. Errors and error management in image-guided craniomaxillofacial surgery. *Oral Surg Oral Med Oral Pathol Oral Radiol Endod* 2009; **107**(5):701–715. Review.

Widmann G, Stoffner R, Keiler M, Zangerl A, Widmann R, Puelacher W, Bale R. A laboratory training and evaluation technique for computer-aided oral implant surgery. *Int J Med Robot* 2009; **5**(3):276–283.

Widmann G, Widmann R, Stoffner R, Widmann E, Rieger T, Remensberger S, Grubwieser G, Puelacher W, Bale R. Multipurpose navigation system-based concept for surgical template production. *J Oral Maxillofac Surg* 2009; **67**(5): 1113–1120.

Xiaojun C, Ming Y, Yanping L, Yiqun W, Chengtao W. Image guided oral implantology and its application in the placement of zygoma implants. *Comput Methods Programs Biomed* 2009; **93**(2):162–173.

第7章

# 种植体植入位点的进展：牙槽窝保存

*Jack T. Krauser DMD* 和 *Avi Schetritt DMD*

牙槽窝是依附于牙齿的组织，其随着牙齿萌出逐渐成熟。牙齿拔出后，牙槽嵴会历经吸收和萎缩致使重要的软硬组织丧失。在个体之间，牙槽窝维度变化的范围很大。其吸收的程度取决于其形态和所拔牙齿的健康程度及其邻近的软硬组织水平。与厚的、圆钝的软硬组织相比，薄的、高扇贝状的患者更容易表现出硬组织吸收和软组织退缩。

即使是最细微的拔牙后骨质丧失也可能会产生显著的临床结果，特别是在美学区域。有牙科文献描述了拔牙后6个月中，骨质丧失接近50%（Simion et al., 1998; Zitzmann et al., 1997）。当同一区域多颗牙被拔除时，骨质丧失会加倍（Simion et al., 1994）。骨吸收将导致拔牙窝根方和舌侧的拔牙窝宽度丧失。所引起的骨重建会妨碍或显著阻碍将种植体放置在修复的理想位置上（Proussaefs et al., 2003）。这一点在上颌前牙区尤其明显（图7.1）。虽然种植体骨结合可能是成功的，但前牙区种植美学修复是否成功通常需要根据软组织的外观来判断。

当种植体被放置以支持修复体的时候，严重的牙槽骨量丧失通常需要牙槽嵴骨增量，包括骨块移植、颗粒骨移植和其他大量的外科技术（Mellonig and Nevins, 1995）。为了免除或减少过多的骨增量外科操作，牙槽窝位点保存可以在牙齿拔除时实施。

进行牙槽窝或牙槽嵴的保存是为了控制牙槽嵴的吸收，保存牙槽嵴顶颊侧骨板的完整性，改进重要的骨充填量，减少未来在传统修复或种植修复之前进行牙槽嵴增量的需求。目前在拔牙时应用引导性骨再生（GBR）的方法包括使用颗粒自体骨、同种异体骨、人工合成移植物、异种骨移植物和用各种不同材料制成的生物可吸收膜或不可吸收膜（图7.2）。

## 拔牙窝位点：外部尺寸的改变

拔牙位点愈合期形态的明显改变，反映了骨和上面覆盖黏膜的变化（Dahlin et al., 1995）。在6~12个月期间，会出现5~7mm的颊舌向或水平向牙槽嵴减少，该变化大多数发生在愈合期最初的4个月（Buser et al., 1996）。该数据是从对诊断模型的测量中获得，表现为大约50%的初始牙槽嵴宽度（Wilson et al., 1998）。

与水平向的骨丧失相应的，垂直或冠根向的骨高度减少同样会出现（Paolantonio et al., 2001; Wilson et al., 1998）。减少的范围从2.0~4.5mm不等，并且伴随着水平向的变化。与单牙位相比，多个相邻拔牙位点会有更多的冠根向改变（Paolantonio et al., 2001; Wilson et al., 1998; Zitzmann et al., 1997）。

拔牙窝愈合后的尺寸变化也通过术中测量有所报道（Paolantonio et al., 2001; Wilson et al., 1998）。在这些研究中观察到，颊舌向牙槽嵴减少的范围是3.1~5.9mm。在12个月里，骨量大约减少了50%，

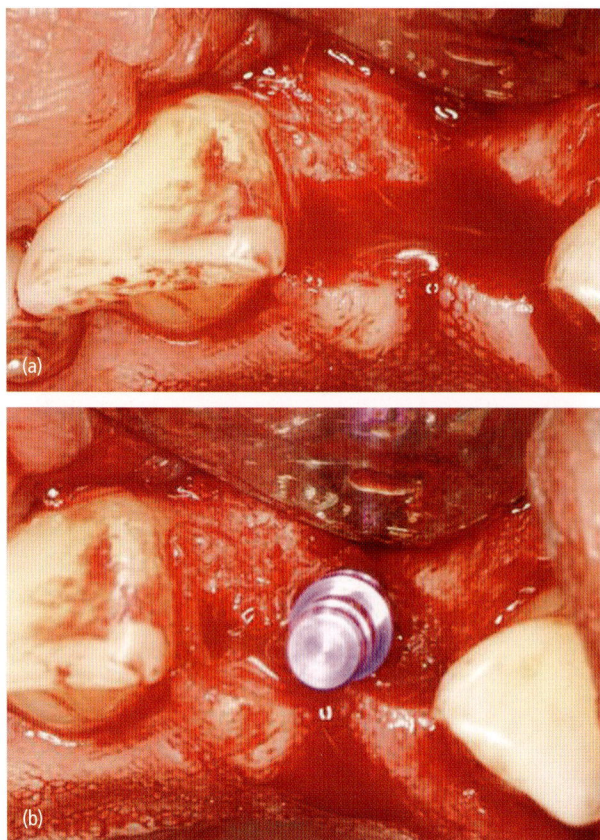

图7.1 （a）未做移植的牙槽窝愈合，为了种植体植入而翻瓣。（b）放置指示杆指示初始的种植体方向，发现唇侧缺骨。

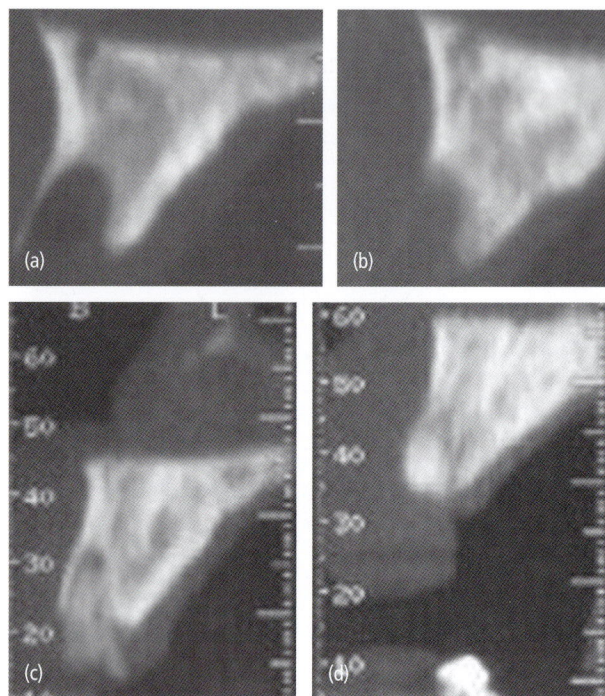

图7.2 （a）基线时的拔牙窝。（b）4个月时没有骨移植的拔牙窝。（c）基线时的牙槽窝。（d）6个月时有骨移植的牙槽窝。

而在拔牙后3个月里发生了2/3的改变。磨牙与前磨牙相比，以及下颌与上颌相比，骨量减少会稍微多一些。

在拔牙后4~6个月里，冠根向牙槽嵴骨量的减少范围为0.7~1.5mm（Cammack et al., 2005; Simion et al.,1997）。

几种因素可能会影响拔牙后骨尺寸的改变。局部因素包括拔牙的数量和其邻近牙齿的情况、拔牙的原因、拔牙前后该拔牙窝的状态、组织生物型、牙齿本身和其在牙弓的位置。

可以影响尺寸变化的系统因素可能包括患者身体的总体健康程度和其生活习惯，如吸烟。

## 牙槽窝保存

牙齿拔除后，拔牙窝的重建导致牙槽嵴的绝对萎缩。临床上，这被视为软组织在根向或腭向上的重新定位。牙槽窝保存技术旨在保存骨量和牙槽嵴处软组织的位置。牙槽窝保存技术能减少拔牙后骨量尺寸的变化，并减少或免除为使未来种植体植入理想位置对牙槽骨增量的需求。

1980年，用牙根形的羟基磷灰石锥塞进行牙槽嵴保存嵴术被提出。尽管该技术在牙槽嵴保存方面是成功的，但软组织包裹问题、羟基磷灰石锥塞引起的表皮脱落问题，导致该项技术被淘汰，转而支持颗粒羟基磷灰石材料。对这些材料的临床评估再一次显示了在骨量保存方面的成功结果。然而，如颗粒的移动和丢失问题妨碍了这一治疗方法的推广。

## GBR

术语"引导性骨再生"（GBR）是建立在引导性组织再生（GTR）的原则之上。然而GTR涉及牙周支持组织结构的再生，包括牙骨质、牙周韧带和牙槽骨，GBR指的是单纯促进骨的形成。

GBR和GTR都是基于相同的原则：在缺损处使用屏障膜以维持空间，促进成骨细胞的长入并防止不想要的细胞从上面覆盖的软组织迁移入伤口。GBR技术用屏障膜和骨移植块排除了快速增长的上皮和结缔组织细胞，使得更缓慢移动的多功能干细胞和成骨细胞能在引导性骨再生治疗位点上的重新增殖。

GBR技术要想成功，必须满足4个条件：排除上皮和结缔组织的干扰，空间维持，血凝块的稳定性和一期伤口关闭。

屏障膜（可吸收和不可吸收生物膜）可以提供空间的维持并排除上皮和结缔组织细胞，从而促进GBR区域祖细胞的再生。该屏障膜也会保护创口并促进血凝块的稳定性。为了帮助维持空间，屏障膜可能需要骨移植材料、种植体、帐篷钉来支撑。如果有另一种技术能够保持屏障膜下空间，用或不用骨移植物GBR一样可以成功施行。然而，GBR技术通常要使用骨移植材料。

当施行引导性骨再生手术时，无张力的一期缝合伤口是非常重要的。放置骨移植物后一期缝合伤口相比二期愈合能获得更多的骨量沉积。关于这一点，Machtei所做的META分析证实GBR手术时，保持一期缝合且膜不暴露会比没有保持一期伤口关闭且屏障膜暴露时有更多的新骨形成（3.01mm比0.56mm）。

骨的生成是依赖于新血管的产生，以供给祖细胞并为GBR治疗位点提供营养。时间上，毛细血管的形成是在新骨形成之前的。血管的生成是一个多级的过程并通常从现有的血管开始。血凝块在屏障膜下形成，并释放生长因子（如血小板源性生长因子PDGF）和细胞因子，并作为血管的肉芽组织的前身且将来取代之。

在引导性骨再生手术后的最初24小时内，创建的空间内充满了血凝块。稍后血凝块被中性粒细胞、巨噬细胞吸收并被肉芽组织替代。该组织包含大量的血管，它负责运输与形成类骨质相关的细胞和营养。类骨质是未矿化的骨，矿化后被称为编织骨。编织骨为更多的骨沉积提供支架作用。随后，编织骨改建转换为板层骨。

## 牙槽骨去皮质化

钻孔穿透皮质骨到富含更多血管的松质骨，导致其出血，使GBR位点浸润在血中。随着血凝块的形成，它释放出细胞因子和生长因子来吸引祖细胞、成骨细胞和血管。骨去皮质化通常为骨增量操作的一部分，但其在牙槽窝保存时并不常用。拔牙后，从筛状板的小孔血会流出，所以通常不需要引起出血。然而，如果拔牙后该位点不出血，则应搔刮拔牙窝邻近骨壁去骨皮质刺激其出血，以确保使拔牙窝内充满血凝块。

然而，在拔牙窝处进行去皮质化和钻孔，可能会引起局部加速的现象。局部加速现象由Frost首次描述。它是指，对有害刺激会出现局部过度反应，这将加速正常的愈合过程。相应地，去皮质化可被认为是一个有害的刺激；Winet指出，骨创伤后血管供应达到顶峰，愈合完成后下降到正常水平。

## 用于牙槽窝保存的膜

许多不可吸收膜和生物可吸收屏障膜都可应用于GBR来进行骨增量。从医生的角度来讲，这些膜应该有必要的特性来满足特定的需求，也就是：

- 移植材料的容纳；
- 排除干扰细胞的长入；
- 促进血凝块的稳定性；
- 在非空间维持的缺损处维持空间。

膜的选择应根据缺损处形态选择，在这种情况下，需要处理拔牙窝。可吸收膜不应被放置在不能维持空间的缺损上，由于其空间维持的能力即使放置在移植材料上也是不可预期的，因而，推荐用于完整的拔牙窝上。

当面临拔牙窝严重破坏时，例如颊侧壁完全缺损，能稳定维持空间的不可吸收膜将会产生更多预期结果。

### 不可吸收膜

不可吸收屏障膜通常是比较硬的，且由于其刚性结构有空间维持能力。它们的强度使得它们操作上稍有难度并且需要螺丝或钉固位来达到最佳效果。它们持久地保持了完整性并需要二次手术将其取出。不可吸收屏障膜现在有多孔型聚四氟乙烯（ePTFE）膜，钛加强的ePTFE膜，高密度聚四氟乙烯（dPTFE）膜，或钛网。

ePTFE膜［引导组织增量材料（GTAM）］有一个中心细胞封闭区域和外部细胞附着区域；为了能够应用在较大缺损处，它们凭借钛支架来增强其空间维持的性能。ePTFE膜已经在动物和人类中进行广泛的研究，并被认为是进行骨增量的一个标准方法。

这种材料的缺点是表面很粗糙，这会促进细菌的黏附。因此，在屏障膜上方需要完成一期关闭伤口，从而避免暴露在口腔环境中。如果发生暴露，细菌定植和随后的炎症会影响治疗结果，导致骨充填量的减少。此外，取出ePTFE膜需要二次手术。

坚固而柔韧的钛网膜也被成功用于GBR治疗中。钛网作为屏障膜使用使移植材料的容纳达到最大，并消除了传统屏障膜维持空间塌陷的问题。钛网膜需要用螺丝或钉固定，且由于其边缘锐利所以有膜暴露的倾向。这些膜通常用在骨缺损较大处，很少在牙槽窝保存时使用（图7.3）。

已专门设计dPTFE膜应用在拔牙窝移植手术中，且不需要一期关闭伤口。dPTFE膜是细胞封闭的，当暴露在口腔中会产生轻微的炎症，且由于膜的稳定性而不与组织结合。dPTFE膜最显著的优势是不

需要一期缝合。在动物和临床研究中证明可成功使用该材料。由于不需要一期缝合，所以不需要松弛切口或额外的翻瓣，因此便于手术操作。另外，由于相对光滑的表面，dPTFE膜通常不需要通过额外的手术取出（图7.4）。

为了克服某些不可吸收膜的限制，例如需进行二次手术将膜取出，会增加再生骨量丧失的风险，所以已经研制了生物可吸收膜。

目前临床应用的生物可吸收屏障膜分为两大类：天然或合成的。天然的产品由各种类型的动物源性胶原蛋白制成，通常使用牛和猪的。合成的产品由脂肪族聚酯制成，主要是聚乳酸和聚乙醇酸的共聚物。目前，当选择可吸收屏障膜时，胶原膜应用更为广泛。

### 胶原膜

几种商业化的胶原膜已被开发，它们使用Ⅰ型胶原蛋白作为其主要成分。胶原膜还拥有其他吸引人的特性，包括：止血功能，对牙周韧带成纤维细胞（PDFs）和牙龈成纤维细胞的趋化性，弱免疫原性，易操作性和使组织增厚的能力。对于可吸收GBR膜来说，胶原材料是一种理想的选择。尽管胶原膜的主要成分是Ⅰ型胶原，但是所有膜根据材料的来源（小牛或猪）和附加成分的不同而不同（图7.5）。

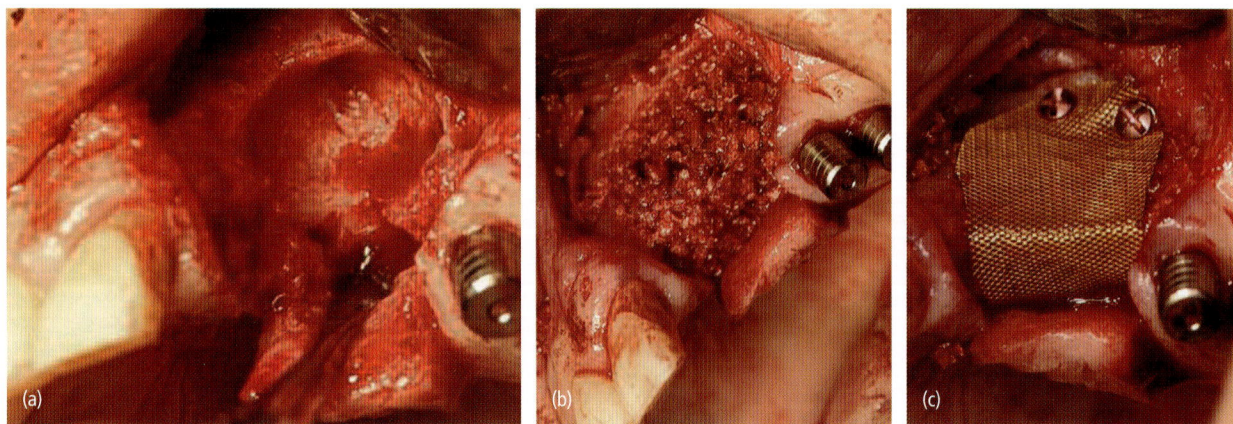

图7.3 （a）巨大骨缺损。（b）在缺损处骨移植。（c）钛网覆盖移植的缺损处。

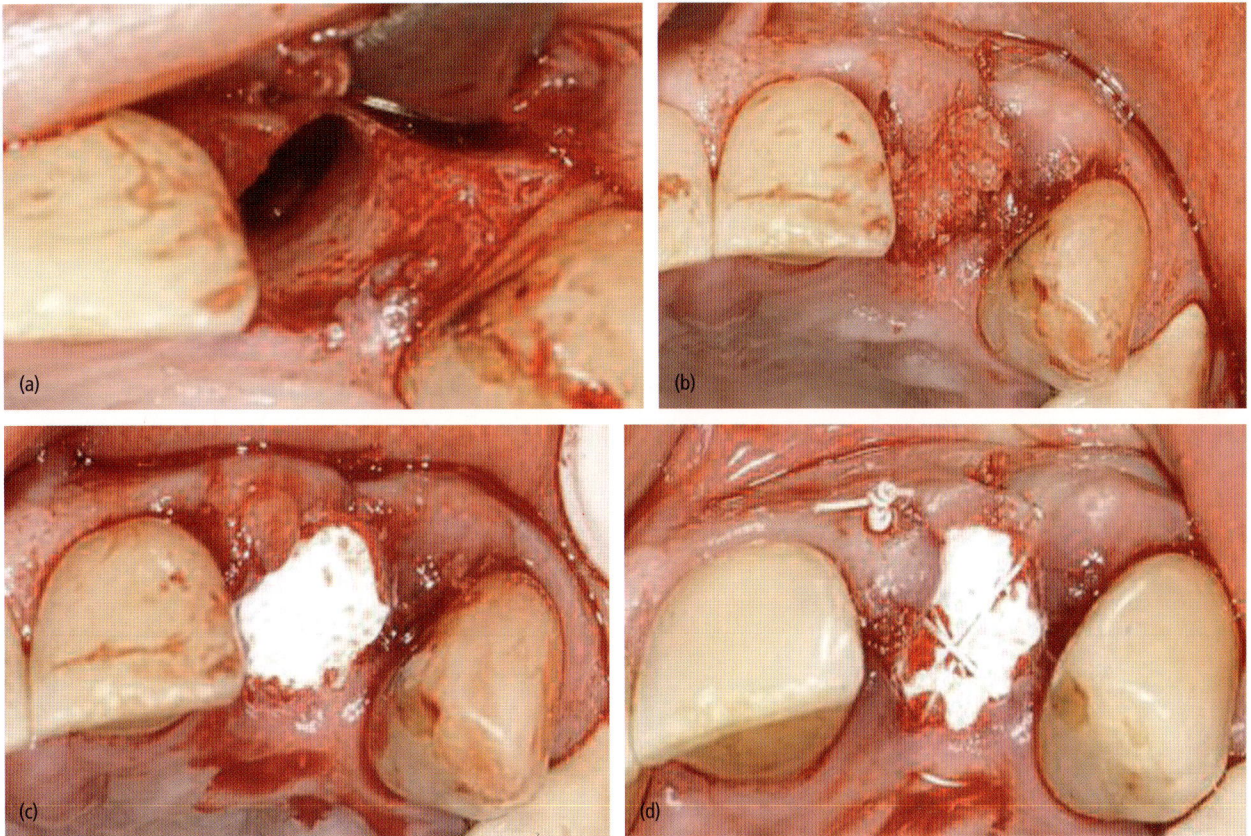

图7.4 （a）拔牙窝。（b）牙槽窝移植。（c）不可吸收的致密PTFE。（d）缝合保护膜。

为了使膜在GBR手术中作为一种有效的屏障，在伤口愈合时期必须保持其结构的完整性。胶原膜被酶降解而很快被吸收致使其结构的完整性和屏障功能丧失。为了延长吸收时间，开发了几种交联技术。非交联胶原产品由于其1～2周的快速吸收期，只被用于初期移植材料的容纳和稳定血凝块。交联胶原膜可以保持其结构完整性和屏障功能达24周，因此可以用于GBR治疗。胶原膜吸收速率变化性很高，有很多不可控的可变性因素，如局部pH和材料成分。

胶原膜和合成的屏障膜区别在于吸收形式不同。胶原膜经历酶降解过程，然而合成的屏障膜通过水解作用而降解。像不可吸收膜，生物可吸收膜也会发生未愈合的软组织裂开和暴露。然而，与口腔环境相通会增加其吸收速率，由此减少再生骨基质的长期污染。

尽管胶原屏障膜相比不可吸收屏障膜可以改善软组织的反应，但是它们缺少维持足够缺损空间的能力。为了维持骨增量的空间，大多数生物可吸收膜必须结合骨移植材料使用。

### 非细胞真皮膜

非细胞真皮移植物也可被用于作为膜材料使用。这种组织在无菌手术室通过外科技术从供体上取出。这种同种异体移植物经过去除表皮层和所有细胞的加工处理，然后将自体骨移植物冻干。合成的移植物是含正常胶原蛋白束和组织的无细胞真皮基质。该过程去除了所有的细胞，因此将病毒生存和转录所需的成分去除。去除细胞也没有留下导致排异和炎症反应的成分（图7.6）。非细胞真皮移植物可在牙槽窝保存中被用作覆盖颗粒移植材料的可吸收膜。研究已经证明，当一期缝合不能实现时，可以让该膜暴露。

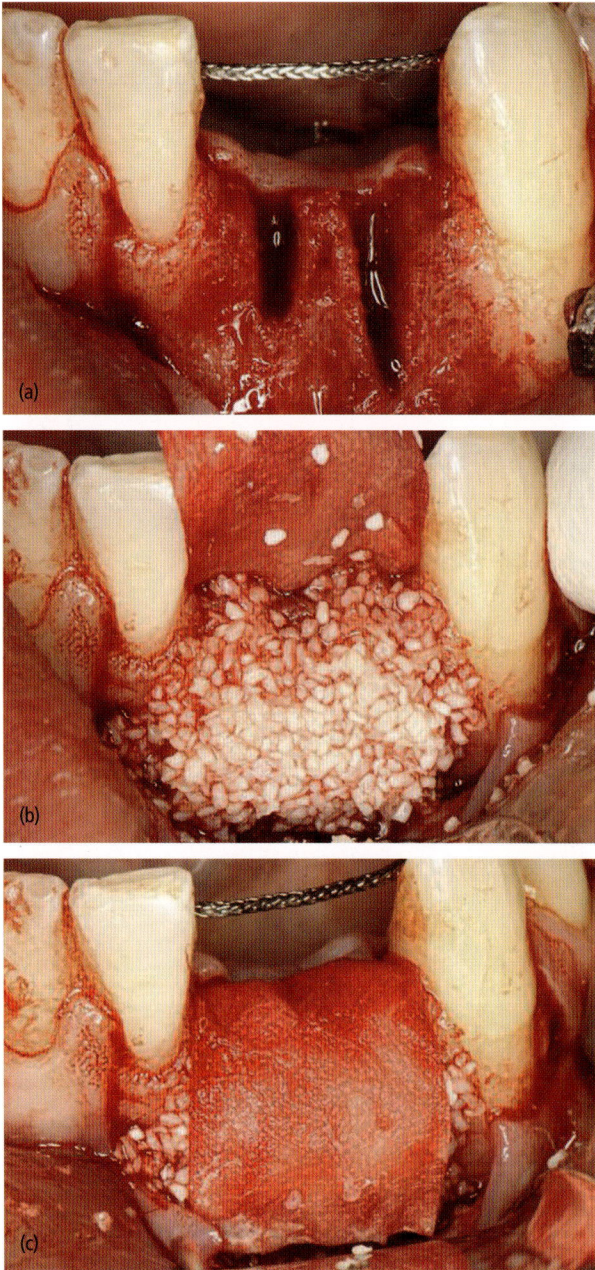

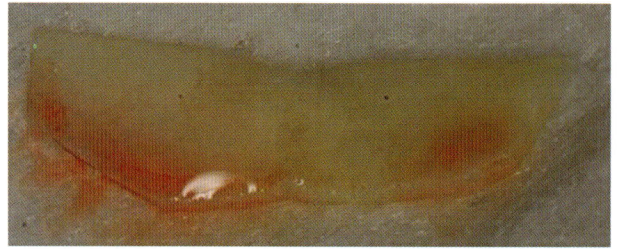

图7.6　非细胞真皮同种异体移植物——含水的。

理想的骨替代移植材料必须有一个与骨沉积的速率非常匹配的吸收速率，因为一个快速的吸收框架可能会导致骨量的减少，然而如果吸收过慢，或者根本不吸收，将使骨沉积减慢，并限制组织重建和种植体植入位置的成熟。

骨移植物分为4个常见类型：自体骨移植，同种异体骨移植，异种骨移植和人工合成移植物。

## 牙槽窝位点保存技术

研究对膜、骨移植材料以及两者同时应用于控制颊侧骨板丧失进行了评估。将大量的移植材料，如异种骨、同种异体骨、人工合成移植物、伤口敷料和生物可吸收或不可吸收膜，同时进行了研究。然而，垂直和水平向的牙槽嵴尺寸的改变仍然很明显。

一般的认识是放置在拔牙窝处的骨移植材料应该可以弥补颊腭向牙槽嵴骨板的分解过程。

为了使拔牙相关的损伤减少到最小，医生应该尝试不翻瓣进行所有拔牙和牙槽窝位点保存技术，除非在手术中发现其他问题。因此，应在翻瓣前拔牙。

一旦牙齿被拔除，便应评估颊侧骨板。如果颊侧骨板是完整的或垂直骨量损失很小，则颊侧不应翻瓣。颊侧骨板通常很薄且大多数由皮质骨组成。其内表面接受来自牙周韧带的血供而外表面接受自骨膜的血供。一旦牙齿被拔除，便没有了牙周韧带的血供。如果颊侧翻瓣，牙周组织的血供也会减少，这可能会增加颊侧骨板的吸收。

图7.5　（a）拔牙窝。（b）胶原膜。（c）胶原膜覆盖植骨材料。

### 理想的骨替代移植材料

虽然使用膜阻挡不需要的软组织细胞将会引起拔牙窝的再生，许多医生仍建议当尝试做牙槽窝保存时，要使用骨移植材料。

理想的骨替代移植材料的特性包括安全、有效和被有活力的牙槽骨所替代的能力。理想的骨移植材料应该拥有骨生成、骨诱导和骨引导的性质。

## 瓣设计

瓣的设计应根据牙齿周围的牙周探诊，该方法需要拔除牙齿，并且在膜使用之前进行。

如果使用的膜不要求一期缝合（如致密的PTFE膜），可以使用不翻瓣的方法。如果该牙牙周探诊深度很深（>5mm），也应使用不翻瓣的方法。这种情况下，一旦牙齿被拔除，在膜上方将有充足的软组织进行一期伤口关闭。一旦牙齿被拔除，应使用一种小的骨膜剥离器将颊舌侧组织从骨面轻轻翻起。这样以微小的翻瓣术者就可以在涉及牙周问题牙的病例中，将膜塞放在组织瓣下并实现一期缝合。

在需要一期缝合的病例中，充分地翻瓣是必需的。典型的沟内切口需包含所拔牙齿和该牙近、远中各一颗牙。全厚瓣（包括骨膜）应该翻过膜龈联合，以保证瓣的活动度。进一步的组织瓣推进可以通过在骨膜下向近远中扩展翻瓣来实现，因此会使瓣潜行超过瓣原始的边界线。这种瓣潜行技术应该可以使翻起组织瓣推进数毫米。

如果尽管骨膜已被潜行分离，但瓣仍不能充分移动来实现一期无张力缝合，那么就需要进一步松解瓣。这最好是通过划开瓣基部的骨膜来实现。骨膜开窗，通常是用手术刀从远中向近中，水平向切通骨膜达瓣的全长来实现的。必须注意分解时不要切穿透组织瓣，因为这样会破坏瓣的血供，导致瓣裂开。在翻瓣和半厚瓣分解的过程中，解剖学标志如颏孔和神经也一定要注意到。

靠近重要的解剖结构时可能需要翻起一个较小的瓣并做垂直松弛切口。垂直切口应做在颊侧，且在手术区的近和/或远中会有所差异。然后翻全厚瓣，并应向根方扩展至前庭沟。垂直松弛切口将有利于瓣的推进。

## 牙齿的拔除

牙齿的拔除是一种生物学创伤的过程，它会导致之前描述的形态学的改变。轻柔地拔牙对减少软硬组织的丧失是非常必要的。充分的局部麻醉后，可以使用锋利的手术刀片如15号或15c号，切开龈

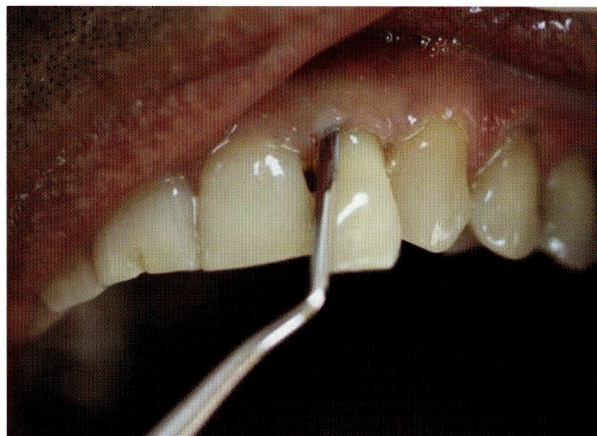

图7.7　牙周膜刀用于拔牙。

牙和牙槽嵴结缔组织纤维。初始切口是围绕要拔除的牙齿做360°切口。

使用牙周膜刀可以进一步减小在拔牙时的创伤。由于刀刃非常薄，牙周膜刀可以插入龈沟，切开在牙根和牙槽窝骨壁之间的牙周韧带纤维。牙周膜刀嵌入沟内，逐步向根方推进3~5mm。插入可以用手或轻敲手术锤完成。然后，在近中、远中和腭侧可以把牙周膜刀当作楔子用在牙根和骨之间，慢慢切断牙周韧带纤维。然后牙周膜刀或小挺子，可以用于拔除牙齿。为了防止薄的唇侧骨板发生意外损伤，牙周膜刀不应用在颊侧（图7.7）。

如果牙冠完整，拔牙钳可以被用于拔除牙齿。建议使用缓慢的、轻柔的旋转拉力，直到牙周韧带纤维被完全撕断。为了减少颊侧骨板受损的可能性，需要避免颊舌向的动作。必须注意不能强行用蛮力拔牙。如果需要，比如在多根牙的情况下，牙齿应该被截断以保护所有牙槽骨壁。

当牙冠有龋坏或破坏时，拔除剩余的牙齿结构通常更具挑战性。用如上所述的方法利用牙周膜刀和小挺子可以促进这一任务的完成。

为了进一步保护薄的唇侧骨板和软组织壁的完整性，所有牙齿拔除时应该伴随拇指抵住牙槽窝的唇侧。

## 牙槽窝预备

新鲜的拔牙窝必须彻底去除肉芽组织和残留

的牙周韧带纤维。如果残留的肉芽组织仍在拔牙窝中，它可以作为拔牙区软组织再生细胞的源泉，这会减少牙槽窝内骨的形成。残留的肉芽组织可以用手工器械（刮匙）或者用球钻施加轻力去除。尽管在有剩余骨缺损的牙槽窝内可以取得好的效果，但是一个完整的牙槽窝（留有四壁）还是牙槽窝保存的理想位点。

牙槽窝的骨壁可以用1/2球钻在充分喷水至它们根部下（除了唇侧骨壁）去骨皮质，来增加伤口处骨膜内骨形成细胞的参与（图7.8）。

一旦选择了合适的移植材料，移植材料应放在有合适大小的无菌不锈钢器皿中。放入牙槽窝前，移植材料应该与无菌的生理盐水或患者的血液混合湿润3~5分钟。过量的血液或盐水应该用无菌的无纺纱布轻擦移植材料去除。该过程使移植材料具有"湿沙"的稳定性（图7.9）。

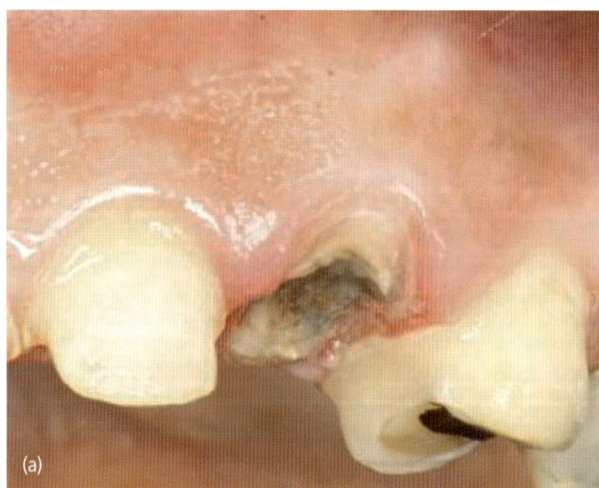

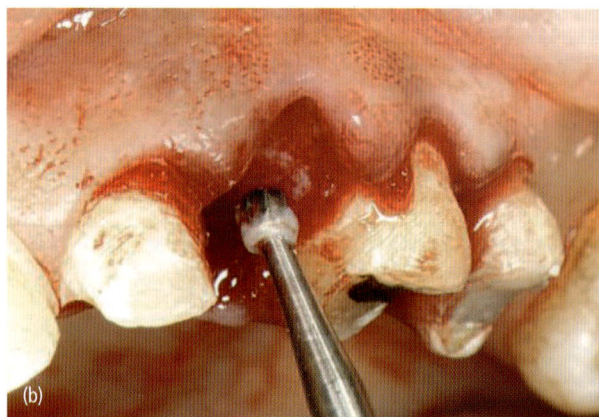

移植材料应该使用一种移植物充填器或相似的器械用轻压力放进牙槽窝内并压紧。重要的是不要过度压紧移植材料，因为这会抑制血管成分长入移植物中（图7.10）。

当在拔牙窝外、牙槽窝的颊侧和冠方区域覆盖额外的移植材料时，最初的牙槽嵴轮廓可以得到保持或少量扩增。在上颌前牙区需要保存最初的美学外形时，这一点尤为重要。当要对牙根突出部分的凸面进行保存时：在后牙区仅在牙槽窝内放移植材料就足够了，然而在上颌前牙区可能需要在牙槽窝的内、外都放入移植材料，因此，在前后牙区所需的牙槽嵴保存技术是不同的（图7.11）。

然后，骨移植材料要用膜覆盖。一些膜应该在使用前进行湿润处理以使它们有更好的延展性。膜应该塞入颊、舌侧的组织并完全覆盖移植材料（图7.5、图7.12）。

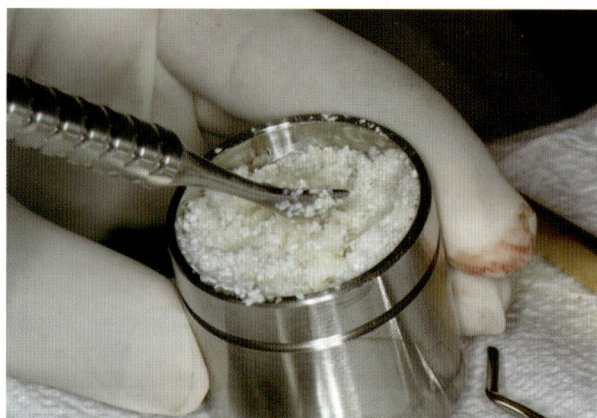

图7.9　移植材料湿润到"湿沙"稳定状态。

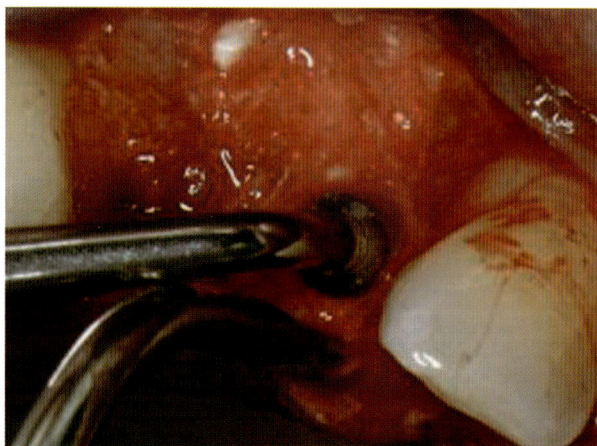

图7.8　（a）不能修复需要拔除的牙齿。（b）拔除牙齿，清理牙槽窝并用涡轮器械去骨皮质。

图7.10　骨移植物用移植物充填器压实。

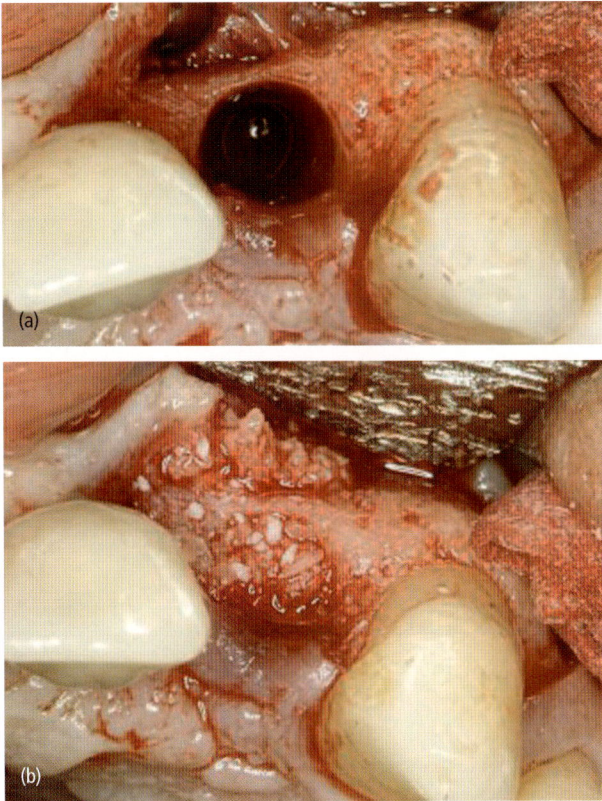

图7.11 （a）种植体的拔牙窝位点仅有很薄的颊侧骨壁。（b）在颊侧骨壁的外侧放置骨移植材料来代偿其吸收。

## 软组织关闭

一期无张力缝合是拔牙窝移植成功所必需的。应使用能提供足够的张力强度的最小直径的缝合线。典型的是4-0和5-0的缝线。

为了减小切口线的张力，首先可在切口线根方4～5mm处做水平褥式缝合。一旦瓣被水平褥式缝合拉拢到一起，便可以在切口线近处做多次间断缝合，以达到拔牙窝一期关闭（图7.13）。

术后处方如下：应开具阿莫西林（500mg，每日3次，持续7天），或对于青霉素过敏者用阿奇霉素（每天500mg，持续3天）来控制感染。术后疼痛应使用通用型布洛芬进行控制，800mg，1日3次，如有需要，可以补充麻醉剂。患者医嘱包括手术区域不要进行口腔清洁直至第一次术后复诊，并进食软餐3～4天。

## 术后随访

术后7天要对患者进行复诊以了解伤口愈合情

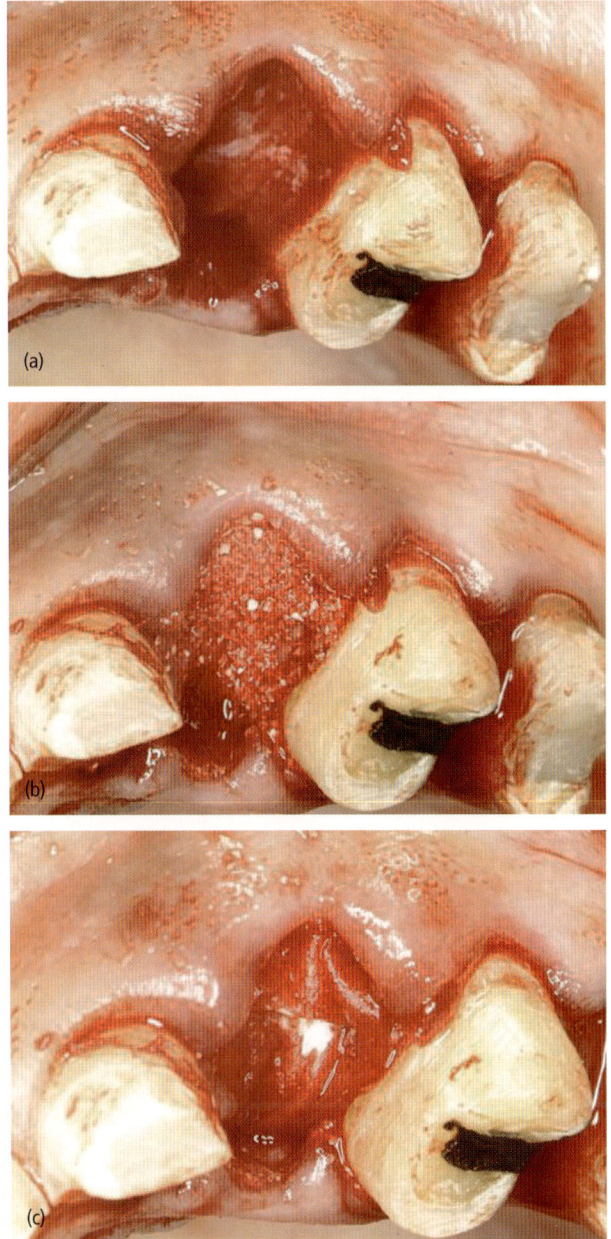

图7.12 （a）清理出血的拔牙窝。（b）拔牙窝内放置移植材料。（c）膜覆盖移植物并将膜塞入颊、腭侧的瓣下。

况。伤口应该没有感染的指征，且切口线应该是闭合的。该区域可以用浸润有氯己定的棉球轻轻涂擦以去除菌斑。应拆除松弛的缝线并行口腔卫生指导。

下一次复查应该安排在术后14天。这次应拆除所有剩余的缝线。此时也应该没有感染的指征且切口应该闭合。

拔牙术后3个月，患者应该复诊行根尖周X线片检查。放射图像显示，应该有移植物转化和骨形

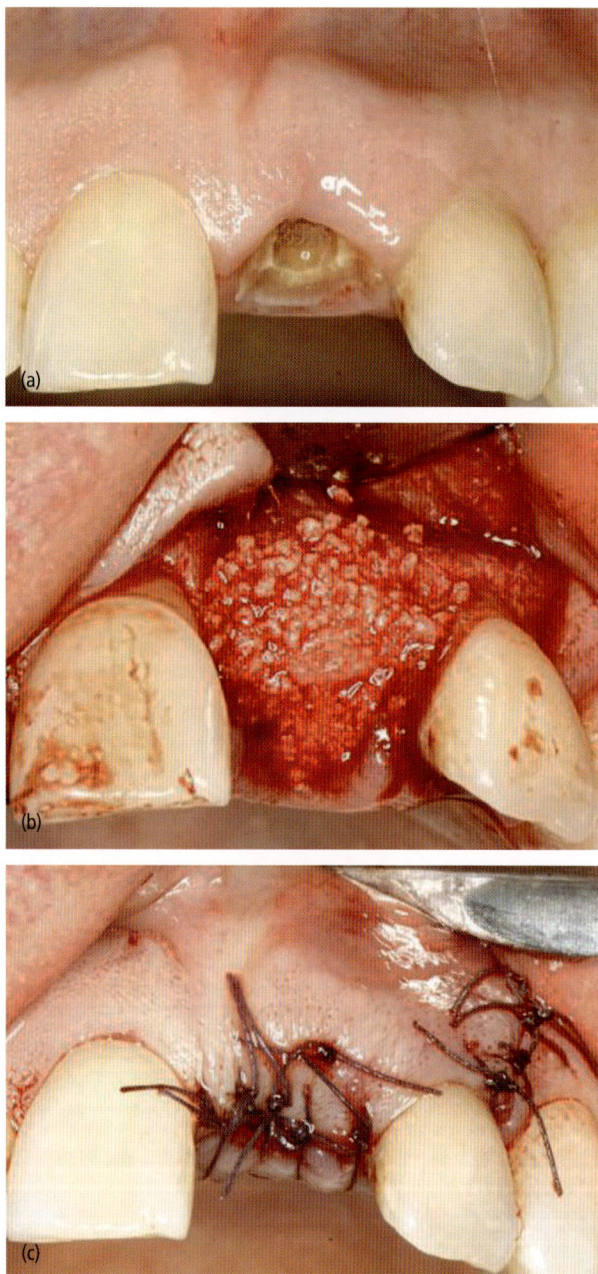

图7.13 （a）要拔的牙齿。（b）拔牙窝放移植物。（c）在移植物上方行软组织缝合。

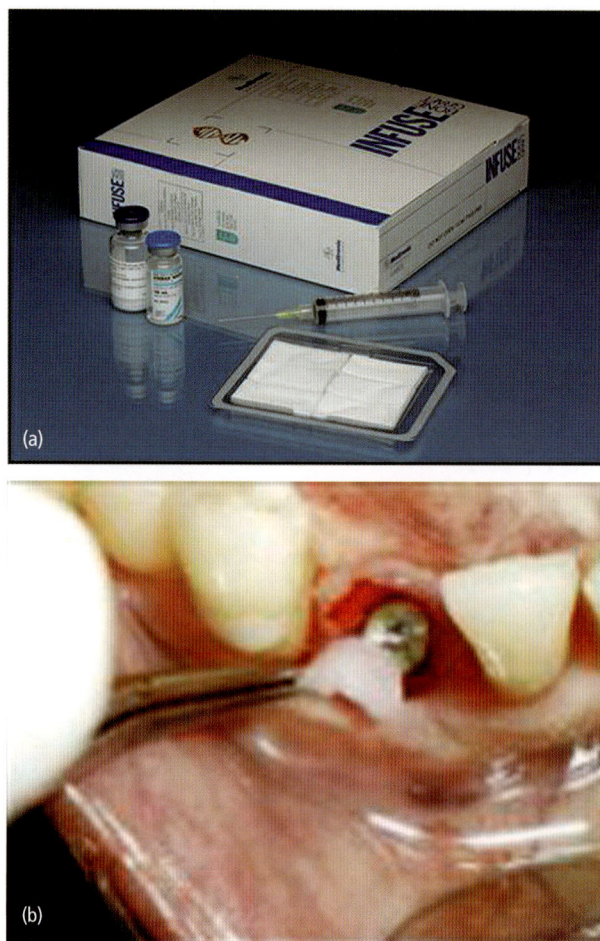

图7.14 （a）重组人骨形态发生蛋白（rhBMP）。（b）rhBMP用携带体作用到即刻种植位点。

成的指征。只有在放射影像显示出充分的移植物转化，种植手术才可以完成。在口内，应从牙槽骨吸收和软组织愈合两方面评估拔牙窝的情况。

## 未来的方法

组织修复涉及一个复杂的、一连串的生物过程，其中大量的生长因子提供信号，以调控愈合和组织再生。未来骨的保存和再生方法可能会使用分子、细胞和基因组织工程技术。目前可用的产品可被用于加速愈合或在愈合过程中有利于某种特定的组织类型。

骨形态发生蛋白（BMPs）在过去的几十年里已经得到了相当多的关注。BMPs是分化因子，是转化生长因子总科的一员，并有多重效应，包括有分化骨原始细胞成为生成矿化物的成骨细胞的能力。当前，这些蛋白是市面上可买到的并可用作独立的骨再生产品或移植物的增效剂。目前的成本使得这些产品价格对于牙槽窝位点保存来说是过高了（图7.14）。

最近组织再生的前沿是血小板在促进和加速组织再生方面的治疗作用。一经活化，血小板会分泌大量生长因子，这可以驱动组织再生机制。几种目前可用的"血小板制品"包括：富血小板血浆（PRP）、富血小板纤维蛋白（PRF）和富生长因子血浆（PRGF）。

PRP利用患者自体血，分离出PRP并在移植材料中添加这种自体生长因子的浓缩剂。在PRP中发现了许多生长因子，这些包括PDGF和转化生长因子-$\beta_1$、TGF-$\beta_1$，这两种因子都参与了调控骨再生。因此，PRP在再生治疗中可以被作为所需生长因子的实际来源。然而有些学者报道，使用PRP作为移植物增强剂可以促进组织愈合和骨形成，而另一些学者没有观察到任何优势。

Chourkoun的PRF是另一种自体血小板制品，由Chourkoun等在法国于2001年开发研制。在干燥的玻璃管或玻璃包被的塑料管中收集血液并立即轻柔离心。形成3层：底层是血红细胞（RBC），表层是无细胞血浆（贫血小板血浆［PPP］），中间层是PRF凝块。该凝块结合了许多初始采集血液中存在的愈合和免疫促进剂。它可以作为凝块直接使用或转换成膜使用。

在体外至少7天中，PRF释放大量生长因子［如TGF-$\beta_1$、血小板源性生长因子-AB（PDGF-AB）和血管内皮生长因子（VEGF）］和基质糖蛋白（如血小板反应蛋白-1）。有一些报道PRF制品已经在口腔和颌面外科手术、耳、鼻、喉、整形手术以及在种植前和种植手术中应用。

PRGF是由100%的自体制剂组成，基于富含血小板的少量血浆血小板被激活后，释放大量生长因子和有治疗作用的活性蛋白来加速伤口的愈合。PRGF已经被推荐在拔牙窝移植手术中用作骨移植材料的辅助材料（图7.15）。

## 结论

拔牙窝移植是一种可预期的操作，是为了未来种植体植入做准备而保存牙槽骨（图7.16、图7.17）。

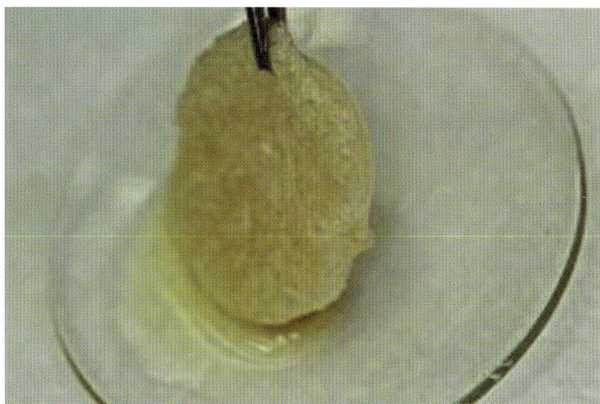

图7.15　PRGF联合同种异体骨移植。

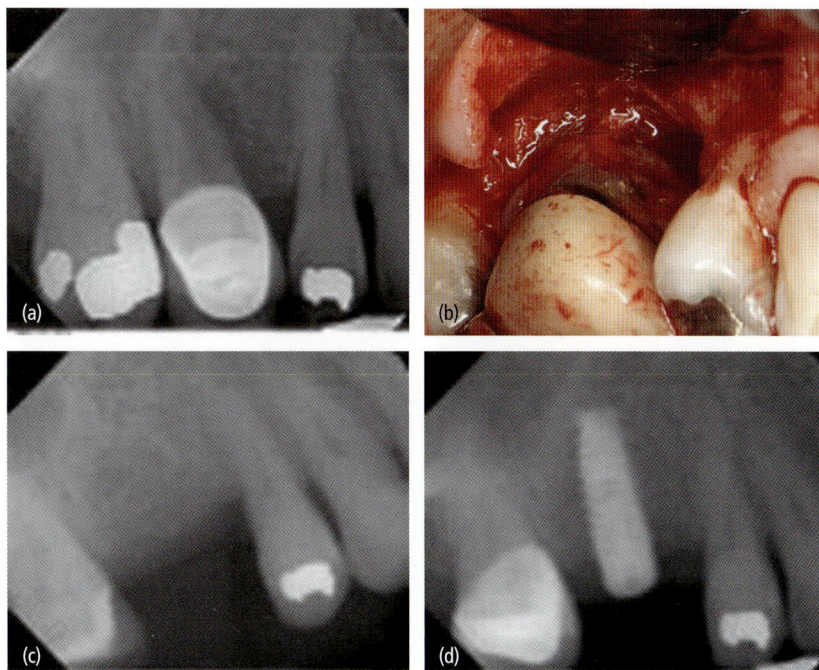

图7.16　（a）放射影像显示右上磨牙有很大的牙周缺损。（b）腭侧翻瓣显示缺损。（c）拔牙以及拔牙窝移植4个月后的放射影像。（d）种植体植入。

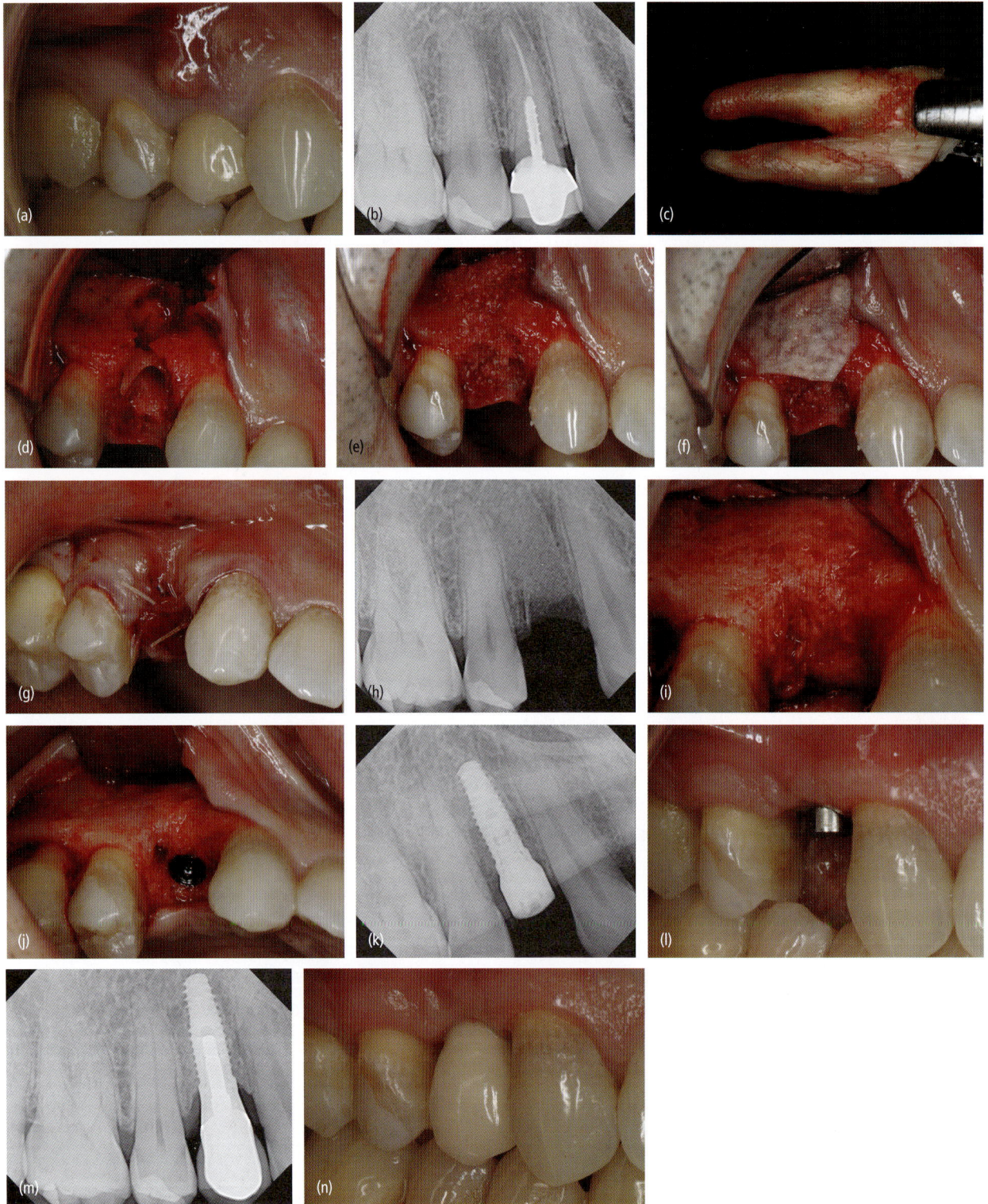

图7.17 （a）最初的表现。14牙根尖周脓肿、颊侧肿胀。（b）14牙最初的放射图像显示为失败的根管治疗引起的根尖病变。（c）无创拔牙。（d）拔牙时缺损颊侧观。可以看到明显的颊侧牙槽骨板缺失。小心地对缺损处清创，并去除所有病变组织和软组织。（e）冻干矿化同种异体骨湿润化并放置于缺损区。（f）在同种异体骨侧方放置胶原膜。（g）关闭伤口。因不能一期缝合伤口，在位点殆面放置胶原蛋白塞。（h）拔牙和骨移植后即刻的放射影像。（i）拔牙和移植后5个月，可以看到完整的再生牙槽骨板。（j）拔牙和骨移植后5个月，在再生的骨上植入种植体。（k）植入种植体和放入临时基台后即刻放射影像。（l）种植术后2个月愈合基台颊面观。（m）完成种植修复后的放射影像。（n）完成种植修复后的临床影像（感谢Gary Ross医生的修复）。

然而患者和医生可能有时想要避免早期移植操作，一个简单的账单（表7.1）说明了牙槽窝移植的优点。

表7.1　牙槽窝移植的优点

| 操作：牙槽窝移植 | | 无牙槽窝移植：仅拔牙 | |
| --- | --- | --- | --- |
| 移植材料 | $40 ~ $250 | | $0 |
| 移植增强剂 | $50 ~ $500 | | $0 |
| 屏障膜 | $25 ~ $150 | | $0 |
| 缝合 | $5 ~ $20 | | $0 |
| 总计 | $120 ~ $1 000 | 可能牙槽嵴或上颌窦增量 | $2000~$4 000 |
| 种植时间 | 3~4个月 | 种植时间 | 6~12个月 |

可选择的骨材料和生物膜有很多种，给医生提供了很多选择。材料的选择应该根据：牙槽窝或缺损的大小、牙槽窝在牙列中的位置、材料的价格、医生对于材料的喜好和操作特点来决定。

虽然患者和医生想要尽可能最快的效果，但牙槽窝移植产生可预期的效果值得等待。

# 参考文献

Amler MH, Johnson PL, Salman I. Histological and histochemical investigation of human alveolar socket healing in undisturbed extraction wounds. *J Am Dent Assoc* 1960; **61**:32–44.

Augthun M, Yildirim M, Spiekermann H, Biesterfeld S. Healing of bone defects in combination with immediate implants using the membrane technique. *Int J Oral Maxillofac Implants* 1995; **10**:421–428.

Aukhil I, Simpson DM, Suggs C, Pettersson E. In vivo differentiation of progenitor cells of the periodontal ligament. An experimental study using physical barriers. *J Clin Periodontol* 1986; **13**:862–868.

Bartee BK. The use of high-density polytetrafluoroethylene membrane to treat osseous defects: clinical reports. *Implant Dent* 1995; **4**:21–26.

Bartee BK, Carr JA. Evaluation of a high-density polytetrafluoroethylene (n-PTFE) membrane as a barrier material to facilitate guided bone regeneration in the rat mandible. *J Oral Implantol* 1995; **21**:88–95.

Becker W, Becker BE, Caffesse R. A comparison of demineralized freeze-dried bone and autologous bone to induce bone formation in human extraction sockets. *J Periodontol* 1994; **65**:1128–1133.

Becker W, Dahlin C, Becker BE, et al. The use of e-PTFE barrier membranes for bone promotion around titanium implants placed into extraction sockets: a prospective multicenter study. *Int J Oral Maxillofac Implants* 1994; **9**:31–40.

Becker W, Clokie C, Sennerby L, et al. Histologic findings after implantation and evaluation of different grafting materials and titanium micro screws into extraction sockets: case reports. *J Periodontol* 1998; **69**:414–421.

Boyne PJ. Osseous repair of the postextraction alveolus in man. *Oral Surg Oral Med Oral Pathol* 1966; **21**:805–813.

Boyne PJ. Animal studies of application of rhBMP-2 in maxillofacial reconstruction. *Bone* 1996; **19**:83S–92S.

Brugnami F, Then PR, Moroi H, Leone CW. Histologic evaluation of human extraction sockets treated with demineralized freeze-dried bone allograft (DFDBA) and cell occlusive membrane. *J Periodontol* 1996; **67**:821–825.

Buser D, Dula K, Belser U, et al. Localized ridge augmentation using guided bone regeneration. 1. Surgical procedure in the maxilla. *Int J Periodontics Restorative Dent* 1993; **13**:29–45.

Buser D, Dula K, Belser UC, et al. Localized ridge augmentation using guided bone regeneration. II. Surgical procedure in the mandible. *Int J Periodontics Restorative Dent* 1995; **15**:10–29.

Buser D, Dula K, Hirt HP, Schenk RK. Lateral ridge augmentation using autografts and barrier membranes: a clinical study with 40 partially edentulous patients. *J Oral Maxillofac Surg* 1996; **54**:420–432.

Buser D, Dula K, Hess D, et al. Localized ridge augmentation with autografts and barrier membranes. *Periodontol 2000* 1999; **19**:151–163.

Camargo PM, Lekovic V, Weinlaender M, et al. Influence of bioactive glass on changes in alveolar process dimensions after exodontia. *Oral Surg Oral Med Oral Pathol Oral Radiol Endod* 2000; **90**:581–586.

Cammack GV II, Nevins M, Clem DS III, et al. Histologic evaluation of mineralized and demineralized freeze-dried bone allograft for ridge and sinus augmentations. *Int J Periodontics Restorative Dent* 2005; **25**:231–237.

Chanavaz M. Maxillary sinus: anatomy, physiology, surgery, and bone grafting related to implantology—eleven years of surgical experience (1979–1990). *J Oral Implantol* 1990; **16**:199–209.

Dahlin C, Lekholm U, Becker W, et al. Treatment of fenestration and dehiscence bone defects around oral implants using the guided tissue regeneration technique: a prospective multicenter study. *Int J Oral Maxillofac Implants* 1995; **10**: 312–318.

Fiorellini JP, Howell TH, Cochran D, et al. Randomized study evaluating recombinant human bone morphogenetic protein-2 for extraction socket augmentation. *J Periodontol* 2005; **76**:605–613.

Froum SJ, Tarnow DP, Wallace SS, et al. Sinus floor elevation using anorganic bovine bone matrix (OsteoGraf/N) with and without autogenous bone: a clinical, histologic, radiographic, and histomorphometric analysis—part 2 of an ongoing prospective study. *Int J Periodontics Restorative Dent* 1998; **18**:528–543.

Fugazzotto PA, Vlassis J. Long-term success of sinus augmentation using various surgical approaches and grafting materials. *Int J Oral Maxillofac Implants* 1998; **13**:52–58.

Gelb DA. Immediate implant surgery: three-year retrospective evaluation of 50 consecutive cases. *Int J Oral Maxillofac Implants* 1993; **8**:388–399.

Hutmacher D, Hurzeler MB, Schliephake H. A review of material properties of biodegradable and bioresorbable polymers and devices for GTR and GBR applications. *Int J Oral Maxillofac Implants* 1996; **11**:667–678.

Hutmacher DW, Kirsch A, Ackermann KL, et al. A tissue engineered cell-occlusive device for hard tissue regeneration—a preliminary report. *Int J Periodontics Restorative Dent* 2001;

21:49–59.

Iasella JM, Greenwell H, Miller RL, et al. Ridge preservation with freeze-dried bone allograft and a collagen membrane compared to extraction alone for implant site development: a clinical and histologic study in humans. *J Periodontol* 2003; **74**:990–999.

Jovanovic SA, Nevins M. Bone formation utilizing titanium-reinforced barrier membranes. *Int J Periodontics Restorative Dent* 1995; **15**:56–69.

Lazzara RJ. Immediate implant placement into extraction sites: surgical and restorative advantages. *Int J Periodontics Restorative Dent* 1989; **9**:332–343.

Lekovic V, Kenney EB, Weinlaender M, et al. A bone regenerative approach to alveolar ridge maintenance following tooth extraction. Report of 10 cases. *J Periodontol* 1997; **68**: 563–570.

Lekovic V, Camargo PM, Klokkevold PR, et al. Preservation of alveolar bone in extraction sockets using bioabsorbable membranes. *J Periodontol* 1998; **69**:1044–1049.

Machtei EE. The effect of membrane exposure on the outcome of regenerative procedures in humans: a meta-analysis. *J Periodontol* 2001; **72**:512–516.

Marinucci L, Lilli C, Baroni T, et al. In vitro comparison of bioabsorbable and non-resorbable membranes in bone regeneration. *J Periodontol* 2001; **72**:753–759.

McGinnis M, Larsen P, Miloro M, et al. Comparison of resorbable and nonresorbable guided bone regeneration materials: a preliminary study. *Int J Oral Maxillofac Implants* 1998; **13**:30–35.

Mellonig JT, Nevins M. Guided bone regeneration of bone defects associated with implants: an evidence-based outcome assessment. *Int J Periodontics Restorative Dent* 1995; **15**:168–185.

Mellonig JT, Nevins M, Sanchez R. Evaluation of a bioabsorbable physical barrier for guided bone regeneration. Part I. Material alone. *Int J Periodontics Restorative Dent* 1998; **18**:139–149.

Misch CE. The maxillary sinus and sinus graft surgery. In *Contemporary Implant Dentistry*, 2nd ed. Misch CE, ed. St. Louis, MO: Mosby, 1999.pp. 469–495.

Nevins M, Camelo M, De Paoli S, et al. A study of the fate of the buccal wall of extraction sockets of teeth with prominent roots. *Int J Periodontics Restorative Dent* 2006; **26**:19–29.

Ohta Y. Comparative changes in microvasculature and bone during healing of implant and extraction sites. *J Oral Implantol* 1993; **19**:184–198.

Owens KW, Yukna RA. Collagen membrane resorption in dogs: a comparative study. *Implant Dent* 2001; **10**:49–58.

Paolantonio M, Dolci M, Scarano A, et al. Immediate implantation in fresh extraction sockets. A controlled clinical and histological study in man. *J Periodontol* 2001; **72**:1560–1571.

Pietrokovski J, Massler M. Alveolar ridge resorption following tooth extraction. *J Prosthet Dent* 1967; **17**:21–27.

Polson AM, Garrett S, Stoller NH, et al. Guided tissue regeneration in human furcation defects after using a biodegradable barrier: a multi-center feasibility study. *J Periodontol* 1995; **66**:377–385.

Proussaefs P, Lozada J, Kleinman A, et al. The use of titanium mesh in conjunction with autogenous bone graft and inorganic bovine bone mineral (Bio-Oss) for localized alveolar ridge augmentation: a human study. *Int J Periodontics Restorative Dent* 2003; **23**:185–195.

Schenk RK, Buser D, Hardwick WR, et al. Healing pattern of bone regeneration in membrane-protected defects: a histologic study in the canine mandible. *Int J Oral Maxillofac Implants* 1994; **9**:13–29.

Schropp L, Kostopoulos L, Wenzel A. Bone healing following immediate versus delayed placement of titanium implants into extraction sockets: a prospective clinical study. *Int J Oral Maxillofac Implants* 2003; **18**:189–199.

Sclar AG. Strategies for management of single-tooth extraction sites in aesthetic implant therapy. *J Oral Maxillofac Surg* 2004; **62**(Suppl. 2):90–105.

Sevor JJ, Meffert RM, Cassingham RJ. Regeneration of dehisced alveolar bone adjacent to endosseous dental implants utilizing a resorbable collagen membrane: clinical and histologic results. *Int J Periodontics Restorative Dent* 1993; **13**:71–83.

Simion M, Trisi P, Piattelli A. Vertical ridge augmentation using a membrane technique associated with osseointegrated implants. *Int J Periodontics Restorative Dent* 1994; **14**:496–511.

Simion M, Scarano A, Gionso L, Piattelli A. Guided bone regeneration using resorbable and nonresorbable membranes: a comparative histologic study in humans. *Int J Oral Maxillofac Implants* 1996; **11**:735–742.

Simion M, Misitano U, Gionso L, Salvato A. Treatment of dehiscences and fenestrations around dental implants using resorbable and nonresorbable membranes associated with bone autografts: a comparative clinical study. *Int J Oral Maxillofac Implants* 1997; **12**:159–167.

Simion M, Jovanovic SA, Trisi P, et al. Vertical ridge augmentation around dental implants using a membrane technique and autogenous bone or allografts in humans. *Int J Periodontics Restorative Dent* 1998; **18**:8–23.

Tarnow DP, Wallace SS, Froum SJ, et al. Histologic and clinical comparison of bilateral sinus floor elevations with and without barrier membrane placement in 12 patients: part 3 of an ongoing prospective study. *Int J Periodontics Restorative Dent* 2000; **20**:117–125.

Urist MR. Bone: formation by autoinduction. *Science* 1965; **150**:893–899.

Vance GS, Greenwell H, Miller RL, et al. Comparison of an allograft in an experimental putty carrier and a bovine-derived xenograft used in ridge preservation: a clinical and histologic study in humans. *Int J Oral Maxillofac Implants* 2004; **19**:491–497.

Vernino AR, Ringeisen TA, Wang HL, et al. Use of biodegradable polylactic acid barrier materials in the treatment of grade II periodontal furcation defects in humans—part I: a multi-center investigative clinical study. *Int J Periodontics Restorative Dent* 1998; **18**:572–585.

Wallace SS. Lateral window sinus augmentation using bone replacement grafts: a biologically sound surgical technique. *Alpha Omegan* 2005; **98**:36–46.

Wallace SS, Froum SJ, Cho SC, et al. Sinus augmentation utilizing anorganic bovine bone (Bio-Oss) with absorbable and nonabsorbable membranes placed over the lateral window: histomorphometric and clinical analyses. *Int J Periodontics Restorative Dent* 2005; **25**:551–559.

Wang HL, O'Neal RB, Thomas CL, et al. Evaluation of an absorbable collagen membrane in treating class II furcation defects. *J Periodontol* 1994; **65**:1029–1036.

Wilson TG Jr., Schenk R, Buser D, Cochran D. Implants placed in immediate extraction sites: a report of histologic and histometric analyses of human biopsies. *Int J Oral Maxillofac Implants* 1998; **13**:333–341.

Zitzmann NU, Naef R, Scharer P. Resorbable versus nonresorbable membranes in combination with Bio-Oss for guided bone regeneration. *Int J Oral Maxillofac Implants* 1997; **12**:844–852.

Zubillaga G, Von Hagen S, Simon BI, Deasy MJ. Changes in alveolar bone height and width following post-extraction ridge augmentation using a fixed bioabsorbable membrane and demineralized freeze-dried bone osteoinductive graft. *J Periodontol* 2003; **74**:965–975.

# 第8章
# 种植在正畸中的作用

*Frank Celenza DDS*

## 前言

　　口腔种植的出现并受到认可，对口腔学实践产生了深远而持久的影响。随着口腔种植的艺术、科学和实践被广泛地接受，已经开业的从业者们必须学习这一新的治疗模式。而它对外科手术和修复专家也有巨大的影响，尤其是那些最初没接受过这种新的技术训练的。种植医生也是外科或修复医生。当在临床中加入种植治疗程序时，他们也面临巨大变化的挑战。必须以新的角度来审视患者管理，从病例诊断开始，继而就是与其他学科的会诊、合作，制订治疗计划，当然最后是执行。现在处于学习曲线的第一个上升阶段，新技术的推广要依靠新的设备、器械、技术甚至供应商来完成。继续教育和正规的训练、参加相关的学术会议一样，过去到现在都需求量很大。许多情况下，这些会议的主题逐渐变成被种植所主导。

　　但是，作者已经观察到尽管种植治疗已经深深地影响外科和修复的专家，但正畸专业还没有像其他科一样经历如此巨大的改变。尽管正畸医生已经清楚地理解种植技术，并且将种植列入治疗计划，但是大部分时候，正畸医生每天的工作没有太大的改变，显然没有其他学科改变的程度那么大。大多数情况下，正畸医生可能意识到先天缺失牙现在可以用种植体支持修复代替多单位固定桥，他也会更多地注意调整牙的方向和位置来帮助种植修复，但是在其脑中不会大幅度改变治疗的先后顺序、结果和时间。

　　尽管如此，作者认为当正畸医生理解了种植技术的能力和灵活性，并愿意去实践改变，不像上述提到的单纯正畸专家那样，那正畸专业就将更加游刃自如。当作为采用完整的正畸治疗装置的一部分时，种植体可以大幅度改变传统的机械治疗方法。带来的改变方方面面，有增加可预期性，简化机械装置，消除患者疑虑，减少治疗时间，且最重要的是扩展治疗的可能性。

　　这章的目的是描述和阐明正畸和种植学许多这样的相互联系。主题分为两个部分：第一个是正畸会对种植体位点准备和植体植入的影响，另一个则强调当种植体在正畸前或正畸中及作为整体力学疗法中的一项使用时对正畸的影响。

## 为种植体植入准备的正畸

### 组织管理

正畸牙齿的移动会引起组织和支持结构的许多改变。已经证明骨膜组织的改变是由于张力和压力的作用，这些力是正畸刺激牙周韧带产生的（Celenza, 1997, 2001）。另外，牙龈和软组织也会对牙齿移动做出反应（Atherton, 1970; Atherton and Kerr, 1968）。因为牙齿移动导致的组织生物学改变在某些特定情况下可以被利用，使用自身的修复能力来取得令人满意的形态学改变。特别是某些特殊类型的牙齿移动，可以在种植体植入前用于种植体周围组织重建（Salama and Salama, 1993）。

牙齿的垂直移动，或牙根牵引术，是引导牙齿自然移动。如果一个牙齿的咬接触没有了，它就会自己萌出寻找接触。当有正畸力刺激时，移动就会加快。助萌的许多适应证都已经被论述，在以前，它被用来挽救无法修复的牙齿、整平骨下缺损和改变游离龈边缘（Ingber, 1974, 1976）。所有的例子都是通过牙齿移动刺激生理性组织修复，来获得牙周改善。

关于牙根牵引引起硬组织的改变方面，最值得注意的是牙槽嵴的骨沉积。当牙齿垂直牵出时，牙周韧带对牙槽嵴顶产生拉应力（Pontoriero, 1987）。根据Wolff定律，拉力导致骨沉积。因此，可以观察到牙根牵引术引起新的牙槽嵴骨形成（图8.1）。

对于软组织，牙齿移动所导致的牙龈改变已经被量化。在牵引萌出的情况下，可以观察到组织随着牙齿的移动而改变。当牙齿萌出时龈沟会往外翻，并且最初不暴露在口腔中的龈沟上皮暴露出来了（图8.2）。龈沟上皮在原来的位置一般是非角化的，但是当它外翻不再接近牙齿表面时，开始进行角化。这样新的角化龈就形成了（Atherton, 1970; Atherton and Kerr, 1968）。

因此，关于上述的组织改变，软、硬组织都可以通过牙根牵引刺激完成生物扩增。对种植位点组织重建而言，这是非常有用的方法，但是另外有两

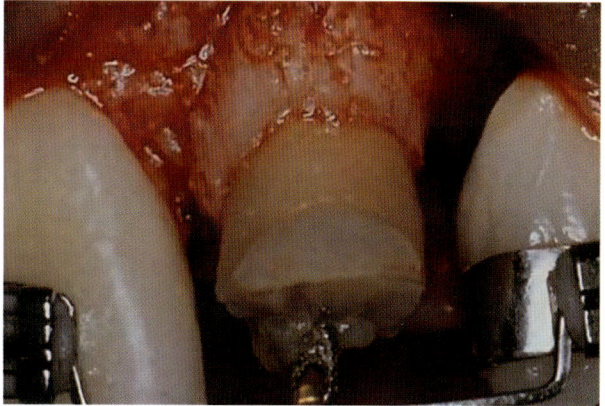

**图8.1** 萌出8周后的临床照片。翻起全厚瓣看到牙槽嵴形态的改变。观察到骨尖向切端生长，这是对正畸萌出力的反应。牙槽骨伴随着牙齿的移动。

个因素也很重要，在进一步使用牙根牵引进行组织重建前要考虑如下两个因素。

首先，和其他正畸移动相比，萌出是牙齿特殊的移动。不像转动、嵌入、倾斜和整体移动，萌出与众不同的是它对牙齿周围结构只有拉力刺激。牙齿只是做单纯的萌出移动，不伴随压力。因此，之前提到的改变是环绕整个牙四周的。

其次，由于萌出是单纯的垂直向移动，并且其牙周附着仅仅受到张力，如果有病理学改变也不会损害它的牙周附着。更具体地说，当根萌出时，即使根表面有细胞毒素区域，因为它被带离累及的牙周附着，牙周韧带不会受到损害，而会继续对骨边缘施加张力，导致骨沉积。往往尽管有炎症存在，也能看到这样的现象。这意味着，即使严重受累，注定要拔除的牙齿，仍然可以利用正畸组织改变带来的生理学积极作用，进行形态学重塑或位点组织重建（Celenza, 2001）。

介于这样一个知识体系，之前已经被认为没有保留希望、等待拔除的牙齿仍可以在适当的时候用于正畸组织增量或位点组织重建。这样的牙尽管没有希望，但却不是没有用的。因为在最后被拔除之前还是有生理价值可以被利用。

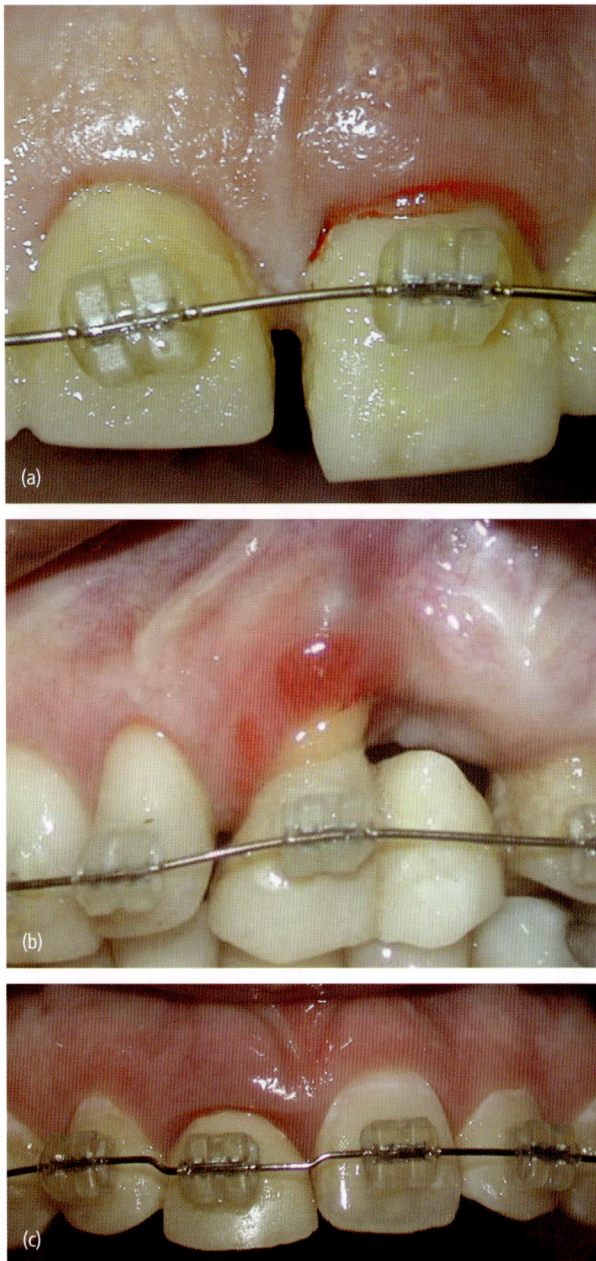

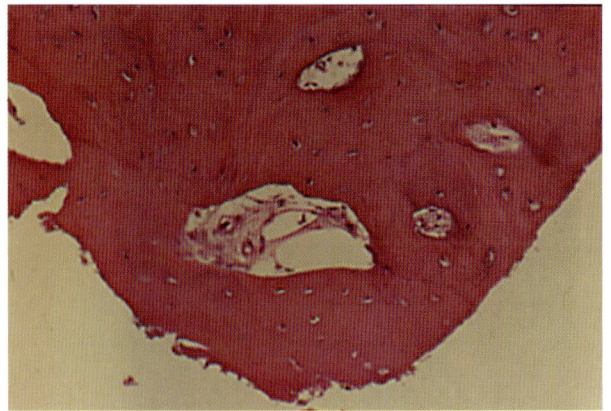

图8.3 牙齿被牵引3个月以后的骨组织标本。每个间隙内的成骨细胞的存在说明这种方式形成的骨是有活力的。

最后，可能最重要的是，通过正畸增加的组织已经证明是有活力的。这是因为这个组织是通过身体的修复能力形成的，并对正畸刺激力做出反馈改建，故来源自生理性改变。不像异体移植或自体组织移植，这些组织在它的位置自然地形成。这些有活力的组织对于后续潜在的需求是有利的，例如在计划种植位置的骨整合（图8.3）。

## 为了空间关系

随着种植体替代天然牙，准确找到牙的位置显得非常重要。尽管之前的修复可能是以固定修复体来完成的，但这些类型的修复不需要牙根绝对平行。在冠和固位装置的预备中，对不太理想的牙位置还是有一定余地进行调改的，在制作新的牙冠外形和"人工牙位定位"时就经常出现。

但是，如果缺失牙要被种植体替代，按照三维空间关系进行精确的种植位点准备就变得非常重要。种植体需要一个最小的冠间距离，就跟固定修复的要求是一样的。更重要的，种植体形态要求需要有合适的根间距离允许进行外科放入植体并且保证不破坏邻牙根组织。因此，牙之间和牙根之间的平行是必需的。并且完成这些则要求种植位点准备

图8.2 （a）左侧中切牙牵引萌出过程中的临床照片。观察到游离龈非角化的龈沟上皮，在牙齿萌出时向外翻出。（b）左侧上颌尖牙为了组织增量做了最大限度的牵引萌出。组织变红的表现并不要误以为是炎症，这所谓的"阿瑟顿组织"是之前的龈沟上皮，现在暴露到口腔中正在角化，将形成健康的牙龈。（c）右侧中切牙根牵引萌出后的照片，这个牙已经被牵出并正在组织成熟过程中。比较这两颗中切牙游离龈缘可以看出通过牵出牙齿可以得到多少角化龈。

的正畸过程有全程影像学检测，而不是临床视诊。

由于种植位点邻近的牙齿在种植计划时不会进行预备并全部盖住，余留邻牙的解剖外形要予以保存。在许多病例，冠解剖外形有改变或者磨损，或者在不太理想的位置上用了很多年。临床医生必须注意到这点，并且一定不要依赖在正畸托槽粘接过程中改变了的牙齿外形标志点（图8.4）。正畸托槽的放置应该依据放射影像来指导，以防止不好的排列，拖延治疗时间。

随着现代直丝弓矫治器的应用，在天然牙放置托槽是病例起始阶段，如果不是最重要就是比较重要的一步。托槽的精确位置影响接下来的复诊诊治和治疗的进展。有许多不同的方法进行训练保证精确的托槽粘接位置，从标记牙冠标志点以确定临床冠长轴和理想的支架高度，到通过技工室或者计算机模拟进行的间接粘接技术。随着时间和经验增加，大多数医生习惯于直视下依靠牙的解剖和标志点直接粘接。这种方法在许多情况下可以满足需求，但是临床医生要尤其谨慎的是常在半口缺牙患者口内见到的牙冠外形，磨损和根角度的偏差。只能通过精确的影像学评估才能准确把握这些偏差（图8.5）。另外，这种条件下更倾向于使用高质量的根尖片，它们比全景图像细节水平更高、定位更准确。

然而，不管是用任何方法确定了牙根的角度，之后通过托槽安放位置准确地进行代偿，一旦器械被激活，就要开始进行平行度的矫正。当以这样治疗时，最开始的正畸平整和排齐阶段就

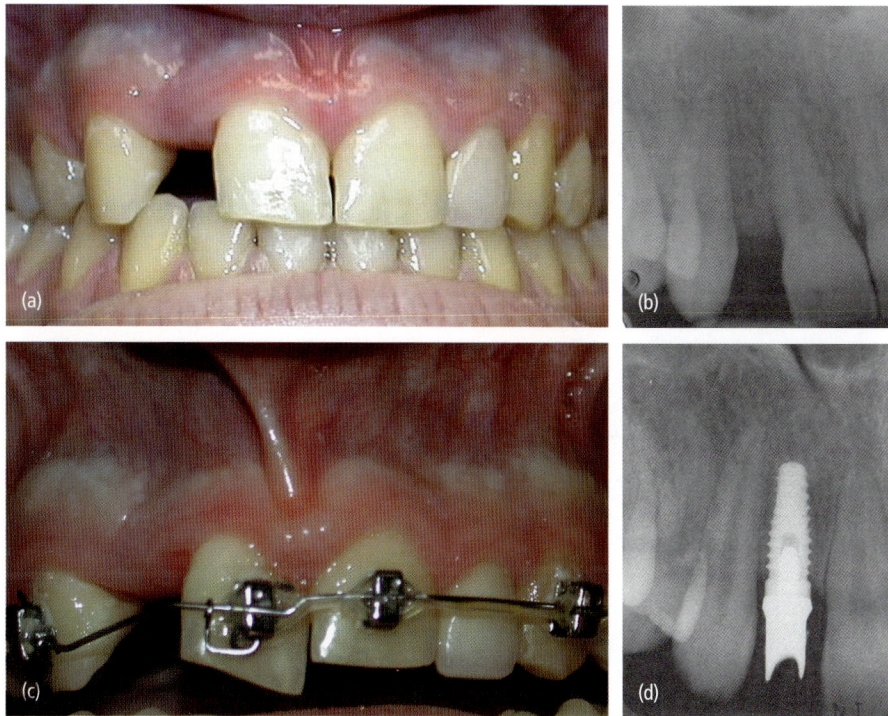

图8.4 （a）正畸后右上侧切牙种植位置的空间管理。虽然临床冠区域为修复提供了充足的宽度，并且切端对齐，但是临床表现是有欺骗性的（见图8.4b）。（b）图8.4a中情况的放射影像。注意到根不够平行，不适合种植体植入。利用切端作为参考标志是不可取的，因为真正的切端已经磨损了。（c）临床照片示图8.4a,b经过正畸再治疗后的照片。当实现合适的两根平行时，切端变得很不一致，揭示它们之前受到的磨损，并进一步说明牙体解剖标志作为参考标志是不可靠的。（d）适当的邻牙正畸校正之后种植位置的X线片影像。

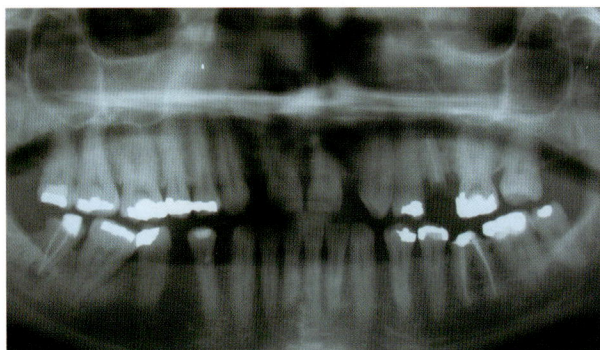

图8.5 牙列全景片。观察到上中切牙的根角度不同。尽管两颗上中切牙切端看上去平行，但是右侧中切牙的根有较大的偏移。临床上这种偏移不明显。

转而处理这个问题，并且常规矫治弓丝的改变和机械力学治疗则紧接其后。另外，随着治疗的进行，根扭转和直立过程需要影像评估监控。临床医生要再次被提醒临床冠标志的可能，但经常产生误导。很多情况下，治疗的正畸阶段结果包括恰当的牙和牙根的平行以保证足够的牙根尖距离进行常规种植体种植，但是牙的切缘非常不匹配。再有，这种情况的出现是因为天然牙可能在它们异常的位置经过多年的磨损和磨耗，现在则揭示了其临床牙冠对牙根角度不能起到准确的指导作用。

这一点怎么提也不为过，因为这与传统的正畸治疗不同。有经验的正畸医生进行常规在牙上粘接托槽，依靠临床冠的形态、位置及咬合标记来决定诊断和最后结果。大多数情况下，这些在口中直接粘接时完成，很少关注影像检查。并且，正畸医生平常不会用到根尖片，容易忽略全景片中牙根角度的偏移。作者建议种植导向的正畸需要根据影像检查来进行托槽定位，而不是临床冠的参考点。

最终，局部缺牙的原因会影响邻牙的位置。在先天缺失牙的情况下，邻牙会经常部分或全部进入缺牙间隙。结果，这些牙会非常直立或者平行，但是在错误的位置上。或者这些牙因为没有得到邻牙的引导而倾斜非常明显。这些牙很可能会形成误导

性磨耗，影响它们在适当直立和定位后的外观。

另一方面，当一颗牙后天缺失，由于外伤、龋坏，或者任何自然和非自然的因素，邻牙位置就会变得更加自然，也许是正确的。如果牙缺失之后相对较短时间内就进行种植修复，就不需要正畸来管理空间了。如果缺失牙之后有一段时间间隔，邻牙会迁移进入缺牙间隙，这就需要正畸干预了。但是，这种情况与先天缺失是不一样的。当一颗牙进入最近缺牙间隙时，经常是尖端移动而不是整体移动。因此，位点的空间准备是比较容易完成的，因为牙齿可以尖端移动回到它们原来的位置（图8.6）。相比没有被正常引导而萌入错误位置并且保持了相当长时间的牙而言。

总之，需要提醒临床医生运用影像学仔细评估潜在的种植位点，利用影像结果确定正畸矫治器，以获得更可预期的、合适的结果。最后，考虑部分缺牙的病因，可以发现简化正畸矫正的线索。

## 种植体植入之后与正畸的相互作用

由于在正畸学上，一次移动全部牙齿是非常罕见的事情，更多的情况是一个或一个区段激活的牙齿，并且依靠抵抗反作用力的对应支抗来移动牙齿。牛顿第三运动定律说：所有力都有一个反向等大的反作用力，这也适用于所有的正畸力学。不管是设计、观察或调整矫治器，临床医生有意识、无意识地都将这个定律记在脑子里。

正畸医生通过控制支抗来管理反作用力。支抗定义为一个物体对移动的抵抗。当支抗是天然牙时，正如传统中的情况，它们与激活牙可移动性一样。采用许多方法保证出现期望的移动并且支抗部分保持不动，但是支抗的管理始终是正畸的最大挑战。

通常，在天然牙列，支抗部分通过数量上的占优以比移动更强大。比如，一个区段的后牙通常可以绑在一起，有效地固定住，目的是单尖牙的后退。此时移动部分有一个牙根的表面积，支抗部分则由多单位组成，理论上会胜出。另外，有很多的辅助措施可以用来增强常规的支抗。口外矫治器，

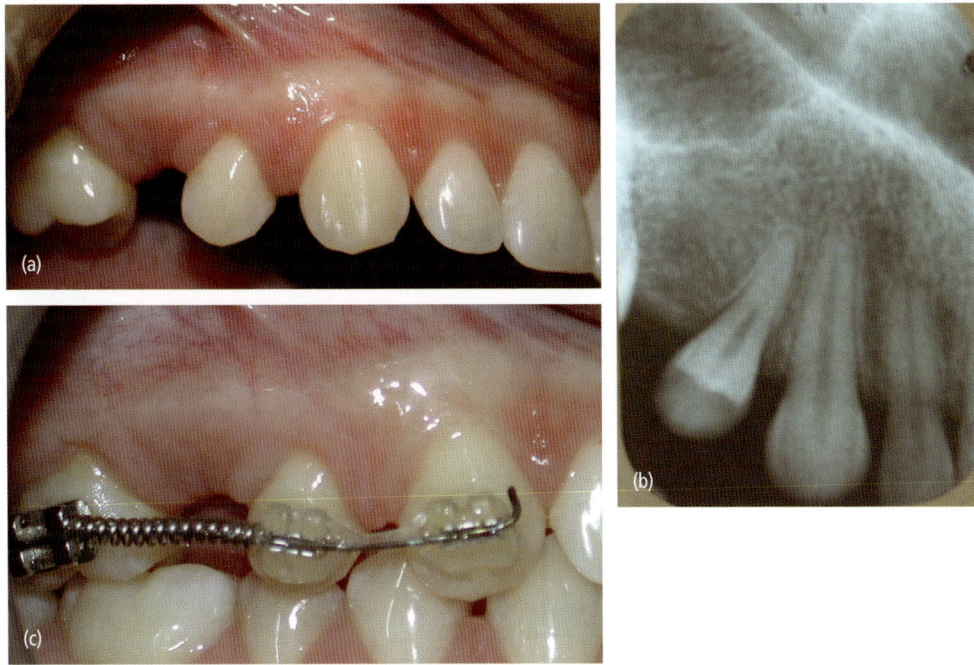

图8.6 （a）右侧上颌第一前磨牙远中漂移进入第二前磨牙缺失的空间区段临床照片。移入缺牙位置经常是通过尖端移动；因而，直立和恢复空间比前面的例子更容易。（b）影像图片显示与图8.6a相同的牙齿说明牙齿是怎样往远中缺牙位置倾斜的。（c）因为牙随着时间变得倾斜，所以正畸局部装置直立前磨牙和恢复缺牙间隙是可行的。

例如：头帽，与口内矫治器一样有名，略举数例，如：唇挡、横腭弓和Nance弓。许多装置因为完全依靠患者的依从性而受到限制，而因为这些因素它们的效果也受到限制。

另外，临床医生在平时处理矫治器时有许多细节来帮助固定支抗。更改弓丝的形状，例如尖端反折、内倾、末端回弯和停止弓，不过是利用弯曲金属丝来增强支抗的许多方法中的一种。

有趣的是，当种植体作为支抗的一部分时，没有一个之前提到的增加支抗的策略，不管是数量上占优，口外还是口内矫治器是必需的。似乎当种植体替代自然牙作为支抗时，保持支抗的原则就废除了。这是因为种植体与骨结合的方式提供了一种与天然牙不同的附着形式。牙齿周围的韧带附着可以把受到的压力、张力传递给牙槽骨，继而相应出现牙槽骨吸收和沉积，允许牙齿穿过骨组织进行移动。

而另一方面，整合的种植体通过骨整合的方式稳定在骨组织内部。骨整合为种植体表面和骨组织非常接近。因为没有中间的结缔组织层或韧带，即定义上种植体实际上与周围的骨完全粘连一起。因此，它不像牙齿一样对骨组织传递压力和张力，所以当对种植体施力时它会抵抗运动，就像骨固连的牙齿一样。以作者经验看来，使用种植体作为支抗已经被较好地研究过且很可靠（Higuchi and Slack, 1991; Odman et al., 1994; Roberts et al., 1984, 1989, 1990）。当用种植体做支抗时，如果它们实际还存在，保持支抗的原则完全不同了。

用种植体作为支抗已经产生新支抗系统的分类，并且被称为绝对支抗。绝对支抗的含义是正畸矫治器的效果变得完全在操作者的掌控之下，不再依靠患者的依从性。而且，治疗效果的可预期性大幅度提升，因为牙齿移动可以计划并且和按计划一样精确完成。

也许最重要的是，绝对支抗系统非常高效，使用它会节省大量的时间。这样的结果是因为支抗系统是可预测的和可靠的，以至于先前的一系列移动不再需要很多时间。例如，当自然牙列中的一组牙齿通过传统正畸进行内收时，那部分的移动会尽可能地被分成单个或一系列的牙齿进行依次移动，保持支抗并且确保移动牙齿是少数的。使用的是阶段性的序列移动，比较耗费时间。但是，当用种植体作为支抗时，不再需要短暂的序列移动，因为不需要维持支抗，所以移动可以达到"一齐"或同时（图8.7）。节省的时间是可观的。

然而，读者必须谨慎不要误以为种植体对正畸矫治器能产生更大影响。必须强调的是不能用种植体对牙齿施加过大的力。这是错误的，因为最佳的力量方可移动牙齿这一原理是广被理解并恒久不变的。种植支抗带来了方便和更好的可预期性，不是因为可以向移动的牙齿施加更大的力量，而是它们自己可以承受更大的力量。因此，它们作为完美的支抗可以用来同时地移动多个牙齿，这里实现了高效。但是对于每一个牙齿，仍然用经过时间检验的力量水平以获得最好的牙齿移动。但多个移动牙齿可以同时加载此水平的最佳力，而由于种植支抗可以轻松地耐受它。当多个牙整体而不是顺序移动时，也没有出现支抗丧失。

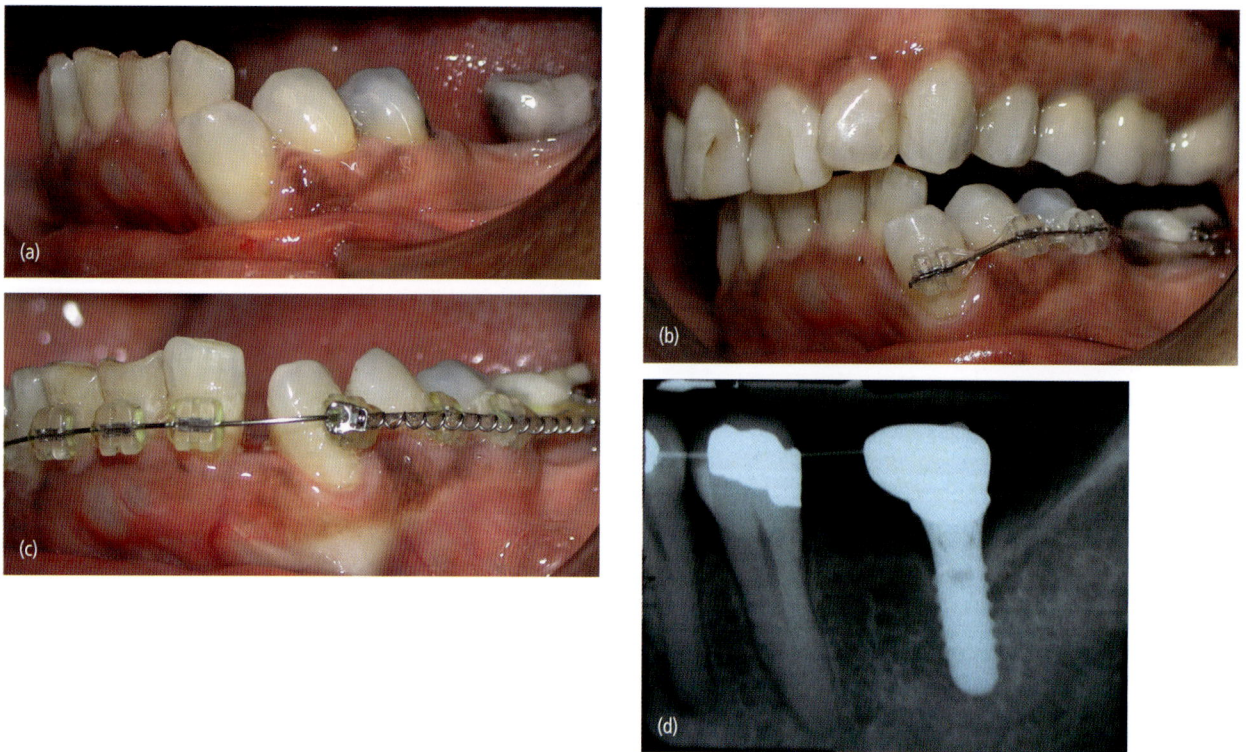

图8.7　（a）左下颌区域，尖牙向近中移动，随之而来的前磨牙加速移向近中。利用天然牙列支抗内收这个区域至少可以说是有很大的挑战。左下颌现在存在骨结合种植体的临时修复，并且将会用作直接支抗。（b）利用正畸片段矫治装置并且使用左下颌磨牙种植体支持修复体的直接支抗。注意到单颗种植体是把近中3颗天然牙内收的唯一支抗，由于3颗天然牙一起移动，其移动部分数量上超过了种植支抗。（c）内收之后的照片显示了图8.7b描述的直接支抗系统。单颗种植体作为直接绝对支抗获得了成功，并且3颗内收的天然牙作为1个单元。原来重叠的尖牙近中现在有了空间。（d）正畸之后的X线片影像。尽管牙齿已经重新定位而有正畸后的表现，伴随牙周韧带增宽，但是结合的种植体没有变化。

## 直接支抗

直接支抗的定义是利用来自现有的种植体来增强支抗。作为直接支抗的来源，种植体或微螺钉都可以根据情况应用。

### 种植体牵引

种植体支持的直接支抗系统常位于口内（一颗牙）已经骨结合的种植体，通常已经完成临时或者永久修复。然后这些种植修复体像天然牙一样用粘接安装托槽，再将种植体支持的牙齿都整合到正畸装置中。通过橡皮筋或弹簧圈（分别对它推或拉）施加压力。种植体一旦形成骨结合，能较轻松地抵抗这些需要移动的牙齿（图8.7b）。

这种方式应用的种植体是一种非常可靠的支抗。在生理限制内，刚性的骨内种植体提供良好的正畸矫形支抗（Roberts et al., 1989）。实际上，在作者的研究中，用单个种植体来前推或后退牙齿，可以观察到种植体起到完美支抗的作用。（Celenza, 2008）。然而在直接支抗试验中的相关牙齿显示运动的痕迹（消失的牙槽骨板、增宽的牙周膜间隙、活动性及动度），骨结合的种植体总是不变。此外，还观察到种植体不仅经受得住正畸力量而且可以适应，随着正畸的力量变得更强。侧面施加在种植体上的静止载荷导致了种植体周围骨组织的改建根据（Gotfredsen et al. 2001）。

由于这些发现，直接支抗系统以一种可以忽略天然牙支抗系统规律的方式非常成功应用。更具体地说，它不再需要支抗在数量上绝对多于移动的单位，因为单颗种植体可以轻松地抵抗多颗的天然牙并承受移动活动牙齿区段需要的力量。正因为如此，现在活动的区域其实可以多于支抗部分，实际上颠覆了天然牙列保持支抗的原则（图8.8）。

### 微螺钉牵引

当绝对直接支抗系统是微螺钉驱动时，很多之前讨论的优点仍然可行，但是又有些鲜明的差别。

最值得注意的是，微螺钉不是为了替代牙齿的功能，所以其存在只是暂时的。因此，这些装置被称为暂时支抗装置或者简写TADs。相对简单植入和去除使它们更容易接受和推广，但是仍然有一些特点值得注意。举个例子，它们在位置上有较大的灵活性。当需要口外支抗时，TAD也可以胜任，并且它们可以放在各种位置，不受最后牙列位置影响。所以它们可以放在最利于矫治器和力向量最优化的位置。常见位置包括根间、磨牙后区、上腭甚至牙根下，有利于压入移动。当需要颊侧和舌侧施加力量时，它们可以单独或成对使用。TADs可以在全口牙列的情况下用作口外支抗。

橡皮筋和弹簧可以直接作用于TAD的顶部，使非牙源力直接作用（图8.9）。TAD不同的顶端设计已经研发出来，以方便结扎或者矫治力模块（图8.10a），事实上正是这个特点区别于TAD和它的前身，骨固定螺钉。TADs从广泛应用的骨固定装置演变大幅度进化而来，所以它们新的应用只是与辅助正畸有关。

当需要用较大的力时，TADs可以多个应用，这种情况下通常用骨固定板来建立系统（图8.11），用牵引钩或臂延伸穿过黏膜组织固定。这样的系统被称为"骨支抗系统"（SASs），它们通过多个固定螺钉实现更大的强度和稳定性。手术放置一个SAS，尽管谈不上困难或者无害，仍略比TAD麻烦一些，因为它需要翻一个黏骨膜瓣。

值得注意的是，首先，TAD支抗和种植体支抗使用背后的生物学变化是不同的。因为牙种植体是为最终牙齿修复设计的，它的植入和负重是遵循骨结合的原则的。即使用于正畸支抗，种植体也是骨结合的，并且它们通常正畸后不用取出（除了间接支抗，随后还会提到）。其次，TADs通常没有骨结合，并且正畸之后注定要去掉。用作绝对支抗时的生物学和种植体有较大的不同，它们通过"骨固定"的现象来获得稳定性。和TADs一样，SAS策略根据每个病例量身定做，而装置本身、外科器械和技术都在持续发展。

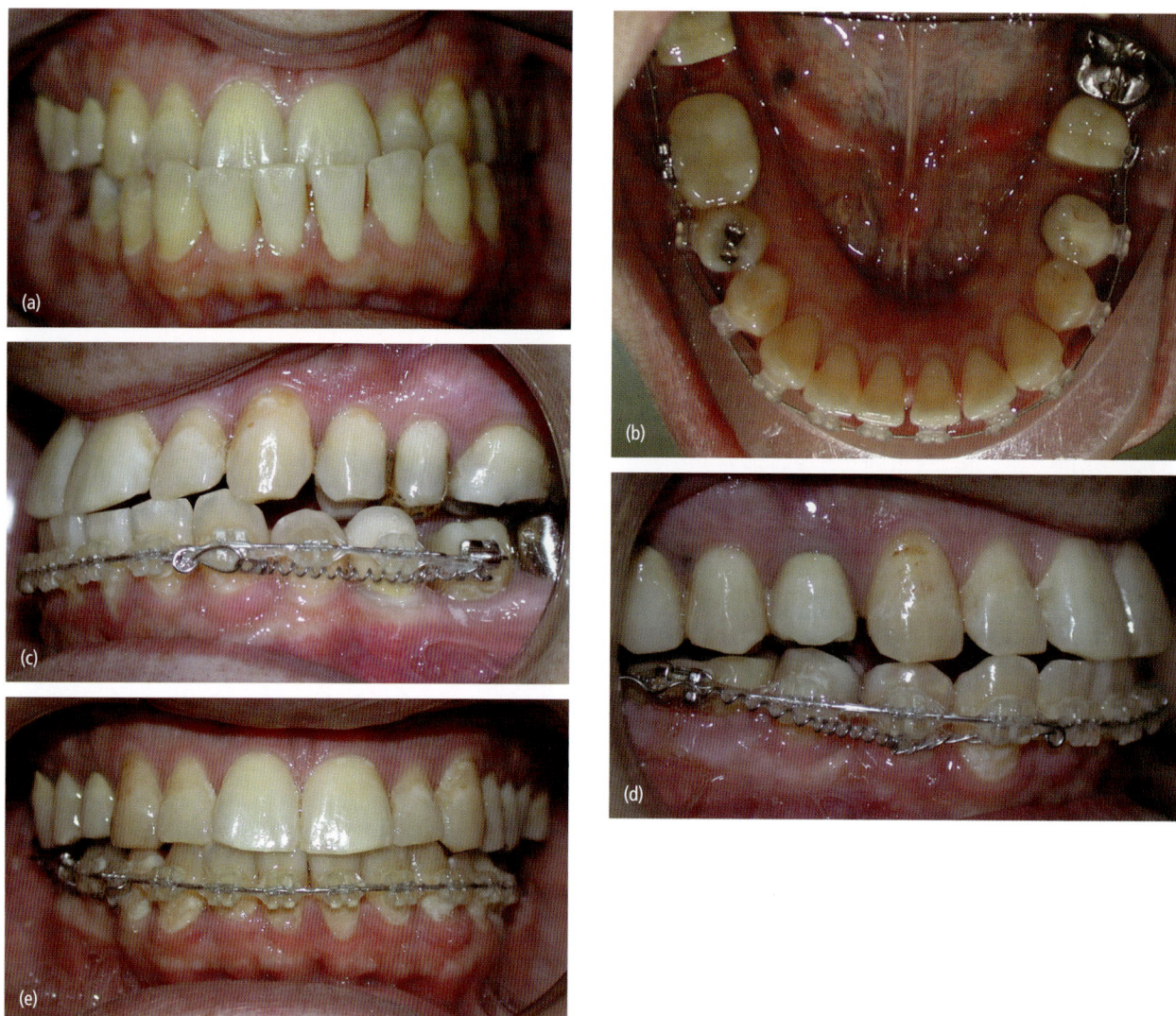

图8.8　（a）一个成人牙列，前牙反殆并且是完全Ⅲ类错殆。传统的正畸治疗很可能需要正颌外科矫正。（b）下颌牙列在右侧第二磨牙、左侧第一磨牙位置设置种植体支持的临时修复作为直接绝对支抗进行全牙列回收。这两个绝对支抗会提供足够的支抗使全下牙列整体后退。（c，d）左、右侧观看激活的直接支抗系统。全口天然牙列依靠两个磨牙种植体内收，纠正前牙反殆，并且用磨牙颊面管弓丝后侧的自由滑动机制后推磨牙。（e）正畸结束当时的结果，11个月的积极治疗，结果纠正了Ⅲ类错殆和前牙反殆，种植系统支抗没有任何丧失。

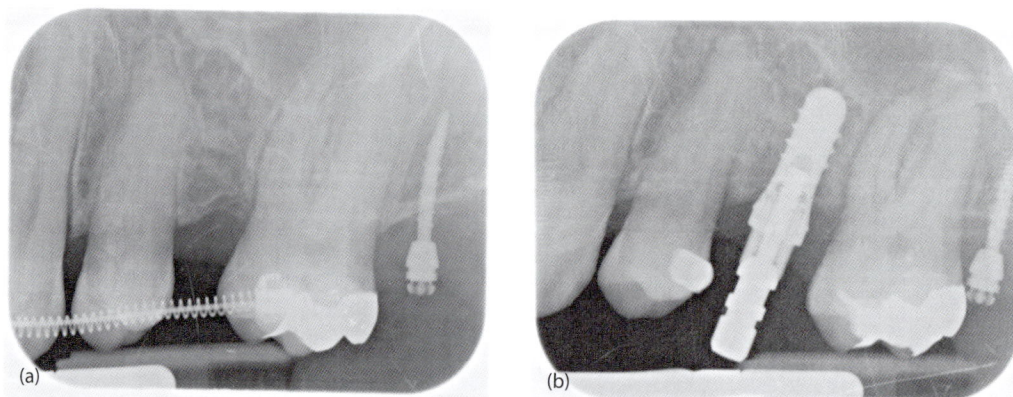

图8.9　（a）暂时支抗装置（TAD）或者微螺钉作为附属在正畸矫治器上的附属直接支抗的例子，用于进行磨牙直立。（b）直立之后即刻，缺牙区的空间恢复了，允许种植体植入修复缺牙。TAD随后取出。

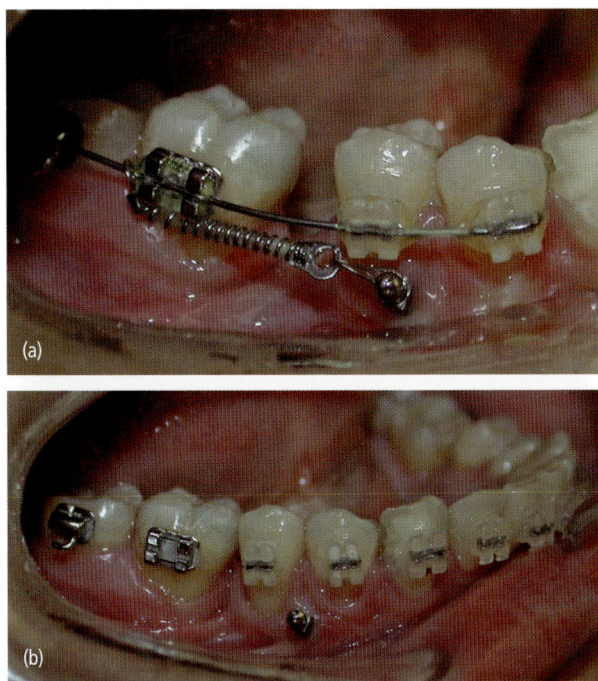

图8.10　正畸之前（a）和正畸之后（b）照片示一个象限用TAD作为直接支抗治疗磨牙使其前伸。注意前牙任何情况下都不能施加正畸力；微螺钉提供的牙外支抗是唯一力量来源。

## 间接支抗

定义是用种植体增加支抗来稳定牙齿，后者反过来充当支抗部分，间接支抗带来绝对支抗的可能性比直接支抗更灵活或更大。间接支抗需要种植体或TAD，植入缺牙位置，之后常用来稳定牙齿，作为间接绝对支抗，施加正畸力。间接支抗的位置包括磨牙后区、颊侧前庭沟和腭中缝。因为它们在正畸之后没有修复或任何其他功能，所有的间接支抗会在正畸完成之后一段时间内取出。因此，所有的间接支抗，无论是骨内种植体还是微螺钉，都被认为是临时支抗装置。

### 种植体牵引

Roberts首先推广了磨牙后种植体（图8.12），与这一工作相关的成功和研究，与随后出现的绝对支抗的改进相关。这个计划中，埋入式的小种植体被放入磨牙后区，一个辅助线固定在种植体顶部，它穿出黏膜层，插入一个牙（经常是前磨牙）正畸托槽上的垂直槽中。这样建立起了绝对间接支抗，可用于对抗移动其他牙齿的力量。当不再需要支抗系统时，将种植体取出。

下一代的间接支抗是固定在"骨膜下支抗"上（Block and Hoffman, 1995）。本装置最初是作为一个腭中种植体，但它的名字来源于设计功能，它是为了能与腭骨表面的骨贴合形成整合（图8.13）。因为它不是一个骨内的设计，因此骨膜下支抗很像一个骨膜下种植体，其稳定背后的生物学机制被称为"生物结合"。由于这种限制，骨膜下支抗的成功率不高也不受欢迎。

然而，腭中种植体的想法随后改进为骨内种植体的设计（Wehrbein et al., 1996）（图8.14），尽管没有广泛普及，但是获得了需要的可预测性和成功率。Orthosystem Ortho种植体（Straumann, Andover, MA）放置并与腭侧骨整合而建立绝对间接支抗，最常见于腭中部，然后确保有一个跨越到对侧牙齿的腭弓，从而使那些牙齿作为绝对间接支抗，可实现相当让人吃惊的牙齿整体移动。与所有间接支抗一样，种植体用作支抗一段时间之后将其钻出来。

当与牙种植体植入相比时，腭种植体的手术植入简化了，因为它的确切位置相对牙种植而言没那么重要，后期放入的基台链接附加腭杆对位置不敏感，而不像种植牙要进行牙体修复那样位置有要求。此外，由于种植体植入部位无重要解剖结构，并发症发病率是相当低的，鼻底穿是唯一需要注意的。一个典型的头颅侧位片（图8.15）可以让操作者感知腭部骨质的厚度，即使他确实低估了中线的骨量，也可以通过其他的技术评估腭部准确的形态（Henriksen et al., 2003）。

作者的经验，腭中部种植体特点较多，使它有多种运用。通过一段时间的使用，其实际应用远远超过了设计的初衷，成长为包括前牙后收

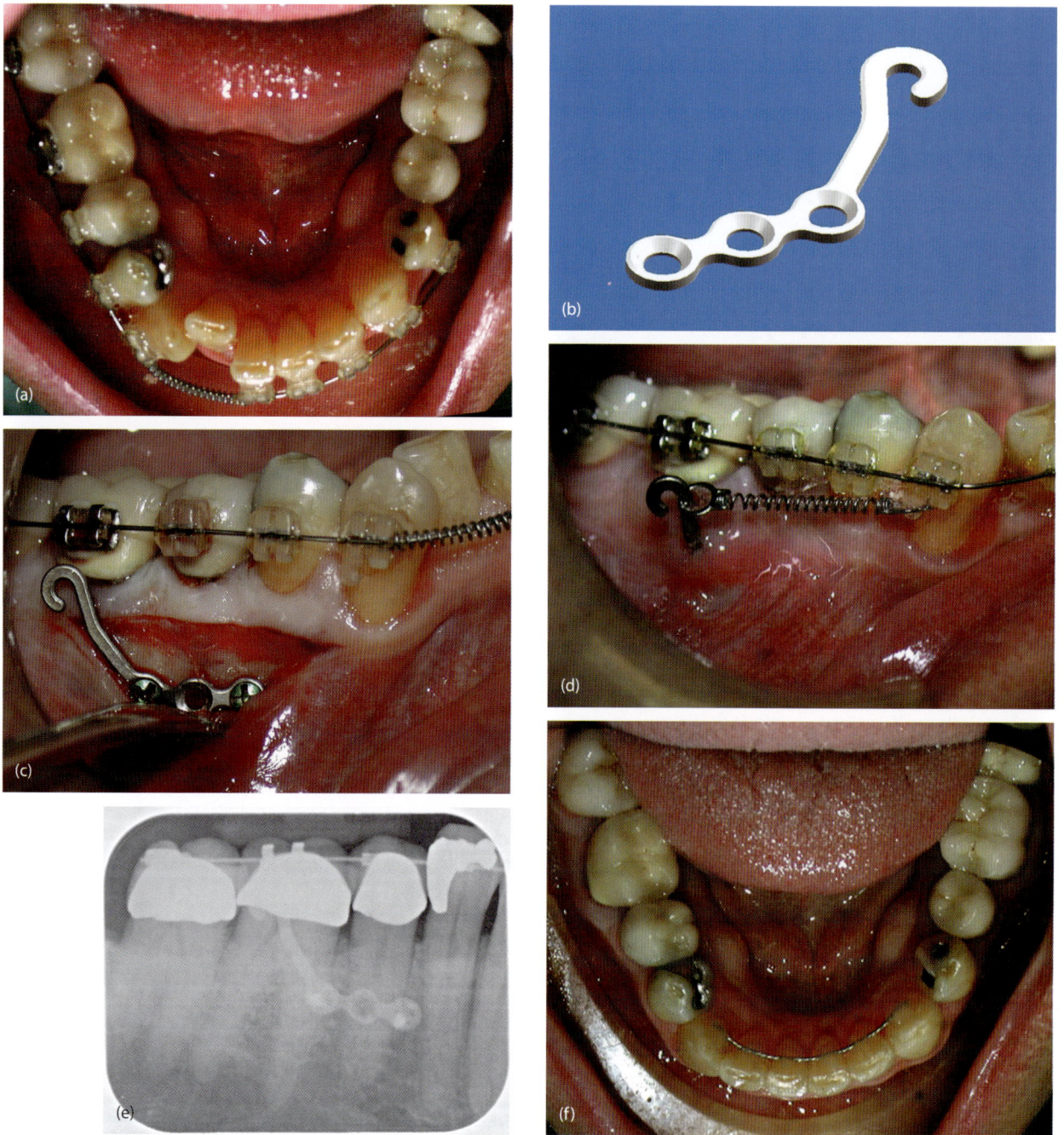

图8.11 （a）下颌前牙拥挤和右下颌牙齿近中加速移动。通过传统的矫治方法远中牵引是非常具有挑战性的。（b）展示骨支抗系统（SAS），在这个病例中用骨板增加支抗。（c）全厚黏骨膜瓣翻起达到颊侧骨板，用两个固定钉将骨固定板固定在骨皮质上。（d）SAS作为非牙的支抗牵引整个象限向远中。尖牙近中的牙龈改变了表明牙齿向远端移动了。（e）SAS的放射影像。（f）下颌正畸治疗后的照片从尖牙到尖牙的舌侧保持器。牙弓的完整和功能恢复了。

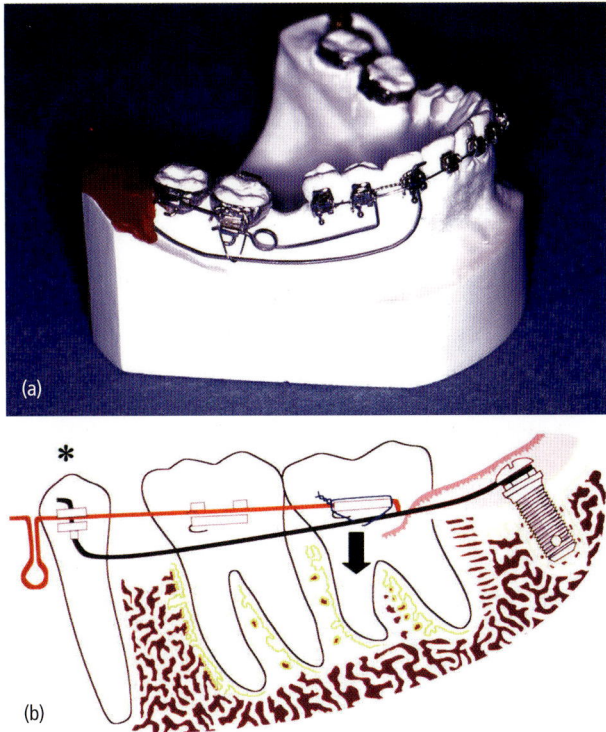

图8.12　（a，b）Roberts提出的下颌间接支抗系统。将整合的种植体放在磨牙后区用辅助弓丝固定在它的头部，穿出黏膜插入前磨牙或尖牙的垂直托槽里。插入稳定后使这颗牙齿作为绝对支抗后推或远移磨牙。

（来源：从Graber T, Vanarsdall R, Vig, K. 正畸学：当代原则和技术，4th ed. 2005;经过Elsevier出版社的同意）

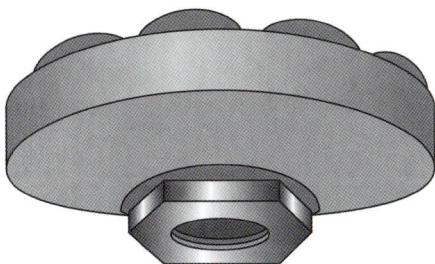

图8.14　士卓曼种植Orthosystem系统，基台和螺钉。由于是骨内设计，作为绝对间接支抗被证明是非常有效的。它还有喷砂/酸蚀（SLA）粗糙表面技术，适合快速和可预期的骨结合。还有其他设计特点，如可软焊的方便正畸的基台。

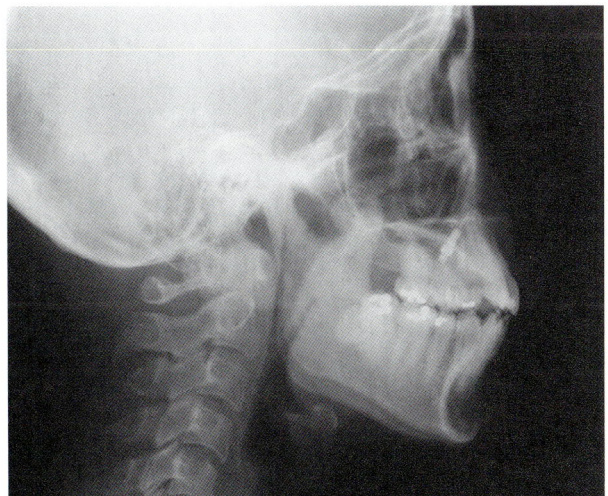

图8.13　描述onplant上腭支抗系统。由于骨膜下的设计，没有取得成功。

（来源：转载自Heymann GC, Tulloch JFC. Implantable devices as orthodontic anchorage: a review of current treatment modalities. *J Esthet Restor Dent* 2006; 18（2）:68–79; with permission from John Wiley & Sons, Inc.）

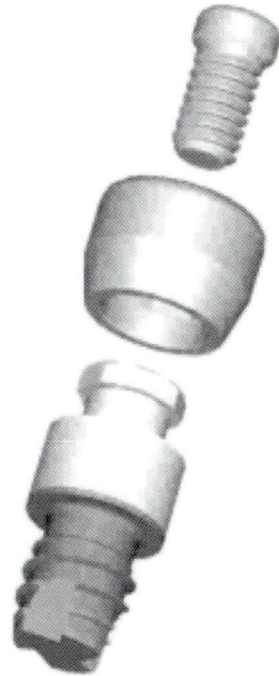

图8.15　腭中缝种植体的头颅侧位片。注意种植体完全埋入骨内。

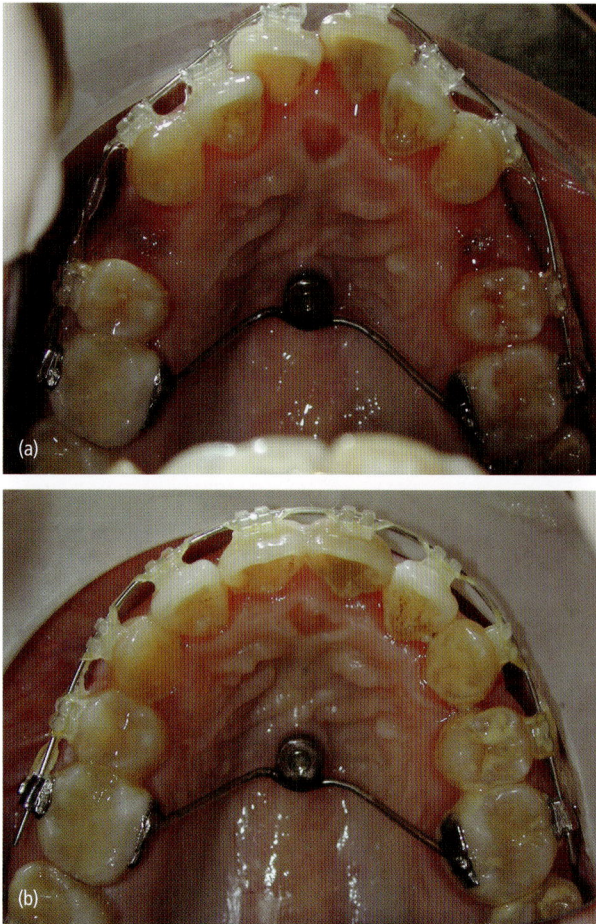

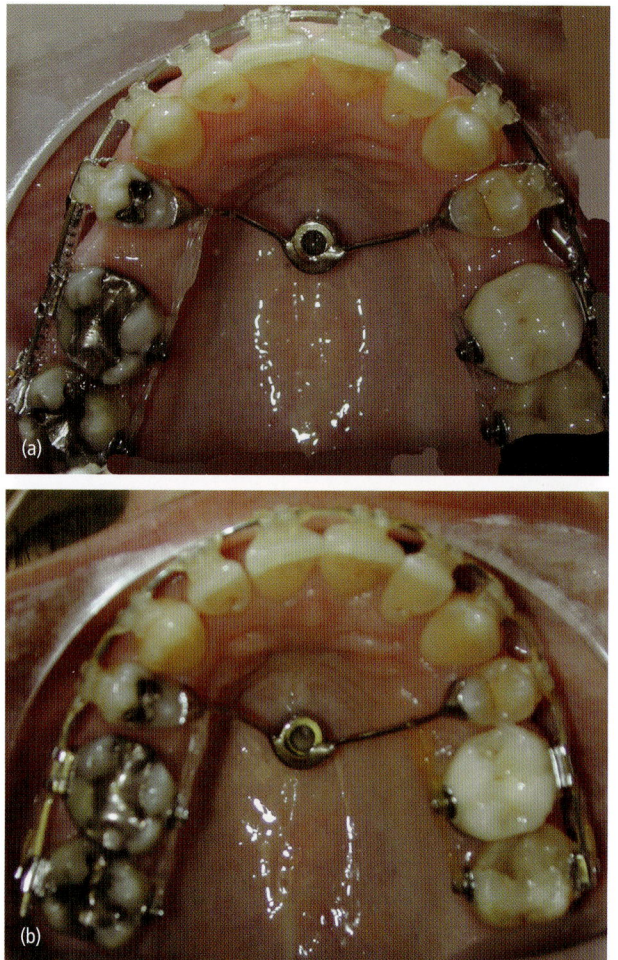

图8.16 （a，b）放置在腭中缝典型的支抗，用于前牙后收。腭横杆（TPA）连接到磨牙腭侧面并且焊接在种植体基台上，因此磨牙成为绝对间接支抗。颊侧力量通过弹力链或弹簧作用于前牙，并且使之整体有效地进入前磨牙的拔牙空间，正如正畸后的照片弓丝通过远端的颊面管所示。

图8.17 正畸前（a）和正畸后（b）展示了腭中缝种植体和腭横杆用于后牙前移的病例。腭横杆连接在上颌第一前磨牙的舌侧与腭中缝种植体基台固定在一起。作为一个整体来完成磨牙的前移，并且力量同时作用于颊侧和腭侧用于移动牙齿，这样就保证了当磨牙近中移动时，不会围绕着腭根旋转。

（图8.16）、后牙前伸（图8.17）、远端支抗（图8.18），甚至在与颌间橡皮筋结扎共同使用时的双颌应用（图8.19）。当应用到青少年病例时（通常是正中植入位置来实现），彻底消除对目前头帽和其他口外矫治器的需要，使这些依从性要求高的附件完全被淘汰。这项技术进一步发展到临床医生植入多个腭种植体依次让医生用以确保整形装置扩腭弓的稳固，而无须粘在牙上（图8.20）。

然而，尽管相对简单的操作和高成功率，腭中部种植体的普及并没有如期被广泛接受。尽管事实上，它有其他方法无法达到的效果。作者认为这主要是因为市场的力量，或许也是微创和简便的微螺钉的流行有关，后者相对创伤小些也更简单些。

### 微螺钉牵引

微螺钉像间接支抗一样非常普及。但是，它们必须在头部装上一个简单的设计。为了让微螺钉作间接支抗，必须用一些方法将附件固定在上面，从而将其连接到矫治器上。最常见的是，将弓丝或附件直接固定在微螺钉头部。这需要螺钉的头部有

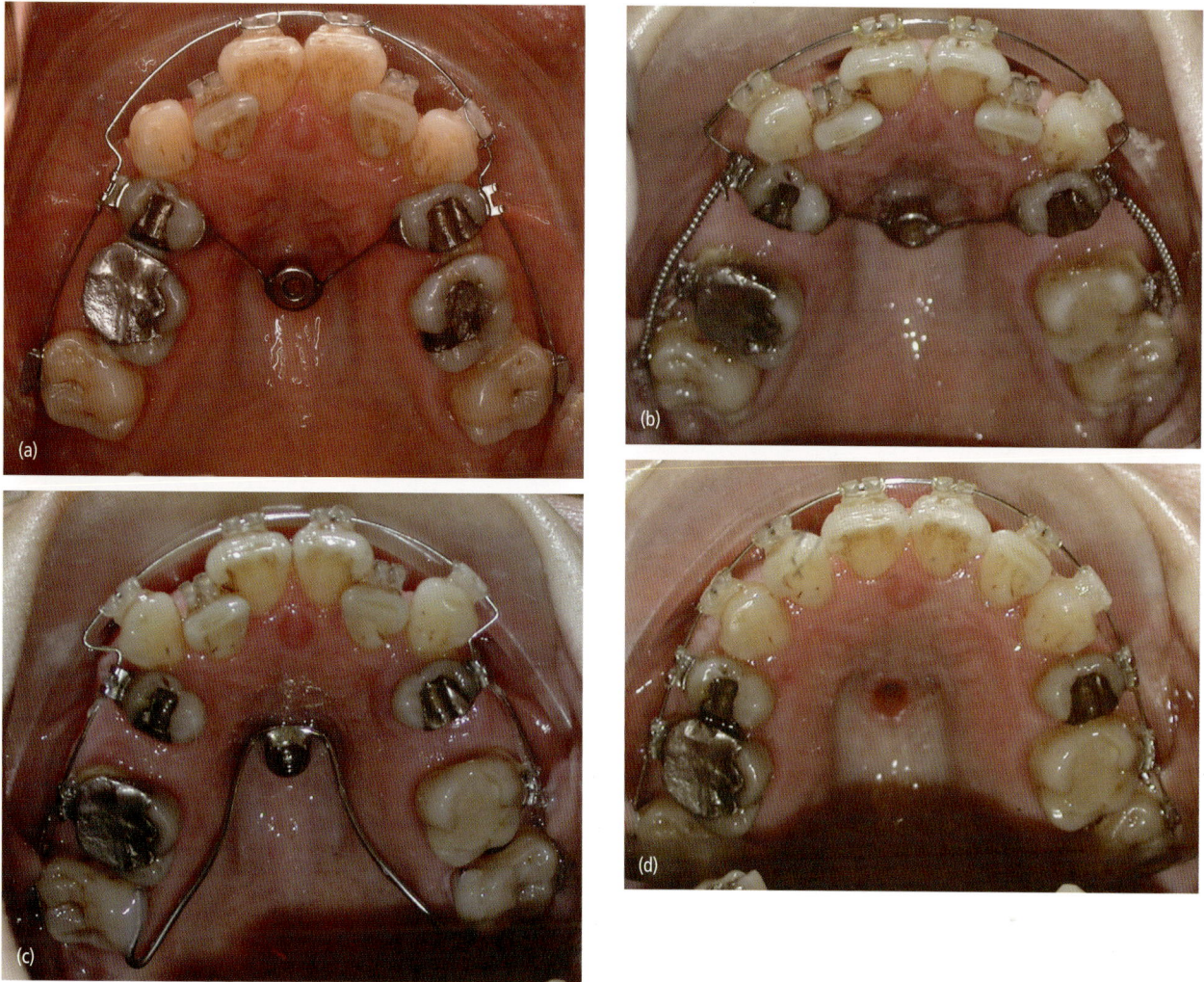

图8.18　这个序列展示了使用腭横杆和腭中缝种植体以求远中牵引扩大牙弓长度。（a）腭横杆与上颌的第一前磨牙腭侧相连并且与腭中缝种植体基台固定在一起。（b）力量通过颊侧的开放螺旋弹簧作用于磨牙，并且第一磨牙经常与第二磨牙相连，允许整体远中移动而打开磨牙和前磨牙之间空间。（c）腭横杆现在重新改型放置于新位置的第二磨牙上，将其稳定在新位置作为绝对支抗稳定牙齿并且允许前牙后收。（d）前牙和前磨牙已经后收并且取出腭中缝种植体。

一些特定形状来连接这个附件。通常，这是通过在螺杆头部切削交叉线放置特定尺寸的正畸弓丝插入固定，最常见的是使用光固化树脂（图8.21、图8.22）。为微螺钉头部提供的插槽必须是同样规格的，非常像方丝弓的托槽，才能提供与附件牢固稳定地结合。当该附件的另一端固定到牙列正畸矫治器上，不管是通过插入牙齿正畸托槽的竖槽，还是通过卷曲的附件甚至焊接连接到弓丝上，以及许多其他方法和附件，微螺钉都表现为一种有效的间接绝对支抗。

此外，由于上述微螺钉的附件是直接或者椅旁焊接的，就省掉了取印模和实验室制作附件的过程。这就明显优于之前的设计，如腭种植体，后者需要印模和间接制作。因此，微螺钉在腭中缝的应用越发流行和有效。

## 正畸种植体功能要求

那么现在需要对正畸种植体的功能需求做一个简短而直观的比较，至少也是要阐明一下为什么它

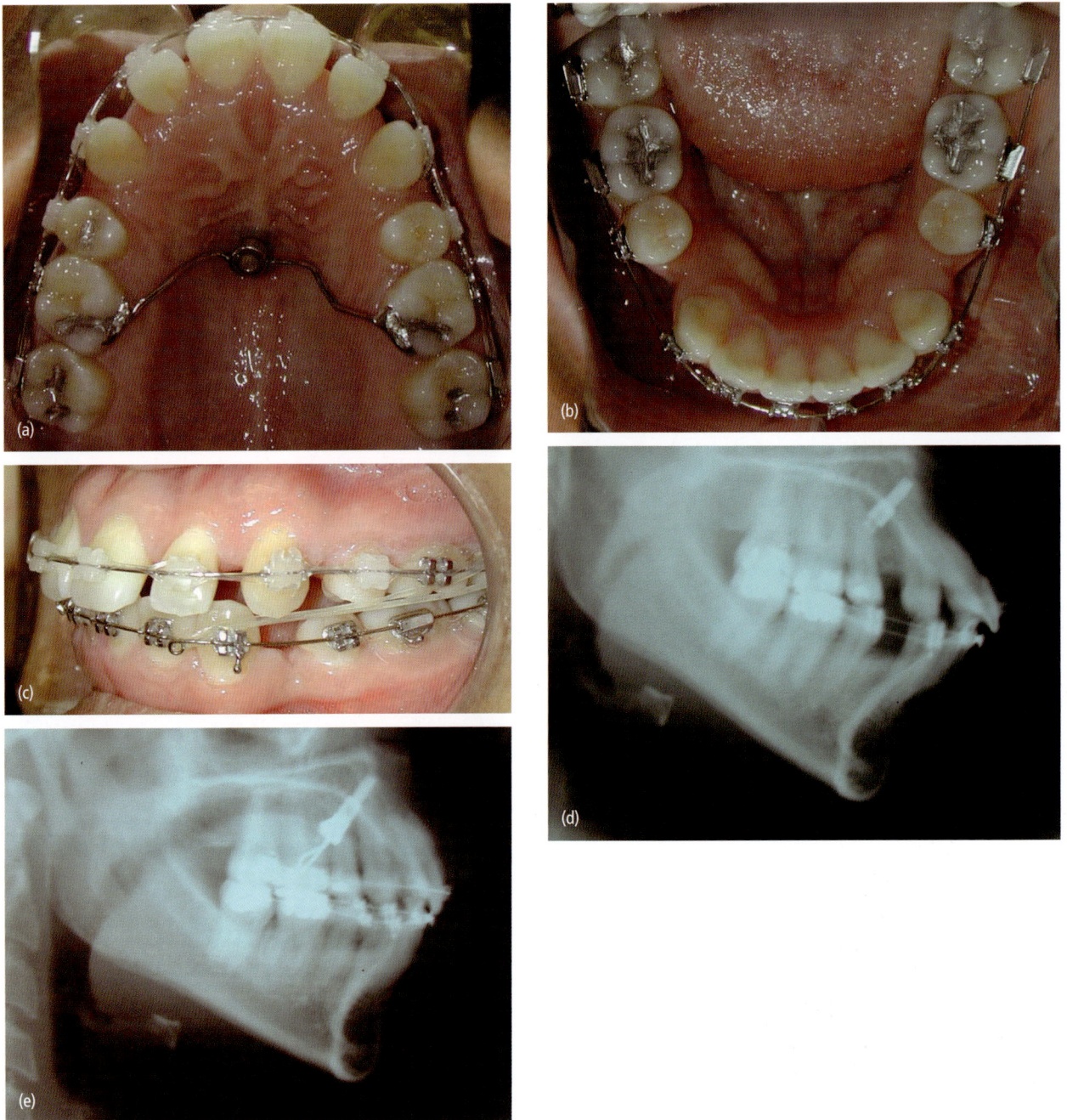

图8.19　展示了腭中缝种植体在拔除4颗前磨牙的双颌病例中的运用。（a）腭横杆与上颌的第一前磨牙腭侧相连并且与腭中缝种植体基台固定在一起，使磨牙作为绝对间接支抗。第一前磨牙已经拔除。（b）下颌示也已经拔除第一前磨牙。（c）在上颌应用Ⅰ类颌间牵引，下颌应用Ⅲ类颌间牵引。这样上颌磨牙作为上下颌弓回收的唯一支抗。（d，e）正畸前和正畸后头颅侧位片演示上下颌的绝对间接支抗的结果。可以观察到内切角的不同。

们在这里如此有效率又有用。如果我们接受是种植体能承受咬合功能的要求这一前提，接下来就是正畸负荷对种植体的负荷功能要求比较（表8.1）。

在强度方面，与咬合力相比正畸负荷是微小的。在咬合力发生时，大约是千克级的力，尤其在功能异常的情况。矫治力，相对而言大约是盎司（1盎司=28.350克）级的力，即使在施加重力的情况下。因此，比较力的大小时要低几个数量级。

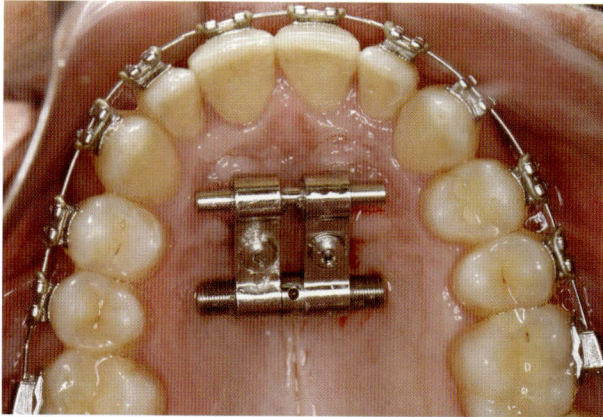

图8.20　应用腭扩张器可仅仅通过螺钉固定到腭骨上，与任何牙齿没有任何接触或连接，激活扩张器就可有达到扩弓的目的，与传统方法一样，但是没有牙齿倾斜移动的风险。

（来源：Courtesy of Dr. Denis de Souza Zanivan）

表8.1　种植体的负荷功能要求

|  | 牙科种植体 | 正畸种植体 |
|---|---|---|
| 强度 | 高（千克） | 低（盎司） |
| 持续时间 | 间断 | 逐渐变弱 |
| 方向 | 三维方向 | 单向的 |

注：1盎司=28.350克

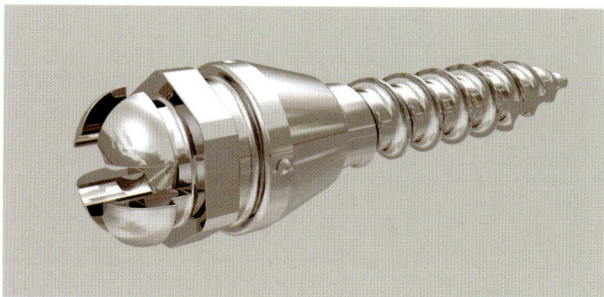

图8.21　当微螺钉的头上有十字交叉沟槽的设计时，能够使操作者插入并固定一根正畸丝，使间接治疗成为可能。

[来源：Reprinted with permission from Dentaurum（Newtown, PA）]

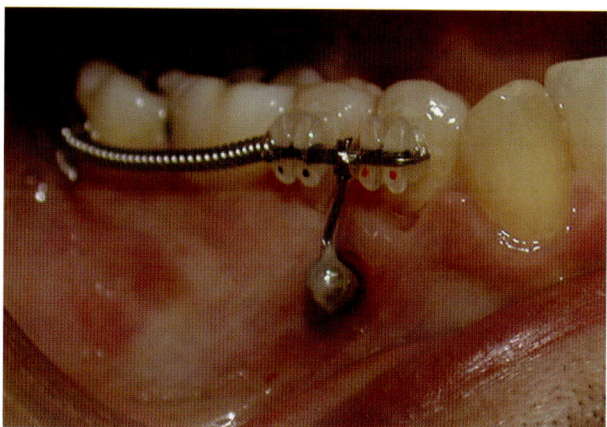

图8.22　用微螺钉作为间接支抗。微螺钉的头部可以插入正畸钢丝，然后以光固化树脂封闭，再与正畸装置连接，从而稳定牙齿作为间接绝对支抗。开放的螺旋弹簧被插入向远中推磨牙。

就方向性而言，咬合力是三维的。即使是单颗牙齿，合力可以是近远中向、颊舌向和冠根向的。种植体必须抵抗多方向的力。但是正畸力可以看成是单方向的。种植体部件不是推就是拉，只有一者，尽管有显示其可以耐受双向的力量。

最后，关于临时性，种植体咬合负载在短时间受到突然出现持续时间短的力量：间断施加力量。相比之下，正畸种植体经受一个在相对较长时间内逐渐减少的过程（可能几周）。

结果是，在这3个方面，正畸负荷远比咬合负载温和得多。于是如果种植体能承受咬合负荷的话，那应用于正畸负荷取得较高的成功率就是可以理解的了。此外，这也许解释了为什么正畸种植体可以适应力的作用：比如种植体允许用于较长时间承受温和的单方向的力。

## 参考文献

Atherton ND. The gingival response to orthodontic tooth movement. *Am J Orthod* 1970; **58**(2):179–186.

Atherton JD, Kerr NW. Effect of orthodontic tooth movement upon the gingivae. An investigation. *Br Dent J* 1968; **124**(12):555–560.

Block MS, Hoffman DR. A new device for absolute anchorage for orthodontics. *Am J Orthod* 1995; **107**:251–258.

Celenza F. The development of forced eruption as a modality for implant site enhancement. *Alpha Omegan* 1997; **90**(2): 40–43.

Celenza F. Orthodontically induced gingival and alveolar augmentation: clinical and histologic findings. *Pract Periodontics Aesthet Dent* 2001; **13**(2):173–175.

Celenza, F. Implants in orthodontics: the impact of new treatment modalities. *N Y State Dent J* 2008; **74**(5):52–56.

Gotfredsen K, Berglundh T, Lindhe J. Bone reactions adjacent to titanium implants subjected to static load. A study in the dog (I). *Clin Oral Implants Res* 2001; **12**:1–8.

Henriksen B, Bavitz B, Kelly B, Harn S. Evaluation of bone thickness in the anterior hard palate relative to midsagittal orthodontic implants. *Int J Oral Maxillofac Implants* 2003; **18**(4):578.

Higuchi KW, Slack JM. The use of titanium fixtures for intraoral anchorage to facilitate orthodontic tooth movement. *Int J Oral Maxillofac Implants* 1991; **6**:338–344.

Ingber J. Forced eruption: a method of treating isolated one and two wall infrabony osseous defects. *J Periodontol* 1974; **45**(4):199–206.

Ingber J. Forced eruption: a method of treating nonrestorable teeth. *J Periodontol* 1976; **47**(4):203–216.

Odman JK, Lekholm U, Jemt T, Thilander B. Osseointegrated implants as orthodontic anchorage in the treatment of partially edentulous adult patients. *Eur J Orthod* 1994; **16**:187–201.

Pontoriero R, Celenza F Jr., Ricci G, Carnevale G. Rapid extrusion with fiber resection: a combined orthodontic-periodontic treatment modality. *Int J Periodontics Restorative Dent* 1987; **7**(5):30–43.

Roberts WE, Smith RK, Smilbermann Y. Osseous adaptation to continuous loading of rigid endosseous implants. *Am J Orthod* 1984; **56**:95–111.

Roberts WE, Helm FR, Marshall KJ, Gongloff RK. Rigid endosseous implants for orthodontic and orthopedic anchorage. *Angle Orthod* 1989; **59**:247–256.

Roberts WE, Marshall KJ, Mozsary PG. Rigid endosseous implant utilized as anchorage to protract molars and close an atrophic extraction site. *Angle Orthod* 1990; **60**:135–152.

Salama H, Salama M. The role of orthodontic extrusive remodeling in the enhancement of soft and hard tissue profiles prior to implant placement: a systematic approach to the management of extraction site defects. *Int J Periodontics Restorative Dent* 1993; **13**(4):312–333.

Wehrbein H, Merz B, Diedrich P, Glatzmaier J. The use of palatal implants for orthodontic anchorage: design and clinical application of the orthosystem. *Clin Oral Implants Res* 1996; **7**:410–416.

# 第9章

# 引导骨再生：概念和材料

*Debby Hwang DMD* 和 *Michael Sonick DMD*

## 引导骨再生的原则和标准

恰当地使用引导骨再生术（GBR）可获得非常稳定的结果。术中遵循几项原则可确保GBR的稳定性。以下为这些原则。

### P（primary wound closure）=伤口的初期关闭

无张力的初期关闭可促进伤口不受干扰地愈合，尤其是通过缝合使得伤口边缘外翻，内侧的结缔组织彼此相贴，防止上皮暴露于GBR的空间内。膜的外露，至少在使用不可吸收膜时，会导致局部的炎症，使得通过GBR生成的新生骨量减少6倍（Machtei，2001）。膜的外露一般会发生上皮长入到伤口内，这与我们这项技术的目的相违背。因此，保持手术部位与外部隔绝是获得成功的关键。

### A（angiogenesis）=血管新生

通过血液渗透交换氧及养分确保了再生组织的发展和保持活力，以加速愈合。由于新生血管来源于现有的血管网络，临床医生需确保骨引导再生区域与现有的供血区紧密接触（Greenstein et al.，2009；Schwarz et al.，2008）。

### S（space maintenance）=空间维持

骨不可能长入原来不存在的区域。对于无空间维持能力的骨缺损，术者的主要任务是创造新骨再生的空间（Mellonig and Nevins，1995）。最困难的工作也是维持所创造出空间的大小。在膜下方应用骨移植材料可对再生膜提供支持，而膜本身应该足够柔软，易于塑形，并具备一定的弹性可维持所需的形状。事实上对于最终可形成的骨量而言，相对于骨移植材料的骨生成、骨诱导以及骨传导能力，其空间维持能力更为重要。自然而言，相对于代谢快的材料，吸收很慢的移植材料结合使用有强度的膜，可以更加安全地维持空间。然而，这种抗吸收的能力所带来的另一方面的结果是新骨长入包裹，最终取代非活性材料的愈合时间延长。

通过使用钉、螺丝和桩等支持帐篷的装置利于维持创造的空间（Becker et al.，1994）。由可吸收或不可吸收材料做成的这些装置可以对膜提供支持作用，相当于搭起了一个再生帐篷。为此目的所用的钛螺丝也可能达到骨结合的状态，然而相邻新生骨的质量有赖于缺损的类型以及骨移植的方法（Ito et al.，1999）。描述通过帐篷机制获得最终良好成骨效果的文献比较缺乏，但是对于有些病例还是很有必要的，尤其在所需新生骨的范围已经超出了原有骨的包裹范围这种不利的情况下。

### S（stability of the wound）=创口的稳定性

手术后的创面如果不做任何处理，会迅速形成血凝块，这是启动其他骨愈合进程的首要步骤。由于义齿压迫、患者不良习惯或过度咀嚼等造成创口的任何动度（包含膜、骨移植物、辅助固定器件）

都会干扰血凝块形成，进而影响之后的肉芽组织—编织骨—板层骨—成熟骨的成骨进程（Wikesjo et al., 1992）。而且，微动也会干扰膜的细胞阻隔功能，屏障功能的破坏使得成纤维细胞长入，进而形成纤维愈合而不是骨再生（Dahlin et al., 1998; Stetzer et al., 2002）。骨细胞在这样的竞争环境下是无立足之地的。

成功的GBR治疗还需要其他一些条件：阻隔开特定的细胞类型而吸引其他类型的细胞（Wang and Carroll, 2000）。不同组织类型间的赛跑最终决定创口是被修复（如形成长结合上皮）还是获得再生（如定向正确地形成结缔组织—牙骨质复合体）。

此外，理想的GBR框架中不但含有阻隔外来组织、激活修复的组分（膜），同时还包括可以吸引及容纳骨前身细胞的结构（移植物、血凝块、膜）。很明显，屏障材料的空隙越少，其阻隔性（所谓细胞不可渗透性）越强。完全阻隔的膜可阻挡所有类型的细胞，只保存缺损内现有的细胞；在GBR的环境下，只有骨细胞可以充填到间隙内。引导再生的作用机制包含两个方面：通过阻隔性分隔物阻挡非骨性细胞，在离散的空间内吸引骨及为其提供营养（Wikesjo et al., 2003）。两者的相对重要性还不是很明了，但后者似乎起着主导作用。作为GBR的类似物，钛网应用所取得的良好结果很好地证明了这一点。

## 缺损类型适应证

如表9.1所示，缺牙牙槽嵴的骨缺损类型大体可分为4类（Abrams et al., 1987; Allen et al., 1985; Seibert, 1983a,b）。

如表9.2所示，在水平骨量缺损时，根据缺损尺寸偏离牙弓曲线的程度，垂直骨量缺损时根据缺损到邻近乳头尖端的距离，可以进一步进行分类（Allen et al., 1985; Studer et al., 1996）。

实际上，缺损的严重程度和位置决定了所需的骨移植方法。水平向骨缺损，例如裂开或穿孔性缺损，较垂直向的骨生长更易达到良好的结果，修复后通常会愈合良好。当骨缺损超出了骨包裹的

**表9.1　牙槽嵴吸收分类**

| 缺损分类 | Seibert分类 | 骨缺损类型 | 发生率（%） |
|---|---|---|---|
| 无骨缺损 | N | 无或少量缺损 | 9 |
| 水平向缺损 | I | 仅有颊舌向缺损 | 32 |
| 垂直向缺损 | II | 仅有冠根向缺损 | 3 |
| 两者结合 | III | 颊舌及冠根向缺损 | 56 |

**表9.2　吸收严重程度**

| 缺损严重程度 | 缺损大小（mm） |
|---|---|
| 轻度 | <3 |
| 中度 | 3~6 |
| 重度 | >6 |

**表9.3　GBR成功与缺损相关的预测因素**

| 预后 | 缺损程度 |
|---|---|
| 非常好 | 单牙范围 |
| | 仅有轻度水平缺损 |
| 好 | 2颗牙范围 |
| | 仅有中度水平缺损 |
| | 仅有轻度垂直向缺损 |
| 平均 | 3颗牙范围 |
| | 仅有中度水平缺损 |
| | 仅有中度垂直向缺损 |
| 可疑 | 4颗牙范围 |
| | 仅有严重的垂直向缺损 |

范围，没有骨嵴可对其提供保护、血供及维持空间，治疗效果的预期性会下降。一些学者认为随着缺损程度及范围的增加，治疗效果的预期性会下降（Studer et al., 1997; Wolf et al., 2005）。请注意表9.3所显示的不同缺损的治疗预后，其缺损的分类特征（例如范围、严重度及尺寸）是彼此独立的。一个缺损范围其他不同的特征会改变治疗的预后。

除了创伤后颌骨重建以外，如果不进行种植治疗，对牙槽嵴缺损进行治疗是无用功。Tinti和Parma-Benfenati根据种植治疗的需求对这些早期骨缺损的分类做了评价，他们提出了一个新的分类方法，如表9.4所示。图9.1~图9.5显示了根据这个

新的分类方法，不同骨缺损治疗策略的确定（Tinti and Parma–Benfenati，2003）。

　　一般来讲，骨再生治疗同期种植要满足3个条件：①可以获得初期稳定性；②可满足修复要求的良好的植入位置；③牙槽嵴缺损范围位于骨包裹内（图9.6）。任何小的或者自限性的骨缺损，当种植体有良好的初期稳定性以及植入位置不影响美学修复时，均可植骨同期种植。然而，当美学要求很高而且有较多的骨吸收时，外科医生应该选择阶段性的治疗方案，在实施重建手术及植骨位点稳定后再植入种植体。请注意图9.1～图9.5仅列举了GBR

**表9.4**　与种植体位置相关的牙槽嵴缺损分类

| 缺损 | Ⅰ类 | Ⅱ类 |
| --- | --- | --- |
| 穿通/裂开 | 种植体表面由骨壁穿出，但仍位于骨包裹范围内 | 种植体部分暴露，凸起于骨包裹范围以外 |
| 水平缺损 | 超出50%的种植体直径外露<br>种植体处于骨包裹范围之内 | 超过50%的种植体表面外露<br>种植体超出骨包裹范围以外 |
| 垂直缺损 | <3mm的高度不足 | >3mm的高度不足 |

**第Ⅰ类**

**植入种植体 同期GBR**

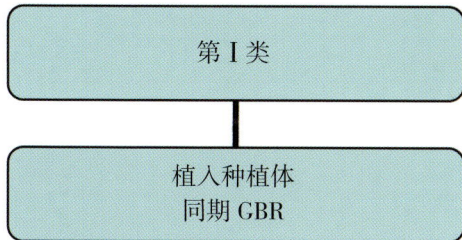

**图9.1**　骨开窗或开裂，第Ⅰ类。

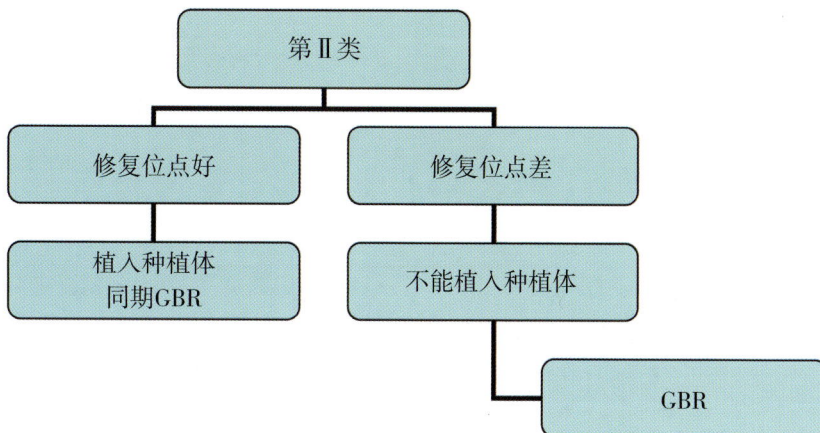

**第Ⅱ类**

**修复位点好** —— **修复位点差**

**植入种植体 同期GBR** —— **不能植入种植体**

**GBR**

**图9.2**　骨开窗或开裂，第Ⅱ类。

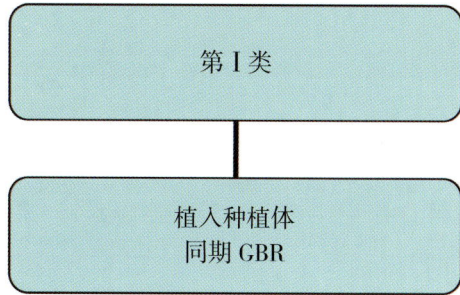

**第Ⅰ类**

**植入种植体 同期 GBR**

**图9.3**　水平骨缺损第Ⅰ类。

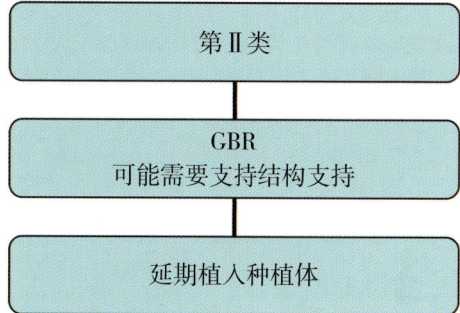

**第Ⅱ类**

**GBR 可能需要支持结构支持**

**延期植入种植体**

**图9.4**　水平骨缺损第Ⅱ类。

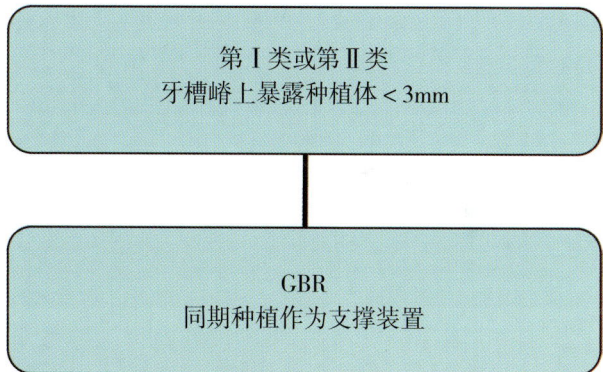

**第Ⅰ类或第Ⅱ类 牙槽嵴上暴露种植体<3mm**

**GBR 同期种植作为支撑装置**

**图9.5**　垂直骨缺损，超过3mm。

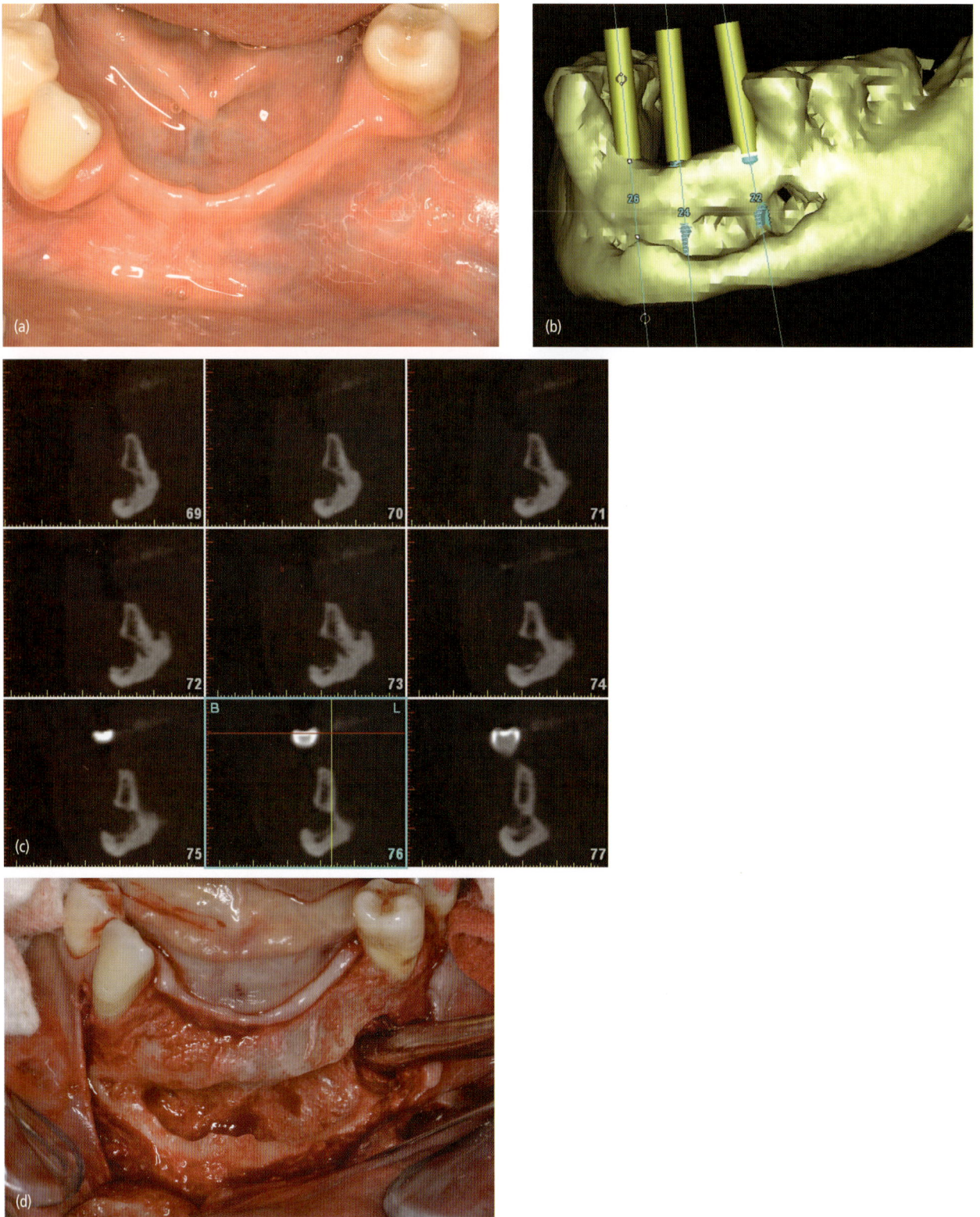

图9.6 （a）一位31岁女患者治疗前的状况。患者4岁时因为先天性动静脉畸形切除手术拔掉了33～42牙齿。剩余牙槽嵴严重萎缩。戴用活动义齿27年。（b）3DCT的重建影像，显示了预计的种植位点以及骨缺损的程度。影像显示在左侧下颌颏孔位置骨缺损似乎已经穿透下颌骨体。然而，这是有空间维持能力的骨缺损。（c）牙科扫描的断层影像可以在术前对骨缺损进行评估。下颌神经在动静脉畸形切除后再次完全生成。34～42牙齿根尖区在种植前需要进行骨重建。（d）植骨手术时可见骨缺损的程度。骨缺损内充填了一种无法与自体骨结合在一起的材料。双侧做了垂直松弛切口，得以将颊侧翻开，充分暴露下颌前部的唇侧。

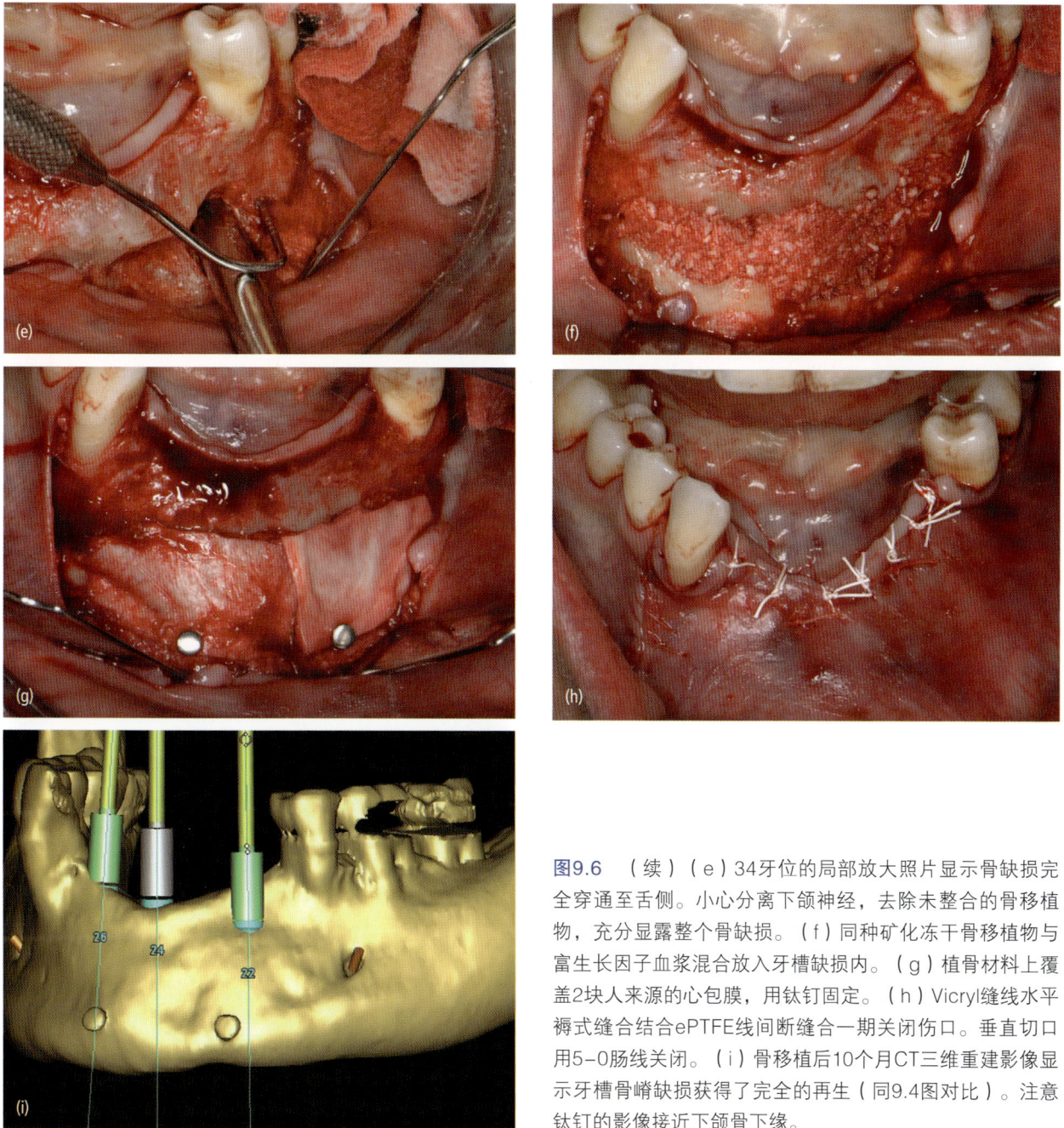

图9.6　（续）（e）34牙位的局部放大照片显示骨缺损完全穿通至舌侧。小心分离下颌神经，去除未整合的骨移植物，充分显露整个骨缺损。（f）同种矿化冻干骨移植物与富生长因子血浆混合放入牙槽缺损内。（g）植骨材料上覆盖2块人来源的心包膜，用钛钉固定。（h）Vicryl缝线水平褥式缝合结合ePTFE线间断缝合一期关闭伤口。垂直切口用5-0肠线关闭。（i）骨移植后10个月CT三维重建影像显示牙槽骨嵴缺损获得了完全的再生（同9.4图对比）。注意钛钉的影像接近下颌骨下缘。

相关的治疗方式；当然还有许多其他治疗选择，但为了顺应这里的讨论范围，其他方式都被忽略了。

## GBR的结果

　　因为很少有研究直接测量结果，通常会评价为植入种植体而获得的适宜牙槽嵴宽度，而GBR治疗本身的成功率往往不客观。一篇系统性综述回顾了应用扩张性聚四氟乙烯膜（ePTFE）进行水平及垂直向骨增量，经过6～133个月的观察期，成功率67%～100%（Chiapasco et al., 2006）。之后一篇综述系统性分析仅评价了应用GBR进行水平性骨增量，采用了分期治疗的方式，观察22.4个月到5年，获得了87%～95%的成功率（Donos

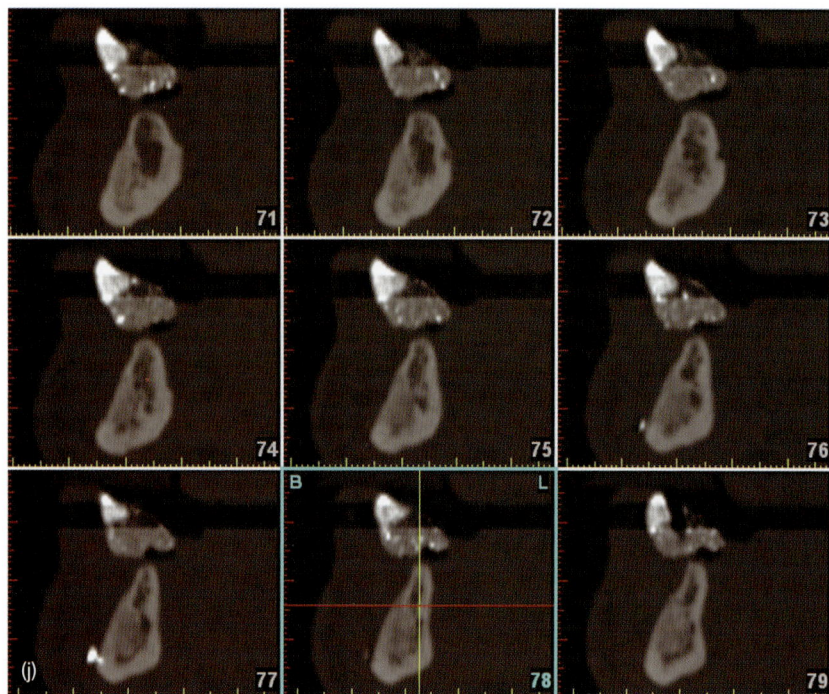

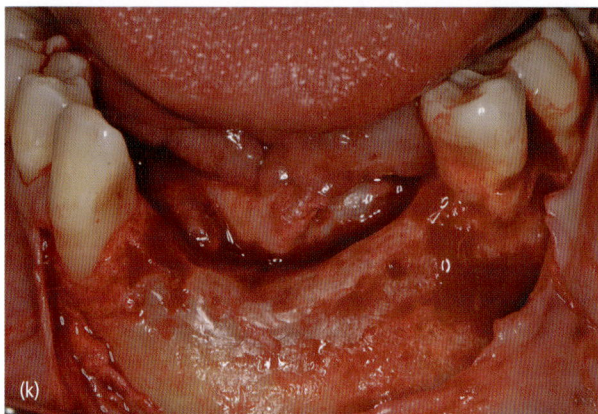

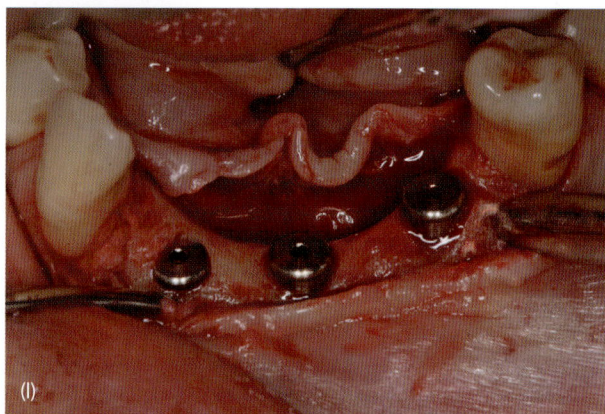

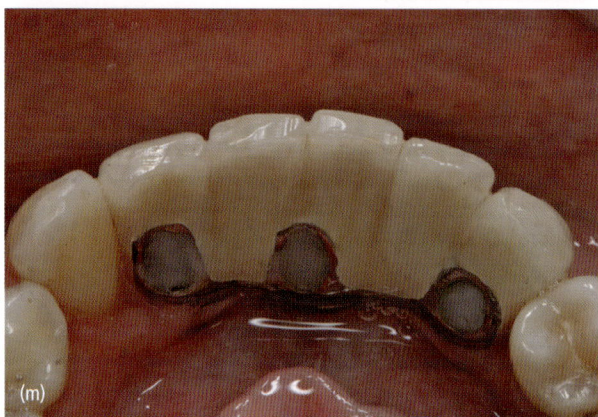

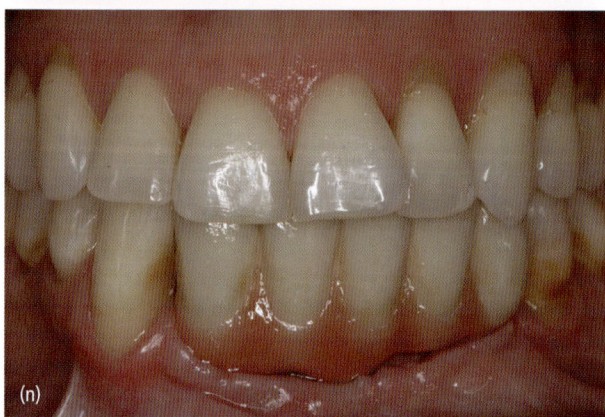

图9.6 （续）（j）断层影像清楚地显示了骨移植物与自体牙槽骨之间的界限。骨移植物的质地较自体骨更加致密。CT上可清晰地看到放射导板显示了理想牙位与牙槽嵴之间的关系。77号图上可以看到钛钉的影像。（k）翻开全厚瓣，去除钛钉，可以看到完全的骨再生（同图9.6d，e相比）。（l）在预定的理想修复位点植入3颗种植体。植入后6个月行二期手术。牙槽嵴顶正中切口，使唇舌侧有等量的附着龈。（m）最终修复的殆面观。种植体位置偏舌侧便于螺丝固位。（n）最终修复体的唇侧观（感谢Stephen Rothenberg医生完成修复）。

et al.，2008）。再生组织丧失的主要原因有膜的暴露及之后微生物聚集（Chiapasco et al.，2006）。通过再生手术获得的新骨也存在自然收缩的现象，应用ePTFE膜行侧方骨增量，收缩率可达40%（Chiapasco et al.，1999）。

大多数学者均认为修复小的和/或有自我维持能力的骨缺损应用GBR可获得良好的预后。大概估计应用GBR在水平及垂直方向上可获得3mm的平均骨量，这样的预测是有意义的。表9.5～表9.8中所列的研究可反映这一点。特别是裂开/穿通性骨缺损通过GBR治疗效果很稳定，可获得超过90%的骨

的覆盖（表9.8）。对这些结果进行解释时我们必须考虑剩余牙槽嵴的形态：环绕缺损的骨越多，治疗效果越好。

## 并发症对治疗结果的影响

GBR的并发症有膜的暴露，相关与否的伤口裂开，脓肿和结合的丧失，其中膜的暴露最常见（Rocchietta et al.，2008）（图9.7）。牙周病原体，包括牙龈卟啉菌、中间卟啉菌、微小卟啉菌和其他革兰阴性棒状菌，会寄居在暴露的

表9.5　植入种植体前水平向GBR的结果

| 研究组 | 病例数 | 膜种类 | 移植材料 | 扩张量（mm） |
| --- | --- | --- | --- | --- |
| Buser等（1990） | 12 | ePTFE | 无 | 2.5 |
| Chiapasco等（1999） | 15 | ePTFE | 自体骨 | 3 |
| Proussaefs和Lozada（2003） | 7 | 胶原 | 自体骨和ABBM | 4.5 |
| Proussaefs和Lozada（2003） | 7 | 钛网 | 自体骨和ABBM | 3.7 |
| Chiapasco等（2004） | 5 | ePTFE | 自体骨 | 3 |
| | 10 | ePTFE | 无 | 4.5～7 |
| Proussaefs和Lozada（2006） | 17 | 钛网 | 自体骨和ABBM | 3.8 |
| Steigmann（2006) | 8 | 胶原（心内膜） | ABBM | 3 |
| Geurs等（2008） | 38 | 生物可吸收，合成类聚乳酸/三甲碳酸盐 | DFDBA | 3 |
| Hammerle等（2008） | 12 | 胶原 | ABBM | 3.7 |
| Pieri等（2008） | 16 | 钛网 | ABBM | 4.2 |

ABBM：无机牛骨矿化物。

表9.6　植入种植体前垂直向GBR的结果

| 研究组 | 病例数 | 膜种类 | 移植材料 | 扩张量（mm） |
| --- | --- | --- | --- | --- |
| Artzi等（2003） | 10 | 钛网 | ABBM | 5.2 |
| Feuille等（2003） | 12 | ePTFE | FDBA | 3.2 |
| Proussaefs和Lozada（2003） | 7 | 钛网 | 自体骨和ABBM | 2.9 |
| Chiapasco等（2004） | 5 | ePTFE | 自体骨 | 3 |
| | 10 | ePTFE | 无 | 4.5～7 |
| Proussaefs和Lozada（2006） | 17 | 钛网 | 自体骨和ABBM | 2.7 |
| Fontana等（2008） | 5 | ePTFE（钛加强） | 同种异体骨基质 | 4.7 |
| | | ePTFE（钛加强） | 自体骨 | 4.1 |
| Pieri等（2008） | 16 | 钛网 | ABBM | 3.7 |

ABBM：无机牛骨矿化物；FDBA：同种异体冻干骨。

表9.7  垂直向GBR伴种植体同期植入的结果

| 研究组 | 病例数 | 膜种类 | 移植材料 | 扩张量（mm） |
|---|---|---|---|---|
| Simion等（1994a,b） | 5 | ePTFE | 无 | 3~4 |
| Tinti等（1996） | 6 | ePTFE（钛加强） | 自体骨 | 5 |
| Simion等（1998） | 10 | ePTFE | DFDBA | 3 |
|  | 10 | ePTFE | 自体骨 | 5 |
| Parma-Benfenati等（1999） | 6 | ePTFE（钛加强） | 自体骨 | 5~7 |
| Simion等（2001） | 6 | ePTFE | 血凝块 | 2~7 |
|  | 11 | ePTFE | DFDBA |  |
|  | 32 | ePTFE | 自体骨 |  |
| Jung等（2003） | 11 | 胶原 | ABBM | 5.4 |
| Chiapasco等（2004） | 6 | ePTFE | 自体骨 | 2.5 |
| Merli等（2007） | 22 | ePTFE（钛加强） | 自体骨 | 2.5 |
|  |  | 胶原和骨合成夹板 |  | 2.2 |
| Simion等（2007） | 7 | ePTFE | 自体骨和ABBM | 3.2 |
| Canullo和Malagnino（2008） | 10 | ePTFE | ABBM | 5.3 |
|  | 11 | 胶原 | 自体骨 | 3 |

ABBM：无机牛骨矿化物。

表9.8  种植体植入时裂隙/穿孔性缺损的GBR治疗结果

| 研究组 | 病例数 | 膜种类 | 移植材料 | 垂直向扩增量（mm） | 缺损愈合率（%） |
|---|---|---|---|---|---|
| Dahlin等（1995） | 45 | ePTFE | 无 | 3.6 | 82 |
| von Arx和Kurt（1999） | 15 | 钛网 | 自体骨 | 5.8 | 94 |
| Wang等（2004） | 5 | 胶原 | 自体骨，DFDBA，ABBM | 10.5 | 100 |
| Blanco等（2005） | 19 | ePTFE | 自体骨和DFDBA | 6.4 | 97(21/23部位100%) |
| De Boever和De Boever（2005） | 13 | ePTFE | ABBM |  | 97(13/15部位100%) |
| Moses等（2005） | 41 | 胶原（Ossix®） | 无 | 4 | 92 |
|  | 28 | 胶原（Bio-Gide®） |  | 4 | 95 |
|  | 17 | ePTFE |  | 4 | 97 |

ABBM：无机牛骨矿化物。

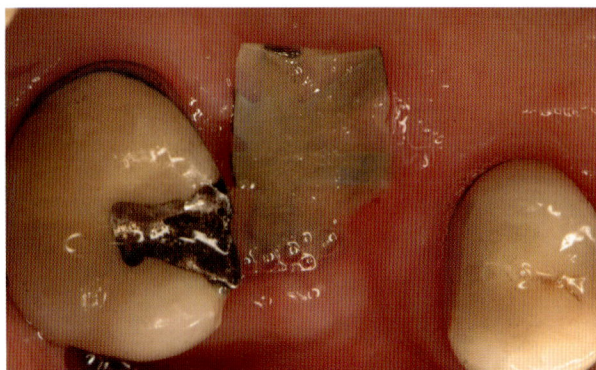

图9.7  钛加强的ePTFE膜，骨增量术后3周外露。这是应用这类膜的主要风险。一旦外露，需将膜取出，骨移植的成功会受到很大影响。

膜表面（Mombelli et al., 1993；Nowzari and Slots, 1995）。总之，暴露的范围越大，预期性越差（20%~50%），同可吸收膜相比，不可吸收膜的结果更遭（Buser et al., 1990; Machtei, 2001; Morse et al., 2005; Zitzmann et al., 1997, 2001）。如果ePTFE膜发生了早期暴露及感染，需要将膜取出，从而丧失了阻隔作用，导致新骨形成减少（Donos et al., 2002a, 2008; Machtei, 2001; Rasmusson et al., 1999; Zitzmann et al., 1997）。

不同类型膜之间的并发症发生率或成骨效果的不同也许不是因为不可吸收性材料本身，而是由于在使用ePTFE膜及类似物时过多地扩展及超出骨包裹范围的植骨造成，而关于较新的可吸收性膜材料这方面研究较少。尽管膜暴露后骨生长量下降，通过种植体骨结合情况、临床植体的稳定性和组织形态测量分析反映出的骨的质量，仍可长期保存在稳定的状态，为支持种植体提供足够的骨（Chiapaco et al., 2004; Kohal et al., 1998; Rasmusson et al., 1999）。例如，一项研究尽管有比较低但很明显的并发症（18.4%），却可得到5年内97.5%的种植体累积生存率（Simion et al., 2001）。

## 再生部位的种植体生存率

总体来说，骨再生部位的种植体有高的生存率。一篇关于牙槽嵴增量技术（GBR，牵张成骨，上置法/镶嵌式植骨，上置法/镶嵌式/内置法植骨）的综合性综述发现，使用GBR技术种植体生存率最高（95.5%），并且有最长的随访时间（Aghaloo and Moy, 2007）。Chiapasco等（2006）在一篇系统性综述中，针对GBR技术对17个研究进行了总结，

经过6～133个月（11年）的观察期，在水平向骨增量及垂直向骨增量的部位，分别获得了98%和99.3%的种植体生存率。

针对单一方向（即仅有垂直向或水平向骨增量）的GBR技术的更新研究也获得了高的种植体生存率。垂直向扩张区域的种植体生存率7年可达92%～100%（Rocchietta et al., 2008）。应用不可吸收膜在使用或不使用植骨材料的情况下进行垂直向骨增量，可获得97.5%的种植体生存率（Adell et al., 1990; Dahlin et al., 1991; McAllister and Haghighat, 2007; Nevins et al., 1998; Simion et al., 2001）。在侧方骨增量的区域，Donos等（2008）发现在22.4个月到5年的观察期内，可获得95.8%～100%的种植体生存率。

很明显，在骨再生区域种植体结合及行使功能良好，但这些植体的生存率与在非新生骨内的种植体是否相当呢？大部分的证据表明是这样的。综合性的评价并未发现GBR新生骨或原有骨内种植体的生存率有不同（Donos et al., 2008; Fiorellini and Nevins, 2003; Hammerle et al., 2002）。从这些证据可以看到，GBR可以适当的方式重建牙槽嵴，不但可以接受种植体的植入，还可以像天然组织一

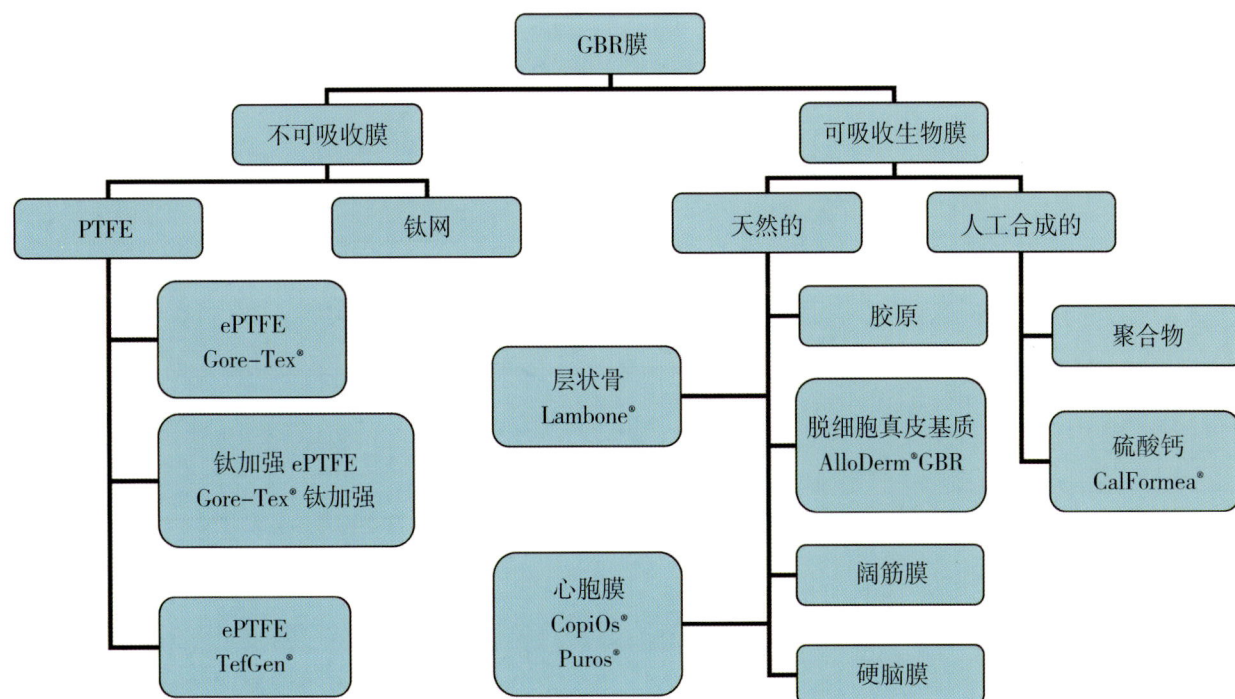

图9.8 不同组成的GBR膜分类。

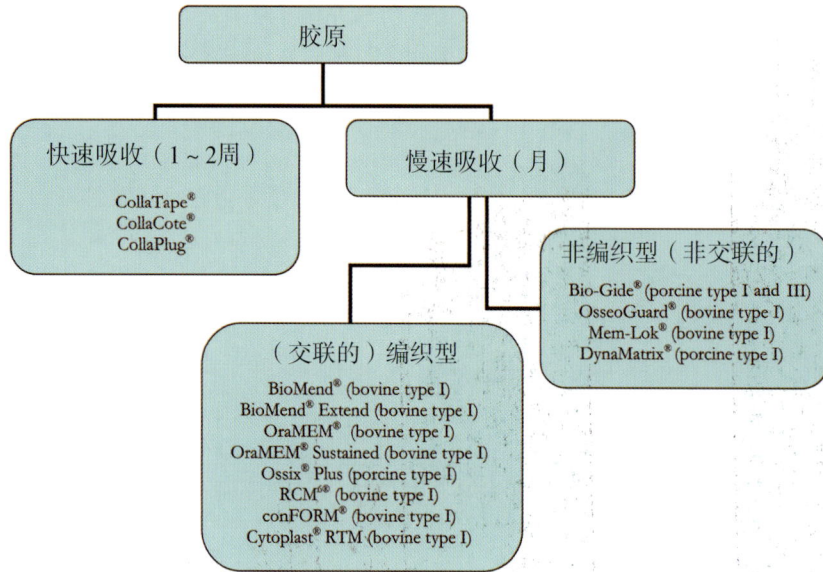

图9.9　胶原膜分类。

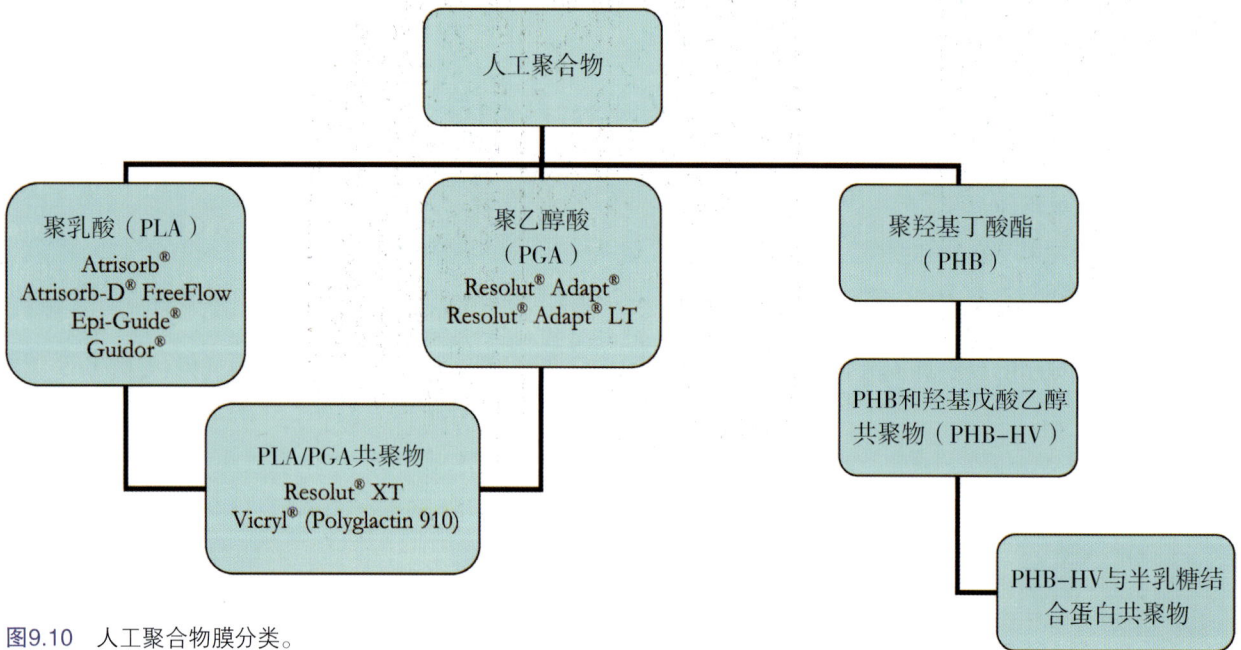

图9.10　人工聚合物膜分类。

样，支持种植体承担日常咬合力。当然，成功有赖于剩余骨嵴的质量，并与术者的经验有很大关系（Aghaloo and Moy，2007）。

## 材料

GBR的基本组成包括膜及剩余牙槽嵴。像之前讨论的，膜具有再生的特点，任何附加的组分（如骨移植物，生长因子，固定装置，加强结构）都在某一方面对膜提供帮助。这章将讨论膜的种类、适

应证，以及其他使用膜的一些细节，无论是否使用辅助材料（图9.8～图9.10）。

### 膜

#### 不可吸收及可吸收屏障膜

图9.8～图9.10陈列了临床医生或研究人员可以得到的不同种类的膜。表9.9总结了两种主要类型的膜：可吸收及不可吸收膜的不同。从历史的角度，不可吸收的ePTFE膜被作为GBR膜的标准

（McAllister and Haghighat，2007）。这些膜有一细胞阻隔层，阻挡不需要的细胞，同时有细胞黏附层，强化周围活性结构的整合。为了更好地维持空间（即防止塌陷），制造商将钛支架植入ePTFE材料内，制作出钛加强的屏障膜（Jovanovic and Nevin，1995）。病例报告证实了高密度聚四氟乙烯（dPTFE）的有效性，它可以完全阻隔细胞，对

暴露有惰性，但使用这样的材料临床益处也有限（Bartee，1995a，b）。另一方面，微型钛网缺乏良好的阻隔性，但是对移植物的包裹性能最大化，不会塌陷，并可使血管及其他营养素不费力地进入再生部位（von Arx et al.，1996）。

表9.5～表9.8列举的研究证实传统形式的ePTFE膜或钛加强的膜治疗结果都有良好的预期性

**表9.9** 不可吸收与可吸收膜的比较

| 膜的种类 | 优点 | 缺点 |
| --- | --- | --- |
| 不可吸收膜 | 维持空间能力强 | 需去除 |
|  | 良好证据支持 | 不可整合 |
|  | 可靠的骨再生 | 可能较高的暴露概率 |
|  |  | 一旦暴露必须去除，再生骨量减少 |
| 可吸收膜 | 不需去除 | 易塌陷 |
|  | 可与机体整合 | 可能会激发免疫反应 |
|  | 柔软易塑形 | 降解速度快于预期 |
|  | 暴露后可自行关闭 | 研究不充分 |
|  |  | 垂直缺损效果不佳 |
|  |  | 封闭性略差（有更多的纤维组织长入） |

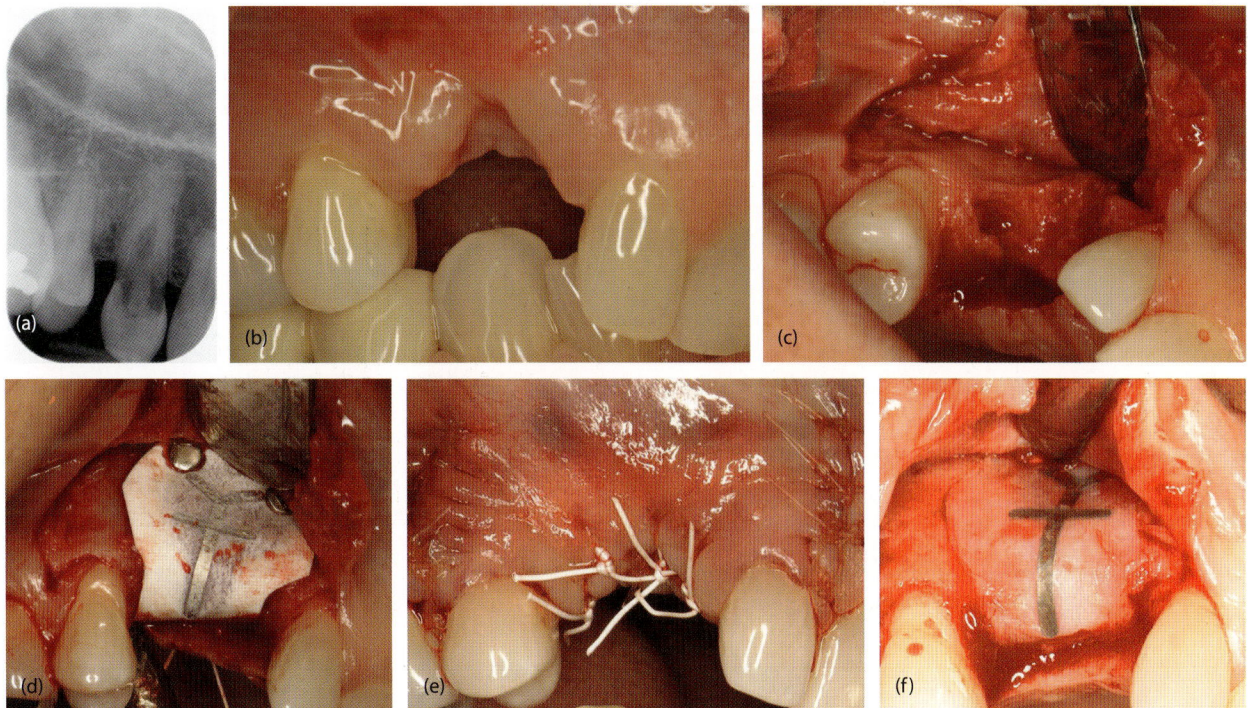

图9.11 （a）最初照片。13牙有内、外吸收并松动，无法保留。（b）拔牙后3个月，有明显的唇侧骨板吸收及垂直骨缺损，在美观区会导致美学问题。在植入种植体前需要进行位点骨增量。（c）13牙拔牙部位的咬合面观，显示垂直和水平方向上的骨缺损。注意开始只做了一侧的垂直切口。为获得创口的良好关闭在12牙的近中做了第二个垂直切口。（d）放置在无菌盐水内湿润的同种异体骨移植物，覆盖钛加强的ePTFE膜，通过颊侧两个钛钉以及腭侧的Vicryl缝线固定。膜经过修整，边缘距邻牙1.0～1.5mm。（e）创口必须一期关闭。通过垂直松弛切口，前庭位置的骨膜松解后的冠向复位瓣来实现。垂直切口用5-0肠线，水平切口用ePTFE线缝合关闭。（f）术后6个月的钛膜情况。膜非常稳定的封闭保证了良好的骨再生。

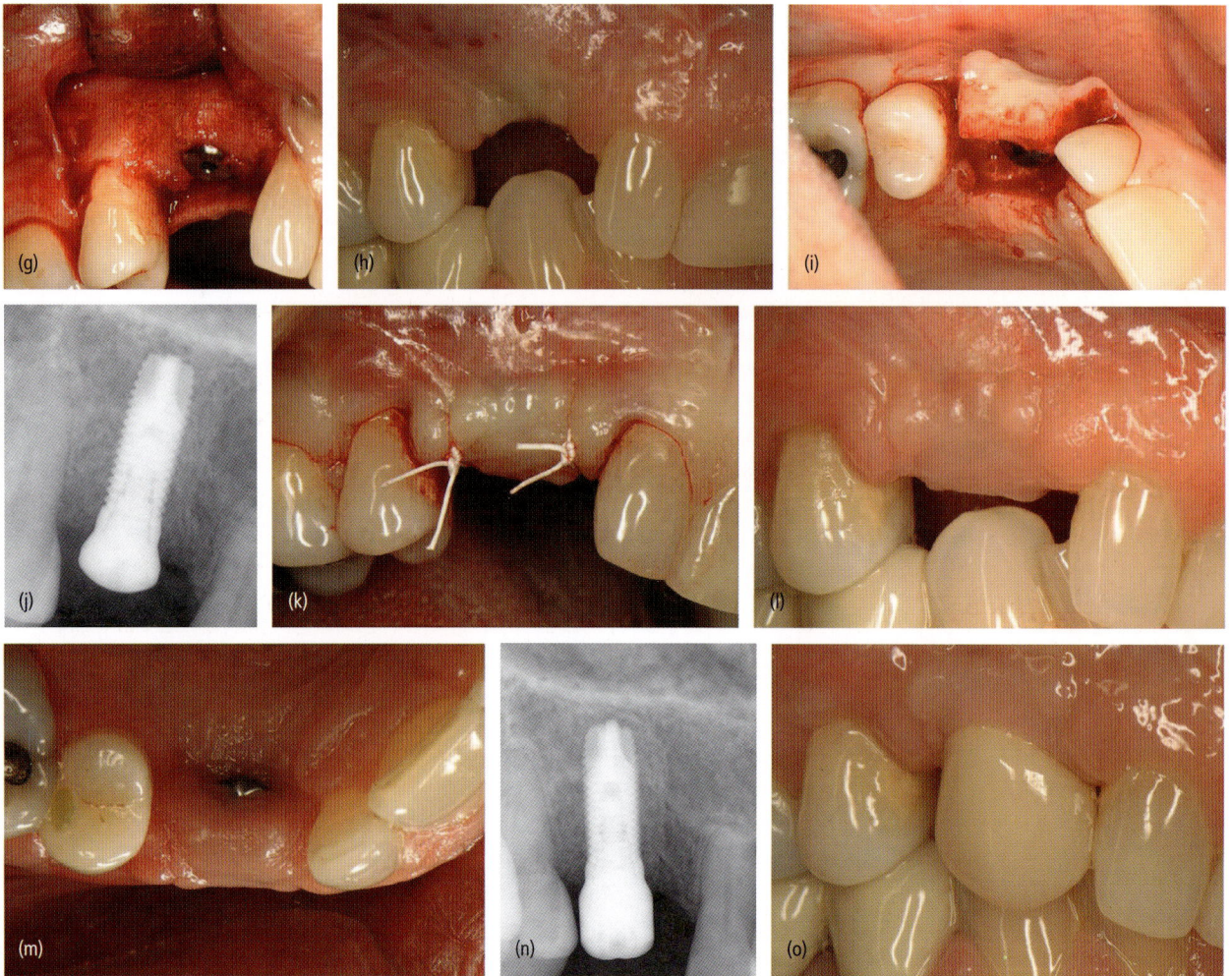

图9.11 （续）（g）种植体以理想的位置植入移植骨内。（h）植入后3个月。（i）二期手术。翻起腭侧瓣，放置2mm的临时愈合基台（THA）以获得软组织在垂直及颊侧的增量。（j）二期手术放置THA后的X线片。（k）二期手术后3周软组织的愈合。组织接近对颌牙的切端。（l）软组织再生的咬合面观。此技术被称为引导性牙龈增生（Dr. James Stein,pers. comm）。（m）软组织再生后放置THA（牙龈成型器）。（n）放置基台后的X线片。（o）最终的修复（感谢Joseph Worthington医生提供）。骨及软组织都获得了再生。

（图9.11）。在不需要二期手术翻瓣的情况下（如GBR同期植入种植体），需要将不可吸收膜取出可能是使用这类膜最大的不便。相对比，由于可吸收膜不需取出，并有其他一些不可吸收膜不具有的优点，其临床用量迅速增加（表9.9）。没有屏障膜可以防止二期手术导致的骨的吸收（Nowzari and Slots，1995；Rasmusson et al.，1997，1999；Zitzmann et al.，1997）。而且，可吸收膜与邻近宿主组织相整合，阻止上皮及纤维组织侵入，封闭再生区域，即使在膜暴露的情况下也可发挥这样的作用（Wikesjo et al.，2003）。这些特点，以及其容易根据缺损形状塑形和易操作的特性深得临床医生的青睐（图9.12）。

可吸收膜的主要缺点恰好是加强型不可吸收膜所强调的优点：维持再生空间的能力（Hurzeler et al.，1998；Owens and Yukna，2001；Strietzel et al.，2006）。可吸收膜的柔软性使其容易移位，从而纤维组织长入再生区，并且容易塌陷，使新生骨空间缩小。为防止这些负面影响，需要在膜下方放置附加的骨移植材料以稳定空间（Strietzer et al.，2006）。完全由钛制作的不可吸收膜或有金属支架的膜自身就有良好的空间维持能力。

### 可吸收膜的种类

可吸收膜最早用于组织引导再生，治疗小的缺损，需要稳定4~6周。理论上，将膜用于牙槽嵴增

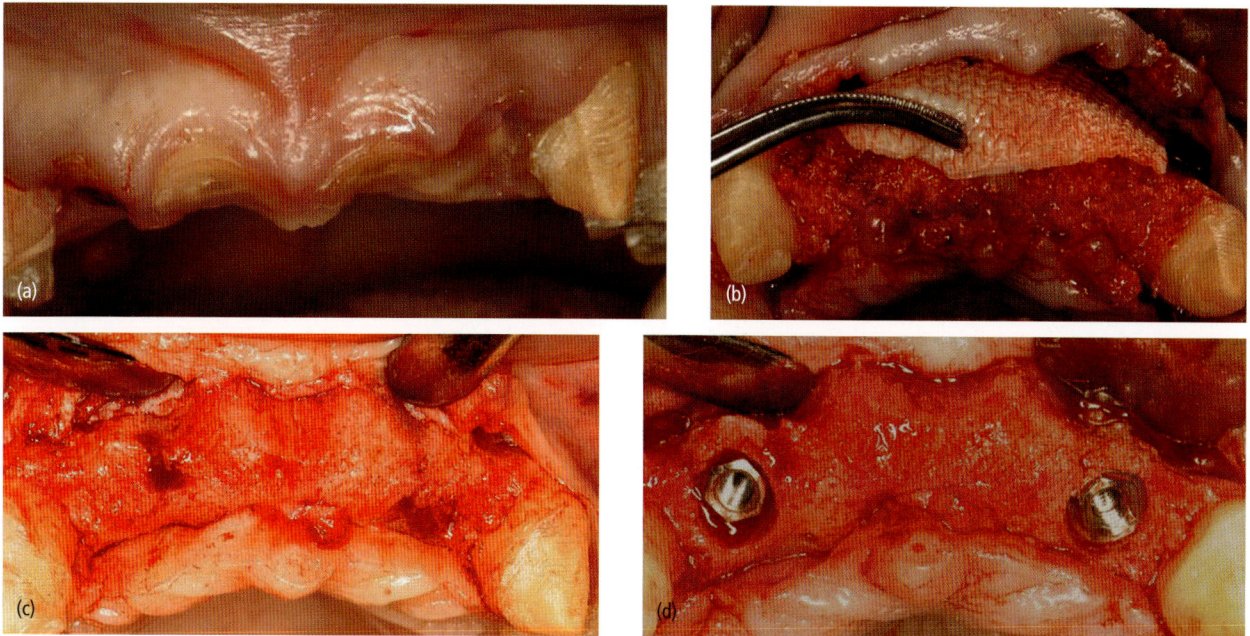

图9.12 （a）患者有13~23牙位的固定桥。12、11、21、22牙无法保留并在龈缘水平截断。治疗计划是拔除上颌4颗切牙，最终在12和22牙位植入2颗种植体，完成4个单位的种植体支持的固定桥。拔除12、11、21、22牙齿，翻起颊侧瓣。这不是一个适合的可获得预期效果的即刻种植的部位。由于有明显的骨量不足以及10号牙唇侧骨板缺失，决定先行植骨，延期再植入种植体。（b）同种异体冻干矿化骨经无菌盐水湿化后放置在拔牙部位，覆盖牛来源的胶原膜。一期关闭伤口，在愈合期患者戴用13~23牙位的6个单位的固定桥作为临时修复。（c）骨移植后5个月可见完全再生的牙槽嵴。可预期植入种植体。（d）5个月后种植体植入骨移植区。非常稳定并位于理想位置。

表9.10 不同可吸收膜的吸收时间

| 膜种类 | 材料 | 功能时间（月） |
|---|---|---|
| BioMend® (Integra LifeScience, Plainsboro, NJ) | 胶原 | 1~2 |
| OraMEM® (Salvin Dental, Charlotte, NC) | 胶原 | 1~2 |
| Cytoplast® RTM(Osteogenics Biomedical, Lubbock, TX) | 胶原 | 1~2 |
| Guidor® (Sunstar, Chicago, IL) | PLA | 1~2 |
| CalForma® (Citagenix, Laval, QC, Canada) | 硫酸钙 | 1~2 |
| Vicryl® (Johnson & Johnson, Piscataway, NJ) | PLA/PGA | 1~3 |
| Resolut® XT (W.L.Gore& Associates, Flagstaff, AZ) | PLA/PGA | 2~3 |
| Resolut® Adapt® (W.L.Gore& Associates) | PGA | 2~3 |
| BioMend® Extend(Integra LifeScience) | 胶原 | 4 |
| OraMEM® Sustained(Salvin Dental) | 胶原 | 4 |
| DynaMatrix® (Keystone Dental, Burlington, MA) | 胶原 | 4 |
| Epi-Guide® (Curasan, Research Triangle Park, NC) | PLA | 5 |
| Ossix® Plus(Johnson & Johnson) | 胶原 | 4~6 |
| Bio-Gide® (Geistlich Pharmaceutical, Wolhursen, Switzland) | 胶原 | 4~6 |
| RCM6® (Ace Surgical, Brockton, MA) | 胶原 | 4~6 |
| conFORM® (Ace Srugical) | 胶原 | 4~6 |
| AlloDerm® GBR(LifeCell, Branchburg, NJ) | 去细胞真皮基质 | 4~6 |
| Puros® Pericardiun(Zimmer Dental, Carlsbad, CA) | 心内膜 | 4~6 |
| Resolut® Adapt® LT(W.L.Gore& Associates) | PGA | 4~6 |
| Atrisorb® (Tolmar, Fort Collins, CO) | PLA | 6 |
| Atrisorb-D® FreeFlow (Tolmar) | PLA和4%doxycycline | 6 |
| OsseoGuard® (Biomet 3i, Plam Beach Gardens, FL) | 胶原 | 6~9 |
| Mem-Lok® (Collagen Matrix, Franklin lakes, NJ) | 胶原 | 6~9 |

移植物

- 自体
- 同种异体
- 异种骨
- 合成

脱矿冻干异体骨（FDBA）
Puros®
MinerOss®
RegenerOss®

脱钙冻干骨（DFOBA）

脱钙骨基质赋形剂
Grafton®
RegenerOss® Putty
DynaBlast®
DynaGraft-D®
Regenafil®
Regenaform®

无机牛骨矿质（ABBM）
BioOss®
Osteograf/N®
PepGen P-15®
Endobon®

珊瑚碳酸钙
Algisorb®

陶瓷磷酸钙
- HA（烧结的）
- β-TCP Cerasorb®

硫酸钙
用黏合剂
Calcigen®
CalMatrix®

生物活性玻璃
PerioGlas®
BioGran®

聚合物
Bloplant®

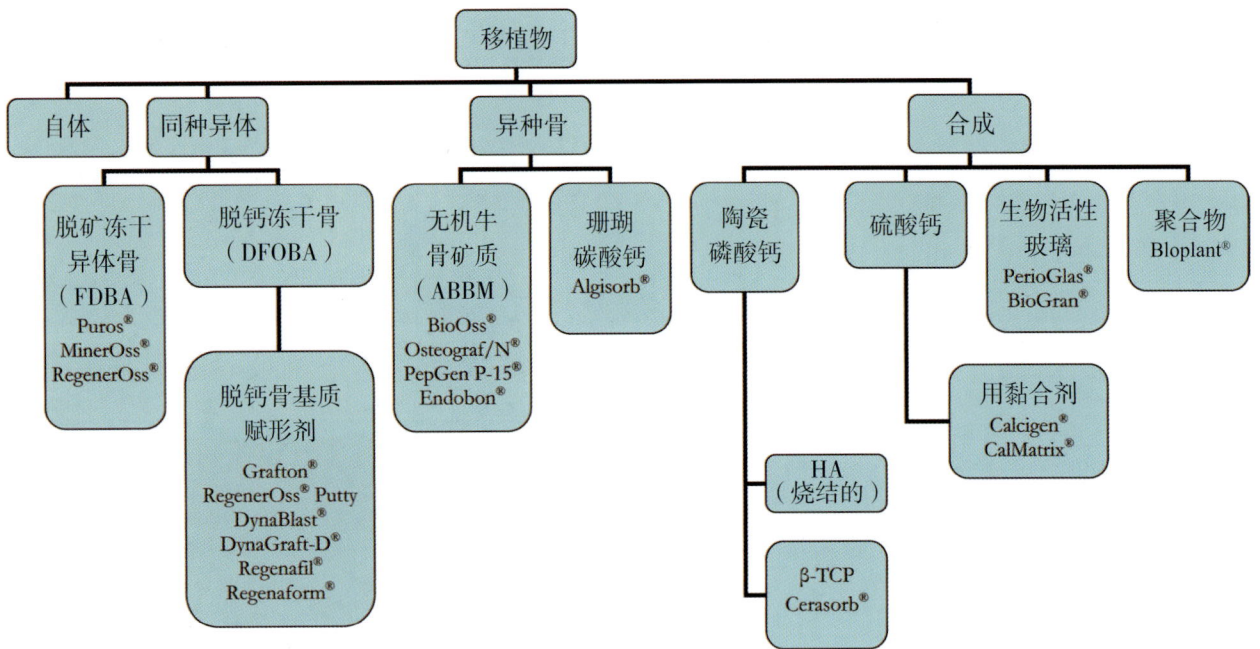

图9.13　骨移植材料分类。β–TCP：β–磷酸三钙；HA：羟基磷灰石。

量需要更长时间发挥作用，要延长膜在体内的时间（表9.10），为了缓解膜的降解，科学家及制造商寻找方法应用化学试剂使分子交联，主要材料有戊二醛、甲醛或者联苯磷酸氮。当然，主要用戊二醛作为交联剂。在体内交联的断裂不会产生任何负面影响。

可吸收膜主要分为两类：天然来源的或人工合成的（图9.7～图9.10）。天然来源的材料有胶原、去细胞真皮基质、心包膜、层状骨、阔筋膜和硬脑膜，其中胶原是目前研究最充分和最为常用的材料。合成类的材料包括各种聚合物及硫酸钙。

### 选择膜须考虑的因素

口腔医生如何选择膜？不同种类膜的应用最终是由再生部位愈合所需的时间决定的。大的缺损需要更长的成熟时间，因而需要能维持更长时间的膜。编织骨的生长速度大约每日60μm，所以5mm或更小的缺损骨愈合需要4～6个月的时间。超过5mm的缺损被证明需要6个月到1年的愈合时间（Berglundh et al., 2003；Cardaropoli et al., 2003；Chou et al., 2007；EI Helow and EI Askary Ael，2008）。一些研究中实验人员特意较常规时间提前取出膜，会导致新生骨量减少（通常大约30%，最

高可达80%），类似的发现还有当膜被早期取出或膜暴露导致细菌附着都会导致骨量减少（Lekholm et al., 1993；Lima et al., 2003）。

### 骨移植物

似乎有文献证实膜应该和骨移植物结合使用。几个系统性综述及研究发现在不可吸收（ePTFE）和可吸收（胶原）膜下方放置骨移植物会促进早期骨新生和增加硬组织量及骨—种植体接触（Donos et al., 2008；Hurzeler et al., 1998；Mellonig et al., 1998；Rocchietta et al., 2008；Schmid et al., 1997；Tinti et al., 1996）。尤其在使用不是很坚硬的膜（如一些可吸收膜）时更加需要借助骨移植物，可以防止膜的塌陷，维持理想的再生空间（Donos et al., 2008；Mellonig et al., 1998；Schmid et al., 1997）。

骨移植物分为4种类型及几个亚型（图9.13）。每一类都有不同的特点（表9.11）。过去，在牙科界自体骨被认为是骨移植材料的金标准（图9.14）。它含有活的骨形成细胞和血管新生因子，而且不会对机体有免疫刺激。然而，自体骨移植可能需要第二手术区（供区），相关的并发症，会有骨吸收及获得的量有限。可以避免这些不利因素的

**表9.11** 移植材料的特点

| 移植物种类 | 来源 | 来源举例 | 骨再生潜能 | 吸收时间 |
|---|---|---|---|---|
| 自体骨 | 宿主自体 | 口腔外：髂嵴，胫骨，颅骨<br>口腔内：正中联合，升支，exostosis，邻近牙槽嵴 | 骨生成 | 数周到数月（颗粒状） |
| 同种异体骨 | 同种不同基因的个体 | 人的尸体 | 骨诱导<br>骨传导 | 数月 |
| 异种骨 | 其他种族的个体 | 猪<br>牛<br>珊瑚 | 骨传导 | 数月到数年 |
| 合成类 | 非生物来源 | 合成类混合物 | 骨传导 | 范围广（从快速到不可吸收） |

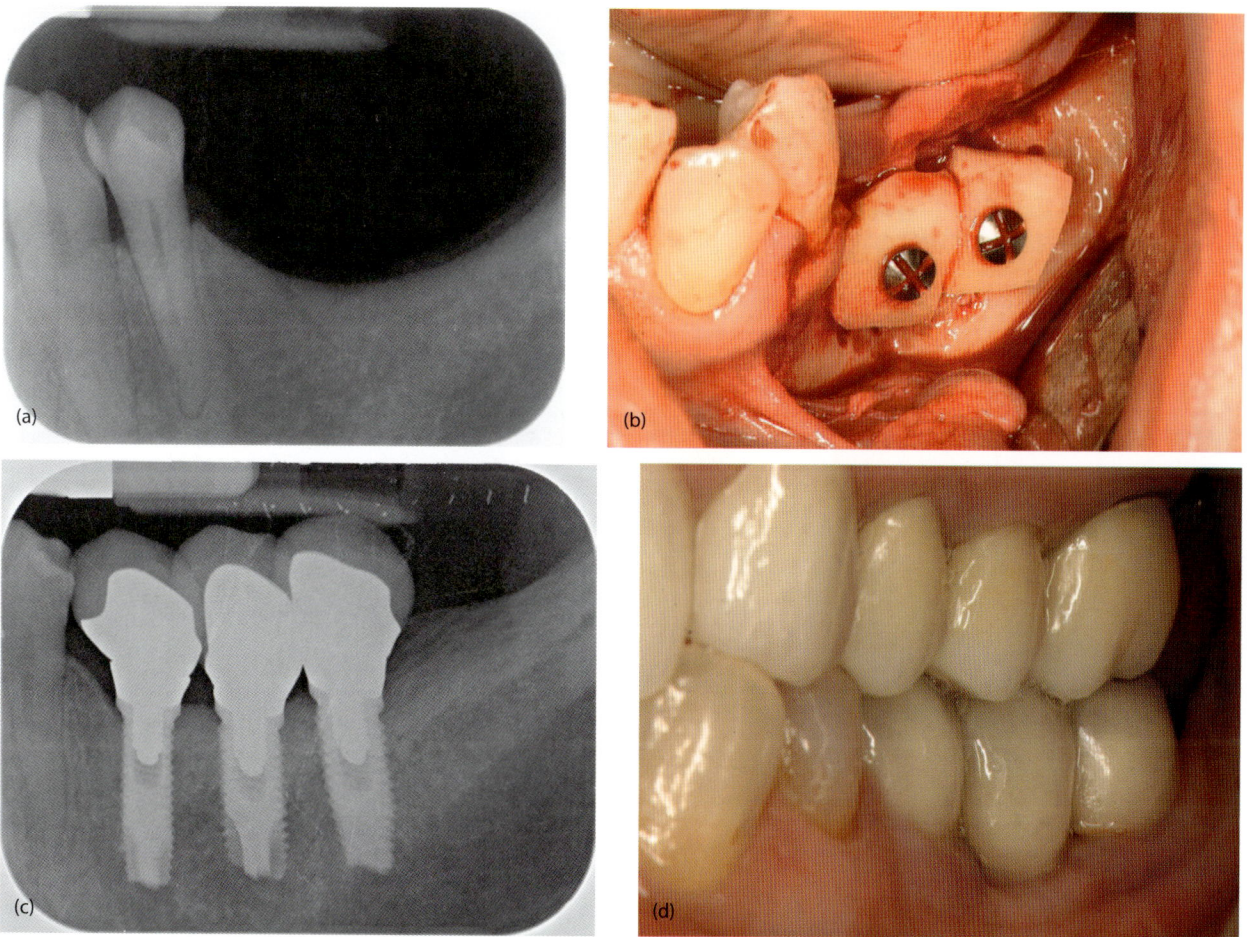

**图9.14** （a）最初X线片。患者37、36牙缺失10年。（b）植骨术中所见。牙槽嵴萎缩呈韧状。从邻近部位升支取块状骨移植。同一术区（创口）既作为供骨区，又作为受植床。受植床经预备，去皮质，骨块用螺钉固定就位。移植物上方覆盖ePTFE膜，一期关闭创口。（c）最终修复的X线片。获得了完全的骨再生，3年后仍很稳定（同图9.1相比）。（d）最终修复4年后颊侧观（修复由David Wohl完成）。

一种有骨诱导性的骨移植材料，即同种异体骨逐渐受欢迎（McAllister and Haghighat，2007）。由于同样的原因，颗粒状异种骨也经常被应用，尽管它吸收很慢，它更多地作为骨生长的物理性框架而不是刺激类骨质形成。

决定应用哪一种骨移植材料取决于缺损的严重程度，换言之，自体骨来源的便利性。大的缺损被骨充满需要更长的时间，尤其是没有空间维持能力的缺损，骨再生空间需要维持更长的时间。这就需要应用吸收缓慢的骨移植材料（如同种异体骨，异种骨），以确保在可吸收膜完全降解前都可对其提供支持。不可吸收膜更加强壮（不塌陷），所以移植物的降解率相对不是很重要。将未污染的方便获得的自体骨移植物与异体或异种骨相混合不但可以增加骨量，而且含有骨形成细胞；这种复合物可集中所有组分的优点，可作为成熟的再生材料。

利用GBR进行牙槽嵴增量不是牙周再生，所需骨移植材料的特性其长久的支持能力比生物活性能力更重要，这些均会受到膜的影响。脱矿冻干异体骨（FDBA）保持钙化的特性，结构更加稳定（吸收缓慢），在早期主要起骨传导的作用。随着机体降解FDBA，骨形成蛋白（BMPs）逐渐暴露，逐渐发挥骨诱导作用，但这种作用只能维持一段时间而不是一直起作用。在一个大的骨缺损，覆盖了易塌陷的可吸收膜，具有良好的空间维持能力的FDBA可作为骨移植物的一种选择（图9.15）。

无论其组成成分，颗粒状骨移植材料本身不能维持外形，在压力下容易滑动或移位，尤其在骨缺损超出了骨包裹范围时。膜可以在一定程度上将颗粒维持在骨再生区，但有时其维持力是不足的。为解决这个难题，医生可以用类似硫酸钙（巴黎石膏）之类的黏合剂将颗粒聚集在一起，使其成为一团易收集、可扩展、易塑形的复合体（Thomas et al.，2005）。水化后，硫酸钙会产热，先变成糊状，之后变硬。在糊状物内加入纤维素会产生一种更加黏着、有弹性的复合物，并像橡胶一样均一。硫酸钙—纤维素胶本身或与颗粒状植骨材料混合，在应用前进行塑形，之后它会维持这个新的形状（图9.13），这种可塑性也是硫酸钙屏障膜的主要优点（图9.8、表9.10）。

另外一种改善移植物稳定性及操作性的方法是将植骨材料分散于一种载体物质中做成油灰状、糊状或凝胶状。商业上的制备方法是将脱矿骨基质［DBM，与脱矿冻干骨（DFDBA）相同］放于凝胶、卵磷脂或其他载体内（表9.9）。这些胶状物可以压进、挤进或塑形接近牙槽缺损的形态，减小无效腔。这样的处理方法尽管尚未有科学上的验证，但由于其利于操作，被越来越多的临床医生使用。

## 生物活性制剂

尽管牙科专家欢迎在口腔外科手术中应用生物活性制剂，但临床结果多样。骨形成蛋白-2是成骨细胞的分化因子，在骨科有应用，商业上可以重组人骨形成蛋白-2（rhBMP-2）（INFUSE®，Medtronic，Minneapolis，MN）的形式获得。在GBR中应用可获得有趣但不是很显著的结果，至少在长期骨的特征方面是这样的。

最近仅在牙周再生方面有关于血小板衍化生长因子（PDGF）的研究，它是一种针对骨前体细胞（即间充质细胞）的化学趋化剂和促分裂剂，同时也是一种血管新生促进剂（Hollinger et al.，2008；Nevins et al.，2003；Taba et al.，2005）。它有两种形式，PDGF-AB和PDGF-BB，后者的重组蛋白（rhPDGF-BB）的形式以β-磷酸三钙为载体在商业上可获得，美国食品药品管理局（FDA）允许应用于牙周缺损的治疗，包括骨及黏膜缺损（GEM 21S®，BioMimetic Therapeutics，Franklin，TN）（Lynch et al.，2006）。在这个零售包装中，PDGF的浓度是300000ng/mL（Bowen-Pope et al.，1984；Huang et al.，1983）。有关PDGF应用与牙槽嵴增量的人体研究只有有限的几个。一个病例报告详细描述了应用GBR和PDGF-BB治疗创伤造成的严重牙槽嵴缺损，获得了成功；但仅作为一个临床观察，没有设匹配的对照（Simion et al.，2008）。有限的证据表明，将PDGF-BB与移植材料结合用于牙槽嵴增量是有利的，但没有研究数据支持。

纯化的重组生长因子相对较为昂贵。一个相对

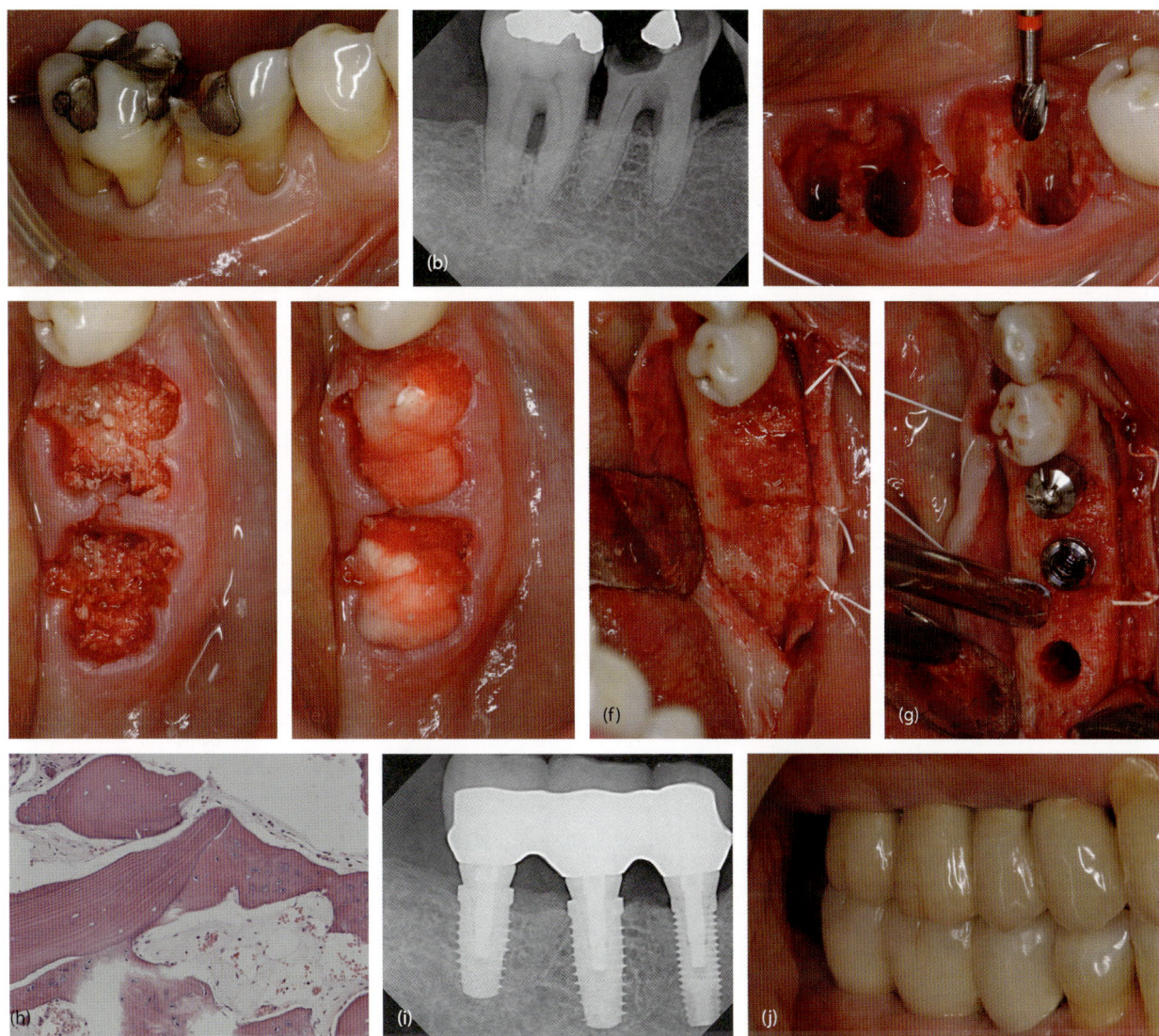

图9.15 （a）下颌磨牙Ⅲ度根分叉病变无法保留。（b）最初X线片显示46和47牙根分叉处龋坏。治疗计划是拔除、植骨、种植修复。（c）不翻瓣拔除牙根，用有凹槽的钻针去除肉芽组织，无菌水冲洗。为获得最大量的骨再生必须要仔细清除肉芽组织。（d）经人重组血小板衍化生长因子（rhPDGF）液湿化的冻干同种异体骨填塞到拔牙创内。（e）移植物上方放置胶原塞。（f）术后4个月翻瓣显示再生的牙槽骨。（g）再生牙槽嵴内植入3颗种植体。骨致密，属于Ⅱ类骨。取一块组织做病理检查。（h）4个月时组织学检查显示邻近植骨材料的活性骨占50%，骨陷窝内可见骨细胞。骨移植材料的骨陷窝内是空的。新再生的活性骨周围有血管经过。（i）最终X线检查。远中2个种植体是平台转化设计。（j）种植修复体在与上颌种植修复咬合位时的颊侧观（修复由Mark Samuels医生完成）。

经济的得到生物调解剂的方法是获取和加工自体血小板。血小板浓缩液，即血小板富集血浆，含有大量合成代谢或愈合调解物质，包括生长因子、纤维素、纤连蛋白、趋化因子和活性代谢物（Christgau et al., 2006；Sanchez et al., 2003）。现在生长因子包括PDGF-AB和PDGF-BB，转化生长因子β（TGF-β），胰岛素生长因子-1（IGF-1），血管内皮生长因子（EGF），所有这些都是能动因子（细胞循环初始发起因子）或推动因子（细胞循环持续促进因子）。

从血小板中提取生物活性制剂有不同的系统，哪一种都可以获得浓缩的生长因子。一般来说，获取PRP中最少300000～350000个血小板/μL，PDGF和TGF-β的浓度分别为300ng/mL和470ng/mL，其浓度与所采用的收集方法高度相关（Weibrich et al., 2002，2005）。在与GBR同时应用时，PRP似乎对

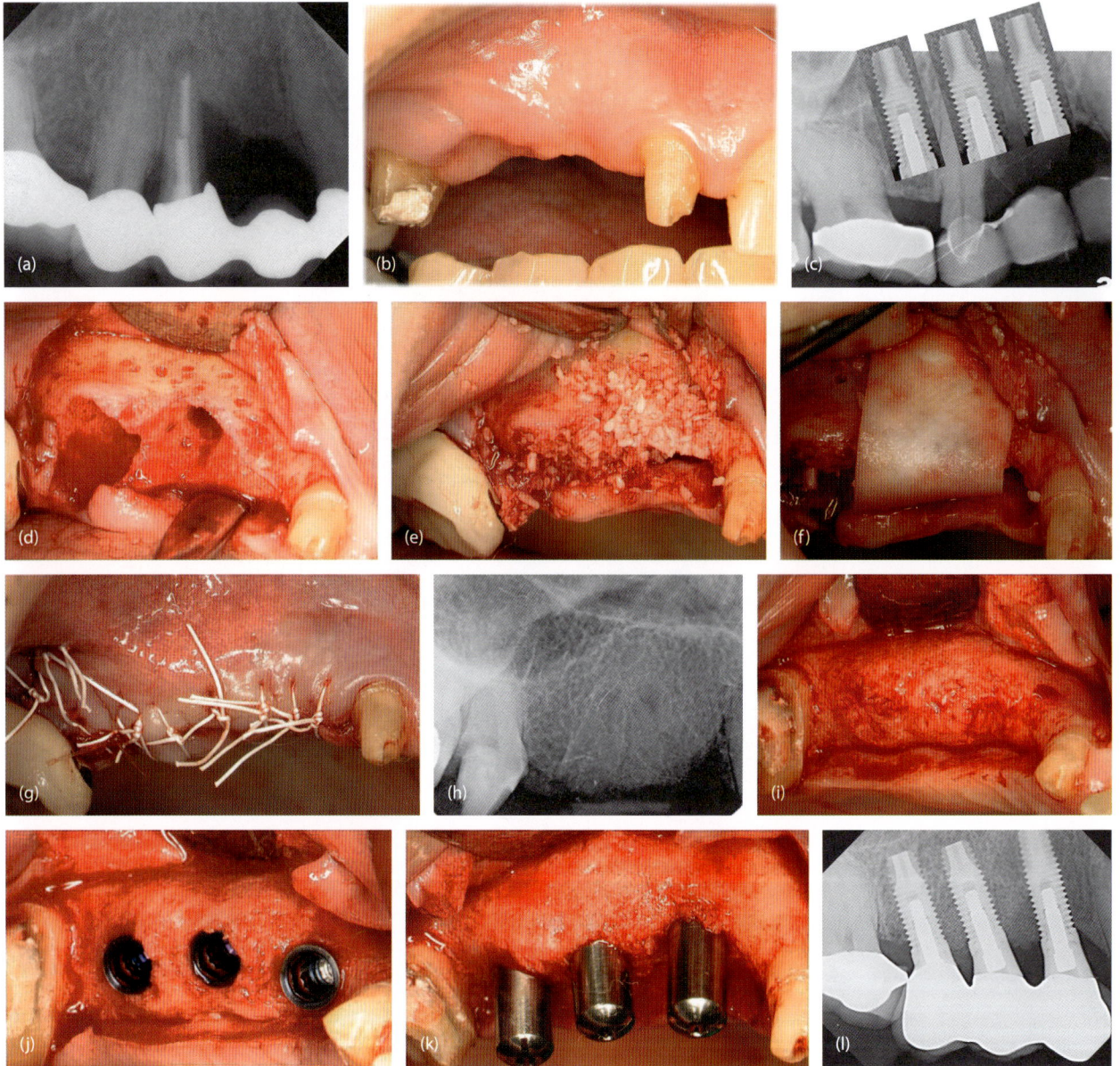

图9.16　（a）最初的X线片，由16～12牙的5个单位的固定桥。14基牙根管及牙周治疗失败。（b）14牙拔除愈合3个月后。（c）在15、14、13牙位上模拟植入3颗种植体的X线片。由于位置异常，决定将15牙也拔除。拔除后有利于在理想位置上植入3颗种植体。（d）拔除4号牙时的情况。去除15、14牙位的结缔组织。用2号球钻皮质钻孔增加局部血供。（e）冻干脱矿同种异体骨放入骨缺损。（f）覆盖牛来源交联的胶原膜。（g）ePTFE线间断缝合关闭创口。（h）骨移植后6个月X线片（同图9.16a对比）。（i）骨移植后6个月，种植手术时翻瓣后。牙槽嵴获得了完全的骨再生（同图9.16d对比）。（j）移植部位植入种植体。（k）放置临时基台帮助定位种植体。（l）最终修复X线片，理想的种植体位置以及获得的良好的骨再生（修复由Mark Samuels医生完成）。

骨生成效果和骨密度没有明显的效果，但应用PRP的软组织创口愈合更迅速，这也许是纤维素的稳定效应的结果（Christgau et al., 2006；Plachokova et al., 2007；Shanaman et al., 2001；de Vasconcelos Gurgel et al., 2007）。

　　富生长因子血浆（PRGF）是PRP的简化版本，不包含白细胞或非自体的添加剂，但需要氯化钙来激活纤维素血凝块的形成（Anitua et al., 2004）。任何分离产生的纤维素凝聚物都可以塑形成栓状或膜状，作为同缺损相同形状的移植材料的个性化载体，或者作为创口的保护膜。在特定的临床条件下，PRGF可加速软组织创口的愈合，可以增加骨—种植体接触面积（Anitua et al., 2007, 2008）（图9.16）。PRGF中PDGF和TGF-β的浓度分别为50ng/mL和70ng/mL（Weibrich et al., 2005）。

这样的PDGF浓度水平是否足够刺激骨的形成？一些研究发现只有从150000～300000ng/mL这样高得多的PDGF浓度才能对骨的形成和成熟造成影响。事实上，这些数据限定了商品化提纯rhPDGF的浓度（300000ng/mL）（Cooke et al., 2006；Howell et al., 1997；Lynch et al., 2006；Nevins et al., 2003）。与这些浓度水平的巨大偏差也许可以解释PRP研究中观察到的其对骨的形成微不足道的作用，它的PDGF的浓度至少低10000倍。另一方面，有人会解释说，PDGF单一生长因子的作用，远没有它与其他无数细胞调整因子的特定交互作用重要。

关于生物活性制剂的深入探讨请参照第24章。

### 固定装置

可以用一些不可吸收及可吸收装置来固定膜，包括种植体本身，将膜固定在剩余牙槽骨防止活动和/或使其隆起创造再生空间。有下列一些装置：

#### 机械性

- 螺丝
- 针
- 钉
- 牙种植体（经常用作垂直向GBR的组成部分）

#### 材料
*不可吸收*

- 钛（Simion et al., 2007；von Arx and Buser, 2006）
- 不锈钢（Nakajima et al., 2007）

*可吸收*

- 聚D,L-乳酸（PDLLA）（Raghoebar et al., 2006）
- 聚乳酸（PLA）（Carpio et al., 2000）
- 聚乳酸/聚羟基乙酸（PLA/PGA）（Matsumoto et al., 2005）

应用固定装置是有益处的。一个研究报道用可吸收针固定较无任何固定术后并发症少（Carpio et al., 2000）。需要指出的是，固定装置的材料本身并不比应用何种技术固定更重要。Raghoebar等（2006）实施一项自身对照研究，比较固定骨块的固位装置。研究发现，使用钛钉或可吸收（PDLLA）钉伤口的愈合及最终临床结果（种植体支持的覆盖义齿）没有差别，尽管在术后9个月可吸收钉仍有部分残留物。固位装置，结合金属支架和移植材料都是为了达到一个目标：膜的稳定及空间的维持。

## 结论

以临床研究观察结果为依据，对于GBR的作用和方法我们可以得出几个结论。在正确应用的前提下，GBR可以改善牙槽嵴缺损，生成可以支持种植体的骨。单独使用这种治疗方法不能解决所有的骨量不足，但是对于有空间维持能力和中度无空间维持能力的缺损，GBR是一种可靠、有良好文献记载、手术相对保守的解决方法。

### GBR的作用

1. GBR是进行水平和垂直向骨增量，以及解决种植体周裂开/穿通性骨缺损的一项可行技术。
2. GBR治疗有空间维持能力的缺损（缺损位于周围骨的包裹内）较非空间维持能力的缺损更有临床预期性。
3. 一般来说，治疗水平性骨增量比垂直向骨增量更易获得稳定的结果。估计每一种均可获得3mm的增量。
4. 严重的牙槽嵴吸收需GBR与其他骨扩张技术相结合。
5. 膜的暴露会导致成骨量减少。
6. 再生骨以及原有骨内种植体的生存率无差别，均可获得90%以上的生存率。

### 材料

1. 使用不可吸收及可吸收膜均可获得类似的结

果，但文献中不可吸收膜的报道更多。

2. 需扩增的量越多，膜需维持功能的时间越长。

3. 最有效的生物可吸收膜的类型还不清楚。

4. 辅助使用植骨材料对可吸收及不可吸收膜均有利。强度不足的可吸收膜需要附加骨移植材料对其提供支持。

5. 对GBR最有效的植骨材料类型还不清楚。单独或者联合应用自体骨、同种异体骨和异种骨进行骨增量，有相似的种植体生存率。

6. 生物活性制剂，比如生长因子，可以加速骨的生成和成熟，但是其有效程度、理想的使用浓度和最佳载体系统还不清楚。

7. 使用固定装置是稳定再生区域的另一种措施，它们的应用并没有直接加强GBR的作用。

## 参考文献

Abrams H, Kopczyk RA, Kaplan AL. Incidence of anterior ridge deformities in partially edentulous patients. *J Prosthet Dent* 1987; **57**(2):191–194.

Adell R, Eriksson B, Lekholm U, Branemark PI, Jemt T. Long-term follow-up study of osseointegrated implants in the treatment of totally edentulous jaws. *Int J Oral Maxillofac Implants* 1990; **5**(4):347–359.

Aghaloo TL, Moy PK. Which hard tissue augmentation techniques are the most successful in furnishing bony support for implant placement? *Int J Oral Maxillofac Implants* 2007; **22**(Suppl.):49–70.

Allen EP, Gainza CS, Farthing GG, Newbold DA. Improved technique for localized ridge augmentation. A report of 21 cases. *J Periodontol* 1985; **56**(4):195–199.

Altshuler L, Sclaroff A, Eppley BL. Functional alveolar reconstruction in a patient with total mandibular replacement. *J Oral Maxillofac Surg* 1987; **45**(11):945–952.

Anitua E, Andia I, Ardanza B, Nurden P, Nurden AT. Autologous platelets as a source of proteins for healing and tissue regeneration. *Thromb Haemost* 2004; **91**(1):4–15.

Anitua E, Sanchez M, Orive G, Andia I. The potential impact of the preparation rich in growth factors (PRGF) in different medical fields. *Biomaterials* 2007; **28**(31):4551–4560.

Anitua E, Orive G, Pla R, Roman P, Serrano V, Andia I. The effects of PRGF on bone regeneration and on titanium implant osseointegration in goats: a histologic and histomorphometric study. *J Biomed Mater Res A* 2008; **91**(1):158–165.

Artzi Z, Dayan D, Alpern Y, Nemcovsky CE. Vertical ridge augmentation using xenogenic material supported by a configured titanium mesh: clinicohistopathologic and histochemical study. *Int J Oral Maxillofac Implants* 2003; **18**(3):440–446.

von Arx T, Buser D. Horizontal ridge augmentation using autogenous block grafts and the guided bone regeneration technique with collagen membranes: a clinical study with 42 patients. *Clin Oral Implants Res* 2006; **17**(4):359–366.

von Arx T, Kurt B. Implant placement and simultaneous ridge augmentation using autogenous bone and a micro titanium mesh: a prospective clinical study with 20 implants. *Clin Oral Implants Res* 1999; **10**(1):24–33.

von Arx T, Hardt N, Wallkamm B. The TIME technique: a new method for localized alveolar ridge augmentation prior to placement of dental implants. *Int J Oral Maxillofac Implants* 1996; **11**(3):387–394.

Assenza B, Piattelli M, Scarano A, Lezzi G, Petrone G, Piattelli A. Localized ridge augmentation using titanium micromesh. *J Oral Implantol* 2001; **27**(6):287–292.

Aukhil I, Pettersson E, Suggs C. Guided tissue regeneration. An experimental procedure in beagle dogs. *J Periodontol* 1986; **57**(12):727–734.

Bartee BK. A membrane and graft technique for ridge maintenance using high-density polytetrafluoroethylene membrane (n-PTFE) and hydroxylapatite: report of four cases. *Tex Dent J* 1995a; **112**(5):7, 9, 11–6.

Bartee BK. The use of high-density polytetrafluoroethylene membrane to treat osseous defects: clinical reports. *Implant Dent* 1995b; **4**(1):21–26.

Becker W, Becker BE, McGuire MK. Localized ridge augmentation using absorbable pins and e-PTFE barrier membranes: a new surgical technique. Case reports. *Int J Periodontics Restorative Dent* 1994; **14**(1):48–61.

Becker W, Dahlin C, Lekholm U, Bergstrom C, van Steenberghe D, Higuchi K, Becker BE. Five-year evaluation of implants placed at extraction and with dehiscences and fenestration defects augmented with ePTFE membranes: results from a prospective multicenter study. *Clin Implant Dent Relat Res* 1999; **1**(1):27–32.

Berglundh T, Abrahamsson I, Lang NP, Lindhe J. De novo alveolar bone formation adjacent to endosseous implants. *Clin Oral Implants Res* 2003; **14**(3):251–262.

Blanco J, Alonso A, Sanz M. Long-term results and survival rate of implants treated with guided bone regeneration: a 5-year case series prospective study. *Clin Oral Implants Res* 2005; **16**(3):294–301.

Bloebaum RD, Willie BM, Mitchell BS, Hofmann AA. Relationship between bone ingrowth, mineral apposition rate, and osteoblast activity. *J Biomed Mater Res A* 2007; **81**(2):505–514.

Bobyn JD, Wilson GJ, MacGregor DC, Pilliar RM, Weatherly GC. Effect of pore size on the peel strength of attachment of fibrous tissue to porous-surfaced implants. *J Biomed Mater Res* 1982; **16**(5):571–584.

De Boever AL, De Boever JA. Guided bone regeneration around non-submerged implants in narrow alveolar ridges: a prospective long-term clinical study. *Clin Oral Implants Res* 2005; **16**(5):549–556.

Bowen-Pope DF, Malpass TW, Foster DM, Ross R. Platelet-derived growth factor in vivo: levels, activity, and rate of clearance. *Blood* 1984; **64**(2):458–469.

Bowers GM, Donahue J. A technique for submerging vital roots with associated intrabony defects. *Int J Periodontics Restorative Dent* 1988; **8**(6):34–51.

Bowers GM, Chadroff B, Carnevale R, Mellonig J, Corio R, Emerson J, Stevens M, Romberg E. Histologic evaluation of new attachment apparatus formation in humans. Part I. *J Periodontol* 1989a; **60**(12):664–674.

Bowers GM, Chadroff B, Carnevale R, Mellonig J, Corio R, Emerson J, Stevens M, Romberg E. Histologic evaluation of new attachment apparatus formation in humans. Part II. *J*

*Periodontol* 1989b; **60**(12):675–682.

Boyne PJ. Restoration of osseous defects in maxillofacial casualities. *J Am Dent Assoc* 1969; **78**(4):767–776.

Boyne PJ, Cole MD, Stringer D, Shafqat JP. A technique for osseous restoration of deficient edentulous maxillary ridges. *J Oral Maxillofac Surg* 1985; **43**(2):87–91.

Brunel G, Piantoni P, Elharar F, Benque E, Marin P, Zahedi S. Regeneration of rat calvarial defects using a bioabsorbable membrane technique: influence of collagen cross-linking. *J Periodontol* 1996; **67**(12):1342–1348.

Bunyaratavej P, Wang HL. Collagen membranes: a review. *J Periodontol* 2001; **72**(2):215–229.

Buser D, Bragger U, Lang NP, Nyman S. Regeneration and enlargement of jaw bone using guided tissue regeneration. *Clin Oral Implants Res* 1990; **1**(1):22–32.

Canullo L, Malagnino VA. Vertical ridge augmentation around implants by e-PTFE titanium-reinforced membrane and bovine bone matrix: a 24- to 54-month study of 10 consecutive cases. *Int J Oral Maxillofac Implants* 2008; **23**(5): 858–866.

Cardaropoli G, Araujo M, Lindhe J. Dynamics of bone tissue formation in tooth extraction sites. An experimental study in dogs. *J Clin Periodontol* 2003; **30**(9):809–818.

Carpio L, Loza J, Lynch S, Genco R. Guided bone regeneration around endosseous implants with anorganic bovine bone mineral. A randomized controlled trial comparing bioabsorbable versus non-resorbable barriers. *J Periodontol* 2000; **71**(11):1743–1749.

Chiapasco M, Abati S, Romeo E, Vogel G. Clinical outcome of autogenous bone blocks or guided bone regeneration with e-PTFE membranes for the reconstruction of narrow edentulous ridges. *Clin Oral Implants Res* 1999; **10**(4):278–288.

Chiapasco M, Romeo E, Casentini P, Rimondini L. Alveolar distraction osteogenesis vs. vertical guided bone regeneration for the correction of vertically deficient edentulous ridges: a 1–3-year prospective study on humans. *Clin Oral Implants Res* 2004; **15**(1):82–95.

Chiapasco M, Zaniboni M, Boisco M. Augmentation procedures for the rehabilitation of deficient edentulous ridges with oral implants. *Clin Oral Implants Res* 2006; **17**(Suppl. 2):136–159.

Chiapasco M, Zaniboni M, Rimondini L. Autogenous onlay bone grafts vs. alveolar distraction osteogenesis for the correction of vertically deficient edentulous ridges: a 2–4-year prospective study on humans. *Clin Oral Implants Res* 2007; **18**(4):432–440.

Chou AH, LeGeros RZ, Chen Z, Li Y. Antibacterial effect of zinc phosphate mineralized guided bone regeneration membranes. *Implant Dent* 2007; **16**(1):89–100.

Christensen DK, Karoussis IK, Joss A, Hammerle CH, Lang NP. Simultaneous or staged installation with guided bone augmentation of transmucosal titanium implants. A 3-year prospective cohort study. *Clin Oral Implants Res* 2003; **14**(6): 680–686.

Christgau M, Moder D, Hiller KA, Dada A, Schmitz G, Schmalz G. Growth factors and cytokines in autologous platelet concentrate and their correlation to periodontal regeneration outcomes. *J Clin Periodontol* 2006; **33**(11):837–845.

Coetzee AS. Regeneration of bone in the presence of calcium sulfate. *Arch Otolaryngol* 1980; **106**(7):405–409.

Cooke JW, Sarment DP, Whitesman LA, Miller SE, Jin Q, Lynch SE, Giannobile WV. Effect of rhPDGF-BB delivery on mediators of periodontal wound repair. *Tissue Eng* 2006; **12**(6):

1441–1450.

Dahlin C, Linde A, Gottlow J, Nyman S. Healing of bone defects by guided tissue regeneration. *Plast Reconstr Surg* 1988; **81**(5): 672–676.

Dahlin C, Sennerby L, Lekholm U, Linde A, Nyman S. Generation of new bone around titanium implants using a membrane technique: an experimental study in rabbits. *Int J Oral Maxillofac Implants* 1989; **4**(1):19–25.

Dahlin C, Lekholm U, Linde A. Membrane-induced bone augmentation at titanium implants. A report on ten fixtures followed from 1 to 3 years after loading. *Int J Periodontics Restorative Dent* 1991; **11**(4):273–281.

Dahlin C, Lekholm U, Becker W, Becker B, Higuchi K, Callens A, van Steenberghe D. Treatment of fenestration and dehiscence bone defects around oral implants using the guided tissue regeneration technique: a prospective multicenter study. *Int J Oral Maxillofac Implants* 1995; **10**(3):312–318.

Dahlin C, Simion M, Nanmark U, Sennerby L. Histological morphology of the e-PTFE/tissue interface in humans subjected to guided bone regeneration in conjunction with oral implant treatment. *Clin Oral Implants Res* 1998; **9**(2):100–106.

Deguchi T, Takano-Yamamoto T, Yabuuchi T, Ando R, Roberts WE, Garetto LP. Histomorphometric evaluation of alveolar bone turnover between the maxilla and the mandible during experimental tooth movement in dogs. *Am J Orthod Dentofacial Orthop* 2008; **133**(6):889–897.

Donos N, Kostopoulos L, Karring T. Alveolar ridge augmentation by combining autogenous mandibular bone grafts and non-resorbable membranes. *Clin Oral Implants Res* 2002a; **13**(2):185–191.

Donos N, Kostopoulos L, Karring T. Alveolar ridge augmentation using a resorbable copolymer membrane and autogenous bone grafts. An experimental study in the rat. *Clin Oral Implants Res* 2002b; **13**(2):203–213.

Donos N, Mardas N, Chadha V. Clinical outcomes of implants following lateral bone augmentation: systematic assessment of available options (barrier membranes, bone grafts, split osteotomy). *J Clin Periodontol* 2008; **35**(Suppl. 8):173–202.

Dragoo MR, Sullivan HC. A clinical and histological evaluation of autogenous iliac bone grafts in humans. I. Wound healing 2 to 8 months. *J Periodontol* 1973; **44**(10):599–613.

El Helow K, El Askary Ael S. Regenerative barriers in immediate implant placement: a literature review. *Implant Dent* 2008; **17**(3):360–371.

Esposito M, Grusovin MG, Kwan S, Worthington HV, Coulthard P. Interventions for replacing missing teeth: bone augmentation techniques for dental implant treatment. *Cochrane Database Syst Rev* 2008; (3):CD003607.

Feuille F, Knapp CI, Brunsvold MA, Mellonig JT. Clinical and histologic evaluation of bone-replacement grafts in the treatment of localized alveolar ridge defects. Part 1: mineralized freeze-dried bone allograft. *Int J Periodontics Restorative Dent* 2003; **23**(1):29–35.

Fiorellini JP, Nevins ML. Localized ridge augmentation/preservation. A systematic review. *Ann Periodontol* 2003; **8**(1):321–327.

Fontana E, Trisi P, Piattelli A. Freeze-dried dura mater for guided tissue regeneration in post-extraction dental implants: a clinical and histologic study. *J Periodontol* 1994; **65**(7): 658–665.

Fontana F, Santoro F, Maiorana C, Iezzi G, Piattelli A, Simion M. Clinical and histologic evaluation of allogenic bone matrix versus autogenous bone chips associated with titanium-reinforced e-PTFE membrane for vertical ridge augmentation: a prospective pilot study. *Int J Oral Maxillofac Implants* 2008; **23**(6):1003–1012.

Fowler EB, Breault LG, Rebitski G. Ridge preservation utilizing an acellular dermal allograft and demineralized freeze-dried bone allograft: part II. Immediate endosseous implant placement. *J Periodontol* 2000; **71**(8):1360–1364.

Friedmann A, Strietzel FP, Maretzki B, Pitaru S, Bernimoulin JP. Histological assessment of augmented jaw bone utilizing a new collagen barrier membrane compared to a standard barrier membrane to protect a granular bone substitute material. *Clin Oral Implants Res* 2002; **13**(6):587–594.

Frost HM. The regional acceleratory phenomenon: a review. *Henry Ford Hosp Med J* 1983; **31**(1):3–9.

Frost HM. The biology of fracture healing. An overview for clinicians. Part I. *Clin Orthop Relat Res* 1989; **248**:283–293.

Froum S, Cho SC, Elian N, Rosenberg E, Rohrer M, Tarnow D. Extraction sockets and implantation of hydroxyapatites with membrane barriers: a histologic study. *Implant Dent* 2004; **13**(2):153–164.

Fucini SE, Quintero G, Gher ME, Black BS, Richardson AC. Small versus large particles of demineralized freeze-dried bone allografts in human intrabony periodontal defects. *J Periodontol* 1993; **64**(9):844–847.

Galgut P, Pitrola R, Waite I, Doyle C, Smith R. Histological evaluation of biodegradable and non-degradable membranes placed transcutaneously in rats. *J Clin Periodontol* 1991; **18**(8):581–586.

Geurs NC, Korostoff JM, Vassilopoulos PJ, Kang TH, Jeffcoat M, Kellar R, Reddy MS. Clinical and histologic assessment of lateral alveolar ridge augmentation using a synthetic long-term bioabsorbable membrane and an allograft. *J Periodontol* 2008; **79**(7):1133–1140.

Gotfredsen K, Nimb L, Hjorting-Hansen E. Immediate implant placement using a biodegradable barrier, polyhydroxybutyrate-hydroxyvalerate reinforced with polyglactin 910. An experimental study in dogs. *Clin Oral Implants Res* 1994; **5**(2): 83–91.

Graziani F, Cei S, Ivanovski S, La Ferla F, Gabriele M. A systematic review of the effectiveness of bone collectors. *Int J Oral Maxillofac Implants* 2007; **22**(5):729–735.

Greenstein G, Greenstein B, Cavallaro J, Tarnow D. The role of bone decortication in enhancing the results of guided bone regeneration: a literature review. *J Periodontol* 2009; **80**(2): 175–189.

Hammerle CH, Schmid J, Lang NP, Olah AJ. Temporal dynamics of healing in rabbit cranial defects using guided bone regeneration. *J Oral Maxillofac Surg* 1995; **53**(2):167–174.

Hammerle CH, Jung RE, Feloutzis A. A systematic review of the survival of implants in bone sites augmented with barrier membranes (guided bone regeneration) in partially edentulous patients. *J Clin Periodontol* 2002; **29**(Suppl. 3):226–231; discussion 232–3.

Hammerle CH, Jung RE, Yaman D, Lang NP. Ridge augmentation by applying bioresorbable membranes and deproteinized bovine bone mineral: a report of twelve consecutive cases. *Clin Oral Implants Res* 2008; **19**(1):19–25. (Epub 2007 Oct 22)

Harakas NK. Demineralized bone-matrix-induced osteogenesis. *Clin Orthop Relat Res* 1984; **188**:239–251.

Harris RJ. Clinical evaluation of a composite bone graft with a calcium sulfate barrier. *J Periodontol* 2004; **75**(5):685–692.

Hollinger JO, Brekke J, Gruskin E, Lee D. Role of bone substi-

tutes. *Clin Orthop Relat Res* 1996; **324**:55–65.

Hollinger JO, Hart CE, Hirsch SN, Lynch S, Friedlaender GE. Recombinant human platelet-derived growth factor: biology and clinical applications. *J Bone Joint Surg Am* 2008; **90**(Suppl. 1):48–54.

Howell TH, Fiorellini JP, Paquette DW, Offenbacher S, Giannobile WV, Lynch SE. A phase I/II clinical trial to evaluate a combination of recombinant human platelet-derived growth factor-BB and recombinant human insulin-like growth factor-I in patients with periodontal disease. *J Periodontol* 1997; **68**(12): 1186–1193.

Huang JS, Huang SS, Deuel TF. Human platelet-derived growth factor: radioimmunoassay and discovery of a specific plasma-binding protein. *J Cell Biol* 1983; **97**(2):383–388.

Hurzeler MB, Quinones CR, Schupbach P. Guided bone regeneration around dental implants in the atrophic alveolar ridge using a bioresorbable barrier. An experimental study in the monkey. *Clin Oral Implants Res* 1997; **8**(4):323–331.

Hurzeler MB, Kohal RJ, Naghshbandi J, Mota LF, Conradt J, Hutmacher D, Caffesse RG. Evaluation of a new bioresorbable barrier to facilitate guided bone regeneration around exposed implant threads. An experimental study in the monkey. *Int J Oral Maxillofac Surg* 1998; **27**(4):315–320.

Hutmacher D, Hurzeler MB, Schliephake H. A review of material properties of biodegradable and bioresorbable polymers and devices for GTR and GBR applications. *Int J Oral Maxillofac Implants* 1996; **11**(5):667–678.

Iglhaut J, Aukhil I, Simpson DM, Johnston MC, Koch G. Progenitor cell kinetics during guided tissue regeneration in experimental periodontal wounds. *J Periodontal Res* 1988; **23**(2):107–117.

Ito K, Nanba K, Nishida T, Fujikawa K, Murai S. Osseointegration around titanium screws placed into the areas between guided bone augmented sites compared with osseointegration around guided bone graft augmented sites in rabbit tibia. *J Oral Sci* 1999; **41**(2):87–92.

Jones AA, Buser D, Schenk R, Wozney J, Cochran DL. The effect of rhBMP-2 around endosseous implants with and without membranes in the canine model. *J Periodontol* 2006; **77**(7):1184–1193.

Jovanovic SA, Nevins M. Bone formation utilizing titanium-reinforced barrier membranes. *Int J Periodontics Restorative Dent* 1995; **15**(1):56–69.

Jung RE, Glauser R, Scharer P, Hammerle CH, Sailer HF, Weber FE. Effect of rhBMP-2 on guided bone regeneration in humans. *Clin Oral Implants Res* 2003; **14**(5):556–568.

Karring T, Nyman S, Lindhe J. Healing following implantation of periodontitis affected roots into bone tissue. *J Clin Periodontol* 1980; **7**(2):96–105.

Karring T, Nyman S, Lindhe J, Sirirat M. Potentials for root resorption during periodontal wound healing. *J Clin Periodontol* 1984; **11**(1):41–52.

Kim TS, Holle R, Hausmann E, Eickholz P. Long-term results of guided tissue regeneration therapy with non-resorbable and bioabsorbable barriers. II. A case series of infrabony defects. *J Periodontol* 2002; **73**(4):450–459.

Knapp CI, Feuille F, Cochran DL, Mellonig JT. Clinical and histologic evaluation of bone-replacement grafts in the treatment of localized alveolar ridge defects. Part 2: bioactive glass particulate. *Int J Periodontics Restorative Dent* 2003; **23**(2): 129–137.

Kohal RJ, Mellas P, Hurzeler MB, Trejo PM, Morrison E, Caffesse RG. The effects of guided bone regeneration and grafting on implants placed into immediate extraction sockets. An experimental study in dogs. *J Periodontol* 1998; **69**(8):927–937.

Kostopoulos L, Karring T. Augmentation of the rat mandible using guided tissue regeneration. *Clin Oral Implants Res* 1994a; **5**(2):75–82.

Kostopoulos L, Karring T. Guided bone regeneration in mandibular defects in rats using a bioresorbable polymer. *Clin Oral Implants Res* 1994b; **5**(2):66–74.

Lawson W, Loscalzo LJ, Baek SM, Biller HF, Krespi YP. Experience with immediate and delayed mandibular reconstruction. *Laryngoscope* 1982; **92**(1):5–10.

Lekholm U, Becker W, Dahlin C, Becker B, Donath K, Morrison E. The role of early versus late removal of GTAM membranes on bone formation at oral implants placed into immediate extraction sockets. An experimental study in dogs. *Clin Oral Implants Res* 1993; **4**(3):121–129.

Lima LA, Fuchs-Wehrle AM, Lang NP, Hammerle CH, Liberti E, Pompeu E, Todescan JH. Surface characteristics of implants influence their bone integration after simultaneous placement of implant and GBR membrane. *Clin Oral Implants Res* 2003; **14**(6):669–679.

Lorenzoni M, Pertl C, Keil C, Wegscheider WA. Treatment of peri-implant defects with guided bone regeneration: a comparative clinical study with various membranes and bone grafts. *Int J Oral Maxillofac Implants* 1998; **13**(5):639–646.

Lorenzoni M, Pertl C, Polansky RA, Jakse N, Wegscheider WA. Evaluation of implants placed with barrier membranes. A retrospective follow-up study up to five years. *Clin Oral Implants Res* 2002; **13**(3):274–280.

Lundgren D, Lundgren AK, Sennerby L, Nyman S. Augmentation of intramembranous bone beyond the skeletal envelope using an occlusive titanium barrier. An experimental study in the rabbit. *Clin Oral Implants Res* 1995; **6**(2):67–72.

Lundgren A, Lundgren D, Taylor A. Influence of barrier occlusiveness on guided bone augmentation. An experimental study in the rat. *Clin Oral Implants Res* 1998; **9**(4):251–260.

Lynch SE, Wisner-Lynch L, Nevins M, Nevins ML. A new era in periodontal and periimplant regeneration: use of growth-factor enhanced matrices incorporating rhPDGF. *Compend Contin Educ Dent* 2006; **27**(12):672–678; quiz 679–80.

Machtei EE. The effect of membrane exposure on the outcome of regenerative procedures in humans: a meta-analysis. *J Periodontol* 2001; **72**(4):512–516.

Marinucci L, Lilli C, Baroni T, Becchetti E, Belcastro S, Balducci C, Locci P. In vitro comparison of bioabsorbable and nonresorbable membranes in bone regeneration. *J Periodontol* 2001; **72**(6):753–759.

Matsumoto MA, Filho HN, Padovan LE, Kawakami RY, De Assis Taveira LA. Tissue response to poly-L-lactide acid-polyglycolic acid absorbable screws in autogenous bone grafts: a histologic morphological analysis. *Clin Oral Implants Res* 2005; **16**(1):112–118.

Mayfield L, Skoglund A, Nobreus N, Attstrom R. Clinical and radiographic evaluation, following delivery of fixed reconstructions, at GBR treated titanium fixtures. *Clin Oral Implants Res* 1998; **9**(5):292–302.

McAllister BS, Haghighat K. Bone augmentation techniques. *J Periodontol* 2007; **78**(3):377–396.

McCauley LK, Somerman MJ. Biologic modifiers in periodontal regeneration. *Dent Clin North Am* 1998; **42**(2):361–387.

Meijndert L, Meijer HJ, Stellingsma K, Stegenga B, Raghoebar GM. Evaluation of aesthetics of implant-supported single-tooth replacements using different bone augmentation pro-
cedures: a prospective randomized clinical study. *Clin Oral Implants Res* 2007; **18**(6):715–719.

Meijndert L, Raghoebar GM, Meijer HJ, Vissink A. Clinical and radiographic characteristics of single-tooth replacements preceded by local ridge augmentation: a prospective randomized clinical trial. *Clin Oral Implants Res* 2008; **19**(12): 1295–1303.

Melcher AH. On the repair potential of periodontal tissues. *J Periodontol* 1976; **47**(5):256–260.

Mellonig JT, Levey R. The effect of different particle sizes of freeze-dried bone allograft on bone growth. *J Dent Res* 1984; **63**:222.

Mellonig JT, Nevins M. Guided bone regeneration of bone defects associated with implants: an evidence-based outcome assessment. *Int J Periodontics Restorative Dent* 1995; **15**(2): 168–185.

Mellonig JT, Nevins M, Sanchez R. Evaluation of a bioabsorbable physical barrier for guided bone regeneration. Part II. Material and a bone replacement graft. *Int J Periodontics Restorative Dent* 1998; **18**(2):129–137.

Melo LG, Nagata MJ, Bosco AF, Ribeiro LL, Leite CM. Bone healing in surgically created defects treated with either bioactive glass particles, a calcium sulfate barrier, or a combination of both materials. A histological and histometric study in rat tibias. *Clin Oral Implants Res* 2005; **16**(6): 683–691.

Merli M, Migani M, Esposito M. Vertical ridge augmentation with autogenous bone grafts: resorbable barriers supported by ostheosynthesis plates versus titanium-reinforced barriers. A preliminary report of a blinded, randomized controlled clinical trial. *Int J Oral Maxillofac Implants* 2007; **22**(3): 373–382.

Milella E, Ramires PA, Brescia E, La Sala G, Di Paola L, Bruno V. Physicochemical, mechanical, and biological properties of commercial membranes for GTR. *J Biomed Mater Res* 2001; **58**(4):427–435.

Mombelli A, Lang NP, Nyman S. Isolation of periodontal species after guided tissue regeneration. *J Periodontol* 1993; **64**(Suppl. 11):1171–1175.

Moses O, Pitaru S, Artzi Z, Nemcovsky CE. Healing of dehiscence-type defects in implants placed together with different barrier membranes: a comparative clinical study. *Clin Oral Implants Res* 2005; **16**(2):210–219.

Nakajima Y, Fiorellini JP, Kim DM, Weber HP. Regeneration of standardized mandibular bone defects using expanded polytetrafluoroethylene membrane and various bone fillers. *Int J Periodontics Restorative Dent* 2007; **27**(2):151–159.

Nevins M, Mellonig JT, Clem DS III, Reiser GM, Buser DA. Implants in regenerated bone: long-term survival. *Int J Periodontics Restorative Dent* 1998; **18**(1):34–45.

Nevins M, Camelo M, Nevins ML, Schenk RK, Lynch SE. Periodontal regeneration in humans using recombinant human platelet-derived growth factor-BB (rhPDGF-BB) and allogenic bone. *J Periodontol* 2003; **74**(9):1282–1292.

Newman MG, Caton JG, Gunsolley JC. The use of the evidence-based approach in a periodontal therapy contemporary science workshop. *Ann Periodontol* 2003; **8**(1):1–11.

Nishimura I, Shimizu Y, Ooya K. Effects of cortical bone perforation on experimental guided bone regeneration. *Clin Oral Implants Res* 2004; **15**(3):293–300.

Novaes AB Jr., Souza SL. Acellular dermal matrix graft as a membrane for guided bone regeneration: a case report. *Implant Dent* 2001; **10**(3):192–196.

Nowzari H, Slots J. Microbiologic and clinical study of polytetrafluoroethylene membranes for guided bone regeneration around implants. *Int J Oral Maxillofac Implants* 1995; **10**(1): 67–73.

Nyman S, Karring T, Lindhe J, Planten S. Healing following implantation of periodontitis-affected roots into gingival connective tissue. *J Clin Periodontol* 1980; **7**(5):394–401.

Nyman S, Lindhe J, Karring T, Rylander H. New attachment following surgical treatment of human periodontal disease. *J Clin Periodontol* 1982; **9**(4):290–296.

Nyman S, Houston F, Sarhed G, Lindhe J, Karring T. Healing following reimplantation of teeth subjected to root planing and citric acid treatment. *J Clin Periodontol* 1985; **12**(4): 294–305.

Nyman S, Lang NP, Buser D, Bragger U. Bone regeneration adjacent to titanium dental implants using guided tissue regeneration: a report of two cases. *Int J Oral Maxillofac Implants* 1990; **5**(1):9–14.

Owens KW, Yukna RA. Collagen membrane resorption in dogs: a comparative study. *Implant Dent* 2001; **10**(1):49–58.

Park SH, Wang HL. Management of localized buccal dehiscence defect with allografts and acellular dermal matrix. *Int J Periodontics Restorative Dent* 2006; **26**(6):589–595.

Park SH, Lee KW, Oh TJ, Misch CE, Shotwell J, Wang HL. Effect of absorbable membranes on sandwich bone augmentation. *Clin Oral Implants Res* 2008; **19**(1):32–41.

Parma-Benfenati S, Tinti C. Histologic evaluation of new attachment utilizing a titanium-reinforced barrier membrane in a mucogingival recession defect. A case report. *J Periodontol* 1998; **69**(7):834–839.

Parma-Benfenati S, Tinti C, Albrektsson T, Johansson C. Histologic evaluation of guided vertical ridge augmentation around implants in humans. *Int J Periodontics Restorative Dent* 1999; **19**(5):424–437.

Pecora G, Andreana S, Margarone JE III, Covani U, Sottosanti JS. Bone regeneration with a calcium sulfate barrier. *Oral Surg Oral Med Oral Pathol Oral Radiol Endod* 1997; **84**(4): 424–429.

Pieri F, Corinaldesi G, Fini M, Aldini NN, Giardino R, Marchetti C. Alveolar ridge augmentation with titanium mesh and a combination of autogenous bone and anorganic bovine bone: a 2-year prospective study. *J Periodontol* 2008; **79**(11): 2093–2103.

Pineda LM, Busing M, Meinig RP, Gogolewski S. Bone regeneration with resorbable polymeric membranes. III. Effect of poly(L-lactide) membrane pore size on the bone healing process in large defects. *J Biomed Mater Res* 1996; **31**(3):385–394.

Plachokova AS, van den Dolder J, Stoelinga PJ, Jansen JA. Early effect of platelet-rich plasma on bone healing in combination with an osteoconductive material in rat cranial defects. *Clin Oral Implants Res* 2007; **18**(2):244–251.

Proussaefs P, Lozada J. The use of resorbable collagen membrane in conjunction with autogenous bone graft and inorganic bovine mineral for buccal/labial alveolar ridge augmentation: a pilot study. *J Prosthet Dent* 2003; **90**(6):530–538.

Proussaefs P, Lozada J. Use of titanium mesh for staged localized alveolar ridge augmentation: clinical and histologic-histomorphometric evaluation. *J Oral Implantol* 2006; **32**(5):237–247.

Quattlebaum JB, Mellonig JT, Hensel NF. Antigenicity of freeze-dried cortical bone allograft in human periodontal osseous defects. *J Periodontol* 1988; **59**(6):394–397.

Raghoebar GM, Liem RS, Bos RR, van der Wal JE, Vissink A.

Resorbable screws for fixation of autologous bone grafts. *Clin Oral Implants Res* 2006; **17**(3):288–293.

Rasmusson L, Sennerby L, Lundgren D, Nyman S. Morphological and dimensional changes after barrier removal in bone formed beyond the skeletal borders at titanium implants. A kinetic study in the rabbit tibia. *Clin Oral Implants Res* 1997; **8**(2):103–116.

Rasmusson L, Meredith N, Kahnberg KE, Sennerby L. Effects of barrier membranes on bone resorption and implant stability in onlay bone grafts. An experimental study. *Clin Oral Implants Res* 1999; **10**(4):267–277.

Rivault AF, Toto PD, Levy S, Gargiulo AW. Autogenous bone grafts: osseous coagulum and osseous retrograde procedures in primates. *J Periodontol* 1971; **42**(12):787–796.

Robert M, Khouri N, Carlioz H, Alain JL. Fractures of the proximal tibial metaphysis in children: review of a series of 25 cases. *J Pediatr Orthop* 1987; **7**(4):444–449.

Roberts EW, Poon LC, Smith RK. Interface histology of rigid endosseous implants. *J Oral Implantol* 1986; **12**(3): 406–416.

Roberts WE, Turley PK, Brezniak N, Fielder PJ. Implants: bone physiology and metabolism. *CDA J* 1987; **15**(10):54–61.

Rocchietta I, Fontana F, Simion M. Clinical outcomes of vertical bone augmentation to enable dental implant placement: a systematic review. *J Clin Periodontol* 2008; **35**(Suppl. 8):203–215.

Sanchez AR, Sheridan PJ, Kupp LI. Is platelet-rich plasma the perfect enhancement factor? A current review. *Int J Oral Maxillofac Implants* 2003; **18**(1):93–103.

Schenk RK, Buser D, Hardwick WR, Dahlin C. Healing pattern of bone regeneration in membrane-protected defects: a histologic study in the canine mandible. *Int J Oral Maxillofac Implants* 1994; **9**(1):13–29.

Schmid J, Hammerle CH, Fluckiger L, Winkler JR, Olah AJ, Gogolewski S, Lang NP. Blood-filled spaces with and without filler materials in guided bone regeneration. A comparative experimental study in the rabbit using bioresorbable membranes. *Clin Oral Implants Res* 1997; **8**(2):75–81.

Schwarz F, Rothamel D, Herten M, Wustefeld M, Sager M, Ferrari D, Becker J. Immunohistochemical characterization of guided bone regeneration at a dehiscence-type defect using different barrier membranes: an experimental study in dogs. *Clin Oral Implants Res* 2008; **19**(4):402–415.

Seibert JS. Reconstruction of deformed, partially edentulous ridges, using full thickness onlay grafts. Part II. Prosthetic/periodontal interrelationships. *Compend Contin Educ Dent* 1983a; **4**(6):549–562.

Seibert JS. Reconstruction of deformed, partially edentulous ridges, using full thickness onlay grafts. Part I. Technique and wound healing. *Compend Contin Educ Dent* 1983b; **4**(5): 437–453.

Shanaman R, Filstein MR, Danesh-Meyer MJ. Localized ridge augmentation using GBR and platelet-rich plasma: case reports. *Int J Periodontics Restorative Dent* 2001; **21**(4): 345–355.

Shapoff CA, Bowers GM, Levy B, Mellonig JT, Yukna RA. The effect of particle size on the osteogenic activity of composite grafts of allogenic freeze-dried bone and autogenous marrow. *J Periodontol* 1980; **51**(11):625–630.

Silverstein LH, Kraft JD, Wand R. Bone regeneration and tissue acceptance of human fascia lata grafts adjacent to dental implants: a preliminary case report. *J Oral Implantol* 1992; **18**(4):394–398.

Simion M, Baldoni M, Rossi P, Zaffe D. A comparative study of the effectiveness of e-PTFE membranes with and without early exposure during the healing period. *Int J Periodontics Restorative Dent* 1994a; **14**(2):166–180.

Simion M, Trisi P, Piattelli A. Vertical ridge augmentation using a membrane technique associated with osseointegrated implants. *Int J Periodontics Restorative Dent* 1994b; **14**(6): 496–511.

Simion M, Jovanovic SA, Trisi P, Scarano A, Piattelli A. Vertical ridge augmentation around dental implants using a membrane technique and autogenous bone or allografts in humans. *Int J Periodontics Restorative Dent* 1998; **18**(1): 8–23.

Simion M, Jovanovic SA, Tinti C, Benfenati SP. Long-term evaluation of osseointegrated implants inserted at the time or after vertical ridge augmentation. A retrospective study on 123 implants with 1–5 year follow-up. *Clin Oral Implants Res* 2001; **12**(1):35–45.

Simion M, Fontana F, Rasperini G, Maiorana C. Long-term evaluation of osseointegrated implants placed in sites augmented with sinus floor elevation associated with vertical ridge augmentation: a retrospective study of 38 consecutive implants with 1- to 7-year follow-up. *Int J Periodontics Restorative Dent* 2004; **24**(3):208–221.

Simion M, Rocchietta I, Dellavia C. Three-dimensional ridge augmentation with xenograft and recombinant human platelet-derived growth factor-BB in humans: report of two cases. *Int J Periodontics Restorative Dent* 2007; **27**(2):109–115.

Simion M, Rocchietta I, Monforte M, Maschera E. Three-dimensional alveolar bone reconstruction with a combination of recombinant human platelet-derived growth factor BB and guided bone regeneration: a case report. *Int J Periodontics Restorative Dent* 2008; **28**(3):239–243.

Somerman MJ, Ouyang HJ, Berry JE, Saygin NE, Strayhorn CL, D'Errico JA, Hullinger T, Giannobile WV. Evolution of periodontal regeneration: from the roots' point of view. *J Periodontal Res* 1999; **34**(7):420–424.

Steigmann M. Pericardium membrane and xenograft particulate grafting materials for horizontal alveolar ridge defects. *Implant Dent* 2006; **15**(2):186–191.

Stetzer K, Cooper G, Gassner R, Kapucu R, Mundell R, Mooney MP. Effects of fixation type and guided tissue regeneration on maxillary osteotomy healing in rabbits. *J Oral Maxillofac Surg* 2002; **60**(4):427–436; discussion 436–7.

Strietzel FP, Khongkhunthian P, Khattiya R, Patchanee P, Reichart PA. Healing pattern of bone defects covered by different membrane types—a histologic study in the porcine mandible. *J Biomed Mater Res B Appl Biomater* 2006; **78**(1):35–46.

Studer S, Zellweger U, Scharer P. The aesthetic guidelines of the mucogingival complex for fixed prosthodontics. *Pract Periodontics Aesthet Dent* 1996; **8**(4):333–341; quiz 342.

Studer S, Naef R, Scharer P. Adjustment of localized alveolar ridge defects by soft tissue transplantation to improve mucogingival esthetics: a proposal for clinical classification and an evaluation of procedures. *Quintessence Int* 1997; **28**(12):785–805.

Sumi Y, Miyaishi O, Tohnai I, Ueda M. Alveolar ridge augmentation with titanium mesh and autogenous bone. *Oral Surg Oral Med Oral Pathol Oral Radiol Endod* 2000; **89**(3):268–270.

Taba M Jr., Jin Q, Sugai JV, Giannobile WV. Current concepts in periodontal bioengineering. *Orthod Craniofac Res* 2005; **8**(4):292–302.

Taskonak B, Ozkan Y. An alveolar bone augmentation tech-

nique to improve esthetics in anterior ceramic FPDs: a clinical report. *J Prosthodont* 2006; **15**(1):32–36.

Thomaidis V, Kazakos K, Lyras DN, Dimitrakopoulos I, Lazaridis N, Karakasis D, Botaitis S, Agrogiannis G. Comparative study of 5 different membranes for guided bone regeneration of rabbit mandibular defects beyond critical size. *Med Sci Monit* 2008; **14**(4):BR67–BR73.

Thomas MV, Puleo DA, Al-Sabbagh M. Calcium sulfate: a review. *J Long Term Eff Med Implants* 2005; **15**(6):599–607.

Tinti C, Parma-Benfenati S. Clinical classification of bone defects concerning the placement of dental implants. *Int J Periodontics Restorative Dent* 2003; **23**(2):147–155.

Tinti C, Parma-Benfenati S, Polizzi G. Vertical ridge augmentation: what is the limit? *Int J Periodontics Restorative Dent* 1996; **16**(3):220–229.

Urist MR, Iwata H. Preservation and biodegradation of the morphogenetic property of bone matrix. *J Theor Biol* 1973; **38**(1):155–167.

Urist MR, Strates BS. Bone formation in implants of partially and wholly demineralized bone matrix. Including observations on acetone-fixed intra and extracellular proteins. *Clin Orthop Relat Res* 1970; **71**:271–278.

Urist MR, Jurist JM Jr., Dubuc FL, Strates BS. Quantitation of new bone formation in intramuscular implants of bone matrix in rabbits. *Clin Orthop Relat Res* 1970; **68**:279–293.

Urist MR, Sato K, Brownell AG, Malinin TI, Lietze A, Huo YK, Prolo DJ, Oklund S, Finerman GA, DeLange RJ. Human bone morphogenetic protein (hBMP). *Proc Soc Exp Biol Med* 1983; **173**(2):194–199.

de Vasconcelos Gurgel BC, Goncalves PF, Pimentel SP, Ambrosano GM, Nociti Junior FH, Sallum EA, Casati MZ. Platelet-rich plasma may not provide any additional effect when associated with guided bone regeneration around dental implants in dogs. *Clin Oral Implants Res* 2007; **18**(5):649–654.

Walters SP, Greenwell H, Hill M, Drisko C, Pickman K, Scheetz JP. Comparison of porous and non-porous Teflon membranes plus a xenograft in the treatment of vertical osseous defects: a clinical reentry study. *J Periodontol* 2003; **74**(8):1161–1168.

Wang HL, Boyapati L. "PASS" principles for predictable bone regeneration. *Implant Dent* 2006; **15**(1):8–17.

Wang HL, Carroll WJ. Using absorbable collagen membranes for guided tissue regeneration, guided bone regeneration, and to treat gingival recession. *Compend Contin Educ Dent* 2000; **21**(5):399–402. 404, 406 passim; quiz 414.

Wang HL, Misch C, Neiva RF. "Sandwich" bone augmentation technique: rationale and report of pilot cases. *Int J Periodontics Restorative Dent* 2004; **24**(3):232–245.

Weibrich G, Kleis WK, Hafner G. Growth factor levels in the platelet-rich plasma produced by 2 different methods: curasan-type PRP kit versus PCCS PRP system. *Int J Oral Maxillofac Implants* 2002; **17**(2):184–190.

Weibrich G, Kleis WK, Hitzler WE, Hafner G. Comparison of the platelet concentrate collection system with the plasma-rich-in-growth-factors kit to produce platelet-rich plasma: a technical report. *Int J Oral Maxillofac Implants* 2005; **20**(1):118–123.

Wikesjo UM, Nilveus RE, Selvig KA. Significance of early healing events on periodontal repair: a review. *J Periodontol* 1992; **63**(3):158–165.

Wikesjo UM, Lim WH, Thomson RC, Hardwick WR. Periodontal repair in dogs: gingival tissue occlusion, a critical requirement for GTR? *J Clin Periodontol* 2003; **30**(7):655–664.

Wolf HF, Rateitschak-Pluss EM, Rateitschak KH, Hassell TM. *Alveolar Ridge Defects—Classifications*, 3rd ed. New York: Thieme Medical Publishers, 2005.

Yamada Y, Nanba K, Ito K. Effects of occlusiveness of a titanium cap on bone generation beyond the skeletal envelope in the rabbit calvarium. *Clin Oral Implants Res* 2003; **14**(4):455–463.

Yukna RA. Clinical human comparison of expanded polytetrafluoroethylene barrier membrane and freeze-dried dura mater allografts for guided tissue regeneration of lost periodontal support. I. Mandibular molar class II furcations. *J Periodontol* 1992; **63**(5):431–442.

Zaner DJ, Yukna RA. Particle size of periodontal bone grafting materials. *J Periodontol* 1984; **55**(7):406–409.

Zellin G, Linde A. Effects of different osteopromotive membrane porosities on experimental bone neogenesis in rats. *Biomaterials* 1996; **17**(7):695–702.

Zitzmann NU, Naef R, Scharer P. Resorbable versus nonresorbable membranes in combination with Bio-Oss for guided bone regeneration. *Int J Oral Maxillofac Implants* 1997; **12**(6):844–852.

Zitzmann NU, Scharer P, Marinello CP. Long-term results of implants treated with guided bone regeneration: a 5-year prospective study. *Int J Oral Maxillofac Implants* 2001; **16**(3):355–366.

# 第10章

# 种植位点预备：应用颗粒状同种异体骨进行水平牙槽嵴骨增量和引导性骨再生的方法

*Robert A. Levine DDS*

## 可预期的再生治疗的历史

再生性牙周治疗将牙周手术从以去除组织为主导转变为通过可预期的增加/重建措施来修复缺损的牙周组织。Nyman、Karring和其他一些学者（Nyman et al., 1991；Nyman et al., 1980）应用膜的早期研究证明了组织再生的一些原则：阻断会影响牙周再生的上皮、结缔组织和骨组织，保护可促进牙周组织（牙周膜）再生的组织。通过阻挡住其他组织的竞争性生长，引导牙周膜长入骨缺损，这种生物概念被称为引导性组织再生（GTR）。GTR的概念提出后，很快成为牙周治疗一项革命性的技术。种植治疗对GTR的需求也很常见，例如现存骨缺损的治疗、新鲜拔牙创的即刻种植、穿孔或裂开性骨缺损的治疗。由于骨是唯一需要在缺损内再生的组织，为区别针对天然牙治疗，将其定义为引导性骨再生（GBR）（Buser et al., 1993, 1995；Linde et al., 1993；Sandberg et al., 1993）。GBR的原则是通过使用物理屏障或生物膜创造一个适当的环境，阻止从邻近结缔组织或上皮组织来源的有竞争力的、分化不全的、增殖快的细胞侵入缺损区，从而创造适宜缺失骨组织再生的细胞和分子微环境（Nyman et al., 1980）。

## 以修复为导向的种植治疗的团队合作

外科拔牙会造成唇侧骨板的丧失。当未采用精细的微创手术来保存菲薄的牙槽骨壁时会发生这样的状况（Johnson, 1993, 1996; Lam, 1960; Nevins et al., 2006; Schoop et al., 2003）。现已有多种保存牙槽嵴的方法以利于今后的种植或美学性修复。牙齿拔除时四周骨壁都完好存在是比较理想的状态。当临床医生无法预计拔牙后哪些位置脆弱的骨板将会丧失时，会采用膜保护的GBR技术（应用适当的膜及骨移植）（Fioellini et al., 2005; Iasella et al., 2003）（图10.1~图10.11）。然而，临床仍然经常遇到很久以前或近期已经拔牙的位点，存在水平骨量不足，许多病例存在水平及垂直向的骨量不足。在这种情况下，可能无法植入种植体，或利用现存的骨植入种植体会过于偏根向或舌侧，不利于今后的修复。这在上颌美观区患者笑线比较高时将最具挑战性。在不正确的位置植入种植体，修复医生也难以通过修复方式纠正，导致患者美观、功能及发音方面有缺陷。

无论如何强调以修复为导向的种植体植入都不夸张。所有成员（包括外科医生、修复医生、技工、患者和牙科卫生助理）的团队配合是种植修复

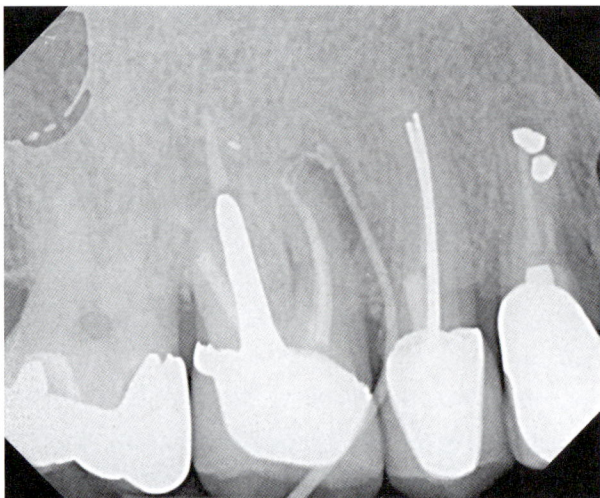

图10.1　术前16牙的根尖片。患者男性，58岁，体健，不吸烟。颊侧有窦道，牙胶示踪显示指向16牙近中颊根根尖（MB）。怀疑有根纵裂。

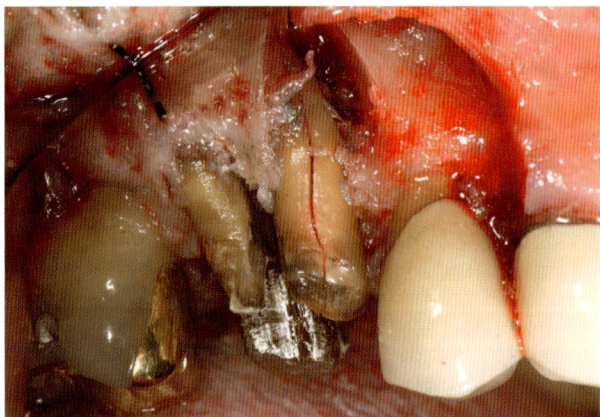

图10.2　翻瓣显示16牙近中颊根（MB）纵裂至根尖。不良功能习惯常常是诱因。

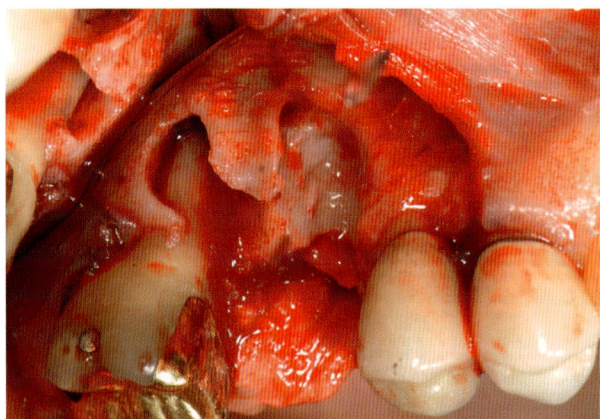

图10.3　仔细清除肉芽组织，17牙根刮治过程中发现17牙近中颊根（MB）有明显的附着丧失。对此牙行GTR治疗［牙根表面用中性EDTA处理后再用GEM-21（Osteohealth, Shirley, NY）和Regenaform®处理］。16牙拔牙窝充填Regenafor，Teflon膜覆盖行GBR，同时覆盖17牙的MB缺损。

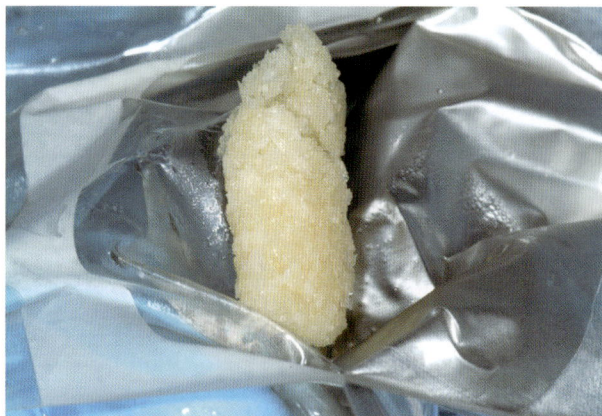

图10.4　从加热的恒温水浴中取出冻干Regenaform®，准备塑形植入骨缺损。

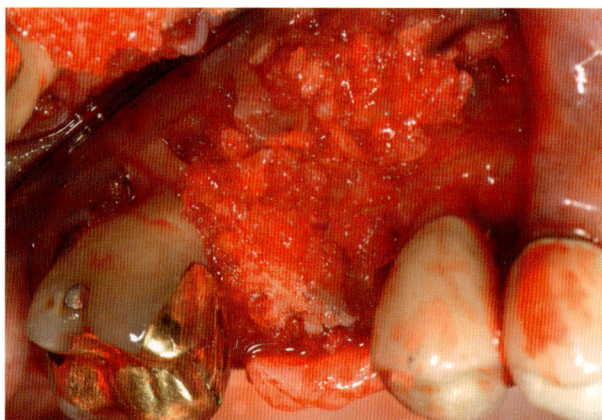

图10.5　将Regenaform塑形植入17牙（牙周）及16牙（牙槽窝）骨缺损。

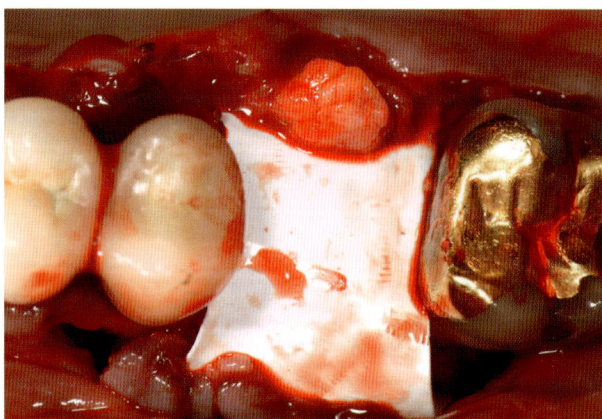

图10.6　PTFE膜［TefGen-FD（Lifecore Biomedical, Chaska, MN）：100%纯PTFE］用剪刀修剪后覆盖16牙位的颊舌侧牙槽窝缺损。17牙位的植骨材料用相同的PTFE膜保护。高密度的PTFE膜有很好的韧性，可调整，适合于现存牙槽窝的骨形态。腭侧蒂的移植物再覆盖于膜上方。

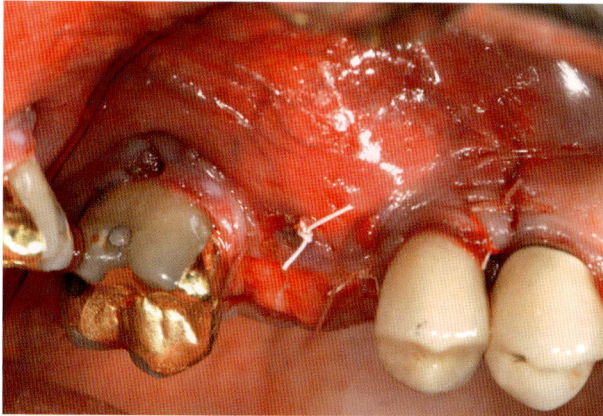

图10.7　依靠颊侧瓣的骨膜松解以及腭侧带蒂瓣实现软组织的初期关闭。用4-0 PTFE和6-0合成可吸收缝线（Vicryl）缝合创口。4周时不用麻醉可以很容易将膜整块取出。

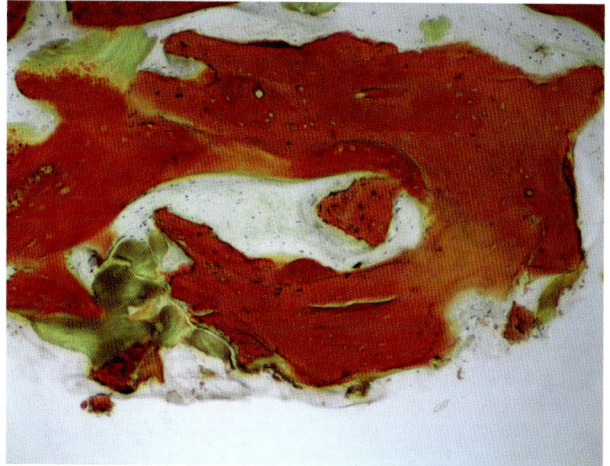

图10.9　组织学报告。切片显示新生有活性的骨附着于同种异体骨，良好结合。标本显示骨质占52%的区域，其中80%为有活性的骨，20%为非活性的骨［残存的矿化冻干同种异体骨移植物（FDBA）和DFDBA］。（感谢明尼苏达大学口腔医学院硬组织研究实验室的Michael Rohrer医生和Hari S. Prasad高级研究员所做的不脱钙组织学处理和所取样本的分析）

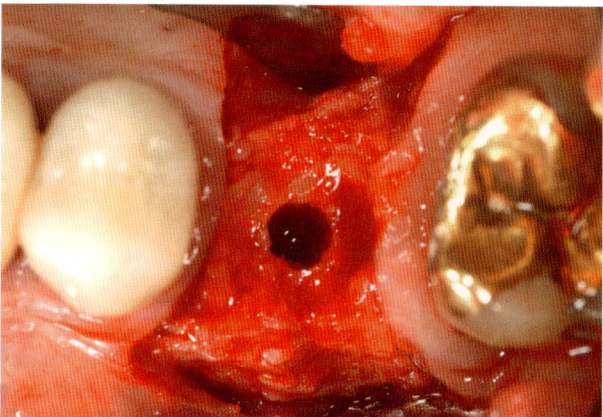

图10.8　GBR术后9个月（植入种植体当天）。做保留近远中牙龈乳头的切口，防止邻间隙额外的附着丧失。17牙颊侧和近中的骨缺损完全愈合，无探诊出血。16牙位牙槽窝愈合非常好。环钻取骨做组织学检查。显示2~3类骨质。

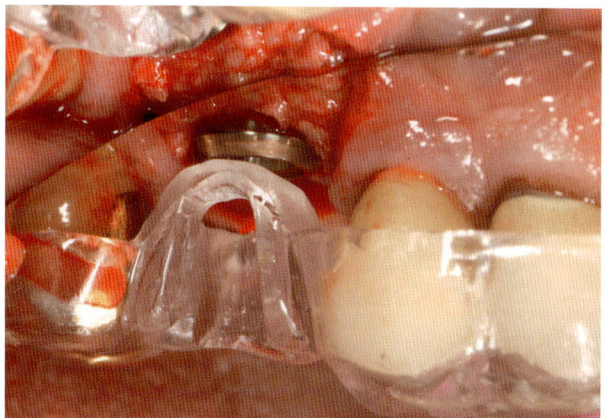

图10.10　16牙位修复为导向的种植体植入。磨除一定的嵴顶高度将骨面贝状成形后植入宽颈种植体［Stramann® 宽颈4.8mm×12mm SLAtive®（Straumann, Andover, MA）］，植体在适当的垂直位置利于形成自然的穿龈形态。解剖改良的手术引导模板帮助植体的三维植入位置。

长期成功的关键（Levine and Horowitz, 2007；Spear, 2005）。术前分析（Buser et al., 2004; Jaffin, 2007; Levine, 2007）包括完整的体检、口腔检查、依从性分析、吸烟史、详细的临床牙周、咬合和放射检查（全口X线片检查或全景片）（图10.12），以及种植位点近远中径及颊舌向宽度的详细测量。分析拾间距、对拾相应牙弓形态也是必要的，来评价可能的牙齿上部结构，必要情况下附加修复治疗、牙周手术和口内治疗来获得修复后适当的下颌咬合平面。需要拍口腔内及口腔外的数码相片，诊断模型

上拾架来正确评价患者笑线（对美学病例）、拾间距和咬合。甚至在完成所有上述诊断后，外科医生还会建议戴用放射导板进行格式化的锥形束计算机断层扫描（CBCT），观察三维空间上预期的种植位点（图10.13、图10.14）。如果在适当的三维（3D）空间植入种植体但水平骨量不足时，要同患者讨论以下的修复选择：

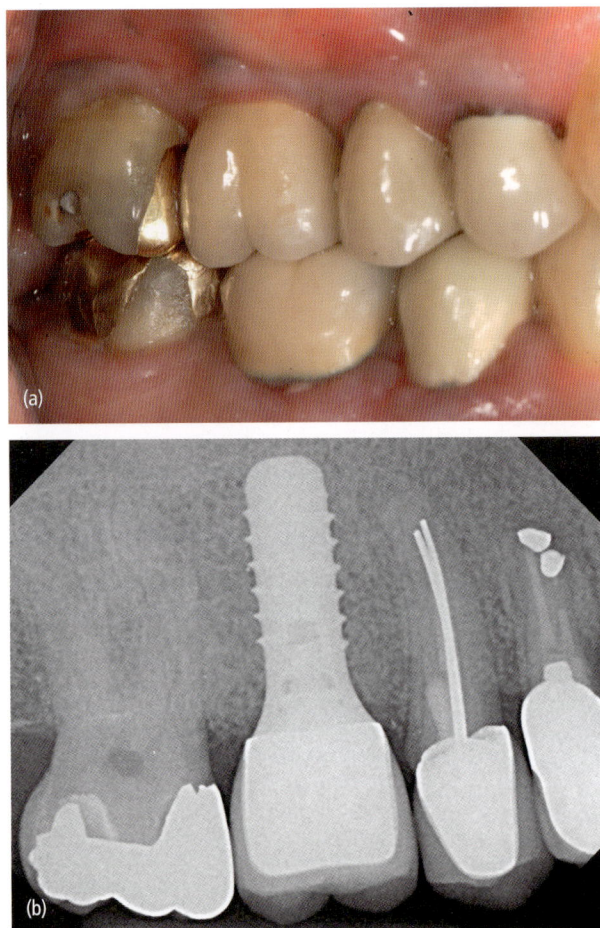

图10.11 （a）16牙的最终牙冠，临床显示17牙和16牙位周围健康的软组织。（b）最终的根尖片显示17牙和16牙根周围极佳的骨愈合以及16牙修复体的密合性。

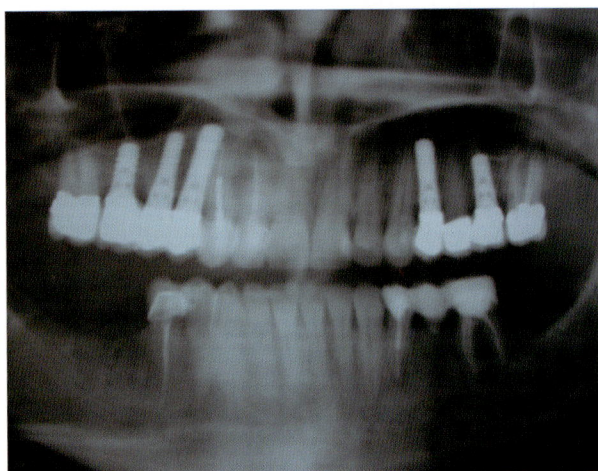

图10.12 术前全景片显示右下后牙缺失。患者为一健康女性，不吸烟。最近刚完成上颌后牙区的修复（修复医生：Zola Makrauer, Huntingdon Valley PA）。

1. 不进行种植治疗；可选择的其他方案有不进行任何处理、传统的固定冠桥修复或制作可摘局部义齿。

2. 将种植体植入在对修复不利的位置。然而，这样会导致修复效果不佳，或因为无法进行修复而需要将种植体取出。这个不理想的修复位置会造成美学效果及发音功能不良，或者治疗后不适。

3. 尝试重建/增量缺损区域，确保种植体正确的三维植入位置。可以通过应用解剖改良的手术导引模板，指导医生明确在近远中向、颊舌向及冠根向正确的三维植入位置（Buser et al., 2004; Jaffin, 2007; Levine, 2007）。

## 水平牙槽嵴增量的原则：位点的诊断

当制订水平牙槽嵴骨增量的治疗方案时，临床医生必须考虑允许种植体正确植入位置的剩余骨量，种植体获得良好的初期稳定性的骨的密度、种植体周骨缺损的形态（von Arx and Buser, 2006）。在美学区还要评价牙龈生物型和笑线这些附加因素（Buser et al., 2004; Levine. 2007; von Arx and Buser, 2006）。

## 需要水平牙槽嵴增量的常见部位

上颌前牙区常常需要水平牙槽嵴增量。这个区域往往唇侧骨板很薄，又经常会受到外伤，导致这层菲薄的骨板部分或全部丧失，愈合后遗留唇侧凹陷畸形。其他原因还有根管治疗失败，进展性的牙周炎，不可修复的牙折创伤性拔除，或牙根固连（Buser et al., 1993）。其他骨缺损的区域还常见于下颌后牙区，由于长期缺失导致牙槽嵴缩窄，或其他上述的类似原因（Buser et al., 1995; von Arx and Buser, 2006）。

当一位种植外科医生与一位潜在的种植患者交流时，在缺牙区域要做以下各项详细的临床检查，以确保成功的"修复导向"的团队合作。

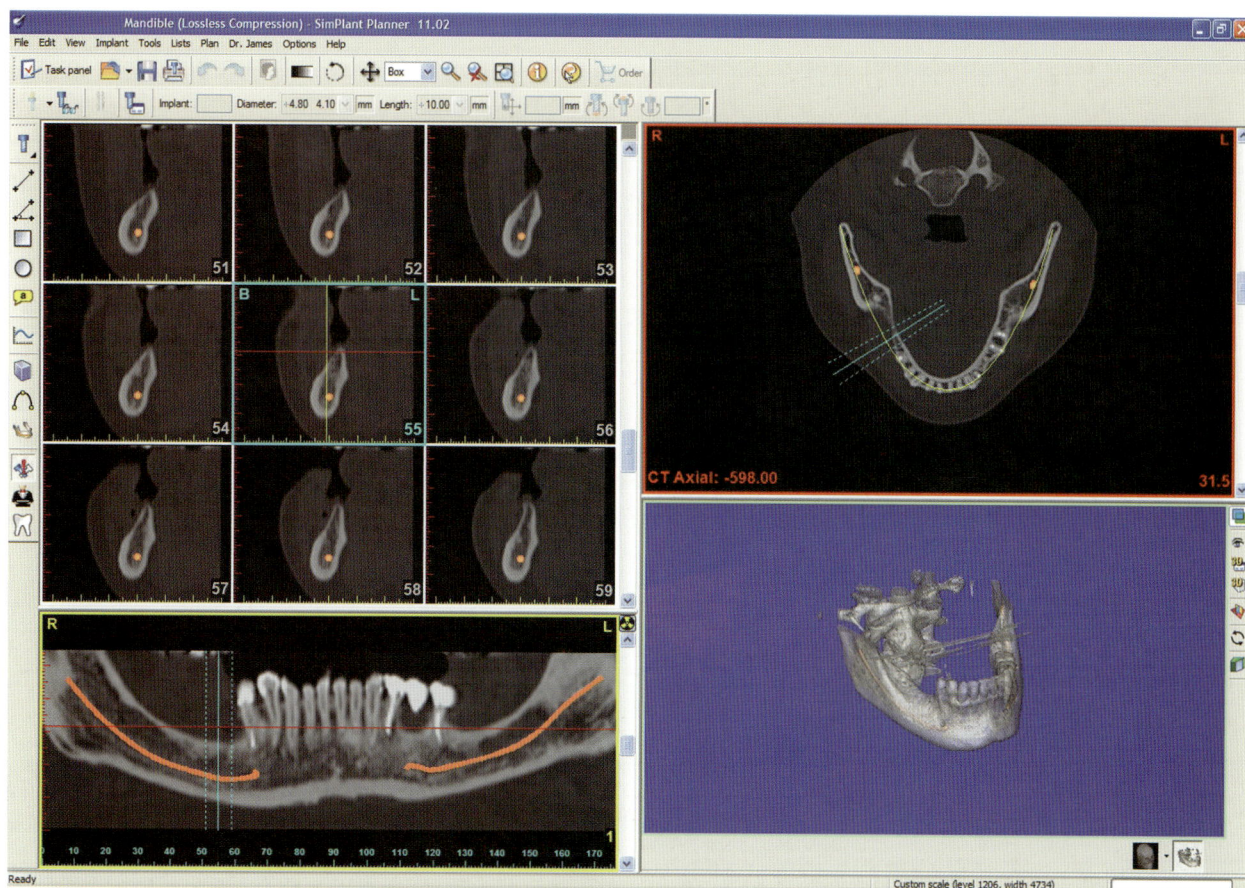

图10.13 术前设计软件（SimPlant®, Materialise, Glen Burnie, MD）显示垂直方向上右下预期种植位点46和47。

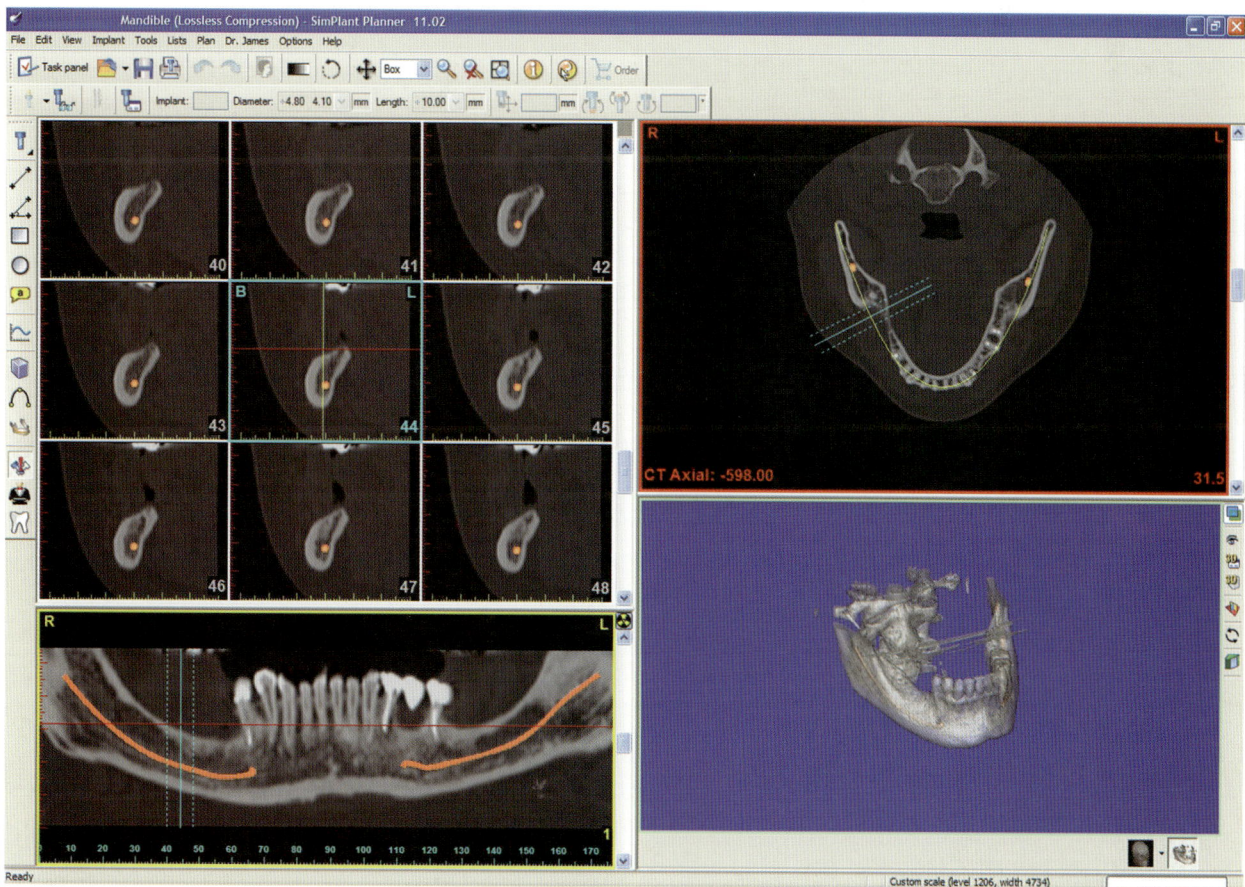

图10.14 术前46牙位的横断面显示明显的颊侧水平骨缺损，如果利用现有牙槽骨高度最佳位置植入种植体，会过于偏舌侧，不是修复可以接受的位置。

1. 仔细触诊牙槽嵴的颊舌侧判断骨的宽度。应用标准化的牙科种植体计算机断层扫描（CT）软件可以帮助医生在术前测量可利用的骨的宽度。建议患者在做扫描时戴用放射引导模板，为外科医生、修复牙医和患者提供标准的三维信息，这样对团队内的任何成员都不会有手术或修复意外的发生。否则，需要在一定程度上猜测种植体的实际位置，最终会影响修复计划和费用。我们常会看到在一些私人诊所，由于没有实行团队治疗的方式，由于对美学、发音的不满意及不适感，患者对最终的结果很失望，极不满意。我们不能没有术前修复诊断设计，而仅是在牙齿缺隙内植入一颗种植体。

2. 骨的垂直高度。要在正确的冠根向位置上植入种植体需要水平及垂直方向上的适宜骨量。戴用放射引导模板进行CT扫描有利于测量垂直骨量的差距，这在美学区至关重要。种植体植入前需在三维方向纠正骨缺损以保证最终功能及美观结果（Artzi et al., 2003; Canullo et al., 2006; Roccuzzo et al., 2007; Simion et al., 2006, 2007b, 2008）。对于剩余骨高度不足，如果在种植体植入前没有进行垂直骨增量，会导致种植体支持力不足或修复后冠根比不佳，这样的病例在术前都要进行适当的评估。

3. 剩余角化组织的量及厚度。垂直骨增量操作的关键点是手术后软组织连续的一期关闭，使得下方植骨材料的愈合不受干扰，不会由于切口线的裂开发生覆盖膜的溶解（可吸收膜）或感染（不可吸收膜）（Buser et al., 1993, 1995）。相对固定的角化组织利于缝合及外科操作，而外科医生常常会忽略这一关键点。将缝合线位于非角化的牙槽黏膜来试图关闭创口有很大难度而且预期性差。在重建骨组织缺损前有必要进行软组织增量手术修复软组织缺损，增加角化龈的量。这在下颌后牙区很常见，水平骨量不足常常伴随适宜的角化龈量不足。

4. 骨性倒凹，通过CBCT扫描或临床颊舌侧的触诊很容易发现。上颌前牙区及尖牙区唇颊侧倒凹很明显，舌侧倒凹常见于下颌后牙区，下颌前牙区有时也会有。CBCT扫描是辅助治疗设计的重要手段，可以显示上颌窦底位置，上颌窦的形状及是否健康，下颌神经位置，牙槽嵴的宽度及高度，骨性倒凹，便于测量。

总之，采用"以修复为导向"的团队合作模式，而不是猜测性的手术，可获得更加有预期的功能及美观的修复结果，患者完全满意。

## 应用GBR技术对牙槽嵴进行水平向重建的询证方案和阶段性治疗

应用GBR在水平方向上重建缺损的硬组织，及在特定的病例进行垂直向的重建，在文献中均有良好的记载（Araujo et al., 2002; Artzi et al., 2003; von Arx et al., 2001; Block and Degen, 2004; Buser et al., 1993, 1995; Canullo et al., 2006; Hammerle et al., 2008; Jovanovic et al., 2007; Levine and Horowitz, 2007; Longoni et al., 2007; Roccuzzo et al., 2007; Schwarz et al., 2007, 2008; Simion et al., 2006, 2007a,b, 2008）。相对而言，在进行种植术前水平牙槽嵴骨增量方面，GBR有更好的可预期性。然而，手术有一定的技术要求，需要精确的系统性的外科技术（Buser et al., 1993, 1995）。要想达到最佳治疗结果，要遵照下列重要的原则以确保成功（Fugazzotto, 2004）。

1. 正确的切口设计获得手术入路及最终软组织被动一期关闭，避免膜的暴露（图10.15）。

2. 彻底清除骨缺损处所有软组织残余物（图10.16）。

3. 受植区皮质骨表面钻孔至骨髓，激活骨形成，开放骨髓腔，促使血管快速生长，确保快速再血管化及植骨材料改建（图10.17）。

4. 通过使用颗粒状或块状植骨材料（自体骨，同种异体骨或异种骨材料）稳定血凝块及维

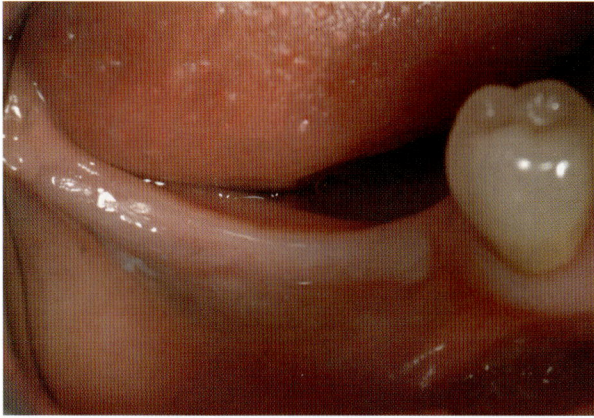

图10.15　治疗前手术部位的临床状况。有适当的角化龈，有利于GBR手术后的创口缝合。牙槽嵴明显偏舌侧。

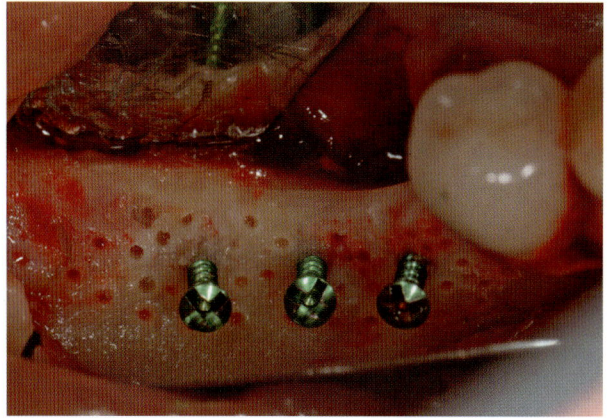

图10.17　用超声骨刀OP4工作尖在充足的水冷却情况下，制备大量穿通至骨髓的小孔。建议在放置植骨材料前完成骨膜的松解。

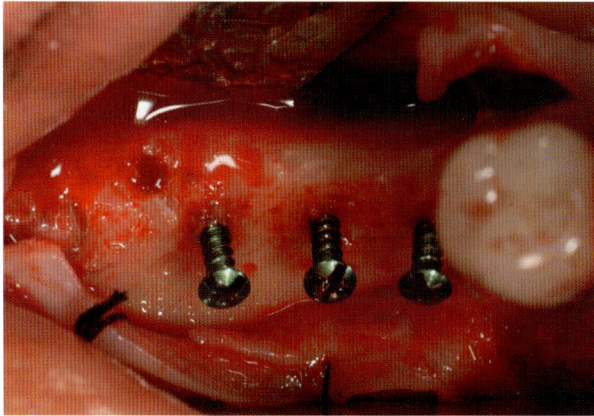

图10.16　仔细去除骨表面的肉芽组织，植入3个7mm的Lorenz帐篷螺丝（Biomet, Jacksonville, FL），超出骨嵴3～4mm。2mm宽度的牙槽嵴相对于45牙位的舌尖过于偏舌侧。

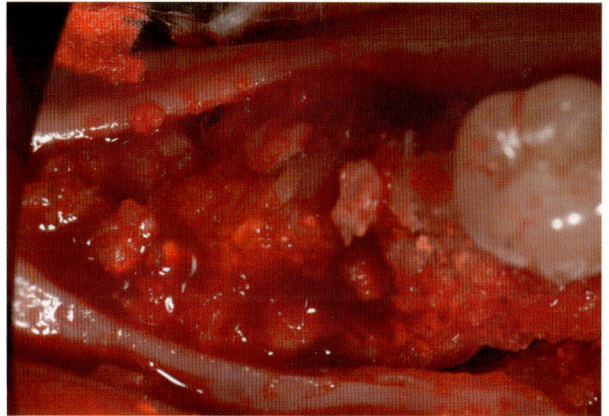

图10.18　从热水浴内取出冻干Regenafom®，并放置到位。

持空间。这有助于防止膜的塌陷和丧失潜在的再生空间（图10.18）。

5. 应用帐篷螺丝作为辅助维持空间的装置（图10.16、图10.17）。

6. 应用良好塑形及稳定固定的膜（可吸收或不可吸收）保护血凝块和植骨材料。将膜与周围骨充分贴合，防止非骨源性细胞竞争长入缺损区域。这常常需要使用固位钉防止膜的

微动，保证膜下方达到骨愈合而不是软组织愈合（图10.19）。

7. 通过适当的减张切口，水平褥式及间断缝合达到软组织无张力一期关闭（图10.20）。

8. 根据所用的植骨材料等待至少4～8（异种骨）个月足够长的愈合时间（图10.21～图10.30）。

9. 手术后愈合阶段要控制表面受到的压力。

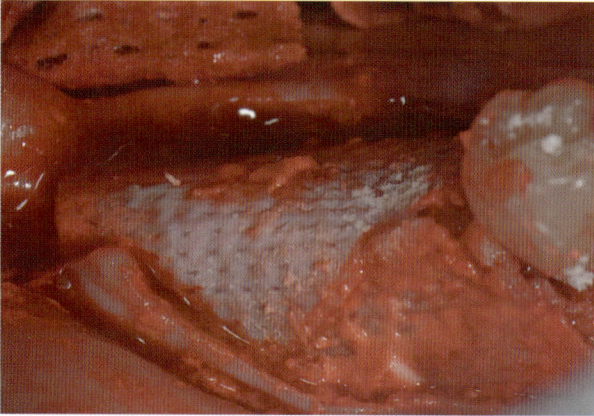

图10.19    覆盖Ossix®Plus膜。放置前将膜用无菌盐水充分湿润，之后塑形盖在硫酸钙粉的上方。这个病例没有用外科钉，因为膜湿润后很易放置，不会复形。根尖方向的水平褥式缝合可起到与外科钉类似的作用使膜稳定。

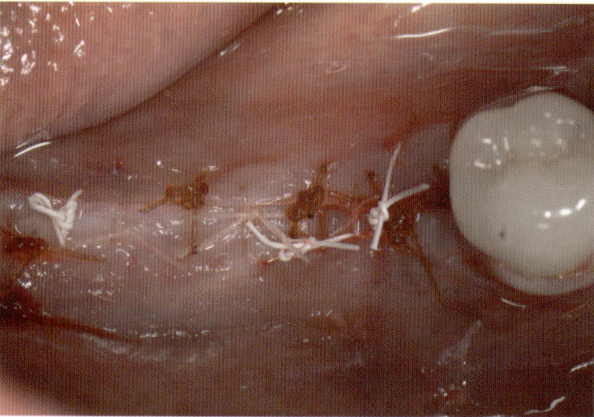

图10.22    术后8个月临床照片。与图10.15相比，在愈合期间内切口关闭良好。

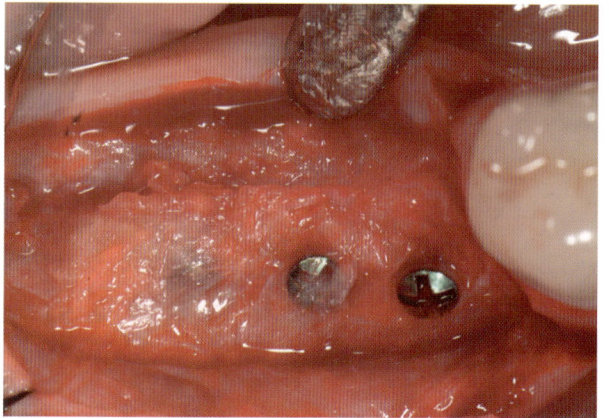

图10.20    用4-0 PTFE（水平褥式及间断缝合）、4-0肠线（间断缝合）和6-0 Vicryl®（间断缝合）缝线无张力关闭伤口。翻瓣前要小心做最初的牙槽嵴顶切口，使得在缝合时颊舌侧都有角化组织。

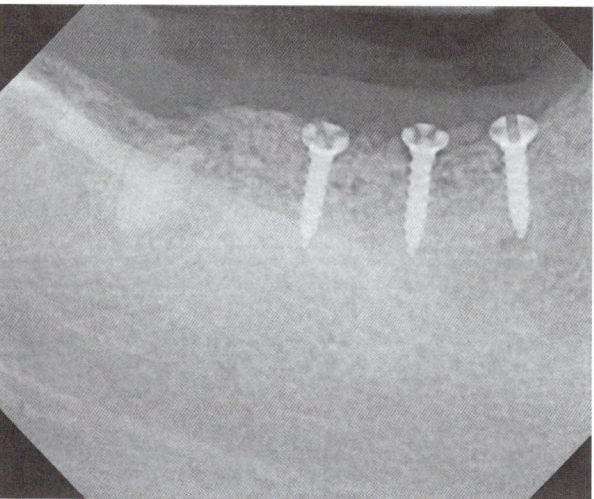

图10.23    良好的水平骨愈合被证实。切口略偏舌侧，尽可能增加颊侧角化组织。在45远中做保留牙龈乳头的切口。骨再生完全，将最远端的帐篷螺钉完全覆盖。将Ossix®Plus膜的大量残存物去除。在宿主骨与重建骨之间有明显的分界线，这是由于膜沿着宿主与移植骨分界线塌陷。牙槽嵴宽度有7mm，指示水平骨重建量有5mm。

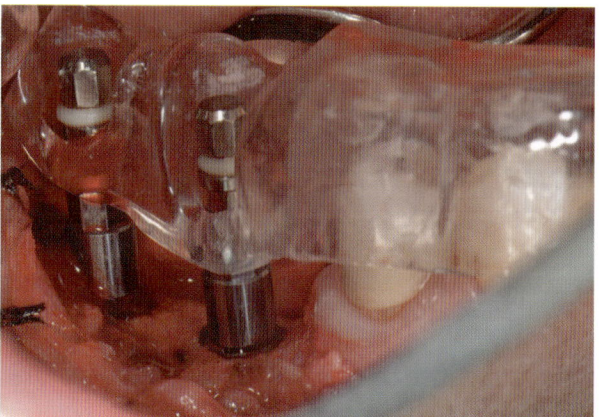

图10.21    6个月时右下象限（LRQ）的X线片。显示垂直高度也有增加。同图10.12、图10.13相比。

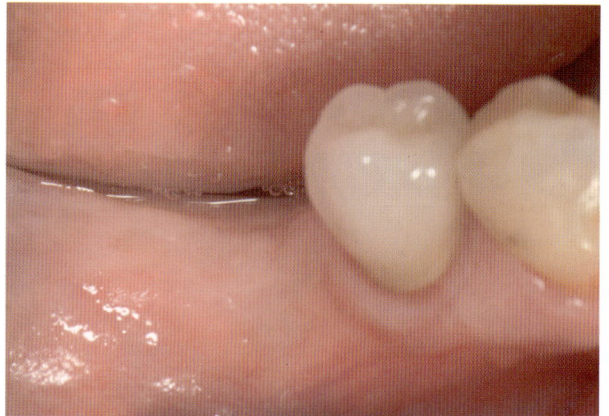

图10.24    在解剖改良的手术引导模板帮助下实施修复为导向的种植体植入。

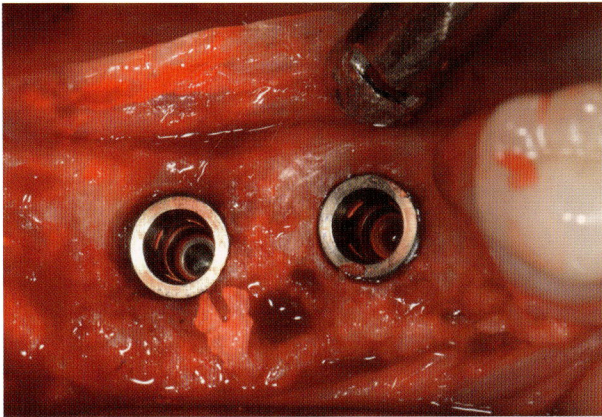

图10.25　植入骨水平常规颈（RC）Straumann® SLActive®种植体（Straumann Andover, MA）（46牙：12mm×4.8mm；47牙：10mm×4.8mm）。植入前舌侧骨嵴去除大约1mm。用环钻在2颗种植体之间偏唇侧区骨做病理。骨质属于2类骨。同图10.16、图10.17相比。

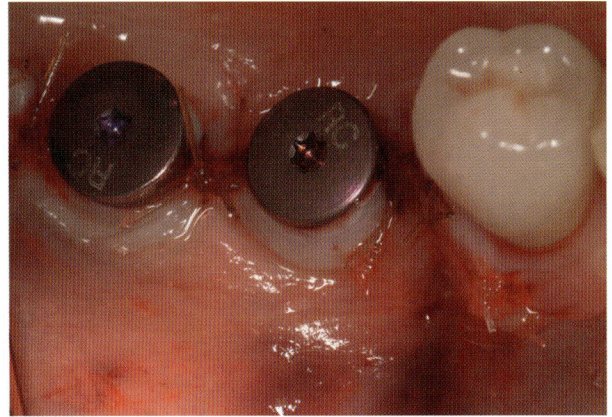

图10.26　安装锥形愈合基台后用4-0铬肠线缝合。注意唇侧有适量的角化组织，这与预先的切口设计有关。

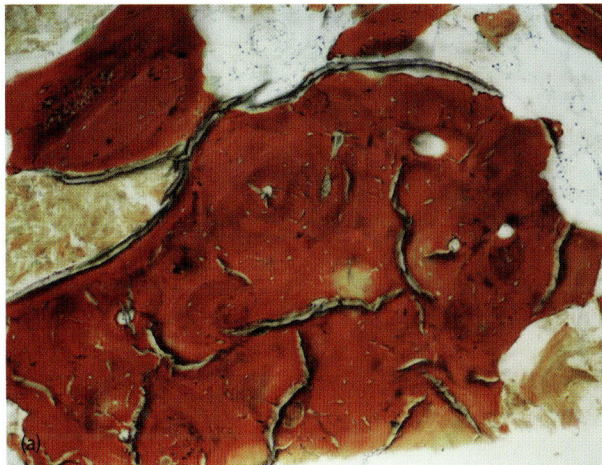

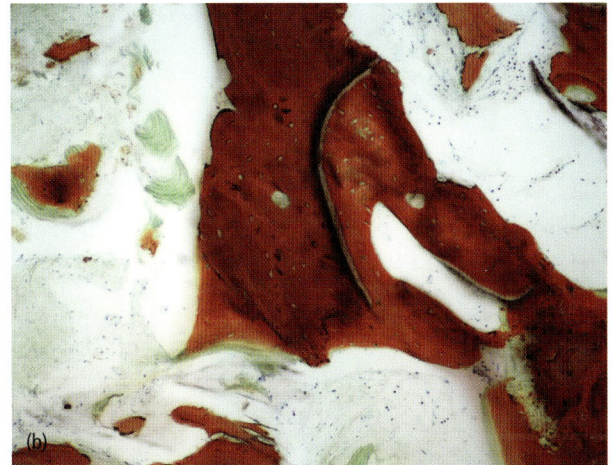

图10.27　（a，b）二期种植体植入时在种植体之间偏唇侧用环钻取的骨标本的组织学切片。骨占42%的区域，其中30%为活性骨。同种异体骨量占70%。标本中大部分为同种异体植骨材料，后者主要为矿化同种异体骨和少量脱矿异体骨。在高倍视野（×2.6H），大量的骨几乎都是矿化同种异体骨。左上角是一小片矿化异体骨，呈现浅红色，被新生骨所包绕。（b）2.8H视野显示中心区的一小块矿化异体骨被新生骨包绕。（感谢明尼苏达大学口腔医学院硬组织研究实验室的Michael Rohrer医生和Hari S. Prasad高级研究员所做的不脱钙组织学处理和所取样本的分析）

作者强调的一个关键点是在操作时隔离唾液的重要性，有助于预防术后并发症。这在下颌后牙区尤其重要。在操作时需要3个椅旁助手：第一个在标准位置上吸唾和牵拉；第二个位于患者前方牵拉舌头，确保舌侧与唾液隔离保持干燥；第三个职责是为术者准备好他/她在操作中需要的所有再生材料。为了很好地记录这些病例，也需要多于1个以上的助手辅助牵拉以及用气枪在摄影反光板上吹气防止镜面起雾。

## 骨移植材料的选择

口腔内及骨科手术需要骨移植时，自体骨被认为是植骨材料的"金标准"；它有骨传导和骨引导的功能，同时含有骨细胞，可以高效成骨（Gazdag et al., 1995; Newman et al., 2008; Vacccaro, 2002）。不幸的是，应用自体骨移植物常会造成供区并发症，附加操作延长手术时间，以及骨量及骨质不稳定等患者相关不确定因素（Fugazzotto，2004；

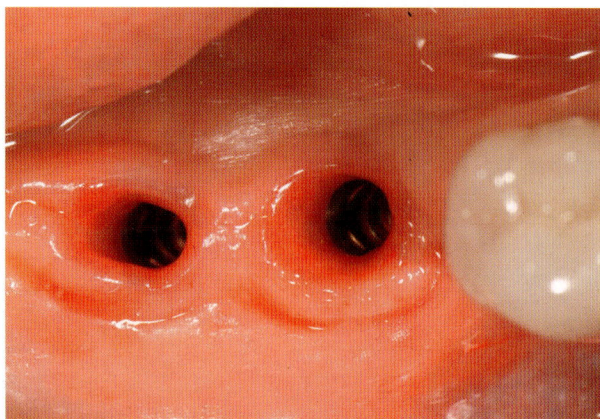

图10.28 6周后2颗骨水平种植体周围软组织愈合非常好。本次就诊使用2颗种植体安装携带器后用Straumann扭力扳手（Straumann, Andover, MA）35N·cm的反转扭矩显示种植体稳固，成功骨结合，之后修复医生开始修复阶段治疗。

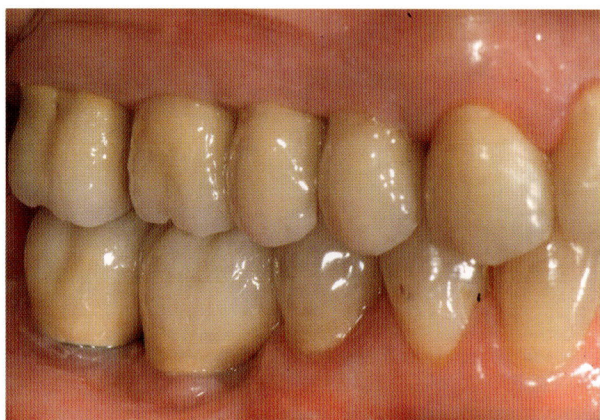

图10.29 完成后的修复体：46和47牙单冠修复［修复由Zola Makrauer Huntingdon Valley医生完成，技工由南安普顿的Benchmark牙科工作室的技工室完成（Robert Burns）］。

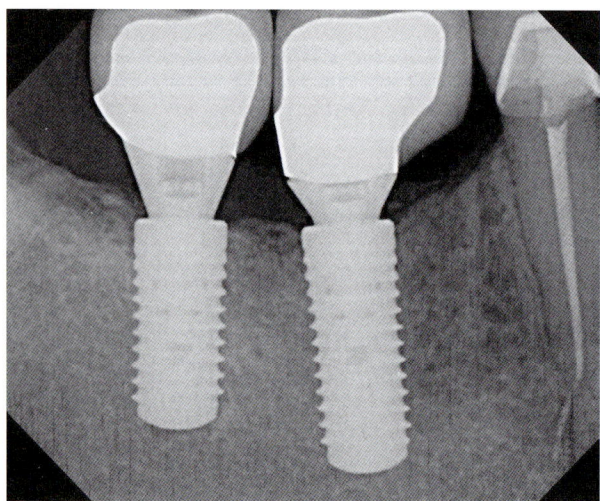

图10.30 46和47牙修复后X线片，显示非常好的骨愈合及修复体密合度。

Gazadag et al., 1995; Longoni et al., 2007; Newman et al., 2008; Ruskin et al., 2001; Vacccaro, 2002）。因而，有人提出自体骨与非自体骨移植物相比哪一个性价比更高的问题。在不用膜治疗时，自体骨确实是更好的选择；然而，考虑到精细外科手术的要求，除了再生和移植物结合速度快以外，自体骨移植没有其他优点。放在膜下方的非自体骨移植物与自体骨移植物的愈合相当。因而，临床医生必须问这样一个问题："自体骨移植物可加速愈合的特点是否意味着高的性价比？"如果供骨区与需要水平骨增量的区域位于同一象限，答案也许是肯定的；但如果需要开辟第二术区，这么做是否是正确的就比较难回答（Fugazzotto，2004）。

理想的骨替代材料应具有生物相容性，生物可吸收性，骨传导，结构与骨类似，易操作及性价比高这些特点。同种异体和异种骨（Artzi et al., 2003; von Arx et al., 2001; Canullo et al., 2006; Hammerle et al., 2008; Longoni et al., 2007; Simion et al., 2006, 2007a, b）同自体骨相比，有几个潜在的优势。可获得无限量的相同质量的移植材料，不存在颏部或升支取自体骨时可能造成的并发症。同种异体骨可以是冷冻或冻干的形式，可制作为皮质骨、皮质松质骨或松质骨移植物。

Regenaform®（Exactech, Gainesville, FL）是经鉴定注册的，有脱矿骨基质［脱矿冻干同种异体骨（DFDBA）］，生物惰性载体基质（明胶），非脱矿皮质和松质骨屑（比例是80%松质，20%皮质）。Regenaform已经在人体临床研究做过评价，结果表明它可诱导骨形成（Levine and Horowitz, 2007; Longoni et al., 2007; Newman et al., 2008; Ruskin et al., 2001; Vacccaro, 2002）。应用Urist模型每一份材料均被证明有骨诱导的能力。从每一份材料中均取出一些样品植入到大鼠的肌间隔内，4周后通过放射检查、组织学及解析分析均可检测到异位成骨。仅有符合这个标准的材料才会被分销。

临床应用的适应证包括牙槽嵴骨增量，拔牙窝的牙槽嵴保存/位点保存，上颌窦提升，牙周缺损，颅颌面骨增量，牙根切除，根尖切除，囊肿摘除和肿瘤切除。由于它的可塑性强，这个材料比自体骨块更容易快速塑形，可以填满整个骨缺损。使用稳定的膜或钛网（通过钉或骨螺丝固定）有助于消除微动，促进骨愈合（Caton，2004；Clagett，2007；Levine and Horowitz，2007；Ruskin et al.，2001）。Fontana等的最近一项研究中，5位患者采用自身对照的研究方法，结果表明使用这种材料覆盖聚四氟乙烯膜进行牙槽嵴垂直骨增量，同使用自体骨屑相比，取得了类似的结果。组织形态测量分析表明使用Regenaform（实验）组矿化骨的平均百分比为32.98%（标准差：8.27%），自体骨屑（对照组）组百分比为34.13%（标准差：11.13%）。这个数据与Simion等用自体骨及钛加强的ePTFE膜进行垂直向牙槽嵴骨增量所得的结果一致，后者矿化骨的平均百分比为36.6%（标准差：11.86%）。结论为：使用异种骨基质（Regenaform）结合钛加强的ePTFE膜在对严重萎缩的牙槽骨进行垂直骨增量治疗方面，其有效性等同于使用自体骨屑进行GBR。使用这种骨替代材料的优点是在进行牙槽嵴垂直向骨增量时，不需取自体骨，从而降低了手术的侵袭性及供区的并发症（Fontana et al.，2008）。

## 膜的选择

### 不可吸收膜

配合骨内种植体的GBR手术使用的膜应该是安全有效的，应具备下列特定的关键指标以利于使用：生物相容性，细胞阻隔性，能与宿主组织结合，临床可操作性，以及维持空间的功能（Hardwick et al.，1994）。第一种在临床使用的膜材料是ePTFE，它经广泛的实验研究检测，在临床应用广泛（Becker and Becker，1993；Buser et al.，1993，1995；Cortellini and Tonettie，2000；Fontana et al.，2008；Hammerle and Jung，2003；Hardwick et al.，1994；Jovanovic and Nevins，1995；Karring and Cortellini，1999；Simion et al.，1998）。第一代膜都是疏水性，不可吸收，需要第二次手术取出。此外，ePTFE膜操作较困难，需要固定以防止微动，微动会造成软组织愈合而不是预期的骨愈合（Hammerle and Jung，2003）。之后，出现了钛加强的膜，它

是由两层ePTFE膜中间夹一层钛支架组成（Fontana et al.，2008；Hammerle and Jung，2003；Jovanovic and Nevins，1995）。钛加强的ePTFE膜仅用于特殊的适应证，例如大的骨缺损，颊侧骨板部分或全部缺失的拔牙创骨缺损，垂直向牙槽嵴增量在嵴顶上方成骨需要一个坚固的膜来维持空间同时可以获得软组织的关闭（Canullo et al.，2006；Hammerle and Jung，2003；Jovanovic and Nevins，1995；Simion et al.，1998，2006，2007b，2008；Tinti et al.，1996）（图10.31～图10.53）。在用ePTFE不可吸收膜时，切口设计和瓣

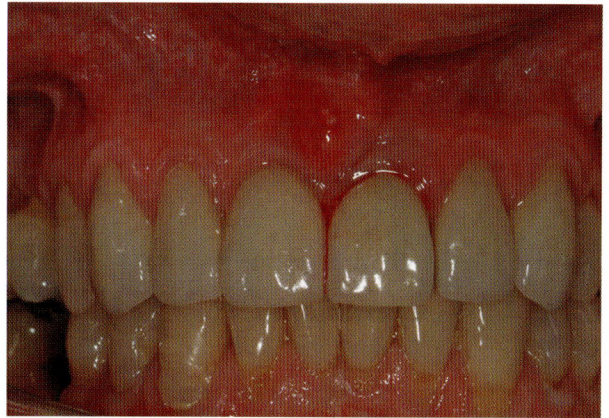

图10.31  健康男性，55岁，不吸烟，21牙唇侧肿胀。近期，患者在咬物时此区域有外伤。21牙有一个烤瓷全冠，另外5颗前牙最近做了瓷贴面修复。21牙探诊深度接近根尖（>10mm）；怀疑根尖1/3有根纵裂。

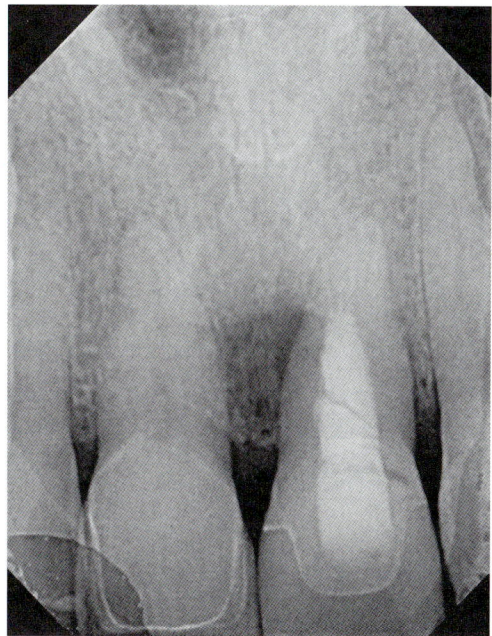

图10.32  治疗前根尖片显示21牙根中1/3折断伴有严重的骨吸收。

患者：_____                    种植美学风险评估

| 美学风险因素 | 低 | 中 | 高 |
|---|---|---|---|
| 全身状况 | 健康，无免疫系统缺陷 | | 免疫功能减退 |
| 吸烟习惯 | 不吸烟 | 轻度吸烟<br><10支/天 | 重度吸烟<br>>10支/天 |
| 患者美学预期 | 低 | 中 | 高 |
| 笑线 | 低 | 中 | 高 |
| 牙龈生物型 | 低贝状<br>厚 | 中贝状<br>中厚 | 高贝状<br>薄 |
| 牙冠形态 | 方圆形 | 轻度三角形 | 三角形 |
| 种植部位的感染 | 无 | 慢性 | 急性 |
| 邻牙的骨水平 | 距接触点≤5mm | 距接触点5.5~6.5mm | 距接触点7mm |
| 邻牙的修复状态 | 天然牙 | | 修复体 |
| 缺损间隙 | 单牙≥7mm | 单牙≤7mm | 2个或更多牙位 |
| 软组织解剖 | 软组织完整 | | 软组织缺损 |
| 牙槽嵴骨解剖 | 无骨缺损 | 水平骨缺损 | 垂直骨缺损 |

**图10.33** 种植美学风险评估。
（来源：ITI治疗原则第一卷——美学区的种植治疗。单牙修复。Buser D, Belser U, Wismeijer D, eds. 2007, p. 20；精粹出版公司；经作者同意转载）

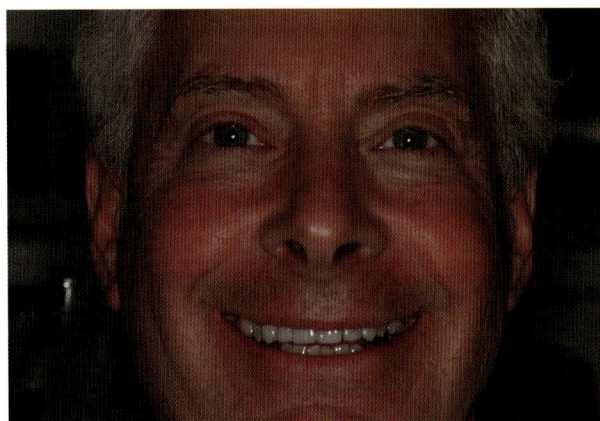

**图10.34** 笑线美学分析：低笑线。患者有较高的美学要求，术后不愿意更换邻牙的贴面，局部多量的骨缺失，薄贝状的牙周类型，水平骨嵴伴嵴顶垂直向的骨丧失。基于以上因素，术前同患者谈话交代有中到高度的美学风险。患者被充分告知术后可能的并发症并且接受预期的治疗方案。

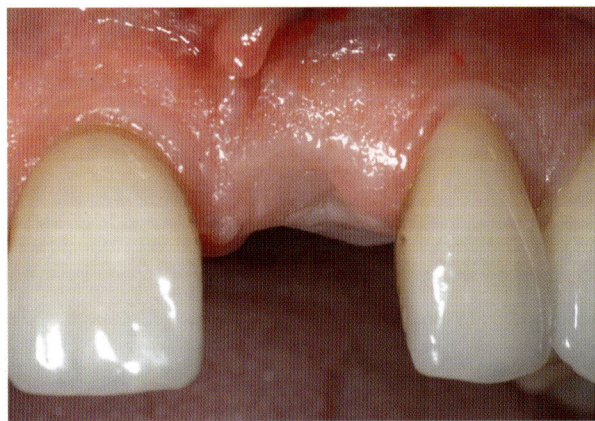

**图10.35** 21牙拔除后8周。显示软组织凹陷。采用EX1、EX2超声骨刀头（Mectron, Carasco, Italy）不翻瓣以最小创伤拔除21牙，并放置腭部来源的带上皮的软组织瓣来维持角化龈的量。

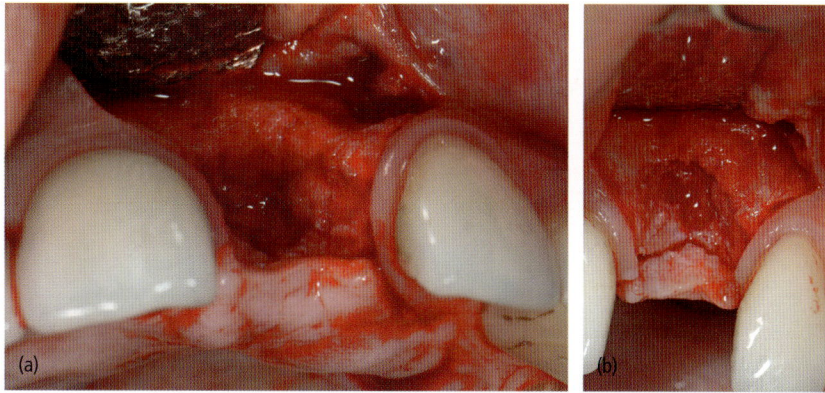

图10.36　（a，b）保留牙龈乳头切口及两侧斜行垂直松弛切口延伸至牙槽黏膜，使得关闭创口时切口线远离膜的边缘。水平骨的缺损接近拔牙窝的根尖区。高度方面也有少量的垂直向牙槽骨的吸收。建议此时，在放置植骨材料前，对颊侧瓣完成骨膜的松解切口。此切口需要延伸至两侧垂直松弛切口的下方，以适当游离颊侧瓣获得无张力的关闭。

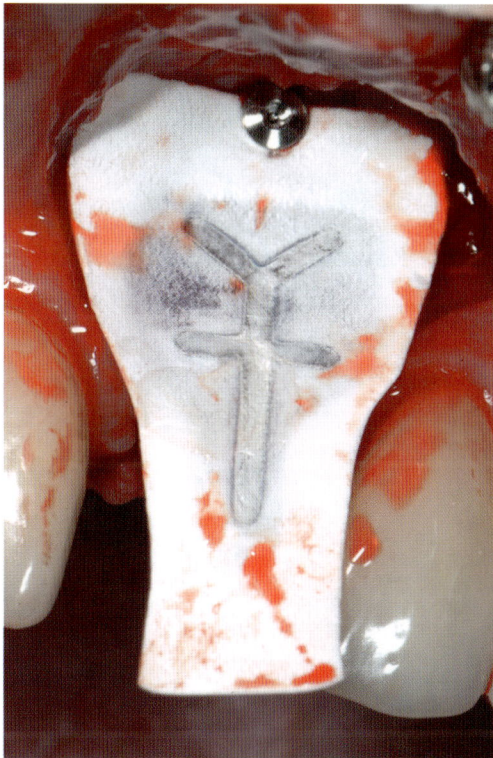

图10.38　从加热的水浴里取出的冻干Regenaform®，很易成形，表面覆盖硫酸钙，利于骨愈合及操作。

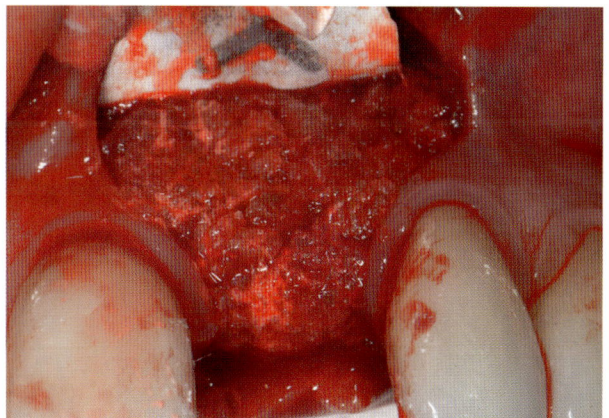

图10.37　覆盖根据缺损修剪好的GORE–TEX®ePTFE膜，要延伸至缺损外侧3mm并轻微接触，保留的牙龈乳头位于两侧。ePTFE膜用来同时治疗水平以及垂直向牙槽嵴缺损，为垂直骨高度的获得提供更好的支持。由于冠方的腭侧骨非常薄，担心会穿透腭侧骨壁，没有使用外科帐篷螺丝。根尖位置用一外科钉固定膜，同时舌侧也用类外科钉，这些钉在植入种植体时连同膜一起去除。建议在放植骨材料前放置膜，并在唇侧用钉固定，最后将膜折向舌侧并用钉固定，由此尽量减少对植骨材料的干扰。

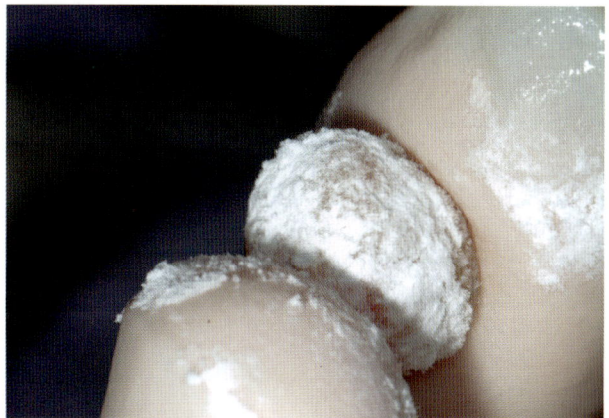

图10.39　用钉固定的ePTFE膜先向后折起利于放置骨移植材料，之后在垂直及水平方向上折回就位。作者建议用外科级的硫酸钙粉混入及包在骨移植物表面，有利于移植材料的稳定及填入缺损区。

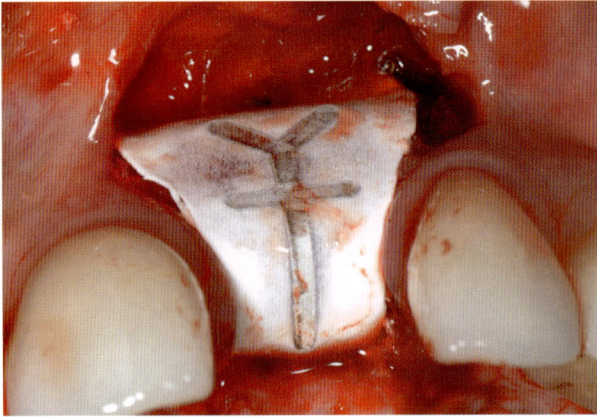

图10.40　覆盖ePTFE膜，塑形钛支架使其隆起贴附于Regenaform®骨移植材料上方，尖端折入腭侧骨膜瓣的下方。用单个的舌侧钉完全固定膜。

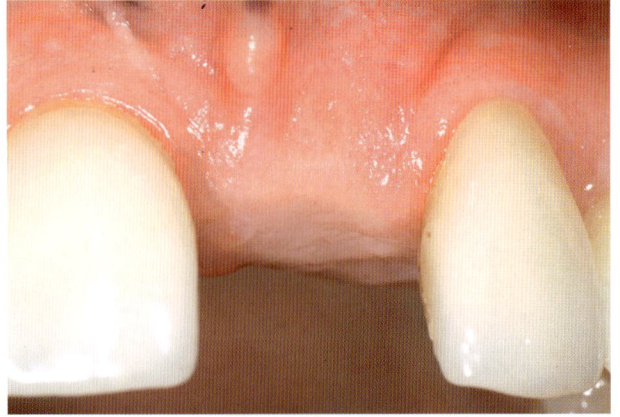

图10.43　术后6个半月，种植体植入当天。愈合期切口线始终封闭。临床可见三维方向上均有适宜的外形，没有发现软组织瘢痕。

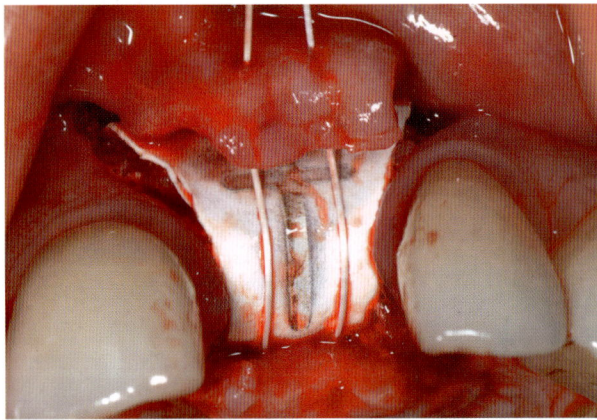

图10.41　最开始用4-0 PTFE缝线做水平褥式缝合。通过这第一针缝合将颊侧瓣拉到位，确保预期的无张力关闭创口。在放置植骨材料前做水平骨膜松解，延伸至两侧垂直切口处，使颊侧瓣充分游离。

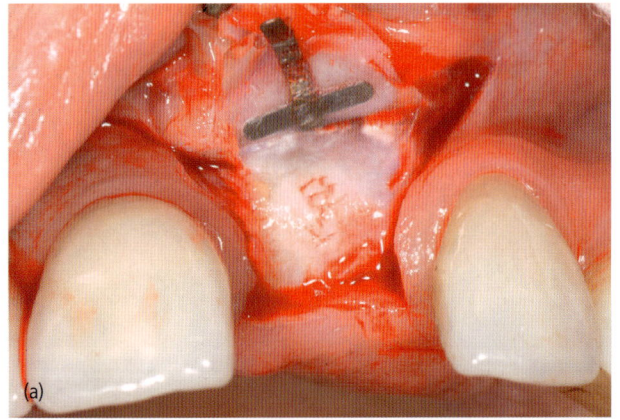

(a)

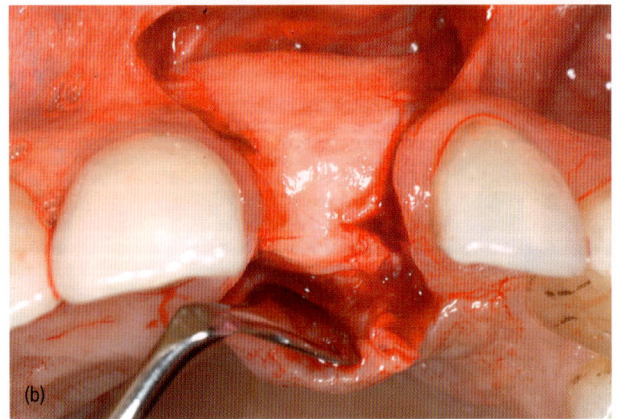

(b)

图10.44　（a，b）保留龈乳头切口以防止邻间组织吸收。翻瓣时发现ePTFE膜由于有结缔组织长入而附着在颊侧瓣上。这种愈合方式是由于ePTFE膜材料有大的孔隙所致。仔细地锐性分离使ePTFE从瓣脱离，如图中所示。

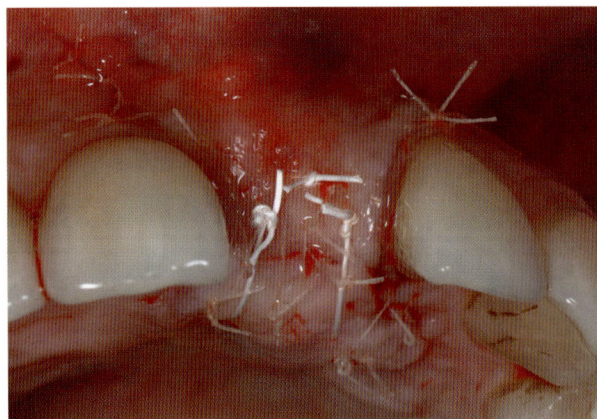

图10.42　用2针附加的4-0 PTFE线以及多针合成可吸收（Vicryl）线完成无张力关闭伤口。垂直松弛切口用6-0/7-0缝线缝合以避免术后切口线瘢痕，后者的形成是由于大直径的缝线及组织对位不良。

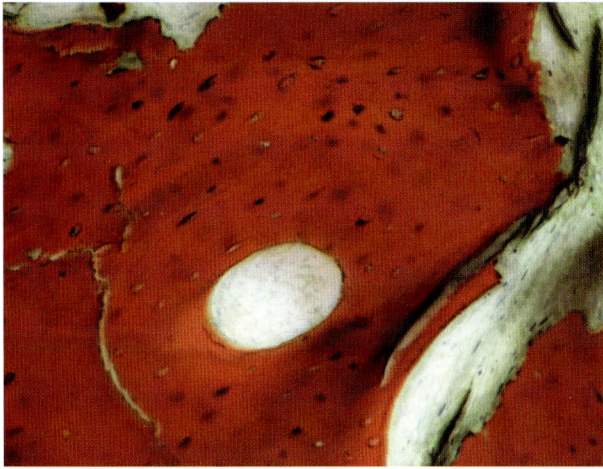

图10.45　临床可见获得了完全的牙槽嵴重建。愈合的骨比较坚硬，属于2类骨质。植入种植体时用环钻取骨做组织学分析。骨标本显示39%的区域为骨，其中42%为活性骨。异种植骨材料的量为58%。×1.5H图像显示大块的矿化同种异体骨上方有新骨形成。再上方是脱矿同种异体骨，没有再矿化的迹象（感谢明尼苏达大学口腔医学院硬组织研究实验室的Michael Rohrer医生和Hari S. Prasad高级研究员所做的不脱钙组织学处理和所取样本的分析）。

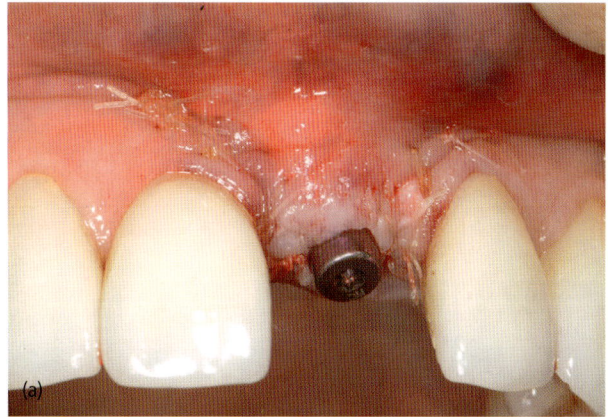

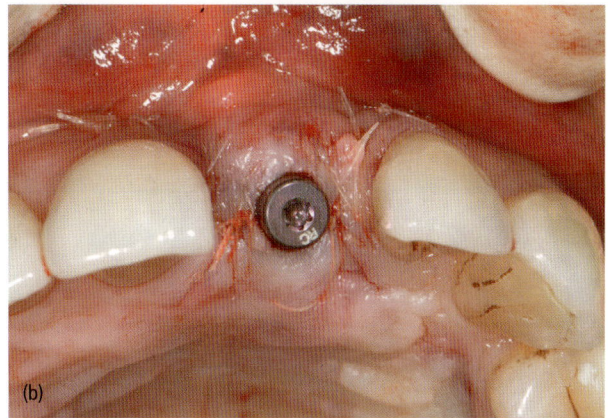

图10.46　在解剖改良的手术引导模板帮助下，在适合修复的位置植入Straumann®常规颈（RC）骨水平4.1mm×10mm SLActive®种植体（Straumann, Andover, MA）。显示颊侧有2mm厚、腭侧有3mm厚的新生骨量。需要将骨垂直方向上贝状成形使种植体不会植入过浅。骨的修整标准是解剖改良的导板颊侧正中的下缘与骨嵴之间留3~4mm的距离。折断修复空间使得骨水平种植体可以形成适当的穿龈轮廓。测量重建的牙槽骨嵴水平宽度为7~8mm。

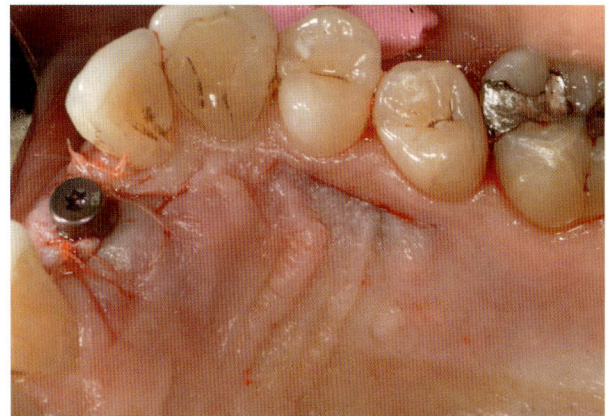

图10.47　（a，b）安装6mm瓶颈状愈合基台。这个设计不对唇侧组织提供足够的支持，牙龈边缘可以不受压力的愈合。从24、25牙位腭侧取结缔组织移植物，缝合于颊侧瓣下，对唇侧提供更多的支持以利于最终的美学。8周后此基台被锥形的愈合基台取代，会挤压唇侧组织，造成暂时性的软组织发白。这有助于对组织提供支持，很快戴用有着正确穿龈轮廓的螺丝固位的临时修复体。尽管植入扭矩超过了35N·cm，但由于种植体完全在100%的移植/骨重建区，建议等6~8周再进行负重，尽可能避免即刻负重。

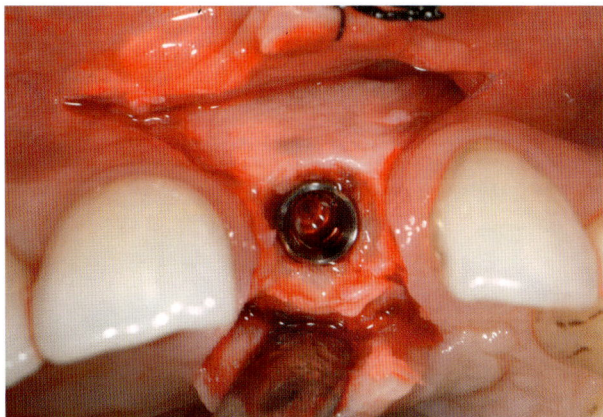

图10.48　左上前磨牙腭侧取上皮下结缔组织。此部位有理想的组织厚度，同时不用担心会损伤鼻腭神经。

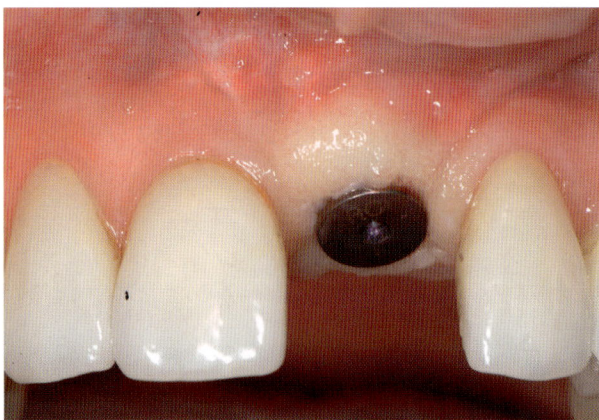

图10.49 种植体植入后8周，将尺寸小的愈合基台换为锥形愈合基台，开始挤压唇侧组织，为戴用螺丝固位的有理想龈下轮廓的临时修复做准备。在取下最初的愈合基台后，在龈下涂抹表面麻醉剂，再将锥形愈合基台缓慢旋入。几分钟内牙龈的发白逐渐恢复。将此图与图10.43比较，可以发现邻间的软组织高度得以维持，这是通过上述精细的切口设计及瓣膜操作实现的。

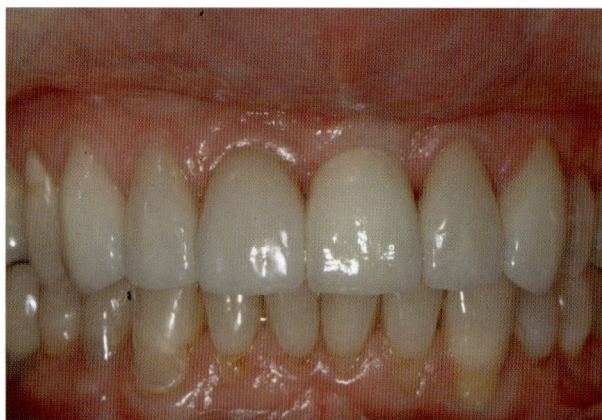

图10.51 21牙的最终修复（修复由南安普顿 PA 的Rob Sattler医生完成，技工由南安普顿的Benchmark牙科工作室的技工室完成）。使用Straumann Etkon氧化锆个性化基台作为永久基台。

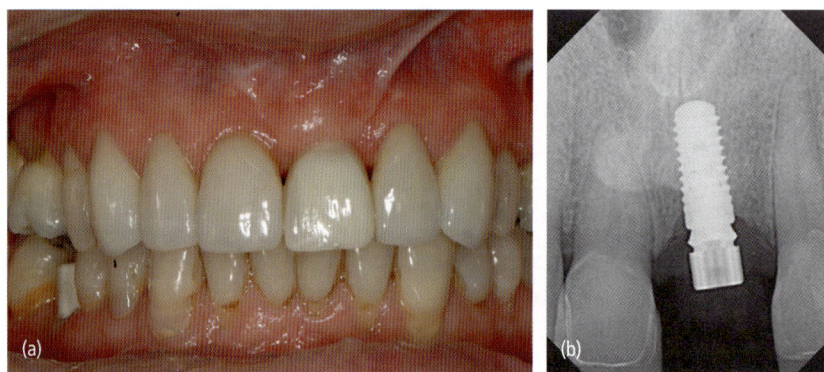

图10.50 螺丝固位的技工室制作的临时修复戴用3周。技工仔细调改龈下外形，为最终修复形成理想的穿龈形态。由种植体到龈缘的颊侧龈下外形是平坦的，之后在颊侧凸起（与11牙的龈上轮廓相匹配），并对邻间隙的牙龈乳头提供支持。美学区域的临时修复被用作永久冠的蓝图，之后用计算机辅助设计/辅助制造（CAD/CAM）的技术进行复制，再加工氧化锆基台［修复由南安普顿 PA 的Rob Sattler医生完成，技工由南安普顿的Benchmark牙科工作室的技工室完成（Robert Burns）］。

的处理有一定的要求，此技术存在伤口裂开、膜外露、受植部位感染的风险，引起患者并发症增加，如果膜在组织成熟前被去除，则组织修复量会减少。进而软组织退缩，在美观区造成术后效果不佳（Augthun et al., 1995；Chiapasco et al., 1999；Murphy, 1995）。这些外科并发症在20世纪90年代鼓励生物可吸收膜的研究和制造，并在现在还在应用。

作者在大的拔牙位点缺损并且软组织不可能关闭的情况下，使用经过改进的Teflon不可吸收膜。

高密度的100%纯化的PTFE，细胞几乎是不可渗透的（空隙<1.36μm）。这种第二代不可吸收膜易于完整取出（3~4周时），不需要麻醉（图10.1~图10.11）。多孔性的ePTFE膜容易细菌侵入，常常结合于组织内不易被完整去除。ePTFE膜仅用于手术时可以达到软组织无张力一期缝合的情况下（表10.1）。

### 生物可吸收膜

生物可吸收膜似乎解决了上述各种问题（表

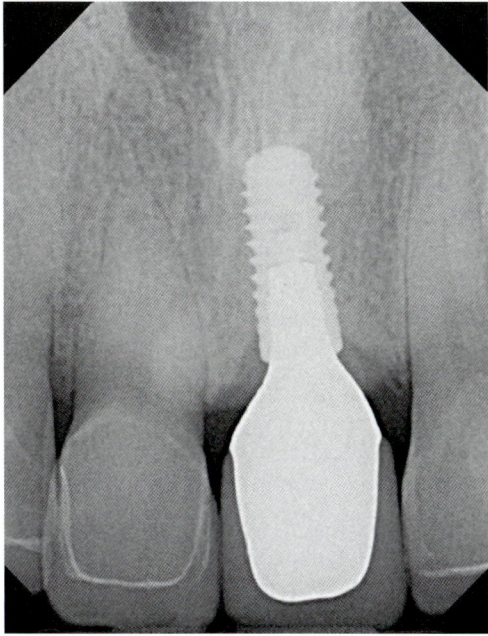

图10.52 21牙修复后X线片。

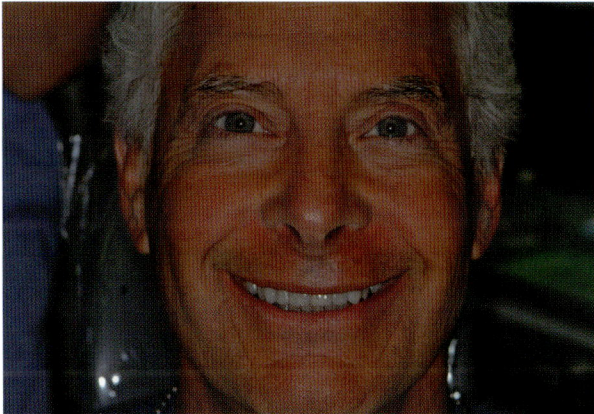

图10.53 最终微笑像（低笑线）。

表10.1 第二代高密度，100％纯ePTFE不可吸收膜（Cytoplast）和TefGen-FD，同第一代ePTFE（GOTE-TEX）不可吸收膜比较，在牙槽窝保存治疗中的优点

细菌几乎不可侵入（空隙<1.36μm）

不需要推进瓣膜及创口的一期关闭，这样可以在牙龈愈合中增加角化附着龈的量

在牙槽嵴保存中可得到预期的骨再生

通常在3~4周时整片去除，不需局麻

易操作；柔软、可折叠，不需外科钉固定（除非使用钛增强的类型）

对医生及患者均有高的性价比

表10.2 同ePTFE相比，可吸收膜的优缺点

可吸收膜的优点：

膜不需去除

性价比高

在一期GBR治疗成骨不全时，可在二期手术灵活使用治疗仍存在的裂隙或穿通性的骨缺损。手术医生可常规使用愈合基台或临时修复，而不必担心膜的感染或取出，导致组织退缩，影响美观。

降低患者的并发症，不像使用不可吸收的ePTFE膜那样，需要将膜早期取出。

可吸收膜缺点：

不同类型的可吸收膜（例如交联或非交联类型）降解速度有很大的变异性，因而膜可发挥作用的时间不确定。膜能否维持足够长的时间以获得预想的GBR效果还是个疑问。

膜的吸收过程：是否会干扰伤口愈合和GBR？

需要为膜提供支持，维持潜在的再生空间。应用骨移植材料，使用或不使用帐篷螺丝防止膜的塌陷，再生空间减少，后者会导致临床骨再生量的减少。

来源：引自Hammerle和Jung(2003)；得到John Wiley & Sons公司的允许。

10.2）。一般来说，同不可吸收膜相比，生物可吸收膜有更加稳定的软组织愈合。胶原有化学趋化性和血小板聚集特性，可自然吸收。然而其屏障功能及吸收时间在不同膜之间有较大差别，从而限制了它的功能及再生潜能（Hammerle and Jung, 2003; Owens and Yukna, 2001; Stavropoulos et al., 2004; Zellin et al., 1995; Zitzmann et al., 1997; Zhao et al., 2000）。

此外，生物可吸收膜也没有维持足够空间的能力，除非缺损形态比较适宜，骨边缘可以对膜提供适宜的骨支持，否则可吸收膜一旦放到组织内就会丧失其机械强度。由于不能维持空间就会导致骨再生的失败。应用帐篷螺丝结合骨移植材料可以防止膜的塌陷，有助于膜的稳定，空间维持和骨再生（图10.12～图10.30）。

不同的可吸收膜之间要注意比较它们的不同点。在一个比较聚乙醇酸三甲烯碳酸盐（PGA：TMC）可吸收膜与猪来源的非交联Ⅰ型及Ⅲ型可吸收胶原膜的研究中，它们分别覆盖在DFDBA表面治疗犬的局部骨缺损，同胶原膜覆盖的缺损及对照缺损（仅植入DFDBA）相比，使用PGA：TMC获得了更多的骨再生（Zhao et al., 2000）。胶原经过交联后会增加其持久性（Stavropoulos et al., 2004），使得胶原材料的膜可以更长久地支持骨再生活动。同时，通过改变其抗胶原酶降解的特性，阻止其他组织进入缺损（Friedman et al., 2001; Rothamel et al., 2005）。经糖化交联制得的用于GBR的牛的Ⅰ型胶原膜（GLYM），在狗的动物模型研究中，它与手术造成的骨缺损直接接触后显示可以完全骨化，提示GLYM可以作为一种骨化的基质（Zubery et al., 2007）。GLYM具有更加可预期的降解方式，如果有早期暴露，同非交联的胶原膜相比更能抵抗降解（Zubery et al., 2007）。在一项人的临床研究中，7例临床病例中有5例GLYM维持其屏障功能长达25周，沿着其下方表面引导出致密的新生骨。作者指出GLYM膜（Ossix®Plus, Colbar, Rehovot, Isreal）内的糖化胶原可以通过活性的成骨细胞侵入诱导矿化，不需要附加的多肽及其他分子而膜本身会完全钙化。这种胶原很稳定，没有免疫原性，在人体已广泛应用而无任何副作用（Zubery et al., 2008）（图10.12～图10.30）。那么机械特性、降解时间的不同，以及内在生物组分的缺乏这些因素均会影响骨再生结果（Rothamel et al., 2005; Schantz et al., 2002; Zubery et al., 2007, 2008）。

## GBR治疗的长期效果

植入通过GBR膜屏障获得的再生骨内的种植体可以有很高的生存率。在两个5年期的研究中，植入再生骨或非再生原有骨内的种植体累计生存率无明显差异（Buser et al., 1996; Zitzmann et al., 2001）。尽管数据仅来自两个长期研究，但普遍认为植入再生或非再生骨内的种植体有类似的生存率。

## 术后回访

水平骨增量/GBR术后的随访需要在每次复诊时对患者软组织及的菌斑控制情况进行仔细的评价。我们的患者在术前1小时应用抗生素，术后再连续应用7天，辅以2周内0.12%氯己定（CHG）液含漱。术后10～14天复诊，之后每1～2周复诊评价愈合情况，直到临床观察软组织完全封闭。不可吸收的PTFE缝线（水平褥式和间断缝线）在口内放置2～3周。在每一个缝合步骤，都可能附加使用4-0铬肠线、6-0合成可吸收（Vicryl®，Ethicon，Somerville，NJ）缝线（吸收时间5～8周）或6-0普通肠线，通过间断缝合辅助牙槽嵴切口线的严密关闭。垂直松弛切口用5-0或6-0普通肠线缝合关闭。这在美学区非常重要，是减少瘢痕的关键。因而，每一次实施GBR，至少使用3种不同的缝线帮助可预期的软组织一期关闭。

每一次术后复诊，医生都要观察愈合情况以及通过手术部位的轻触诊确保没有炎症的迹象及脓性分泌存在。如果使用的是不可吸收膜，要更加严密监测上述各项指标，直到在4～8周时确保伤口一期愈合。当确认已达到软组织一期愈合，我们让患者每4～6周复诊，直到6～8个月时最终再评估同时准备种植手术。

## 并发症

术后并发症有可能会发生，临床医生根据不同时间段正确处理是很重要的。

由于吸烟影响愈合，因而会增加术后并发症的风险。在术前谈话时要求患者戒烟或减少吸烟是很重要的。

可能发生的并发症如下：

- 术后肿胀导致初期关闭失败、膜外露，健康成人我们建议术前给类固醇或草本类抗炎制剂（山金车酊）有助于控制术后肿胀。此外，我们也会用一种非类固醇类抗炎药物（NSAID）以减轻炎症和控制疼痛。如果可吸收膜过早暴露，会影响GBR的治疗结果。患者应被告知这种风险的可能性，以及在将来种植前或种植中需附加使用骨/膜的可能性。经常让患者复诊以及指导他们用氯己定液在术区含漱以及伤口表面应用氯己定可以减少潜在的问题。一旦膜外露并受到唾液的污染，再次缝合不是好的选择。如果不可吸收的ePTFE膜暴露，一旦在手术区轻触诊有脓液自膜边缘渗出显示有炎症的迹象，应立即将膜取出。根据文献报道，使用不可吸收膜进行GBR并发症的发生率为9%~18%

（Hammerle et al., 2008; Merli et al., 2006, 2007; Simion et al., 2001）。表面使用CHG及全身应用抗生素的处理是适当的，每周复诊检查，直到膜被取出。常规使用外科钉固定钛加强的ePTFE膜，由于炎症造成不可吸收ePTFE膜早期取出，增加患者的并发症及植骨失败的概率（图10.54～图10.60）。

- 尽管我们的目标是通过GBR达到100%的重建效果，但效果常与预期的有差距。膜的塌陷、再生空间的丧失、膜下方植骨材料移动/吸收使得最后的骨重建只达到预期的50%～90%。应用帐篷螺丝维持骨再生空

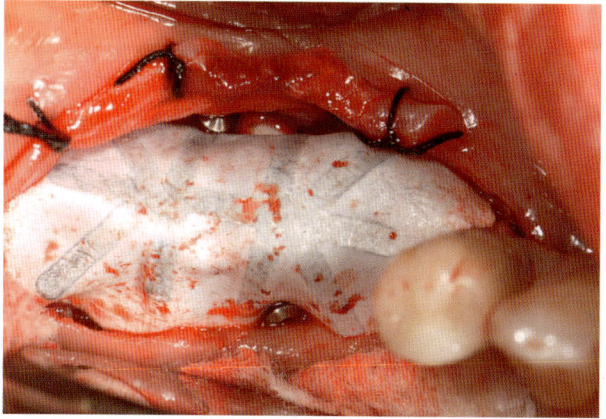

图10.56　在腭侧用单个外科顶固定膜，使其稳定。

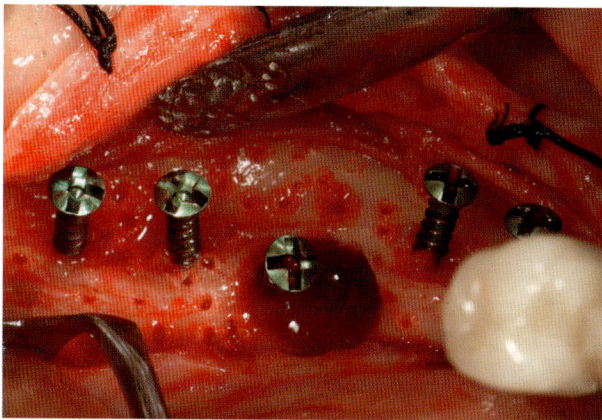

图10.54　左下后牙区手术，为植入2～3颗种植体而进行水平及垂直骨量的重建。36牙位1个钛浆喷涂（TPS）的种植体失败之前被取出（可见骨的凹陷），它是3单位固定桥（36、35、34）的远端基牙。放置了5个Lorenz 7mm的帐篷螺丝。

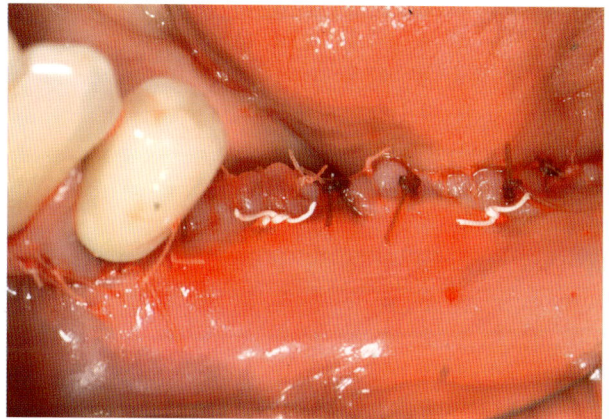

图10.57　通过颊侧瓣的骨膜松解切口和4-0 PTFE褥式缝合，以及4-0 PTFE和6-0 Vicryl线间断缝合一期关闭创口。

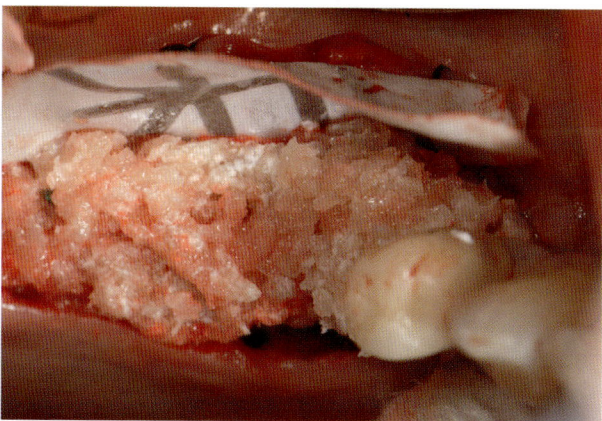

图10.55　钛加强的ePTFE GORE-TEX®膜用2颗外科钉在唇侧固定。Regenaform®（与患者自体血来源的富含生长因子的血浆混合）堆在唇向及垂直向，进行水平及垂直向的骨增量。

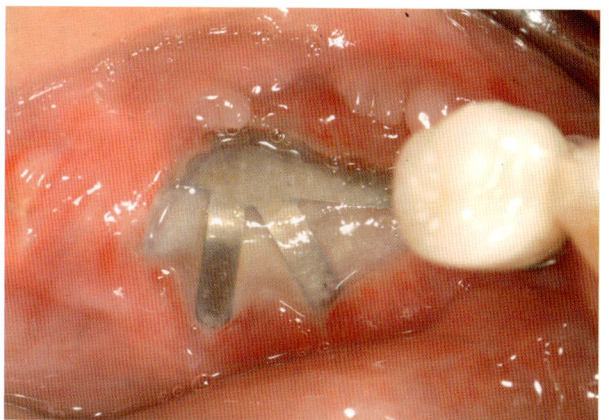

图10.58　术后4周的手术部位。术后2周ePTFE GORE-Tex®膜开始暴露。暴露的膜让患者每天用CHG液含漱及表面涂抹，每1～2周复诊检查伤口看有无感染迹象，是否需去除。暴露面积随之逐渐增加。

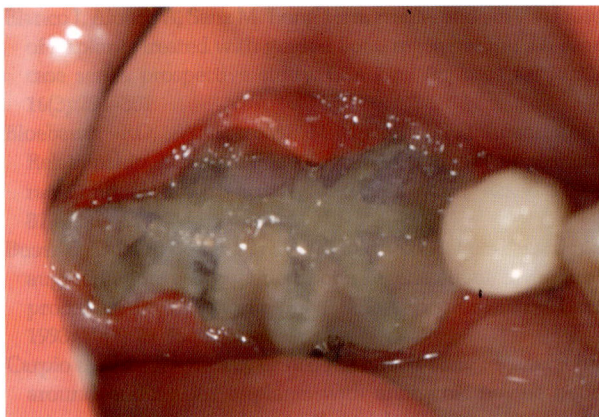

图10.59　3个月后暴露的ePTFE膜，有感染的迹象（组织轻触诊有脓性分泌），需要在此次就诊取出。

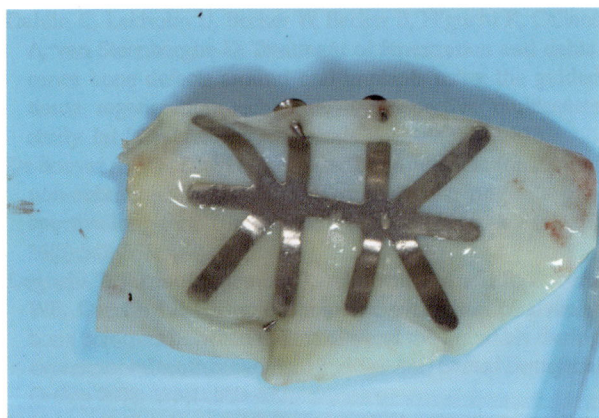

图10.60　3个月时取出膜，可见暴露表面有细菌污染，膜的前面临床可清除看到脓液。大部分的植骨材料丧失了，此例被考虑为手术失败。失败原因之一认为是手术部位缺乏角化龈（KG），切口早期裂开。用去细胞真皮基质（ADM）增加角化龈量之后进行了第二次GBR手术。

间，用小钉来固定膜防止任何微动是手术获得预期成功的关键。术前应向患者强调缺损仅得到部分修复的可能性；此外，在种植体植入时可能需要附加的GBR操作来修复裂开/侧穿或者更大的缺损。像上面所提到的，最差的结果是由于之前讨论的各种因素，仅有少量或者没有任何骨的修复。

• 最终修复的美观/发音效果不佳，由于缺乏团队配合制订方案，没有或错误使用外科导板造成。这项操作成功的基础是以修复为导向的骨重建和团队协作确定种植体植入位置。

## 结论

1. 当以修复为导向的种植体植入位置骨量不足时，使用膜进行阶段性的GBR治疗来进行水平向的骨增量是一项可预期、安全和成功率高的操作。

2. 由于此操作相对较困难的特点，水平牙槽嵴骨增量/GBR对技术有较高的要求，为保证成功需要实施精细、精确、系统性的外科操作步骤。医生的技巧和经验对治疗成功起着决定性的作用（Hammerle and Jung，2003）。

3. 在膜的帮助下应用GBR进行牙槽嵴水平骨增量时，同自体骨移植物相比，使用同种异体骨移植物（如Regenaform）对临床及患者均有利。

4. 在治疗牙槽嵴水平骨缺损时，可吸收膜与不可吸收膜有类似的成功率，但并发症少。

5. 再生骨内种植体的生存率与植入天然非再生骨内的种植体类似。

6. 包含患者、牙周/外科医生、修复医生、技工和牙科助手在内的团队配合是保证种植长期成功的必要条件。

7. 重组人骨形成蛋白-2（rhBMP-2）和血小板衍化生长因子（PDGF）等新材料，同骨移植物及稳定的钛网（维持空间）联合应用，用于人体大的拔牙创骨缺损，获得了很显著的垂直及水平向的骨重建效果，虽然用于复杂的骨缺损不是它们推荐的使用范围。在常规应用前还需要更多的研究及食品药品监督管理局（FDA）的认证。这些大范围的需要垂直及水平向增量的骨缺损应用本章描述的GBR方法，结果还是不可预期的。

## 致谢

作者感谢Mrs. Paula Chernoff和Ms. Bari Levine，感谢她们对手稿的检查及卓越的编辑能力。

本章献给并纪念我的导师及教授Dr. Leonard Abrams和Dr. Herman Corn。

# 参考文献

Araujo MG, Sonohara M, Hayacibara R, Cardaropoli G, Lindhe J. Lateral ridge augmentation by the use of grafts comprised of autologous bone or a biomaterial. An experiment in the dog. *J Clin Periodontol* 2002; **29**:1122–1131.

Artzi Z, Dayan D, Alpern Y, Nemcovsky CE. Vertical ridge augmentation using xenogenic material supported by a configured titanium mesh: clinicohistopathologic and histochemical study. *Int J Oral Maxillofac Implants* 2003; **18**:440–446.

von Arx T, Buser D. Horizontal ridge augmentation using autogenous block grafts and the guided bone regeneration technique with collagen membranes: a clinical study with 42 patients. *Clin Oral Implants Res* 2006; **17**:359–366.

von Arx T, Cochran DL, Jermann JS, Schenk RK, Higginbottom FL, Buser D. Lateral ridge augmentation and implant placement: an experimental study evaluating implant osseointegration in different augmentation materials in the canine mandible. *Int J Oral Maxillofac Implants* 2001; **16**:343–354.

Augthun M, Yildirim M, Spiekermann H, Biesterfeld S. Healing of bone defects in combination with immediate implants using the membrane technique. *Int J Oral Maxillofac Implants* 1995; **10**:421–428.

Becker W, Becker BE. Treatment of mandibular 3-wall intrabony defects by flap debridement and expanded polytetrafluoroethylene barrier membranes. Long-term evaluation of 32 treated patients. *J Periodontol* 1993; **64**(Suppl.):1138–1144.

Block MS, Degen M. Horizontal ridge augmentation using human mineralized particulate bone: preliminary results. *J Oral Maxillofac Surg* 2004; **62**:suppl):67–72.

Buser D, Dula K, Belser U, Hirt HP, Berthold H. Localized ridge augmentation using guided bone regeneration. I. Surgical procedure in the maxillae. *Int J Periodontics Restorative Dent* 1993; **13**:29–45.

Buser D, Dula K, Belser U, Hirt HP, Berthold H. Localized ridge augmentation using guided bone regeneration. II. Surgical procedure in the mandible. *Int J Periodontics Restorative Dent* 1995; **15**:10–29.

Buser D, Dula K, Lang NP, Nyman S. Long-term stability of osseointegrated implants in bone regenerated with the membrane technique. *Clin Oral Implants Res* 1996; **7**:175–183.

Buser D, Martin W, Belser UC. Optimizing esthetics for implant restorations in the anterior maxilla: anatomic and surgical considerations. *Int J Oral Maxillofac Implants* 2004; **19**(Suppl.): 43–61.

Canullo L, Trisi P, Simion S. Vertical ridge augmentation around implants using e-PTFE titanium-reinforced membrane and deproteinized bovine bone mineral (Bio-Oss): a case report. *Int J Periodontics Restorative Dent* 2006; **26**:355–361.

Caton RB. Anterior ridge augmentation utilizing Regenaform® with histological analysis. Exactech Case Reports. Series A (1). 2004.

Chiapasco M, Abati S, Romeo E, Vogel G. Clinical outcome of autogenous bone blocks or guided bone regeneration with e-PTFE membranes for the reconstruction of narrow edentulous ridges. *Clin Oral Implants Res* 1999; **10**:278–288.

Clagett DR. Posterior ridge augmentation utilizing Regenaform®

moldable allograft paste. Exactech Case Reports. Series B (5). July 2007.

Cortellini P, Tonetti MS. Focus on intrabony defects: guided tissue regeneration. *Periodontol 2000* 2000; **22**:104–132.

Fioellini JP, Howell TH, Cochran D, et al. Randomized study evaluating recombinant human bone morphogenetic protein-2 for extraction socket augmentation. *J Periodontol* 2005; **76**:605–613.

Fontana F, Santoro F, Maiorana C, Iezzi G, Piattelli A, Simion M. Clinical and histological evaluation of allogenic bone matrix versus autogenous bone chips associated with titanium-reinforced e-PTFE membrane for vertical ridge augmentation: a prospective pilot study. *Int J Oral Maxillofac Implants* 2008; **23**:1003–1012.

Friedman A, Strietzel FP, Maretki B, Pitaru S, Bernimoulin JP. Observations on a new collagen barrier membrane in 16 consecutively treated patients. Clinical and histological findings. *J Periodontol* 2001; **72**:1616–1623.

Fugazzotto P. Exactech Educational DVD. 2004.

Gazdag AR, Lane JM, Glaser D, Forster RA. Alternatives to autogenous bone graft: efficacy and indications. *J Am Acad Orthop Surg* 1995; **3**(1):1–8.

Hammerle CHF, Jung RE. Bone augmentation by means of barrier membranes. *Periodontol 2000* 2003; **33**:36–53.

Hammerle CHF, Jung RE, Yaman D, Lang NP. Ridge augmentation by applying bioresorbable membranes and deproteinized bovine bone mineral: a report of twelve consecutive cases. *Clin Oral Implants Res* 2008; **19**:19–28.

Hardwick R, Scantlebury TV, Sanchez R, Whitley N, Ambruster J. Membrane design criteria for guided bone regeneration of the alveolar ridge. In *Guided Bone Regeneration in Implant Dentistry*. Buser D, Dahlin C, Schenk RK, eds. Chicago, IL: Quintessence, 1994, pp. 101–136.

Iasella JM, Greenwell H, Miller RL, et al. Ridge preservation with freeze-dried bone allograft and a collagen membrane compared to extraction alone for implant site development: a clinical and histologic study in humans. *J Periodontol* 2003; **74**:990–999.

Jaffin RA. Rehabilitating the failing dentition: full-arch immediate placement, immediate load therapy. *Funct Esthet Restor Dent* 2007; Series 1 (Dental Implants) **14**:46–52.

Johnson K. A study of the dimensional changes occurring in the maxilla following tooth extraction. *Aust Dent J* 1969; **14**:241–244.

Johnson K. A study of the dimensional changes occurring in the maxilla after tooth extraction. Part I: normal healing. *Aust Dent J* 1993; **8**:428–434.

Jovanovic SA, Nevins M. Bone formation utilizing titanium-reinforced barrier membranes. *Int J Periodontics Restorative Dent* 1995; **15**:57–69.

Jovanovic SA, Hunt DR, Bernard GW, Spiekermann H, Wozney JM, Wikesjo UM. Bone reconstruction following implantation of rhBMP-2 and guided bone regeneration in canine alveolar ridge defects. *Clin Oral Implants Res* 2007; **18**:224–230.

Karring T, Cortellini P. Regenerative therapy: furcation defects. *Periodontol 2000* 1999; **19**:115–137.

Lam RV. Contour changes of the alveolar process following extraction. *J Prosthet Dent* 1960; **10**:25–32.

Levine RA. Soft tissue considerations for optimizing implant esthetics. *Funct Esthet Restor Dent* 2007; Series 1 (Dental Implants) **1**:54–62.

Levine RA, Horowitz RA. Bone reconstructive surgery for

implant site preparation. *Funct Esthet Restor Dent* 2007; Series 1 (Dental Implants) **1**:2–11.

Linde A, Alberius P, Dahlin C, Bjurstam K, Sundin Y. Osteopromotion: a soft-tissue exclusion principle using a membrane for bone healing and bone neogenesis. *J Periodontol* 1993; **11** (Suppl.):1116–1128.

Longoni S, Sartori M. Three-dimensional bone reconstruction in the posterior mandible using DFDBA in a biologic carrier matrix and titanium mesh. Exactech Case Reports. Series A (4). 2005.

Longoni S, Sartori M, Apruzzese D, Baldoni M. Preliminary clinical and histological evaluation of a bilateral 3-dimensional reconstruction in an atrophic mandible: a case report. *Int J Oral Maxillofac Implants* 2007; **22**:478–483.

Merli M, Migani M, Berardelli F, Esposito M. Vertical bone augmentation with dental implant placement: efficacy and complications associated with 2 different techniques. A retrospective cohort study. *Int J Oral Maxillofac Implants* 2006; **21**:600–606.

Merli M, Migani M, Esposito M. Vertical ridge augmentation with autogenous bone grafts: resorbable barriers supported by ostheosynthesis plates versus titanium-reinforced barriers. A preliminary report of a blinded, randomized controlled clinical trial. *Int J Oral Maxillofac Implants* 2007; **22**:373–382.

Murphy KG. Post-operative healing complications associated with Gore-Tex periodontal material. Part 1. Effect of complications on regeneration. *Int J Periodontics Restorative Dent* 1995; **15**:548–561.

Nevins M, Camelo M, De Paoli S, et al. A study of the fate of the buccal wall of extraction sockets of teeth with prominent roots. *Int J Periodontics Restorative Dent* 2006; **26**:19–29.

Newman JT, Smith WR, Ziran BH, Hasenboehler EA, Stahel PF, Morgan SJ. Efficacy of composite allograft and demineralized bone matrix graft in treating tibial plateau fracture with bone loss. *Orthopedics* 2008; **31**:649.

Nyman S. Bone regeneration using the principle of guided tissue regeneration. *J Clin Periodontol* 1991; **18**:494–498.

Nyman S, Karring T, Lindhe J, Planten S. Healing following implantation of periodontitis affected roots into gingival connective tissue. *J Clin Periodontol* 1980; **7**:394–401.

Owens KW, Yukna RA. Collagen membrane resorption in dogs: a comparative study. *Implant Dent* 2001; **10**:49–56.

Roccuzzo M, Ramieri G, Bunino M, Berrone S. Autogenous bone graft alone or associated with titanium mesh for vertical alveolar ridge augmentation: a controlled clinical trial. *Clin Oral Implants Res* 2007; **18**:286–294.

Rothamel D, Schwarz F, Sager M, Herten M, Becker J. Biodegradation of differently cross-linked collagen membranes: an experimental study in the rat. *Clin Oral Implants Res* 2005; **16**:369–378.

Ruskin J, Stravropoulos F, Morton D, Martin W, Heffernan M. The clinical efficacy of Regenafil® and Regenaform® allograft pastes to augment proposed dental implant sites. *Clin Oral Implants Res* 2001; **12**:414.

Sandberg E, Dahlin C, Linde A. Bone regeneration by the osteopromotive technique using bioabsorbable membranes: an experimental study in rats. *J Oral Maxillofac Surg* 1993; **51**:1106–1114.

Schantz JT, Hutmacher DW, Ng KW, Khor HL, Lim MT, Toeh SH. Evaluation of a tissue-engineered membrane cell construct for guided bone regeneration. *Int J Oral Maxillofac Implants* 2002; **17**:161–174.

Schoop L, Wenzel A, Kostopouloos L, et al. Bone healing and soft tissue contour changes following single-tooth extraction: a clinical and radiographic 12-month prospective study. *Int J Periodontics Restorative Dent* 2003; **23**:313–323.

Schwarz F, Rothamel D, Herten M, Sager D, Ferrari D, Becker J. Immunohistochemical characterization of guided bone regeneration at dehiscence-type defect using different barrier membranes. An experimental study in dogs. *Clin Oral Implants Res* 2007; **19**:402–415.

Schwarz F, Rothamel D, Herten M, Ferrari D, Sager M, Becker J. Lateral ridge augmentation using particulated or block bone substitutes biocoated with rhGDF-5 and rhBMP-2: an immunohistochemical study in dogs. *Clin Oral Implants Res* 2008; **19**:642–652.

Simion M, Jovanovic SA, Trisi P, Scarano A, Piatelli A. Vertical ridge augmentation around dental implants using a membrane technique and autogenous bone or allografts in humans. *Int J Periodontics Restorative Dent* 1998; **18**:8–23.

Simion M, Jovanovic SA, Tinti C, Benfenati SP. Long-term evaluation of osseointegrated implants inserted at the time or after vertical ridge augmentation. A retrospective study on 123 implants with 1–5 year follow-up. *Clin Oral Implants Res* 2001; **12**:35–45.

Simion M, Rocchietta I, Kim D, Nevins M, Fiorellini J. Vertical ridge augmentation by means of deproteinized bovine bone block and recombinant human platelet-derived growth-factor-BB: a histologic study in a dog model. *Int J Periodontics Restorative Dent* 2006; **26**:415–423.

Simion M, Fontana F, Rasperini G, Maiorana C. Vertical ridge augmentation by expanded-polytetrafluoroethylene membrane and a combination of intraoral autogenous bone graft and deproteinized anorganic bovine bone (BioOss). *Clin Oral Implants Res* 2007a; **18**:620–629.

Simion M, Rocchietta I, Dellavia C. Three-dimensional ridge augmentation with xenograft and recombinant human platelet-derived growth factor-BB in humans: report of two cases. *Int J Periodontics Restorative Dent* 2007b; **27**:109–115.

Simion M, Rocchietta I, Monforte M, Mashera E. Three-dimensional alveolar bone reconstruction with a combination of recombinant human platelet-derived growth factor BB and guided bone regeneration: a case report. *Int J Periodontics Restorative Dent* 2008; **28**:239–243.

Spear FM. It's all about relationships. *Adv Esthet Interdiscip Dent* 2005; **1**:1.

Stavropoulos F, Dahlin C, Ruskin JD, Johansson C. A comparative study of barrier membranes as graft protectors in the treatment of localized bone defects. An experimental study in a canine model. *Clin Oral Implants Res* 2004; **15**:435–442.

Tinti C, Parma-Benfenati S, Polizzi G. Vertical ridge augmentation: what is the limit? *Int J Periodontics Restorative Dent* 1996; **16**:220–229.

Vacccaro AR. The role of the osteoconductive scaffold in synthetic bone graft. *Orthopedics* 2002; **25**(Suppl. 5):s571–s578.

Zellin G, Gritli-Linde A, Linde A. Healing of mandibular defects with different biodegradable and non-biodegradable membranes: an experimental study in rats. *Biomaterials* 1995; **16**:601–609.

Zhao S, Pinholt EM, Madsen JE, Donath K. Histological evaluation of different biodegradable and non-biodegradable membranes implanted subcutaneously in rats. *J Craniomaxillfac Surg* 2000; **28**:116–122.

Zitzmann NU, Naf R, Scharer P. Resorbable versus nonresorbable membranes in combination with Bio-Oss for guided bone regeneration. *Int J Oral Maxillofac Implants* 1997; **12**:844–852.

Zitzmann NU, Scharer P, Marinello CP. Long-term results of implants treated with guided bone regeneration: a 5-year prospective study. *Int J Oral Maxillofac Surg* 2001; **16**:355–366.

Zubery Y, Goldlust A, Alves A, Nir E. Ossification of a novel cross-linked porcine collagen barrier in guided bone regeneration in dogs. *J Periodontol* 2007; **78**:112–121.

Zubery Y, Nir E, Goldlust A. Ossification of a collagen membrane cross-linked by sugar: a human case series. *J Periodontol* 2008; **79**:1101–1107.

第11章

# 引导骨再生：种植体周围骨再生

*Debby Hwang DMD* 和 *Michael Sonick DMD*

与一期手术前先行引导性骨再生（GBR）治疗相比，种植体植入同期行GBR有以下优点：

- 节省时间。同期再生手术可避免额外的操作步骤并节省相关愈合所需的时间。
- 节省费用。仅需要一次手术，节约了椅旁时间。
- 稳定种植体。应用GBR治疗垂直向缺损时，种植体的存在可以对膜起到支持和稳定的作用。
- 提高精确度。一旦种植体就位且明确缺损的位置后，最佳的植骨方法也就显而易见了。种植体颊侧需要一定的骨量，例如为了协助防止将来嵴顶骨质的吸收和随后软组织的退缩（Spray et al., 2000）。种植体植入前的GBR操作可能仅仅由于忽略了最终植体植入的位置，结果使将来植体位置达不到理想的骨量。

在制订治疗计划的阶段，牙医必须确定治疗的具体步骤，这会影响患者是否会接受治疗方法及最终临床结果。尽可能地将治疗项目合并以节约时间、避免多次手术、配合患者的日程安排、减轻经济负担，这些对患者均有较大吸引力，但是压缩步骤未必能获得最理想的结果。种植体周围GBR可治疗特定的缺损，但治疗范围有一定局限性。下面的章节将讨论最适合于这项技术的骨缺损类型。

## 适应证

当适当选择治疗适应证时，种植体周围GBR可以获得良好的预后，也就是说，可以预期地扩增牙槽嵴。前提是缺损必须符合进行种植体周围GBR的条件，这些条件根据重要程度由大到小。叙述如下：

- 种植体位置是修复所能接受的。
- 可以获得初期稳定性。
- 缺损较小和/或可以维持空间。

符合上述条件的情况影响种植体周围GBR的可行性。

本质上说，种植体周围GBR或任何其他骨移植技术，对治疗有骨包裹（可维持空间）的骨缺损都是有效的。剩余的骨壁可以提供有活力的细胞、血供、保护屏障以及膜支持，有利于生长中的骨再生位点。根据剩余骨的解剖，依据对再生治疗反应的不同，可将缺损归为3类中的一种：①通常有效类；②可能有效类；③通常无效类。对治疗反应的有效程度是与种植体周围剩余的骨量成正比的。据此，医生应该限定对小的、有自限性的种植体周围骨缺损（"通常有效类"）实施同期GBR，而对大的骨缺损病例采用分期骨移植的方法。

介于两个极端情况之间的骨缺损（"可能有

效类"）代表着无法明确制订治疗计划的这一类缺损；再生治疗可以与种植延期或同期进行。如果两项种植体相关条件无法满足则采取延期种植的方式，如初期稳定性可疑及需要超出骨包裹范围的大量骨增量。正如第10章所讨论的，GBR可获得相对稳定的达3mm的侧方骨增量，但要使骨生长稳定达到这个水平还有赖于缺牙部位牙槽嵴的细微形态。不影响种植体稳定性，且暴露部分不超过种植体直径的50%的Ⅱ类裂开/开窗性缺损（无空间维持能力），可以GBR同期植入，但是分期治疗可以获得更有预期性的结果，还可消除尝试同期骨再生失败而丧失种植体的风险。同时，种植体周围有空间维持能力的缺损有更好的治疗效果，所以对于这类缺损如果一半以上的植体固定于骨内，通过GBR获得水平或垂直方向上3mm的骨增量是可行的。

种植体周围GBR治疗"通常有效"的骨缺损：

- Ⅰ类裂开/开窗性骨缺损
- 由于拔牙创未完全愈合或即刻种植时新鲜拔牙创与种植体直径不匹配（临界间隙）导致的环形骨缺损

种植体周围GBR治疗"可能有效"的骨缺损：

- Ⅱ类裂开/开窗性骨缺损（骨外部分种植体不超过直径的50%）
- Ⅰ类水平骨缺损（种植体外露<50%）
- Ⅰ类垂直骨缺损（种植体可行使帐篷作用）

种植体周围GBR治疗"通常无效"的骨缺损：

- Ⅰ类水平骨缺损（种植体外露>50%）
- Ⅱ类水平骨缺损
- Ⅱ类垂直骨缺损

## 手术技巧

理想的GBR操作，外科医生要创造一个有活力的骨生成空间，并隔绝外部环境的干扰。整个结构的机械强度取决于膜、植骨材料、其他所用的任何支持装置，以及愈合期戴用的过渡义齿。同时，再生部位的生物活性有赖于持续的血供（即提供氧分）和隔离了竞争性细胞和脓毒因素的环境。遵循合理的术前术后准则，无创的外科操作有助于伤口愈合，增大成骨量（图11.1 ~ 图11.6）。

## 术区准备

无论是否同期实施GBR，种植体植入手术都需要一个即使不是无菌也是清洁的环境，防止微生物污染（Scharf and Tarnow, 1993）。如果患者全身状况不佳，需植入较多种植体，复杂植骨，或手术时间较长，手术团队及患者均需用无菌单或手术衣将非灭菌部位及患者覆盖；一些公司为手术无菌操作准备了预制的套装。患者用暴露鼻部及口腔的孔单覆盖；暴露的皮肤用0.12%的氯己定敷料消毒。在铺无菌单前，患者要用0.12%的氯己定液含漱1分钟。

## 瓣设计

Mormann和Ciancio几十年前概述了牙周手术的基本原则，今天还在应用。每一个措施都为了达到一个共同的目的：维持细胞的氧流量不受干扰。为创造这样一种环境，瓣的设计应遵循下列原则（Greenstein et al., 2009；Mormann and Ciancio, 1997）：

- 基底足够宽包含主要血管
- 长宽比最好不超过2∶1，最大不超过2.5∶1
- 根尖区要翻全厚瓣
- 只有当黏膜允许自由分离时才翻半厚瓣
- 无张力缝合
- 全程轻柔操作

### 切口

当黏膜很薄而且脆弱时易于撕裂，这就需要在GBR操作时格外轻柔，尽可能减少切口数量，最好在种植前进行软组织增量增加厚度和角化龈。

切口设计对GBR的两大原则有影响：血管再生/血管化和一期伤口关闭。切断血管结构以及长时间的手术和组织张力均可阻断血供。瓣的供应血管来自其根尖基底部，朝向远颅端走行，从前庭沟到膜/龈交界（Mormann and Ciancio, 1977）。手术区的基底如果不宽于瓣的边缘，至少也要与其相等。窄的基底不能满足再生部位所需血供，更别说瓣本身，

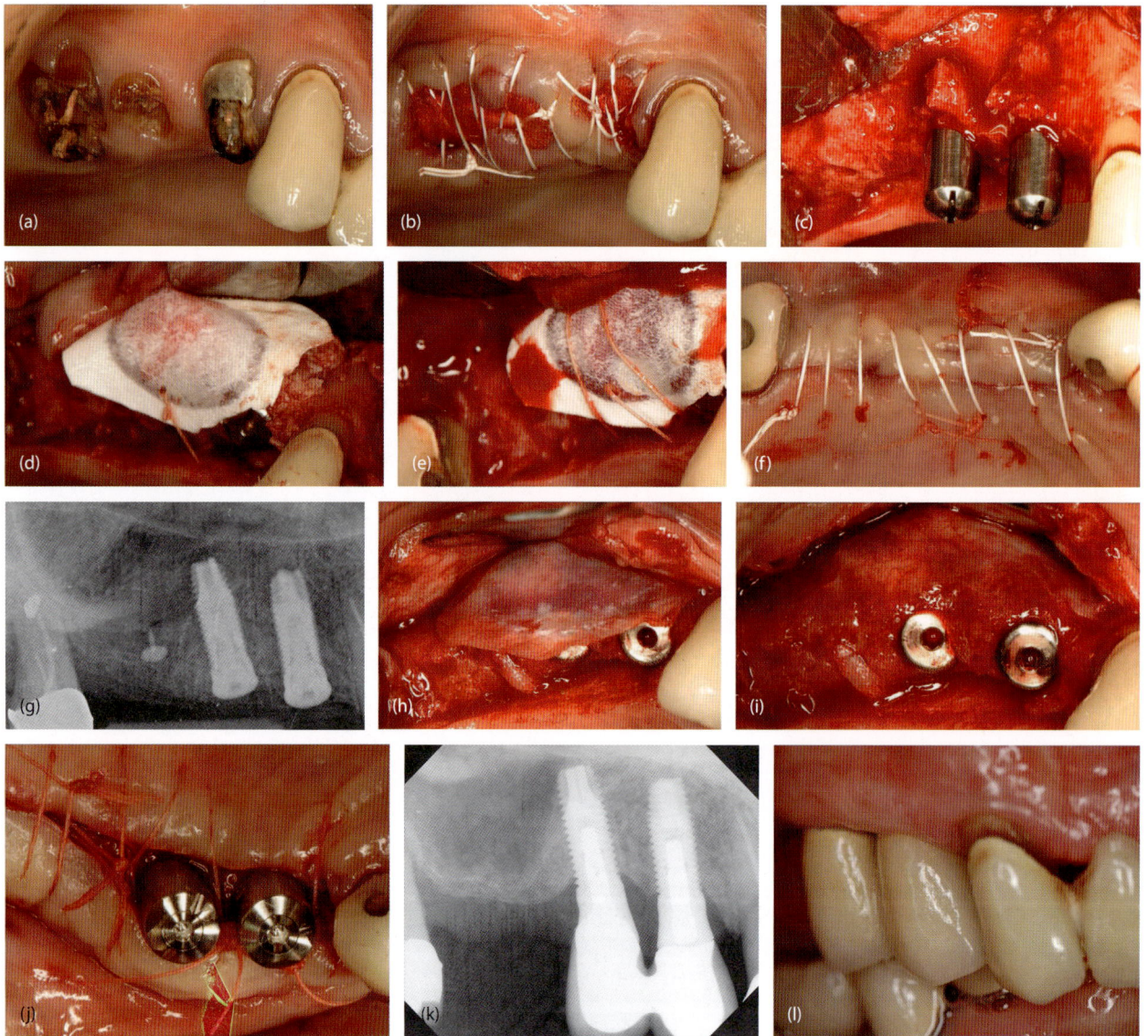

图11.1 （a）右上颌后牙区的最初状况。16、15和14牙龋坏至骨嵴顶水平，无法保留。（b）拔除16、15和14牙齿，植入同种异体骨移植物用胶原塞固定，用ePTFE线缝合。（c）骨扩增后在4、5号牙位植入种植体。显示远中种植体的颊侧进行了明显的骨扩增。（d）种植体的颊侧放置冻干的同种异体骨，然后覆盖ePTFE膜。膜在根尖区用钛钉，以及用自腭侧的Vicryl缝线固定。（e）在颊侧松解骨膜以使瓣获得活动度从而得以初期关闭伤口，在使用不可吸收膜时是必需的。然后用Vicryl缝线水平褥式缝合将颊侧骨膜向腭侧牵拉。注意用额外的两针缝线固定骨膜及不可吸收膜。（f）伤口的无张力初期关闭通过ePTFE线连续缝合获得。（g）植入种植体即刻的X线检查。注意固定膜的钛钉。远中种植体进行了骨刀引导的上颌窦提升及骨移植。注意根尖区羽状的植骨材料。（h）植入种植体5个月后二期手术。膜仍存在并呈粉色，提示手术部位无任何感染。（i）去除膜后可见种植体颊侧及冠方健康的新生骨（同图11.1c对比）。（j）二期手术时，在种植体腭侧沿最初的切口切开，将腭侧组织向侧复位，增加种植体颊侧软组织量。用Vicryl缝线关闭伤口。（k）最终X线片。（l）最终15、14牙位的连冠修复（修复由Paul laropoli医生完成）。

尤其在做了垂直向松弛切口切断了来自邻近软组织的辅助血供。缺血的黏膜和骨容易坏死而最终无法骨结合。

除了可以保持向再生部位的血供这一作用外，

一个慎重考虑的切口可防止愈合期间内伤口的裂开。完全无张力覆盖的手术部位是GBR的一个基本原则，尽管初期愈合没有实现，还是会有骨形成，就像在非埋入式种植体的研究中见到的周围骨

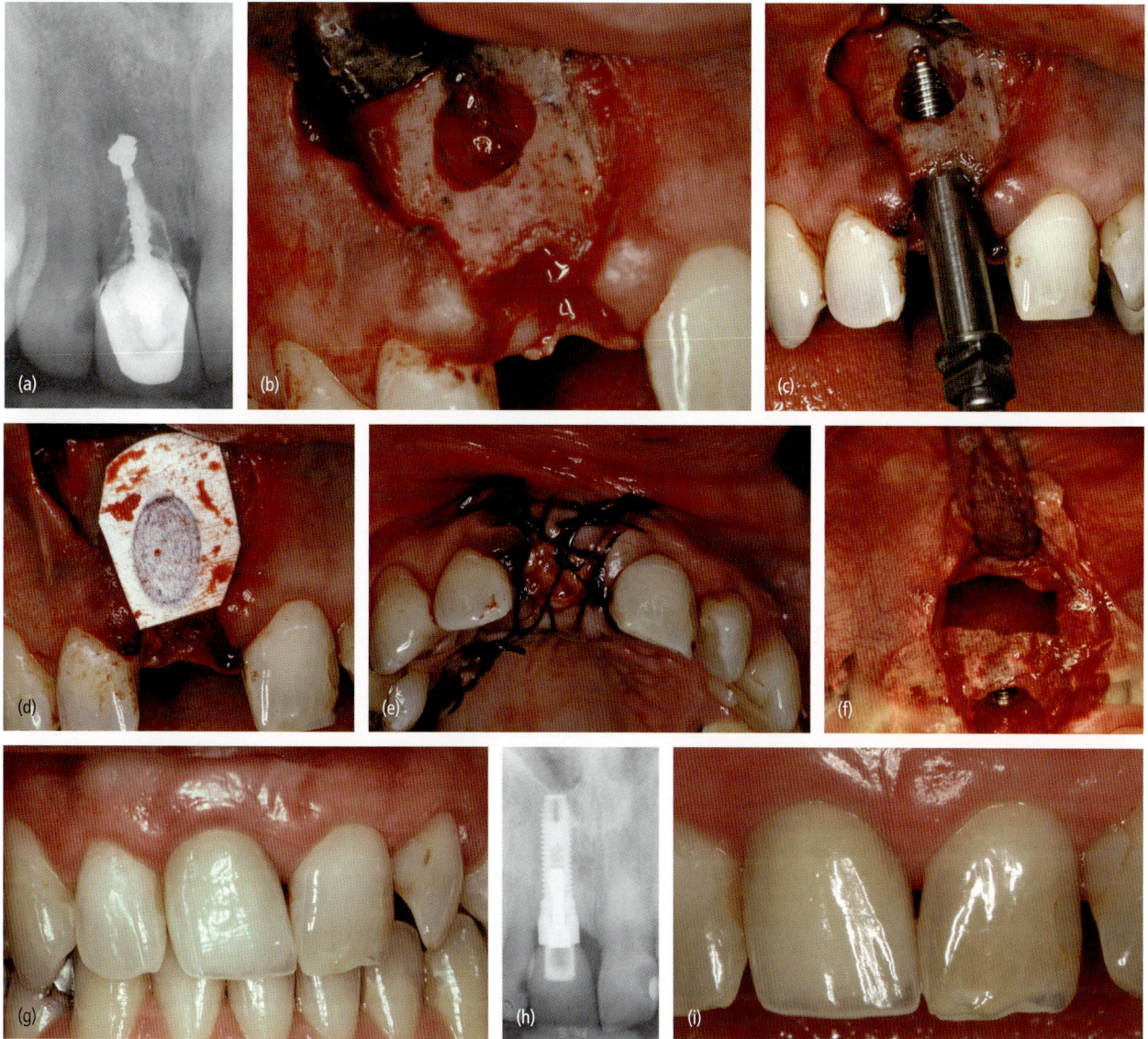

图11.2 （a）11牙的最初X线片，经过根尖切除治疗的牙齿。（b）即刻植入种植体。拔除11牙，彻底清创牙槽窝和骨面。由于慢性炎症有8mm的骨开窗。（c）植入机械加工的钛种植体。种植体植于正确的修复位置上并有良好的初期稳定性。（d）放置同种异体骨移植物，覆盖ePTFE膜。（e）植入结缔组织移植物封闭拔牙创。（f）5个月后暴露种植体。可见获得了完全的骨再生。（g）植入种植体13年后最终修复体的状况。可见理想的位置以及完全的软组织再生（Jeffrey Warren医生完成修复）。（h）植入种植体13年后的X线片。显示无任何骨丧失以及放射影像上完全的骨充填。（i）种植体植入后16年随访时的特写。

再生一样，但是尝试瓣完全关闭也许更加安全（El Helow and EI Askary Ael, 2008; Fugazzotto, 2006; Lang et al., 2007）。暴露于口腔环境内的膜会有细菌附着并将感染扩散至再生区，可能会使新生骨量减少6倍（Machtei, 2001）。

尽管种植体骨结合的成功并不依赖于某一特定的切口设计，但之后愈合的方式以及由GBR获得的新生骨量却都基本依赖于此阶段（Heydenrijk et al.,

2000; Hunt et al., 1996; Scharf and Tarnow, 1993）。正确的切口结合小心的翻瓣可以促使种植体及再生空间在整个愈合期始终处于封闭状态。

*牙槽嵴顶切口*

先沿缺牙区牙槽嵴顶切开，之后嵴顶切口向近远中延伸超过骨再生区域，切口常常平分颊舌侧或者略偏腭侧，比如连接两侧邻牙的腭侧线角或正

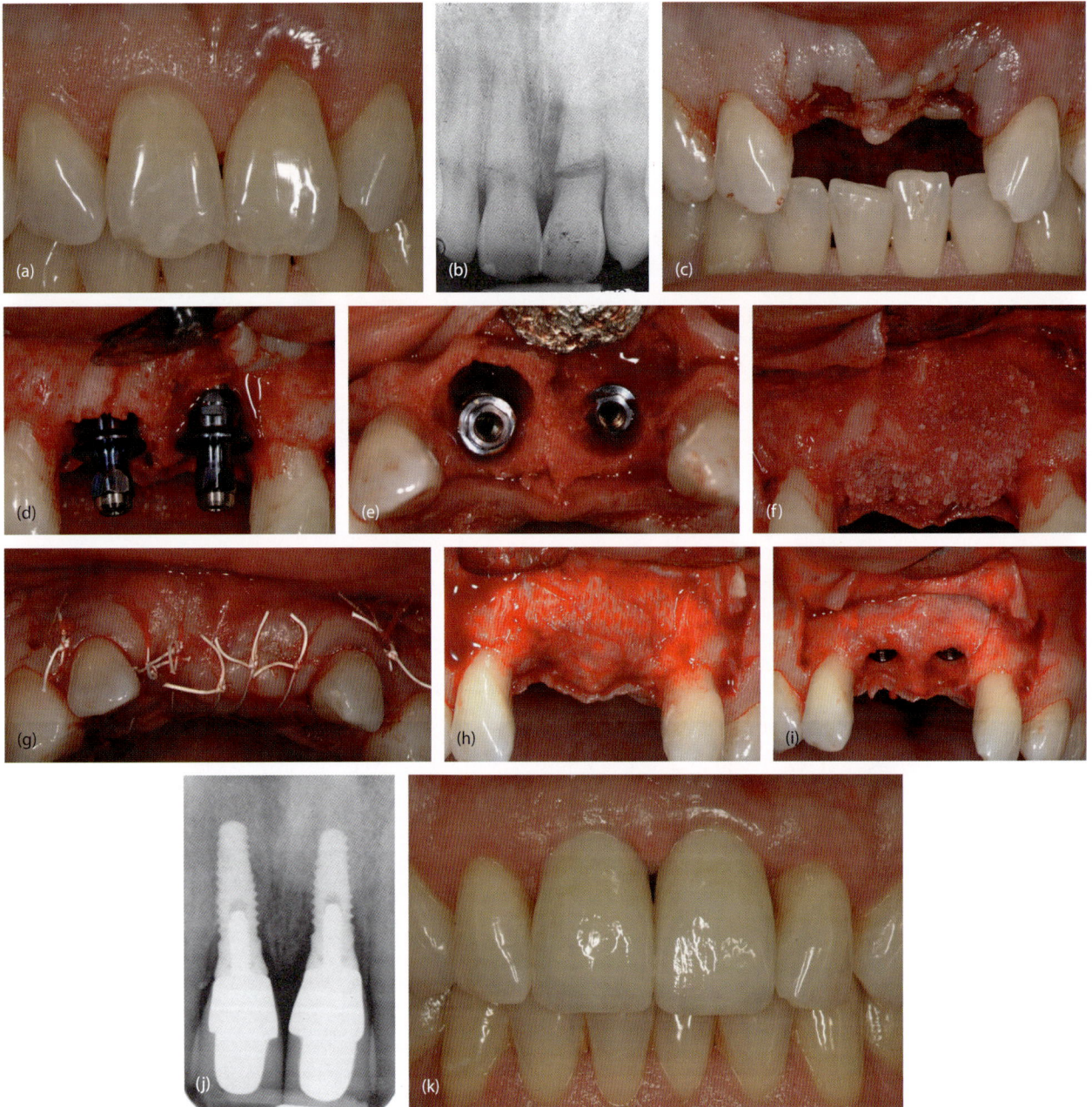

图11.3 （a）最初的状况。11和21牙有内及外吸收，无法保留。21牙有4mm的龈退缩。（b）最初的X线片检查显示11及21牙有牙根吸收及水平向根折。牙齿无法保留。（c）拔除11和21牙，搔刮拔牙窝，填入同种异体骨及胶原塞。（d）拔牙后2个月，11及21牙位在理想的修复位置植入种植体。2个种植体之间有4mm的骨间隔。（e）殆向照片显示11牙种植体周围环形骨缺损，21牙种植唇侧骨裂开。种植体都是稳定的，植入满足种植成功的基本要求。（f）人工合成的冻干矿化骨经无菌生理盐水湿化后放于种植体侧方。（g）一期关闭伤口。瓣的设计包含两个双侧远中均超出种植部位一个牙位的垂直切口。翻起全厚瓣，范围超过膜龈联合。做骨膜松解切口使瓣游离。垂直切口用5-0的肠线缝合，水平切口用ePTFE缝线关闭。（h）二期手术采用与一期手术相同的瓣设计。可见膜仍部分存在。（i）取下覆盖螺帽，修整骨面，创造适合临时愈合基台的骨的形态。（j）最终X线片。可见种植体之间的骨嵴。（k）11和21牙位种植永久修复3年后的照片（修复由Alan Goldberg医生完成）。

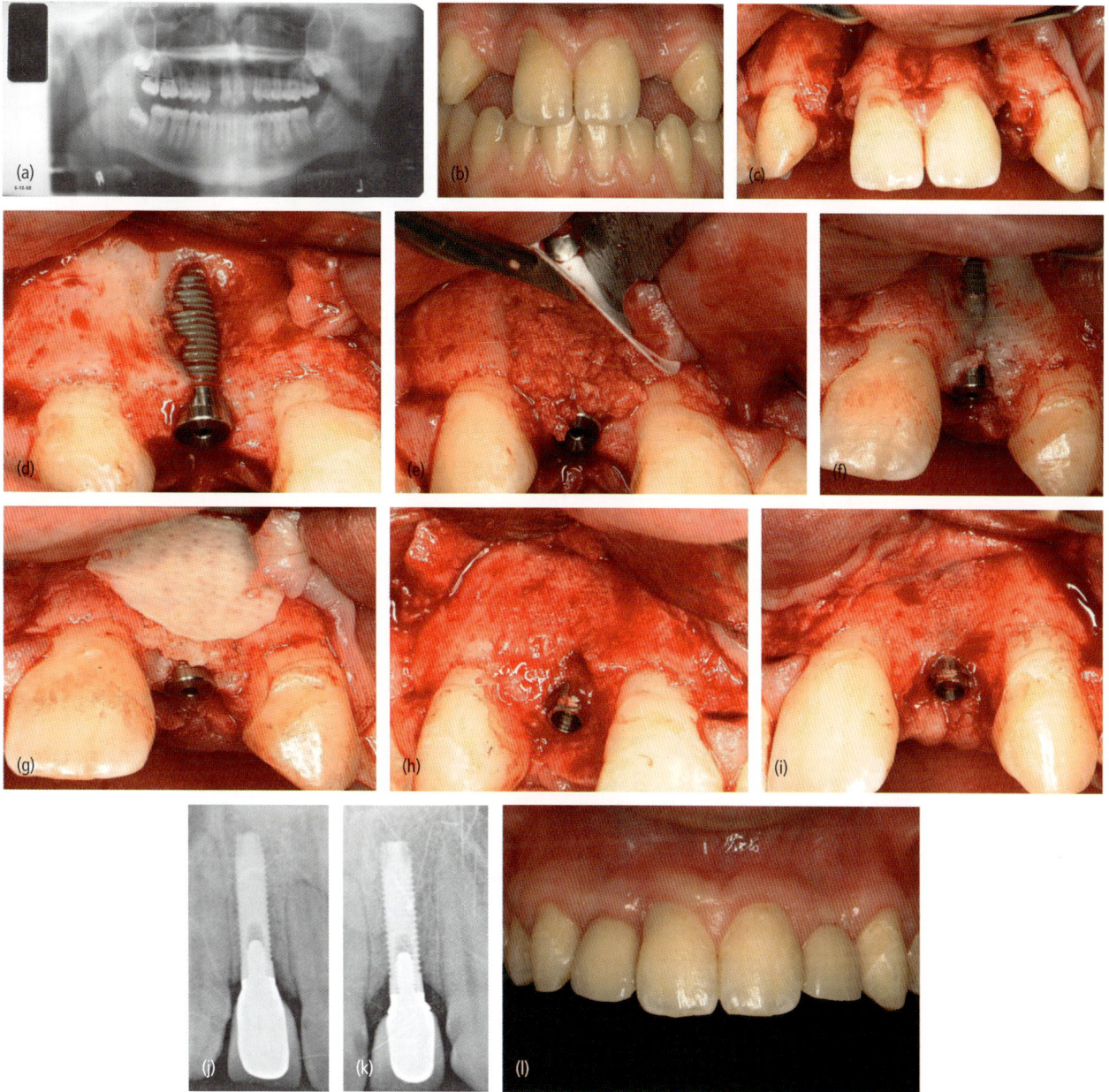

图11.4 （a）一位21岁男性患者，正畸治疗后的曲面断层片，显示上颌侧切牙先天缺失。（b）最初的临床表现。12和22牙先天缺失。口腔卫生不佳，11及21牙有龈退缩。（c）13~23牙位翻起全厚瓣，充分暴露12和22牙位的种植区。预计需要进行骨移植。12和22牙位唇侧骨有凹陷及牙槽嵴萎缩。2mm的钻针种植备洞后，12牙位唇侧骨裂开，22牙位唇侧有骨开窗。（d）12牙位的种植体植入后15个螺纹暴露。种植体稳定且位置理想。（e）种植体的唇侧放置从邻近部位取的自体骨，覆盖ePTFE膜，并用钛钉在唇侧固定，一期关闭创口。（f）22牙位种植体植入后在根尖区骨开窗部位有5个螺纹外露。（g）22牙位种植体植入人工合成骨，并在其外侧覆盖牛来源的胶原膜。图中显示膜的位置，仅仅覆盖骨开窗区。（h）二期手术，12牙位唇侧骨板获得了完全性骨再生。（i）22牙位种植体唇侧骨板也获得了完全性骨再生。然而，仍然有轻度的凹陷。这也许与膜的不同或骨移植物的空间维持能力不同有关。（j）12牙术后3年X线片检查。（k）22牙术后3年X线检查。（l）12和22牙位的最终种植修复体（修复由Susan Levine医生完成）。

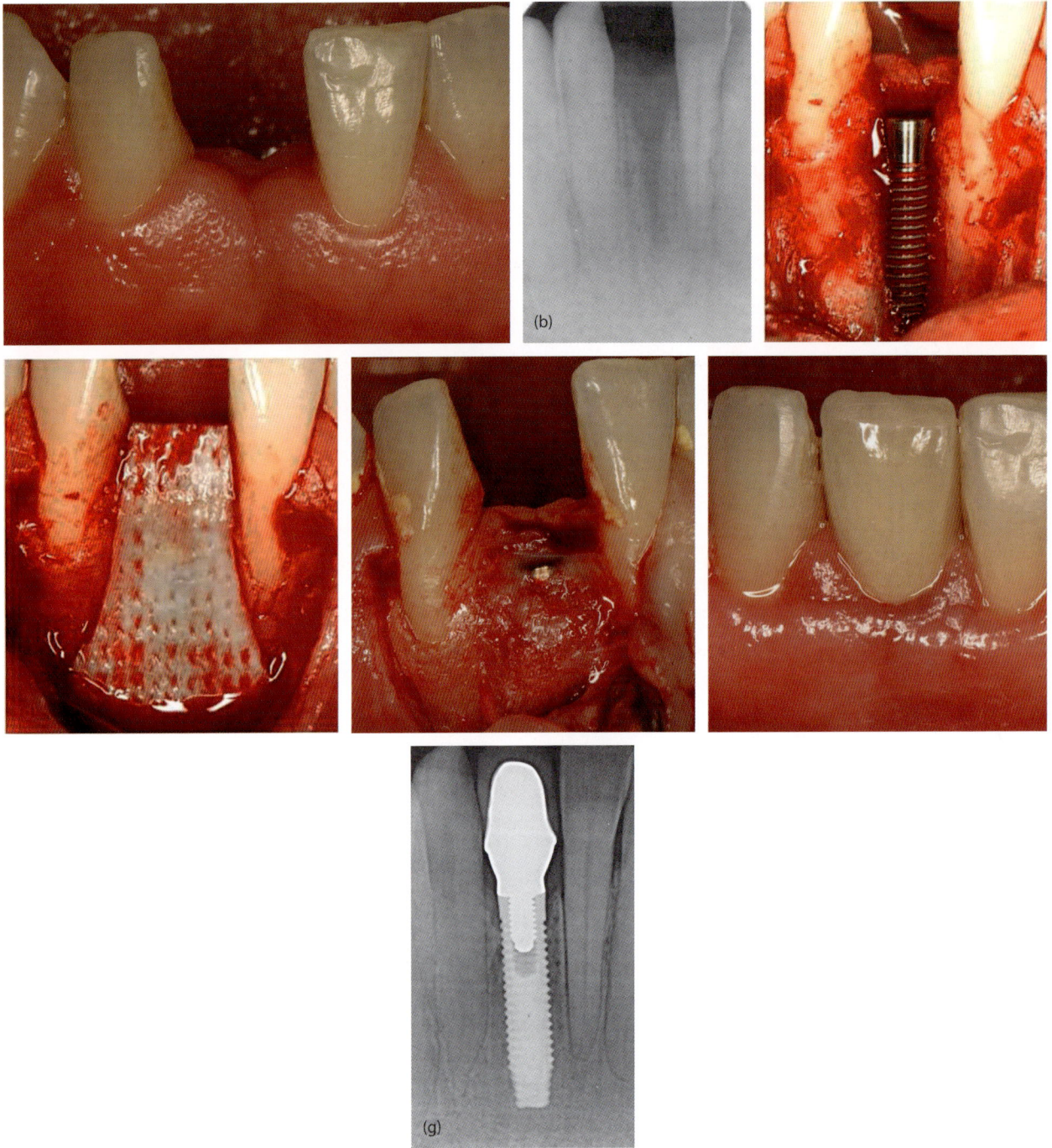

**图11.5** （a）25牙由于根管治疗失败拔除2个月。（b）拔牙后即刻X线片。（c）放置小直径（2.5mm）种植体。唇侧骨裂开，有15个螺纹暴露。种植体稳定并处于理想的位置。（d）放置自体骨后，覆盖牛来源的胶原膜。（e）6个月后二期手术显示唇侧骨裂处完全性骨再生。覆盖螺帽几乎都看不到。（f）永久修复后5年的照片（修复由Richard Epstein医生完成）。（g）种植后5年的最终X线片。

中偏腭侧至少2~3mm（Buser et al., 1993）。偏腭侧切口使得愈合期可能发生的伤口裂开远离常几乎都包含牙槽嵴颊侧的骨增量复合体区。基于这样的切口设计以及GBR区域的特性，膜及移植材料都可能不会直接位于切口下方，因此减少了直接暴露受到细菌污染的机会。同时，偏腭侧切口有效地制备了一个更长的颊侧瓣，操作上有更好的灵活性；由于唇侧组织增宽增长，使得关闭创口的方法更多样

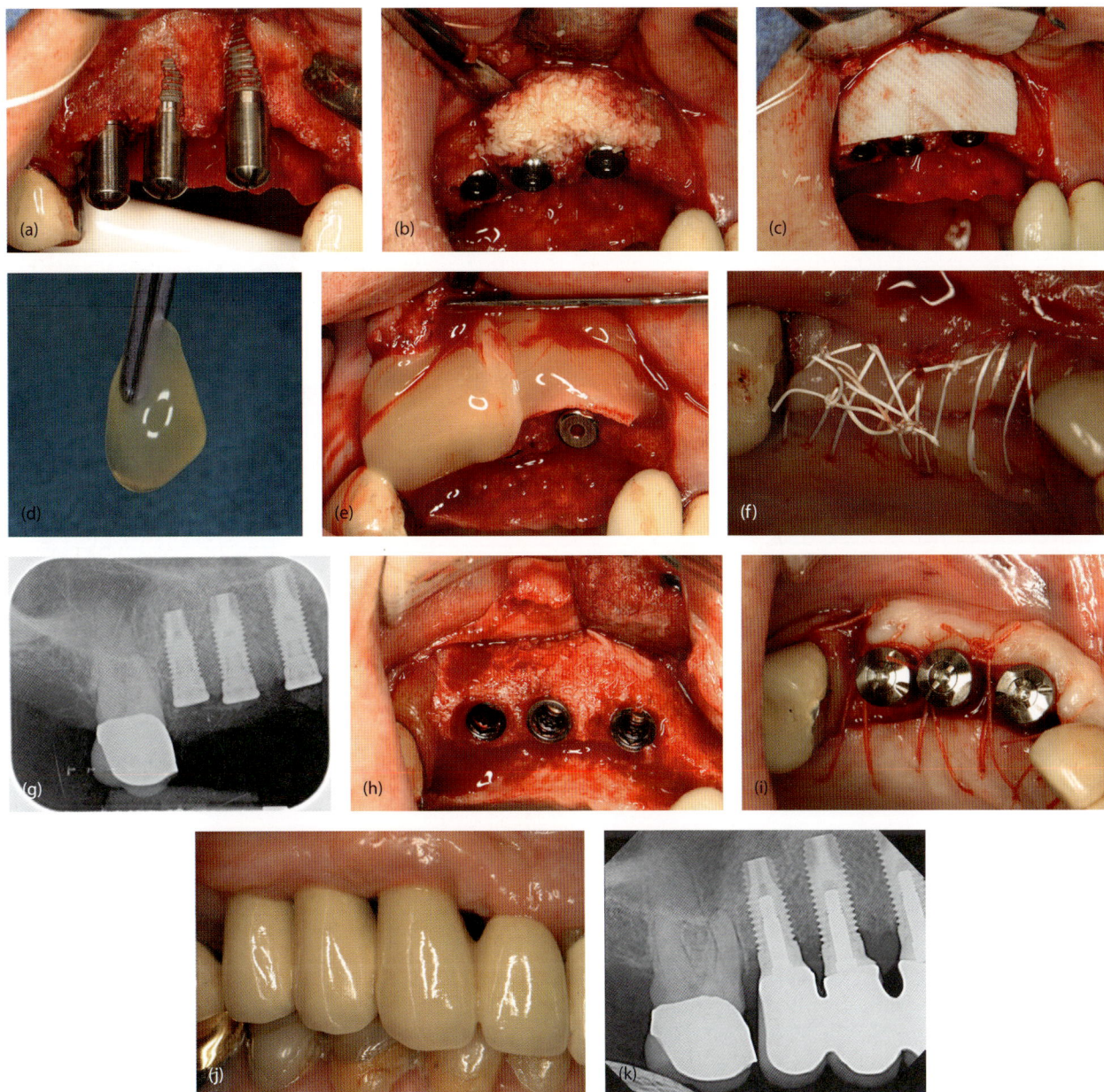

图11.6 （a）13牙拔除后2个月，在15、14和13牙位植入种植体。14牙位种植体有7个螺纹暴露，13牙位种植体有11个螺纹暴露。种植体稳定，且在良好的修复位置上。（b）浸湿PRGF的人工合成骨放置于骨裂隙处。（c）人工合成骨表面覆盖猪来源的胶原膜。（d）抽取患者自体血制备PRGF（见第24章）。（e）PRGF生长因子放置在胶原膜的唇侧。（f）通过松解瓣以完成初期伤口关闭。用Vicryl缝线做两针水平褥式缝合大概关闭颊腭侧组织。再用ePTFE缝线做一期缝合。（g）种植体植入后即刻X线检查。远中种植进行了骨刀引导的上颌窦底提升，种植体根尖可见羽状的人工合成植骨材料。（h）二期手术时显示种植体唇侧完全性骨再生。无任何骨裂隙。（i）放置临时愈合基台，腭侧组织向唇侧复位，增加软组织量。（j）最终修复为带有近中悬臂的四单位种植桥体（修复由David Weimer医生完成）。（k）最终X线片。

化（Buser et al., 1993; Langer and Langer, 1990）。这样的设计还使颊侧更宽的角化龈更好操作，使外科医生复位时操作空间更大。需要指出的是，拔牙后最终牙槽嵴从颊舌侧向中央桥式融合处天然会出现一个无血管区域，呈现二期愈合。此区域也许会造成GBR治疗后愈合期内瓣裂开、开窗或坏死，发生率与腭侧组织的厚度或之前角化黏膜的宽度有关，但目前尚无令人信服的证据支持其在临床上有显著性意义（Kleinheinz et al., 2005; Park and Wang, 2007）。

无论切口的确切位置何在（嵴顶正中或略偏腭侧），横向嵴顶切口设计较前庭沟或颊侧黏膜反折切口更易愈合且并发症更少，可能由于它包含了附着龈和/或更厚的黏膜，颊侧瓣常位于牙槽嵴冠方（Hunt et al., 1996; Scharf and Tarnow, 1993a）。在手术区的根尖（即前庭沟）基底部贴骨面分离非附着黏膜并翻起全厚瓣，可能较嵴顶切开更易导致血供不连续，尤其是在薄龈生物型的患者（Mormann and Ciancio, 1997）。基于这个以及上面提到的原因，作者建议应在牙槽嵴顶做初始切口。

*垂直切口及侧方延伸*

在瓣设计时避免做垂直切口是因为担心它们会破坏血供，成为外部污染的通道，遗留瘢痕，裂隙，甚至形成瘢痕疙瘩（Zucchelli et al., 2009）。但是根据预期骨增量的范围，可能需要或不需要做两个垂直松弛切口。对于环形缺损或较浅不宽的骨裂开/开窗也许仅需要制备袋状瓣，不需做垂直切口，但可能需要将水平瓣向术区近中和远中各延伸一个牙位，同时在根尖区做一定程度的松解（通过在牙槽黏膜处做半厚切口）（Zabalegui et al., 1999）。但是，不应该为了做最小创伤的翻瓣设计而影响手术者的入路。GBR部位视野或操作受限会导致膜、骨移植物及其他材料不能精确放置；这样会减少骨充填量，甚至可能造成医源性损伤。如果术者在操作中意识到袋装瓣会限制对组织的操作，就应该做一侧垂直松弛切口（优先在对美观影响小的方位）或两侧都做。

这些垂直切口应该位于牙齿的什么位置？在两侧有牙齿的骨再生区域，切口应先沿邻牙的龈沟内切开，然后从邻牙的线角处向根方延伸。另外，在前牙/可视区，可以做保留至少1.5~2.0mm牙周组织的龈乳头切口，但同龈沟内切口相比，它在美学上的优势还有争议。由于龈沟内切口的切口线比较简单，至少在瓣复位和关闭时会更容易一些。

预期大的再生手术切口需要超出即刻缺牙区做侧向延伸。医生可能将龈沟内或龈缘下切口沿着邻牙的颊侧做水平向延伸，至少超出缺牙区一个牙位。没有垂直切口的瓣设计（如袋装瓣）可能需要更长的侧向延伸以利于充分暴露手术入路以及冠向复位，也许需要延伸2个或更多牙位。这些袋装瓣常规包括邻近的牙龈乳头。改良的袋装瓣技术避免侵犯牙间组织，需要通过仔细分离及翻瓣在牙龈乳头下方做"隧道"（Allen, 1994; Zabalegui et al., 1999）。

在最末位牙齿的线角处开始做垂直切口。垂直切口的起点若是位于龈乳头正中或牙根正中，常常愈合不好，会形成残余龈裂而破坏术区（Johnson, 1976）。这是有道理的，因为这些区域都位于离龈瓣基底最远的边缘部位，通常形态都很薄，这两个因素都易造成内在的血供不足。可以在理想位置做一个小直角切口，先在牙齿的线角处做向侧方延伸约2mm的切口，然后再垂直向下切开；这一变化可以在关闭伤口时提供更精确的瓣膜复位。两侧的垂直切口都应向两侧散开，使得在术区基底部位有维持宽大的血供床。同样，根据手术区的大小，垂直松弛切口的末端可以位于膜龈联合（MGJ）之上、根方或冠方（较少）。

对传统的瓣设计一个非常有用的变化是可以把垂直松弛切口根向的末端继续向侧方及外侧延伸，类似于标准的牙周旋转瓣（Fugazzotto, 1999, 2006）。这样不仅增宽了瓣的基底，而且增加了可以活动的瓣的表面积。水平延伸越长，获得的组织越多。水平松弛切口可能处于牙槽黏膜水平，就像任何传统冠向推进瓣一样，会改变MGJ的位置。另一方面，当松弛切口恰好沿着膜龈联合时，获得的组织是角化龈，缝合时冠向移位的牙槽黏膜较少（Park and Wang, 2005）。在后牙区差别也许不是很明显，但对于有露龈笑患者的前牙可视区域是至关重要的。

在前牙区，手术处理过的组织（黏膜和骨）通常会退缩或吸收，导致不对称的、不美观的种植修复，甚至会有种植体部分外露。外科医生观点一般为瓣设计越小，最终的美观效果越好。这个观点看似非常合理，但没有被无可辩驳的证据证明。这个不浪费、不匮乏的原则推崇显微外科、隧道技术及不翻瓣手术。例如，如果医生不翻瓣植入种植体（植入新鲜拔牙创或组织环切暴露的骨面）时，发现有唇侧骨开窗，一个解决的方法是采用根尖切除翻瓣的手术入路（Evian et al., 2006; Steigmann and Wang, 2006）。为了维持所谓的组织形态，医生直接在暴露螺纹上方翻一个梯形的瓣，包括龈缘根方至少3mm和MGJ冠方至少1～2mm的水平切口，以及2个分散的垂直切口。通过有限的翻瓣暴露缺损区并给予治疗，由于没有触及牙龈缘，减少了牙龈退缩或其他形态破坏的风险。另外一个治疗方案是采用一个独立的侧方切口（如半月形，袋状）来获得开窗区的入路。

### 翻瓣

翻起包含骨膜在内的全厚瓣是非常简单的做法。它不仅对手术技巧要求不高、缩短手术时间、还能减少出血和肿胀、维持瓣的血液循环，并可确切清晰地显露剩余骨。正如前面的章节所述，再生区域的骨膜覆盖可能对最终的骨再生有帮助；一些研究发现骨膜有类似屏障膜的特性（Kwan et al., 1998; Lekovic et al., 1998; Mizuno et al., 2008）。

半厚瓣分离操作更复杂但仍不失为一种很有价值的方法；在牙槽黏膜部位进行操作时既保存了骨膜完整的血供，同时又可实现瓣有效的松解，所以很易达到初期愈合。但是适合做半厚瓣的部位必须满足以下几个前提条件：要有足够的黏膜量（最好是附着/角化龈）和相对宽的基底。如果可获得的组织太薄（<3mm）或切口设计的根尖区过窄，瓣的血供减少，会造成坏死。

常规的GBR翻瓣是结合了在附着龈区域翻起的黏骨膜瓣，这相对易于操作，以及在牙槽黏膜区域分离的组织，这利于瓣的松解。当然翻瓣也会有一些变通，有时需要从腭侧切口开始，翻半厚瓣至嵴顶，然后沿着缺损的后壁翻全厚瓣，直到超出MGJ的水平（Buser et al., 1993）。在伤口重新复位后，有血管的腭侧结缔组织床可能会有助于维持瓣边缘的活力，会加速愈合，减少术后并发症（Buser et al., 1993）。该设计不适用于种植体周围GBR，因为要植入种植体，而半厚瓣仅限于腭侧，除非要在嵴顶全部黏膜处翻全厚瓣；种植体不应穿出或直接接触软组织，以免阻碍骨结合。

为此，Langer和Langer（1990）描述了一种折叠瓣的应用，在腭侧限定为半厚瓣。折叠瓣要求在腭部穹隆组织处做半厚分离，之后将仍相连的腭部结缔组织和位于嵴顶和唇侧的牙龈做黏骨膜翻瓣。将骨嵴显露后，可以顺利进行种植手术及同期再生手术。由于之前的腭侧切口是向根尖区扇状散开直到刀片探及骨面，且由于腭侧组织先天属于致密的生物型，不容易发生表皮的剥脱。

由于一期关闭所需的瓣推进距离延长，瓣的基底（即翻瓣的边缘）必须更向根尖方扩展以确保无张力关闭。少量的冠向复位（<3mm）通常仅需要分离至或略超过MGJ，然而进一步的冠向移位（3～6mm）需要分离超出膜龈联合水平，而最复杂的病例（>6mm）则须切开周围的肌肉结构以确保足够的松弛。非附着黏膜内的疏松排列的结缔组织和弹性纤维允许瓣膜可以进一步拉伸。

随着翻瓣深度的增加需要用不同的器械。骨膜分离器非常适用于在接近或超过MGJ的区域翻起全厚瓣。当接近如神经孔等重要的结构时，常常已经远超过了MGJ，用几层湿的纱布塞于牙槽嵴和剥离器之间有助于使翻瓣更加安全、清晰和容易。在需要处理肌肉时，用纱布轻压或甚至用手指压住继续钝性分离。半厚瓣的设计，包括骨膜划开和黏膜下分离，最好先用锋利的刀片，再用牙周刀，并在根尖区组织辅以止血钳仔细（相对轻柔）地钝性分离。由于术后的肿胀、瘀青和疼痛都与穿通肌肉有关，术者应尽量减少对深部结构的损伤。

### 瓣膜设计总结

预期的冠向复位的程度决定了瓣垂直切口的设计。根据这一观点，Greenstein等（2009）提出了系统性的决策路径并加以概括（图11.7）。这个指导有很好的操作性，但就像其他准则一样，它的最终价值有赖于外科医生的能力，对最终种植体和再生空间形态的精确判断，以及依据不可预期的解剖结构对原则加以相应调整。

```
                        冠向复位的量
         ┌──────────────────┼──────────────────┐
      < 3mm             3 ~ 6mm            > 6mm
         │                  │                  │
    不做垂直切口        做2个垂直切口        做2个垂直切口
         │                  │                  │
  翻全厚瓣并扩展至     翻全厚瓣并扩展至    如果复位仍不足，
    颊侧前庭沟           颊侧前庭沟         则延伸部分分离至
         │                  │               黏膜下
      复位仍不足          复位仍不足
    ┌────┴────┐             │
 周围无重要结构  周围有重要结构   在瓣基底部并沿其长
    │         │          度划开骨膜1mm深
超过瓣边界半厚分离  超过瓣边界半厚分离      │
            但距重要结构至少   如果复位仍然不足，考虑用止
              3mm          血钳（轻柔地）钝性分离以加
                           宽和加深骨膜窗
```

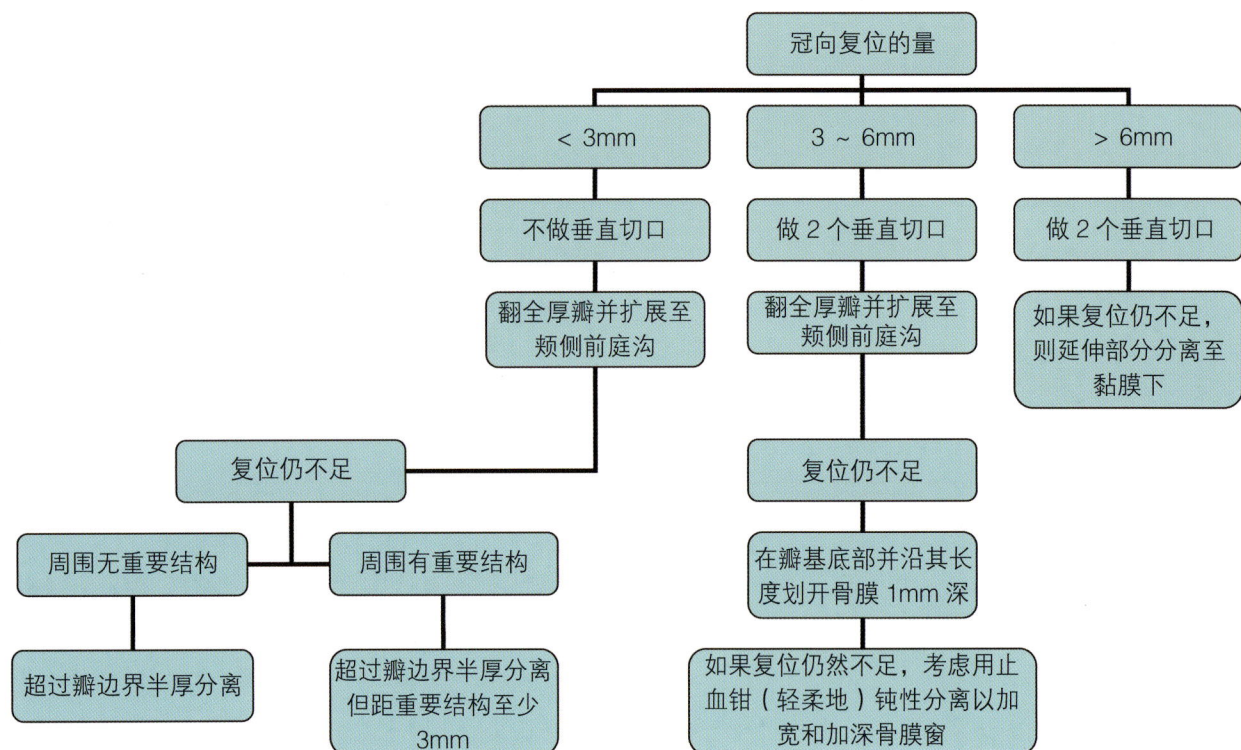

图11.7　根据冠向复位的需求进行瓣设计（Greenstein等，2009）。

## 牙槽嵴预备

一旦暴露骨面，必须去除所有残存的软组织，它会阻止种植体的骨结合，或使牙龈细胞竞争性长入再生区。应用Neumeyer钻或卵形碳化成形钻可以更快地去除肉芽。

如果暴露的骨没有出血，在清除肉芽组织后用一个小球钻在骨皮质钻孔。这使得存在于血供良好的松质骨内的营养和促进合成代谢的成分——毛细血管、骨的前身细胞、血小板衍化生长因子（PDGF）、转化生长因子β（TGF-β）——可以进入骨再生区。有害刺激如穿孔性损伤会激发机体通过局部调控加速骨的修复，从而加强自身对抗进一步创伤；此过程被定义为区域加速现象（RAP）（Bloebaum et al., 2007; Deguchi et al., 2008; Frost, 1983, 1989）。很难说皮质打孔会明显增强GBR的骨增量效果，但似乎至少能促进更快速早期愈合（Nishimura et al., 2004）。

应该在种植体植入前进行骨皮质钻孔，但如果是在之后进行，需要注意要远离植体至少2~3mm，以避免磨伤钛表面。

## 膜的放置（有或无骨移植物）

一个小的有空间维持能力的种植体周围骨缺损也许不需要用植骨材料，但具有骨生成或骨诱导性的植骨材料会帮助骨再生，并维持成骨的人造空间。更大的或不能维持空间的缺损当然需要依靠那些颗粒状植骨材料的特性。在经过上一节所描述的精细的牙槽嵴受植床预备后，术者放置所选的足够的植骨材料，不但要充满现存的缺损，而且要塑形出最终牙槽嵴理想的形态，在更为复杂的病例会突出于原有骨的覆盖范围以外。使用帐篷螺钉有助于维持超出骨覆盖范围以外的骨量（Buser et al., 1993）。

通过皮质钻孔渗出的血液应该将植骨颗粒黏着在一起，但在一个无空间维持能力的情况下，大量的植骨颗粒仅有相对少量的出血，有时需要额外的黏着剂。将植骨材料与硫酸钙黏着剂相混合，或者将它扩散于一种载体物质内形成凝胶、油泥或膏状，使之融合起来更易于塑形。制备富含生长因子

的自体血浆也可起到这样的作用。

骨移植材料一旦放置到位后，对膜进行修剪使之超出再生空间边缘3～4mm并与完好的骨面接触，离开邻牙的颈部至少1～2mm（Buser et al., 1993）。不建议膜延伸至垂直切口线的下方，但只有在术者预测因为术后水肿严重及组织脆弱妨碍初期关闭时，才是绝对禁忌的。当位于预期位置时屏障膜应始终保持不动，否则会导致GBR的失败。为确保特别难操控的膜的外形，用2颗不可吸收钉固定，1颗在膜的根尖基底处，1颗在冠/嵴顶方向，再用另一个钉或腭侧瓣的缝线（生物可吸收）辅助。

请参阅本章之前的段落以及第10章所叙述的植骨材料和膜的选择。

## 关闭

种植体周围GBR成功的一个关键是伤口的初期关闭。手术部位得以完全关闭可以减少膜暴露和口腔病原体的侵入，这会造成屏障膜的感染，并破坏新骨的形成。因而不建议采用一阶段种植体负重的模式。

适当地关闭依靠两个因素：没有张力以及缝合技巧。没有张力的瓣会精确静止在医生缝合的部位，不会回缩。从理想位置的任何回缩都必须通过骨膜划开、垂直切口的侧向延伸，或更加激进地在根尖端半厚瓣松解（见旋转瓣设计）来缓解。

为了最大限度地减少瓣下方缝线的量，选用水平和/或垂直褥式缝合，再辅以间断缝合，来组成侧向切口线的关闭方法。这里所用的缝线材料必须强度好、耐用、易于操作且是惰性的，4-0的多孔型聚四氟乙烯（ePTFE）满足这些全部条件。另外，垂直切口可以用简单间断缝合或连续缝合关闭。为免除精细拆线的需求，垂直切口应该用细但弹性好的生物可吸收缝线缝合，例如5-0或6-0聚羟基乙酸聚乳酸共聚物910（polyglactin 910）（Vicryl®, Ethicon, Somerville, NJ）或铬肠线。

## 过渡修复

手术部位上方的任何过渡义齿都必须进行缓冲，这点非常重要。至少2周，最好4～6周内不戴用局部活动义齿。

## 愈合时间

GBR操作的骨量影响愈合时间的长短。具有空间维持能力很小的骨增量至少需要4个月不受干扰地愈合再进行修复，但是较大的植骨区需要至少6个月才能成熟。为安全起见，不要仓促将植体暴露，尤其是在美观区。

## 结论

1. 种植体周围GBR的适应证是种植体的位置可以满足修复的需求，可以获得初期稳定性，以及骨缺损小和/或有空间维持能力。
2. 对种植体周围GBR治疗有效的缺损包括I型裂开/开窗性缺损，以及由于拔牙创愈合不完全或即刻种植体与新鲜拔牙窝直径差距（临界间隙）造成的环形骨缺损。
3. 许多研究报道了种植体周围GBR会得到90%或更高的缺损充填或缺损减少率，但由于文献中缺损形态、测量结果、技术、随访时间长度不一致，因此不能得到定论。
4. 种植体周围GBR对种植体生存率的影响似乎不如对美学成功影响那么大。
5. 尚没有确定的最适合于此技术的膜和骨移植材料的种类，但所用材料承担功能所需的愈合时间必须与再生部位的大小成正比。
6. 当前没有足够的证据表明需要使用生物调节剂。
7. 在植入种植体前应将薄的非角化黏膜通过移植的方法转变为厚的角化生物类型。
8. 尽可能地减少手术创伤，特别是在美观区。
9. 适当的瓣松解可以无张力地关闭初期创口，这是保证成功的关键因素。

## 参考文献

Allen AL. Use of the supraperiosteal envelope in soft tissue grafting for root coverage. I. Rationale and technique. *Int J Periodontics Restorative Dent* 1994; **14**(3):216–227.

Blanco J, Alonso A, Sanz M. Long-term results and survival rate of implants treated with guided bone regeneration: a 5-year case series prospective study. *Clin Oral Implants Res* 2005; **16**(3):294–301.

Bloebaum RD, Willie BM, Mitchell BS, Hofmann AA. Relationship between bone ingrowth, mineral apposition rate, and osteoblast activity. *J Biomed Mater Res A* 2007; **81**(2):505–514.

Buser D, Dula K, Belser U, Hirt HP, Berthold H. Localized ridge augmentation using guided bone regeneration. 1. Surgical procedure in the maxilla. *Int J Periodontics Restorative Dent* 1993; **13**(1):29–45.

Carpio L, Loza J, Lynch S, Genco R. Guided bone regeneration around endosseous implants with anorganic bovine bone mineral. A randomized controlled trial comparing bioabsorbable versus non-resorbable barriers. *J Periodontol* 2000; **71**(11):1743–1749.

Chen ST, Darby IB, Adams GG, Reynolds EC. A prospective clinical study of bone augmentation techniques at immediate implants. *Clin Oral Implants Res* 2005; **16**(2):176–184.

Dahlin C, Lekholm U, Becker W, Becker B, Higuchi K, Callens A, van Steenberghe D. Treatment of fenestration and dehiscence bone defects around oral implants using the guided tissue regeneration technique: a prospective multicenter study. *Int J Oral Maxillofac Implants* 1995; **10**(3):312–318.

De Boever AL, De Boever JA. Guided bone regeneration around non-submerged implants in narrow alveolar ridges: a prospective long-term clinical study. *Clin Oral Implants Res* 2005; **16**(5):549–556.

Deguchi T, Takano-Yamamoto T, Yabuuchi T, Ando R, Roberts WE, Garetto LP. Histomorphometric evaluation of alveolar bone turnover between the maxilla and the mandible during experimental tooth movement in dogs. *Am J Orthod Dentofacial Orthop* 2008; **133**(6):889–897.

El Helow K, El Askary Ael S. Regenerative barriers in immediate implant placement: a literature review. *Implant Dent* 2008; **17**(3):360–371.

Evian CI, Al-Momani A, Rosenberg ES, Sanavi F. Therapeutic management for immediate implant placement in sites with periapical deficiencies where coronal bone is present: technique and case report. *Int J Oral Maxillofac Implants* 2006; **21**(3):476–480.

Frost HM. The regional acceleratory phenomenon: a review. *Henry Ford Hosp Med J* 1983; **31**(1):3–9.

Frost HM. The biology of fracture healing. An overview for clinicians. Part I. *Clin Orthop Relat Res* 1989; **248**:283–293.

Fugazzotto PA. Maintenance of soft tissue closure following guided bone regeneration: technical considerations and report of 723 cases. *J Periodontol* 1999; **70**(9):1085–1097.

Fugazzotto PA. Maintaining primary closure after guided bone regeneration procedures: introduction of a new flap design and preliminary results. *J Periodontol* 2006; **77**(8):1452–1457.

Gelb DA. Immediate implant surgery: three-year retrospective evaluation of 50 consecutive cases. *Int J Oral Maxillofac Implants* 1993; **8**(4):388–399.

Gher ME, Quintero G, Assad D, Monaco E, Richardson AC. Bone grafting and guided bone regeneration for immediate dental implants in humans. *J Periodontol* 1994; **65**(9):881–891.

Greenstein G, Greenstein B, Cavallaro J, Elian N, Tarnow D. Flap advancement: practical techniques to attain tension-free primary closure. *J Periodontol* 2009; **80**(1):4–15.

Hammerle CH, Lang NP. Single stage surgery combining trans-mucosal implant placement with guided bone regeneration and bioresorbable materials. *Clin Oral Implants Res* 2001; **12**(1):9–18.

Heydenrijk K, Raghoebar GM, Batenburg RH, Stegenga B. A comparison of labial and crestal incisions for the 1-stage placement of IMZ implants: a pilot study. *J Oral Maxillofac Surg* 2000; **58**(10):1119–1123; discussion 1123–4.

Hunt BW, Sandifer JB, Assad DA, Gher ME. Effect of flap design on healing and osseointegration of dental implants. *Int J Periodontics Restorative Dent* 1996; **16**(6):582–593.

Johnson RH. Basic flap management. *Dent Clin North Am* 1976; **20**(1):3–21.

Jung RE, Halg GA, Thoma DS, Hammerle CH. A randomized, controlled clinical trial to evaluate a new membrane for guided bone regeneration around dental implants. *Clin Oral Implants Res* 2009; **20**(2):162–168.

Kleinheinz J, Buchter A, Kruse-Losler B, Weingart D, Joos U. Incision design in implant dentistry based on vascularization of the mucosa. *Clin Oral Implants Res* 2005; **16**(5):518–523.

Kwan SK, Lekovic V, Camargo PM, Klokkevold PR, Kenney EB, Nedic M, Dimitrijevic B. The use of autogenous periosteal grafts as barriers for the treatment of intrabony defects in humans. *J Periodontol* 1998; **69**(11):1203–1209.

Lang NP, Tonetti MS, Suvan JE, Pierre Bernard J, Botticelli D, Fourmousis I, Hallund M, Jung R, Laurell L, Salvi GE, Shafer D, Weber HP. Immediate implant placement with transmucosal healing in areas of aesthetic priority. A multicentre randomized-controlled clinical trial I. Surgical outcomes. *Clin Oral Implants Res* 2007; **18**(2):188–196.

Langer B, Langer L. Overlapped flap: a surgical modification for implant fixture installation. *Int J Periodontics Restorative Dent* 1990; **10**(3):208–215.

Lekovic V, Klokkevold PR, Camargo PM, Kenney EB, Nedic M, Weinlaender M. Evaluation of periosteal membranes and coronally positioned flaps in the treatment of class II furcation defects: a comparative clinical study in humans. *J Periodontol* 1998; **69**(9):1050–1055.

Machtei EE. The effect of membrane exposure on the outcome of regenerative procedures in humans: a meta-analysis. *J Periodontol* 2001; **72**(4):512–516.

Mizuno D, Kagami H, Mizuno H, Mase J, Usami K, Ueda M. Bone regeneration of dental implant dehiscence defects using a cultured periosteum membrane. *Clin Oral Implants Res* 2008; **19**(3):289–294.

Mormann W, Ciancio SG. Blood supply of human gingiva following periodontal surgery. A fluorescein angiographic study. *J Periodontol* 1977; **48**(11):681–692.

Moses O, Pitaru S, Artzi Z, Nemcovsky CE. Healing of dehiscence-type defects in implants placed together with different barrier membranes: a comparative clinical study. *Clin Oral Implants Res* 2005; **16**(2):210–219.

Nemcovsky CE, Artzi Z. Comparative study of buccal dehiscence defects in immediate, delayed, and late maxillary implant placement with collagen membranes: clinical healing between placement and second-stage surgery. *J Periodontol* 2002; **73**(7):754–761.

Nishimura I, Shimizu Y, Ooya K. Effects of cortical bone perforation on experimental guided bone regeneration. *Clin Oral Implants Res* 2004; **15**(3):293–300.

Park SH, Wang HL. Mucogingival pouch flap for sandwich bone augmentation: technique and rationale. *Implant Dent* 2005; **14**(4):349–354.

Park SH, Wang HL. Clinical significance of incision location on guided bone regeneration: human study. *J Periodontol* 2007; **78**(1):47–51.

Park SH, Lee KW, Oh TJ, Misch CE, Shotwell J, Wang HL. Effect of absorbable membranes on sandwich bone augmentation. *Clin Oral Implants Res* 2008; **19**(1):32–41.

Polimeni G, Koo KT, Qahash M, Xiropaidis AV, Albandar JM, Wikesjo UM. Prognostic factors for alveolar regeneration: bone formation at teeth and titanium implants. *J Clin Periodontol* 2004; **31**(11):927–932.

Rosen PS, Reynolds MA. Guided bone regeneration for dehiscence and fenestration defects on implants using an absorbable polymer barrier. *J Periodontol* 2001; **72**(2):250–256.

Scharf DR, Tarnow DP. The effect of crestal versus mucobuccal incisions on the success rate of implant osseointegration. *Int J Oral Maxillofac Implants* 1993a; **8**(2):187–190.

Scharf DR, Tarnow DP. Success rates of osseointegration for implants placed under sterile versus clean conditions. *J Periodontol* 1993b; **64**(10):954–956.

Simion M, Misitano U, Gionso L, Salvato A. Treatment of dehiscences and fenestrations around dental implants using resorbable and nonresorbable membranes associated with bone autografts: a comparative clinical study. *Int J Oral Maxillofac Implants* 1997; **12**(2):159–167.

Spray JR, Black CG, Morris HF, Ochi S. The influence of bone thickness on facial marginal bone response: stage 1 placement through stage 2 uncovering. *Ann Periodontol* 2000; **5**(1):119–128.

van Steenberghe D, Callens A, Geers L, Jacobs R. The clinical use of deproteinized bovine bone mineral on bone regeneration in conjunction with immediate implant installation. *Clin Oral Implants Res* 2000; **11**(3):210–216.

Steigmann M, Wang HL. Esthetic buccal flap for correction of buccal fenestration defects during flapless immediate implant surgery. *J Periodontol* 2006; **77**(3):517–522.

Tinti C, Parma-Benfenati S. Clinical classification of bone defects concerning the placement of dental implants. *Int J Periodontics Restorative Dent* 2003; **23**(2):147–155.

Wang HL, Misch C, Neiva RF. "Sandwich" bone augmentation technique: rationale and report of pilot cases. *Int J Periodontics Restorative Dent* 2004; **24**(3):232–245.

Zabalegui I, Sicilia A, Cambra J, Gil J, Sanz M. Treatment of multiple adjacent gingival recessions with the tunnel subepithelial connective tissue graft: a clinical report. *Int J Periodontics Restorative Dent* 1999; **19**(2):199–206.

Zitzmann NU, Naef R, Scharer P. Resorbable versus nonresorbable membranes in combination with Bio-Oss for guided bone regeneration. *Int J Oral Maxillofac Implants* 1997; **12**(6):844–852.

Zucchelli G, Mele M, Mazzotti C, Marzadori M, Montebugnoli L, De Sanctis M. Coronally advanced flap with and without vertical releasing incisions for the treatment of multiple gingival recessions: a comparative controlled randomized clinical trial. *J Periodontol* 2009; **80**(7):1083–1094.

第12章

# 诱导骨再生：垂直骨增量

*Istvan Urban DMD,MD*

牙槽嵴的垂直骨增量是口腔种植学骨再生中最大挑战之一，主要因为是手术操作的难度大和术后潜在的并发症较多。牙槽嵴垂直骨增量的目的是要在没有周围骨壁可以对骨移植物提供稳定支持的位置上获得骨再生。因为骨再生和血管再生必须从基骨爬行一段较长的距离，其生物学要求是非常苛刻的。另外，软组织也要相应地增加才能为增加的骨量提供一个完全闭合的愈合环境。现在常用的垂直骨增量的方式有几种，包括牵引成骨术、上置法植骨和垂直引导骨再生（GBR）。

这一章将介绍现有的各种不同垂直骨增量的技术，通过GBR进行垂直骨增量的技术以及选择患者的标准，并讨论垂直骨增量的一些新技术的初步效果。

## 牵引成骨术

患者的水平骨宽度充足，垂直骨高度不足的时候，我们可以选择用牵引成骨的方法。Ilizarov（1989）提出块状骨能沿着正常的骨长轴牵引并伴随继发性成骨。在骨折愈合中也可以观察到与牵引成骨一样的过程。关于牵引成骨术的新骨形成，骨吸收率和种植成功率的报道还为数不多。一个关于28个患者负重后5年的研究指出，可以获得平均6.5mm的垂直骨增量和少量的水平骨增量。其中18个患者需要二期的骨移植；种植体成活率是

90.4%；而且随访中可以看到种植体维持在稳定的骨嵴的水平（Jensen et al., 2002）。一个系统性论文回顾的综述得出的结论是：虽然关于这方面的报道还不多，"但是牵引成骨是一个可以为种植增加骨量的非常有效的方法"（Aghaloo and Moy, 2007）。已有报道的牵引成骨的主要并发症包括新形成的骨向舌侧/腭侧倾斜、下颌骨骨折和骨形成不全。

## 上置法（Onlay）骨移植

Onlay植骨的研究报道结果非常不一致，但也有人指出这些研究之间并没有可比性（Aghaloo and Moy, 2007）。报道的Onlay植骨的种植体成活率是60%～100%，其中大部分的报道都在90%以上（Aghaloo and Moy, 2007; Chiapasco et al., 2006）。髂骨移植后的种植成活率是86.5%，颅骨移植是94.9%，口内取骨种植成功率为97.1%（Chiapasco et al., 2006）。

关于口内供骨自体骨Onlay移植缺乏详细的记录和后期的跟踪报道。有研究表明7颗种植体行使功能4年之后都观察到1.1mm的骨吸收（Chiapasco et al., 2007）。在口腔外的部位取骨移植后出现的骨吸收略为不同：髂骨移植的骨吸收率为12%～60%，颅骨骨移植的骨吸收率为0～12%（Chiapasco et al., 2006）。

## 用不同骨替代材料进行垂直GBR的科学文献

GBR进行垂直和水平骨增量已经成为一个可以为口腔种植提供良好骨支持最终达到骨结合的主要治疗方法。水平GBR的应用包括开窗式骨缺损的治疗（Dahlin et al., 1991a, b），裂开式骨缺损（Dahlin et al., 1995; Jovanovic et al., 1992; Mellonig and Triplett, 1993; Palmer et al., 1998; Shanaman, 1994; Simon et al., 1997）因为其较高的种植成功率和较低的并发症发生率而被推崇。GBR的应用也被引用到牙槽嵴上的骨再生，其外科技术也被详细描述（Tinti and Parma-Benfenati, 1998），第一个动物以及人的垂直骨增量的组织学研究也得到成功（Jovanovic et al., 1995; Simion et al., 1994）。垂直骨增量的术后并发症如生物膜裂开和/或继发性感染的发生率为12.5%~17%（Simion et al., 1994; Tinti and Parma-Benfenati, 1998）。

一个多中心的回顾性研究评估了在水平向骨移植后植入的123颗种植体修复后1~5年的长期结果（Simion et al., 2001）。通过3种治疗方法［不可吸收膜结合血凝块，脱钙冻干骨移植（DFDBA），自体骨碎片］的研究表明，如果需要垂直骨再生超过4mm的话，只能通过自体骨碎片的移植才能获得。这些研究的作者报道的总体成功率是97.5%，他们总结出通过GBR进行垂直骨增量后应该在原有的，不是再生出来的骨的位置种植。所有这些研究使用的屏障膜是不可吸收的膨体聚四氟乙烯膜（ePTFE）（GORE-TEX® Regenerative Material, W.L. Gore & Associates, Flagstaff, AZ）。这种膜经常会导致一些软组织的问题，如裂开暴露（Zitzmann et al.,1997）。另外也有通过与可吸收膜的对比研究报道使用ePTFE膜也会引起类似的软组织反应（Simion et al., 1997）。对比ePTFE膜与钛加强的可吸收胶原膜，其垂直GBR的对比随机临床实验中表明，在并发症的发生率上这两种方法并没有显著区别（Merli et al., 2006）。另外，在使用ePTFE膜的

时候可以获得更多位点的完全骨再生。目前也没有关于用钛网加强可以吸收膜进行垂直骨移植后进行种植的长期研究报道。因此，ePTFE膜的应用体现了当代垂直骨移植的目前状态。

### 自体碎骨移植

Urban等（2009b）对结合使用GTRM-TR膜和颗粒化自体骨的移植进行了研究。这个研究报道了35个患者的36个三面的垂直骨缺损在进行垂直嵴顶增量后种植负重1~6年的结果。这些患者一共种植了82颗经过增强、酸蚀、阳极氧化表面处理的种植体。在取出ePTFE膜和种入植体的同时放置了一片可吸收性胶原膜（Bio-Gide® Resorbable Bilayer Membrane, Osteohealth, Shirley, NY），覆盖新形成的嵴顶骨，防止移植物的早期吸收。研究分3个治疗组：A组为单颗牙缺失；B组有多颗牙缺失；C组为上颌后牙区的垂直骨缺损。种植时同期进行上颌窦的骨移植和垂直骨移植。在取出膜时，平均垂直骨增量是5.5mm（±2.29mm），其中最高可达12mm。12个月时平均总体的牙槽嵴改建高度是1.01mm（±0.57mm），往后6年的随诊都维持在稳定的水平。3个组之间没有观察到边缘骨改建的明显差异。总体种植体存留率是100%，累积的成功率是94.7%。

图12.1为本研究的一个代表性病例。上颌前牙区7mm的骨缺损，涉及3个牙位。

这个研究的总体种植成功率（Simion et al., 2001; Urban et al., 2009b）和水平骨再生的种植病例（Buser et al., 2002）的长期结果一致，结果提示种植体要在原有的非再生骨内植入。

这些研究表明这个技术的结果是具有可预知性的，而且在负重后种植体也是成功的。

### 无机牛冻干骨

尽管自体骨移植一直是骨再生的金标准，不同的骨充填材料也在不断被研究来减少对第二术区取骨的需求。

有研究对8个患者（10个牙槽嵴骨缺损）使

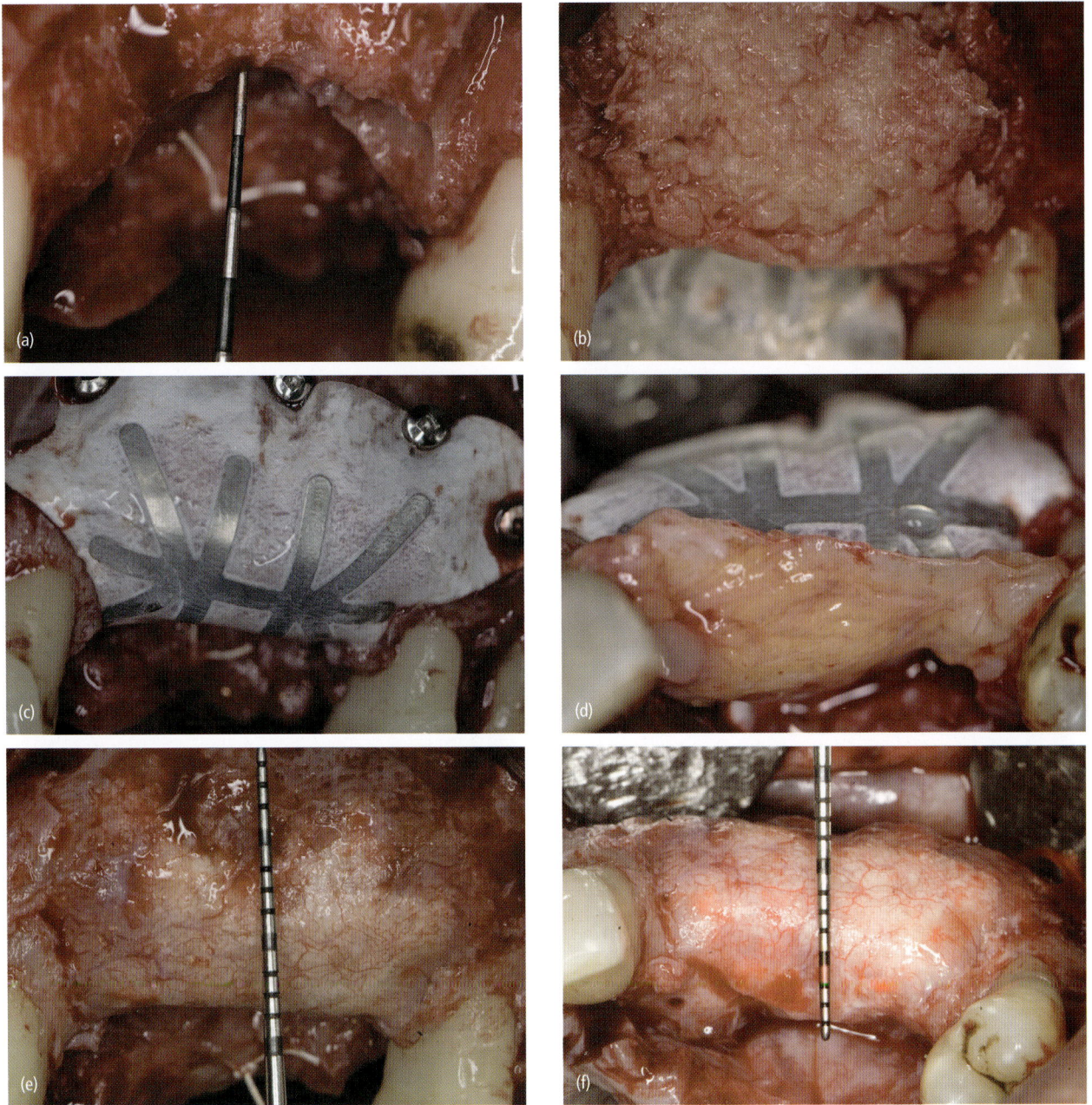

图12.1　上颌前牙区使用颗粒状自体骨骨移植的展示病例。（a）上颌前牙区，7mm垂直骨缺损涉及3颗牙。（b）自体骨移植和GTRM-TR膜就位的颊侧观。（c）通过螺纹钛钉固定GTRM-TR膜。钛钉直径1mm，长3mm。（d）用缝线将上腭游离结缔组织瓣固定在GTRM-TR膜上。（e，f）9个月后取出膜时的再生骨组织。
（来源：再版于Urban IA, Jovanovic SA, Lozada JL. 2009; 转载已经过精粹出版公司允许）

用ePTFE膜及牛骨来源的无机基质（Bio-Oss®，Geistlich Pharma AG, Wolhusen, Switzerland）和自体骨1∶1混合后骨移植进行了组织学和组织形态学的评价（Simion et al., 2007a）。在6～9个月的愈合期后，平均垂直骨增加3.15mm（SD±1.12mm）。组织学分析结果观察到新骨的形成以及自体骨和ABBM颗粒的骨改建。

然而，还没有充足的长期研究证据表明当

ABBM被用来作为垂直骨增量的骨代材料时，其结果的可预知性和种植体负重后的成功率。

## 同种异体骨移植材料

Simion等（1998）在临床上和组织学上对冻干骨移植物（DFDBA）和颗粒化的自体骨移植进行了比较，在临床和组织学上，两种材料都被认为是成功的。同种异体骨基质DFDBA组获得相对较少的垂直骨增量3.1mm，而自体骨移植则平均有5.02mm。在DFDBA组的20个种植体4年的随访中，可观察到1.87mm的骨改建，略大于颗粒化的自体骨移植（Simion et al., 2001; Urban et al., 2009a,b）。最近，也有学者通过在5个患者的左右半口对照设计对同种异体骨基质和颗粒化的自体骨移植进行了研究（Fontana et al., 2008）。两种移植材料获得了接近4.1～4.7mm的骨增量。但是后期种植的随访没有被报道。证据表明同种异体骨移植在垂直GBR的远期效果比较局限。只有在中等程度约5mm以内的骨缺损，垂直方向的骨增量才可靠。

## 病例选择标准

由于与水平骨移植相比，不管选择什么样的材料和方式，牙槽嵴顶的垂直骨增量的可预知性都大相径庭，所以很有必要根据每一个患者调整相对应的治疗方案。替代治疗方案和可能出现的不良后果都应该被评估并告知患者。譬如说，如果可以把种植体种在邻近的位置，就可以避免在缺损处进行骨再生。慎重选择病例植入短种植体，或者用牙龈瓷修饰牙冠较长的病例。举一个临床病例，是通过具体需要综合考虑后制订治疗计划：双侧下后牙区骨缺损伴随下前牙牙体条件不良，下颌牙列缺损的患者。对于这类患者，一般不考虑双侧后牙区的垂直GBR，而常用的方法是将其前牙全部拔除后在双侧颏孔之间进行种植。这种治疗方式更加简单，并发症更少，而且成功率非常高，整个疗程也显著增快（Astrand et al., 2008）。

基于以上提到的考虑，可以用GBR进行垂直增量的患者的筛选标准推荐如下。另外，能否同期种植或者延期种植也将被讨论。

## 纳入标准

选择进行垂直骨再生的病例：①为了达到足够的骨高度而进行种植；②改善冠/种植体比例；③改善美观。

要求患者术前保持良好的口腔卫生。

## 排除标准

如果患者有系统性疾病或牙周疾病且没有得到控制则不应该选择垂直骨增量。其他排除标准包括吸烟或酗酒。伤口裂开和移植物感染在吸烟患者更容易发生。在复杂骨移植病例，吸烟者的并发症发生率可达50%。每天吸烟少于10支的患者被认为是轻度吸烟患者，如果每天吸烟超过10支的患者都归为重度吸烟者。由于每个个体对吸烟的反应不一样，所以我们很难区分中度吸烟和重度吸烟者。如果患者吸烟，那应该建议其术前戒烟。作者要求所有吸烟患者术前至少戒烟3个月，并且维持不吸烟至少到移植物初步愈合完成。

## 同期种植比较延期种植

一般来说，当通过GBR来进行垂直骨增量少于4mm的时候可以同期种植。如果需要获得4mm以上骨再生的则应该延期种植。延期术式的优点是可以在种植体负重之前为再生的骨争取更多的时间改建成熟，而且如果有并发症发生，也较容易处理。

## 垂直骨缺损的分类

根据垂直骨缺损的长度和位置可以将具有垂直骨缺损的患者分成3类。

单颗牙缺失的患者缺牙区牙槽嵴最短，有相对较为完整相邻骨壁，所以骨再生的潜力比较大。这种缺损经常出现在前牙美学区。这类患者的牙槽嵴缺损病因主要包括牙根纵折、种植失败，或植骨失败。治疗这种患者的难点在于间隙比较有限，较难放置骨移植材料和再生膜。导致单颗牙区缺失的病理变化通常伴随牙齿间的骨吸收，使得这个治疗的手术过程和最终的修复更加复杂。图12.2为我们展示一个单牙缺隙垂直缺损的病例。这种患者的软组织的面积和结构常常都有缺陷。

第二类骨缺损的患者有多颗牙齿缺失，伴随垂直骨缺损。最典型的例子就是下颌后牙区的垂直骨缺损，一般是由于长期使用活动假牙或者多颗种植失败所致。图12.3为我们展示一个下颌后牙区骨萎缩的病例。第二类缺损的其他例子则是上颌前牙的外伤没有得到有效的治疗或者没有及时诊治的牙周病患者。

第三类垂直骨缺损是指上颌后牙区的骨缺损伴随严重的垂直牙槽嵴骨萎缩和增大的上颌窦患者。这类的缺损需要在垂直GBR的同时进行上颌窦骨移

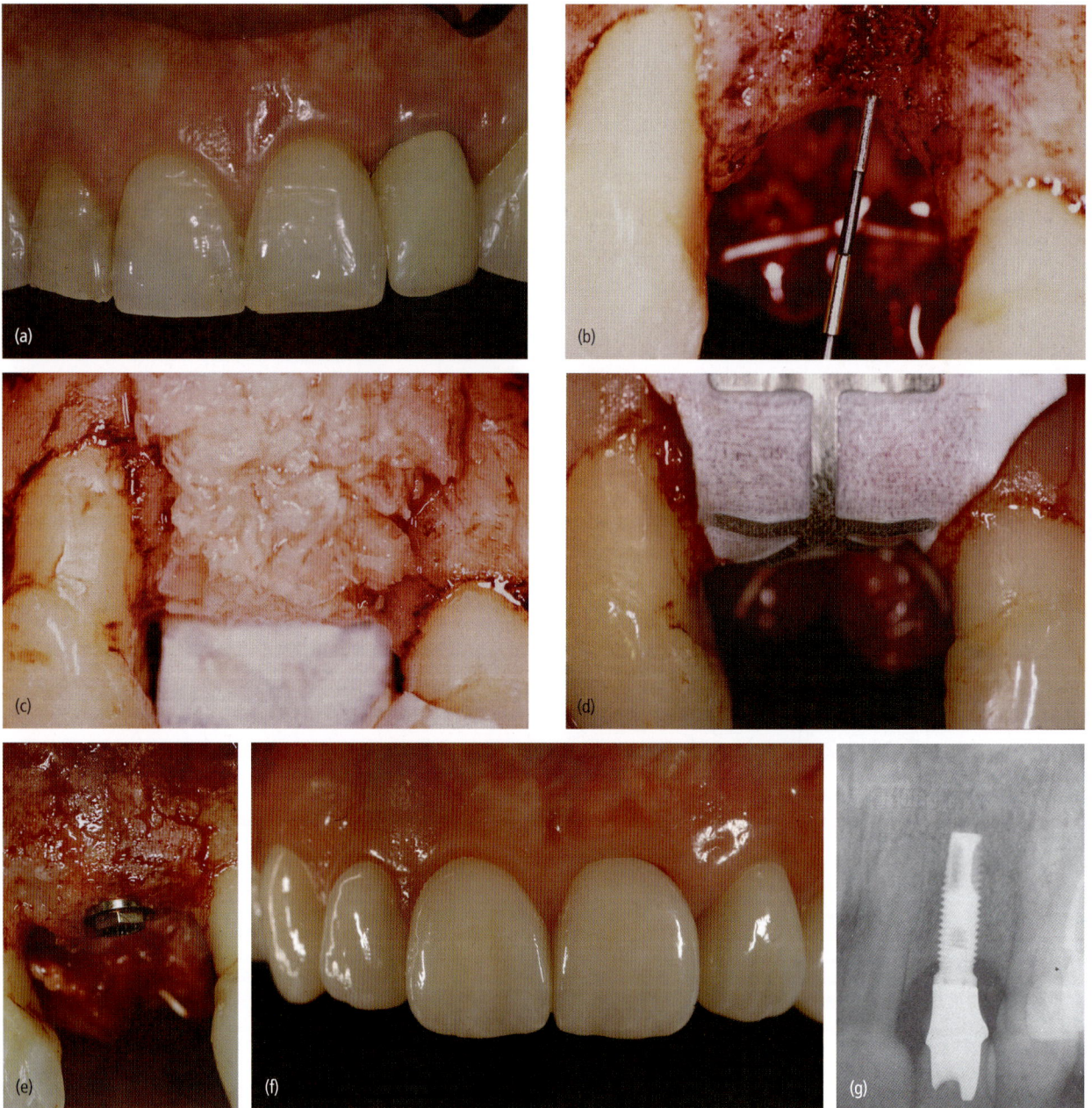

**图12.2** 单颗牙垂直缺损的展示病例。（a）患者10患牙种植失败。近中牙间乳头丧失，龈缘不对称。（b）取出种植体后，出现一个垂直骨缺损。看到9牙齿的远中的牙间乳头有骨丧失。（c）颗粒状自体骨移植和GTRM-TR膜就位的颊侧观。（d）GTRM-TR膜就位。（e）在新生的骨内植入种植体。（f）最终修复体为全瓷冠。（g）行使功能4年后的根尖片。

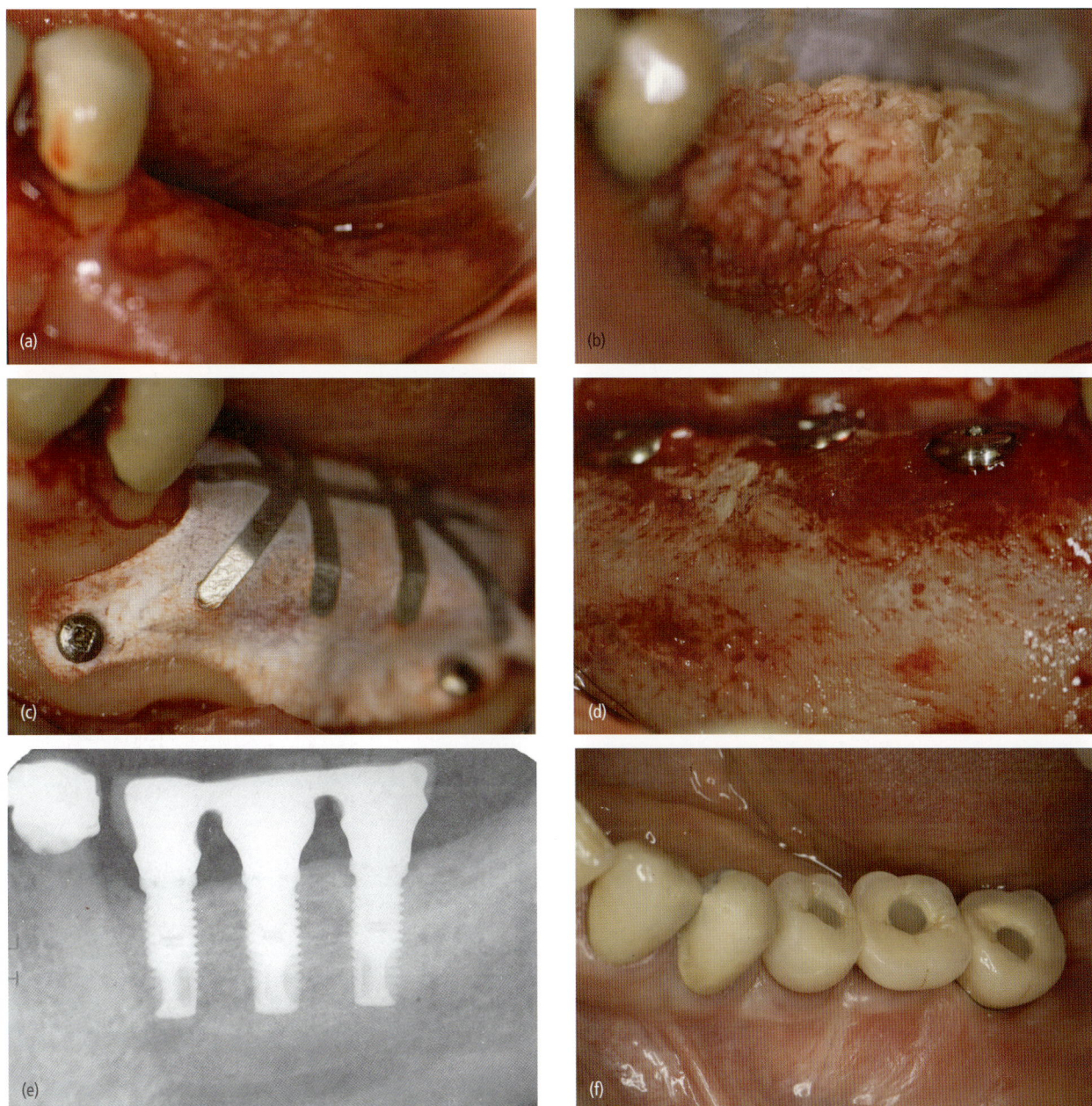

图12.3　下颌后牙区骨缺损的病例。（a）萎缩的下颌后牙区。（b）颏部取骨移植到牙槽嵴上。皮质骨钻孔，放入骨移植物之前将GTRM–TR膜固定在舌侧。（c）GTRM–TR膜覆盖骨移植物并用钛钉固定。（d）下颌后牙区新生的牙槽嵴内植入了3颗种植体，与骨移植物结合良好。（e）种植体行使功能5年后随访根尖片。（f）临床照片显示种植体周围牙龈正常。

植。

　　图12.4为我们展示了无牙颌的病例。这种类型的缺损的病因通常情况都是牙周病且没有得到有效的治疗所致。

## 垂直牙槽嵴增量的外科过程

　　这个过程需要周密的计划和精确的操作，包括谨慎选择患者，适应证和控制病理变化（如牙周

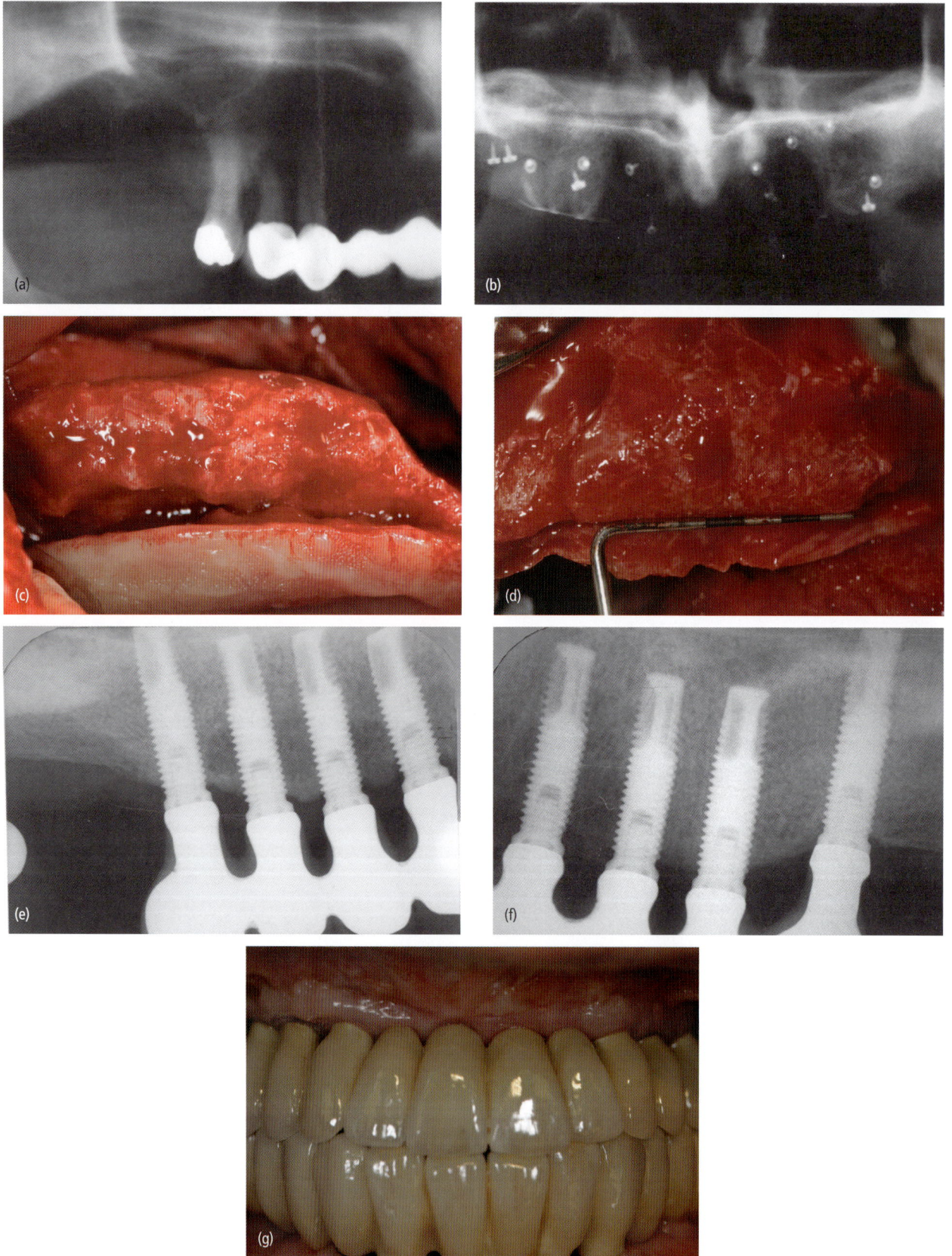

图12.4　上颌双侧后牙区大范围缺损的无牙颌展示病例。（a）上颌后牙区垂直骨缺失。（b）全景片示通过上颌窦提升和GBR植骨弥补骨缺损。（c，d）愈合9个月后，取出生物膜可以看到完全的垂直骨再生。（e，f）负重4年后种植体的X线片。（g）种植体支持式的最终固定修复。

病）和适当的术后追踪，才能获得最终治疗的成功。手术过程将在下面一个段落详细描述，包括手术相关的用药，外科翻瓣，骨的收集，受植部位的准备，生物膜的修整和移植物的放置，组织瓣的松解处理和缝合以及术后护理和拆线等。

## 手术过程的用药

患者术前一个小时服用阿莫西林2g，然后服用青霉素片500mg1次，每天3次，术后服用7天。对青霉素过敏的患者，术前服用克林霉素600mg，术后300mg/次，每天4次，服用7天。口服镇静药通常使用三唑仑0.50mg，术前1个小时服用。患者用0.12%的氯己定溶液含漱1分钟，然后术区进行消毒后铺无菌铺巾，以尽量减少口腔外来源的污染。

和大多数类型的骨/种植手术一样，一般使用局部麻醉。

## 延长切开松解组织瓣

软组织的处理是这个手术的一个重要环节。组织瓣的设计应该满足在没有张力的情况下完全覆盖移植到骨缺损里面的骨移植材料。通常，如果组织瓣设计太小的话，会比较难控制而且会导致术后早期生物膜或移植物的暴露。因此需要通过嵴顶和垂直方向的延长切口获得减张的组织瓣。使用外科手术刀（15）沿牙槽嵴顶中央的全层切口是典型的角化牙龈切口。为了获得更好的术野，通常在距离术区两侧外至少一个牙位的地方进行外展垂直切口。在无牙颌的区域，垂直切口至少要离开术区5mm。一般来说，较大的瓣比较容易关闭且较少引起黏膜牙龈的变形。

在初步切开后，用骨膜分离器翻全厚瓣越过膜龈联合，且至少超过骨缺损5mm的地方。在下颌后牙区，舌侧翻瓣不能超过下颌舌骨线。要小心注意不能刺穿或者撕裂组织瓣。

应避免损伤，如颏神经和眶下神经选择的解剖结构。

## 骨的获取

对于小范围的垂直骨缺损，自体骨或者ABBM

材料都可以作为骨移植的材料。但是，这些材料单独用于垂直骨增量的长期效果还有待进一步研究。颗粒状的自体骨，作为骨生长诱导的成分，可以混合到骨替代材料里面增加其成骨因子，因为在这种需要生物学修复的缺损里面增加一定量的成骨细胞还是很有必要的。作者现在基本上都将50%的颗粒状自体骨与50%ABBM混合使用。

颗粒化的自体骨收集应该在翻瓣和对缺损进行初步评估之后。取骨的最常用部位是下颌骨升支。对于较大的骨缺损，也可以在下颌联合处取骨。对于小的垂直骨缺损，上颌结节或者鼻中隔也是常用的取骨部位。取骨之后用骨研磨器将其颗粒化。和块状骨相比，研磨后颗粒化的骨碎片更加容易获得血管的再生，接触到更多骨诱导生长因子和具有更大的骨引导接触面积。

然后可以将碎骨单独使用，或者与其他骨替代材料譬如ABBM混合。

## 受体部位的准备

用刮匙将需要暴露的骨面残留的软组织清除干净。在受植骨面用小球钻磨出一些小孔去皮质化。如果需要用帐篷螺钉，则应该在这个时候放入。这里只能使用个别设计好的纯钛金属的帐篷螺钉。如果是单颗牙的骨缺损，则没有必要用伞状螺钉。如果是涉及2颗牙的缺损，帐篷状螺钉应该放在缺损的中央。如果是涉及3颗或者4颗牙的长缺损，应该使用两个帐篷螺钉在骨缺损3等分界处。如果是更长的缺损，多颗伞状螺钉应该放在缺损的4等分界处。由于钛网加强膜具有良好的空间维持功能，只有15%的病例需要用到这种帐篷螺钉，而且基本上都是在需要取得非常精确的骨再生高度然后种植的前牙美容区域。

如果需要同期植入种植体，种植体应该按照预计的垂直高度植入。一般来说，只有在垂直骨缺损在4mm以下的时候才推荐同期种植，而且需要获得良好的初期稳定性。但是，不管骨缺损的高度，通常延期种植才是更安全、简单的手术方法。

## 生物膜的塑形和骨移植物的放置

选择具有钛网加强的ePTFE膜将其修整到合适大小，能够完全覆盖骨移植材料而且其边缘不能接触邻牙。生物膜至少要覆盖缺损周围的基底骨2mm范围。生物膜的固定也是手术过程非常重要的一环，因为移植的材料要固定良好才开始骨化改建。首先将生物膜用钛钉或者长度小于3mm的螺钉固定在舌侧或者腭侧至少两处。将颗粒状的自体骨或者其混合物充填到缺损内后将生物膜翻转覆盖并用钛钉或螺钉固定。使用生物膜可以使再生骨的高度、宽度得到保证，骨充填材料要完全填满骨缺损并对生物膜有一定的支持作用。

## 组织瓣的延长/双层缝合

在完全固定生物膜之后，要求将组织瓣松解到无张力的情况下才可以完全封闭创口。骨膜松解切口连接组织瓣两侧垂直切口，使得整个组织瓣获得足够的伸展，然后双层缝合组织瓣。第一层使用水平褥式缝合，进针点离开切口4mm。然后用单纯间断缝合关闭组织瓣的边缘。这种方式可以使原本平整的边缘稍稍外翻，有效使得颊舌侧组织瓣距切口4mm内的结缔组织拉拢到一起。结缔组织之间的紧密结合可以提供一个良好的屏障且防止生物膜的暴露（图12.1d）。如果条件允许，可以选择Cytoplast CS518或者CS418的ePTFE缝线（Osteogenics Biomedical）会获得更好的效果。从根尖向嵴顶方向的垂直切口也用单纯间断缝合法。我们会通过一个上颌前牙区大面积骨缺损的病例来具体说明这种缝合技术。

## 术后护理/拆线

术后应按照如上所述用药。术后24小时之后应该用0.12%的氯己定漱口液进行化学性的菌斑控制直到拆线。为了防止术后的创伤，术区不应该再戴用活动义齿。如果临床医生计划使用过渡性可摘义齿，义齿应该靠邻牙提供支持而且与移植区至少有2mm的安全距离。也可以考虑使用靠邻牙支持的

金属加固修复体。缝线可以采取分步拆除的方式：单纯间断缝合在10～14天后拆除，而褥式缝合则在2～3周。

# 同期垂直向软硬组织增量

有学者对通过结缔组织移植结合ePTFE膜覆盖、封闭拔牙窝的技术进行了评价（Chen and Dahlin, 1996）。这个技术相继被应用在22个患者的24个位点。有两个位点（8.3%）出现早期的生物膜暴露而需要进行移植物的去除。与之类似，作者通过15个病例对同期硬软组织移植进行了研究（Urban et al.,未公开数据）。其中两个结缔组织移植物部分暴露，但是包括部分暴露的两例在内，所有移植的结缔组织都存活，并且都没有观察到有ePTFE膜的暴露。根据以往10年的经验，作者现在常规应用这种治疗方法，且根据牙槽嵴缺损的不同类型选择使用可吸收胶原膜或者是不可吸收ePTFE膜。但是这种混合移植技术应该避免用在有吸烟史的患者。

## 结合ePTFE膜的结缔组织移植的手术过程

生物膜被钛钉或者螺钉固定之后再手术切取结缔组织瓣。结缔组织的固定应该使用6-0的可吸收单股线［譬如PDS Ⅱ（polydioxane）缝线，Ethicon, Somerville, NJ］：两个单纯缝合可以通过邻牙的牙颈部来固定，第三个缝合穿过根尖部骨膜将其最终固定（图12.1d）。在结缔组织瓣固定之后，软组织瓣应该如前所述在无张力的情况下完全关闭创口（参照上述的垂直牙槽嵴增量的外科过程的部分）。

## 膜龈联合处的变形

组织瓣在延长切开时的冠向移位会使龈膜转折严重拉伸变形和牙龈变薄，如图12.5所示。这可能导致患者的口腔卫生不良和影响美观。这些问题可以通过种植体周围的软组织成形术来修正。

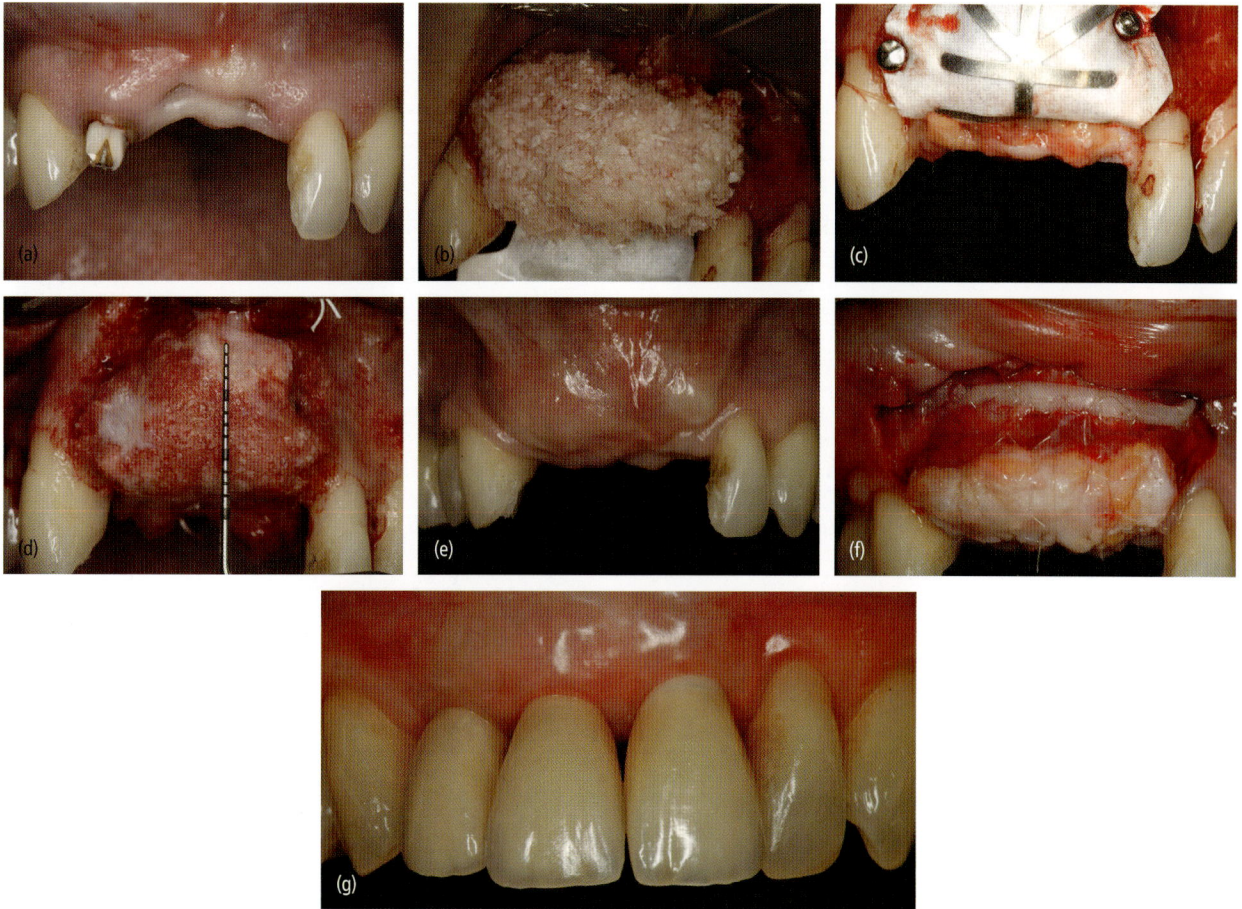

图12.5　硬组织增量（颗粒状自体骨和无机牛骨基质按照1∶1比例混合）和软组织增量导致继发的牙龈黏膜变形。（a）上颌前部的垂直缺失。（b）颗粒状自体骨和无机牛骨基质混合物的颊侧观。这张图片同时展示全层翻瓣。（c）GTRM-TR膜就位并用钛钉固定和游离结缔组织瓣移植在生物膜上，然后关闭缝合。（d）看到两种移植物的良好整合。（e）牙龈黏膜的牵拉变形。（f）游离结缔组织瓣移植结合游离龈移植重建软组织厚度和膜龈面积。（g）3颗种植临时修复体的美观效果。

## 并发症

　　早期的临床研究报道用GBR法进行垂直骨增量的并发症发生率在12.5%～17%（Simion et al., 1994, 1998; Tinti and Parma-Benfenati, 1998）。这些报道包括生物膜的暴露和/或继发感染。在ePTFE膜和钛网结合胶原膜的随机临床比较研究中，并发症的发生率没有显著性差异（Merli et al., 2006）。

　　在使用相同的垂直牙槽嵴增量技术临床回顾性研究中，35个患者存在36个牙槽嵴缺损，只有一个缺损出现了并发症（2.78%）（Urban et al., 2009b）。这个患者在骨移植2周后生物膜上部出现了瘘管。但是这样低的并发症发生率应归功于这个

回顾性研究的时间段是在垂直牙槽嵴骨增量技术已经作为一种常用临床方法之后，而且所有的操作都严格遵守标准程序。

　　患者的选择，患者的术前准备，精确的手术操作和术后的管理，这些都是减少术后骨移植材料并发症（如暴露和/或感染）的重要因素。每一个步骤都谨慎小心处理可以使骨移植愈合过程中的并发症发生率控制在10%以内。

　　一般来说，术后并发症的发生会影响骨的再生。并发症越严重，获得新生的骨就越少。并发症的有效处理也可以缓解患者的痛苦和尽可能获得更多的骨再生。另外，在并发症出现的病例中，如果患者没有同期种植（延期种植）的话，处理起来会

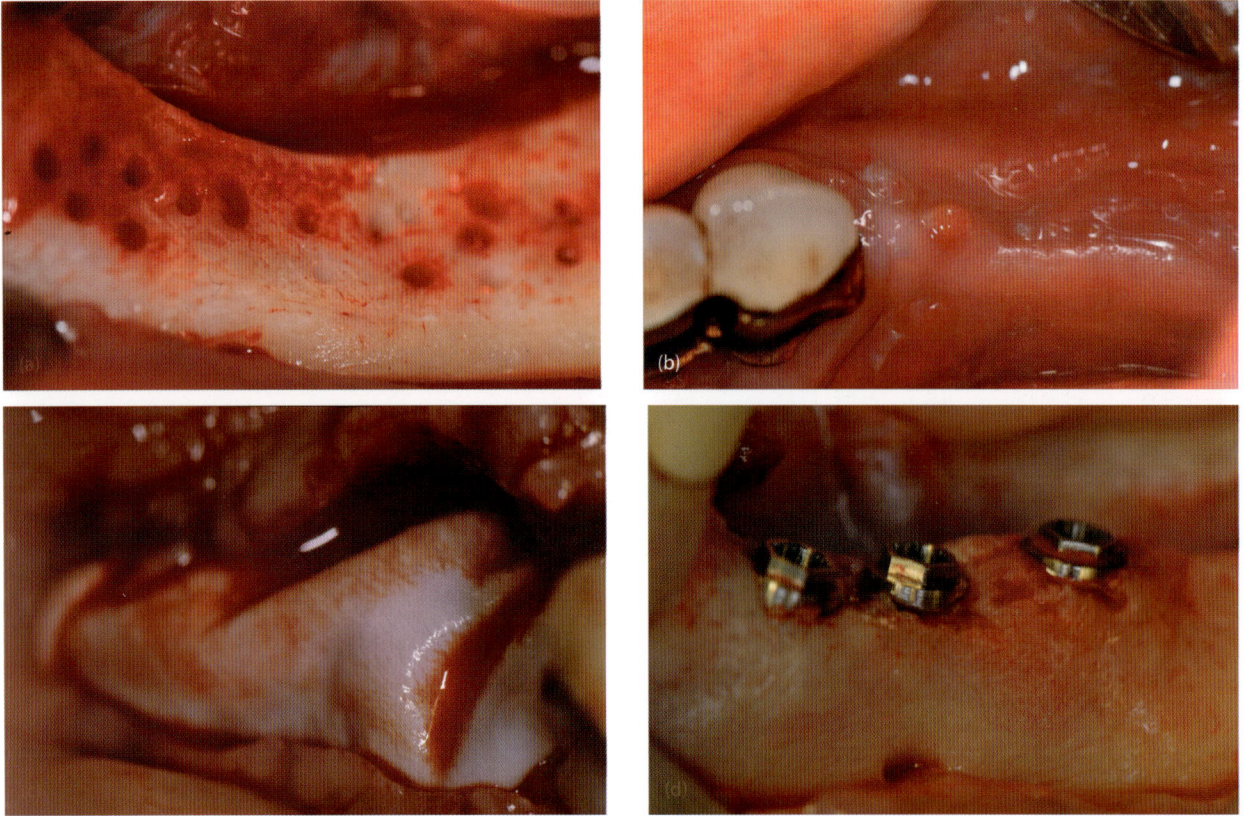

图12.6 垂直GBR术后感染的展示病例。（a）术前下颌的严重垂直骨缺失。受体部位骨进行了多个去皮质化钻孔。（b）愈合2周之后，看到GTRM-TR膜上出现3个瘘管。（c）行术后感染的常规处理，用胶原膜替换GTRM-TR膜。（d）愈合6个月之后，术后结果显示获得一定量的垂直高度和良好的水平高度新生骨。植入3颗种植体。

更加容易，而且成功率更高，这是因为细菌比较容易附着在种植体的表面。

### 术后感染

组织增量手术的术后感染通常发生在术后3周内。临床症状包括异常疼痛，或者不适，反复肿胀，瘘管或流脓。

### 处理方法

系统使用抗生素对感染非常有效。推荐使用阿莫西林500mg，每天3次，7天（如果患者青霉素过敏，则用克林霉素300mg，每天4次）。另外，术区的手术探查也非常有必要。如果患者出现脓肿，应该小心取出生物膜，生理盐水冲洗术区后，用可吸收胶原膜覆盖和保护术区。然后用单纯间断缝合关闭创口。经过这样的处理，患者的不适一般会明显减轻，感染的症状也会消失。

图12.6为我们展示了垂直GBR术后感染的症状和上述方法处理后的临床结果。

### 生物膜暴露

不可吸收ePTFE膜具有良好的生物相容性，但是一旦暴露在口腔内，细菌会很快积聚在其表面，穿透其细孔结构，最终感染其覆盖下方的骨移植材料。目前为止，还没有研究可以准确地计算在垂直GBR后如果膜暴露会减少多少新生的骨。但是，在裂隙型骨缺损进行种植植骨同期完成的研究中，生物膜的暴露会显著减少新骨的形成（Machtei，2001）。这些研究结果也支持应该使用延期的方法进行垂直骨增量。暴露后有效地处理可以最大可能地获得更多的骨再生。

　　早期的生物膜暴露发生在愈合早期并且通常还没有伴随感染，但会导致感染。应该尽早取出生物膜，医生通常要在移植物成熟和细菌侵入之间选择一个适当的时机。目标是希望生物膜能够维持至少6周。教会患者使用含0.12%氯己定溶液的棉签清洁膜的表面，而且医生应该每周检查术区的情况。6周之后，需取出不可吸收ePTFE膜并且放入可吸收胶原膜。如果暴露形成脓肿，那么应该按照前述的感染处理方法进行处理（参照术后感染部分）。

　　迟发性膜暴露一般出现在2个月之后，常常是因为过渡性义齿压迫引起。这种情况也应该将不可吸收ePTFE膜取出并且放入可吸收胶原膜。

## 垂直骨移植的新视点

　　GBR是用来处理局部牙槽嵴缺损(1～3个牙位)的首要方法。作者的一个正在进行的还没有公开发表的研究，对无牙颌不伴有垂直和水平缺损的患者，使用颗粒化的自体骨或者混合骨材料进行骨移植后，覆盖钛金属加强的ePTFE不可吸收膜（病例如图12.4和图12.7所示）。根据作者以往十几年的经验，GBR技术可以安全有效地处理这一类的患者，创伤小，而且不需要在口外取骨。

### 垂直骨生长的组织工程学的应用

　　为了减少对自体骨的需要，一些结合生长因子的方法最近被研究。

　　一个用狗做的预临床动物实验表明，使用重组人骨形态发生蛋白（rhBMP-2）诱导再生的骨，可以植入表面光滑的螺钉状的纯钛种植体，形成骨结合，而且长期功能负重（Jovanovic et al., 2003）。

　　也有狗的动物实验对血小板衍生生长因子（PDGF）结合去蛋白化的牛源块状骨的方法进行研究（Simion et al., 2006）。这个狗的实验结果表明，结合去蛋白化的牛源块状骨结合纯化的复合PDGF-BB使用，即使没有用生物膜来做屏障，也可以在下颌严重牙槽嵴缺损的位置获得显著的骨再生。

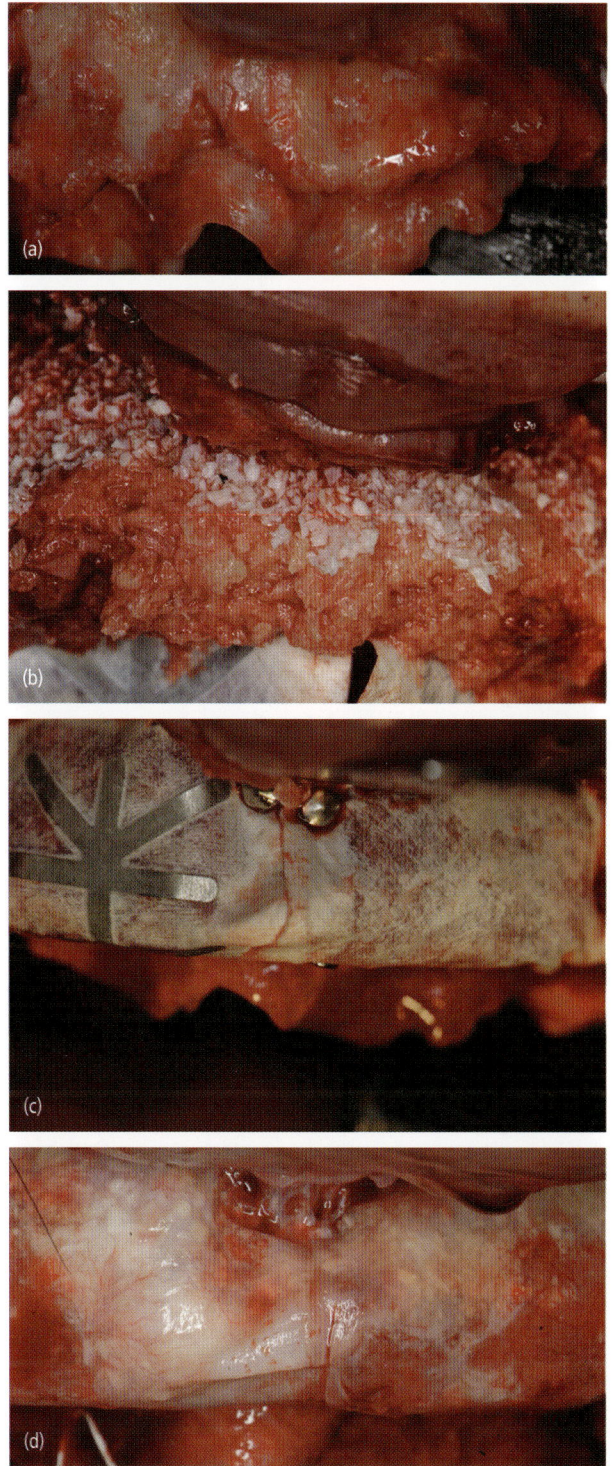

图12.7　上颌前部需要大范围垂直骨增量的无牙颌展示病例。（a）全层翻瓣后看到吸收的上颌前牙区。（b）颗粒状自体骨和无机牛骨骨盐混合物的颊侧观。（c）两片GTRM-TR膜就位固定。（d）通过GBR垂直骨增量完全重建的上颌前牙区。

多个研究通过上述组合的改良方式，自体骨、ABBM和重组人血小板来源生长因子BB（rhPDGF-BB）之间的相互混合进行骨移植的结果最近也被报道，其临床以及组织学结果都是非常成功的（Simion et al., 2007b, 2008; Urban et al., 2009a）。

作者现在也在对这种结合组织工程学垂直骨增量的技术进行研究。介绍一个结合rhPDGF的颗粒状自体骨和失活的牛骨基质混合物用于处理上颌后牙区的垂直骨缺损病例。这个病例同时进行了上颌窦提升和牙槽嵴的垂直骨增量，取得了非常可观的新骨形成，骨水平恢复到了邻牙暴露的牙根面的位置，这从牙周学科的观点来看是非常显著的，也提示了牙周垂直骨再生的极大可能性（Urban et al., 2009a）（图12.8）。

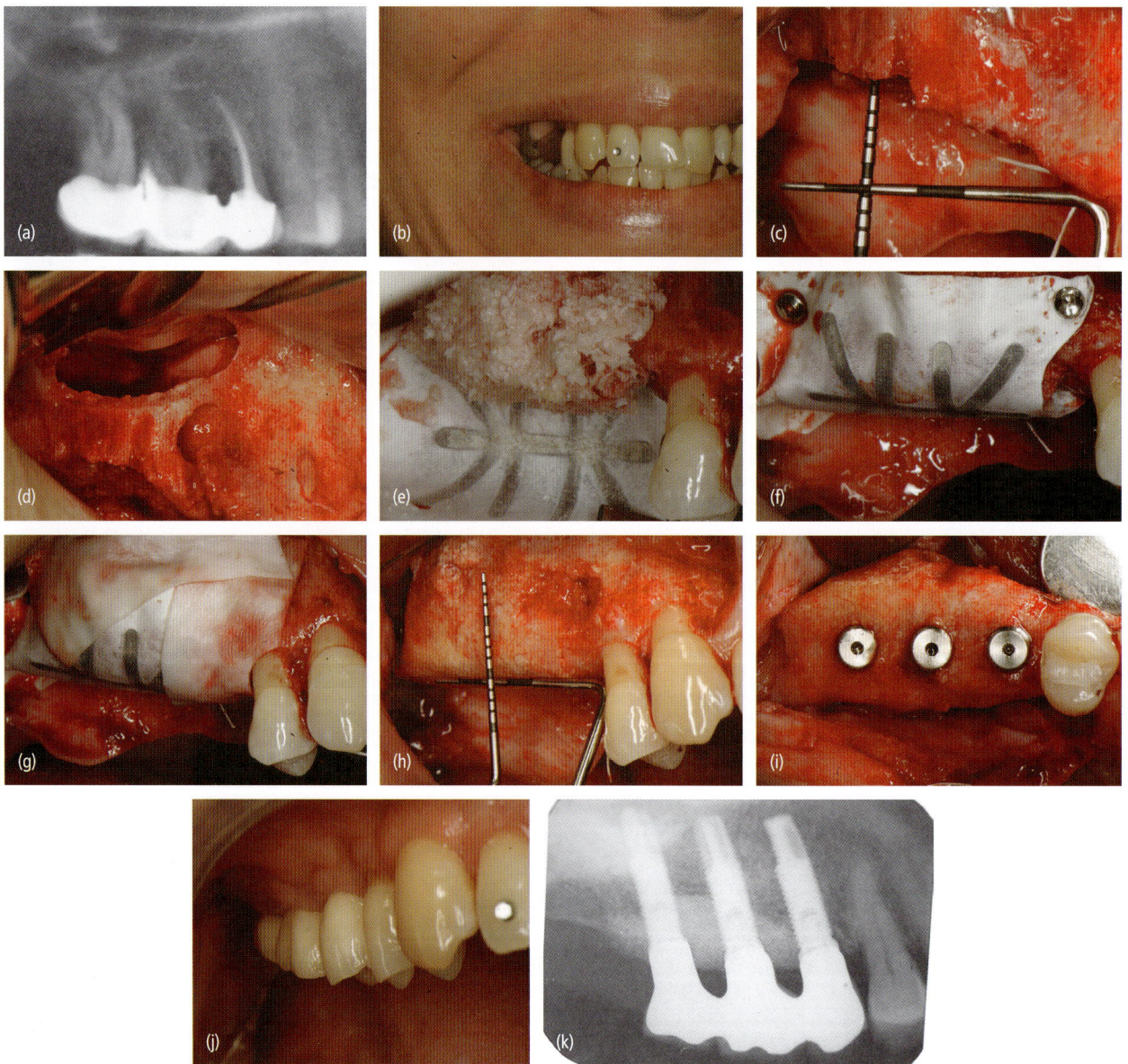

图12.8 使用组织工程的方法进行上颌后牙区垂直骨增量的病例。（a）30岁的女性患者，右侧上颌磨牙区牙齿松动。（b）影响美观和功能的严重垂直骨缺损。（c）全层翻瓣后看到的牙槽嵴高度不足。（d）接近上颌窦的地方进行复合上颌窦提升术。（e）颗粒状自体骨和无机牛骨骨盐混合物（1∶1）再与rhPDGF混合放入缺损内。（f）GTRM-TR膜就位固定。（g）术区和上颌窦开窗部位用可吸收胶原膜（Bio-Gide）保护。（h）新形成的牙槽骨嵴。（i）3颗种植体植入后的咬合面方向观。（j）临床照片展示最终重建后的美观效果。（k）最终的X线片展示种植体周围牙槽骨维持稳定。

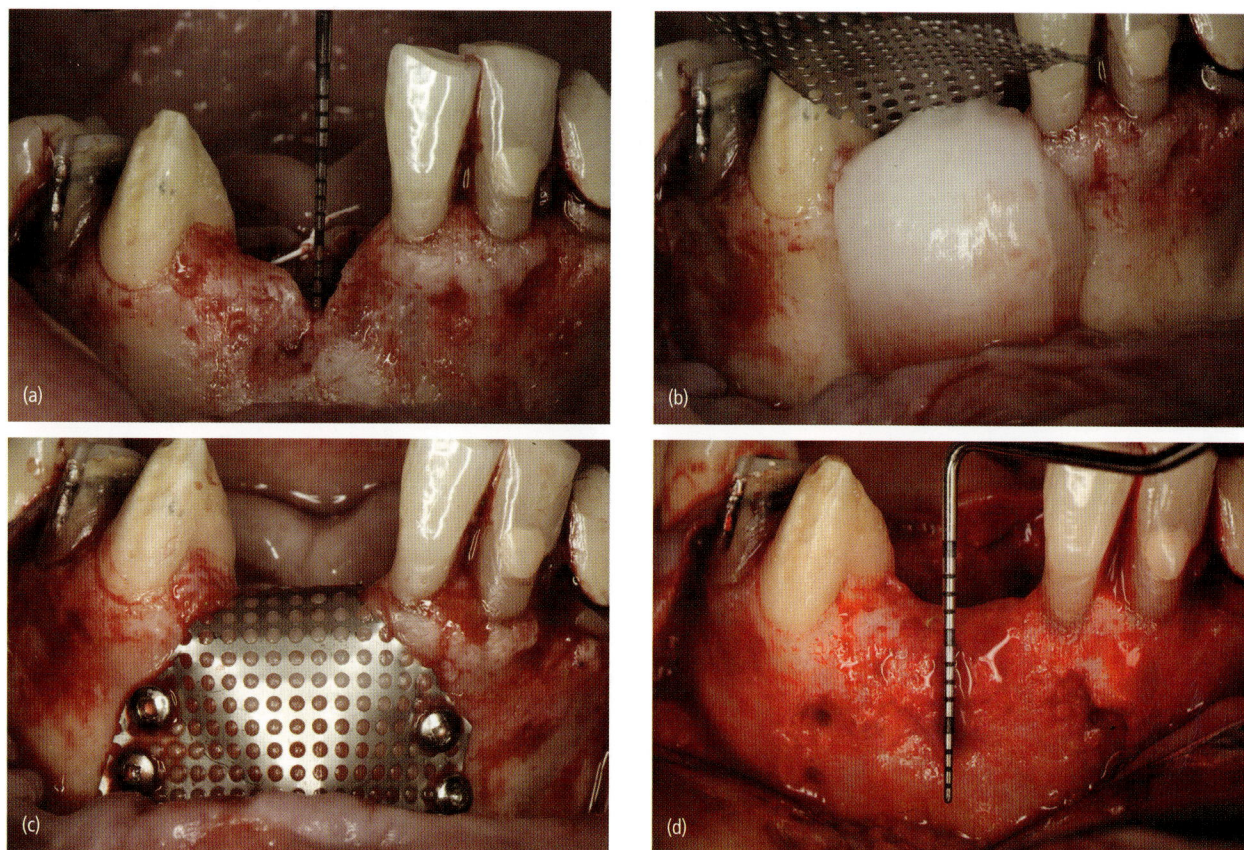

图12.9　使用rhBMP-2结合可吸收胶原海绵（rhBMP-2/ACS）和钛网作为GBR工具进行牙槽嵴垂直向增量的展示病例。（a）下颌前牙区的垂直缺损。（b）钛网被固定在舌侧，放入rhBMP-2/ACS。（c）固定钛网为rhBMP-2/ACS提供稳定的空间。（d）术后8个月展示完全的牙槽嵴垂直骨再生。

作者同样对rhBMP-2结合钛网作为GBR支架的方式进行了研究。这里给大家展示一个下颌前牙的病例（图12.9）。

这种方式具备完全取代异位取骨和骨充填材料的潜能，而且效果是鼓舞人心的。然而，临床医生应该知道目前关于这些新方法的临床数据还非常有限，关于新骨形成后是否会吸收，种植的存活率、种植体颈缘骨改建等的具体信息还没有获得。在这些新方法应用于临床之前还需要经过长期的、随机抽取的、严格控制的临床实验来验证。

### 用于垂直骨增量的新研发的生物膜屏障

致密的聚四氟乙烯（dPTFE）生物膜（Cytoplast, Osteogenics, Lubbock, TX）经过研发可以使其孔径小于3μm。这个生物膜的表面性状也有助于软组织的稳定。有一些前期的临床经验证明这种生物膜在暴露的时候比较不容易细菌堆积，而且可以抵抗暴露后的继发性感染。但是使用这种新的生物膜是也应该严守临床处理原则。下面展示一个使用这种生物膜的病例（图12.10）。

### 总结

用GBR的方法进行垂直骨增量代表了当代种植牙科学的进展。严格选择适应证，治疗过程小心谨慎，术中术后严格遵守操作流程，就能获得良好的效果，而且术后并发症发生率相对较低。组织工程学有可能会给垂直骨增量带来新的希望。但其潜力还需要经过长期的、随机抽取的、严格控制的临床实验来验证，确认其与使用GBR进行骨增量方法相比的优点或者风险因素。

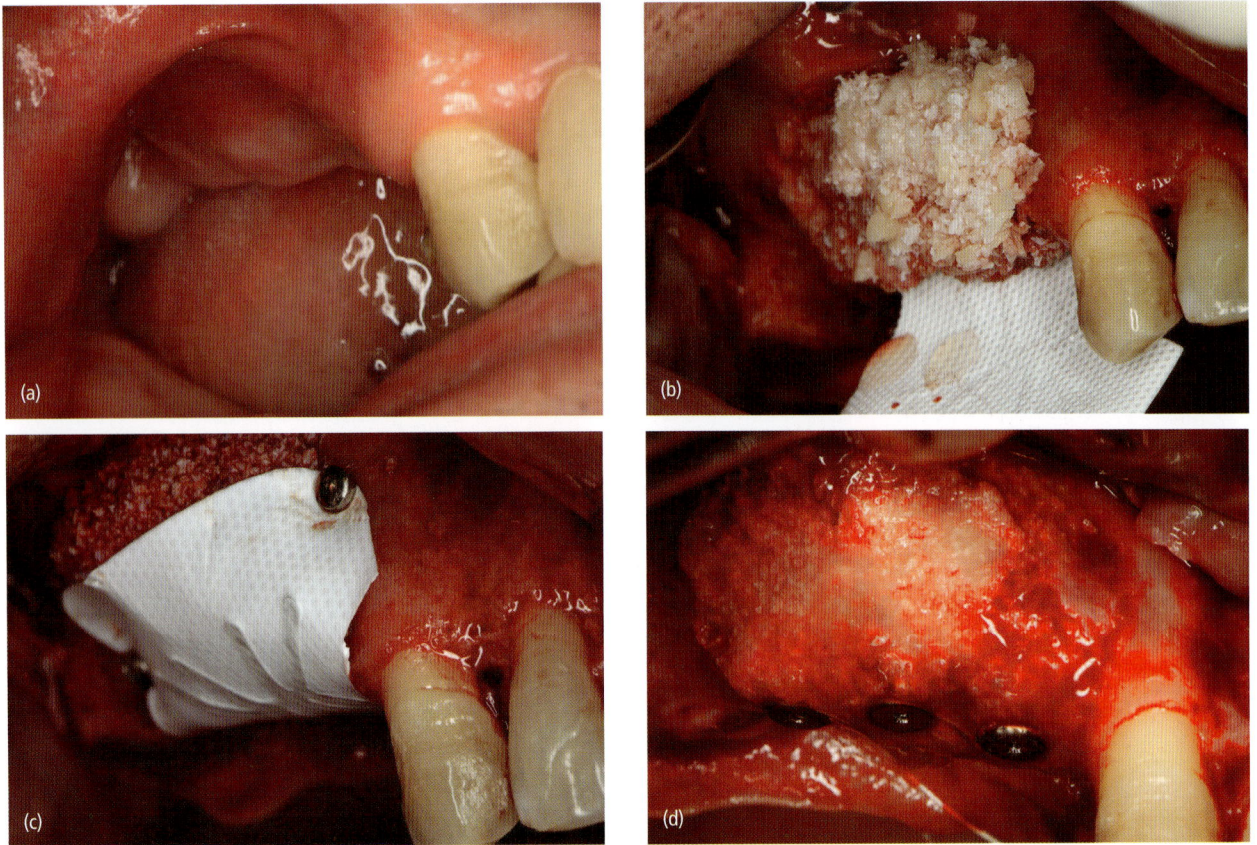

图12.10    使用钛加强dPTFE（Cytoplast）膜进行垂直骨增量的展示病例。（a）上颌后牙区垂直骨缺失。（b）缺损内颗粒状自体骨和无机牛骨骨盐混合物的颊侧观。同时进行复合上颌窦提升。（c）用钛钉固定生物膜颊侧观。（d）愈合8个月后进行种植时的再生牙槽嵴颊侧观。

# 参考文献

Aghaloo TL, Moy PK. Which hard tissue augmentation techniques are the most successful in furnishing bony support for implant placement? *Int J Oral Maxillofac Implants* 2007; **22**(Suppl.):49–70.

Astrand P, Ahlqvist J, Gunne J, Nilson H. Implant treatment of patients with edentulous jaws: a 20-year follow-up. *Clin Implant Dent Relat Res* 2008; **10**(4):207–217.

Buser D, Brägger U, Lang NP, Nyman S. Regeneration and enlargement of jaw bone using guided tissue regeneration. *Clin Oral Implants Res* 1990; **1**(1):22–32.

Buser D, Dula K, Hirt HP, Schenk RK. Lateral ridge augmentation using autografts and barrier membranes. A clinical study with 40 partially edentulous patients. *J Oral Maxillofac Surg* 1996; **54**(4):420–432.

Buser D, Ingimarsson S, Dula K, Lussi A, Hirt HP, Belser UC. Long-term stability of osseointegrated implants in augmented bone: a 5-year prospective study in partially edentulous patients. *Int J Periodontics Restorative Dent* 2002; **22**(2):109–117.

Chen ST, Dahlin C. Connective tissue grafting for primary closure of extraction sockets treated with an osteopromotive membrane technique: surgical technique and clinical results. *Int J Periodontics Restorative Dent* 1996; **16**(4):348–355.

Chiapasco M, Zaniboni M, Boisco M. Augmentation procedures for the rehabilitation of deficient edentulous ridges with oral implants. *Clin Oral Implants Res* 2006; **17**(Suppl. 2):136–159.

Chiapasco M, Zaniboni M, Rimondini L. Autogenous onlay bone grafts vs. alveolar distraction osteogenesis for the correction of vertically deficient edentulous ridges: a 2–4 year prospective study on humans. *Clin Oral Implants Res* 2007; **18**(4):432–440.

Dahlin C, Andersson L, Linde A. Bone augmentation at fenestrated implants by an osteopromotive membrane technique. A controlled clinical study. *Clin Oral Implants Res* 1991a; **2**(4):159–165.

Dahlin C, Lekholm U, Linde A. Membrane-induced bone augmentation at titanium implants. A report of ten fixtures followed from 1 to 3 years after loading. *Int J Periodontics Restorative Dent* 1991b; **11**(4):273–281.

Dahlin C, Lekholm U, Becker W, Becker B, Higuchi K, Callens A, van Steenbergh D. Treatment of fenestration and dehiscence bone defects around oral implants using the guided tissue regeneration technique: a prospective multicenter study. *Int J Oral Maxillofac Implants* 1995; **10**(3):312–318.

Fontana F, Santoro M, Maiorana C, Lezzi G, Piatelli A, Simion M. Clinical and histologic evaluation of allogenic bone matrix versus autogenous bone chips associated with titanium-reinforced e-PTFE membrane for vertical ridge augmentation: a prospective pilot study. *Int J Oral Maxillofac Implants* 2008; **23**(6):1003–1012.

Ilizarov GA. The tension-stress effect on the genesis and growth of tissues. *Clin Orthop* 1989; **238**:249–281.

Jensen O, Cockrell R, Kuhle L, Reed C. Anterior maxillary alveolar distraction osteogenesis: a prospective 5-year clinical study. *Int J Oral Maxillofac Implants* 2002; **17**:52–68.

Jovanovic SA, Spiekermann H, Richter E-J. Bone regeneration around titanium dental implants in dehisced defect sites: a clinical study. *Int J Oral Maxillofac Implants* 1992; **7**(2):233–245.

Jovanovic SA, Schenk RK, Orsini M, Kenney EB. Supracrestal bone formation around dental implants: an experimental dog study. *Int J Oral Maxillofac Implants* 1995; **10**(1):23–32.

Jovanovic SA, Hunt DR, Bernard GW, Spiekermann H, Nishimura R, Wozney JM, Wikesjö UM. Long-term functional loading of dental implants in rhBMP-2 induced bone. A histologic study in the canine ridge augmentation model. *Clin Oral Implants Res* 2003; **14**(6):793–803.

Machtei E. The effect of membrane exposure on the outcome of regenerative procedures in humans: a meta-analysis. *J Periodontol* 2001; **72**(4):512–516.

Mellonig JT, Triplett RG. Guided tissue regeneration and endosseous implants. *Int J Periodontics Restorative Dent* 1993; **13**(2):109–119.

Merli M, Migani M, Bernardelli F, Esposito M. Vertical bone augmentation with dental implant placement: efficacy and complications associated with 2 different techniques. A retrospective cohort study. *Int J Oral Maxillofac Implants* 2006; **21**(4):600–606.

Palmer RM, Smith BJ, Palmer PJ, Floyd PD, Johannson CB, Albrektsson T. Effect of loading on bone regenerated at implant dehiscence sites in humans. *Clin Oral Implants Res* 1998; **9**(5):283–291.

Shanaman RH. A retrospective study of 237 sites treated consecutively with guided tissue regeneration. *Int J Periodontics Restorative Dent* 1994; **14**(4):293–302.

Simion M, Trisi P, Piattelli A. Vertical ridge augmentation using a membrane technique associated with osseointegrated implants. *Int J Periodontics Restorative Dent* 1994; **14**(6):497–512.

Simion M, Misitano U, Gionso L, Salvato A. Treatment of dehiscences and fenestrations around dental implants using resorbable and nonresorbable membranes associated with bone autografts: a comparative clinical study. *Int J Oral Maxillofac Implants* 1997; **12**(2):159–167.

Simion M, Jovanovic SA, Trisi P, Scarano A, Piattelli A. Vertical ridge augmentation around dental implants using a membrane technique and autogenous bone or allografts in humans. *Int J Periodontics Restorative Dent* 1998; **18**(1): 9–23.

Simion M, Jovanovic SA, Tinti C, Parma-Benfenati S. Long-term evaluation of osseointegrated implants inserted at the time or after vertical ridge augmentation. A retrospective study on 123 implants with 1–5 year follow-up. *Clin Oral Implants Res* 2001; **12**(1):35–45.

Simion M, Rocchietta I, Kim D, Nevins M, Fiorellini J. Vertical ridge augmentation by means of deproteinized bovine bone glock and recombinant human platelet-derived growth factor-BB: a histological study in a dog model. *Int J Periodontics Restorative Dent* 2006; **26**(5):415–423.

Simion M, Fontana F, Rasperini G, Maiorana C. Vertical ridge augmentation by expanded-polytetrafluoroethylene membrane and a combination of intraoral autogenous bone graft and deproteinized anorganic bovine bone (Bio Oss). *Clin Oral Implants Res* 2007a; **18**(5):620–629.

Simion M, Rocchietta I, Dellavia C. Three-dimensional ridge augmentation with xenograft and recombinant human platelet-derived growth factor-BB in humans: report of two cases. *Int J Periodontics Restorative Dent* 2007b; **27**(2):109–115.

Simion M, Rocchietta I, Monforte M, Maschera E. Three-dimensional alveolar bone reconstruction with a combination of recombinant human platelet-derived growth factor BB and guided bone regeneration: a case report. *Int J Periodontics Restorative Dent* 2008; **28**(3):239–243.

Tinti C, Parma-Benfenati S. Vertical ridge augmentation: surgical protocol and retrospective evaluation of 48 consecutively inserted implants. *Int J Periodontics Restorative Dent* 1998; **18**(5):435–443.

Urban IA, Caplanis N, Lozada JL. Simultaneous vertical guided bone regeneration (GBR) and guided tissue regeneration (GTR) in the posterior maxilla using recombinant human platelet-derived growth factor (rhPDGF). A case report. *J Oral Implantol* 2009a; **35**(5):251–256.

Urban IA, Jovanovic SA, Lozada JL. Vertical ridge augmentation using guided bone regeneration (GBR) in 3 clinical scenarios: a retrospective study of 35 patients 12 to 72 months after loading. *Int J Oral Maxillofac Implants* 2009b; **24**:502–510.

Zitzmann NU, Naef R, Schärer P. Resorbable versus nonresorbable membranes in combination with Bio-Oss for guided bone regeneration. *Int J Oral Maxillofac Implants* 1997; **12**(6):844–852.

# 第13章

# 口腔种植前的口内取骨进行骨增量

*Craig M. Misch DDS, MDS*

## 前言

口腔种植前的一个重要考量依据是牙槽嵴的骨量。如果骨量不足和/或者有牙槽嵴缺损，需要用到很多外科手术进行骨缺损的修补，或者是重建萎缩的牙颌骨。外科医生可能会考虑引导骨再生，Onlay植骨，夹层法骨移植（块状骨或颗粒状骨），牙槽嵴劈开术，或者牵引成骨术。采取何种外科方法取决于以下几个因素：骨缺损的表面形态、骨萎缩的程度、修复体的设计和临床医生的喜好。Onlay植骨是经过长期验证而且是现有种植前最常用的增加骨量的方法。

Branemark等（1975）第一个记录了在重度骨吸收的无牙颌治疗中行自体骨移植后种植，获得了骨结合。在早期的颌骨重建主要是用髂骨进行严重萎缩的上下颌进行重建（Breine and Brabemark, 1980）。在临床医生认识到以修复为指导的种植重要性之后，骨移植的需要被大大提高了。不同的自体骨供体位置被陆续介绍。如果只需要较少量的骨，那么可以在颌面部取骨并且植骨。此类手术可以在诊室内进行，无须住院手术。与髂骨移植相比，可以减少术后的并发症也是局部取骨的优点之一。上颌结节和下颌正中联合处是最早用来做口内取骨的位点（Misch et al., 1992; Ten Bruggenkate

et al., 1992）。作者在20世纪90年代中期发现了用下颌骨升支作为块状骨移植的取骨区域的取骨技术（Misch, 1996）。颗粒状自体骨也可以在口内下颌联合，下颌磨牙后区，上颌结节，颧骨支柱等处或者在种植窝洞的预备过程中获得。块状骨皮质移植用于骨增量的优点包括：愈合时间短、骨密度高、整合容易而且吸收少、费用较低。随着技术的进步，大范围骨移植的需要慢慢被减少，很多病例可以通过口内的供区位点来解决。

## 骨组织生物学

自体骨由于其生物学特性，长期以来被认为是骨移植材料的"金标准"。自体骨是唯一具有成骨功能的移植材料。松质骨内有很多活细胞在移植过程中存活并且能生成新骨。这跟在皮质骨移植的时候存活在移植物内的骨细胞不大一样（Zerbo et al., 2003）。自体骨移植还具备骨诱导的能力。移植物内有骨形态发生蛋白，可以诱导周围组织的间叶细胞分化为成骨细胞形成新骨（Goldberg and Stevenson, 1993）。骨移植物的矿化部分为骨生成提供了一个具有骨引导能力的支架（Manson, 1994）。骨移植物随着骨改建和新骨的形成慢慢与受体部位整合在一起。

游离的自体骨必须重新血管化才能整合到受

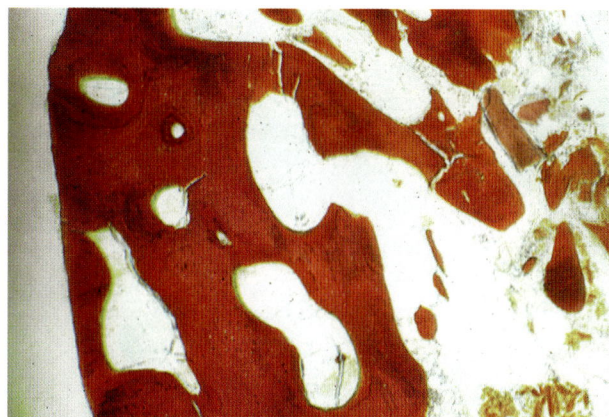

图13.1 皮质骨移植愈合中的组织学切片。类骨质（绿色）和新骨（红色）围绕移植物（粉红）的哈佛氏小管。

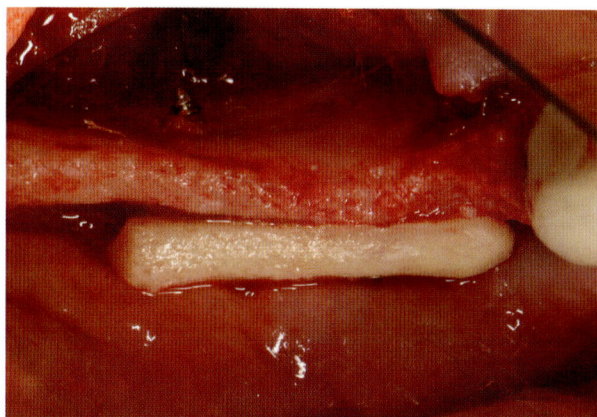

图13.2 升支皮质骨块移植固定在下颌后牙区增加宽度的殆面观。

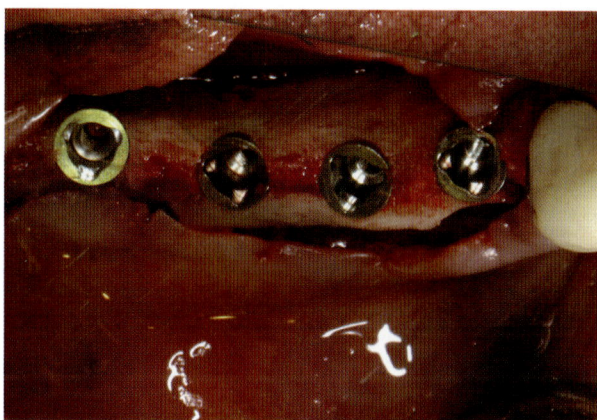

图13.3 萎缩的下颌磨牙区皮质骨移植后只有少量的骨吸收，可以植入标准直径（4.3mm）的种植体。

体部位。移植物中松质骨的部分比皮质骨部分再血管化的速度更快（Burchardt，1983）。皮质骨比较致密，其再血管化是通过已有的哈佛氏管（Burchardt，1983）。破骨细胞缓慢吸收移植物，成骨细胞缓慢形成新骨（爬行替代骨代材料）（图13.1）。大约7个月，皮质骨移植物就能改建成活的骨（Zerbo et al.，2003）。

移植物的吸收是愈合和与受体整合过程中的必然结果。在过去，理论上来说胚胎来源的骨（软骨内骨和骨膜下骨）移植物的吸收速度是可以预估的（Hardesty and Marsh，1990；Lin et al.，1990；Smith and Abramson，1974；Zins and Whitaker，1983）。最近更多的研究强调移植物表面微结构的重要性（Manson，1994；Ozaki and Buchman，1998）。因此在讨论移植物的整合和吸收的时候，区分移植物皮质骨还是松质骨就非常重要。在Onlay植骨时，较为致密的皮质骨移植物比多孔性的松质骨吸收较少（Ozaki and Buchman，1998）。在骨移植物含有更厚的皮质时，例如颅骨和下颌骨，吸收损失的骨量就更少。骨移植物只有薄的皮质或者大部分是松质的时候，譬如上颌结节、胫骨或者髂骨，用于Onlay植骨时骨吸收更多。从下颌骨取得的皮质骨块在愈合过程中呈现出极少的骨吸收和维持其致密的特性，是Onlay植骨的最理想材料（Misch et al.，1992）（图13.2、图13.3）。骨结合之后，Onlay骨增量的皮质骨移植物吸收的量一般少于20%（Proussaefs et al.，2002）。Cordaro 等（2002）也观察到了类似的结果（23.5%），但是在垂直骨增量的情况下吸收会更多。有意识地过量植骨来代偿伴随时间产生的骨量丧失是很比较明智的，特别是在使用含有比较厚的松质骨的髂骨骨块的时候。

有学者提出生物屏障膜作为一种防止自体骨移植物吸收的方法（Buser et al.，1996）。但最近Gielkens 等（2007）报道的一个系统性研究发现，并没有足够的证据证明使用生物膜屏障可以有效减少Onlay骨移植的骨吸收和增加骨结合。另外，生物膜增加了费用，还可能导致并发症。皮质骨移植吸收较少而且不要求常规使用生物膜（Dongieux et al.，1998；Misch et al.，1992；Ozaki and Buchman，1998；Proussaefs et al.，2002）。但生物膜屏障作用可能促进骨块周围的颗粒状碎骨的整合（Hermann and

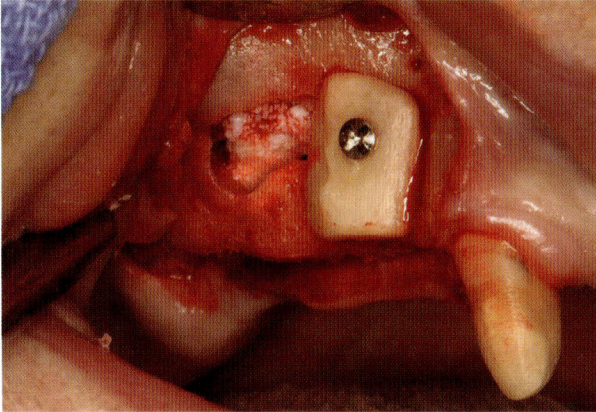

图13.4　上颌后牙区使用块状皮质骨和颗粒状同种异体骨移植进行重建。

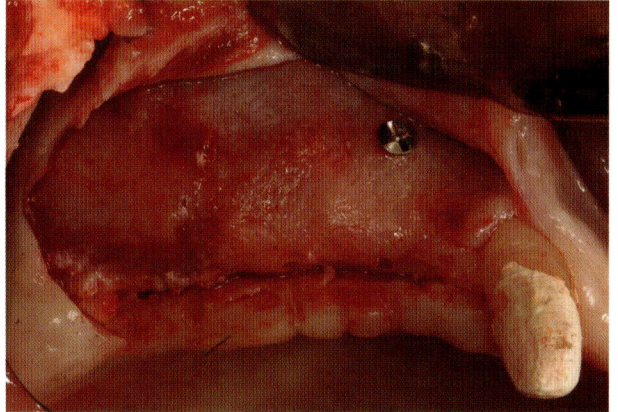

图13.6　4个月之后颗粒状骨与皮质骨块整合良好。

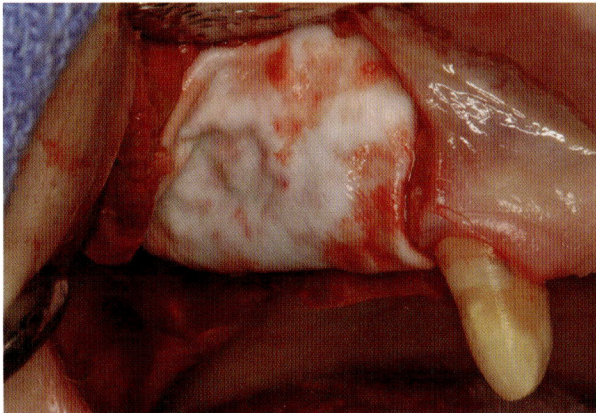

图13.5　移植区用胶原膜屏障覆盖。

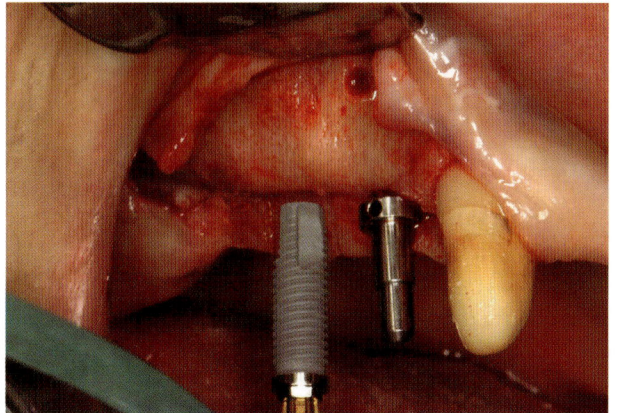

图13.7　在块状骨移植结合引导骨再生的区域植入种植体。

Buser, 1996）（图13.4～图13.7）。为了减少潜在的并发症，胶原膜比聚四氟乙烯膜（PTFE）更好（Von Arx and Buser, 2006）。在块状骨不能都完全重建牙槽嵴的时候，可以充填颗粒状骨并覆盖生物膜。

## 术前评估

植骨前对患者的全面评估是很有必要的。使用放射影像检查来评估骨缺损和移植物受植区。如果移植位点旁边有天然牙，需要拍根尖片来评价它们的边缘骨高度和口腔内的情况。全景片对于综合评价余留牙槽嵴的高度、萎缩程度、局部解剖和潜在的供体位点非常有用。计算机断层图片（CT）对于三维评价骨缺损和计划取骨位点是非常有帮助的。锥形束CT的出现极大范围地提高了诊室评估患者的能力并加快了手术计划的制订。另外，在CT扫描的时候佩戴放射导板可以帮助医生更好地观测余留牙槽嵴和预定修复体之间的关系（Rosenfeld and Mecall, 1996）。制作放射导板需要灌注石膏模型和在无牙区做诊断蜡型。将硫酸钡混合到丙烯酸材料里面取代蜡型，或者涂布在需要的区域内。

在余留牙槽嵴的断层图片可以看到预定修复体的阻射外形（图13.8、图13.9）。这可以帮助医生估计取骨量和取骨的位置。种植设计软件也可以用来更准确地评估重建的情况（Mecall and Rosenfeld, 1996）。带预定修复体的导板在手术过程中确认骨移植的量是否足够为后期种植提供固位也是非常有效的。

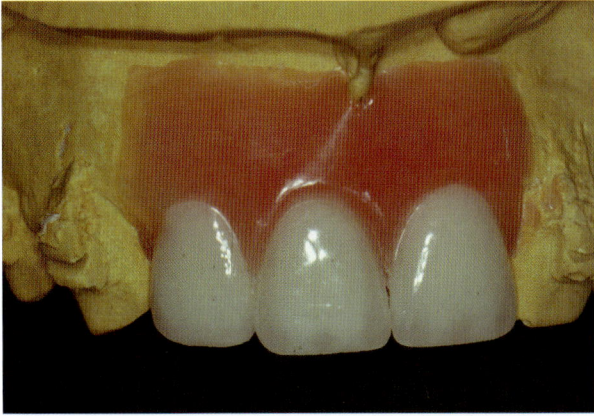

图13.8　在需要进行植骨的区域放置诊断蜡型。

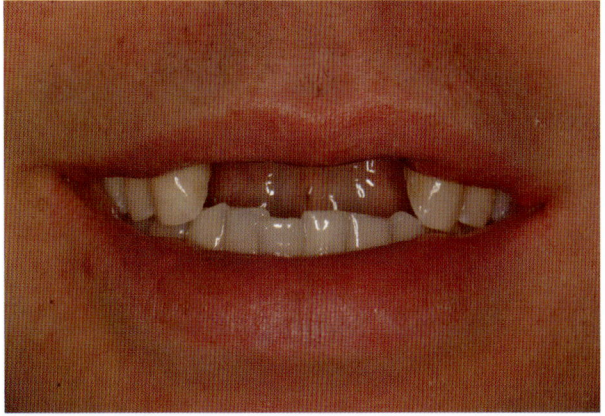

图13.10　低笑线可以掩盖上颌骨缺损。

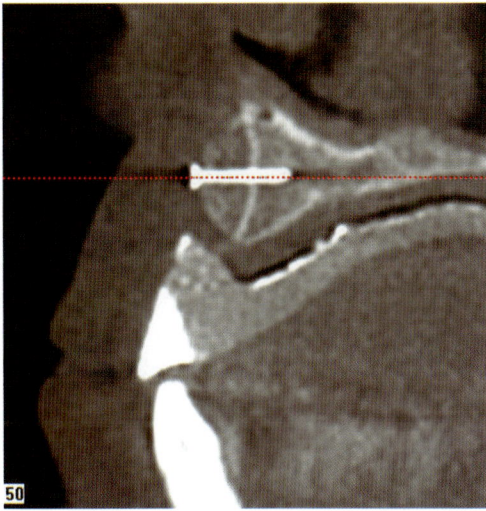

图13.9　上颌骨Onlay植骨后戴入硫酸钡导板的CT扫描。

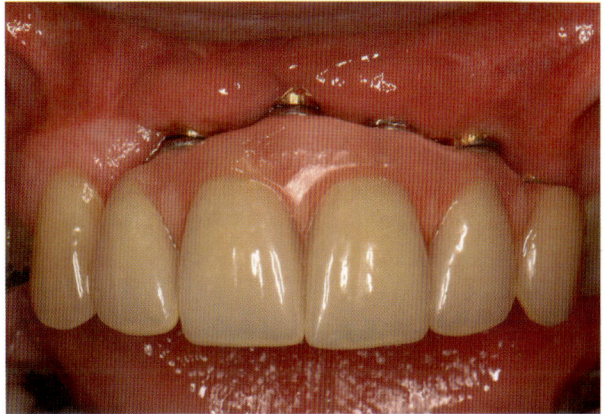

图13.11　低笑线患者使用修复体恢复缺失的骨组织和软组织。

在上颌前牙区做骨移植的时候，美学区的评估很有必要。外科医生在设计可以为后期种植提供足够骨量的同时还要为种植修复考虑合适的软组织形态。高笑线的患者要评估牙冠和牙龈暴露的范围。多颗牙缺失的时候要评价是否要对口唇提供支持。诊断蜡型通过设计，判断理想的牙冠长度和所需垂直向骨量。如果上唇能遮盖美学缺陷，可选用牙龈色的瓷或者树脂修复缺失的软硬组织（图 13.10、图13.11）。

在移植区的软组织评估包括：角化龈的量、牙龈生物型和肌肉附着。最好能够在植骨之前先处理好软组织的问题。这能够减少软组织的并发症（如伤口裂开）和促进移植物的整合。从腭侧获

取的自体游离龈瓣移植可以增加角化牙龈组织的量（图13.12、图13.13）。结缔组织移植可以用来增加牙龈的厚度和移植物的覆盖。瘢痕组织应该被去除，以增强组织瓣的纤维弹性，从而在延长切开的时候可以更好地覆盖骨移植物。在移植区如果有附着比较低的系带或者肌肉会牵拉组织瓣，也应该被去除。软组织的修正手术应该在骨移植前8周进行（图13.14、图13.15）。

移植之前也要对移植区附近的牙齿进行评估。常常要将不能保留的牙齿先拔除，等软组织愈合后再行骨移植。牙槽嵴缺损周围的牙齿边缘骨高度决定了垂直骨增量可以达到的水平。在一些病例，拔除边缘骨丧失的牙，也有助于提高重建牙槽嵴的能

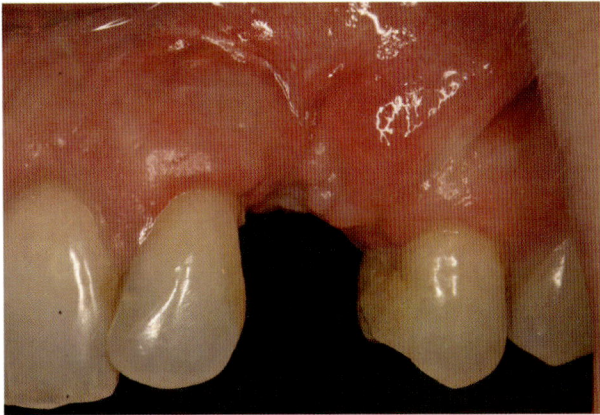

图13.12　计划受植区的软组织不佳、角化牙龈不足。

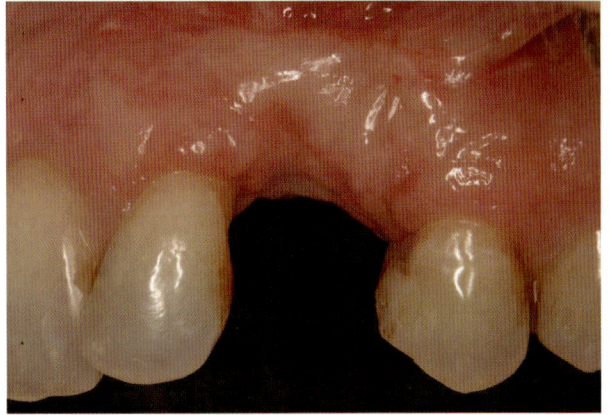

图13.14　愈合6周后的情况。

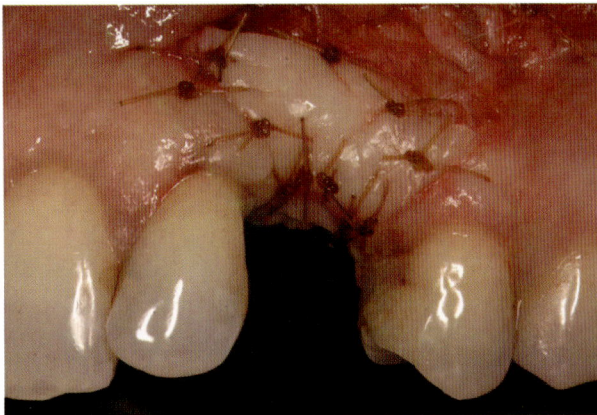

图13.13　腭侧游离角化龈移植。

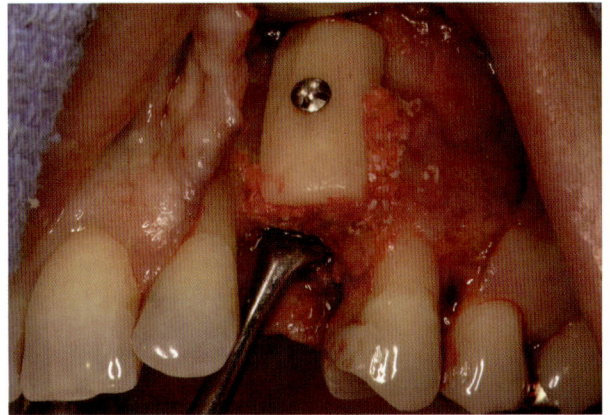

图13.15　用下颌骨升支来源的皮质骨重建缺损。

力。慢性根尖感染可能会污染骨移植物，所以在手术之前应该进行牙体牙髓的治疗。

## 术前准备

因为术后的继发性感染会妨碍移植的成功，所以患者在术前1小时应该按照正常剂量预防性使用抗生素并且持续服用1周（Misch et al., 1992）。阿莫西林经常被推荐使用，因为其容易被吸收，而且每天只需服用3次。青霉素过敏的患者可以使用头孢霉素、克林霉素或者克拉霉素。术前氯己定漱口可以减少口内取骨的细菌感染（Young et al., 2002）。术后也应该每天2次常规用氯己定漱口，因为术区的口腔清洁方式不能刷牙或使用牙线。短期使用糖皮质激素可以减少术后面部的肿胀，组织瓣的局部水肿和术后不适。地塞米松也可以按照逐天减量的方式使用3天（如9mg，4.5mg，3mg）。麻醉性镇痛药可以在术后马上使用。但之后可以使用非甾体抗炎药。术前止涎药如格隆溴铵对于减少唾液中的细菌对移植区的感染也非常有效。尽管在种植手术中保持术区的清洁是可以接受的（Scharf and Tarnow, 1993），临床医生还是要尽量保证术区的无菌，特别是在范围比较大或者时间较长的手术。在诊所内的大多数口腔内骨移植都应该在镇静的状态下进行。医生可以使用口服术前用药如三唑仑和/或者静脉内注射。长时间的局部麻醉用药如比卡因，会增加患者术后感觉不适。

## 骨移植供体位点

### 上颌结节

尽管上颌结节比其他供体位点可以提供的骨量相对较少，但由于其移植物较松软的特性也经常被用来充填骨缺损（Ten Bruggenkate et al., 1992）。上颌结节的骨是多孔性的且外层皮质骨比较薄。上颌窦外提升时，上颌结节在同一个术区内，所以常常被选做取骨的位点（Misch, 1987）。因为结节的黏膜通常比较厚，通过外形判断可以取得的骨量常常具有欺骗性。根尖片和全景片能够帮助我们更好地评估黏膜下的骨。上颌窦区的CT图像可以三维评估这个区域。上颌结节取骨的局限因素包括上颌窦、翼突内侧板、磨牙和粗大的腭大孔。在这个区取骨的时候，沿着牙槽嵴超过结节做切口。在上颌后方做一个侧方的垂直松解切口。翻开黏骨膜瓣暴露上颌结节、牙槽嵴和上颌外侧。腭侧的组织也应该翻开以后充分暴露整个上颌结节。可以使用骨凿或者咬骨钳来取骨。骨凿应该保持稍微高于上颌来刮取片状的结节骨，同时防止疏忽引起的上颌窦穿通（Silva et al., 2006）（图13.16～图13.18）。骨凿也可以用在上颌后侧方取一块比较薄的皮质骨在上颌窦外提升之后覆盖骨窗口（图13.19）。

### 下颌正中联合

下颌正中联合被广泛用在Onlay植骨和上颌

窦的骨移植（Jensen et al., 1994; Khoury, 1999; Misch, 1997; Misch et al., 1992; Sindet-Pedersen and Enemark, 1990）。多种在下颌骨前牙区取方块状骨和颗粒状骨的技术已经被报道。下颌正中联合是口腔内取骨可获得骨量最多的供体位点。

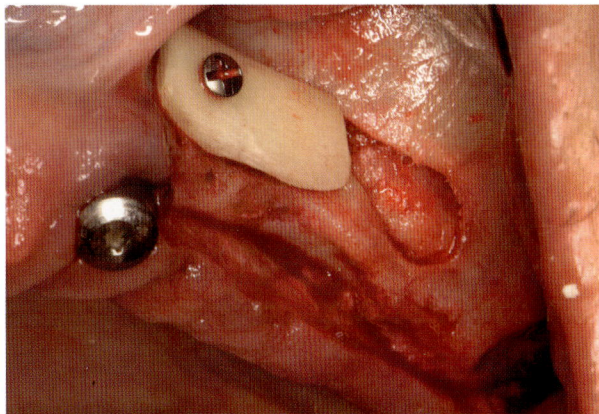

图13.17 从结节取骨进行上颌窦提升。

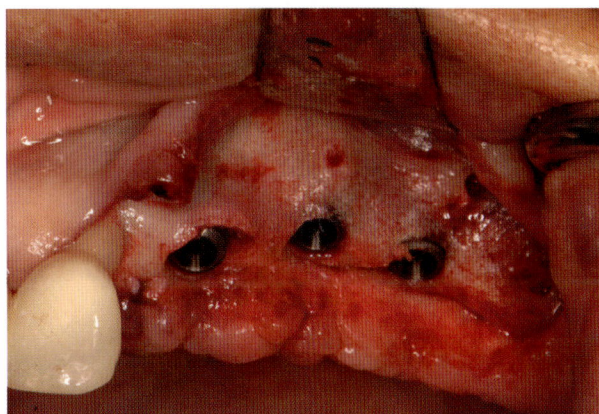

图13.18 4个月后在受植区种植。

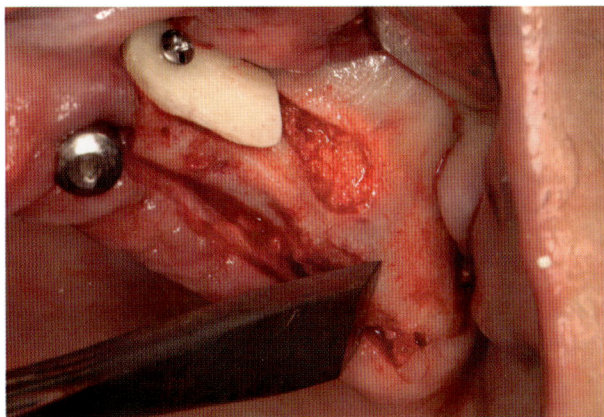

图13.16 用骨凿在上颌结节处取骨。

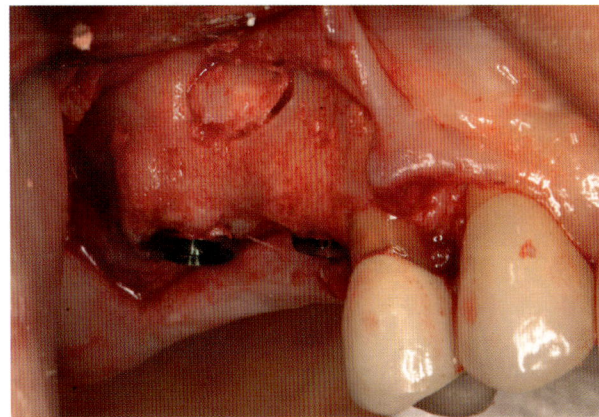

图13.19 上颌结节取得的薄皮质骨片覆盖上颌窦开窗部。

双侧颏孔之间的平均距离大约是5.0cm，下颌骨的深度通常超过1.0cm（Buhr and Coulon, 1996）。操作方便是联合区取骨的另一大优势。但是由于其并发症较多，很多临床医生不愿意选用，这一点后面也会讨论。只有在需要比较厚的方块骨，且在其他供体位点无法取得的时候，才会选用下颌正中联合（图13.10）。

全景片或者CT扫描可以用来评估下颌骨前区的骨量。侧方头影测量可以确定正中联合前后方向的形态。根尖片可以用来测量牙根的长度和制订上部截骨范围。

用0.25%的丁哌卡因1：200000加肾上腺素进行双侧下颌骨的阻滞麻醉。下颌骨前部的口腔前庭使用2%的利多卡因1：100000加肾上腺素进行局部浸润麻醉。还通常需要在下颌骨底部追加局部麻药来麻醉颈部的神经分支。下颌联合的暴露可以通过龈沟内切口或者是口腔前庭做切口。在有膜龈缺失的患者不能用穿龈切口，防止牙龈的退缩。龈沟内切口要延伸到双侧的前磨牙区。小的垂直松弛切口可以放在后牙区。口腔前庭切口范围应该在双侧尖牙之间，距离膜龈联合大约1.0cm（图13.20）。限制切口向远中延伸可以减少下颌神经的损伤。口腔前庭切口法易于操作，但是软组织的出血会比较多而且有可能在口腔内留瘢痕。两种方式术后都会有短暂的感觉异常。翻开膜龈瓣暴露颏孔和下颌骨的下缘（颏点）。

在暴露下颌联合之后，进行取骨。根据重建骨缺损的需要骨量决定取骨的面积。截骨线应该距离牙根尖和颏孔至少5.0mm（Borstlap et al., 1990; Hoppenreijs et al., 1992; Misch et al., 1992）。大多数的病例，下方和舌侧的皮质骨要保存完整。面部的皮质骨通常比较厚而且内侧的松质骨也比较致密。截骨时可能用到金刚砂裂钻、矢状锯或者超声骨刀，全程用大量的无菌生理盐水冲洗（图13.21、图13.22）。预备打孔对标记截骨线的范围非常有帮助。建议让患者咬合，这样可以更容易在颏部进行操作。截骨的深度必须穿过外侧的皮质骨达到松质骨。如果需要更厚的骨可以切得更深。由于舌侧的皮质骨更厚，所以因为疏忽导致的穿通一般很少见。在截骨之后，可以通过骨凿取出骨移植物（图13.23）。将带斜面的骨凿沿着骨切线插入，在除了底部之外的各个方向使方块骨与下面的松质骨基底产生骨折。骨凿的斜面应该朝向移植骨的中心。

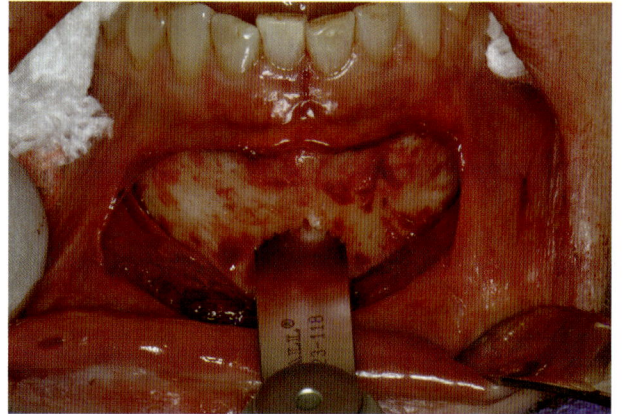

图13.21　用矢状锯进行截骨。

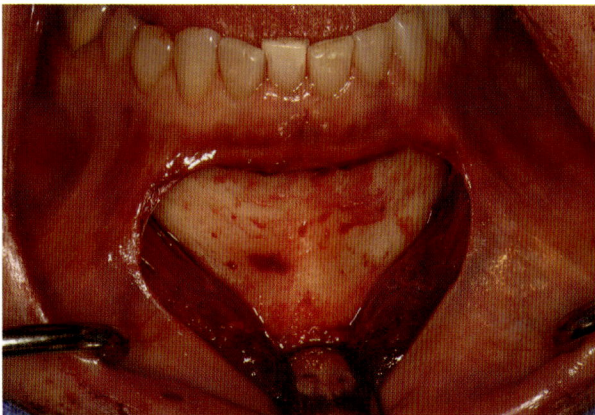

图13.20　下颌正中联合供骨区的前庭沟切口。

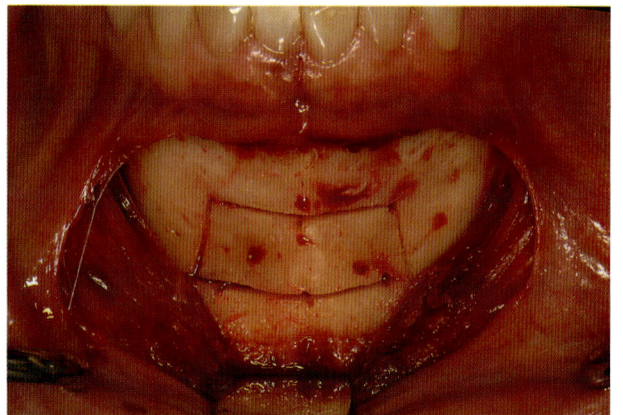

图13.22　在下颌唇侧皮质骨完成截骨。

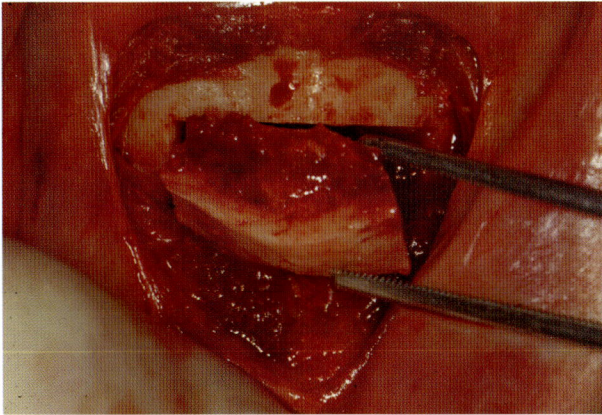

图13.23 用骨凿将下颌正中联合处的厚骨块取出。

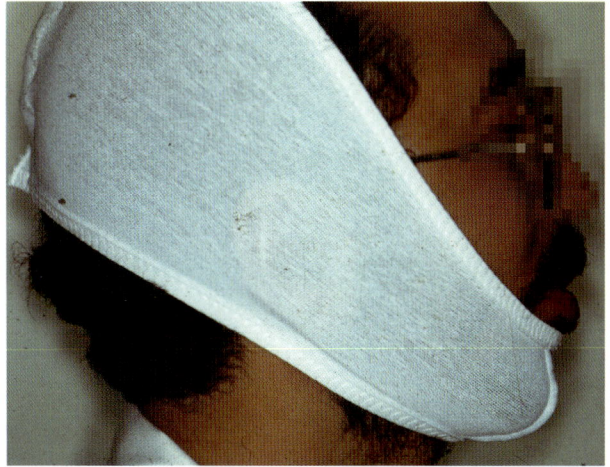

图13.25 下颌正中联合取骨后用压力绷带压迫。

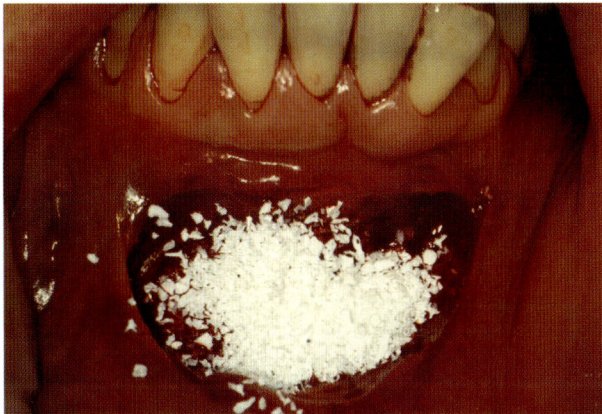

图13.24 取骨后用可吸收性羟基磷灰石充填取骨部位。

线。穿龈切口通过单纯缝合龈乳头。术后使用压力带压迫颏部，防止水肿、血肿的形成或切口的裂开（图13.25）。

下颌正中联合与其他取骨位点相比具有较高的并发症发生率（Misch,1997; Nkenke et al., 2001; Raghoebar et al., 2001）。在取块状骨或者环形骨块的时候较为常见的是下前牙的感觉改变（Hallman et al., 2002b; Misch, 1997; Misch et al., 1992; Nkenke et al., 2001; Raghoebar et al., 2001）。下颌正中联合处切牙管内的支配牙神经在取骨的时候被阻断。患者术后主诉前牙区有麻木感，约在6个月内可自行恢复。一般很少需要对前牙进行牙体牙髓治疗，但是也有报道指出继发性牙本质的形成会损伤神经。颏部的神经感觉障碍也会发生，这在使用穿龈切口的病例也会出现（Hallman et al., 2002b; Nkenke et al., 2001; Raghoebar et al., 2001）。暂时性的下颌神经感觉异常的发生率虽然比较低，但是也有报道指出其发生率高达43%（Raghoebar et al., 2001）。颏部的功能异常也曾被报道（Raghoebar et al., 2001）。虽然这些神经损伤都会恢复，但也会使患者焦虑。在术前就告知患者可能会出现这种暂时性的知觉改变比较明智。虽然还没有关于颏部软组织外形术后改变的报道，但患者常常也担心在这个区域取骨后会影响美观（Raghoebar et al., 2001）。有报道指出年纪较大的患者术后放射影像观察移植区的骨创没有完全获得骨再生（Jensen and Sindet-

在进行这些操作的时候也要对下颌进行辅助固定。块状骨也可以通过在中线将长方形的骨块分成两部分取出。两个骨块一般比较容易取出，因为在取出第二个骨块的时候可以用骨凿在松质骨的底部制造骨折。在取骨之后，可以将一些止血材料，如胶原或者明胶放入松质骨窝内。如果是比较大的取骨，供体部位应该充填骨替代材料，如可吸收的羟基磷灰石，来维持面部的外形（Misch et al., 1992）（图13.24）。较小的或者是颗粒状的骨移植物可以使用环钻、骨收集器和刮骨器获得（Hunt and Jovanovic, 1999; Peleg et al., 2004; Zide, 2000）。供体位点的关闭应该在移植物放到受体部位之后。这样可以缩短取骨和放置骨之间的时间间隔。口腔前庭切口用可吸收缝线分层缝合。较深的一层可以用4-0聚乳糖乙酯可吸收线，浅层黏膜则用4-0的铬肠

Pedersen, 1991）。在供体部位充填可吸收的骨代材料，如牛骨，可以帮助缓解患者的担忧（Misch et al., 1992）。颏部塌陷还没有被报道过，如果下颌骨没有被完全切除是可以避免（Rubens and West, 1989）。也曾有关于颏部取骨后舌侧骨板骨折的报道（Cordaro et al., 2002）。前面曾讲到，如果取骨范围涉及下颌边缘，则会发生骨折。颏部取骨术后疼痛会比较明显（Raghoebar et al., 2001）。

## 下颌升支

下颌骨升支是一个非常良好的骨移植供体位点，因为其可以提供面积比较大的皮质骨而且术后并发症比较少（Hallman et al., 2002; Misch, 1996, 1997, 2000; Wood and Moore, 1998）。用全景片或者CT影像对下颌升支，外斜线和下颌神经管的骨解剖形态进行评估。使用0.25%的丁哌卡因1：200000加肾上腺素进行阻滞麻醉。

在下颌骨后牙区的颊侧使用2%的利多卡因1：100000加肾上腺素进行局部麻醉。暴露这个区域的切口设计跟拔除智齿时的切口设计相似。沿后磨牙行穿龈切口。切口往后延伸至第二磨牙的远中颊侧做一个45°的侧行切口。如果磨牙缺失，则在磨牙后垫做转角切口。切口向后延伸到下颌升支上升部。切开以后，翻开黏骨膜瓣，暴露侧方升支和下颌骨体部。将咬肌用拉钩向下向外牵拉开形成袋口状。患者往往会感觉不适因为颈部的神经分支也支配此区域。可能还需在肌层追加一些局部的麻醉（图13.26）。下颌升支取骨的范围取决于临床暴露的范围，上可至喙突结节，前可至磨牙，下不能超过下颌神经管。下颌骨升支的前后长度大概是30.0mm，而且舌状体通常在后1/3的地方（Smith et al., 1991）。这说明下颌神经管前方还有充足的距离。

通过4个骨切口来获取方块骨—外斜线，升支上部、前方体部和底部（Misch, 2000）（图13.16）。切口的长度根据重建缺损需要的骨的大小来决定。皮质骨可以用直手机金刚砂裂钻（#557或#701）或者超声骨刀在生理盐水的冷却下截开（图13.27）。首先在距离外斜线内侧4.0~6.0mm

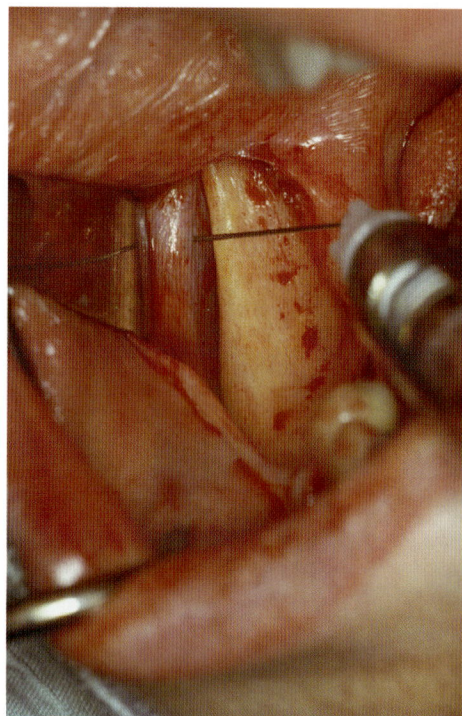

图13.26　在咬肌直接追加局部麻醉。

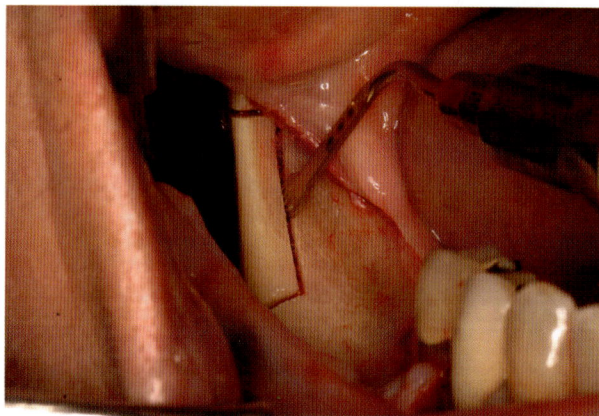

图13.27　用超声骨刀在升支截骨，这种方式截骨线很细。

沿升支前沿进行外斜线切口。这个骨切可以移植往上延伸到喙突结节底部，往前可以到第一磨牙区。这样可以获得将近40.0mm长度的骨块。第二个切口是升支上部的切口，在后面侧方的皮质骨做一个垂直外斜线的切口。这个切口可以延伸到升支内侧的舌状体，通常这个切口的长度大约是10.0mm。第三个切口是前方体部切口，这个切口可以在下颌神经管的侧方上面。虽然下颌神经管的颊舌侧位置因人而异，但是在颊侧骨板到下颌神经管的距离（髓质骨厚度）在第一磨牙区最大（平均4.05mm）（Rachel et al., 1986）。因此前方体部切口应该置于第三磨牙的前方，因为第三磨牙区的颊侧骨板距离神经管比较近。前方的切口应该逐渐加深直到可以看到下面松质骨开始渗血（图13.28）。最后一个底部骨切口使用钨钢球钻（#8）或者超声骨刀进行一个半厚骨切。切口连接升支上部切口和前方体部切口。这个升支侧方的骨切口与外斜线切口平行形成一个长方形的块状骨。截骨线只穿过部分皮质骨。在截骨完成之后，使用带斜面的骨凿嵌入外斜线切口取出骨块。骨凿斜面朝向颊侧。要注意骨凿要与下颌体侧面骨面平行，避免插入过深。另一种方法是使用拔牙挺将骨块撬松（图13.29）。由于骨块是往侧方脱位，临床医生应该检查松质骨是否有神经血管束的暴露。虽然很少发生，但是仍需要小心地分离血管神经束。升支供体部位不用骨替代材料充填，因为移植物的颗粒可能会刺激下面暴露的牙槽神经。切口使用可吸收缝线（4-0铬肠线）单纯或者褥式缝合关闭。从下颌升支可以获得一块约4mm厚的长方形骨块（图13.30）。其表面形态很适合嵌接植骨来增加牙槽嵴的宽度和垂直高度。如果需要比较大的骨块来重建，那么可以从双侧下颌后方取骨。

下颌骨升支在拔除智齿的同时取骨也非常方便。这种方法常常用来修补先天缺牙的牙槽嵴缺失或者是年轻人外伤导致的牙缺失（图13.31~图13.33）。如果第三磨牙阻生，在取骨之前要先将其拔除。如果智齿完全埋伏，那么首先取骨，然后从取骨位点侧方拔除智齿。取得的皮质骨块可以用来重建牙槽嵴缺失和种植。

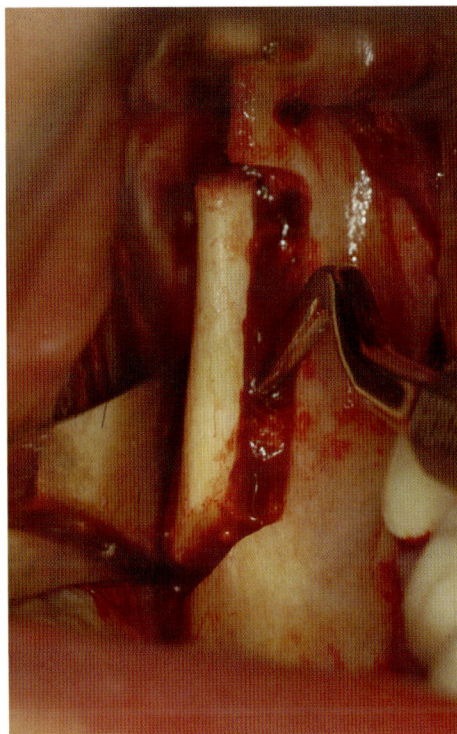

图13.29 用Potts牙挺取升支骨块。

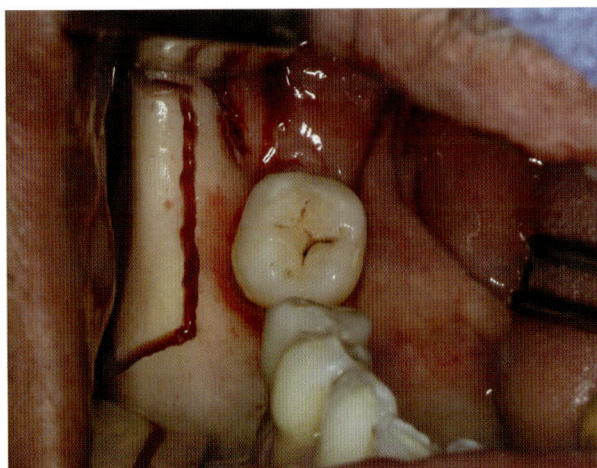

图13.28 用#701外科钻完成对升支取骨的截骨。

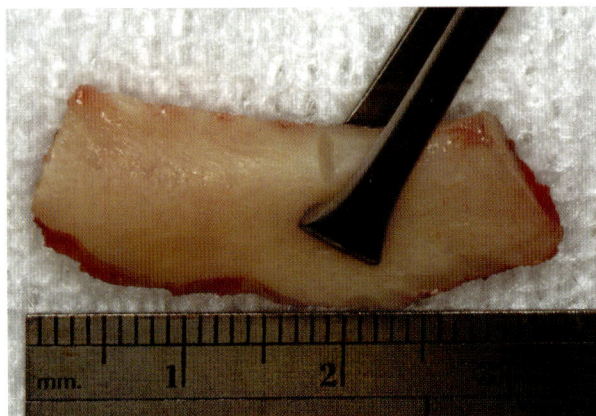

图13.30 用有齿镊夹取长方形的升支块状骨皮质。

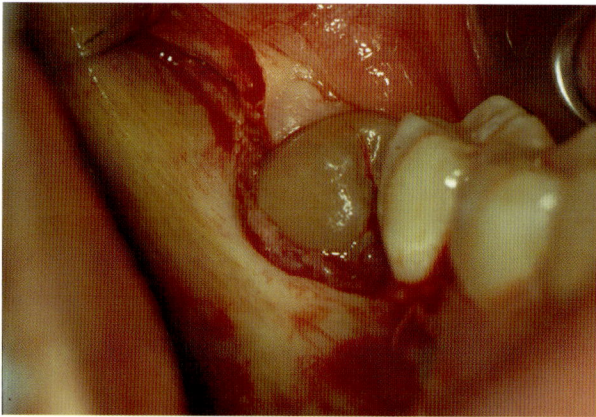

图13.31    升支供体部位的埋伏阻生牙暴露。

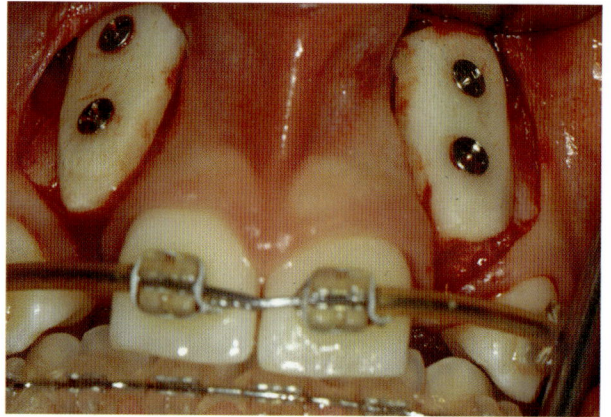

图13.33    从下颌升支取皮质骨块重建上颌缺损的牙槽嵴。

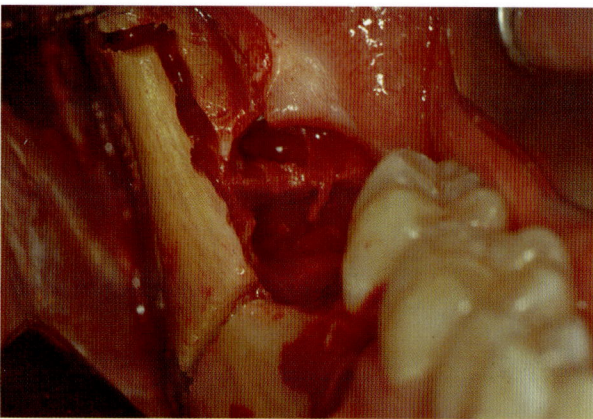

图13.32    拔除埋伏阻生牙和取骨部位进行截骨。

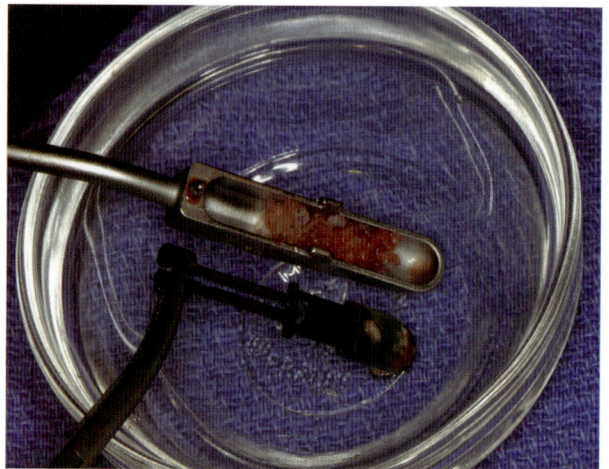

图13.34    用刮骨器在下颌升支和下颌骨体部获取颗粒状骨。

下颌骨后区也可以用刮骨器取颗粒状骨（Peleg et al., 2004）（图13.34）。手术切口应该放在颊侧口腔前庭，这与矢状骨劈开切口相似。切口稍沿外斜线偏颊侧延伸到磨牙区。这种切口设计可以减少翻瓣，暴露下颌骨的同时也容易缝合。下颌骨暴露越大，就可以用较大的刮骨器取骨，可更快地获得骨移植物。在刮骨的时候，皮质骨比较致密，应该反复使用灭菌的生理盐水湿润。通常，在这个部位可以获得大约4cm³的颗粒状自体骨。使用刮骨器取骨的术后并发症最少。

与下颌正中联合比较，升支取骨位点的并发症发生率更低（Hallman et al., 2002b; Misch, 1997）。患者不会感受到升支区的骨组织被移除的不适。咬肌的软组织比较厚，所以无须对这个取骨位点进行

修补。虽然作者还没有遇到升支取骨后出现神经感觉障碍的情况，但是神经损伤也被报道过（Silva et al., 206）。因而升支取骨技术会损伤牙槽神经的潜在的可能性也不能忽视。在下颌后区神经管附近的骨切口设计非常重要。与颏部取骨常常会引起下前牙的感觉异常相反，在升支取骨的患者不会感觉到磨牙的麻木（Hallman et al., 2002b; Misch, 1997）。虽然沿外斜线的切口可能会损伤颊神经，颊侧黏膜的感觉丧失也很少出现或者可能被忽略（Hendy et al., 1996）。升支取骨的患者与颏部取骨的患者相比，术后的水肿和疼痛也更容易得到控制（Hallman et al., 2002b; Misch, 1997）。患者术后可能出现牙关紧闭症状，术后使用糖皮质激素和非甾体抗炎药可以减少功能异常。由于下颌升支取骨较联合区取骨

的并发症显著减少，已成为很多临床医生所选用的取骨区（Hallman et al., 2002b; Misch, 1997; Nkenke et al., 2001; Peleg et al., 2004）。

## 受植区

通常在骨移植取骨之前首先暴露缺损部位和受植区。这样可以更准确地判断需要的植骨量，同时也缩短取骨后到放置骨之间的时间。受体部位的典型切口是沿牙槽嵴顶的角化牙龈切口。嵴顶的切口可以更好地维持瓣膜的血供，因为颊侧的血管不会过跨过牙槽嵴顶至腭侧或者舌侧（Whetzel and Sanders, 1997）。两侧向外的松解切口可以使伤口关闭容易，并且同时也保证瓣膜的血供。黏骨膜瓣要超出缺损的边缘充分翻开，缺损表面残留的软组织也要被完全清除。

预备骨受植区可以使移植骨块更好地与牙槽嵴贴合。用小球钻穿透皮质骨可以释放出生长因子，加快移植物的再血管化，促进移植物与宿主的结合（Carvalho et al., 2000）（图13.35、图13.36）。骨移植物应该充分与基底骨接触。临床医生应该对宿主骨的去皮质化来使块状骨密合而不是大量地修改所取得的移植骨块（Carvalho et al., 2000）。

在取骨之后，骨块应该储存在灭菌的生理盐水中。使用有齿镊子来夹住骨块，防止骨块在移动过程中不必要的滑落或者污染。手术医生应该保持在无菌铺巾上操作，就算骨块滑落也可以回收使用。应该将骨块的松质骨面跟宿主骨接触。要坚强固定不能有任何的微动，否则不能整合。移植物与牙槽嵴严密相贴并且用钛螺钉固定在牙槽嵴上。固定螺丝直径在1.0～2.0mm。要选择适当长度的螺钉可以最大限度地固定移植物。拉力螺钉技术被用在Onlay皮质骨移植固定（图13.37）。此方法是通过螺钉自攻穿过皮质骨块而旋入宿主骨，将移植骨块压迫固定。如果骨块体积较小，用一枚螺钉固定即可，但是会有转动的风险。所以较大的骨块通常需要两枚螺钉固定。由于固位螺钉对骨膜有支撑的作用，在骨改建的过程中对移植骨的固定也可能有积极的效果。

骨块的四周、骨块与受植区之间的微小间隙可以用各种移植材料来充填。可以通过刮骨器在口腔内各位点刮取皮质骨。也可以使用颗粒状自体骨或

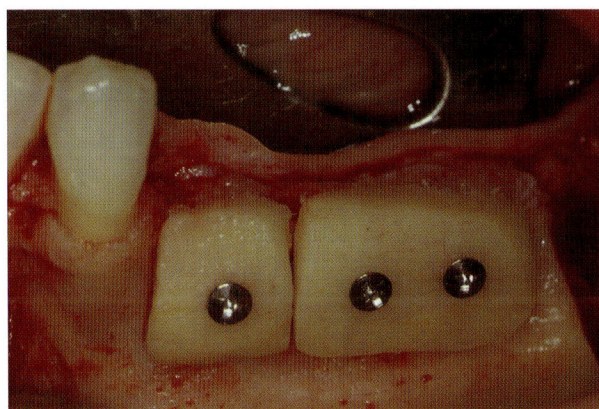

图13.36　预备受植区使块状皮质骨与其紧密结合。

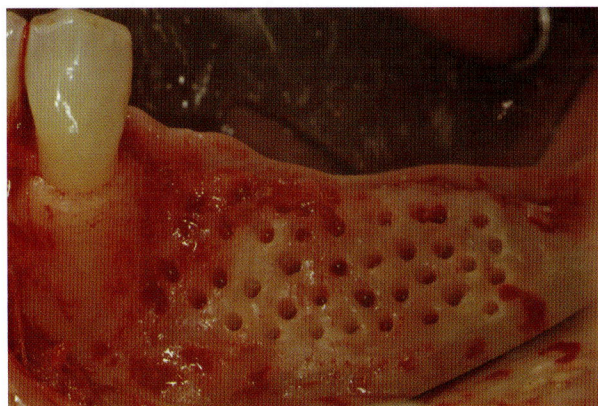

图13.35　用钻针在受植区皮质骨面钻孔。

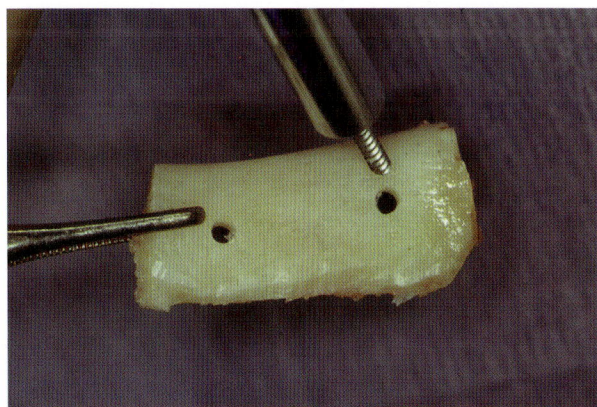

图13.37　在获取的皮质骨块制作的螺钉孔比螺钉的直径稍微大一点儿。

者羟基磷灰石类异种骨充填。是否使用屏障生物膜覆盖植骨区还存在争议。皮质骨移植物一般吸收率比较少，所以不需要使用生物膜做保护（Dongieux et al., 1998; Misch et al., 1992; Ozaki and Buchman, 1998; Proussaefs et al., 2002）。含有比较多松质骨和颗粒状骨的骨移植物一般容易吸收。使用屏障生物膜可以有助于骨块周围颗粒状骨的整合（图13.38~图13.43）。这种诱导骨再生的方法也可以采取比较小的骨块来重建比较大的缺损（Buser et al.,1996）。使用胶原膜比PTFE膜更好，因为其可能发生的并发症（如暴露和感染）更少（Von Arx and Buser, 2006）。

　　组织瓣的完全覆盖和无张力关闭对植骨的整合成功至关重要。沿颊侧瓣膜基底部的骨膜切口可以延长瓣膜覆盖区域（图13.44）。在骨膜做松弛切口，组织瓣可以被拉伸而在无张力的情况下关闭。如果在拉拢组织瓣的时候发现仍有张力，那么可以在骨膜松弛切口往前庭沟方向钝性分离进一步松解组织瓣。可以用平头剪刀或者血管钳平行颊侧骨板平面进行分离。这种方法能避免损伤组织瓣的血供。这种松解以使受植区充分覆盖一般会导致前庭变浅。而由于种植体支持的修复体不需要大面积的软组织边缘封闭，故而没有影响。颊侧瓣膜的延长切开往往会使角化龈向腭侧或者舌侧移位。这在种植二期手术的时候，可以将角化龈向颊侧复位，也有一些病例需要采取软组织移植的办法来处理。

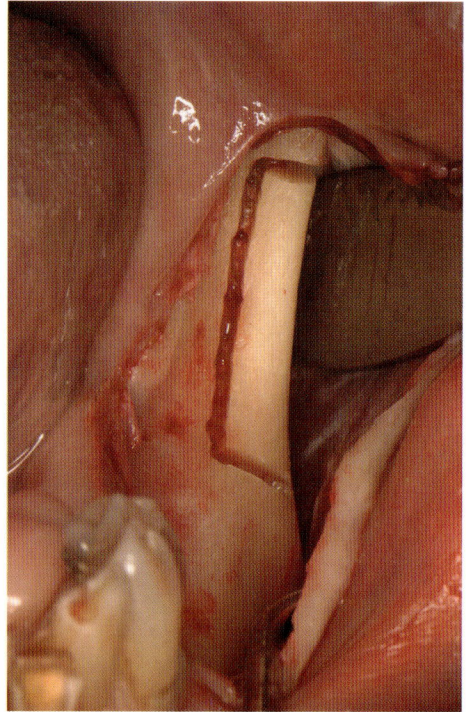

图13.39　从下颌升支取骨重建上颌骨缺损。

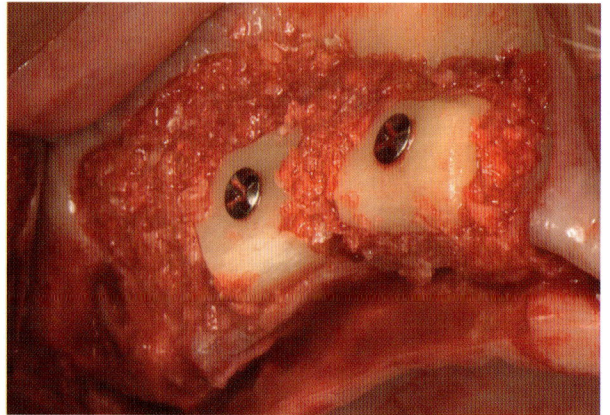

图13.40　皮质骨块固定在上颌，周围充填颗粒状碎骨。

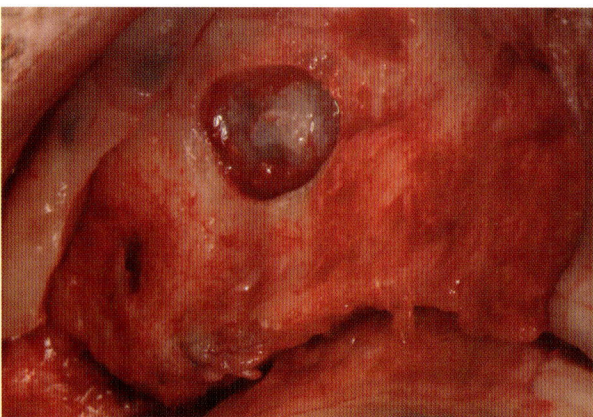

图13.38　萎缩的上颌骨计划做上颌窦提升和皮质骨块做水平骨增量。

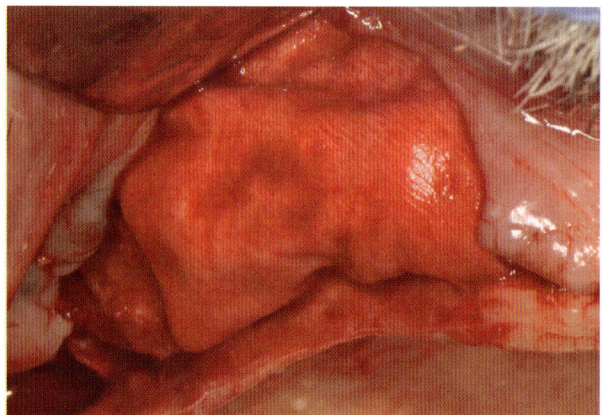

图13.41　用胶原屏障膜覆盖移植物。

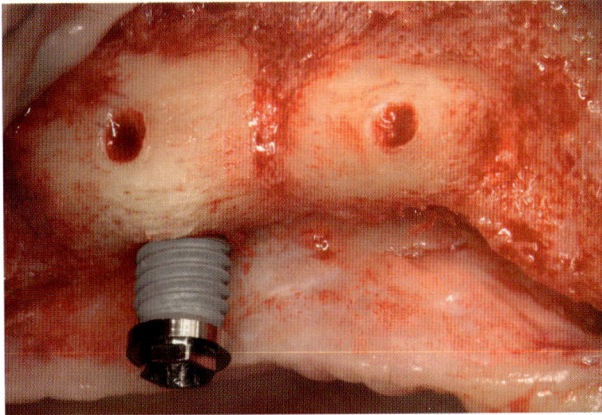

图13.42　4个月之后骨移植物与上颌窦整合良好。

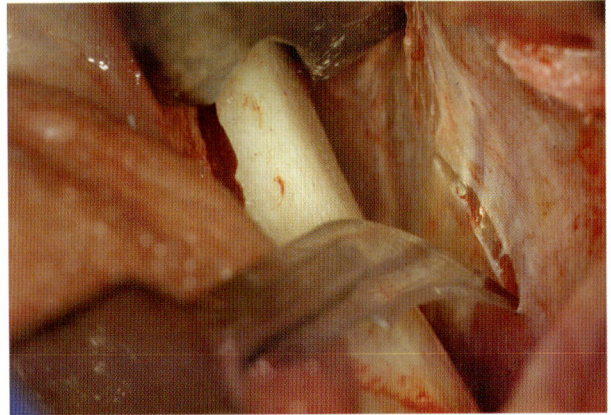

图13.44　颊侧骨膜延长切口帮助组织瓣伸长覆盖受植区。

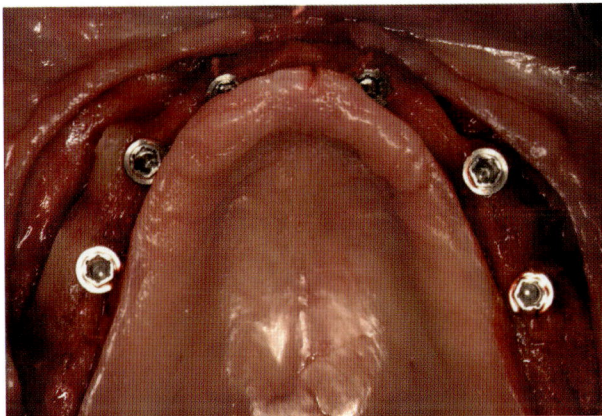

图13.43　植骨保证了种植体位置的理想分布。

虽然组织瓣的边缘封闭很重要，但是缝合的过程中不能拉得太紧，否则会导致局部缺血。组织瓣应该能覆盖骨移植物并且在愈合过程中能够保持一定的抗拉强度。一般使用可吸收的聚乳糖乙酯缝合线和PTFE的缝线譬如铬肠线和丝线比较合适。关闭受植区的创口常常使用间断缝合或者褥式缝合。

愈合过程中必须保证移植物的稳定固定。受植区可以用固定临时修复，如临时桥或者粘接的修复体来修复缺失牙。软组织支持的可摘义齿至少要等几周，伤口愈合之后才建议使用。而且在受植区要调整义齿减少接触。颊侧基托要全部去除，在牙槽嵴顶需要做缓冲。义齿要用软性材料重衬，常常还需要使用义齿粘接剂辅助固位。要嘱咐患者可摘义齿只能用来维持美观，与对颌牙齿不应有太强的咬合，且咬合点应为面式接触（Becktoer et al.,

2002）。进行比较大的块状骨移植的患者术后佩戴可摘局部义齿要吃软食至少2个月。过了这个时期，Onlay骨移植物能形成与宿主骨的联合，不再依赖固定螺丝来维持固定。对于接受不了全口或者局部义齿的患者，使用过渡性的种植体支持的临时固定修复也能获得成功。

吸烟是导致伤口开裂和移植失败的高危因素（Levin and Schwartzarad, 2005）。除非患者能够保证术后早期戒烟，不然不建议行Onlay植骨。可以通过使用处方药物如盐酸安非他酮和尼古丁贴来辅助戒烟。嘱咐患者术前1周到术后至少到伤口完全愈合（2周）为止严禁吸烟。

## Onlay植骨区的种植体植入

以种植为目的的颌骨重建通常在植骨后二期再植入种植体。以前的报道指出同期进行骨移植和植入种植体的成功率较低，骨改建无法预测，骨—种植体接触面也减少（Adell et al., 1990; Breine and Branemark, 1980; Jensen et al., 1994）。在植入种植体之前要等Onlay骨移植物整合。既要给移植物足够的整合时间，也要尽早植入种植体来维持新骨（Nystrom et al., 1996）。方块状的自体骨移植至少要等4个月才能植入种植体（Matsumoto et al., 2002; Misch et al., 1992）。

在愈合后的植骨区植入种植体，与在非植骨区种植相似。但是往往种植的位点刚好是移植物和宿主骨的衔接处，临床医生在种植窝洞的预备和种植体植入的过程中要注意防止骨块与牙槽嵴分离。

在使用下一号预备钻针之前，先用Linderman钻在窝洞内进行预备稍微扩大窝洞的直径非常有效。固位螺钉通常在种植体植入之前取出，但是如果离种植体位点较远，可以不必取出。取出固位螺钉的时候不应该大面积地翻瓣，因为这会破坏愈合骨的血供。在螺钉顶部做一个小的黏膜切口就可以轻松旋出固位螺钉（图13.45～图13.48）。如果固位螺钉不影响种植体的植入，特别是它还能给移植物提供更多的稳定性时，可以保留。愈合过程中，下颌骨的方块骨移植物会维持其致密的特性。在皮质骨移植后植入种植体时，可能需要按照致密骨的备洞方案进行，可能需要进行攻丝操作（图13.49～图13.52）。

整合的骨移植物内的种植体愈合过程与天然骨相似。种植体表面结构的微处理可以将种植体愈合的时间缩短至6周（Attard and Zarb, 2005）。关于使用口腔内取自体骨植骨后种植的存留率非常

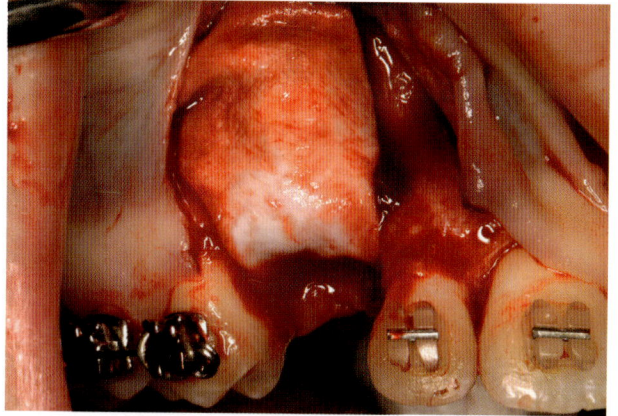

图13.47　用胶原膜覆盖移植物。

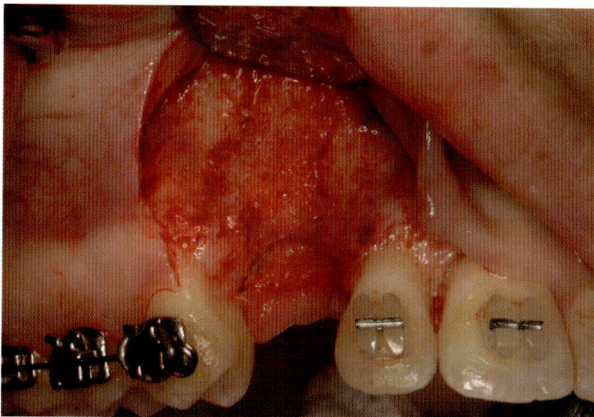

图13.45　拔除埋伏尖牙后出现的一个骨缺损。

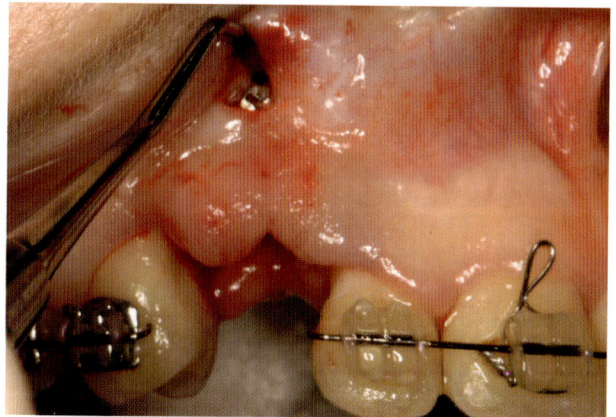

图13.48　愈合4个月后在距离牙龈较远的地方切开取出固定螺丝。

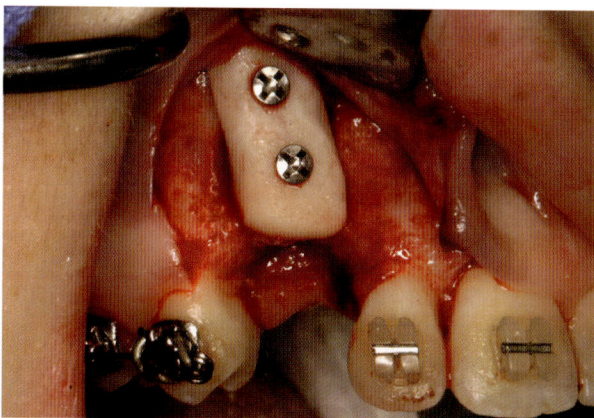

图13.46　从下颌升支取得皮质骨块修补骨缺损。

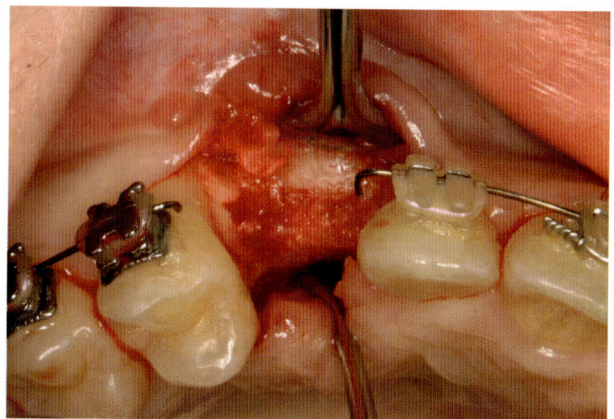

图13.49　皮质骨块整合良好。

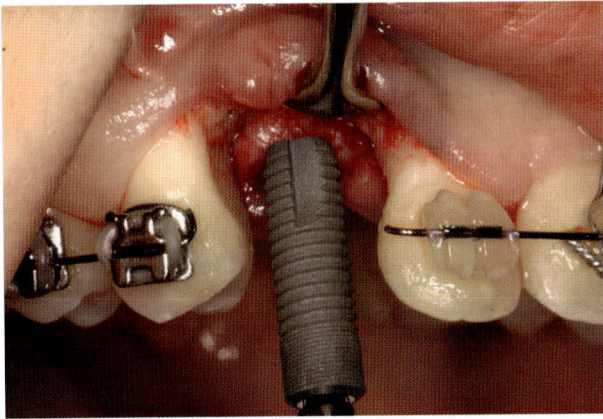

图13.50　在愈合好的块状骨内进行种植。

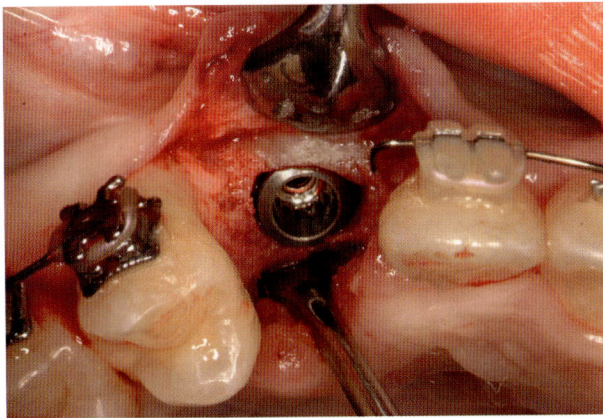

图13.51　种植体在移植区的最终位置。

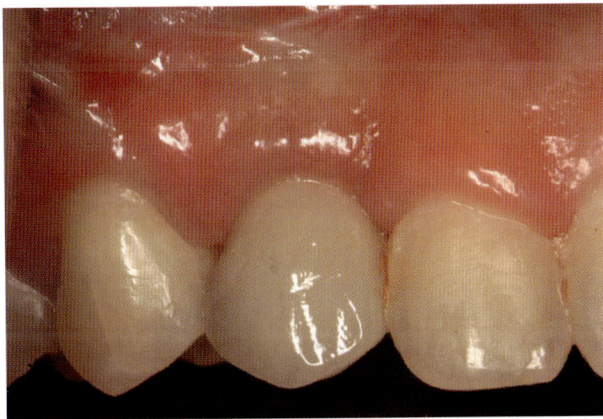

图13.52　种植体二期暴露2个月后制作牙冠。

高（96.9% ~ 100%）（Cordaro et al., 2002; Levin et al., 2007; Raghoebar et al., 1996; Sethi and Kaus, 2001; Von Arx et al., 1998; Zerbo et al., 2003）。如果种植体在移植的骨内可以获得良好的初期稳定性，还可以考虑即刻负重。影像学上没有观察到即刻负重比延期负重有更多的骨吸收（Buser et al., 2002）。

## 参考文献

Adell R, Lekholm U, Grondahl K, Branemark PI, Lindstrom J, Jacobsson M. Reconstruction of severely resorbed edentulous maxillae using osseointegrated fixtures in immediate autogenous bone grafts. *Int J Oral Maxillofac Implants* 1990; **5**: 233–246.

Attard NJ, Zarb GA. Immediate and early implant loading protocols: a literature review of clinical studies. *J Prosthet Dent* 2005; **94**:242–258.

Becktor JP, Eckert SE, Isaksson S, Keller EE. The influence of mandibular dentition on implant failures in bone grafted edentulous maxillae. *Int J Oral Maxillofac Implants* 2002; **17**:69–77.

Borstlap WA, Heidbuchel KLWM, Freihofer HPM, Kuijpers-Jagman AM. Early secondary bone grafting of alveolar cleft defects: a comparison between chin and rib grafts. *J Craniomaxillofac Surg* 1990; **18**:201–205.

Branemark P-I, Lindstrom J, Hallen O. Reconstruction of the defective mandible. *Scand J Plast Reconstr Surg* 1975; **9**:116–128.

Breine U, Branemark PI. Reconstruction of alveolar jaw bone. An experimental and clinical study of immediate and preformed autologous bone grafts in combination with osseointegrated implants. *Scand J Plast Reconstr Surg* 1980; **14**(1): 23–48.

Buhr W, Coulon JP. Limits of the mandibular symphysis as a donor site for bone grafts in early secondary cleft palate osteoplasty. *Int J Oral Maxillofac Surg* 1996; **25**:389–393.

Burchardt H. The biology of bone graft repair. *Clin Orthop Relat Res* 1983; **174**:28–42.

Buser D, Dula K, Hirt HP, Schenk RK. Lateral ridge augmentation using autografts and barrier membranes: a clinical study with 40 partially edentulous patients. *J Oral Maxillofac Surg* 1996; **54**:420–432.

Buser D, Ingimarsson S, Dula K. Long term stability of osseointegrated implants in augmented bone: a 5-year prospective study in partially edentulous patients. *Int J Periodontics Restorative Dent* 2002; **22**:108–117.

Carvalho P, Vasconcellos L, Pi J. Influence of bed preparation on the incorporation of autogenous bone grafts: a study in dogs. *Int J Oral Maxillofac Implants* 2000; **15**:565–570.

Cordaro L, Amade DS, Cordaro M. Clinical results of alveolar ridge augmentation with mandibular block grafts in partially edentulous patients prior to implant placement. *Clin Oral Implants Res* 2002; **13**:103–111.

Dongieux JW, Block MS, Morris G, Gardiner D. The effect of different membranes on onlay bone graft success in the dog mandible. *Oral Surg Oral Med Oral Pathol Oral Radiol Endod* 1998; **86**:145–151.

Gielkens PF, Bos RR, Raghoebar GM, Stegenga B. Is there evidence that barrier membranes prevent bone resorption in autologous bone grafts during the healing period? A systematic review. *Int J Oral Maxillofac Implants* 2007; **22**(3):390–398.

Goldberg VM, Stevenson S. The biology of bone grafts. *Semin Arthroplasty* 1993; **4**:58–63.

Hallman M, Hedin M, Sennerby L. A prospective 1 year clinical and radiographic study of implants placed after maxillary sinus floor augmentation with bovine hydroxylapatite and autogenous bone. *J Oral Maxillofac Surg* 2002; **60**:277–284.

Hardesty RA, Marsh JL. Craniofacial onlay bone grafting: a prospective evaluation of graft morphology, orientation and embryonic origin. *Plast Reconstr Surg* 1990; **85**:5–14.

Hendy CW, Smith KG, Robinson PP. Surgical anatomy of the buccal nerve. *Br J Oral Maxillofac Surg* 1996; **34**:457–460.

Hermann JS, Buser D. Guided bone regeneration for dental implants. *Curr Opin Periodontol* 1996; **3**:168–177.

Hoppenreijs TJM, Nijdam ES, Freihofer HPM. The chin as a donor site in early secondary osteoplasty: a retrospective clinical and radiographic evaluation. *J Craniomaxillofac Surg* 1992; **20**:199–224.

Hunt DR, Jovanovic SA. Autogenous bone harvesting: a chin graft technique for particulate and monocortical bone blocks. *Int J Periodontics Restorative Dent* 1999; **19**:165–173.

Jensen J, Sindet-Pedersen S. Autogenous mandibular bone grafts and osseointegrated implants for reconstruction of severely atrophied maxilla: a preliminary report. *J Oral Maxillofac Surg* 1991; **49**:1277–1287.

Jensen J, Sindet-Petersen S, Oliver AJ. Varying treatment strategies for reconstruction of maxillary atrophy with implants: results in 98 patients. *J Oral Maxillofac Surg* 1994; **52**:210–216.

Khoury F. Augmentation of the sinus floor with mandibular bone block and simultaneous implantation: a 6-year clinical investigation. *Int J Oral Maxillofac Implants* 1999; **14**:557–601.

Levin L, Schwartz-Arad D. The effect of cigarette smoking on dental implants and related surgery. *Implant Dent* 2005; **14**:357–361.

Levin L, Nitzan D, Schwartz-Arad D. Success of dental implants placed in intraoral block bone grafts. *J Periodontol* 2007; **78**:18–21.

Lin KY, Barlett SP, Yaremchuk MJ. The effect of rigid fixation on the survival of onlay bone grafts: an experimental study. *Plast Reconstr Surg* 1990; **86**:449–456.

Manson PN. Facial bone healing and bone grafts. A review of clinical physiology. *Clin Plast Surg* 1994; **21**:331–348.

Matsumoto MA, Filho HN, Francishone CE. Microscopic analysis of reconstructed maxillary alveolar ridges using autogenous bone grafts from the chin and iliac crest. *Int J Oral Maxillofac Implants* 2002; **17**:507–516.

Mecall RA, Rosenfeld AL. Influence of residual ridge resorption patterns on fixture placement and tooth position, part III: presurgical assessment of ridge augmentation requirements. *Int J Periodontics Restorative Dent* 1996; **16**(4):322–337.

Misch CE. Maxillary sinus augmentation for endosteal implants: organized alternative treatment plans. *Int J Oral Implantol* 1987; **4**:49–58.

Misch CM. Ridge augmentation using mandibular ramus bone grafts for the placement of dental implants: presentation of a technique. *Pract Periodontics Aesthet Dent* 1996; **8**:127–135.

Misch CM. Comparison of intraoral donor sites for onlay grafting prior to implant placement. *Int J Oral Maxillofac Implants* 1997; **12**:767–776.

Misch CM. Use of the mandibular ramus as a donor site for onlay bone grafting. *J Oral Implantol* 2000; **26**:42–49.

Misch CM, Misch CE, Resnik RR, Ismail YH. Reconstruction of maxillary alveolar defects with mandibular symphysis grafts for dental implants: a preliminary procedural report. *Int J Oral Maxillofac Implants* 1992; **7**(3):360–366.

Nkenke E, Schulze-Mosgau S, Radespiel M. Morbidity of harvesting of chin grafts: a prospective study. *Clin Oral Implants Res* 2001; **12**:495–502.

Nystrom E, Ahlqvist J, Kahnberg KE, Rosenquist JB. Autogenous onlay bone grafts fixed with screw implants for the treatment of severely resorbed maxillae. Radiographic evaluation of preoperative bone dimensions, postoperative bone loss, and changes in soft-tissue profile. *Int J Oral Maxillofac Surg* 1996; **25**:351–359.

Ozaki W, Buchman SR. Volume maintenance of onlay bone grafts in the craniofacial skeleton: micro-architecture versus embryologic origin. *Plast Reconstr Surg* 1998; **102**(2):291–299.

Peleg M, Garg AK, Misch CM, Mazor Z. Maxillary sinus and ridge augmentations using a surface-derived autogenous bone graft. *J Oral Maxillofac Surg* 2004; **62**(12):1535–1544.

Proussaefs P, Lozada J, Kleinman A. The use of ramus autogenous block grafts for vertical alveolar ridge augmentation and implant placement: a pilot study. *Int J Oral Maxillofac Implants* 2002; **17**:238–248.

Rachel J, Ellis E, Fonseca RJ. The anatomic location of the mandibular canal; its relationship to the sagittal ramus osteotomy. *Int J Adult Orthodon Orthognath Surg* 1986; **1**:37–42.

Raghoebar GM, Louwerse C, Kalk WWI. Morbidity of chin bone harvesting. *Clin Oral Implants Res* 2001; **12**:503–507.

Rosenfeld AL, Mecall RA. The use of interactive computed tomography to predict the esthetic and functional demands of implant-supported prostheses. *Compend Contin Educ Dent* 1996; **17**:1125–1128.

Rubens BC, West RA. Ptosis of the chin and lip incompetence: consequences of lost mentalis support. *J Oral Maxillofac Surg* 1989; **4**:359–366.

Scharf DR, Tarnow DP. Success rates of osseointegration for implants placed under sterile versus clean conditions. *J Periodontol* 1993; **64**(10):954–956.

Sethi A, Kaus T. Ridge augmentation using mandibular block bone grafts: preliminary results of an ongoing prospective study. *Int J Oral Maxillofac Implants* 2001; **16**:378–388.

Silva FM, Cortez AL, Moreira RW, Mazzonetto R. Complications of intraoral donor site for bone grafting prior to implant placement. *Implant Dent* 2006; **15**(4):420–426.

Sindet-Pedersen S, Enemark H. reconstruction of alveolar clefts with mandibular or iliac crest bone grafts: a comparative study. *J Oral Maxillofac Surg* 1990; **48**:554–558.

Smith BR, Rajchel JL, Waite DE, et al. Mandibular anatomy as it relates to rigid fixation of the sagittal ramus split osteotomy. *J Oral Maxillofac Surg* 1991; **49**:222–226.

Smith JD, Abramson M. Membranous vs. endochondral autografts. *Arch Otolaryngol* 1974; **99**:203–209.

Ten Bruggenkate CM, Kraaijenhagen HA, van der Kwast WAM. Autogenous maxillary bone grafts in conjunction with placement of ITI endosseous implants: a preliminary report. *Int J Oral Maxillofac Surg* 1992; **21**:81–84.

Von Arx T, Buser D. Horizontal ridge augmentation using autogenous block grafts and the guided bone regeneration technique with collagen membranes: a clinical study with 42 patients. *Clin Oral Implants Res* 2006; **17**:359–366.

Von Arx T, Wallkamm B, Hardt N. Localized ridge augmentation using a micro titanium mesh: a report on 27 implants followed 1 to 3 years after functional loading. *Clin Oral Implants Res* 1998; **9**:123–130.

Whetzel TP, Sanders CJ. Arterial anatomy of the oral cavity: an analysis of vascular territories. *Plast Reconstr Surg* 1997; **100**:582–587.

Wood RM, Moore DL. Grafting of the maxillary sinus with intraorally harvested autogenous bone prior to implant placement. *Int J Oral Maxillofac Implants* 1988; **3**:209–214.

Young MP, Korachi M, Carter DH, Worthington HV, McCord JF, Drucker DB. The effects of an immediately pre-surgical chlorhexidine oral rinse on the bacterial contaminants of bone debris collected during dental implant surgery. *Clin Oral Implants Res* 2002; **13**(1):20–29.

Zerbo I, de Lange G, Joldersma M, Bronkers A, Burger E. Fate of monocortical bone blocks grafted in the human maxilla: a histological and histomorphometric study. *Clin Oral Implants Res* 2003; **14**:759–766.

Zide MF. Autogenous bone harvest and bone compacting for dental implants. *Compend Contin Educ Dent* 2000; **21**: 585–590.

Zins JE, Whitaker LA. Membranous vs endochondral autografts: implications for craniofacial reconstruction. *Plast Reconstr Surg* 1983; **72**:778–785.

# 第14章

# 大面积骨缺损和严重萎缩情况下的植骨

*Nardy Casap DMD,MD* 和 *Yuval Samuni DMD,PhD*

## 前言

在过去的20年，口腔种植的位点增量技术得到了重大的发展。新材料、新方法、微创手术的应用，都逐渐被作为标准流程引用到多种类型的临床病例中。不过，牙槽嵴的保存和/或者再生对临床医生还是一个极大的挑战。尤其当我们面对骨吸收超过一定的量，颌骨极度萎缩的病例时更有体会（Arnold, 2001）。自体骨移植一直作为植骨的金标准，不仅仅是因为其良好的成骨能力、骨诱导能力和骨引导能力，更重要的是因为它是一种可预测而且安全的治疗方法，并且已被大量的长期成功的临床病例验证。虽然这仍是一个公认的范例，但使用骨替代材料来处理一些特定的病例的报道也越来越多。譬如使用异种骨和同种异体骨来进行上颌窦提升（Jensen et al., 1998; Nkenke and Stelzle, 2009; Wallace and Froum, 2003）。这类骨替代材料操作简单，被长期验证有效后，或许可以成为一种新的治疗标准。在大面积骨缺损和严重骨萎缩的病例，目前还没有可以代替口外自体骨取骨的更有效办法。我们将着重讨论一下髂骨移植的应用，因为它的使用范围是最为广泛的。我们将回顾它的患者选择标准、手术流程和临床应用。

## 历史回顾

二次世界大战是口内骨移植技术的转折点。在那之前，口腔内的自体骨移植还是属于禁忌。这种操作被认为植骨块会有污染、感染而最终导致失败。虽然在抗生素出现之前也有一些自体骨移植成功的病例，但是直到1960年后，口外取骨的技术才慢慢被认可，其优点是可以减少面部的瘢痕，提高患者的依从性（Obwegeser, 1966; Obwegeser and Sailer, 1997）。口腔外取骨移植被证实为可靠的技术主要归功于唇腭裂患者和一些大面积切除术后重建患者的治疗（Koberg, 1973）。随着骨移植的生理学、物理学和机械原理的理论发展，临床医生开始寻找口腔外的位置取骨，进一步扩展了骨移植技术的应用范围。骨移植和种植位点的骨增量最常用的口腔外取骨位置是髂骨骨嵴前缘和后缘，因为可以同时获得块状骨和颗粒状碎骨；胫骨取骨可以获得颗粒状骨；颅骨取骨则主要是获得块状皮质骨。肋骨取骨在种植中非常少用。

## 肋骨

尽管过去肋骨取骨经常被广泛用在唇腭裂患

者或者下颌萎缩的病例，但是在种植位点增量里很少用到。这主要是因为肋骨的大小限制了它不能被用于较大的缺损，另外更重要的是因为肋骨在口腔内植骨后经常会被吸收。这在植骨后两年之尤其明显（Davis et al.,1984）。虽然用口外入路的术式，在萎缩的下颌骨下缘移植肋骨时吸收率会减少，但这对种植没有任何帮助（Pogrel, 1988）。也有尝试使用肋骨作为Onlay植骨进行种植，但是成功率只有73%，这也是不能接受的（Kondell et al, 1996a, b）。

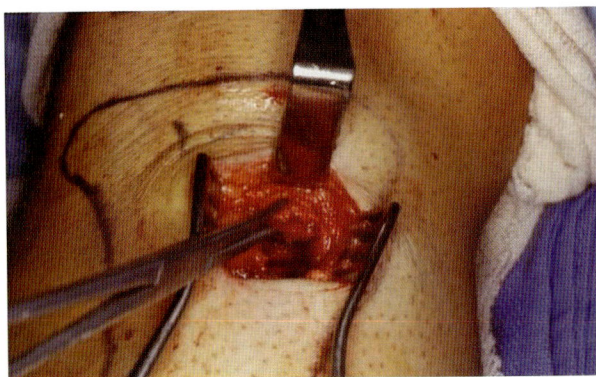

图14.1 胫骨内侧切口取骨。

## 胫骨

由于胫骨不能用来取块状骨，其常常作为非常好的颗粒状骨材料的供体，同时还可以获取20~40mL未压缩的松质骨（Aboul-Hosn et al., 2006; Catone et al., 1992; Chen et al., 2006; Hernandez-Alfaro et al., 2005; Hughes and Revington, 2002; Marchena et al., 2002; Mazock et al., 2004）。胫骨取骨量比较多，而且操作简易，是骨移植的一个非常独特的口腔外取骨的位点。另外，大量研究表明相比于其他位点的取骨，特别是与髂骨相比，胫骨取骨骨移植后的并发症发病率较低（Bogdan et al. 2009）。胫骨取骨最初用于治疗唇腭裂的治疗，其效果也是成功可靠的。许多独立的研究指出，从胫骨可以获得接近1cm×2cm的皮质松质骨混合物，大部分的作者建议在需要种植的位点放置松质骨。这包括在上颌窦提升和水平牙槽嵴增量的时候覆盖在软组织形成的信封口下面。

## 手术过程

胫骨取骨已经充分被确定可以在门诊麻醉下就可以操作，甚至只用局部麻醉也可以进行（Kirmeier et al., 2007）。有几种方式可以进行胫骨取骨，最常用的是侧方和中央切口（Catone et al., 1992; Herford et al., 2003）。患者取仰卧位，术区剃毛，碘酒消毒和铺巾。为了减少不必要的血管和肌肉附着的损伤，通过触诊法确定胫骨髁关节头的位置并标记。如果是侧方切口，那么胫骨侧前方的Gerdy结节也应该被标记出来。局部麻醉药（2%利多卡因1：100000加肾上腺素）注射在皮下，皮下组织和骨膜下。在Gerdy结节上做一个约2cm长的角形切口深达骨面。骨开窗后，使用胫骨取骨刮匙沿胫骨向下横跨胫骨方向取骨。如果使用中央切口，那么首先标记一个胫骨结节下方2cm并且距离结节2cm的水平线（图14.1）。沿标记线切开达骨面，骨面开窗（用球钻或者环钻）后取松质骨。如果不用取骨刮匙，我们推荐用扩孔钻/冲洗/抽吸（RIA）系统，可以取得超过30mL的颗粒状骨（Belthur et al., 2008）。取骨后，放入止血剂，然后分层关闭创口。使用多联抗生素并嘱咐患者卧床休息1~2天，然后可以逐渐恢复行走，完全愈合一般需要6周的时间。虽然胫骨骨移植术后并发症发生率比较低，但有报道指出一些不常见的并发症也可能发生。包括损伤关节囊，或者不小心将胫骨头标成Gerdy结节而直接进到了腓骨，或者胫骨关节盘折断等。

## 颅骨

颅骨取骨进行骨移植已经有超过70年的历史了。但在口腔种植学，相对于髂骨移植，颅骨的应用还是比较有限。然而，对重度萎缩的下颌骨还是建议采用颅骨移植（Chiapasco et al., 2007, 2008; Gleizal and Beziat, 2007; Iizuka et al., 2004; Kamal et al., 2009; Smolka et al., 2006a）。也有报道说颅骨

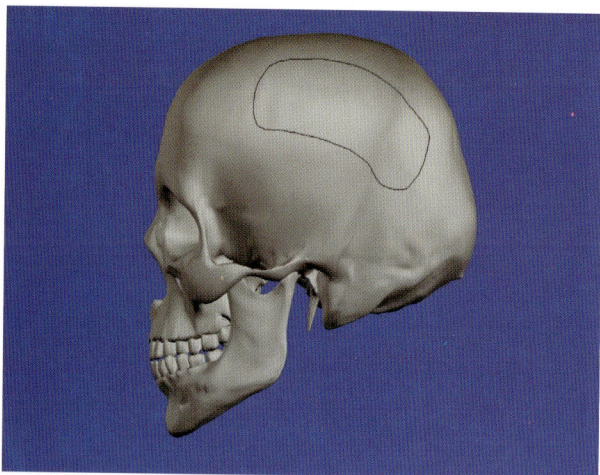

图14.2 颅骨取骨的安全区域。

比髂骨或胫骨的吸收率显著降低，这也许是因为其本身就是骨膜下成骨或其具备特别的微观表面性状（Rosenthal and Buchman, 2003; Smolka et al., 2006b）。最常用的取骨部位是顶骨，可以获得接近30mL的皮质和松质骨。为了避免损伤中央血窦，应该在离开中线至少2cm的安全区取骨。还要注意在颞骨肌肉起点外取骨，不能超过冠状缝（Kellman, 1994）。在极端的情况下，也可以在枕骨区取骨（图14.2）。颅骨移植不仅可以用于牙槽嵴的增量，更重要的是可以重建重度萎缩的颌骨（Cawood classes V and VI）（Cawood and Howell, 1998）。尽管颅骨移植有明显的优点，专家们还是希望可以从口外其他地方取骨，可以避免头顶的瘢痕，患者更容易接受，并且获得更多的骨。

## 髂骨嵴

髂骨应该是最为广泛使用的取骨部位，因为其不仅能同时提供块状骨和颗粒状骨，而且一次能获取的骨量非常大。它能用于所有种类的种植位点增量，包括牙槽嵴水平增量、上颌窦提升植骨以及牙颌骨萎缩或大面积的骨缺损（Bell et al., 2002; Chiapasco et al., 2008; Daelemans et al., 1997; Misch and Dietsh, 1994; Nystrom et al., 2009; Yerit et al., 2004）。

从取骨的量来考虑的话，当需要骨量超过40mL

时可以考虑髂骨移植。

和其他移植一样，植骨手术的可行性主要取决于软组织的量是否足够，在无张力的情况下完全覆盖移植物，换句话来说，就是受体部位的组织信封效果是否足够。我们将从患者选择标准，手术流程和临床应用等方面检验我们的操作建议。

## 患者选择

大面积的骨缺损和重度颌骨萎缩的重建是一个难度很大的挑战。上下颌骨牙齿缺失导致的骨吸收模式常常会使颌间关系改变为III类。如果不进行植骨，牙冠宽度50%和冠高度的25%的水平和垂直距离的差异，需要用可摘义齿来修复。不仅要满足患者的期望，而且要明确患者重建存在的局限性。例如，单颗牙缺失种植位点增量的病例就跟V类（Cawood）上颌缺失的病例大相径庭。前一个病例要求充分考虑美观效果和软组织的处理，但后一个病例的美观性就显得没有那么重要了。最近，临床医生开始使用一个短语"非美学牙科"（是指美观效果虽然重要但不是首要目的）来形容极度颌骨萎缩的病例，指出目前要取得完美的美学效果是不切实际的。Cawood和Howell的分类（譬如，IV类牙槽嵴是高度不足，V类牙槽嵴是指垂直方向和水平方向同时骨量不足）为临床医生提供了一个评价无牙颌牙槽嵴的方法。我们推荐一个不同的方法帮助医生制订方案，建议不应该按照现有的骨量，而是通过估计可以容纳移植骨的硬组织信封的可行性和延展性来决定。下面的骨增量流程指南使用了一个硬组织信封标尺（HTES），测量点数越低，表明可容纳移植物的硬组织信封越有效。但是上颌后牙区例外，因为这里有上颌窦，本身就是一个信封状的解剖结构。相对于水平骨缺损，垂直的骨缺损被认为是更难修复的。HTES的概要列在表14.1最理想的条件是有完整的硬组织信封（HTES 1），譬如拔牙窝，增量结果是非常容易预测和获得成功的。在水平缺失但是硬组织信封还存在的情况（HTES 2），可以用GBR技术来进行骨增量（图14.3）。这种治疗可靠而且最终效果良好。当水平缺失存在而且丧失了硬组织信封的结构时（HTES 3），就需要用到骨块移植了。如果对超过3mm的HTES 3类缺损尝试单独使用GBR的方式，结果是较为不可预估的，而且成功率会降低。在这种丧失了硬组织信封的缺损，GBR技术应该谨慎使用，大多数可选择混合骨移植（骨代材料和自体骨）。垂直骨缺损（HTES 4）是完全没有硬组织信封结构的，一定要通过骨移植来修补，这样可以"创造"出一个硬组织信封。这些病例一般使用Onlay植骨，成功率也比较高。最复杂的病例就是同时存在垂直和水平骨缺损（HTES 5），需要更加精心设计方案，如上颌

使用夹层法骨移植和/或者下颌使用三明治截骨术（Block and Haggerty, 2009; Jensen et al., 2006）。

## 手术过程

与髂前上嵴相比，髂后上嵴的取骨多用于较大量的取骨。但是，由于髂骨前嵴的骨量相对较大，并且髂骨后嵴取骨在手术过程中需要改变患者的体位，操作不便，所以我们一般建议从髂前上嵴取骨。患者取仰卧位，臀部用毛巾卷垫高。术区准备和碘酒消毒，铺巾，确认髂骨嵴的前上缘和后上缘并标记。为了使切口与腰带线不重合，标记的时候应该先将皮肤向近中腹腔侧推移。为避免损伤表浅的股神经分支，切口应该位于髂前上嵴后1.5cm平行向后到达臀部边缘。这个切口通常可以避免切断股外侧皮肋下神经。切口经皮下直达骨膜，避开肌肉。虽然外科医生常用侧方切口入口，但我们推荐使用内侧入口到达髂骨，这种近心切口可以避免翻开臀大肌阔筋膜张肌和减少术后的步态障碍。在确认髂骨肌肉组织的近心端之后，通过内侧的骨膜翻瓣可以暴露骨面。应该小心地在髂嵴内半侧横向截骨（图14.4），应用髂嵴分裂技术，沿髂前上嵴嵴

表14.1　硬组织信封标尺

| 硬组织信封标尺 | 骨缺损 | 硬组织信封可用性 | 增量方法 |
|---|---|---|---|
| 1 | 即刻 | 即刻（例拔牙窝） | GBR |
| 2 | 水平 | 即刻（例前牙区颊侧骨板缺损） | GBR |
| 3 | 水平 | 缺损 | GBR，混合骨移植，块骨移植 |
| 4 | 垂直 | 缺损 | 块骨移植 (Onlay) |
| 5 | 水平+垂直 | 缺损 | 夹层法骨移植，Onlay |

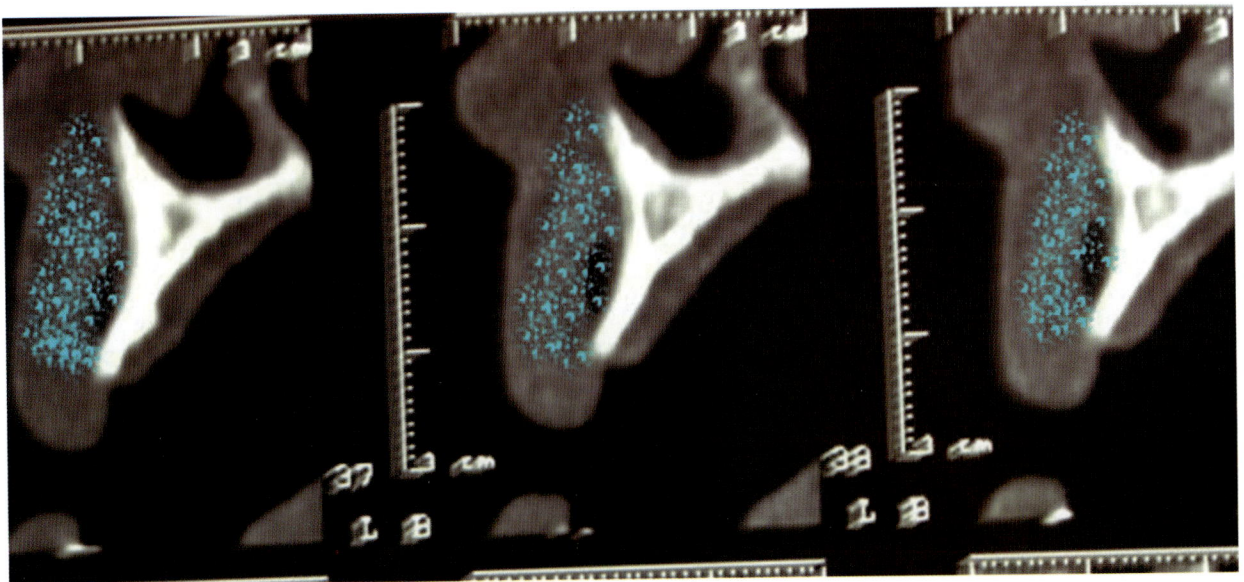

图14.3　CT图像显示上颌牙槽嵴移植的硬组织信封（HTES 2）。此病例可以通过引导骨再生获得良好的效果。

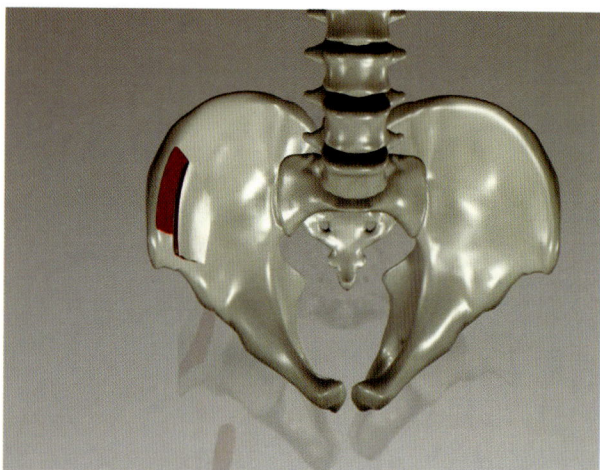

图14.4　髂前上嵴取骨，分裂嵴技术。

顶后方1cm做第一个横向骨切口，然后用同样的方式在后方5cm处做第二个骨切口。用来复锯将两个切口连接起来，使骨嵴分开。最后用摆动锯完成尾端的截骨，分离骨块。与只获取颗粒状骨而不取皮质骨的活页门技术相比，这种改良取骨方法可以获得带有较厚皮质骨的块状骨，同时保存了骨嵴的后侧半部，维持了臀部的形态。这同时也可以减少术后并发症。可以用骨刮匙取得更多的松质骨。取骨的部位可以填塞微纤维化的胶原止血。如果有持续性出血，推荐放置7mm的引流管。用3-0可吸收聚乳糖乙酯缝线和4-0尼龙缝线分层关闭创口。患者术后第二天即可独立行走。

## 并发症

以前的报道指出从髂骨取骨会有相当程度的并发症发病率，包括持续性疼痛、运动和知觉障碍甚至骨折（Schaaf et al., 2010; Singh et al., 2009）。但在我们用内侧入口10余例病例中，没有观察到以上并发症。而且所有患者术后24小时内即可独立行走，一周后功能恢复正常。我们将这个良好的恢复归功于我们的入口方式，可以不用翻开髂骨侧方的肌肉筋膜。早期的报道指出髂骨用于Onlay植骨时会有骨吸收（Fazili et al., 1978; Stoelinga et al., 1978）。与之相反，也有报道指出夹层放置式植骨

在维持其良好的空间稳定性的情况下可以减少骨的吸收（Bell and Buckles, 1978; Bell and Finn, 1978; Groetsema,1983）。但无论任何形式的植骨，现在都被认为其骨吸收是不可避免的，所以在制订治疗计划时就应该设计好至少30%（Bell et al., 2002; Verhoeven et al., 1997, 2006）的代偿性过量植骨。

## 种植位点

受植区的预备包括几个重要的步骤，确保移植骨块的稳固。在受植区皮质骨上钻孔可以增加血供和增强移植物的营养。或者也可以选择皮质骨截开术。通过修整和分开骨块使其与下方的受植骨密合，然后用螺钉固定。用颗粒状骨充填骨块之间或者骨块与基础骨之间较大的间隙。骨移植后种植的时机也非常重要。很多学者认为口腔种植应该延期进行，而且最好在骨移植后6个月之内植入。更具体来说，4~6个月的时候是被推荐的种植最好时机（Nelson et al., 2006），同时可以取出固位螺钉。有时候固位螺钉可以在黏膜下触及而用微创的方法取出。如果做比较大的翻瓣，一定要使用生物膜作屏障防止更进一步的骨吸收。按照上述的时间种植可以给移植物充分的固化时间而且保证种植体植入到已经存活的骨组织内。过早种植可能会导致移植物与基骨分离。植入种植体也可以预防进一步的骨吸收。

## 临床病例

### 病例1：HTES 3——使用髂嵴分裂技术进行下颌骨骨增量

患者45岁，上下颌全口无牙颌。这是一个HTES 3类的患者，下颌骨水平向骨吸收（图14.5a），没有进行骨增量的情况下不能进行种植治疗（图14.5b）。我们决定通过分裂嵴技术进行下颌骨的髂骨块状骨移植。放置了Onlay骨块并用螺钉固定（图14.5c）。4个月后重新打开，取出固位螺钉，观察到只有螺钉顶部的少量骨吸收（图 14.5d）。我们建议尽可能采取微创的方法（不翻瓣）来取出

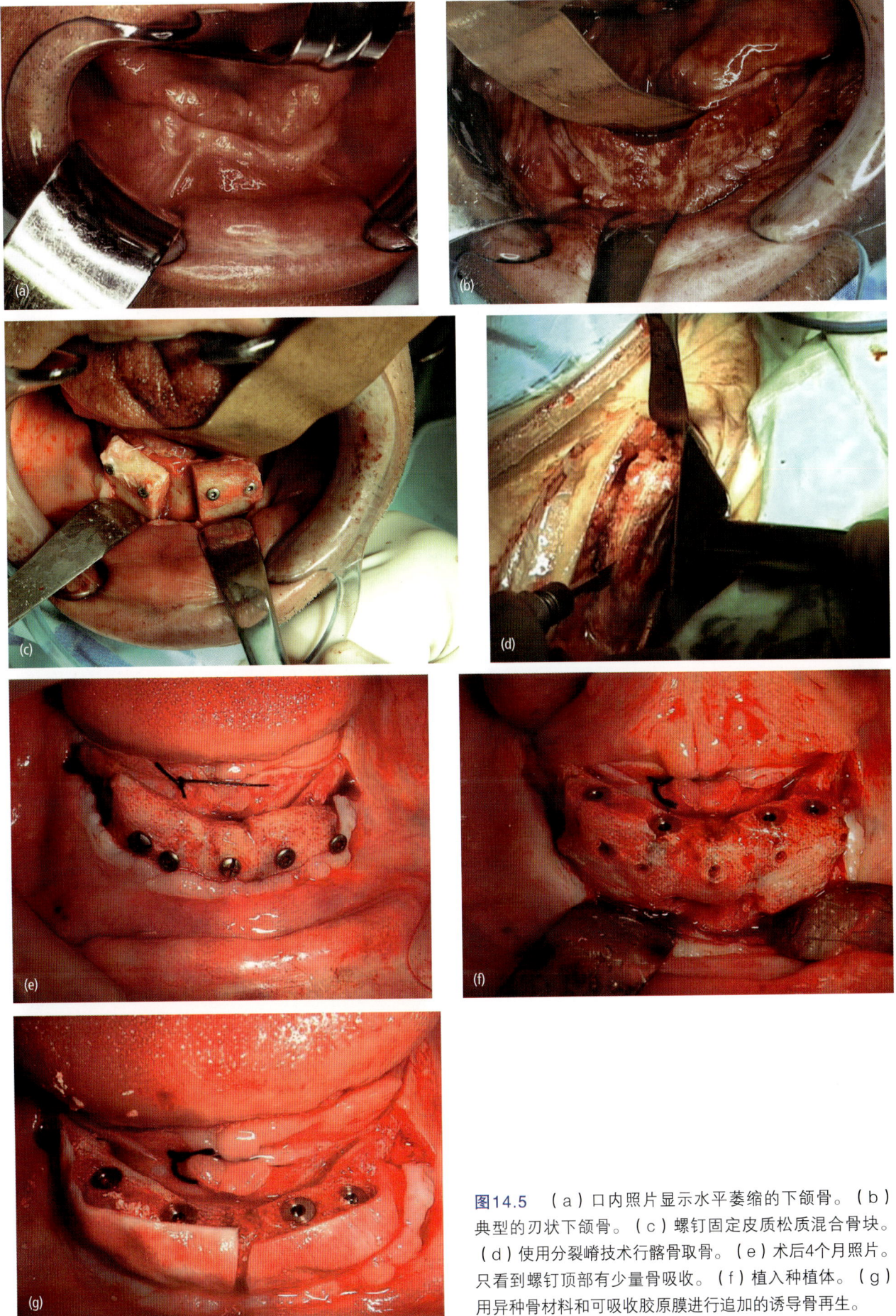

图14.5 （a）口内照片显示水平萎缩的下颌骨。（b）典型的刃状下颌骨。（c）螺钉固定皮质松质混合骨块。（d）使用分裂嵴技术行髂骨取骨。（e）术后4个月照片。只看到螺钉顶部有少量骨吸收。（f）植入种植体。（g）用异种骨材料和可吸收胶原膜进行追加的诱导骨再生。

固位螺钉以避免不必要的骨吸收。如果采取暴露的方式，则应该使用补偿GBR操作（图14.5e，f）。6个月后，制作了可摘义齿。

## 病例2：HTES 3——上颌块状骨移植；HTES 4——下颌块状骨移植

患者女性，56岁，上颌牙列缺失，下颌局部牙列缺损，需要修复（图14.6a）。上颌前牙区存在水平骨量不足（图14.6b，c）。上颌后牙区存在垂直骨量不足，但此处存在一个生理性硬组织信封结构——上颌窦，骨增量的效果容易预估。下颌骨存在高度和宽度的不足（图14.6d～f）。由于担心可能会有神经损伤，患者不愿在下颌后牙区进行植骨。通过髂骨分裂嵴技术将块状骨移植到上下颌前

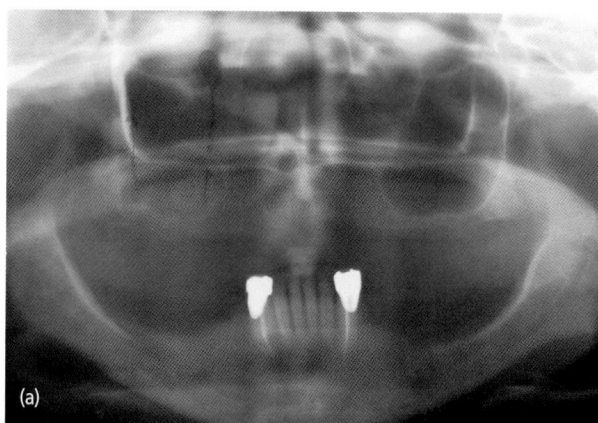

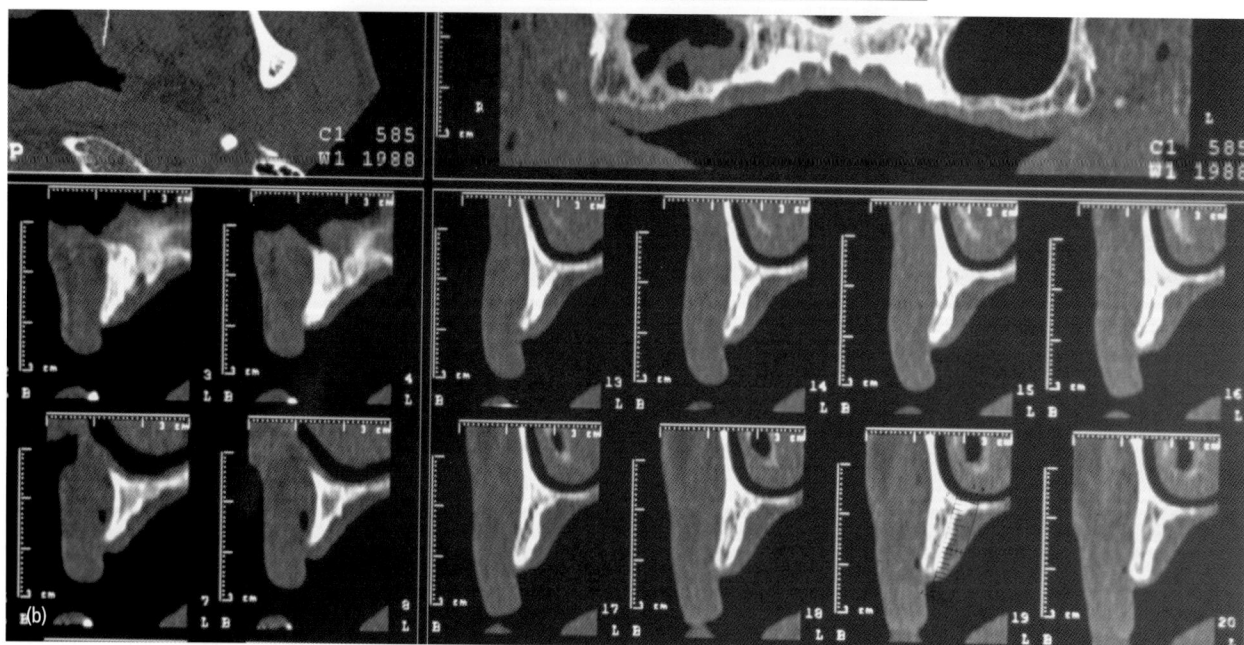

图14.6　（a）全景片示气化的上颌窦和萎缩的牙槽嵴。（b，c）CT图像示上颌前部牙槽嵴的水平吸收和气化的上颌窦。

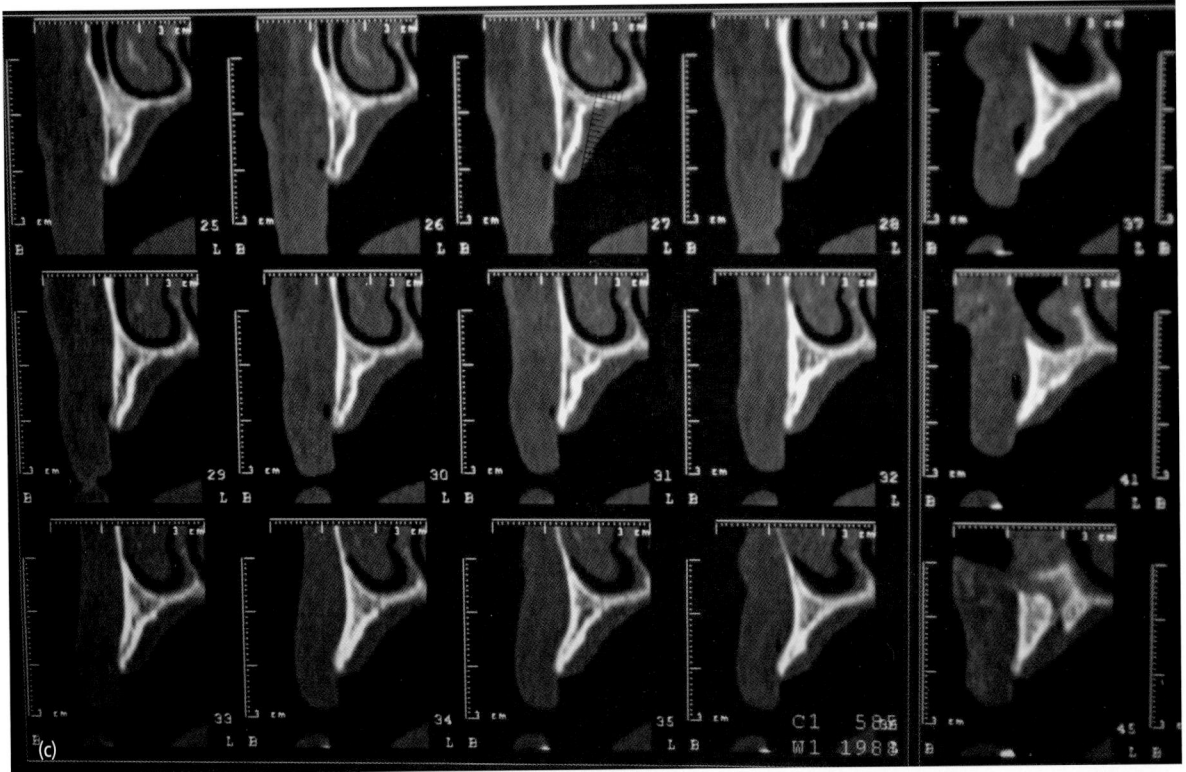

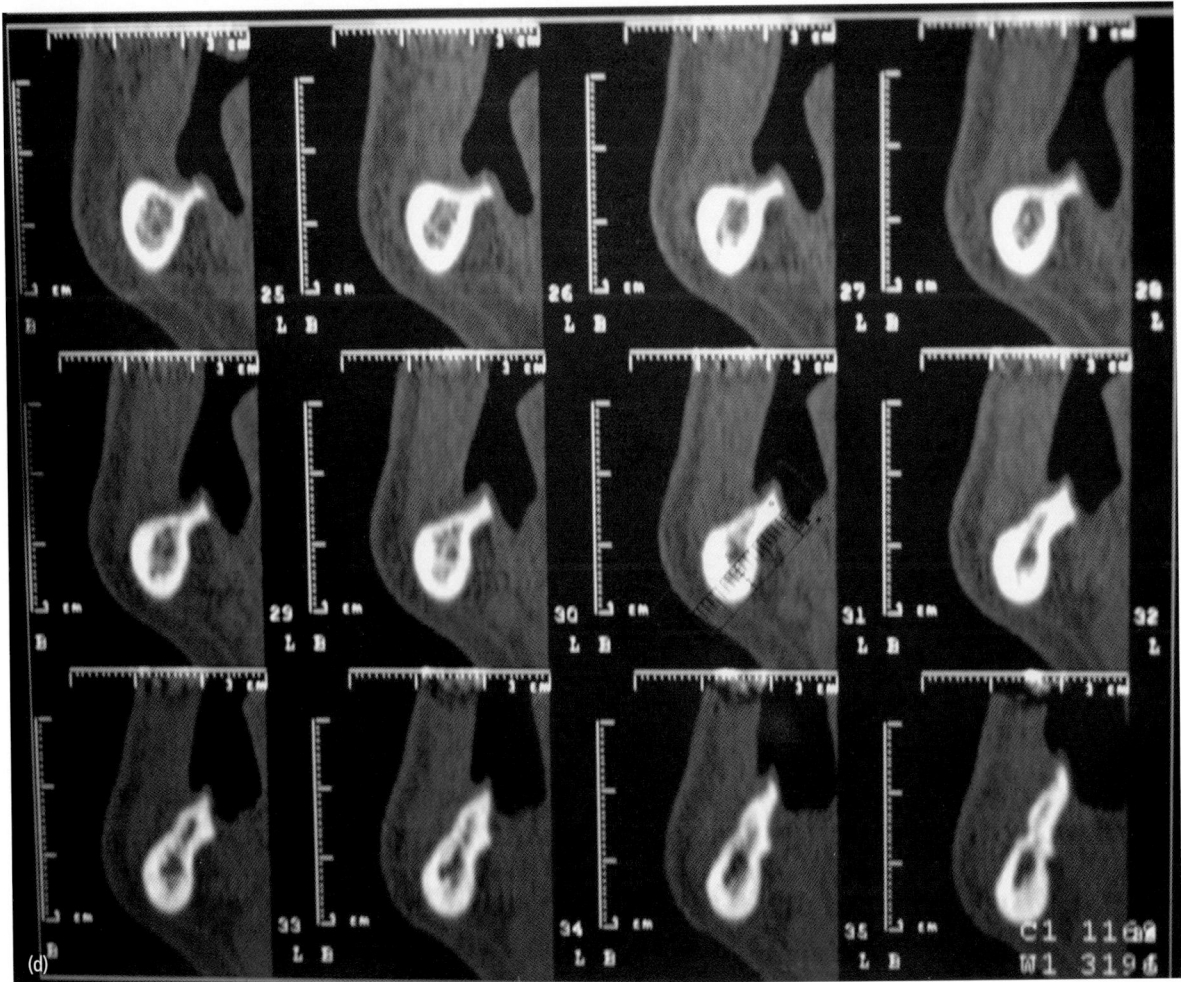

图14.6　（续）（d，e）CT图像显示萎缩的下颌牙槽嵴。

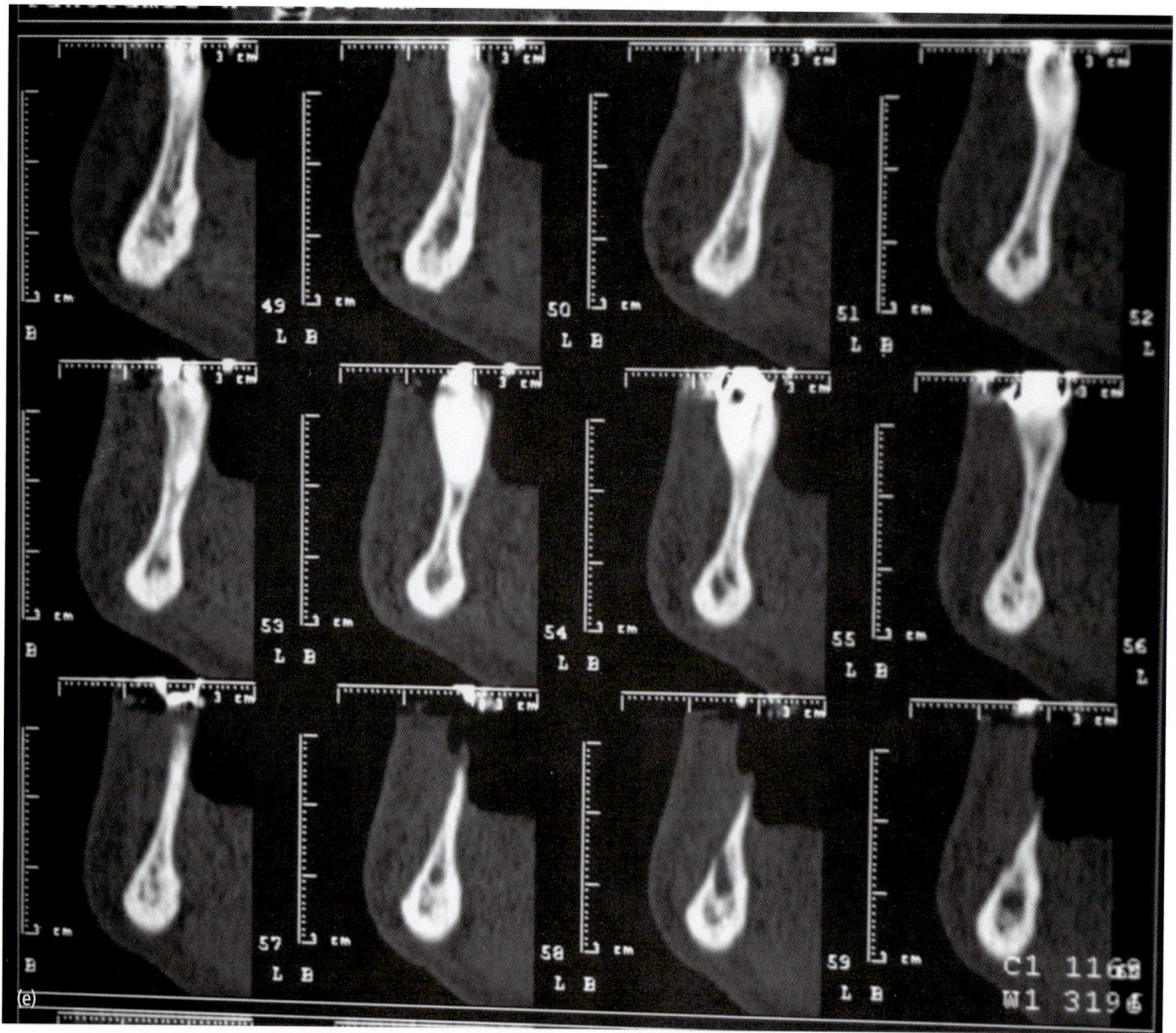

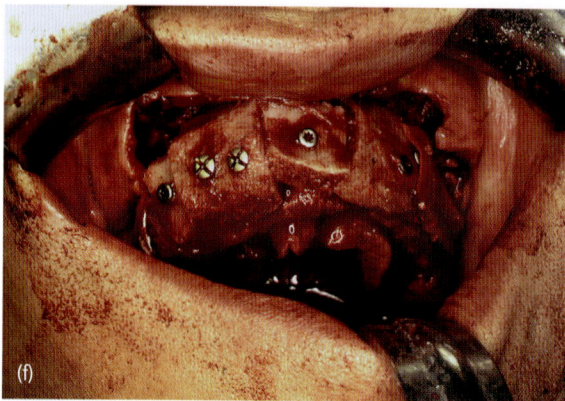

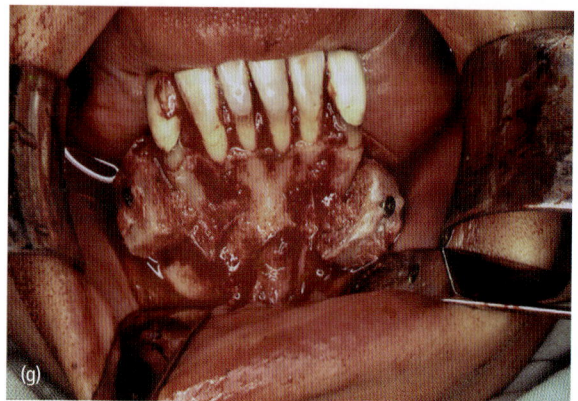

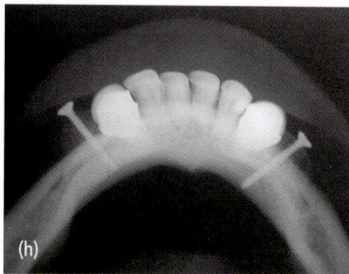

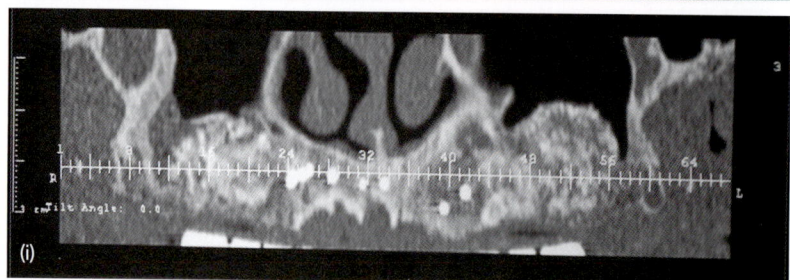

图14.6 （续）（f～h）用皮质松质骨块进行上下颌的骨增量。（i）4个月后CT图像显示双侧上颌窦自体骨混合无机牛骨移植。

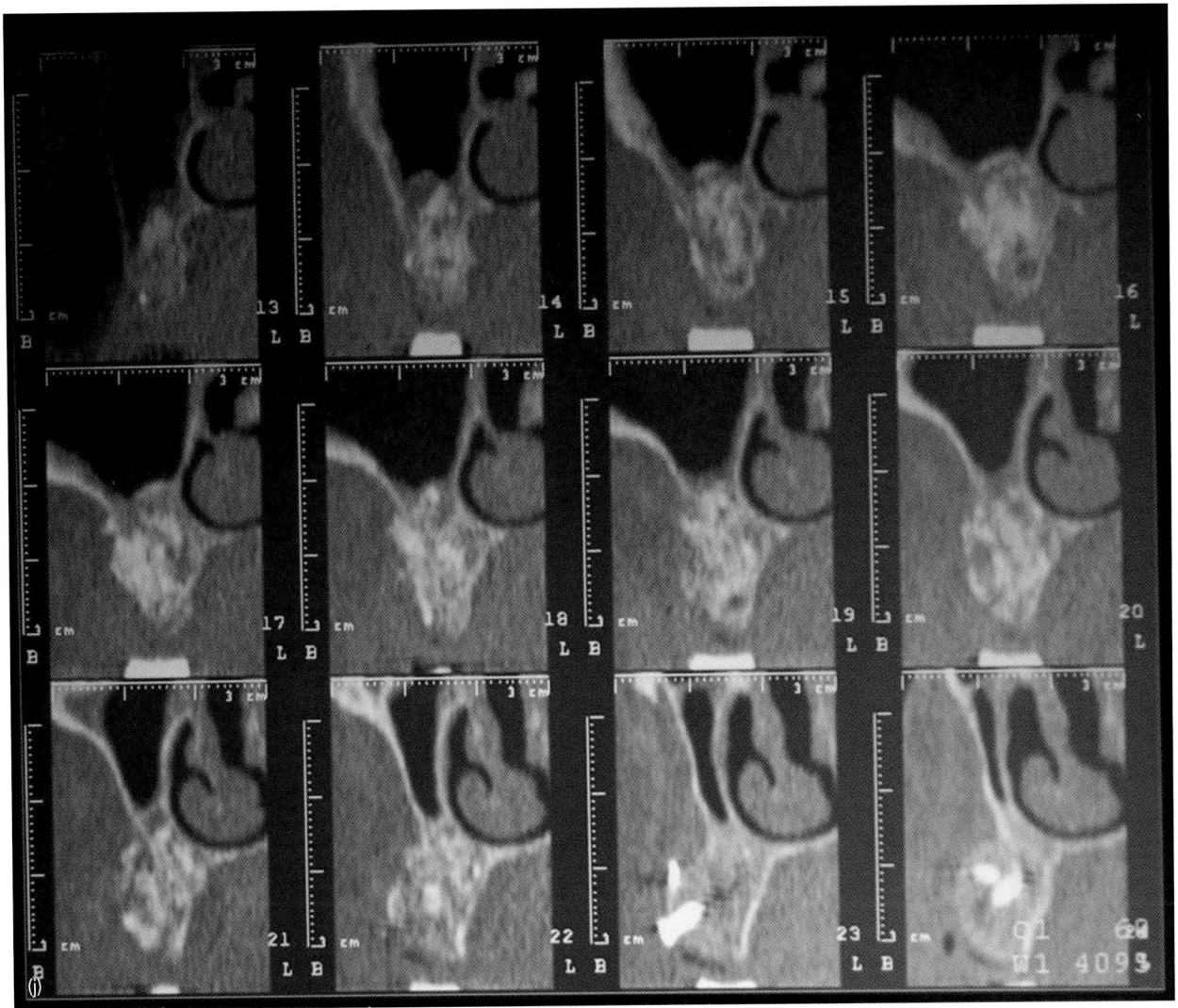

图14.6 （续）（j~l）术后4个月的上颌图像。看到在固位螺钉周围没有骨吸收。

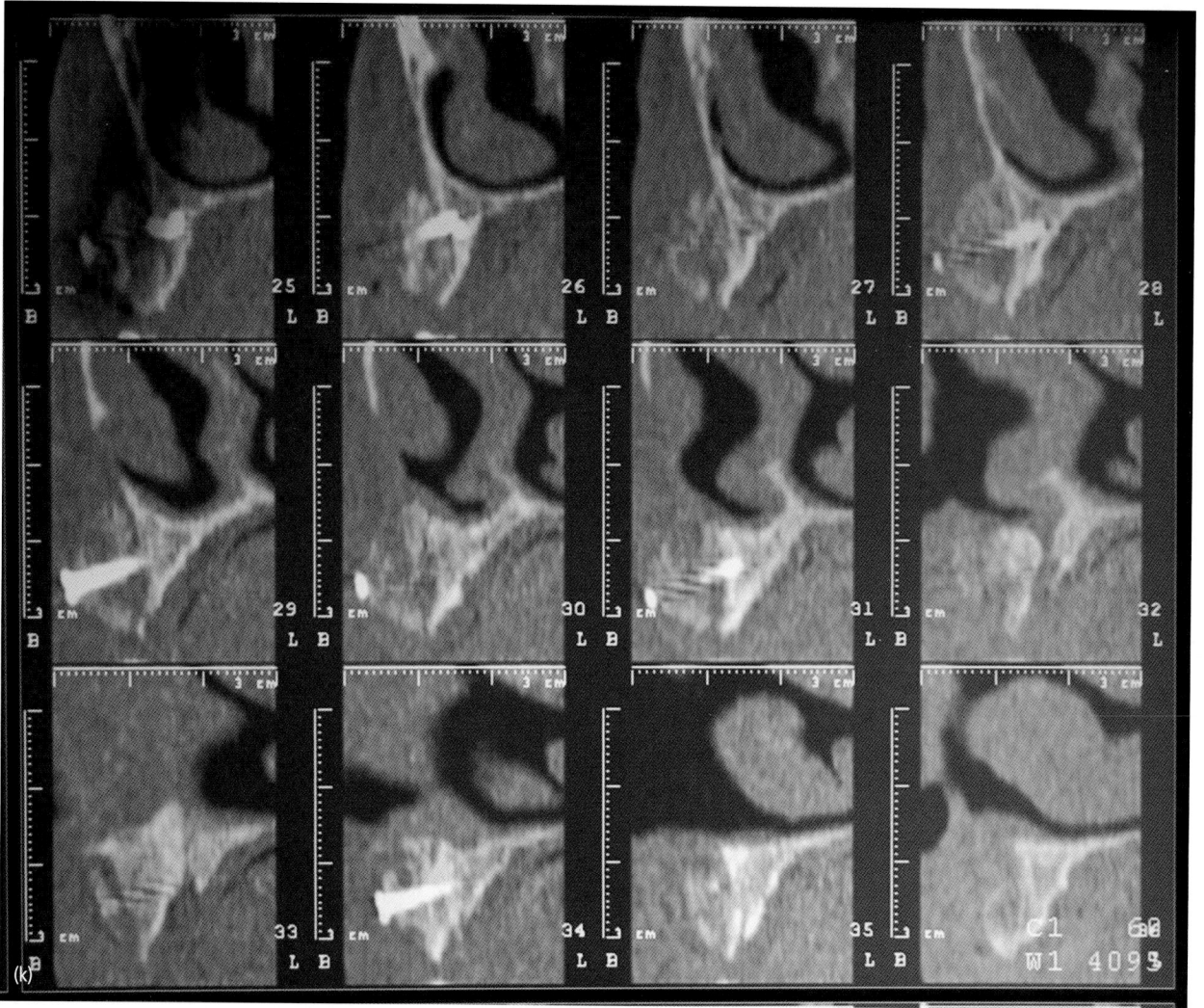

图14.6 （续）

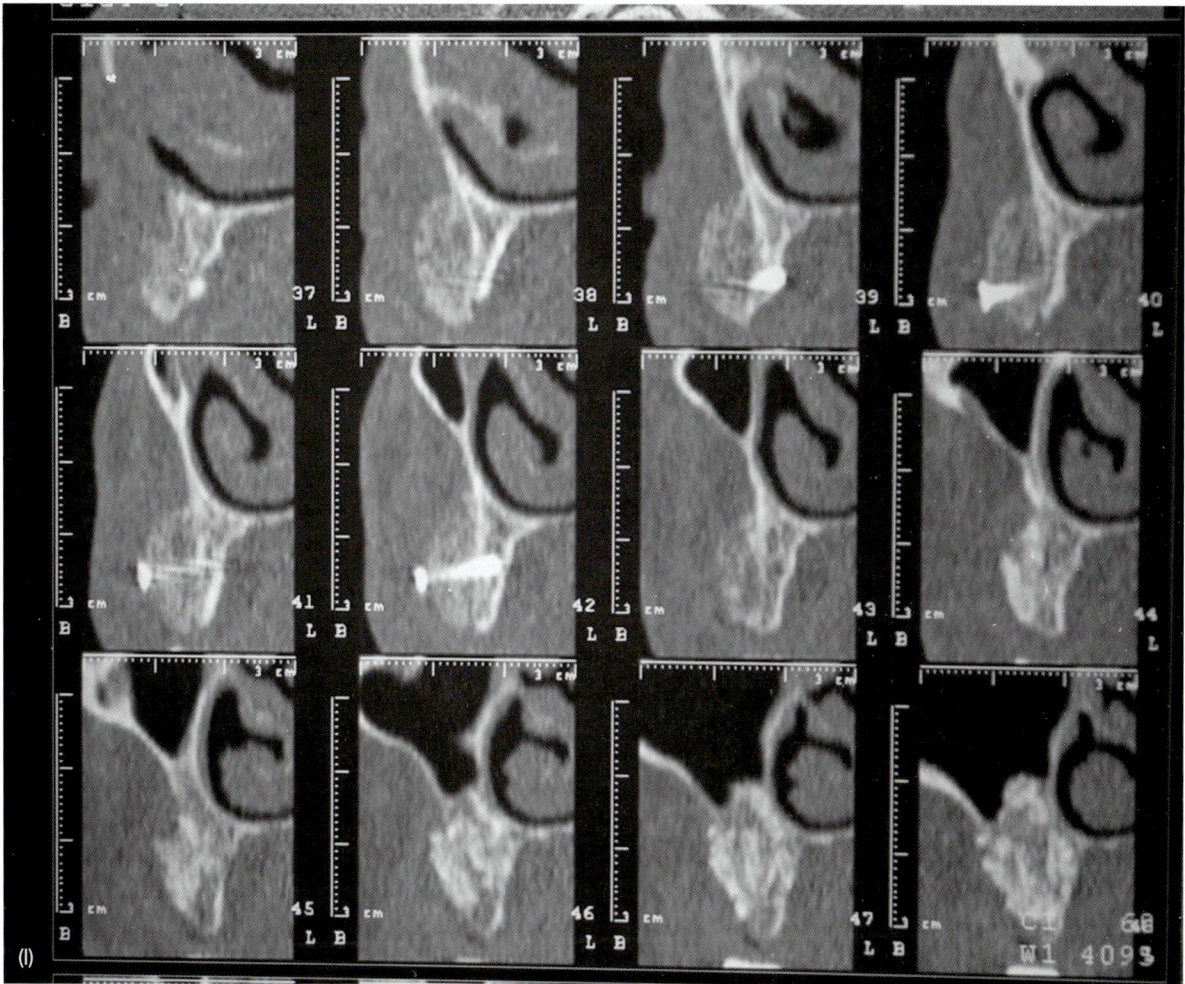

图14.6 （续）

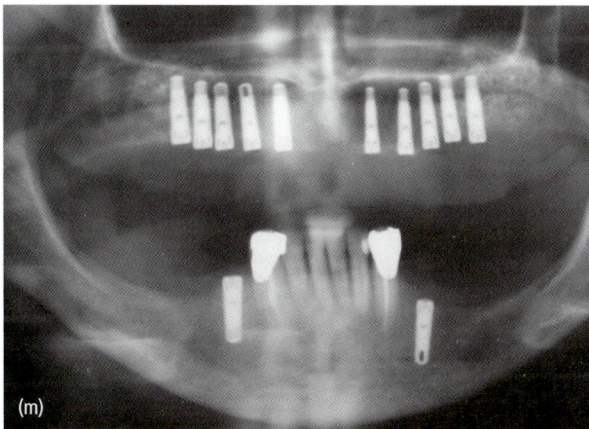

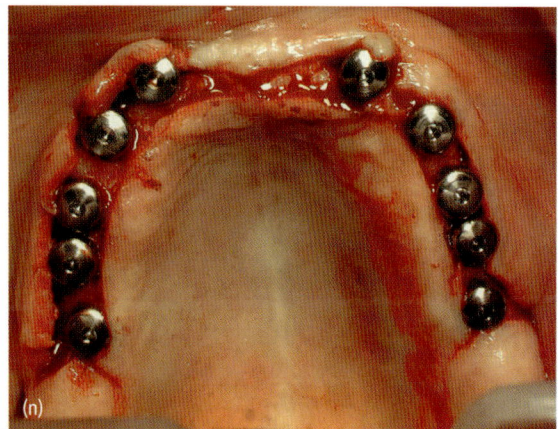

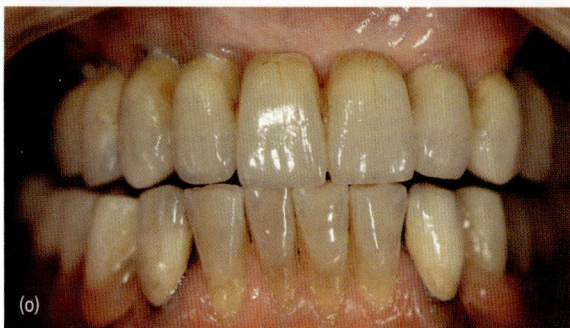

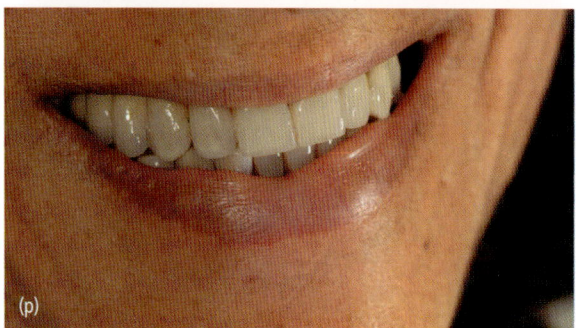

图14.6 （续）（m）全景片显示植入种植体。（n）种植体二期暴露。（o，p）最终修复体的口内和口外照片。

牙区进行移植。上颌后牙区用颗粒状骨和无机化牛骨（Bio-Oss®, Osteohealth, Shirley, NY）进行骨增量（图14.6g～j）。4个月之后的CT影像没有观察到种植体周围的骨吸收（图14.6j～m）。植骨后4个月，上下颌进行了种植手术（图14.6n）。又愈合4个月，最终修复体功能良好（图14.6o，p）。

### 病例3：HTES 4——用三面皮质骨进行上下颌骨增量

这个HTES 4类病例是一位60岁的全口无牙患者，需要进行种植体支持的固定修复。除了上下颌的水平垂直骨不足，这位患者还存在下颌前突，属于难处理的骨性Ⅲ类颌关系（图14.7a～h）。这个

复杂的病例，不可能仅单纯靠植骨来改变上下颌间关系。因此，在骨移植之后需要增加一个额外的步骤——正颌手术。

第一步，上下颌前牙区用从髂骨取骨进行一个三面皮质骨包绕的骨移植（图14.7g～h）。上颌后牙区用颗粒状骨与无机牛骨混合物植骨（图14.7i～k）。骨增量后4个月进行下颌种植（图14.7l）。下颌骨骨密度允许直接连接愈合基台（一期暴露）。再愈合4个月，上颌种植体可以暴露（图14.7m，n）。再等待2个月，进行双侧垂直截骨术，将下颌骨水平后移，在骨结合的种植体安放临时修复体，并且用Erich钢丝连接固定（图14.7o，p）。患者在最后一次手术后2个月戴用临

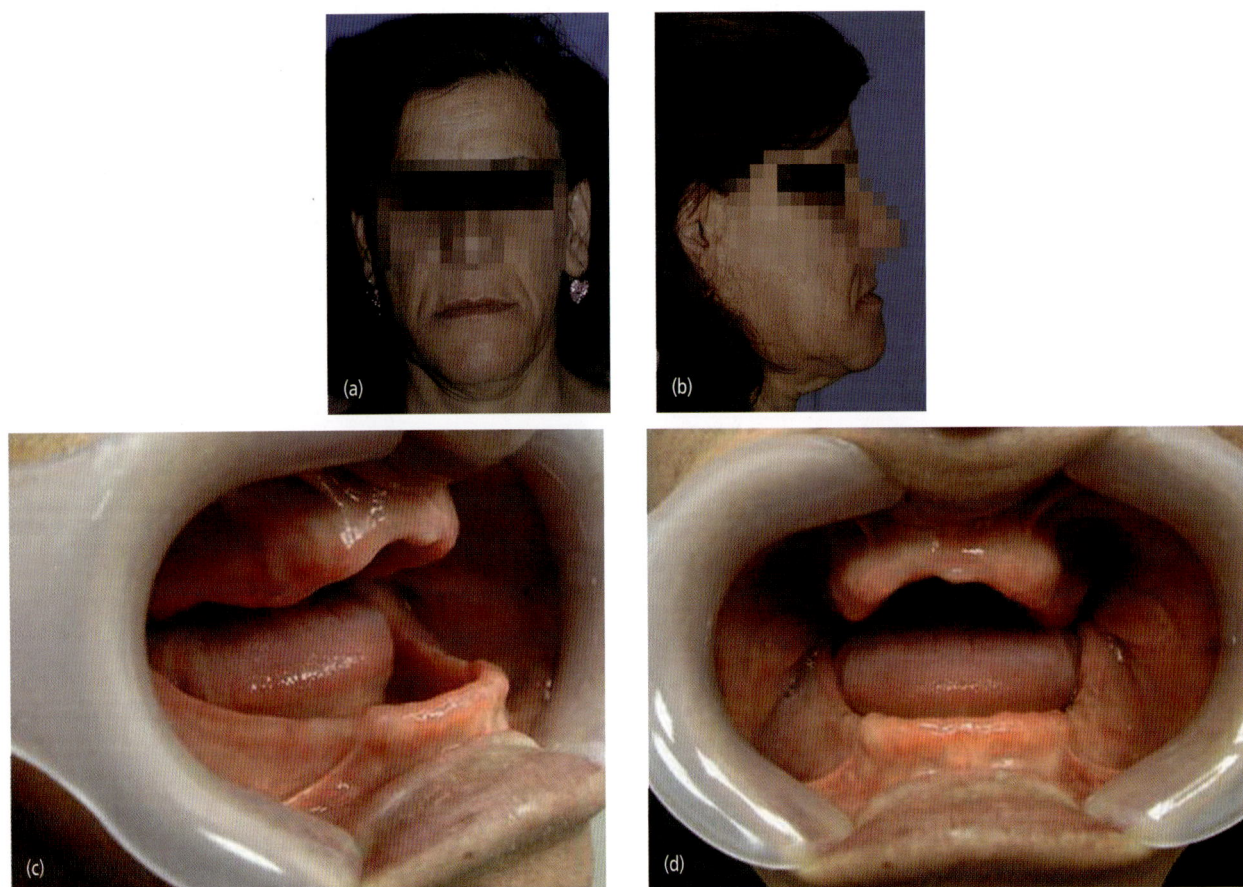

图14.7 （a，b）口外照片。（c，d）口内照片。

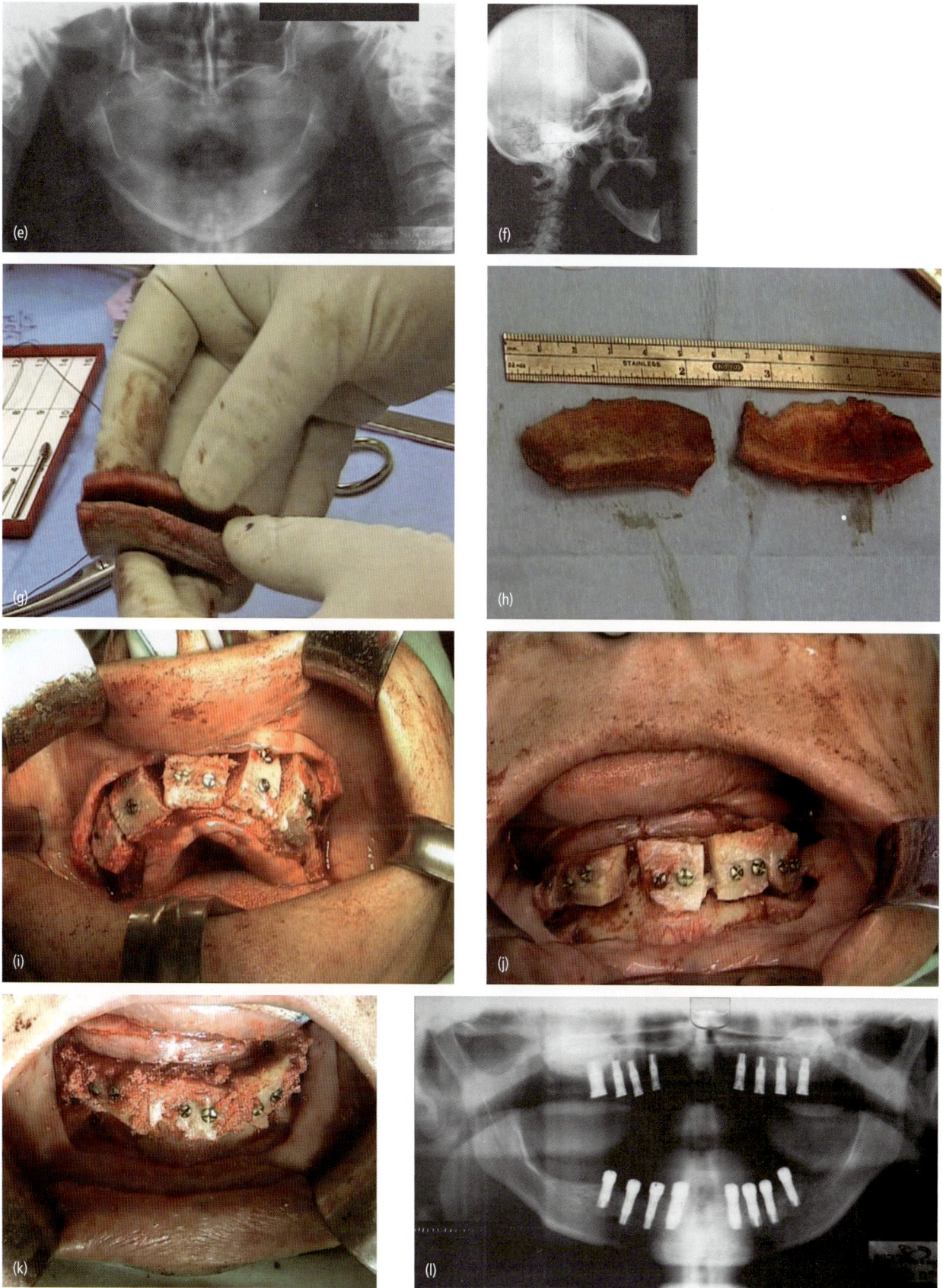

图14.7　（续）（e）全景片。（f）头侧位片。（g，h）髂骨前嵴分裂三面皮质骨移植。（i）用螺钉固定从髂骨取得的皮质松质骨块在上颌。（j）螺钉固定从髂骨取得的皮质松质骨块在下颌。（k）用自体骨和无机牛骨混合物充填骨块之间的间隙。（l）种植体植入后的全景片。

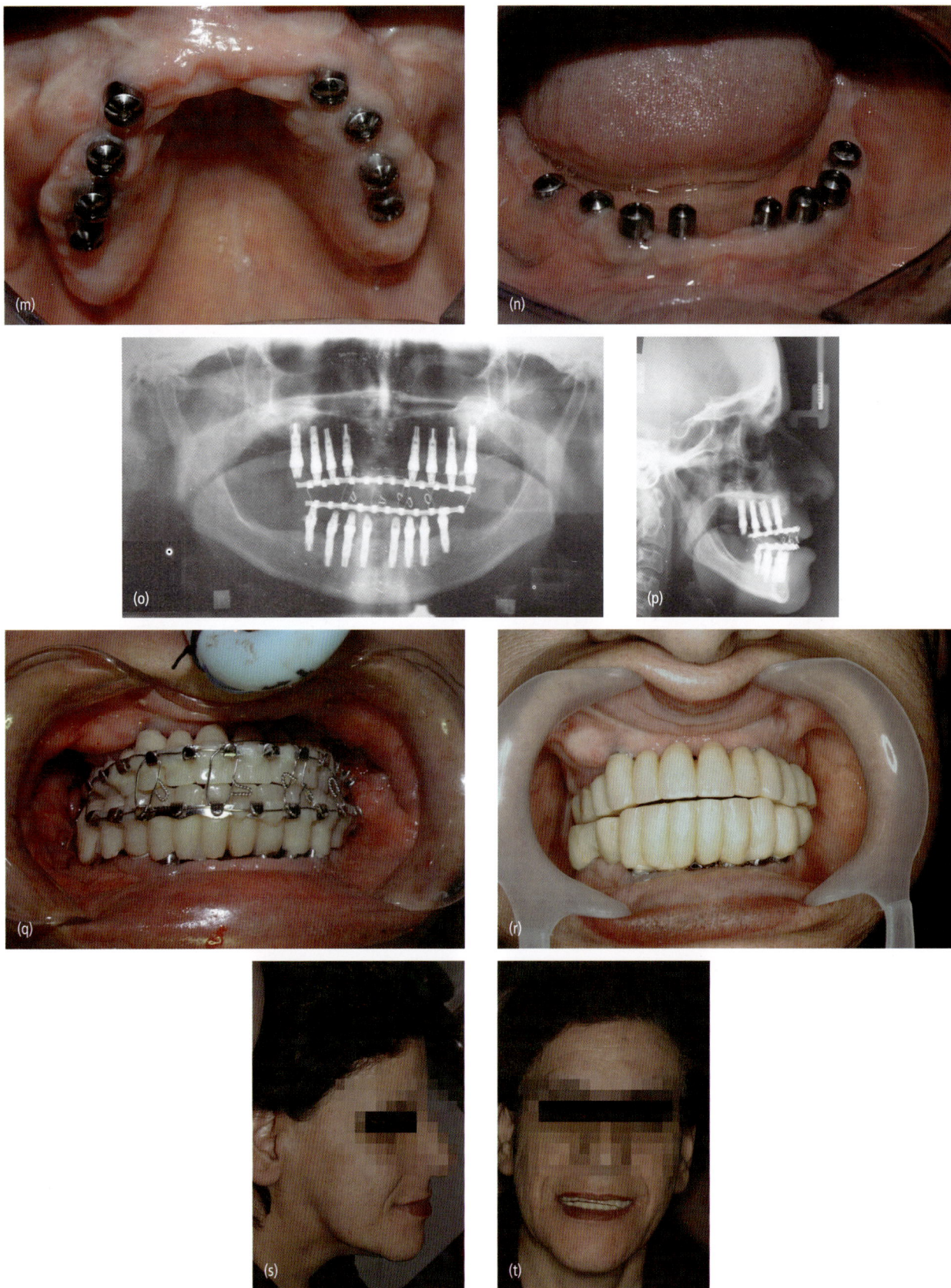

图14.7 （续）（m，n）上下颌种植体和愈合基台。（o，p）双侧垂直升支截骨后的头颅侧位片和全景片。（q，r）临时树脂修复体的口内照片。（s，t）侧面观和正面观。

时修复体（图14.7q～t）。

### 病例4：HTES 5——中间夹层法植骨术对严重上颌骨吸收进行增量

患者男性，64，极度吸收上颌骨伴上颌牙列缺失。下颌种植体支持的覆盖义齿，要求上颌义齿也用种植体支持。上颌骨吸收的范围无论在水平方向或者是垂直方向都非常大。我们决定用髂骨取得的皮质松质混合骨行中间夹层法上颌骨植骨。患者双侧行上颌窦提升术和鼻底提升术，沿Lefort I线折断降下上颌骨，重新定位颌骨位置，将皮质松质混合骨放置在上颌窦黏膜与上颌骨之间（图14.8a～m）。

### 致谢

作者对Dr. Eyal Tarazi为病例做的上部修复表示深深的感谢。

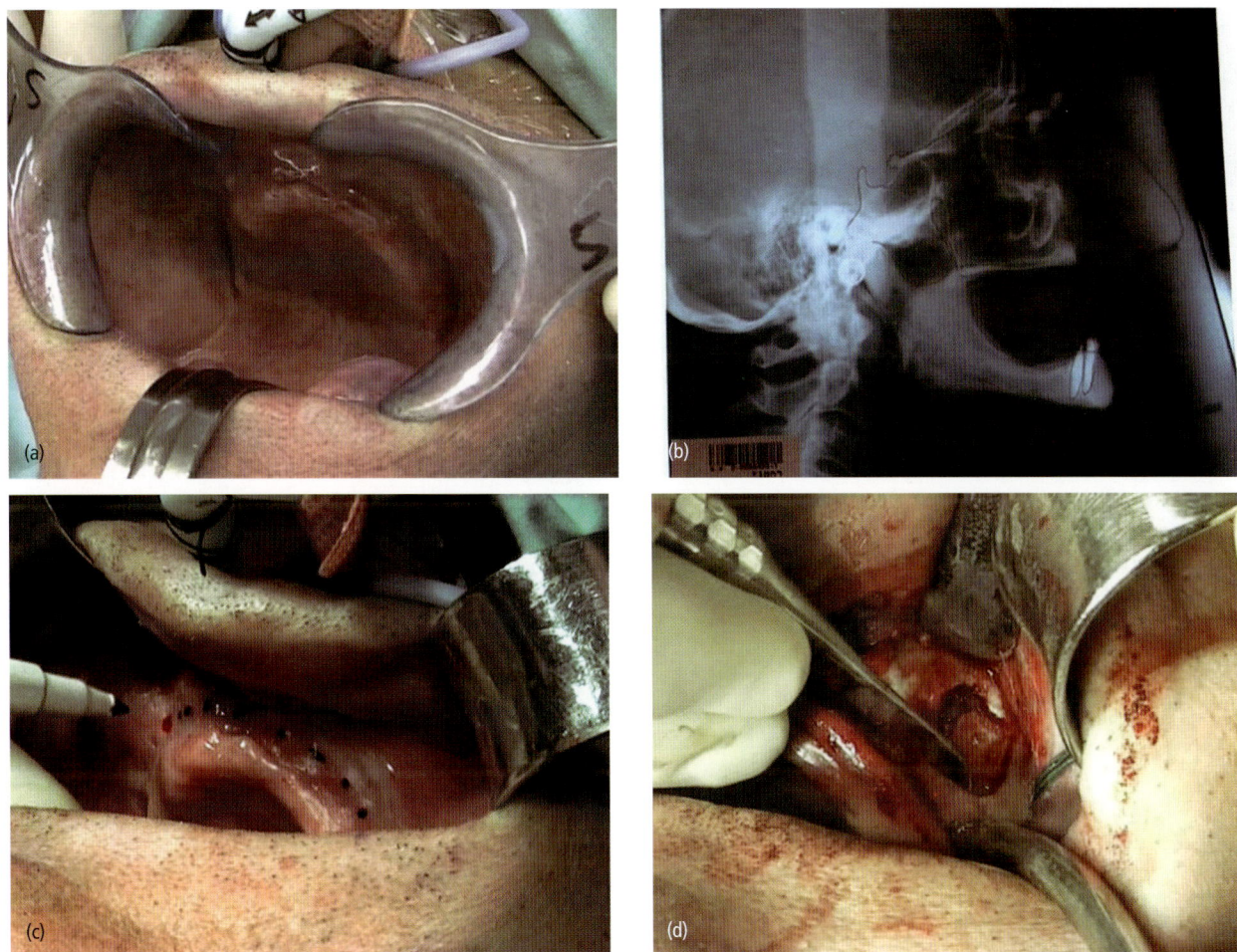

图14.8 （a）口内照片。（b）全景片和头颅侧位片示上颌骨萎缩。（c）Lefort I 手术的切口标记。（d）双侧上颌窦提升和鼻底黏膜提升。

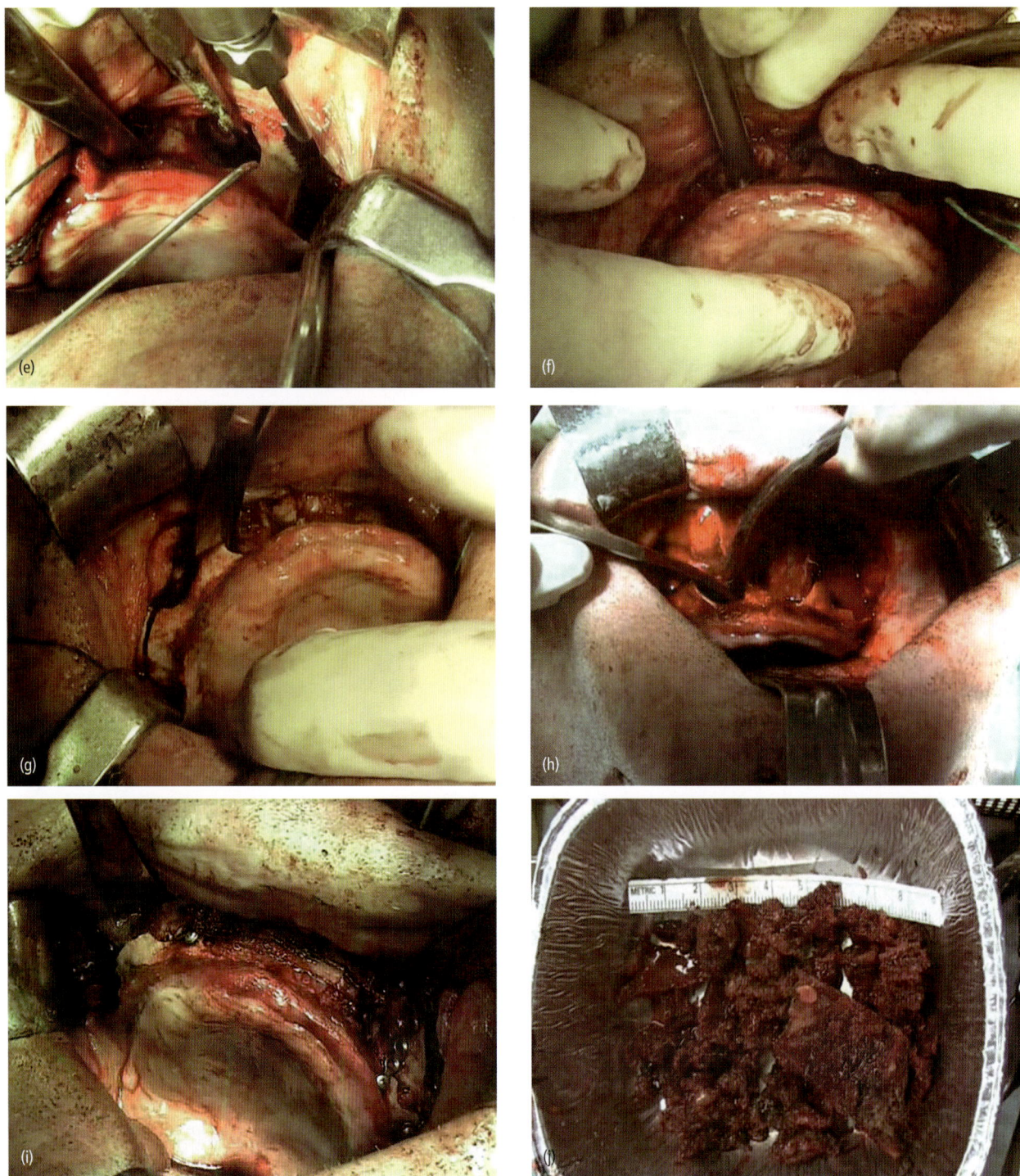

图14.8 （续）（e）沿LefortⅠ水平进行上颌骨截骨。（f，g）凿断鼻中隔、鼻侧壁和翼突。（h）轻轻使上颌窦向下骨折同时避免不必要的折断。（i）用钛板固定上颌骨。（j，k）将从髂骨取得的皮质松质骨挤压到注射器中。

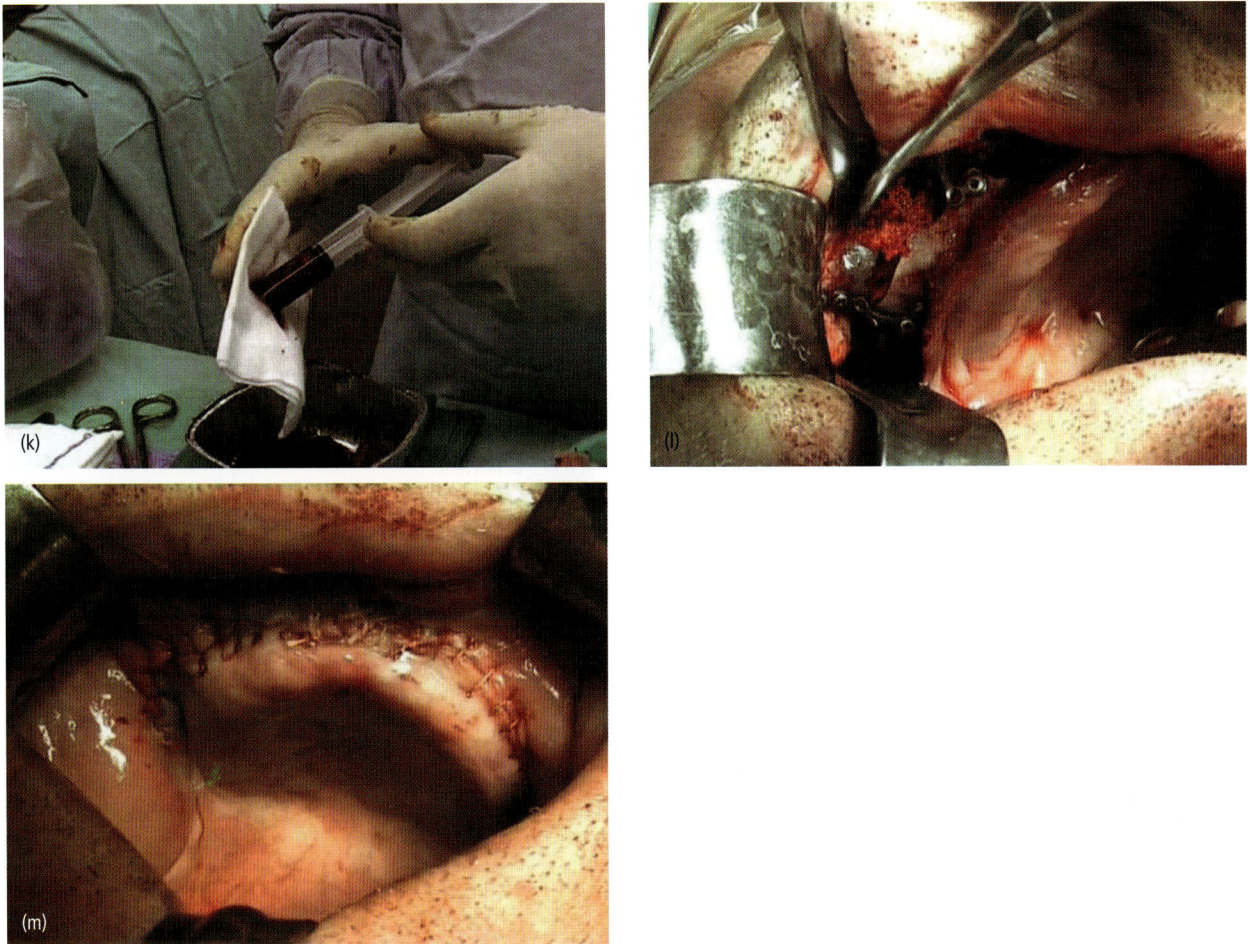

**图14.8**　（续）（l）用皮质松质骨充填间隙。（m）一期缝合。

# 参考文献

Aboul-Hosn S, Monner A, Juarez I, Arranz C, Diaz-Carandell A, Mari A, Piulachs P. Tibial bone harvesting technique for filling maxillary bone gaps in implantology. *Rev Stomatol Chir Maxillofac* 2006; **107**:93–97.

Arnold JS. A simplified model of wound healing III—the critical size defect in three dimensions. *Math Comput Model* 2001; **34**:385–392.

Bell RB, Blakey GH, White RP, Hillebrand DG, Molina A. Staged reconstruction of the severely atrophic mandible with autogenous bone graft and endosteal implants. *J Oral Maxillofac Surg* 2002; **60**:1135–1141.

Bell WH, Buckles RL. Correction of atrophic alveolar ridge by interpositional bone grafting—progress report. *J Oral Surg* 1978; **36**:693–700.

Bell WH, Finn RA. Correction of atrophic alveolar ridge by interpositional bone grafting. *J Dent Res* 1978; **57**:108–108.

Belthur MV, Conway JD, Jindal G, Ranade A, Herzenberg JE. Bone graft harvest using a new intramedullary system. *Clin Orthop Relat Res* 2008; **466**:2973–2980.

Block MS, Haggerty CJ. Interpositional osteotomy for posterior mandible ridge augmentation. *J Oral Maxillofac Surg* 2009; **67**:31–39.

Bogdan S, Nemeth Z, Huszar T, Ujpal M, Barabas J, Szabo G. Comparison of postoperative complications following bone harvesting from two different donor sites for autologous bone replacement (hipbone and proximal epiphysis of the tibia). *Orv Hetil* 2009; **150**:305–311.

Catone GA, Reimer BL, McNeir D, Ray R. Tibial autogenous cancellous bone as an alternative donor site in maxillofacial surgery—a preliminary-report. *J Oral Maxillofac Surg* 1992; **50**:1258–1263.

Cawood JI, Howell RA. A classification of the edentulous jaws. *Int J Oral Maxillofac Surg* 1988; **17**:232–236.

Chen YC, Chen CH, Chen PL, Huang IY, Shen YS, Chen CM. Donor site morbidity after harvesting of proximal tibia bone. *Head Neck—J Sci Spec Head Neck* 2006; **28**:496–500.

Chiapasco M, Gatti C, Gatti F. Immediate loading of dental implants placed in severely resorbed edentulous mandibles reconstructed with autogenous calvarial grafts. *Clin Oral Implants Res* 2007; **18**:13–20.

Chiapasco M, Colletti G, Romeo E, Zaniboni M, Brusati R. Long-term results of mandibular reconstruction with autogenous bone grafts and oral implants after tumor resection. *Clin Oral Implants Res* 2008; **19**:1074–1080.

Daelemans P, Hermans M, Godet F, Malevez C. Autologous bone graft to augment the maxillary sinus in conjunction with immediate endosseous implants: a retrospective study up to 5 years. *Int J Periodontics Restorative Dent* 1997; **17**:27–39.

Davis WH, Martinoff JT, Kaminishi RM. Long-term follow up of transoral rib grafts for Mandibular Atrophy. *J Oral Maxillofac Surg* 1984; **42**:606–609.

Fazili M, Overvesteerdmans GRV, Vernooy AM, Visser WJ, Waas M. Follow-up investigation of reconstruction of alveolar process in Atrophic Mandible. *Int J Oral Surg* 1978; **7**:400–404.

Gleizal AM, Beziat JLE. Maxillary and mandibular reconstruction using bicortical calvarial bone grafts: a retrospective study of 122 reconstructions in 73 patients. *Plast Reconstr Surg* 2007; **119**:542–548.

Groetsema WR. Interpositional bone-grafts to augment the atrophic mandible. *J Prosthetic Dent* 1983; **50**:618–622.

Herford AS, King BJ, Audia F, Becktor J. Medial approach for tibial bone graft: anatomic study and clinical technique. *J Oral Maxillofac Surg* 2003; **61**:358–363.

Hernandez-Alfaro F, Marti C, Biosca MJ, Gimeno J. Minimally invasive tibial bone harvesting under intravenous sedation. *J Oral Maxillofac Surg* 2005; **63**:464–470.

Hughes CW, Revington PJ. The proximal tibia donor site in cleft alveolar bone grafting: experience of 75 consecutive cases. *J Craniomaxillofac Surg* 2002; **30**:12–16.

Iizuka T, Smolka W, Hallermann W, Mericske-Stern R. Extensive augmentation of the alveolar ridge using autogenous calvarial split bone grafts for dental rehabilitation. *Clin Oral Implants Res* 2004; **15**:607–615.

Jensen OT, Shulman LB, Block MS, Iacono VJ. Report of the sinus consensus conference of 1996. *Int J Oral Maxillofac Implants* 1998; **13**:11–32.

Jensen OT, Kuhlke L, Bedard JF, White D. Alveolar segmental sandwich osteotomy for anterior maxillary vertical augmentation prior to implant placement. *J Oral Maxillofac Surg* 2006; **64**:290–296.

Kamal D, Abida S, Jammet P, Goudot P, Yachouh J. Outcome of oral implants after autogenous bone reconstruction. *Rev Stomatol Chir Maxillofac* 2009; **110**:86–88.

Kellman RM. Safe and dependable harvesting of large outer-table calvarial bone-grafts. *Arch Otolaryngol–Head Neck Surg* 1994; **120**:856–860.

Kirmeier R, Payer M, Lorenzoni M, Wegscbeider WA, Seibert FJ, Jakse N. Harvesting of cancellous bone from the proximal tibia under local anesthesia: donor site morbidity and patient experience. *J Oral Maxillofac Surg* 2007; **65**:2235–2241.

Koberg WR. Present view on bone grafting in cleft palate. (A review of the literature). *J Maxillofac Surg* 1973; **1**:185–193.

Kondell PA, Nordenram A, Moberg LE, Eliasson S, Nyberg B. Reconstruction of the resorbed edentulous maxilla using autogenous rib grafts and osseointegrated implants. *Clin Oral Implants Res* 1996a; **7**:286–290.

Kondell PA, Nordenram A, Moberg LE, Eliasson S, Nyberg B. Reconstruction of resorbed edentulous maxillae using autogenous rib grafts. *J Dent Res* 1996b; **75**:2800–2800.

Marchena JM, Block MS, Stover JD. Tibial bone harvesting under intravenous sedation: morbidity and patient experiences. *J Oral Maxillofac Surg* 2002; **60**:1151–1154.

Mazock JB, Schow SR, Triplett RG. Proximal tibia bone harvest: review of technique, complications, and use in maxillofacial surgery. *Int J Oral Maxillofac Implants* 2004; **19**:586–593.

Misch CE, Dietsh F. Endosteal implants and iliac crest grafts to restore severely resorbed totally edentulous maxillae—a retrospective study. *J Oral Implantol* 1994; **20**:100–110.

Nelson K, Ozyuvaci H, Bilgic B, Klein M, Hildebrand D. Histomorphometric evaluation and clinical assessment of endosseous implants in iliac bone grafts with shortened healing periods. *Int J Oral Maxillofac Implants* 2006; **21**:392–398.

Nkenke E, Stelzle F. Clinical outcomes of sinus floor augmentation for implant placement using autogenous bone or bone substitutes: a systematic review. *Clin Oral Implants Res* 2009; **20**:124–133.

Nystrom E, Nilson H, Gunne J, Lundgren S. A 9–14 year follow-up of onlay bone grafting in the atrophic maxilla. *Int J Oral Maxillofac Surg* 2009; **38**:111–116.

Obwegese H. Simultaneous resection and reconstruction of parts of mandible via intraoral route in patients with and without gross infections. *Oral Surg Oral Med Oral Pathol Oral Radiol Endod* 1966; **21**:693.

Obwegeser HL, Sailer HF. Experiences with intra-oral partial resection and simultaneous reconstruction in cases of mandibular osteomyelitis. *J Maxillofac Surg* 1978; **6**:34–40.

Pogrel MA. The lower border rib graft for mandibular atrophy. *J Oral Maxillofac Surg* 1988; **46**:95–99.

Rosenthal AH, Buchman SR. Volume maintenance of inlay bone grafts in the craniofacial skeleton. *Plast Reconstr Surg* 2003; **112**:802–811.

Schaaf H, Lendeckel S, Howaldt HP, Streckbein P. Donor site morbidity after bone harvesting from the anterior iliac crest. *Oral Surg Oral Med Oral Pathol Oral Radiol Endod* 2010; **109**:52–58.

Singh JR, Nwosu U, Egol KA. Long-term functional outcome and donor-site morbidity associated with autogenous iliac crest bone grafts utilizing a modified anterior approach. *Bull NYU Hosp Jt Dis* 2009; **67**:347–351.

Smolka W, Bosshardt DD, Mericske-Stern R, Iizuka T. Reconstruction of the severely atrophic mandible using calvarial split bone grafts for implant-supported oral rehabilitation. *Oral Surg Oral Med Oral Pathol Oral Radiol Endod* 2006; **101**:35–42.

Smolka W, Eggensperger N, Carollo V, Ozdoba C, Iizuka T. Changes in the volume and density of calvarial split bone grafts after alveolar ridge augmentation. *Clin Oral Implants Res* 2006; **17**:149–155.

Stoelinga PJW, Tideman H, Berger JS, Dekoomen HA. Interpositional bone graft augmentation of atrophic mandible—preliminary-report. *J Oral Surg* 1978; **36**:30–32.

Verhoeven JW, Cune MS, Terlou M, Zoon M, Putter C. The combined use of endosteal implants and iliac crest onlay grafts in the severely atrophic mandible: a longitudinal study. *Int J Oral Maxillofac Surg* 1997; **26**:351–357.

Verhoeven JW, Cune MS, Ruijter J. Permucosal implants combined with iliac crest onlay grafts used in extreme atrophy of the mandible: long-term results of a prospective study. *Clin*

*Oral Implants Res* 2006; **17**:58–66.

Wallace SS, Froum SJ. Effect of maxillary sinus augmentation on the survival of endosseous dental implants. A systematic review. *Ann Periodontol* 2003; **8**:328–343.

Yerit KC, Posch M, Hainich S, Turhani D, Klug C, Wanschitz F, Wagner A, Watzinger F, Ewers R. Long-term implant survival in the grafted maxilla: results of a 12-year retrospective study. *Clin Oral Implants Res* 2004; **15**:693–699.

# 第15章

# 上颌窦提升术：骨挤压介导的方法

*Micheal Toffler DDS*

## 前言

拔牙后，牙槽嵴持续性吸收和上颌窦继发性气化现象导致上颌窦下方牙槽骨量减少，需要通过各种上颌窦底提升（sinus floor elevation, SFE）技术加多种植骨材料进行上颌窦部位骨增量，并且可延期或同期植入种植体（Boyne and James, 1980; Garg and Quinones, 1997; Jensen et al., 1998; Smiler, 1997; Summers, 1994a, c, 1995; Tatum, 1986; ten Bruggenkate and van der Bergh, 1998; Thor et al., 2007）。侧方开窗外提升术（lateral window osteotomy, LWO）在口腔种植重建中拥有长期可信赖的效果，成为持续报道最多的技术（Del Fabbro et al., 2004; Jensen et al., 1998; Wallace and Froum, 2003）。LWO骨扩增技术（图15.1）可能是最经常使用的，因为它看上去操作简单和术者在直视下操作，然而，它也创伤大、费时长且费用贵（Jensen et al., 1998）。骨挤压技术（osteotome techniques）相对于侧方开窗外提升术（LWO）创伤较小（Cavicchia et al., 2001; Davarpanah et al., 2001; Fugazzotto, 2003; Rosen et al., 1999; Summers, 1994a, c, 1995; Toffler, 2001, 2004a），能够通过牙槽嵴在上颌窦底取得局部提升，最小限度地翻瓣并避免在牙槽嵴侧方做较大骨性窗口预备（图15.2、图15.3）。

骨挤压介导的方法提供了较为传统的外科路径，较为局限的上颌窦内植骨，更少的术后并发症，并能够短期植入种植体（Fugazzotto, 2003）。当上颌窦底的骨量足够支持种植体初期稳定性，骨挤压介导的上颌窦底提升术（OMSFE，内提升术——译者）的操作能取得局部2~5mm的上颌窦底提升，通常允许同期植入长度≥10mm的种植体（Cavicchia et al., 2001; Leblebicioglu et al., 2005; Nkenke et al., 2002; Rosen et al., 1999; Toffler, 2004a）（图15.4~图15.6）。

## 文献回顾：OMSFE和同期种植体植入

OMSFE与同期植入种植体的临床研究显示成功率在88.6%~100%（Cavicchia et al., 2001; Coatoam and Krieger, 1997; Deporter et al., 2000; Emmerich et al., 2005; Fermergård and Åstrand, 2008; Ferrigno et al., 2006; Horowitz, 1997; Komarnyckyj and London, 1998; Rosen et al., 1999; Schleier et al., 2008; Summers, 1994c; Toffler, 2004a; Zitzmann and Schärer, 1998）。OMSFE操作中种植体存留的基本要素是剩余牙槽嵴的高度（Cavicchia et al., 2001; Nkenke et al., 2002; Rosen et al., 1999; Schleier et al., 2008; Toffler, 2004a）。一项回顾性研究提示种植体的类型、移植材料的选择、移植材料的缺乏和上颌窦底不全骨折的方法（直接骨折或骨缓冲）对生存结果影响微乎其微；然而，如无牙颌、骨质疏松和覆盖义齿

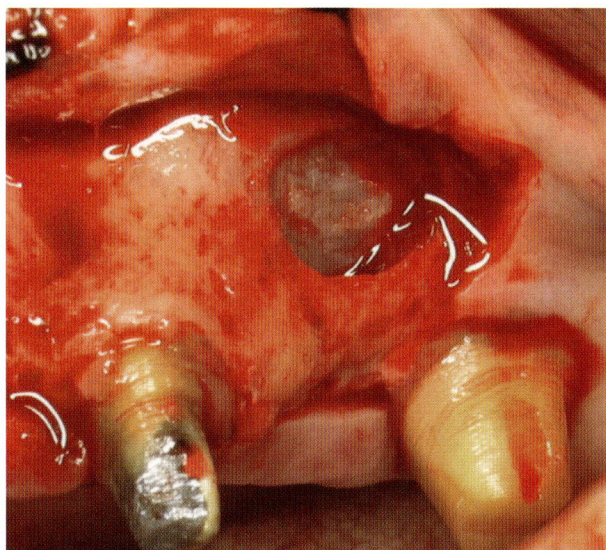

图15.1　侧方开窗外提升术（LWO），26单颗牙位剩余牙槽嵴骨高度（RSBH）约2mm。

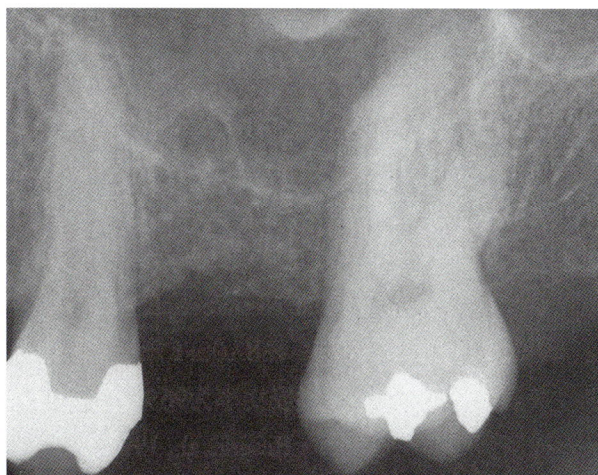

图15.2　26牙位上颌窦底不全骨折后即刻行骨挤压介导的上颌窦底提升术（OMSFE）。

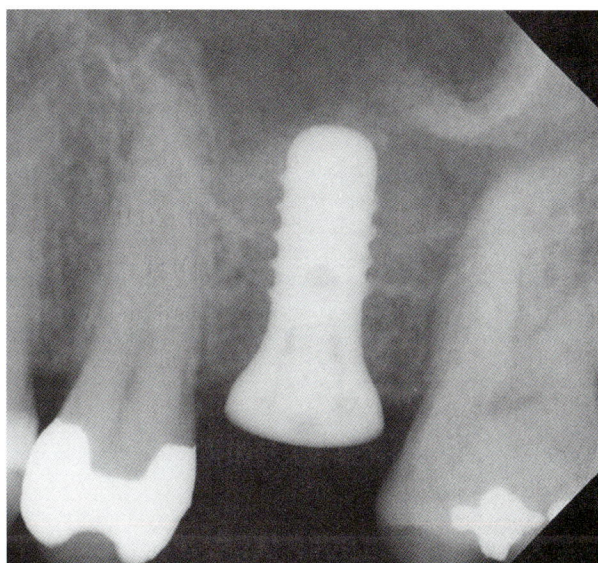

图15.3　牙槽嵴顶骨核提升术（Crestal core elevation CCE），16牙（6mm核）和15牙（5mm核）延期种植体植入。

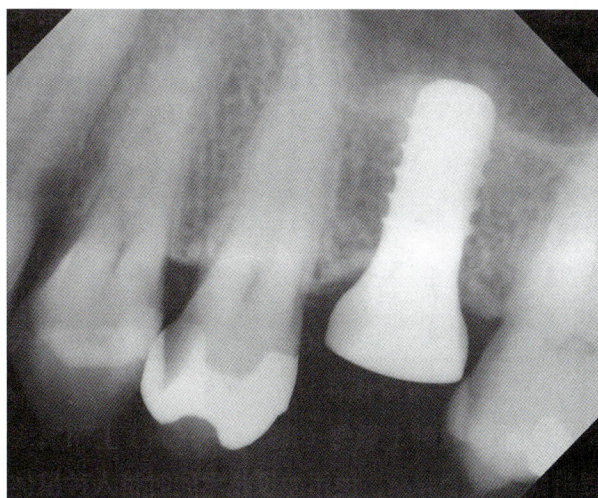

图15.4　26牙位RSBH 4～6mm。

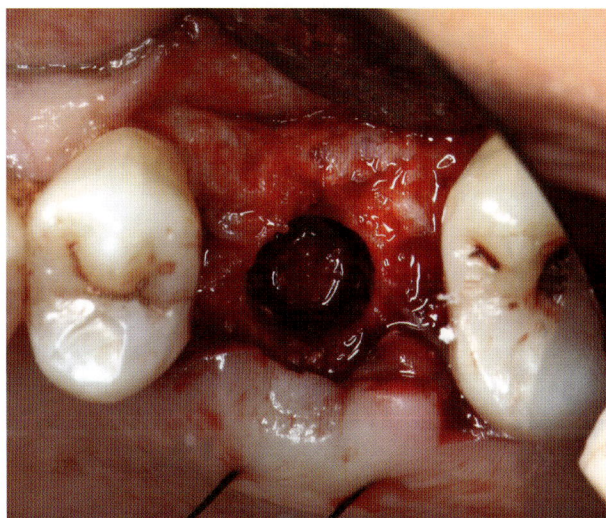

图15.5　在4～5mm OMSFE位置使用胶原和无机牛骨基质（ABBM）并植入一颗4.8mm×10mm种植体。

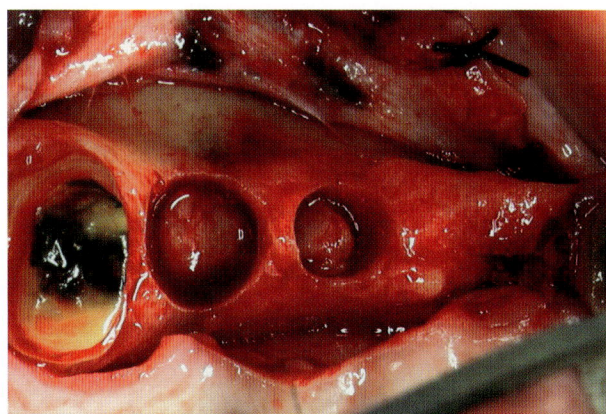

图15.6　5个月后，提示上颌窦底向根方迁移。

修复等因素，在上颌窦底剩余骨高度（RSBH）不足区域植入种植体会影响负重后的存活率（Toffler, 2004a）。Summers（1994c）声称术前RSBH仅为5～6mm，要想获得种植成功需要做"植骨充填的骨挤压（凿骨）上颌窦提升技术"（BAOSFE）操作。其他报告也证实了类似的结果（Cavicchia et al., 2001; Fermergård and Åstrand, 2008; Nkenke et al., 2002; Rosen et al., 1999; Toffler, 2004a）。在BAOSFE操作的多中心研究显示RSBH至少5mm时成功率为96%，RSBH为4mm甚至更低时为85.7%（Rosen et al., 1999）。

植骨后的上颌窦区域种植成功率看上去与使用何种移植材料没有相关性（Browaeys et al., 2007）。为了创造更多的骨量来支持种植体，推荐在骨挤压介导的上颌窦底提升术（OMSFE）操作的同时联合使用植骨材料；然而，其可能的优势和种植体根方植骨成熟稳定等方面的文献报道中并没有令人信服的数据（Artzi et al., 2003; Reiser et al., 2001）。

事实上，近期的报道证实了OMSFE不使用植骨材料也能获得临床成功（Fermergard and Astrand, 2008; Lai et al., 2008; Leblebicioglu et al., 2005; Nedir et al., 2006; Schleier et al., 2008; Schmidlin et al., 2008），并提示种植体根尖轻微撑起上颌窦黏膜能刺激上颌窦底成骨。

大多数作者报道使用传统骨挤压技术可取得平均3~4mm骨高度（Ferrigno et al., 2006; Komarnyckyj and London, 1998; Toffler, 2004a,b; Zitzmann and Schärer, 1998）。经牙槽嵴上颌窦底提升的范围未知，一般认为提升邻近的位点数量越多，可能的提升范围就越大。种植体根尖部的扩增，经牙槽嵴扩张上颌窦底黏膜创造的新成窦底空间，与种植体之间的距离、上颌窦底黏膜弹性，以及黏膜黏附于上颌窦底的附着力量等因素相关（Berengo et al., 2004）。

通过回顾获得的文献，显示在上颌后牙区位点RSBH至少5mm时使用OMSFE，种植体短期临床存活／成功率与常规在自体骨中的种植一致。如果在重度吸收的上颌骨（RSBH＜5mm）上颌窦底提升需要大于4mm，使用冲顶技术同时植入种植体的最小侵入性上颌窦底提升术并不是最佳选择，宁可使用侧方开窗外提升术或是牙槽嵴顶内提升术

（crestal core approach）这样两个阶段操作来进行（Fugazzotto, 2001; Toffler, 2001, 2002, 2004b）。

## 临床适应证

选择何时和什么类型的OMSFE操作，临床的考虑包括：①RSBH；②上颌窦底提升的程度；③剩余牙槽嵴宽度RRW，理想的颊腭侧骨面距离种植体≥1mm；④垂直牙槽嵴吸收VRR和预期的冠/种植体比例（C/I）；⑤需要的种植体长度；⑥提升区域植入的种植体数量。

选择以下达到最佳临床成功的指导是基于作者的临床经验和个人种植失败病例。

### OMSFE和同期植入种植体

1. RSBH：≥6mm较为理想（图15.7），即

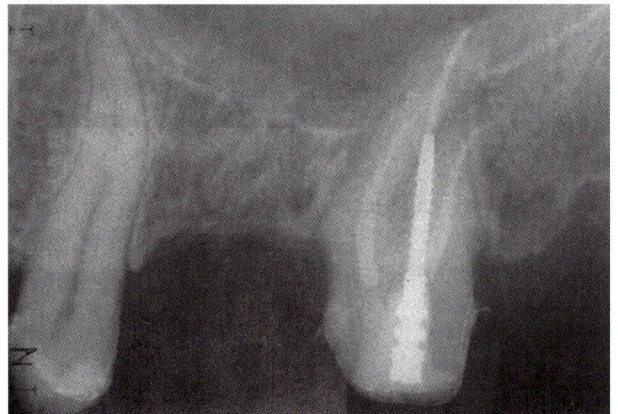

图15.7　26牙位点RSBH为6～7mm，OMSFE同期植入种植体较为理想。

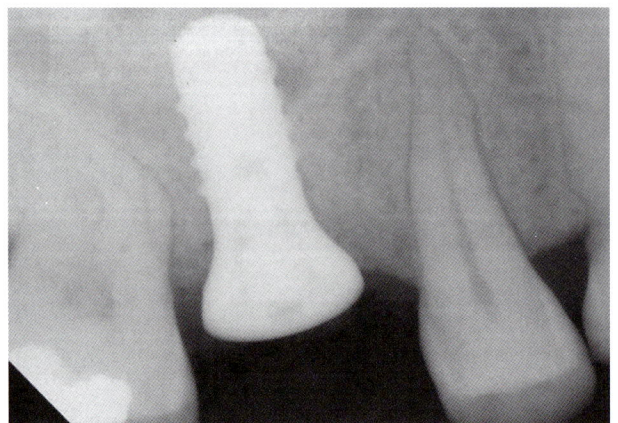

图15.8　16牙RSBH大约5mm而且垂直牙槽嵴（VRR）吸收较少，允许OMSFE合并植入大直径种植体（4.8mm×10.0mm）。

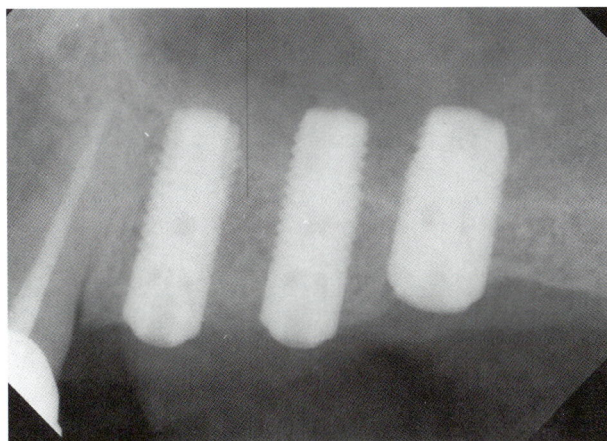

图15.9 26位点RSBH仅为4mm，但可以行OMSFE同期植入5mm×9mm种植体，并与前牙较长种植体相连接。

使RSBH只有5mm，如在垂直牙槽嵴吸收（VRR）较少的单牙位点，也可植入大直径（≥4.5mm）种植体（图15.8）。并且是多个位点种植，连冠修复。REBH为4～5mm并且VRR轻度到中度的种植位点可考虑OMSFE和同期植入种植体（图15.9）。

2. 上颌窦提升的量为2～5mm。

3. RRW（剩余骨高度）：≥5.5mm的前磨牙位点和≥6.5mm的磨牙位点，可提供种植体颊腭侧1mm骨厚度，种植体在前磨牙区选择直径3.5～5.0mm，在磨牙区选择直径4.5～5.5mm。

4. VRR：理想的轻到中度，即使存在严重的VRR也可考虑把联冠修复体连接到较长的种植体上。

5. 种植体长度：7～11mm。种植体长度为7～8mm，种植体应该直径至少4.5mm，并与较大尺寸的种植体连接。

6. 选择种植体直径：种植体长度7～9mm，则选择直径4.5～5.5mm；种植体长度10～11mm，则选择直径3.5～5.5mm。

## OMSFE使用牙槽嵴顶骨核提升术（CCE）操作和延期植入种植体

1. RSBH：单牙位点为4～6mm（图15.10），多牙位点为3～5mm且预期可与较长种植体形成连冠修复，根方植入有多个种植体时的上颌窦提升要较多。

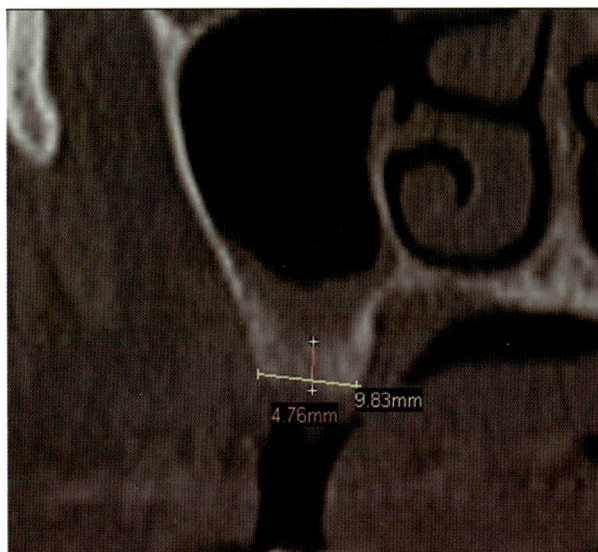

图15.10 牙科CT扫描16牙位RSBH将近5mm，剩余牙槽嵴宽度约10mm。使用6mm环切钻做CCE的理想位点预备。

2. 上颌窦提升的量：为4～7mm。

3. RRW：≥8mm，牙槽嵴每个的核为预备5～6mm，外径为6～7mm，颊腭侧保留至少1mm的骨。

4. VRR：单牙位轻度到中度；多位点轻度到重度。

5. 种植体长度：单牙修复为9～11mm，多颗种植体为8～11mm。

6. 种植体直径：种植体长度8～9mm选择4.5～5.5mm；种植体长度10～11mm选择4.0～5.5mm。

## 外科技术

操作步骤如下所示：①OMSFE和同期植入种植体；②OMSFE使用牙槽嵴顶骨核提升术（CCE）操作和延期植入种植体。

## 术前评估

对于所有的OMSFE操作，患者应排除牙科手术的非适应证，干扰伤口愈合过程等临床状况（如未控制的糖尿病、未控制的高血压、正在化疗）。患者若存在一些风险因素，如导致伤口愈合问题

表15.1  临床适应证回顾

| 上颌窦底提（SFE）技术 | 位点的数量 | 剩余窦底骨高度（RSBH）[a] | SFE的量 | 垂直牙槽嵴吸收（VRR） | 剩余牙槽嵴宽度（RRW）[b] |
|---|---|---|---|---|---|
| 1.分阶段侧方开窗提升术（LWO）[c] | 单颗或多颗磨牙/前磨牙 | 4mm或更少 | ≥7mm | 中到重度 | N／A |
| 2.LWO同期植入种植体 | 单颗磨牙 | 5～6mm | ≥6mm | 中到重度 | ≥7mm |
| 3.牙槽嵴顶骨核提升术（CCE） | 多颗磨牙/前磨牙 | 3～6mm | 4～6mm | 轻到重度 | ≥8mm |
| 4.骨挤压介导的上颌窦底提升术（OMSFE）同期置入种植体 | 单颗磨牙/前磨牙 | 5～6mm | 5～6mm | 轻到中度 | ≥8mm |
|  | 单颗磨牙/前磨牙 | ≥6mm | 2～5mm | 轻到重度 | ≥5mm |
|  | 单颗磨牙或前磨牙 | 5mm | 3～4mm | 微量 | ≥6.5mm |
|  | 多颗牙位 | 4～5mm[d] | 2～5mm | 微量到中度 | ≥6mm |

a. 该数量临床上以术前全景片或根尖片来确认，牙槽嵴存在斜面或者牙槽嵴中央可能比颊腭侧骨量少是无法精测量的。

b. 理想情况下，剩余牙槽嵴宽度要求牙槽嵴颊腭侧到种植体有1mm的骨。

c. 单颗牙位存在严重的VRR，在LWO时需要联合使用垂直向牙槽嵴植骨。

d. 一个7～9mm种植体置入在RSBH仅有4～5mm的位置，并与一个或多个更长的种植体相连。

的系统性疾病，大量吸烟，牙周易感性增加，骨密度较差和严重萎缩等会增加失败率（Bornstein et al., 2008; van Steenberghe et al., 2002）。患者有头晕症状的病史（美尼尔或类美尼尔）不适用于OMSFE，因为在手术中冲顶的敲击易于导致急性发作（Peñarrocha et al., 2001）。

应排除的患者包括：有持续性上颌窦炎病史，之前上颌窦曾涉及外科治疗和术前放射检查探明具有某些病理性变化的。未治疗和未诊断的病理性上颌窦表现（感染性炎性，急性和慢性）需要延期治疗，应当转诊至耳鼻喉专科医生并做必要的治疗。

每个患者都要做彻底的口腔软硬组织的检查来排除未受控制的牙周和功能障碍疾病。通过全景片或根尖片评估大致的RSBH。全景片提示总体的上颌窦底形态（平直/倾斜）并且显示上颌窦骨间隔的横断面。术前数码根尖片校准后有助于评估RSBH，也有助于预期种植体根尖与上颌窦底及邻牙的关系。上颌窦底骨的高度可能是不确定的，这样增加了对上颌窦底提升术的计划难度，经牙槽嵴内提生还是开窗外提升，分阶段还是同期植入种植体？因此，需要做计算机断层扫描（CT）或者锥束体层技术（CBCT）显示上颌窦的截面（Corrente et al., 2009）。CT或CBCT影像可以精确显示剩余牙槽嵴骨高度RSBH，间隔的存在和形态，颊—腭的斜面和鼻腔外侧壁的距离（与剩余牙槽嵴宽度RRW和上颌窦病理一样）。根据需要治疗的位点数量，通过放射与临床分析确定是否进行OMSFE操作的同期或延期植入种植体（至于更精确的治疗计划，详见前述"临床适应证"章节）。

## 瓣的设计／OMSFE程序

OMSFE程序之前的外科步骤不应从标准的种植手术中区分出来。患者术前1小时预先给予阿莫西林2.0g或阿奇霉素500mg。麻醉之前，患者以0.12%氯己定漱口1分钟，术区蘸以同样的溶液或碘伏棉球彻底清洁。麻醉部位颊腭侧使用含1∶100000肾上腺素的4.0%盐酸阿替卡因，并且在上颌窦底也取得同样深入的麻醉效果。在牙槽嵴中央做切口然后翻全厚瓣。如果预期要做OMSFE和同期植入种植体这样的一阶段方案，可以混合使用改良的标准直线切口。在单颗牙位点，最好选择沟内切口。翻瓣通常较小但是必须提供合适的手术入径和暴露整个牙槽嵴顶。近中和远中垂直松弛切口适用于同期牙槽峰侧方植骨或是帮助瓣的冠向提升。翻瓣后，操作OMSFE并根据RSBH、牙槽嵴形态和种植体初期稳定性同期或延期植入种植体。

## OMSFE和同期植入种植体的位点预备

用于该程序的骨挤压操作可以是普通常规的、基于特殊种植体设计的或是术者自己设计。

从2002年2月起，作者使用自主设计的局部快速扩张骨挤压器（H&H Co., Ontario, CA）在骨高度有限的区域（4.0~8.0mm）来做局部上颌窦底提升术及同期种植体植入。RELB骨挤压器标

记着4mm、5mm、6mm、8mm和10mm，直径为2.0~5.5mm，末端为0.5mm根型或平行壁型（图15.11）。骨挤压器的选择可有直形和弯折设计，因为第一和第二磨牙位点的操作入路常常受限，会导致不理想种植体轴向，或者下唇损伤（图15.12）。骨挤压器设计成30°弯曲提供了合适的入径，而不需要牺牲触觉感知或者器械稳定性（图15.13）。用外科锤推进骨挤压器进行提升。骨挤压器上安放停止器可以获得预先设计好的受限制的根尖部预备，避免由于过快的不全骨折、过度插入导致同时发生的黏膜穿孔（图15.14）。

作者最喜欢的一项技术，是改良型Summer'

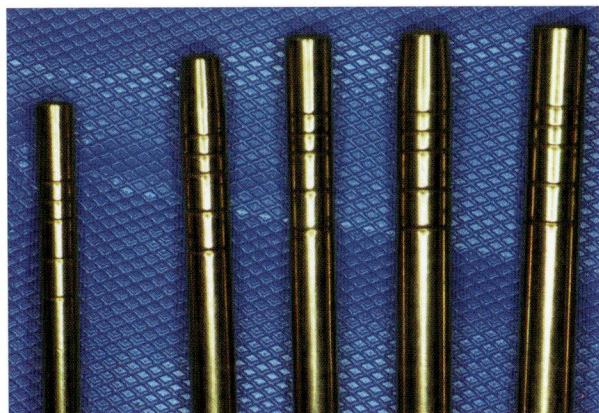

图15.11　局部快速扩张骨挤压器（H&H Co., Ontario, CA），标记着4mm、5mm、6mm、8mm和10mm，直径为2.0~5.5mm，末端为平直或0.5mm锥形。

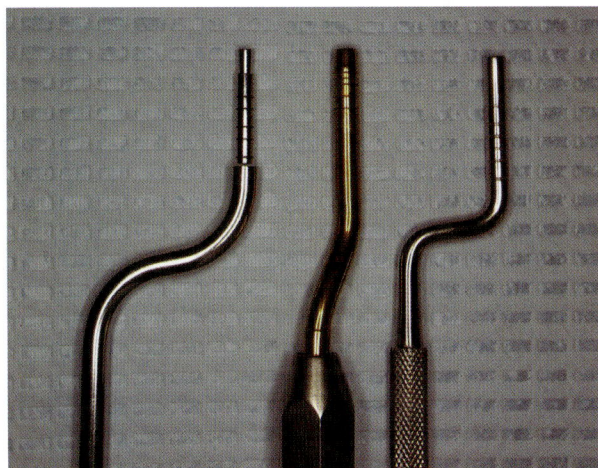

图15.13　80°（左）和90°（右）弯曲的骨挤压器改善了后牙入径，但与30°（中）弯曲的骨挤压器相比牺牲了操控性。

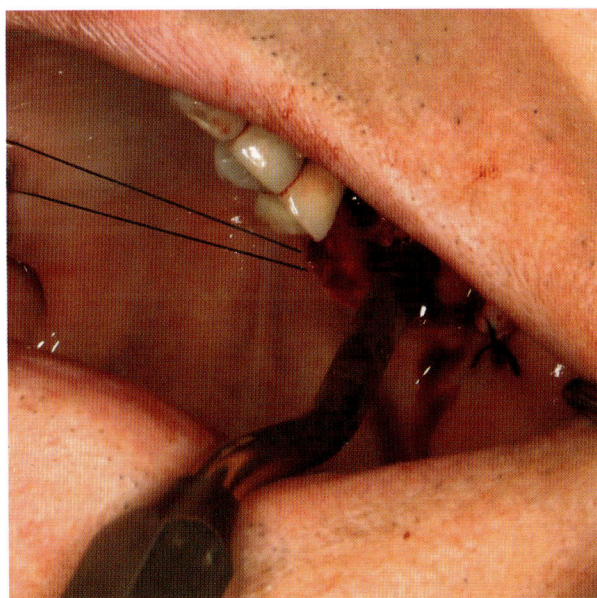

图15.12　具30°弯曲的RELB骨挤压器，极少发生嘴唇损伤并保持种植体适当的轴向标示。

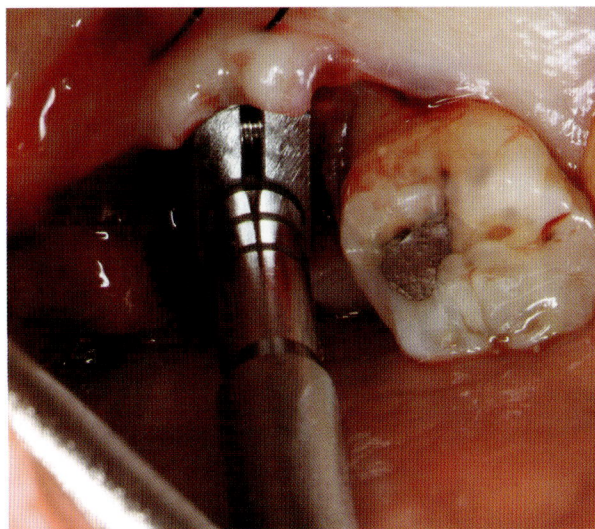

图15.14　具有深度控制器的骨挤压器，防止过度的根尖侵入和同时发生的黏膜穿孔。

BAOSFE技术（Summers，1994c），称之为局部上颌窦提升术（LSL），最早由Cavicchia等报道（2001），随后被Toffler（2004a）改良。这个技术操作分成4步：①使用校准的钻做牙槽嵴骨位点预备；②使用骨凿对准上颌窦底形成折裂；③通过植入植骨材料来推举上抬上颌窦底黏膜；④植入种植体。

借助手术导板来确定种植体位置，未来种植位点用2.0mm球钻开始预备，然后用直径2.0mm麻花钻预备到距上颌窦底0.5~1.0mm的深度（工作深度），该深度根据术前放射片测量得来。然后插入一个标准的2.0mm导杆，在下一步操作之前用放射影像来确认上颌窦理想的位置（图15.15）。如果2.0mm导杆到根尖部没有阻力，术者必须怀疑黏膜穿孔。一旦达到工作深度，就用预先设计的种植体所需直径的传统序列钻来完成预备，小心避免钻针直接触及上颌窦底。随着骨挤压器逐级增宽，术者根据阻力来确定剩余骨质并通过备洞时的"钻骨"（drill-bone）收集骨屑（图15.16）。这将辅助确定最终骨挤压的程度，骨挤压预备与最终种植体直径之间的级差（范围0.5~1.2mm）可以改善种植体初期稳定性。对于较软的骨质，通过骨挤压器来备洞，可以增加局部的骨密度和种植体初期稳定性（Summers，1994a，b，c）。考虑到患者舒适的问题，作者仅使用钻针备洞，在上颌窦底下方保留0.5~1.0mm骨板。最终骨挤压所备直径要比种植体直径小0.5~1.2mm以达到种植体最大的初期稳定性。持续保持工作深度，钻针位置始终保持距上颌窦底1mm或更少，要求锤子用极轻的敲击力分散在上颌窦底下方的剩余骨组织上，以减少骨挤压器无法控制的根尖穿透导致黏膜穿孔的可能性。传导到骨挤压器上的敲击力必须有成比例的骨阻力。术者要避免用力敲击，尽量控制力量来防止不受控的提升和黏膜穿孔。骨挤压器每次冲击不应提升超过1mm。当敲击骨挤压器时，压紧患者前额来稳定患者的头部（图15.17）。如前所述，在第一第

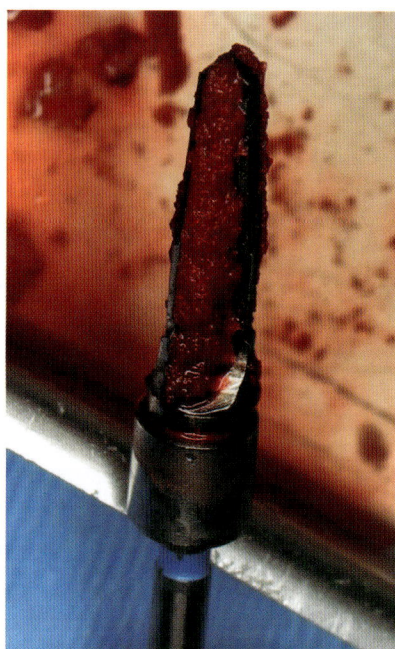

图15.16 种植钻针收集了大量的骨屑表明骨质硬度强，只要骨挤压程度略微小于种植体直径来取得良好的初期稳定性。

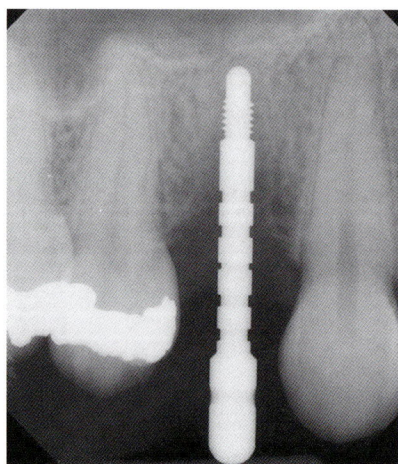

图15.15 直径2mm深度量尺（Neoss Inc., Woodland Hills, CA）插入深度为7mm，确认了OMSFE的理想工作深度。

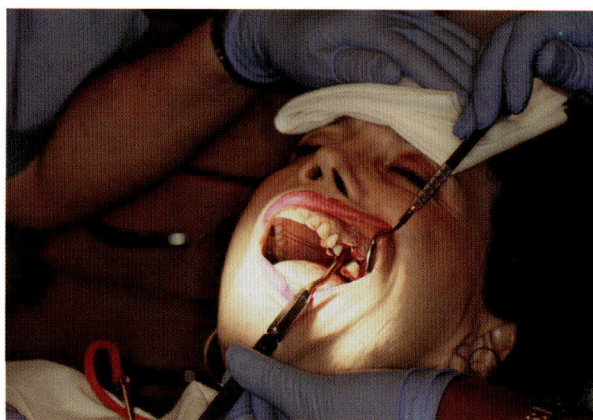

图15.17 敲击时患者的位置和头部固定。注意颈部过度后仰，那样会增加良性阵发性体位性头晕（BPPV）。

二磨牙位点，需要连续使用30°弯曲的骨挤压器来改善手术入径和放置理想的种植体修复位置（图15.12、图15.17）。术者必须全神贯注地保持器械的位置，同时让助手来敲锤。锤子的每次敲击必须保持同样的插入路径。敲击弯曲骨挤压器形成椭圆形的挤压效果以适合种植体的固位。施加的力量应足够造成上颌窦底皮质骨骨折，而保证不让骨挤压器末端损伤上颌窦黏膜。如果术者希望更好地控制操作，带有停止功能的骨挤压器更适合，通过调整能让器械每次只前进1mm（Cavicchia et al., 2001）（图15.14）。标准化的直形或弯形骨挤压器必须与种植体位点预备的最终钻直径一致，来形成上颌窦底不全骨折，但是骨挤压器本身不能进入上颌窦。如果骨挤压器不易提升窦底，可以考虑使用稍微窄一点儿（-1.0mm）的骨挤压器或者用钻头常规预备根部来穿透硬骨的位置。请注意使用越窄一点儿的骨挤压器，无法控制的过度骨折和黏膜穿孔风险越大。现在介绍上颌窦底的青枝骨折就易于理解了。上颌窦底硬骨板层的根方有一层黏膜覆于其上，跟随其骨折而向根方移位（图15.18、图15.19）。在上颌窦底不全骨折后，有3种方法检查在种植位点上颌窦黏膜是否穿孔：①直接探查；②Valsalva测试（鼓气试验）即让患者捏住鼻孔后从鼻子呼气，同时拿口镜放在提升位点下方，如形成雾气甚至出血，则提示确认穿孔；③手动插入深度测量器来证实上颌窦黏膜是否保持弹性。当上颌窦黏膜穿孔的缺损形成，可提供3种治疗操作：①终止手术并在3个月后重新操作；②局部修补植入种植体（详见"并发症"章节）；③改用侧方开窗外提升术LWO修补穿孔，上颌窦植骨和种植体植入。一旦确认上颌窦黏膜完整，将一块或更多的胶原海绵（Collatape, Zimmer, Carlsbad, CA）（图15.20）、富血小板纤维蛋白（PRF）制成的膜放到上颌窦提升位置并塞到根方窦底提升形成的空间（图15.21、图15.22）。

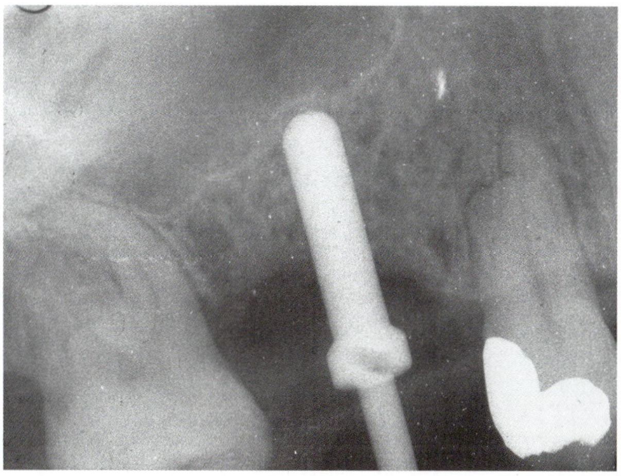

图15.19 根尖片显示用3.0mm骨挤压器形成上颌窦底不全骨折后，立即放入3mm导杆。提示上颌窦底"碗"形的不全骨折。

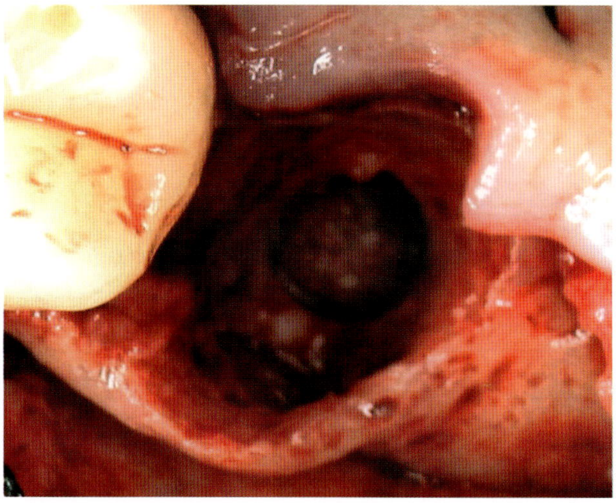

图15.18 根方骨折介导的上颌窦底提升，根方显示上颌窦底及附着的黏膜被抬起。

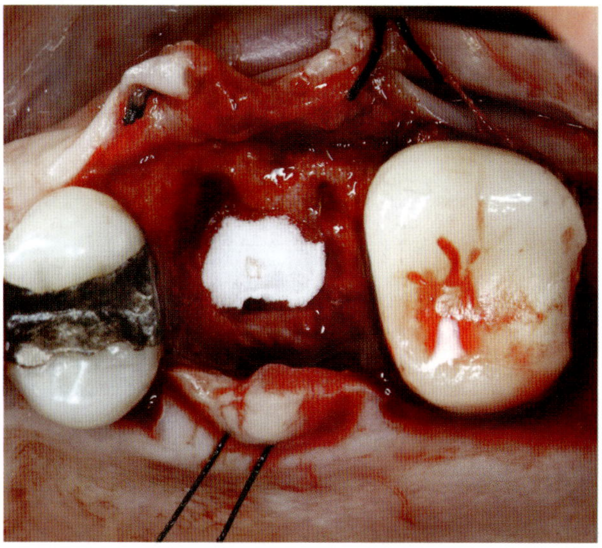

图15.20 植骨之前，上颌窦底不全骨折后立即放入吸收性明胶海绵。

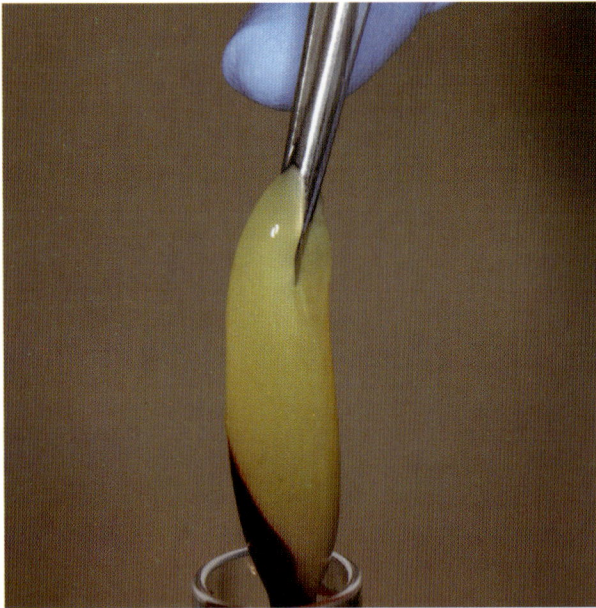

图15.21　离心机内以2700rpm单向快速旋转12分钟后，从试管内取出的富血小板纤维蛋白（PRF）。

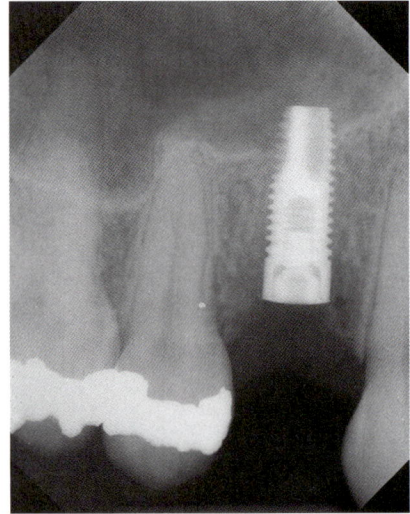

图15.23　OMSFE仅用PRF作为植骨材料，并植入4mm×10mm种植体。注意提升后黏膜的局部炎性反应。

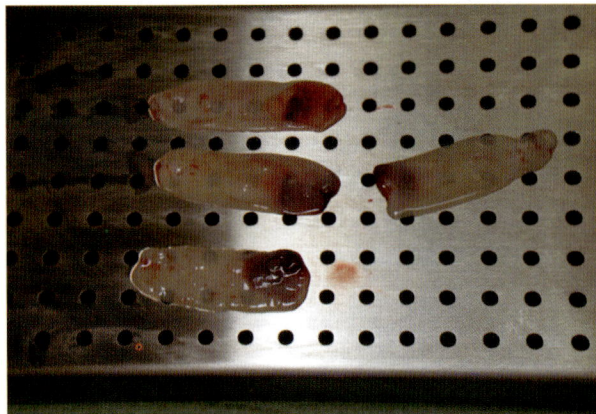

图15.22　PRF在消毒纱布上压成1mm厚度的膜。在PFR Box®（PRF process, Nice, France）里制成PRF塞，放置在骨挤压部位的根方。也可用于拔牙窝处理。

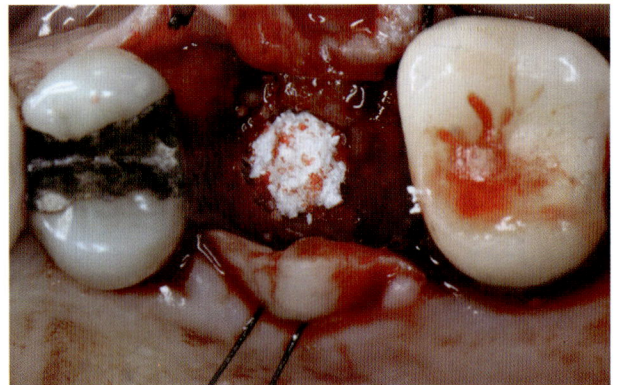

图15.24　在26位置Bio-Oss collagen骨胶原填塞到4.0mm宽、5mm深的骨挤压部位。

　　这些材料作为"黏膜保险"，有可能封闭提升中造成的未被察觉的穿孔（Toffler et al., 2009, 2010）。在使用骨挤压的过程中，PRF膜为上颌窦黏膜提供了保护，并且就算穿孔，纤维蛋白基质也有助于伤口愈合（Diss et al., 2008; Toffler et al., 2010）。在之后经牙槽嵴入路上颌窦底提升时，PRF也可以替代移植骨粉的使用（图15.23）（Diss et al., 2008; Toffler et al., 2010）。作者基于自己报道黏膜修补的有效性，无论何时都会在进行OMSFE操作时使用PRF（Choi et al,. 2006）。

　　在上颌窦底直接不全骨折并且放入胶原片或PRF膜之后，才在骨挤压的部位放置植骨材料并在根方达到工作深度（图15.24、图15.25）。植骨材料可以是自体骨屑或其他具有生物相容性和骨引导性的同种异体骨或异种骨，无机牛骨材料（ABBM）无论在直接或间接的上颌窦底提升都获得成功，成为常用的骨替代材料（Deporter et al., 2000, 2005; Piattelli et al., 1999; Rosen et al., 1999）。

　　这些用于上颌窦提升的植骨材料具有高度的生物相容性和骨引导性，同时仅有非常缓慢的吸收

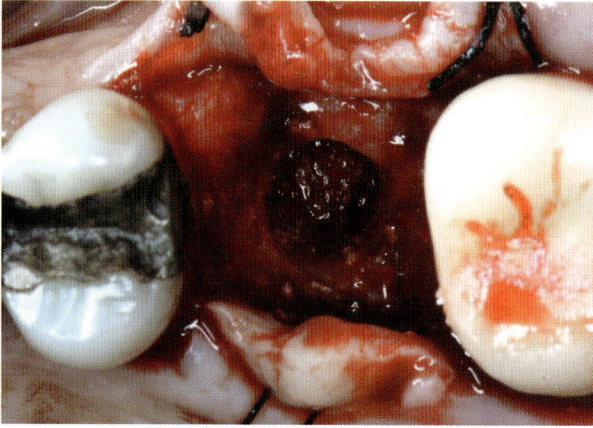

图15.25　用4.0mm骨挤压器将植骨材料放置在根方，直到4mm的工作深度。上颌窦每提升1mm依次植一次骨。

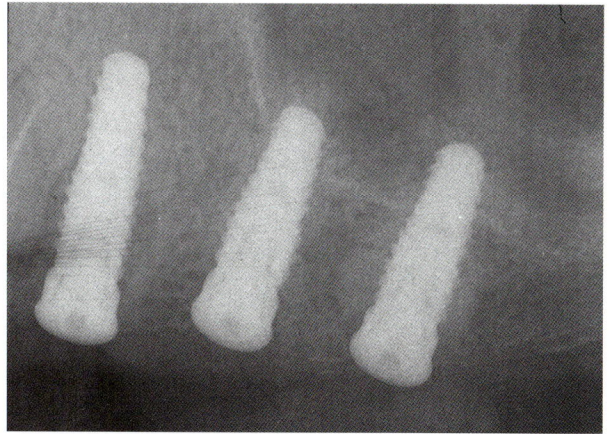

图15.26　在25牙和26牙使用胶原和自体骨完成骨挤压介导的上颌窦底提升术，并植入4mm×11.5mm根形种植体。

（Piattelli et al., 1999）。植骨材料是去蛋白质化的和放射线阻射的，在放射影像上可以看到植骨区域的状态。每4.0~5.0mm³体积的骨通常能创造1.0mm局部上颌窦提升的量。重复这样的步骤，直到容纳所选种植体长度所需合适的提升空间。随着植骨材料逐渐增加，黏膜撑起成凸形而不穿孔。种植体以非攻丝的方式植入预备好的骨挤压区域。在硬的牙槽嵴顶皮质骨，冠方2~4mm用导航钻（俗称硬骨钻——译者）扩大，因为该骨挤压部位的直径要比种植体直径小0.3mm。这样可以防止种植体植入时晃动，避免影响种植体初期稳定性。植骨材料部分填入骨挤压位置，立即植入种植体可使种植体把额外的骨推到上颌窦底空间，可产生额外的缓冲和凸起效果。如前所述，选择什么类型的植骨材料不如操作技术和保持膜的完整性重要。事实上，目前显示植骨对于取得操作成功不是必需的（Fermergård and Åstrand, 2008; Lai et al., 2008; Leblebicioglu et al., 2005; Nedir et al., 2006; Schleier et al., 2008; Schmidlin et al., 2008）。不使用植骨材料的唯一缺点是必须将插入的骨挤压器穿出上颌窦底水平，直接提升黏膜。当提升局限于2.0~4.0mm时，这些报道没有给出提升术中的穿孔发生率。

种植体的初期稳定性和剩余牙槽嵴骨高度RSBH将决定所操作的手术是采用一阶段还是二阶段的。如果植入扭矩没有达到30N·cm或者RSBH小于等于5mm，种植体需要埋入式愈合防止不经意的早期负重。如果种植体没有初期稳定性，则考虑换用更宽直径的种植体，或者在骨挤压的位点植骨，覆盖生物可吸收膜，延期放置种植体。在一阶段的手术里，创口边缘通过无张力地间断缝合，可以精确地适应种植体的愈合基台。至于潜入式愈合，联合使用水平褥式和间断缝合可以保证伤口完全关闭。

## 术后放射影像

术后即刻的放射影像可以看到骨形态的变化和植骨材料。可以用3种参数来描述（Diserens et al., 2005）：①植骨材料不可视；②在种植体一侧或两侧植骨材料可视；③围绕整个种植体根尖植骨材料可视。植骨材料的非可视性或极微可视性最可能提示无植骨的种植体置入、PRF或自体骨屑，而填入牛骨材料（Bio-Oss®, Geistlich Pharma AG, Wolhusen, Switzerland）则可被发现。使用阻射的植骨材料的成功提升将出现密度上的浑圆和均一。当数颗种植体依次植入后，可以得到连续的黏膜凸起（图15.26、图15.27）。

## 术后护理

手术结束后，所有患者遵医嘱：①接下来的5~6天口服抗生素；②非类固醇镇痛药使用3~5

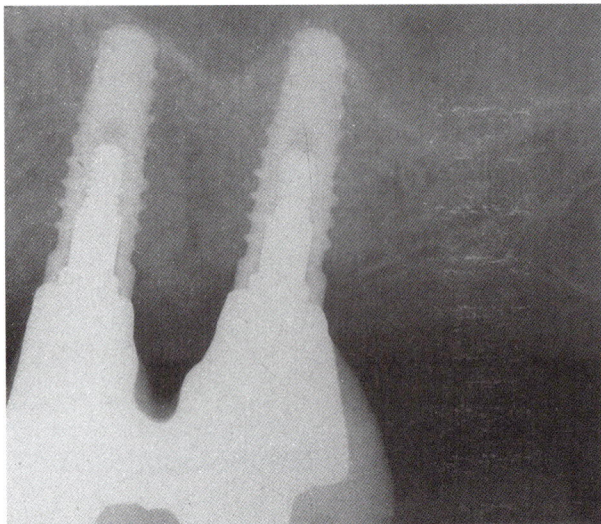

图15.27    行使功能5年后，注意上颌窦底根方新位置和
OMSFE后黏膜连续的凸起。

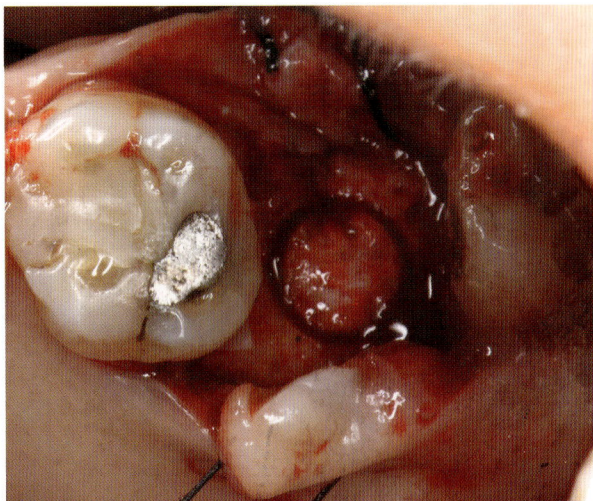

图15.28    在27牙位点，内径为5mm、外径为6mm的骨
核。颊腭侧骨板并未损害，保持合适的厚度（1.5mm）。

天；③口腔卫生的详细指导（0.12%氯己定漱口2
周）；④7天的上颌窦特别指导：（a）禁止吸烟和
用吸管吮吸；（b）张口擤鼻涕；（c）不要用鼻子
鼓气；（d）鼻内抗组胺药物使用72小时。即刻戴
入固定修复体，桥体位置不要压迫避免损伤手术部
位。术后2～3周取下修复体重衬后再戴入。手术后
8～15天拆线。种植体需要愈合至少3个月时间才能
做二期手术。如果需要这样的额外手术安放愈合基
台，2～4周后才能做种植修复。

## 牙槽嵴骨核内提升（CCE）手术步骤

### 术前和切口

术前的步骤同OMSFE和同期种植体植入。在
缺牙区域做牙槽嵴顶切口。邻牙的近中方向做前牙
减张切口。后牙减张切口置于上颌结节的远中，某
些患者可以在这里取自体骨。使用手术导板和2mm
球钻，在种植体植入位置定位牙槽嵴骨核的中点。
骨核的直径取决于剩余牙槽嵴宽度（RRW）。理
想状况下，核的预备外缘应有1.0～1.5mm颊腭侧骨
壁。骨核预备后的颊腭侧骨板既不能妨碍其自身存
留也不能对骨核提升造成困难。例如，如果RRW
是9mm，用环切钻可以预备5mm的骨核，这样内
径为5mm，外径为6mm，留下1.5mm的颊腭侧骨板

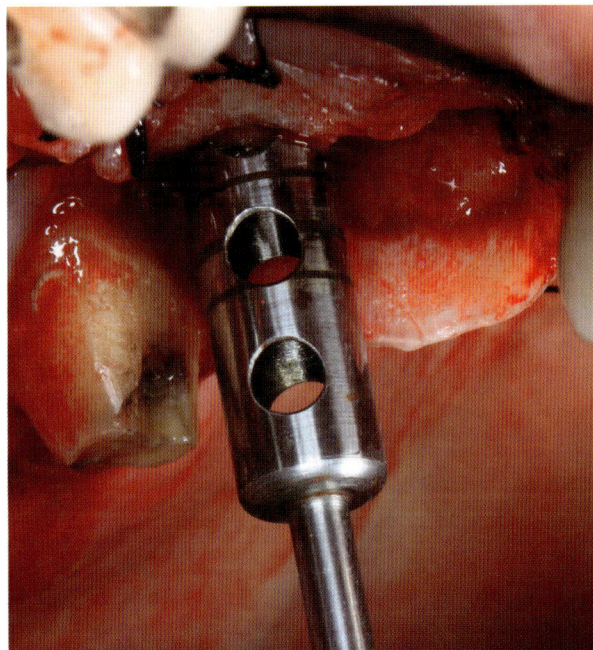

图15.29    牙槽嵴顶骨核的预备初始用带有2mm刻度的
6mm环切钻以500rpm速度反向旋转?（前后矛盾）。

（图15.28）。骨核的预备开始用内径为5mm或6mm
的环切钻，标记着2.0、4.0、6.0、8.0刻度（H&H
Co.）（图15.29）。环切钻第一口"咬"下去要以
1250rpm（与后面的图片说明不符）反转速度，
外接水冷却。接下来用环切钻预备骨核（850rpm
正转），直至距离上颌窦底1～2mm的预期"深
度"，即此区域最低限度的骨高度（图15.30）。
1/3圆弧的#5或#6骨核挤压器（H&H Co.）具有

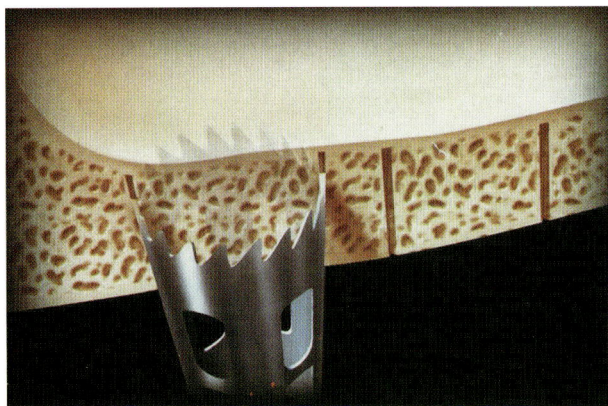

图15.30　牙槽嵴顶的核预备到距离上颌窦底1~2mm的工作深度。

（图片来源：Toffler M. 2002再版；得到Montage媒体集团许可）。

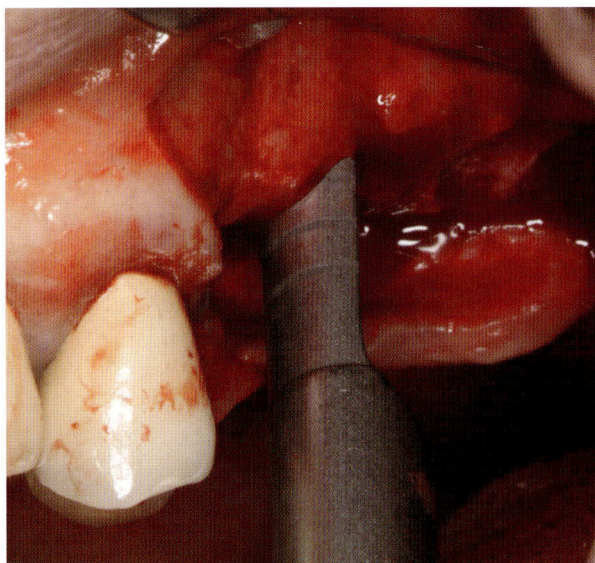

图15.32　在26牙位点，用5mm的取心骨凿，围绕骨心敲击，直至上颌窦底骨折。在其尖端部的内外侧均有2mm刻度用于测量根部的穿孔。

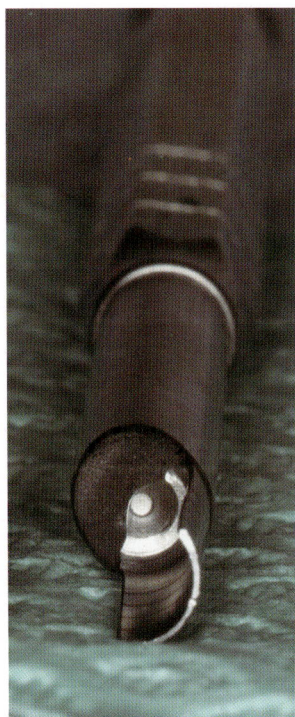

图15.31　1/3圆弧的#6骨核挤压器，具有0.5mm厚度的尖端并适于紧贴在预备的6mm骨核周围。#5骨挤压器围绕5mm的骨核。

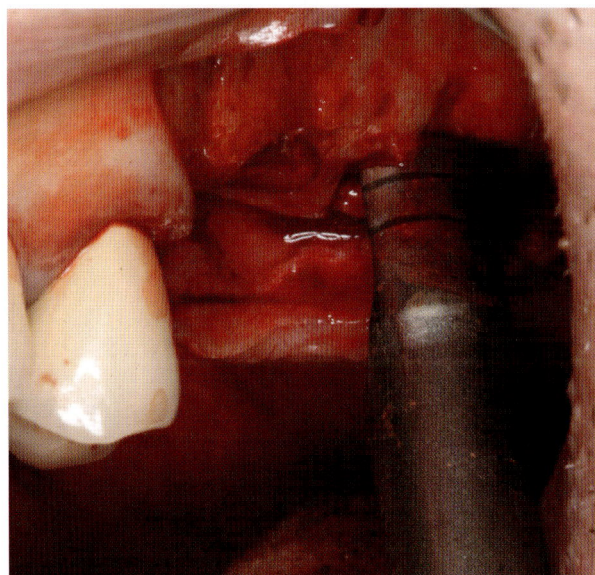

图15.33　在27牙位点，用#6骨核挤压器沿着5mm骨核的全周长致上颌窦底不全骨折，并将其置于根方。

0.5mm厚的尖部，适用于直径5.0~6.0mm的骨核（图15.31）。当使用环切钻靠近上颌窦底的地方时，温柔地敲击和旋转骨核挤压器，术者的手保持到有落空感（图15.32、图15.33）。在上颌窦底沿着骨核的边界呈现直接的不全骨折，有助于根向的推入。使用5mm或6mm直径尖端凹面的骨挤

压器，其标记着2mm刻度直到8mm（H&H Co.），骨核被推置于上颌窦底原来的水平（图15.34、图15.35）。

上颌窦黏膜的完整性必须要在直视下检测。此时，你可以从技术上将上颌窦底的骨量增加到原有骨量的两倍。如果剩余骨高度RSBH是足够的

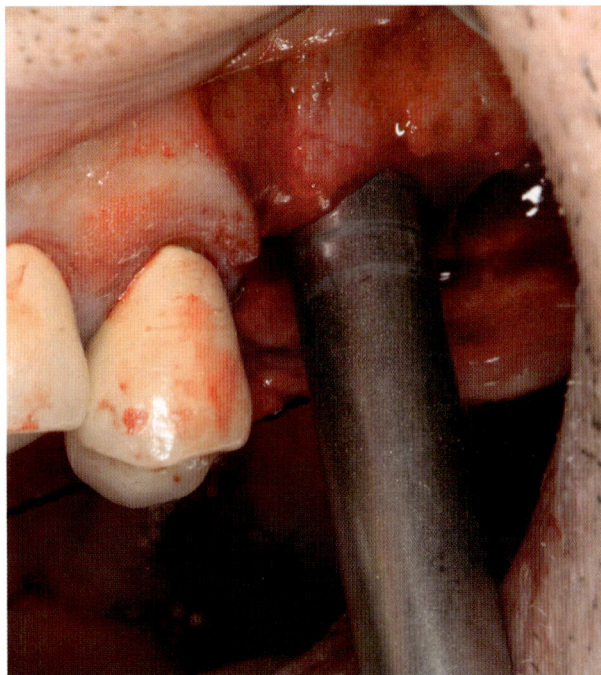

图15.34 5mm直径的实心的凹面尖端骨挤压器具有2mm刻度，常用于将牙槽嵴顶骨核从上颌窦底原来4mm的高度向上推挤。

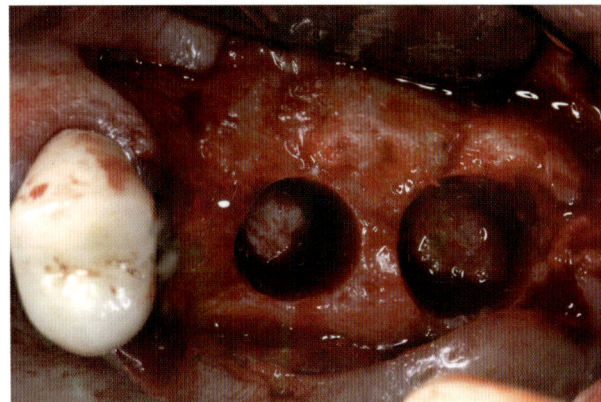

图15.36 将胶原海绵浸泡于重组血小板源性生长因子（rhPDGF-BB），植入骨核挤压区。

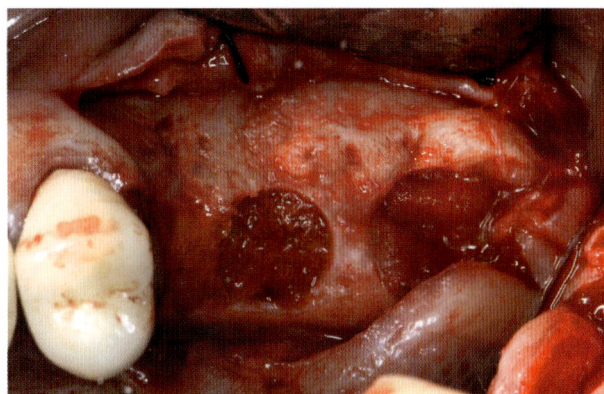

图15.37 浸泡过的海绵根向放置到骨挤压提升区内，然后再放置植骨材料至要提升的工作高度。

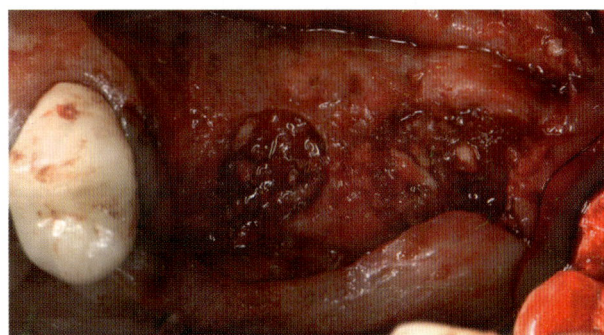

图15.35 26牙位点5mm骨核与27牙位点6mm骨核向内挤压大约4~5mm，两倍于上颌窦底原有骨量，达到8~10mm。使用传统的OMSFE程序可取得额外的提升。

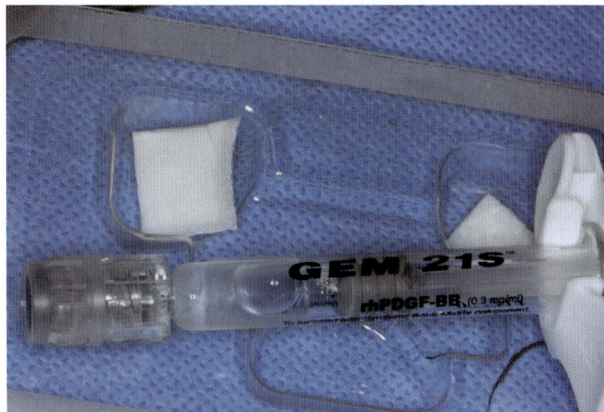

图15.38 脱矿冻干异体骨和自体骨联合使用，骨挤压后可增加1~3mm额外的提升量。

（至少9.0mm），那么可以通过骨挤压植骨并关闭术区。如果估计植骨创建的上颌窦底骨高度不足9.0mm，就要将PRF或胶原膜浸泡在血小板衍生生长因子中（rhPDGF-BB, Gem21, Osteohealth, Shirley, NY），并放置在骨挤压提升区域（图15.36、图15.37），此后可放入2~3种植骨材料，无机牛骨或脱矿冻干异体骨（FDBA）以少量自体骨混合（图15.38）。

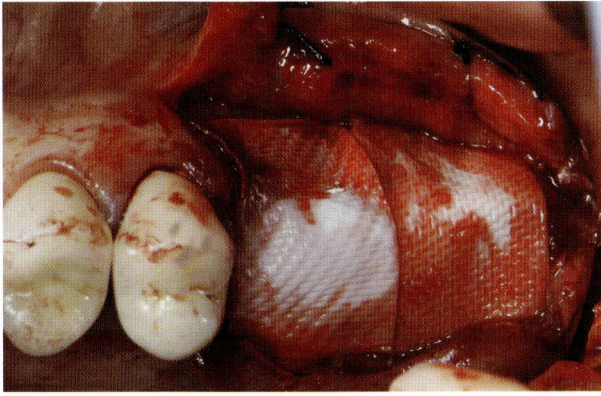

图15.39 骨核预备及用缓慢吸收的胶原膜（Ossix-Plus）覆盖植骨材料。

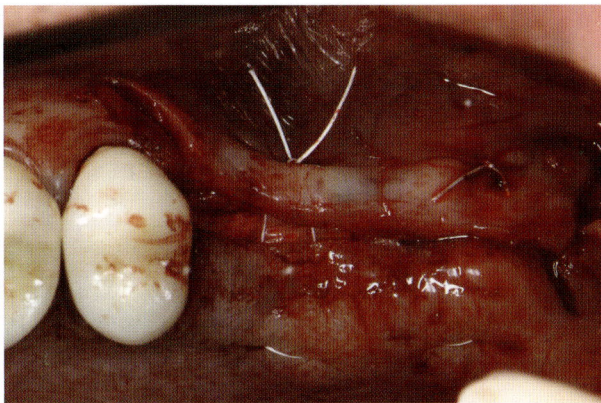

图15.40 使用PTFE单丝缝线（Osteogenics Inc.）水平褥式进行软组织初步关闭，以稳定膜和邻近创口边缘。

　　和BAOSFE步骤一样，植骨材料放置在上颌窦底原来水平可得到额外的2.0~5.0mm的提升量。接下来植骨区用可吸收性的猪源Ⅰ型胶原膜覆盖（Ossix-Plus, OraPharma, Warminster, PA）（图15.39）。该胶原膜具有交联的胶原，近来被证实在完全埋入的情况下，其屏障功能和骨化作用持续长达29周（Zubery et al, 2008）。人们总是希望在短时间内，植骨区更多的生长因子引导更多的预期成骨。为了利于和保持初期关闭创口，应使用聚四氟乙烯（PTFE）单丝缝线（Osteogenics Biomedical Inc. Lubbock, TX）进行水平褥式缝合来同时稳定膜和伤口创缘（图15.40）。以PTFE缝线间断缝合完成伤口关闭。如果需要的话，切口近远中末端做垂直减张切口或／和骨膜减张切口以取得瓣的无张力

关闭。10~14天后拆线。术后即刻放射影像可以确认植骨内容物和提升的高度（图15.41）。术后使用抗生素（阿莫西林500mg，每天3次，共7天），血管收缩药（伪麻黄素120mg，每天2次，共3天）和0.12%氯己定漱口水，每天含漱2次，直到10天后患者复诊拆线。另外告知患者不能擤鼻涕和打喷嚏。建议患者在拆线前避免使用可摘活动义齿。在CCE术区4个月的愈合期，植骨材料进行血管化，新骨形成（图15.42~图15.45）。种植体植入前拍摄根尖片来评估可用的骨高度。牙槽嵴顶切口暴露愈合的牙槽嵴。使用外科手术导板以2mm球钻标记种植位点。此时植骨区域的备洞钻针阻力较弱，通常为Ⅲ类或Ⅳ类骨质。大多情况下，在植骨窝洞用常规钻针来预备5~6mm深度直到最终的直径（比种植体直径小1mm），然后在骨的根方进一步使用骨冲击法预备。如有可能，植入10~11mm长度的种植体，这样也可以提供额外的上颌窦提升量（图15.46）。如果能取得很好的初期稳定性（植入扭矩达30N·cm，ISQ≥65），可以即刻放置愈合基台，否则应使种植体入式愈合。愈合过程再需要4个月，当愈合期过后，使用一阶段程序植入的种植体可进行修复，而潜入式愈合的种植体可行暴露手术并放置愈合基台。

## 并发症：OMSFE同期植入种植体

### 初期稳定性的不足

　　在上颌窦底有限的区域，由于放置在上颌窦底的移植材料几乎不会改善种植体初期稳定，植体初期稳定性不良时可能影响种植成功。上颌窦底剩余骨高度＞5mm（RSBH）时与OMSFE同期植入种植体的种植成功存在明确的相关性（Cavicchia et al., 2001; Nkenke et al., 2002; Rosen et al., 1999; Toffler, 2004a）。在RSBH＜4mm时放置种植体其初期稳定性不良，其稳定度与剩余骨高度呈指数性反比（Hirsch and Ericsson, 1991; ten Bruggenkate and van der Bergh, 1998）。在RSBH严重不足的区域植入种植体时，由于不慎造成损伤或骨挤压过宽，其导致的不良后果大于操作于充足骨量的位置

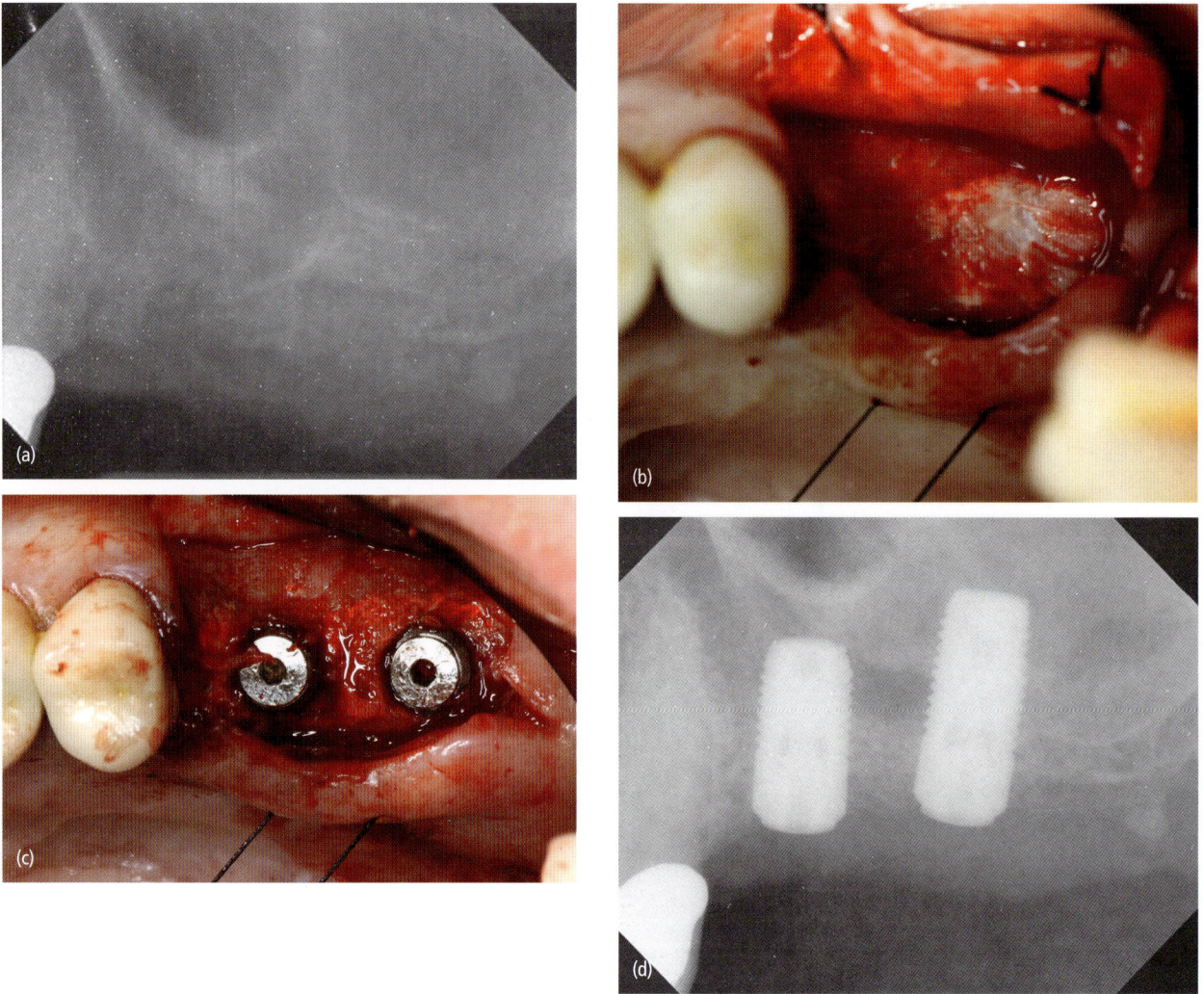

图15.41  术后即刻根尖片清晰地显示骨核按照预计的方向推入，26、27位点SFE为4～6mm。（a）CCE之后5个月，26、27位点完全愈合的牙槽嵴。（b，c）26、27位点植入直径5mm种植体。（d）术后即刻根尖片示26位点5mm×9mm种植体，27位点5mm×11mm种植体。

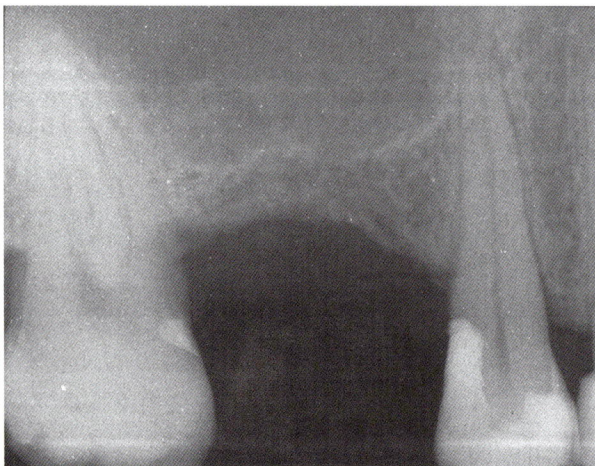

图15.42  16位点RSBH为3～4mm，牙槽嵴垂直性吸收（vertical ridge resorption, VRR）呈现轻到中度。

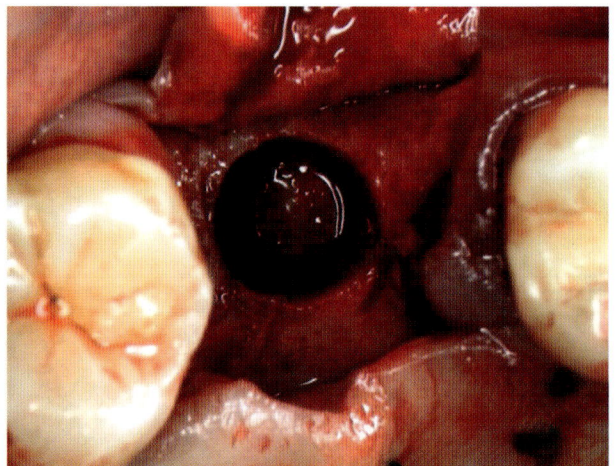

图15.43  直径6mm的骨核挤压到4mm深度。

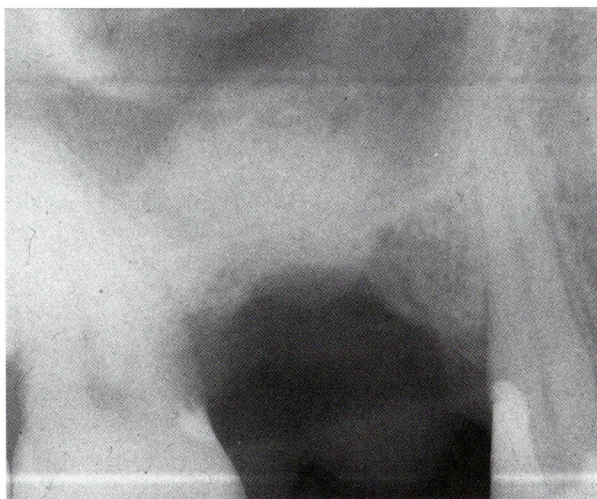

图15.44 5个月后，使用Bio-Oss的CCE创造了9mm的RSBH。

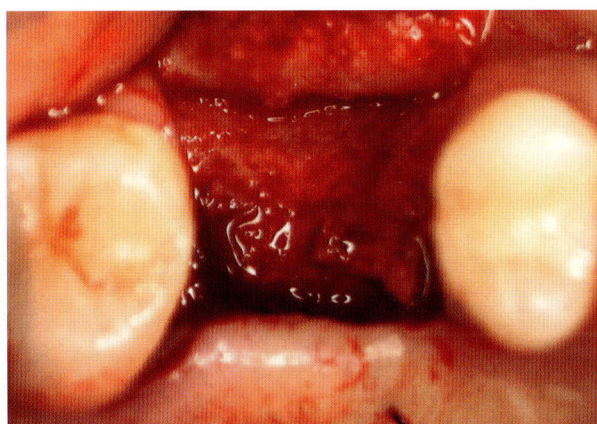

图15.45 5个月后翻瓣，提示完全愈合的骨核提升位点。

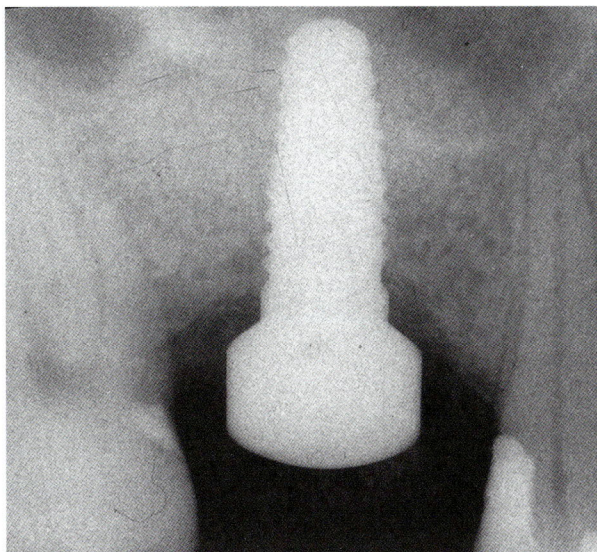

图15.46 OMSFE额外提升了的2~3mm，可以成功植入一颗5mm×11.5mm的种植体。5个月后根尖片提示上颌窦底最终的提升范围。

（Fugazzotto, 2003）。

作者通常根据皮质骨的厚度、局部骨密度以及RSBH，将骨挤压区预备至距离窦底0.5~1.0mm。如果种植体植入后稳定性不足以抗旋转，将增加失败的风险，这样的病例应考虑延期植入种植体，如有足够的RRW时候，可考虑植入更大直径的种植体。在作者的临床经验中，如果种植体植入扭矩没有达到30N·cm，ISQ<65或者在RSBH≤5mm情况下，应按照两阶段程序愈合，避免患者意外造成早期负重。

## 上颌窦黏膜穿孔

在OMSFE和同期植入种植体造成穿孔的发生率的报道在0~25%（Berengo et al., 2004; Ferrigno et al., 2006; Leblebicioglu et al., 2005; Reiser et al., 2001; Schleier et al., 2008; Tilotta et al., 2008; Toffler, 2004a; Vitkov et al., 2005），虽然有些撕裂（活体研究）受限于目测、佛萨瓦氏（Valsalva）压力均衡法和鼻吹气试验的不可靠性而并不会察觉。因此，推荐在OMSFE时检查黏膜完整性不能仅仅依靠Valsalva压力均衡法，还要直接检视和钝性探诊。在OMSFE时黏膜撕裂常常归因于诸如薄的上颌窦黏膜，上颌窦间隔，骨挤压、扩孔钻或环切钻的侵入使用，草率的增加大量植骨材料。OMSFE对靠近侧方鼻部骨壁以及表现为横向骨间隔的较为有效（图15.47、图15.48），但黏膜撕裂的风险也相应提高了（Reiser et al., 2001）（图15.49、图15.50）。据报道，上颌窦间隔的发生率在24%~41%，并在尺寸和位置上有较大的变异性（Ulm et al., 1995; Velásquez-Plata et al., 2002）。

缺乏经验的临床医生可能难于控制骨挤压器插入深度，增加了忽然刺破黏膜的风险以及器械穿透进入上颌窦腔等情况。定深器直接附着在骨挤压器上，限制骨挤压器根部移动的范围（图15.14）。即使有些报道OMSFE骨挤压器插入超越上颌窦底水平也能获得成功（Deporter et al., 2000; Kang, 2008; Schleier et al,. 2008），但是要控制得非常好，以循

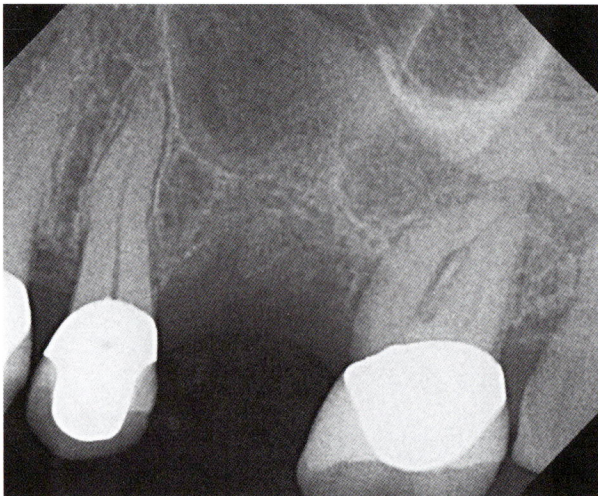

图15.47    26牙位RSBH为5mm，患者被告知存在窦底间隔，在OMSFE时增加了黏膜穿孔的风险。

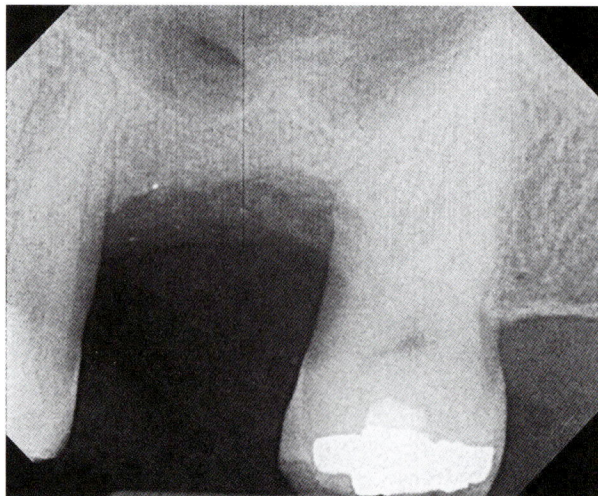

图15.49    26牙位RSBH为3～6mm间隔。上颌窦提升无论牙槽嵴顶和侧方路径都有非常大的穿孔风险。

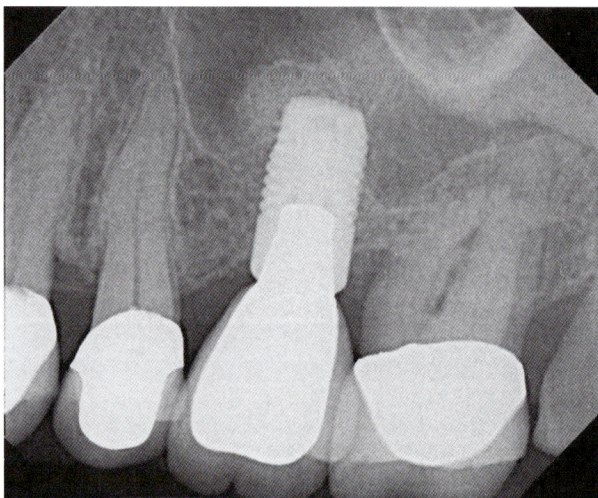

图15.48    行使功能1年后，5mm×9mm种植体上粘接固位的修复体。使用Bio-Oss成功提升数毫米的OMSFE且包绕前方间隔而没有穿孔（修复医生：Dr. Spiro Balouris, 纽约）。

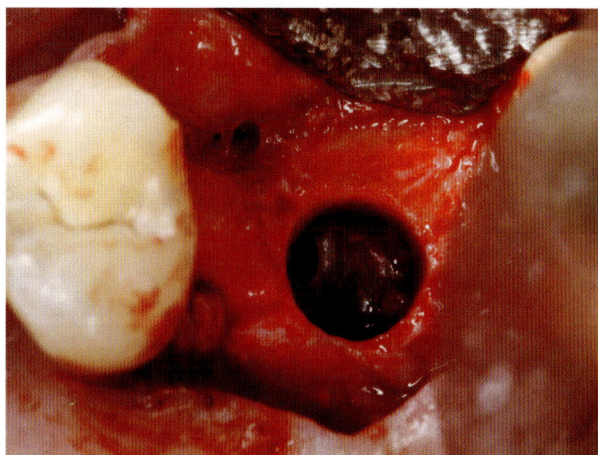

图15.50    在OMSFE时在上颌窦间隔位置造成的穿孔。

序渐进的手法来减少黏膜穿孔的风险。

已有假说认为，有些病例上颌窦黏膜的弹性限制了上颌窦底提升类型，其穿孔发生概率更大，尤其是当黏膜提升超出一定的限制（Berengo et al., 2004）。OMSFE时的微撕裂（≤2mm）似乎术后短期或长期观察在临床上微不足道（Aimetti et al., 2001; Baumann and Ewers, 1999; Berengo et al., 2004; Nkenke et al., 2002; Toffler, 2004a）。一旦发生穿孔，需要额外的植骨材料在种植体根尖部来保持垂直性植骨空间，而膜不能从侧方环绕到整个种植体根部，因为膜的破损会妨碍膜下空间的封闭性，并且减少了施加在上颌窦黏膜上的压力（Berengo et al., 2004）。

黏膜撕裂的术后早期并发症包括鼻出血、骨粉从鼻腔脱落，以及发展成鼻窦炎。上颌窦黏膜的微小撕裂能导致口腔微生物侵入上颌窦，以及在移植材料与污染的上颌窦腔直接交通。对通过上颌窦黏膜移位的移植材料有较大的隐患，因为在上颌窦提升的病例中10%～20%可能导致短暂或慢性的上颌窦炎，需要增加额外的治疗（Block and Kent, 1997; Doud Galli et al., 2001; Tidwell al., 1992）。

移位的骨粉将会出现局部炎症和持续的严重植骨材料吸收（Raghoebar et al., 1999）。由于上颌窦腔引流有限，即使上颌窦腔内很少的外源性材料也能引发炎症和上颌窦炎（Kahnberg and Vannas-Löfqvist, 2008）。术后上颌窦感染，即使早期使用抗生素治疗和生理盐水冲洗，对植骨材料也有潜在的破坏和危及种植体的成功。植骨的过程要非常清楚，一旦添加植骨材料时，要避免把植骨材料放在明确已穿孔的或是检查时无法证明其完整性的OMSFE位点。在作者的临床实践中，如果直视下，Valsalva压力均衡法，或探查发现穿孔（图15.51、图15.52），不要添加植骨材料，而是将胶原海绵浸满血小板衍生生长因子（rhPDGF-BB, Gem 21），或是使用PRF膜放在骨挤压部位，轻轻地填入至根方。浸泡过的胶原海绵不容易移位可以当作上颌窦和种植位点之间的屏障（Cavicchia et al., 2001）。另外，放入PRF可利于膜的修补（Choi et al., 2006）。在穿孔的OMSFE位点，种植体长度

不要超过原来RSBH的2～3mm（图15.53）。如果不能放置至少8～9mm长度的种植体，则放弃同期种植，3个月后再延迟植入种植体。这个穿孔处理的程序是鉴于大多数病例的事实所被证实，少量开裂的上颌窦黏膜不会干扰愈合过程（Fermergård et al., 2008），没有植骨而种植体突入上颌窦2～3mm时并不会对根方骨的形成或种植成功有不利影响。

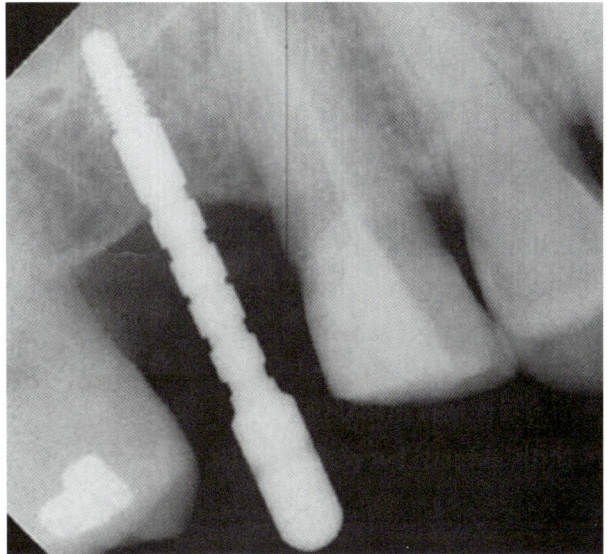

图15.52　在16牙位点，用Neoss深度尺证实2mm扩孔钻造成的微穿孔。

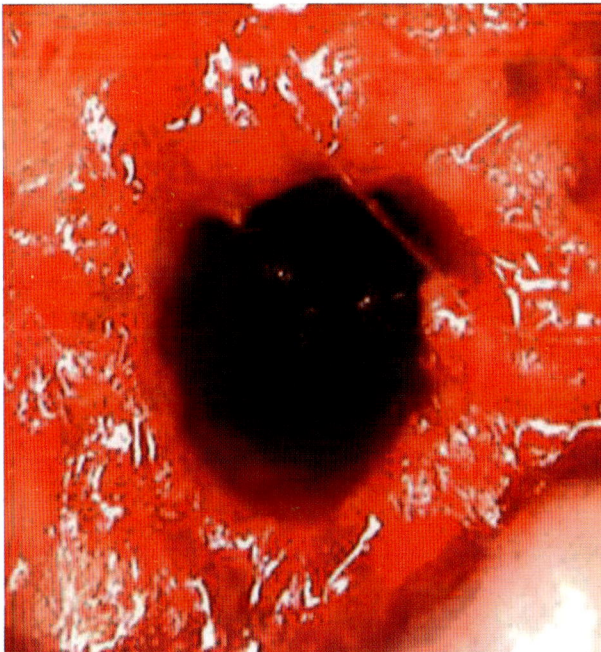

图15.51　直视检查证实植骨前的OMSFE位点有小的穿孔。

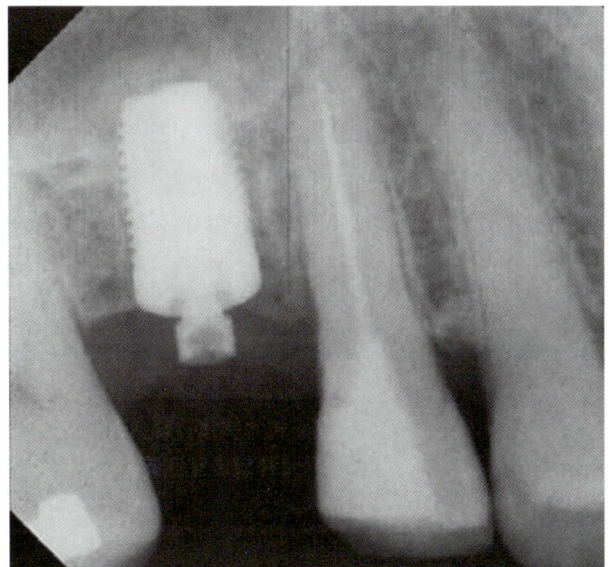

图15.53　根据处理穿孔的程序，在穿孔的位置放入PRF膜来进行膜修补，随后放入5.5mm×9mm种植体突入进上颌窦2mm。

### 鼻出血

黏膜穿孔的发生我们之前讨论过了，且与术后鼻出血有关。如果发生术后鼻出血，建议患者坐直，并且用大拇指和食指捏住鼻孔10分钟。一旦鼻出血停止，24小时内禁止任何对鼻的刺激，诸如擤鼻涕、鼻吹气或使劲等。对于更加持续的、无法控制的鼻出血应该使用打包或烧灼等医疗方法处置。

在愈合阶段，逐渐成熟的移植物区域血管化不断增加，可能导致蓄积的血液渗出进入上颌窦开口并从鼻部流出（Katranji et al., 2008）。

### 种植体移位至上颌窦

种植体移位的风险因素是提升位点的黏膜穿孔和种植体初期稳定性差。植入过深，特别是压力下就位的种植体（图15.54），或是覆盖义齿产生的高压力可能使种植体移位进入上颌窦腔。种植体必须使用Caldwell-Luc技术或通过内镜取出。尽管所

有的治疗都有效，但内镜下取出有较少的术后并发症（Nakamura et al., 2004）。

## 总结

BAOSFE技术（Summers, 1994c）和它的改良术式（Cavicchia et al., 2001; Davarpanah et al., 2001; Fugazzotto, 2002; Toffler, 2004a, 2010）表现为大幅减少了手术侵入性和低成本，适用于上颌后牙区RSBH为5～7mm等中度骨缺损。在宽度足够RSBH仅为3～5mm的上颌位点，Fugazzotto（2001）和Toffler（2001, 2002, 2010）报道了源于Summers的"未来位点发展"（future site development, FSD）程序（Summers, 1995）的改良术式，对于LWO而言是微创和低成本的替代选择。在重度缺损的上颌后牙区，RSBH＜3mm，经牙槽嵴顶的方法变得更有挑战，花费时间且不可预测。在这样的位点，LWO仍然是取得上颌窦提升和未来植入种植体的最佳方法。有一个必须也要考虑的是：各种粗糙表面短种植体报道的成功（Domingues das Neves et al., 2006; Fugazzotto, 2008; Griffin and Cheung, 2004; Nedir et al., 2004; Renouard and Nisand, 2005），以及他们如何改变上颌窦提升的程度同时改变RSBH的要求。在上颌后牙区短种植体的长期成功依赖于牙槽嵴顶皮质骨中的剩余骨保存和窦底骨与种植体接触面积，可以让明显冠根（C/I）比例增加的种植体成功地行使功能（Toffler, 2006）。在种植体支持的上颌后牙区功能重建中，由于创伤小和经济上更容易承受，OMSFE程序将会处于最前沿。结合使用短种植体以及取自患者的生长因子如PRF，能更完美地支持OMSFE，缩短治疗时间，扩展适应证和拓宽上颌后牙区严重缺损的微创治疗的需求。

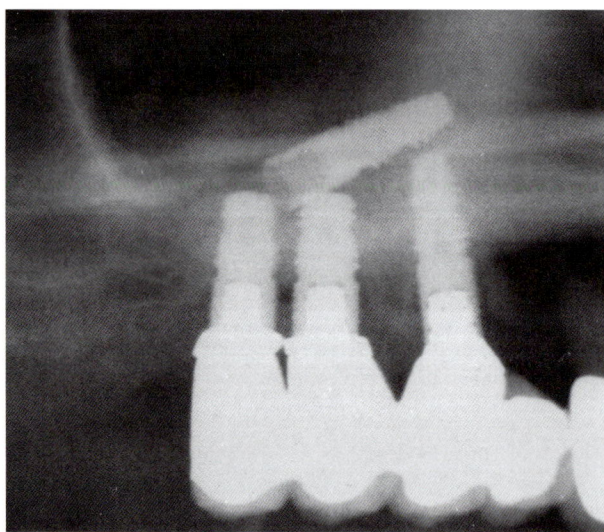

**图15.54** 一颗锥形、部分压配式的植体，植入时进入了上颌窦，并且留在上颌窦里面同时种植修复完成5年。现在建议通过侧开窗手术取出种植体。

## 参考文献

Aimetti M, Romagnoli R, Ricci G, Massei G. Maxillary sinus elevation: the effect of macrolacerations and microlacerations on the sinus membrane as determined by endoscopy. *Int J Periodontics Restorative Dent* 2001; **21**:581–589.

Artzi Z, Parson A, Nemcovsky CE. Wide-diameter implant placement and internal sinus membrane elevation in the immediate postextraction phase: clinical and radiographic observations in 12 consecutive molar sites. *Int J Oral Maxillofac Implants* 2003; **18**:242–249.

Baumann A, Ewers R. Minimally invasive sinus lift. Limits and possibilities in the atrophic maxilla. *Mund Kiefer Gesichtschir (Berlin)* 1999; **3**(Suppl. 1):S70–S73.

Berengo M, Sivolella S, Majzoub Z, Cordioli G. Endoscopic evaluation of the bone-added osteotome sinus floor elevation procedure. *Int J Oral Maxillofac Surg* 2004; **33**:189–194.

Block MS, Kent JN. Sinus augmentation for dental implants: the use of autogenous bone. *J Oral Maxillofac Surg* 1997; **55**: 1281–1286.

Bornstein MM, Chappuis V, von Arx T, Buser D. Performance of dental implants after staged sinus floor elevation procedures: 5-year results of a prospective study in partially edentulous patients. *Clin Oral Implants Res* 2008; **19**:1034–1043.

Boyne PJ. Analysis of performance of root-form endosseous implants placed in the maxillary sinus. *J Long Term Eff Med Implants* 1993; **3**:143–159.

Boyne PJ, James RA. Grafting of the maxillary sinus floor with autogenous marrow and bone. *J Oral Surg* 1980; **38**:613–616.

Browaeys H, Bouvry P, De Bruyn H. A literature review of biomaterials in sinus augmentation procedures. *Clin Oral Implants Res* 2007; **9**:166–177.

ten Bruggenkate CM, van den Bergh JPA. Maxillary sinus floor elevation: a valuable preprosthetic procedure. *Periodontol 2000* 1998; **17**:176–182.

Cavicchia F, Bravi F, Petrelli G. Localized augmentation of the maxillary sinus floor through a coronal approach for the placement of implants. *Int J Periodontics Restorative Dent* 2001; **21**:475–485.

Choi BH, Zhu SJ, Jung JH, Lee SH, Huh JY. The use of autologous fibrin glue for closing sinus membrane perforations during sinus lifts. *Oral Surg Oral Med Oral Pathol Oral Radiol Endod* 2006; **101**:150–154.

Choukroun J, Diss A, Simonpieri A, et al. Platelet-rich fibrin (PRF): a second-generation platelet concentrate. Part V: histologic evaluations of PRF effects on bone allograft maturation in sinus lift. *Oral Surg Oral Med Oral Pathol Oral Radiol Endod* 2006; **101**:299–303.

Coatoam GW, Krieger JT. A four-year study examining the results of indirect sinus augmentation procedures. *J Oral Implantol* 1997; **23**:117–127.

Corrente G, Abundo R, des Ambrois AB, Savio L, Perelli M. Short porous implants in the posterior maxilla: a 3-year report of a prospective study. *Int J Periodontics Restorative Dent* 2009; **29**(1):23–29.

Davarpanah M, Martinez H, Tecucianu JF, Hage G, Lazzara R. The modified osteotome technique. *Int J Periodontics Restorative Dent* 2001; **21**:599–607.

Del Fabbro M, Testori T, Francetti L, Weinstein R. Systematic review of survival rates for implants placed in the grafted maxillary sinus. *Int J Periodontics Restorative Dent* 2004; **24**:65–577.

Deporter D, Todescan R, Caudry S. Simplifying management of the posterior maxilla using short, porous-surfaced dental implants and simultaneous indirect sinus elevation. *Int J Periodontics Restorative Dent* 2000; **20**(5):476–485.

Deporter DA, Caudry S, Kermalli J, Adegbembo A. Further data on the predictability of the indirect sinus elevation procedure used with short, sintered porous-surfaced dental implants. *Int J Periodontics Restorative Dent* 2005; **25**:585–593.

Diserens V, Mericske E, Mericske-Stern R. Radiographic analysis of the transcrestal sinus floor elevation: short-term observations. *Clin Implant Dent Relat Res* 2005; **7**(2):70–78.

Diss A, Dohan DM, Mouhyi J, Mahler P. Osteotome sinus floor elevation using Choukroun's platelet-rich fibrin as grafting material: a 1-year prospective pilot study with microthreaded implants. *Oral Surg Oral Med Oral Pathol Oral Radiol Endod* 2008; **105**:572–579.

Domingues das Neves F, Fones D, Brenardes SR, do Prado CJ, Neto AJF. Short implants—an analysis of longitudinal studies. *Int J Oral Maxillofac Implants* 2006; **21**:86–93.

Doud Galli SK, Lebowitz RA, Giacchi RJ, Glickman R, Jacobs JB. Chronic sinusitis complicating sinus lift surgery. *Am J Rhinol* 2001; **15**:181–186.

Emmerich D, Att W, Stappert C. Sinus floor elevation using osteotomes: a systematic review and meta-analysis. *J Periodontol* 2005; **76**:1237–1251.

Fermergård R, Åstrand P. Osteotome sinus floor elevation and simultaneous placement of implants—a 1-year retrospective study with Astra Tech Implants. *Clin Implant Dent Relat Res* 2008; **10**(1):62–69.

Ferrigno N, Laureti M, Fanali S. Dental implants placed in conjunction with osteotome sinus floor elevation: a 12-year life-table analysis from a prospective study on 588 ITI implants. *Clin Oral Implants Res* 2006; **17**:194–205.

Fugazzotto PA. The modified trephine/osteotome sinus augmentation technique: technical considerations and discussion of indications. *Implant Dent* 2001; **10**:259–262.

Fugazzotto PA. Immediate implant placement following a modified trephine/osteotome approach: success rates of 116 implants to 4 years in function. *Int J Oral Maxillofac Implants* 2002; **17**:113–120.

Fugazzotto P. Augmentation of the posterior maxilla: a proposed hierarchy of treatment selection. *J Periodontol* 2003; **74**(11):1682–1691.

Fugazzotto PA. Shorter implants in clinical practice: rationale and treatment results. *Int J Oral Maxillofac Implants* 2008; **23**:487–496.

Garg AK, Quinones CR. Augmentation of the maxillary sinus: a surgical technique. *Pract Periodontics Aesthet Dent* 1997; **9**(2):211–219.

Griffin TJ, Cheung WS. The use of short, wide implants in posterior areas with reduced bone height: a retrospective investigation. *J Prosthet Dent* 2004; **92**(2):139–144.

Hirsch JM, Ericsson I. Maxillary sinus augmentation using mandibular bone grafts and simultaneous installation of implants. A surgical technique. *Clin Oral Implants Res* 1991; **2**:91–96.

Horowitz RA. The use of osteotomes for sinus augmentation at time of implant placement. *Compend Contin Educ Dent* 1997; **18**:441–452.

Jensen OT, Shulman LB, Block MS, Iacono VJ. Report of the Sinus Consensus Conference of 1996. *Int J Oral Maxillofac Implants* 1998; **13**(Suppl.):11–32.

Jung J-H, Choi B-H, Zhu S-J, Lee S-H, Huh J-Y, You T-M, Lee H-J, Li J. The effects of exposing dental implants to the maxillary sinus cavity on sinus complications. *Oral Surg Oral Med Oral Pathol Oral Radiol Endod* 2006; **102**(5):602–605.

Kahnberg K-E, Vannas-Löfqvist L. Sinus lift procedure using a 2-stage surgical technique: I. Clinical and radiographic report up to 5 years. *Int J Oral Maxillofac Implants* 2008; **23**:876–884.

Kang T. Sinus elevation using a staged osteotome technique for site development prior to implant placement in sites with less than 5 mm of native bone: a case report. *Int J Periodontics*

*Restorative Dent* 2008; **28**:73–81.

Katranji A, Fotek P, Wang H-L. Sinus augmentation complications: etiology and treatment. *Implant Dent* 2008; **17**: 339–349.

Komarnyckyj OG, London RM. Osteotome single-stage dental implant placement with and without sinus elevation: a clinical report. *Int J Oral Maxillofac Implants* 1998; **13**:799–804.

Lai H-C, Zhang Z-Y, Wang F, Zhuang L-F, Liu X. Resonance frequency analysis of stability on ITI implants with osteotome sinus floor elevation technique without grafting: a 5-month prospective study. *Clin Oral Implants Res* 2008; **19**:469–475.

Leblebicioglu B, Ersanli S, Karabuda C, Tosun T, Gokdeniz H. Radiographic evaluation of dental implants placed using an osteotome technique. *J Periodontol* 2005; **76**:385–390.

Nakamura N, Mitsuyasu T, Ohishi M. Endoscopic removal of a dental implant displaced into the maxillary sinus: technical note. *Int J Oral Maxillofac Surg* 2004; **33**:195–197.

Nedir R, Bischof M, Briaux JM, Beyer S, Szmukler-Moncler S, Bernard J-P. A 7-year life table analysis from a prospective study on ITI implants with special emphasis on the use of short implants. Results from a private practice. *Clin Oral Implants Res* 2004; **15**(2):150–157.

Nedir R, Bischof M, Vazquez L, Szmukler-Moncler S, Bernard JP. Osteotome sinus floor elevation without grafting material: a one year prospective pilot study with ITI implants. *Clin Oral Implants Res* 2006; **17**:679–686.

Nkenke E, Schlegel A, Schultze-Mosgau S, Neukam FW, Wiltfang J. The endoscopically controlled osteotome sinus floor elevation: a preliminary prospective study. *Int J Oral Maxillofac Implants* 2002; **17**:557–566.

Peñarrocha M, Pérez H, Garcia A, Guarinos J. Benign paroxysmal positional vertigo as a complication of osteotome expansion of the maxillary alveolar ridge. *J Oral Maxillofac Surg* 2001; **59**:106.

Piattelli M, Favero GA, Scarano A, Orsini G, Piattelli A. Bone reactions to anorganic bovine bone (Bio-Oss) used in sinus augmentation procedures: a histologic long-term report of 20 cases in humans. *Int J Oral Maxillofac Implants* 1999; **14**:835–840.

Raghoebar GM, Batenburg RHK, Timmenga NM, Vissink A, Reintsema H. Morbidity and complications of bone grafting of the floor of the maxillary sinus for the placement of endosseous implants. *Mund Kiefer Gesichtschir* 1999; **3**(Suppl. 1):65–69.

Reiser GM, Rabinovitz Z, Bruno J, Damoulis PD, Griffin TG. Evaluation of maxillary sinus membrane response following elevation with the crestal osteotome technique in human cadavers. *Int J Oral Maxillofac Implants* 2001; **16**:833–840.

Renouard F, Nisand D. Short implants in the severely resorbed maxilla: a 2-year retrospective clinical study. *Clin Implant Dent Relat Res* 2005; **7**(Suppl. 1):S104–S110.

Rohrer MD, Bulard RA, Patterson MK. Maxillary and mandibular titanium implants 1 year after surgery: histologic examination in a cadaver. *Int J Oral Maxillofac Implants* 1995; **10**: 466–473.

Rosen PS, Summers R, Mellado JR, Salkin LM, Shanaman RH, Marks MH. The bone-added osteotome sinus floor elevation technique: multicenter retrospective report of consecutively treated patients. *Int J Oral Maxillofac Implants* 1999; **14**: 853–858.

Schleier P, Bierfreund G, Schultze-Mosgau S, Moldenhauer F, Küpper H, Freilich M. Simultaneous dental implant placement and endoscope-guided internal sinus floor elevation:

2-year post-loading outcomes. *Clin Oral Implants Res* 2008; **19**:1163–1170.

Schmidlin PR, Muller J, Bindl A, Imfeld T. Sinus floor elevation using an osteotome technique without grafting materials or membranes. *Int J Periodontics Restorative Dent* 2008; **28**: 401–409.

Smiler DG. The sinus lift graft: basic techniques and variations. *Pract Periodontics Aesthet Dent* 1997; **9**(8):885–893.

van Steenberghe D, Jacobs R, Desnyder M, Maffei G, Quiynen M. The relative impact of local and endogenous patient-related factors on implant failure up to the abutment stage. *Clin Oral Implants Res* 2002; **13**:617–622.

Summers R. A new concept in maxillary implant surgery: the osteotome technique. *Compend Contin Educ Dent* 1994a; **15**:152–158.

Summers R. The osteotome technique: part 2—the ridge expansion osteotomy (REO) procedure. *Compend Contin Educ Dent* 1994b; **15**:422–426.

Summers R. The osteotome technique: part 3—less invasive methods of elevating the sinus floor. *Compend Contin Educ Dent* 1994c; **15**:698–704.

Summers R. The osteotome technique: part 4—future site development. *Compend Contin Educ Dent* 1995; **16**:1080–1092.

Tatum OH. Maxillary and sinus implant reconstruction. *Dent Clin North Am* 1986; **30**:207–229.

Thor A, Sennerby L, Hirsch J-M, Rasmusson L. Bone formation at the maxillary sinus floor following simultaneous elevation of the mucosal lining and implant installation without graft material—an evaluation of 20 patients treated with 44 Astra Tech implants. *J Oral Maxillofac Surg* 2007; **7**(Suppl. 1):64–72.

Tidwell JK, Blijdorp PA, Stoelinga PJW, Brouns JB, Hinderks F. Composite grafting of the maxillary sinus for placement of endosteal implants. *Int J Oral Maxillofac Surg* 1992; **21**:204–209.

Tilotta F, Lazaroo B, Gaudy JF. Gradual and safe technique for sinus floor elevation using trephines and osteotomes with stops: a cadaveric anatomic study. *Oral Surg Oral Med Oral Pathol Oral Radiol Endod* 2008; **106**:210–216.

Toffler M. Site development in the posterior maxilla using osteocompression and apical alveolar displacement. *Compend Contin Educ Dent* 2001; **22**:775–790.

Toffler M. Staged sinus augmentation using a crestal core elevation procedure (CCE) to minimize membrane perforation. *Pract Proced Aesthet Dent* 2002; **14**:767–774.

Toffler M. Osteotome-mediated sinus floor elevation: a clinical report. *Int J Oral Maxillofac Implants* 2004a; **19**:266–273.

Toffler M. Minimally invasive sinus floor elevation procedures for simultaneous and staged implant placement. *N Y State Dent J* 2004b; Nov:38–44.

Toffler M. Treating the atrophic posterior maxilla by combining short implants with minimally invasive osteotome procedures. *Pract Proced Aesthet Dent* 2006; **18**(5):185–192.

Toffler M, Toscano N, Holtzclaw D, Del Corso M, Dohan Ehrenfest D. Introducing Choukroun's platelet rich fibrin (PRF) to the reconstructive surgery milieu. *J Impl & Advanced Clin Dent* 2009; **1**(6):21–32.

Toffler M. Staged sinus floor elevation using the crestal core elevation (CCE) procedure: A review of the technique. *J Impl & Advanced Clin Dent* 2010; **2**(7):27–42.

Toffler M, Toscano N, Holtzclaw D. Osteotome-mediated sinus floor elevation using only platelet-rich fibrin: An early report on 110 patients. *Implant Dent* 2010; **19**:447–456.

Ulm CW, Solar G, Krennmair G, Matejka M, Watzek G. Incidence and suggested surgical management of septa in sinus lift procedures. *Int J Oral Maxillofac Implants* 1995; **10**(4):462–465.

Velásquez-Plata D, Hovey LR, Peach CC, Alder ME. Maxillary sinus septa: a 3-dimensional computerized tomographic scan analysis. *Int J Oral Maxillofac Implants* 2002; **17**:854–860.

Vitkov L, Gellrich N-C, Hannig M. Sinus floor elevation via hydraulic detachment and elevation of the Schneiderian membrane. *Clin Oral Implants Res* 2005; **16**:615–621.

Wallace SS, Froum SJ. Effect of maxillary sinus augmentation on the survival of endosseous dental implants. A systematic review. *Ann Periodontol* 2003; **8**:328–343.

Zitzmann NU, Schärer P. Sinus elevation procedures in the resorbed posterior maxilla. *Oral Surg Oral Med Oral Pathol Oral Radiol Endod* 1998; **85**:8–17.

Zubery Y, Nir E, Goldlust A. Ossification of a collagen membrane cross-linked by sugar: a human case series. *J Periodontol* 2008; **79**:1101–1107.

# 第16章

# 上颌窦提升术：侧壁开窗方法

*Tomaso Vercellotti MD, DDS*

## 前言

在1980年，菲利普博伊恩医生首次描述了在牙槽嵴剩余骨量不足时，为植入种植体而提升上颌窦黏膜增加骨量的技术。该技术的基本理念是：不改变鼻腔生理功能而将骨组织移植至上颌窦腔内。

从首次先锋之作到今天，因种植而进行的提升上颌窦的手术在全世界范围操作了数千例。为了增加治疗的有效性，特别是探寻上颌窦腔和移植材料对骨愈合的最佳进展，大量出版的文章能够促进手术技术的发展。

本章作者是超声骨刀手术发明人，将谈及在发明该项技术中的个人经验。只要小心谨慎地使用生物材料进行移植，他可以取得将近100%的成功，这有大量系列的病例支持。

在发展该项技术时，作者基于一系列基础理念并自我发展形成了个人的观点，在后面进行阐述。

首先，重要的是对上颌窦腔的解剖和生理功能拥有非常深入的知识。其次，是要对基于组织工程学的骨移植材料发展保持持续更新的状态。再者，从临床的角度考虑术后恢复问题，以防不理想的愈合机制。

着重重申的是必须在每个阶段严格执行临床路径，大部分并发症和失败归结于术前计划不足和使用未精确描述和定义的外科技术。

## 解剖的初步考虑

上颌窦黏膜是耳鼻喉科和口腔科之间的外科解剖边界线。Schneiderian黏膜（即假复层纤毛柱状上皮）的上部有黏液和纤毛，在一定的条件下，它的生理功能对呼吸器官的健康非常重要，最重要的就是调节温度、细尘或压力等。黏膜下方连接面是骨内膜，对于上颌窦内成骨趋向性和生理功能非常重要。整体黏膜平均厚度是0.1 ~ 0.3mm。事实上黏膜如此之薄对于种植位点的上颌窦进行手术是个巨大的挑战。实际上在每个手术阶段，从临床角度保持黏膜的完整性是非常基本的要求，它关系到骨移植材料的初期稳定至血管化以及矿化的整个过程。黏膜穿孔的风险与黏膜的厚度和所使用的手术器械成正相关。

## 术前检查评估

术前检查需要使用CT影像。在研究CT影像时，必须首先诊断上颌窦黏膜的状态，注意牙槽嵴顶解剖结构的数毫米剩余，上颌窦底外形轮廓以及上颌窦颊侧前庭和腭侧的骨壁厚度。

## 上颌窦黏膜的状态

当呼吸上皮有炎症时，常常会损害一部分上颌窦上皮和上皮分泌黏液向鼻腔排溢的能力。黏液囊肿的细菌性病因通常是源自邻近根尖的牙体牙髓病变，并且放射影像显示半球形状也是常常提及的"rising sun"（旭日）形状。当术中去除这些所形成的囊肿时，能看到一种淡黄色的黏液。黏液囊肿的壁通常比较薄，去除的时候容易撕裂，形成完整的手术性空腔。有时候较厚的囊性黏膜易于去除，会导致牙槽嵴顶的完全丧失，使用外科镊的牵拉动作也会使上颌窦底吸收。黏液囊肿的大小变异性很大，有的病损时间较长时可以有几个厘米大小的范围。有一些少见病例是由于进行性牙周病晚期造成的黏液囊肿，黏液囊肿是上颌窦最常见的炎症病损。病理上常常表现无临床症状，仅能通过CT影像或某些放射图像来确诊。

对黏液囊肿补充说明的是，有很多其他的上颌窦黏膜的炎性病损并不是牙源性的。鼻部的病理变化常导致黏膜肥厚，不仅在上颌窦底也可以在上颌窦侧壁上。

在某些情况下，上颌窦显示整个窦腔完全放射阻射，临床症状会有鼻腔不通气，通常为厌氧菌引起的炎症过程的症状。

当术前CT影像显示上颌窦黏膜病理变化时，需要咨询耳鼻喉专科医生，决定上颌窦清除手术的入路方案。耳鼻喉专科医生通常采取鼻部手术入路，全麻下利用内镜去除窦内炎症组织。作者常在上颌窦提升术前3个月手术完全去除牙源性的炎性病灶。上颌窦腔内的清除要在局麻下，侧方骨壁开窗进行。上颌窦内的手术程序包括用吸引器清除分泌物和用超声骨刀空穴化的生理盐水进行冲洗同时注入抗生素。使用胶原膜关闭骨壁窗口，然后缝合。3个月后可能需要重新进入同一骨性窗口进行上颌窦黏膜提升和植骨。

所有为种植而进行的上颌窦底提升要求手术治疗开始时窦黏膜必须是健康的。事实上，上颌窦内的炎症状态会降低术中黏膜的完整性，增加术后愈合期间植骨材料感染风险，造成炎性并发症而需要额外手术，甚至导致某些病例周围器官损害的巨大风险。

## 形态解剖的术前研究

这是利用CT影像进行上颌窦腔和牙槽嵴顶剩余骨量的分析评估。评估上颌窦腔长度往往从近中壁向远中壁。特别要注意上颌窦底的特征，首先在第一磨牙的凹陷附近远中的位置通常能发现Underwood间隔。X线透射表明上颌窦腔是健康的状态，如果放射显示云雾状或阻射则是病变症状。表现为3种不同的类型：整体黏膜增厚数毫米，一半来源于呼吸性黏膜；"rising sun"（旭日）形态，单发或多发，来源于牙源性黏膜；上颌窦腔呈完全云雾状，是发炎致鼻腔阻塞的症状。不管上颌窦发生何种病变，都需要把患者转诊至耳鼻喉，由专科医生来决定其最佳的治疗方案。

## 上颌窦黏膜处理的外科考量

上颌窦提升技术包括上颌窦黏膜的提升，以及为植入种植体所创造的空间下方采集和放置足够的移植材料。因此在外科程序中，即使是在最复杂解剖条件下，外科处理上颌窦黏膜是一个最基础的因素。手术风险包括黏膜穿孔，与黏膜的厚度正相关。文献中粗略统计穿孔的发生率约是23%（14%~56%）（Boyne and Janaes, 1980; Tordjman et al., 2006; Wallace et al., 2007）。不幸的是，常常黏膜的厚度不能在术前研究时被确认，只能在手术操作时来评估。在截开颊侧前庭骨壁时，随着的骨壁逐渐变薄，可观察到骨壁内侧的黏膜。从临床上，基于黏膜的颜色来判断黏膜的厚度非常实用。白色一般为较厚的黏膜，是非常理想的状况。相反，暗色黏膜总是很薄，常常难以保持其完整性。实际上，黏膜有时萎缩得几乎呈透明色。

在这些罕见的病例中（作者的估计约1%），最好不植骨，仅沿着开窗的骨壁剥离黏膜，用可吸收的膜关闭窗口并做瓣的缝合。此次手术的目标是使得组织愈合数月后变为较厚的黏膜，第二次手术中提升更容易（这时才是真正的上颌窦提升术）。

上颌窦黏膜穿孔是任何手术中最主要的风险，也能发生于黏膜厚度正常的情况。损伤常常发生在牙钻触及软组织的时候。甚至肉眼难以察觉的微小损伤，在使用手动器械提升黏膜时也能造成穿孔。

由于上颌窦手术有不可预期的高穿孔可能，数年前，当作者清楚地意识到这个现实时，于是采用了一种新的技术，该技术基于选择性切除设备Mectron-Piezosurgery®（Mectron, Carasco, Italy），仅切除矿化组织而不切除软组织。这项新技术叫作压电骨刀开窗外提升（或超声骨刀开窗外提升——译者注）（piezoelectric bony window osteotomy, PBWO）和上颌窦黏膜外提升（SME），可能将穿孔的发生比例从30%降到5%（Vercellotti et al., 2001）。

近年来，在操作程序细化后，作者的成功率达到99%。这样好的结果依赖于详尽的术前研究和严格的手术程序，而这些正是世界范围数以千计的种植专科医生和欧美众多院校正在使用的技术。

# 侧方开窗提升技术

上颌窦底的提升可以通过侧方的上颌窦壁或剩余骨性牙槽嵴顶入路。相比较而言，作者更愿意通过上颌窦侧壁方法，因为骨性开窗的尺寸能提供术区更宽广的视野，能让临床医生植骨前检查黏膜的完整性。

通过牙槽嵴顶进行上颌窦提升方法的特点是视野非常有限，无法直视观察上颌窦黏膜。事实上，在种植位点通过挤压技术（如使用植骨材料、液压、凝胶等来挤压）进行提升，黏膜是否完整不可视。因此，该技术在术中不能观察到黏膜的完整性，直到术后才可以。术后需要通过放射影像来评估结果。通过牙槽嵴顶进行上颌窦提升方法需要训练有素而且非常有经验的外科医生来操作。手术难度的程度直接与上颌窦底的异常形态（如不光滑或不正常的厚度）有关。通过牙槽嵴顶进行上颌窦提升方法，植骨材料会通过黏膜穿孔进入上颌窦腔，会因异物反应引发炎症。即使患者没有临床症状，愈合结果是种植体周围没有骨形态支持，原定手术目的失败。这里大多数病例，移植材料留在上颌窦

呼吸上皮上，导致异物引起的排异反应，需要取出种植体来恢复上颌窦健康。因此，缺乏经验的手术医生应该使用侧方开窗提升技术，以减少患者遭受上颌窦黏膜穿孔发炎结果。事实上，如果出现穿孔，最好是缝合关闭膜龈瓣，等待愈合，3个月后黏膜完整了再完成手术。

作者建议通过牙槽嵴顶进行上颌窦提升方法需要适当的培训。使用超声骨刀，现在有2种通过牙槽嵴顶进行上颌窦提升方法，在高成功率和有限并发症等方面拥有极大的优点。总的来说，当剩余牙槽嵴顶高度超过5mm，而且仅当手术医生对该项技术十分有信心时才可以使用该技术。

# 手术程序

由一系列精确的手术动作组成，每一手术动作都以适当的器械来改变解剖形态以达到所需要的解剖结构。程序的每个阶段都必须使用有效的和安全的手术器械。手术时一步步在可操控下进行，安全处理即使最复杂的解剖条件。

超声骨刀手术是作者为PBWO和SME所发展而来，为克服传统器械的局限性所创新。超声骨刀手术的优点不仅仅是有超声切割的特性，它能使你在最大视野下和可控下选择性切割骨组织，而且提供各种类型的工作尖（图16.1、图16.2）。

这些工作尖能让你根据患者的解剖特征和组织生理特性来操作手术。

使用超声骨刀手进行上颌窦提升的手术程序分成10个阶段。

## 第一阶段：颊侧前庭骨壁削薄的骨修整术

使用OP3工作尖，在Cortical模式下进行骨修整术，将颊侧前庭骨壁磨至小于1mm的厚度。有两种结果。随着骨壁越削越薄，能够明确鼻部上颌窦壁的位置，看上去比牙槽骨暗一些。其他优点是骨屑能够被收集作为移植材料。使用OP3进行骨修整术，设置1挡以缓慢的动作汲取骨屑，防止分散。建议让吸引器的末端靠近术区且要放置在相反位置。

这一步不可能使用传统器械。

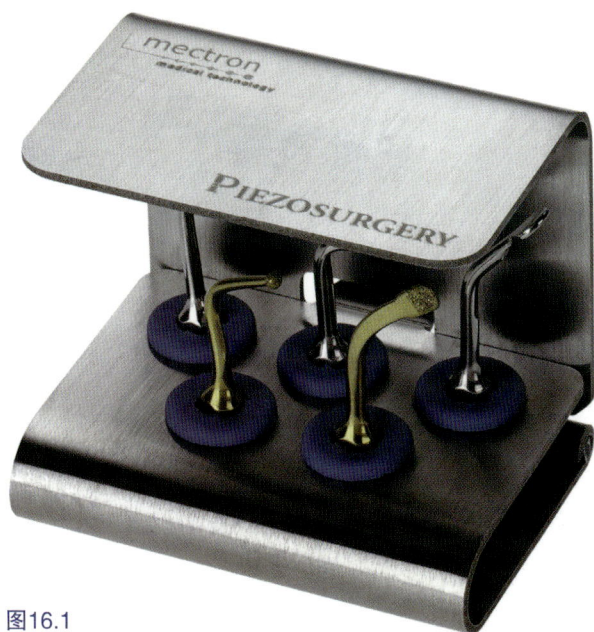

图16.1

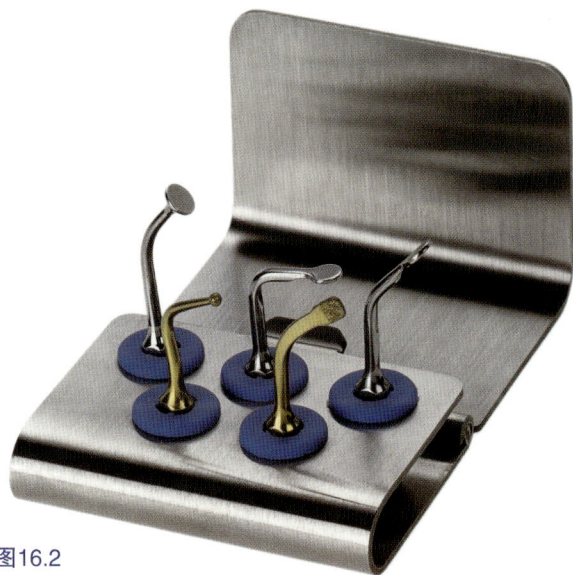

图16.2

图16.1、图16.2　Mectron-Piezosurgery® 上颌窦提升套装（图片来源：再版获得Mectron SpA和Piezosurgery公司公开许可）

### 第二阶段：开窗截骨

开窗截骨使用OT1或OT5工作端，皮质骨模式，水冷却开到3挡。该工作端像扁平手术刀一样，其钛表面将磨除骨表面。菱形的工作端和Mectron-Piezosurgery选择性切除的特点使截骨线

清晰明确，截骨时可以沿全长切透骨壁而仅有较小的上颌窦黏膜穿孔风险（文献中报道Mectron-Piezosurgery平均穿孔率是7%）（Wallace et al., 2007）。使用传统的器械（钻头），磨骨的同时磨到了黏膜范围。在文献中统计用钻头进行上颌窦提升其黏膜穿孔发生率是30%。

Mectron-Piezosurgery的切割动作是将器械的内角侧面接触皮质骨，以往复牵拉的动作反复研磨开窗的边缘，开窗处显示出不同颜色的黏膜。当颜色是白色时，这意味着黏膜是相当的厚（大约0.5mm）而且接下来的阶段会比较简单，当开窗处显示颜色较暗时意味着黏膜菲薄，操作提升时必须要非常小心。

开窗的最佳位置是：在近远中方向靠近最后一颗余留牙的区域，对于无牙颌来说是尖牙区域的远中；在冠根方向，剩余牙槽嵴顶骨的最根方，靠近上颌窦底的位置。当剩余牙槽嵴顶只有1~2mm，建议在靠近根方4~5mm的位置开窗，以削弱缺牙的牙槽嵴顶。

骨性的窗口先由水平向截骨开始，按上颌窦底的解剖形态走行，高约5mm，最后形成椭圆形。宽度依据种植体的数量而定。

### 第三阶段：去除开窗骨壁

截骨完成之后，开窗的骨壁大多会自动脱落，这是因为骨壁很薄和术中振动导致。如果开窗的骨壁仍然附着于上颌窦黏膜的骨内膜，去除时必须特别小心并且不要使用牵拉的动作。作者会使用OT1工作端进行剥离而无须担心黏膜的微小创伤。但当骨壁削薄的不够时，可能非常难剥离。

### 第四阶段：剥离上颌窦黏膜

为了发展该项技术，作者使用了特别的Mectron-Piezosurgery工作端EL1，设置了特别的模式。这个无切割力的工作端是锥形的，用于沿着骨性窗口内侧的周长分离黏膜，从开窗的边框分离黏膜约2mm以消除黏膜的张力。

## 第五阶段：提升黏膜

该项操作使用手动的提升器械，器械凸起的部分剥移黏膜，锋利的边缘用在窦内侧骨壁剥离黏膜。使用Mectron-Piezosurgery，设置蠕动泵程序4~5（Cortical模式），机械运动基本来源于液体冲洗时的空穴化作用。这项技术提供了最高的可视性，建议在术中大量出血的情况下使用。

### 黏膜穿孔

发生撕裂是较罕见的，其手术要依据撕裂的尺寸大小来进行。对于轻微的穿孔，近远中部分的上颌窦黏膜需充分剥离使其可移动，以彻底消除全部张力直到能看到黏膜随呼吸发生的运动。在穿孔的位置放置一个或多个富血小板纤维蛋白膜（PRF）。后者再覆盖双层可吸收性胶原膜（Bio-Gide®, Geistlich Pharmaceuticals, Wolhusen, Switzerland），然后放置移植材料和甲硝唑。患者要避免Valsalva（捏鼻鼓气）动作，并且接下来3周需要每周复诊1次，预防或处置并发症。

对于较大的穿孔，上颌窦内使用250mg利福霉素清洁，数分钟后用生理盐水清洁。用双层可吸收性胶原膜（Bio-Gide）覆盖窗口，缝合组织瓣。3个月后翻瓣，切开开窗附近的结缔组织进入已经愈合的上颌窦腔。此时新形成的组织比上颌窦黏膜厚得多，这样就可以使用超声骨刀很容易进行手术分离和之后的手动提升。

## 第六阶段：种植位点预备

当剩余牙槽嵴至少4mm高而且足够厚的时候，是可以使用传统的器械（扩孔钻）进行种植位点预备的。如果少于4mm，那么会非常难以获得足够的种植体初期稳定性，而且可能造成牙槽嵴骨折裂。使用Mectron-Piezosurgery进行种植位点预备，需要精确的手术程序和为此使用的Mectron-Piezosurgery工作端套装。非常重要的是强调使用Mectron-Piezosurgery进行位点预备会使术者最好地利用剩余牙槽嵴的解剖结构。超声切割的特点是基于微空化作用和频率调节机制，确保了骨组织的选择性和极度精巧的切割动作。手术切割的最优化和带来的最小结构损害（如牙槽嵴顶骨裂或骨丧失），即使牙槽嵴顶的只有2~3mm厚度，也可获得的初始稳定性。最显而易见的优点是可以解决大多数严重萎缩的上颌窦条件下只做一次手术的能力。站在临床的观点上，仅仅一次手术，就可使患者痛苦更少，骨结合的质量更多，而且当上颌窦底提升并植入种植体时，骨结合的质量会更好。在进行位点预备之前，作者建议放置一块胶原海绵来提升和保护黏膜。

## 第七阶段：上颌窦腔内侧壁的血管刺激性

在老年无牙症患者，缺牙的牙槽嵴通常萎缩得非常严重，种植体只能植入在移植的骨上。而且，在这些病例，需要较多量的骨移植材料，2~3cm³。为了促进骨移植材料更好的血管化，作者常规使用OP5在上颌窦壁内侧进行一系列打孔操作，设置"BONE"模式，"Quality 1"。

## 第八阶段：骨移植材料

骨移植材料的获得一般使用生物材料颗粒和开窗时采集的自体骨混合，有时甚至需要下颌取骨。移植总是先在腭侧、近中和远中壁放置植骨材料。然后植入种植体，最后填满颊侧前庭区域。

## 第九阶段：用可吸收性膜覆盖骨性窗口

在愈合初期当有Valsalva（鼓气）动作，如擤鼻涕或鼻呼气时会增加上颌窦内的压力，作者使用胶原膜（Bio-Gide）以防止移植物颗粒散落。另外，膜有利于骨性窗口的矿化，也得益于骨性窗口垂直向不要太大，6~8个月之后再打开可以看到完全骨性愈合。

## 第十阶段：组织瓣缝合

缝合前颊侧的组织瓣一般需要向冠方延长。缝合第一针总是在近中减张切口的近中开始，使用Vicryl®5.0缝线（Ethicon Inc., Johnson & Johnson, Somerville, NJ）以恢复骨膜的解剖结构。使用GORE-TEX® CV5缝线（W.L. Gore & Associates Inc.,

Flagstaff, AZ）进行2~3针褥式缝合，达到无张力的关闭组织瓣。在此基础上，最终用几针间断缝合来确保组织瓣对位完好。缝线保持2周。

### 一期手术（One-Surgical-stage）种植体同期植入

在上颌窦提升期同时植入种植体，是简化上颌窦底提升的重要的决策。优点是手术只有两次：

1. 植入种植体和植骨材料。
2. 切开牙龈组织放置愈合基台。

是否同期植入种植体是在术前CT影像研究时做出决定。重要的是要有足够的骨量，以使种植体获得足够的初期稳定性，维持数月以便获得二次稳定。这就是如果骨量不足3mm不能在同期植入种植体的原因，特别是在松质骨未矿化的时候。

### 术后临床维护

给予抗生素治疗5~6天，手术第1天开始：阿莫西林最初3天每8小时1g，之后的3~4天0.5g。患者出院时，给予静脉注射镇痛剂（Ketorolac 30mg）和给予尼美舒利，1杯/次，每天2次（餐后服用），共2天。对于抗炎药物敏感的患者要给予胃保护药。刷牙后用0.12%氯己定溶液漱口，每天2次。术后第1天每间隔15~20分钟在面部用冰袋冰敷15~20分钟。术后2周内患者不能用鼻鼓气。患者睡觉时使用特制的枕头以利于血液循环。要提醒患者这种类型的手术会出现明显肿胀，特别是前3天。如果是在上颌骨颧突部位采集的骨碎片，皮肤会出现小的血肿。

### 第一次检查

如果患者到诊所便利，拆线之前最好能复查1~2次。如果无法实现，就应联系患者决定是否需要复查，如不需要则预约患者术后2周拆线。

### 第二次检查

术后20~30天的时候第二次复查。此时判断是否出现生物学失败非常重要，这些失败有的由于血管化不足导致，或因膜穿孔发炎导致的异物排斥反应。术后数月的检查不是常规需要。再次检查一般在上颌窦提升手术后6~8个月暴露种植体的时候。这个等待愈合的时间长短根据当时剩余骨量和植骨量的多少来决定。

### 临时冠阶段

放射影像评估确保每个种植体完成了骨结合。进行敲击测试（用口镜柄），放置临时冠并即刻负重。特别注意应消除侧方和前伸颌的干扰。1年后拍摄根尖片，放置贵金属冠或全瓷冠。

## 愈合时间

考虑愈合期长短的目的是等待足够长的时间，以获得有效的稳定性和骨移植材料的矿化，才能获得二次稳定，确保种植体正确的行使功能。

不幸的是，没有什么可靠的临床测试能让我们明确判断植骨材料在愈合过程中的生物机械状态。在评估时X线片也不总是准确，尤其是使用羟基磷灰石颗粒作为植骨材料进行骨引导。后者顺着上颌窦内壁向内朝向移植物的中心。使用越多的移植材料，需要更多时间来完成骨结合。牙槽骨剩余骨高度超过5~6mm的上颌窦提升病例中，总的来说愈合平均时间是6个月，这是经过最多的组织学检测后得到的结论。在特定解剖条件下的愈合时间要特别注意（图16.3、图16.4）。

## 种植成功的百分比

作者的一项研究报道，5年前治疗的83位患者

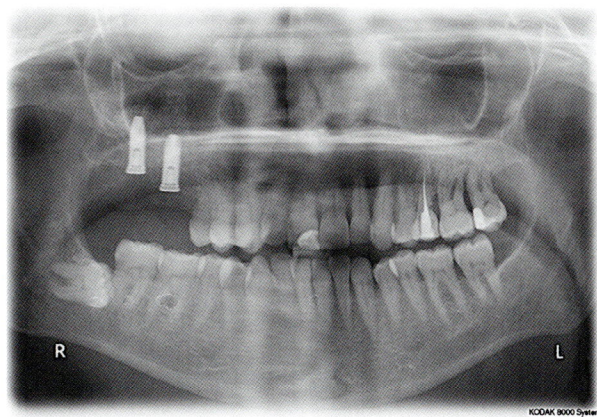

**图16.3** 手术后即刻的种植体位置。

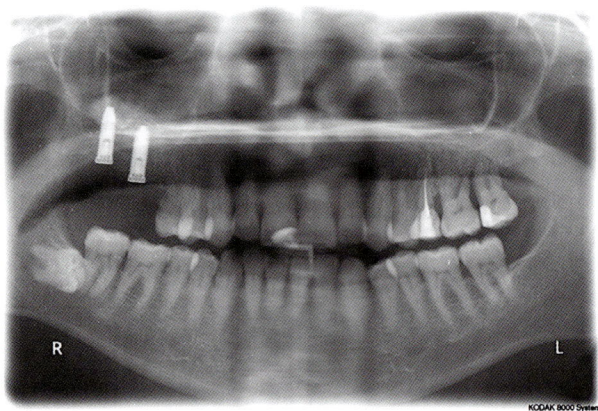

图16.4　术后6个月的种植体位置。注意围绕种植体的再生骨反应。

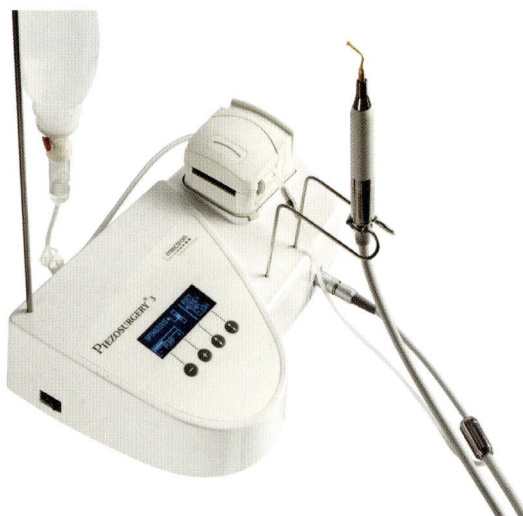

图16.5　Mectron-Piezosurgery® Dental 3。
（来源：Mectron SpA 和 Piezosurgry Inc 翻印许可）

（数据未公开发表）使用超声骨刀程序进行上颌窦提升，出现不良反应通常发生在术后6~9天。在3%的病例中，术后第一个月发生轻微炎症。在大多数这样的病例中，由于抗生素使用不当或没有使用阿莫西林会导致并发症出现。其中大约2%在负重前需要重新植入种植体。剩余牙槽骨为2~3mm时表现为骨结合减少，因为让种植体获得基础稳定性的表面积太小。2%的病例中出现种植体周围骨吸收，表现在松质骨矿化不足的位置。修复前植入或重新植入的种植体负重5年后存活率为98%，修复成功率为100%。

## Mectron-Piezosurgery的临床特点

　　超声骨刀手术是作者发明的一项新的截骨和骨成型技术，来克服传统器械精度和安全局限性的问题。在与Mectron Medical Technologies公司工程师的合作下，作者发明的Mectron-Piezosurgery是一项能够进行选择性切割骨组织的手术设备套装（图16.5、图16.6）。

　　该设备切割骨原理是多频超声振动器驱动的机械微振动。机械线性微振动的幅度是20~80μm。20（低）和80（高）之间的差别有赖于工作端的性能。可变频率的调整可使超声切割最优化，这样可以消除能量在热形式上的散布。Mectron-Piezosurgery（U.S. Patent 6695047B2）的超声波能够切割骨组织而同时减少骨屑的生成，骨屑在凿骨断

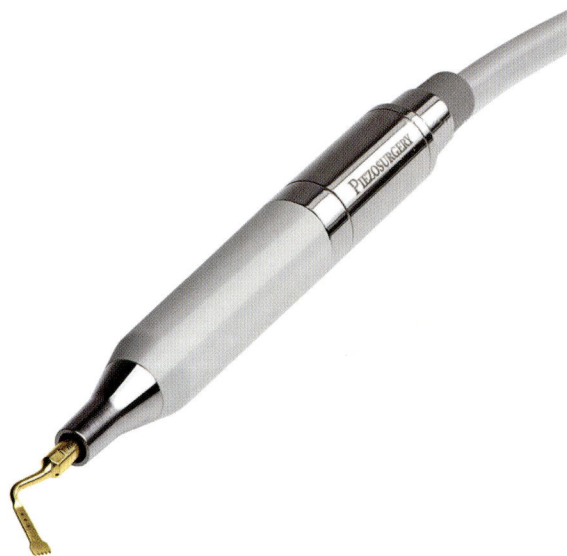

图16.6　Mectron-Piezosurgery®手柄。
（来源：Mectron SpA 和 Piezosurgry Inc 翻印许可）

端时，由于其软和弹性的特点会影响切割动力，使机械动能散布成热能。

　　Mectron-Piezosurgery切割动作的基本临床特点是

　　1. 微观高精度；
　　2. 对矿化组织选择性切割；
　　3. 术中视野最大可视化；
　　4. 骨组织的最佳愈合。

### 微观高精度

　　微观高精度是靠Mectron-Piezosurgery的微振动

来实现，即使在肉眼不可视的情况下也易于切割，而且手柄上的压力由2kg减少到500g。因此手术是在可控中进行，即使靠近精细的解剖区域（如下齿槽神经）也不用担心。

## 选择性切割

Mectron-Piezosurgery选择性切割特征是指在进行截骨和骨成型操作时不切割软组织的特点。的确是这样，任何与软组织的意外接触也仅仅是导致停止产热。科学和临床的研究也证实了使用Mectron-Piezosurgery在神经末梢手术的高度安全性。选择性切割依赖于设备的物理特性，一方面原因是使用了金刚砂颗粒的工作端，另一方面原因是使用低于30kHz的超声振动。这个特征可使软组织从骨上完全分离（如上颌窦黏膜）。使用超声骨刀工作端，黏膜可以从诸如上颌窦间隔等复杂的解剖结构上完整地剥离起来。在上颌窦外开窗提升的路径中，可以完整地打开骨性窗口和显露未损伤的布满完整血管的黏膜（图16.7、图16.8）。

## 术中最大可视性

Mectron-Piezosurgery手术中生理盐水碰到以超声速度的振动工作端时，由于众所周知的空化这一物理现象，从内部产生冷的气化泡。这些泡向内挤压产生冲击波，可阻止毛细血管流出血液，这个既是物理效应也是生物学变性过程，之后瞬间激活凝固过程。即使在特别复杂的解剖条件下，该现象也能保证手术的最大可视性。

## 骨组织的最佳愈合

几项生理学回顾性和动物实验研究报道显示Mectron-Piezosurgery的超声微振动把切割创伤降到最低。因此，在生理学和生化的角度来看骨愈合要快得多（Vercellotti, 2005）。

种植位点使用Mectron-Piezosurgery和常规扩孔钻预备进行比较，其生物分子研究显示：使用Mectron-Piezosurgery处理会有更多的骨组织再生，骨形成蛋白-4（BMP-4）增加18倍并且转移生长因子-beta（TGP-β）增加19倍（Preti et al., 2007）。这意味着第一天术后其临床优点就已经显而易见了。手术区域围绕的软组织呈现玫瑰红色，没有或仅有轻微的术后水肿。使用Mectron-Piezosurgery的还有与患者症状相关的优点，一方面增加了舒适度和手术预备，另一方面又加快了术后恢复。

## 工作端

Mectron-Piezosurgery的工作端按照其特性和形态来分类。

### 特性分类

- 锋利（Sharp）
- 平滑（Smoothing）
- 圆钝（Blunt）

锋利器械以最高的切割效率为特征，而平滑器械用于切割靠近敏感的解剖结构（图16.9~图16.51）。

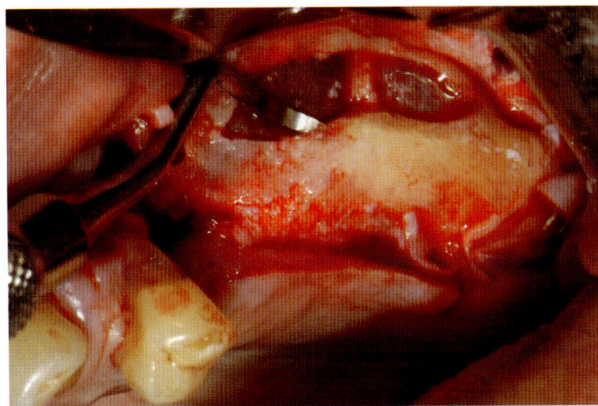

图16.7 保存上颌窦间隔的2个开窗凿骨。使用手动器械剥离上颌窦黏膜。

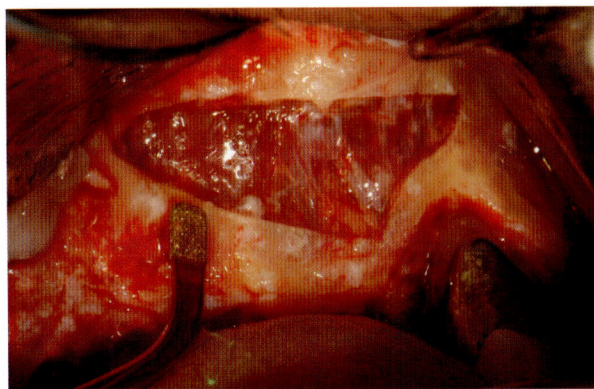

图16.8 使用Mectron-Piezosurgery® OT1工作端开窗后血管完整。

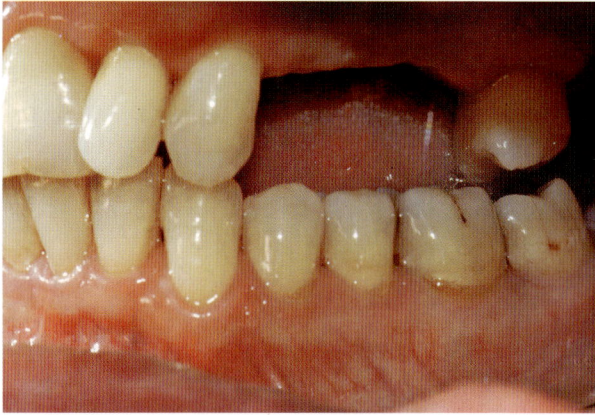

**图16.9** 术前解剖形态：左侧上颌前磨牙和第一磨牙缺失。

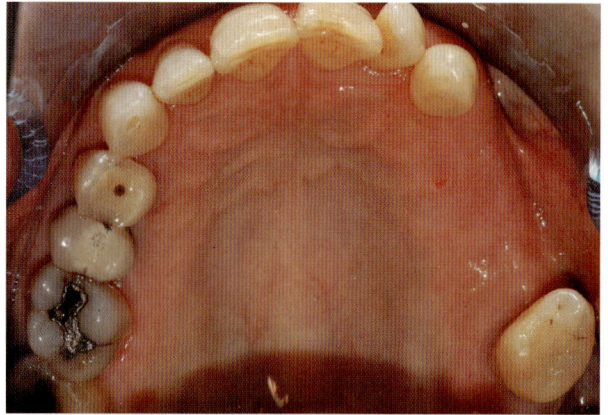

**图16.10** 上颌牙弓骀面观。

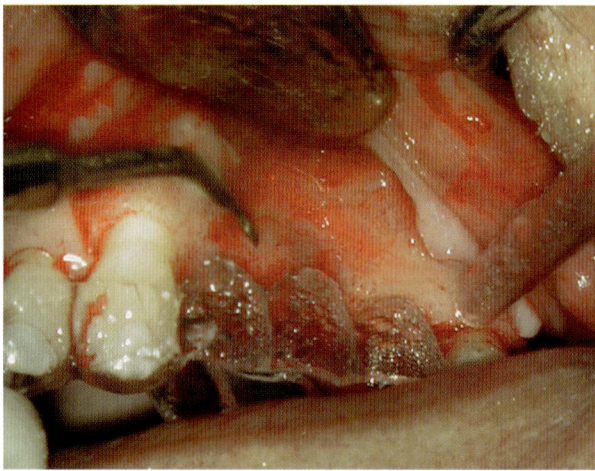

**图16.11** 翻开全厚瓣。使用Mectron-Piezosurgery® OP3工作端操作骨修整术，将颊侧前庭骨壁削薄到小于1mm。

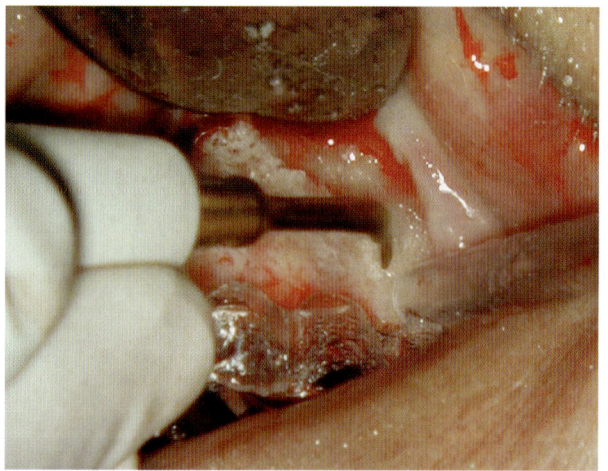

**图16.12** 在骨修整的操作中收集自体骨碎片。

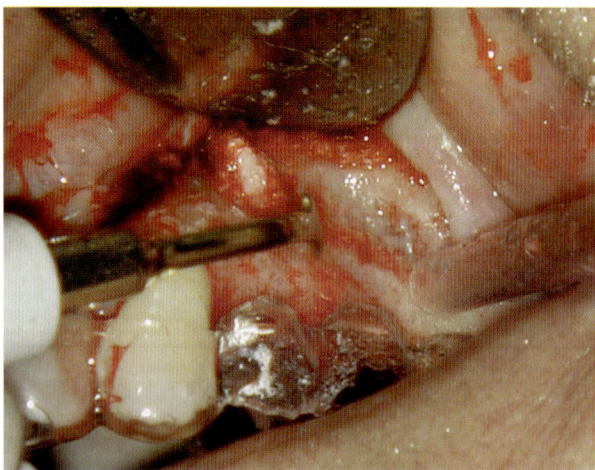

**图16.13** 骨修整结束后，注意上颌窦腔位置的暗色，相比之下显著磨削的剩余牙槽骨是亮色。

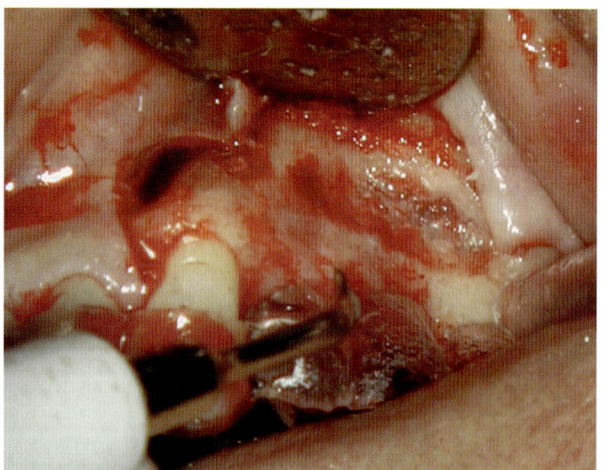

**图16.14** 骨性开窗的最佳位置是，在近远中方向，靠近最后一颗余留牙的区域，对于无牙颌来说是尖牙区域的远中；在冠根方向，剩余牙槽嵴顶骨的最根方，靠近上颌窦底。当剩余牙槽嵴顶只有1~2mm，建议在靠近根方4~5mm的位置开窗，以削弱缺牙的牙槽嵴顶。

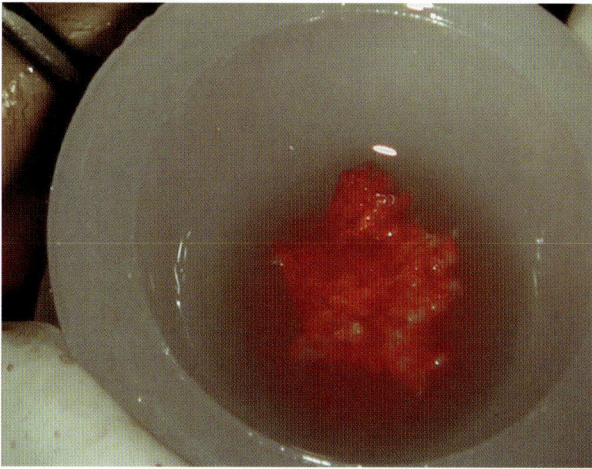

图16.15　收集的骨碎片可以当作自体骨移植材料。

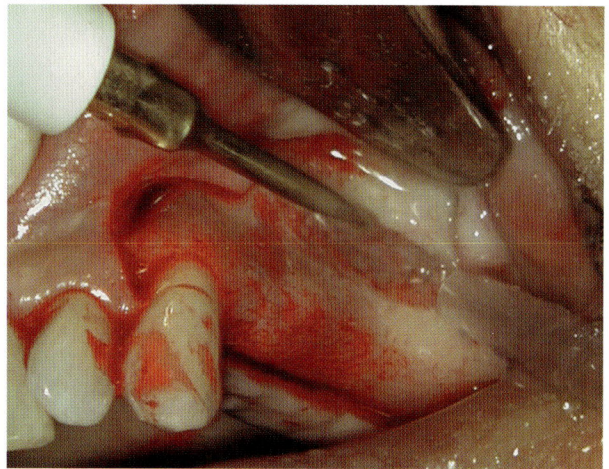

图16.18

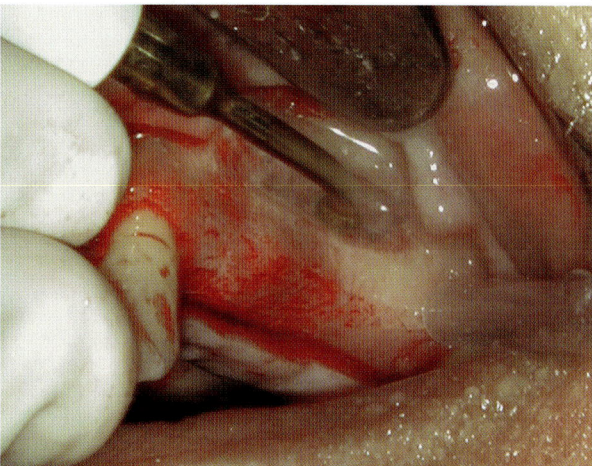

图16.19

图16.18、图16.19　切割动作是，将器械的内角度侧插入到皮质骨内，以牵拉的动作反复研磨开窗的边框，开窗处显示出黏膜的不同颜色。

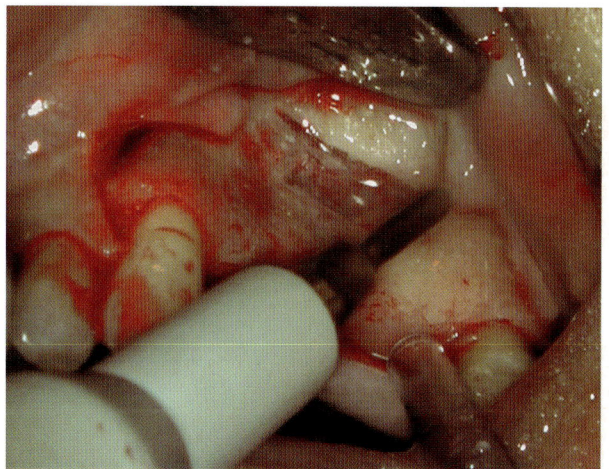

图16.16

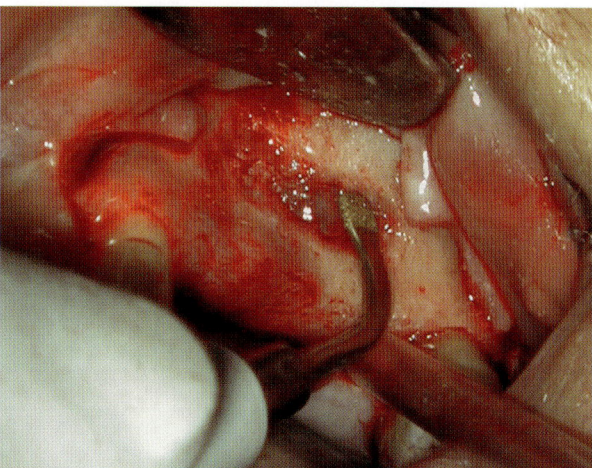

图16.17

图16.16、图16.17　使用工作端OT1的内侧缘来开窗。

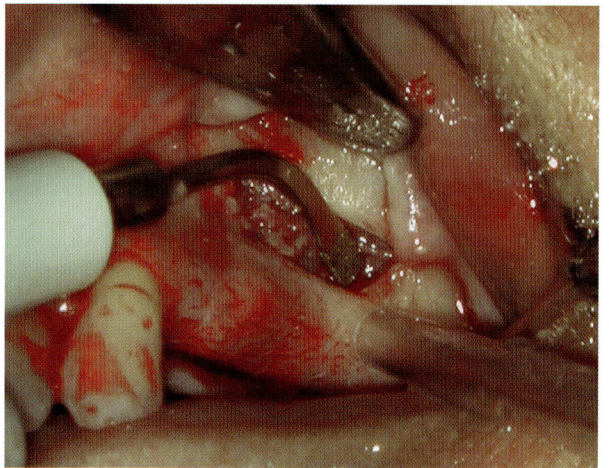

图16.20　凿骨结束后，能观察到上颌窦黏膜的完整性。

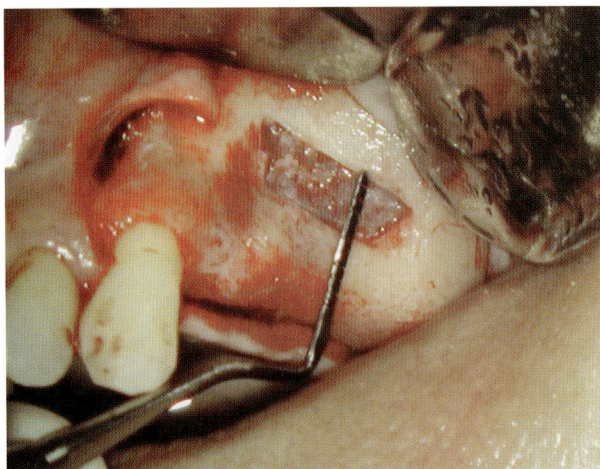

图16.21

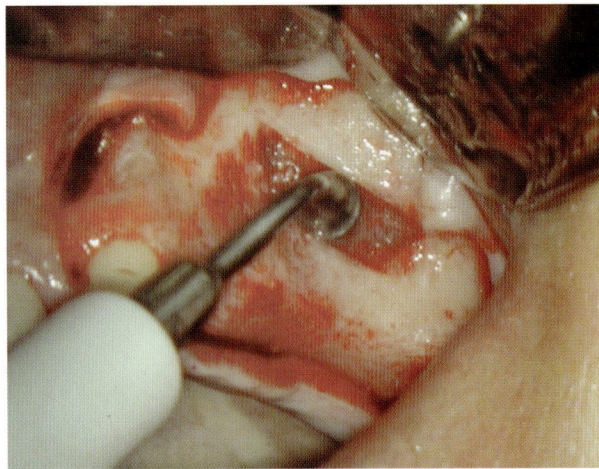

图16.22

**图16.21、图16.22**　理想的骨性窗口尺寸高约5mm，宽度依据种植体的数量而定。

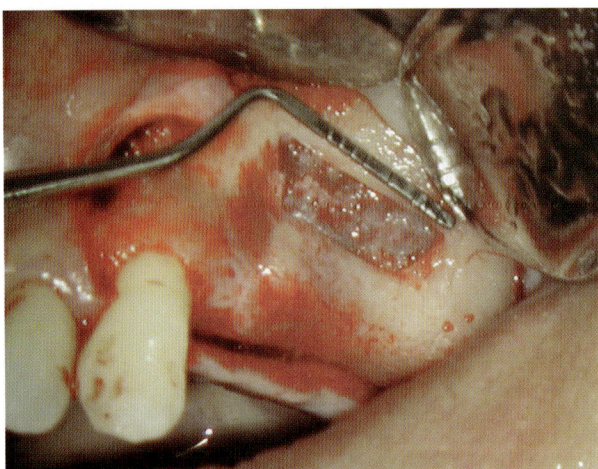

**图16.23**　剥离阶段使用钝性的工作端来操作（Mectron-Piezosurgery® EL1 – ROOT模式）。

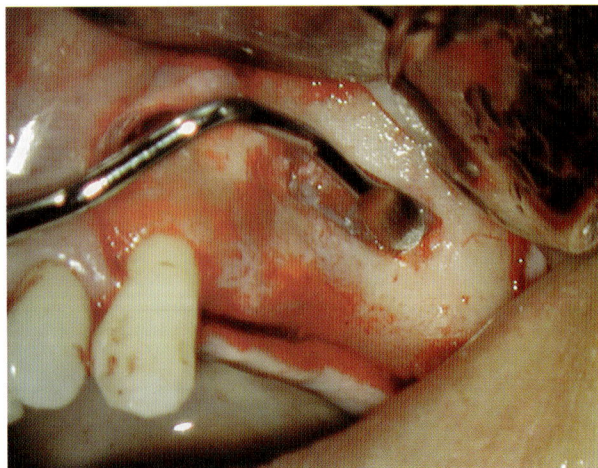

图16.24

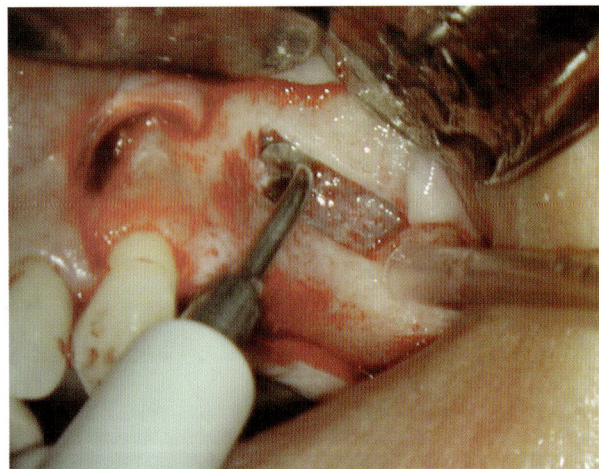

图16.25

**图16.24、图16.25**　EL1是锥形的无切割力的工作端，从开窗的边框分离黏膜约2mm以消除黏膜的张力。

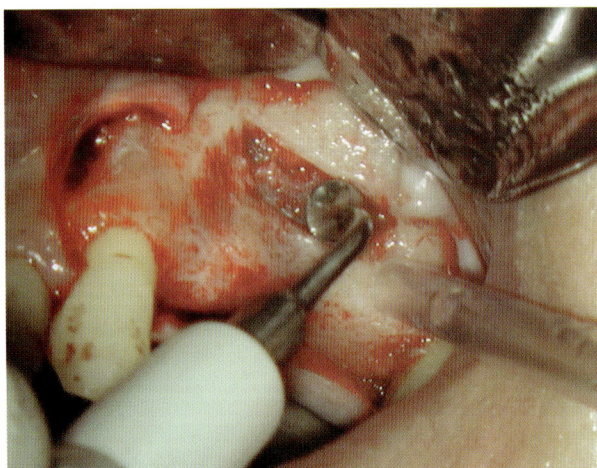

**图16.26**　使用手动分离器械提升上颌窦黏膜。

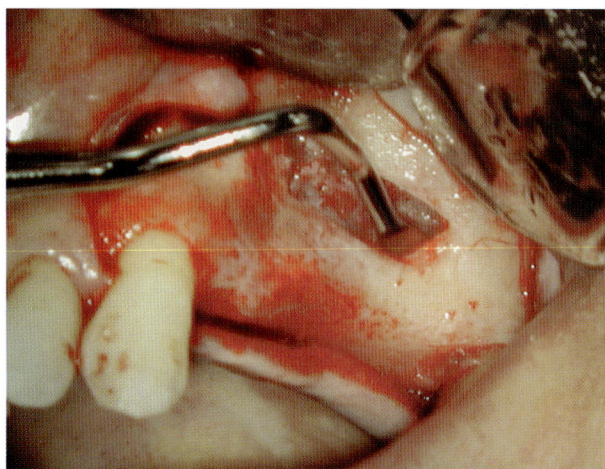

图16.27

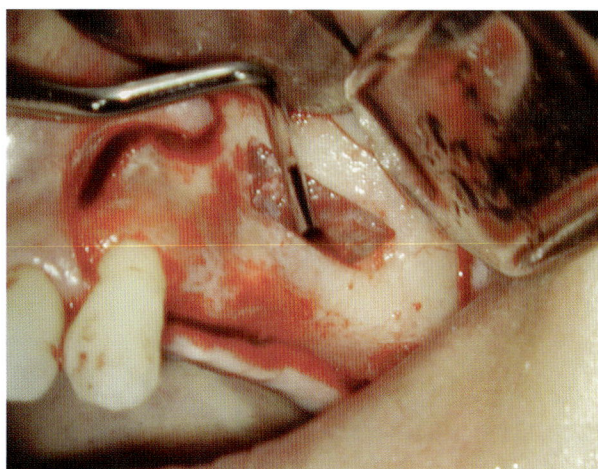

图16.28

图16.27、图16.28  用手动提升器械的突起部分剥离黏膜，同时用锋利的边缘在骨内侧壁剥离黏膜。

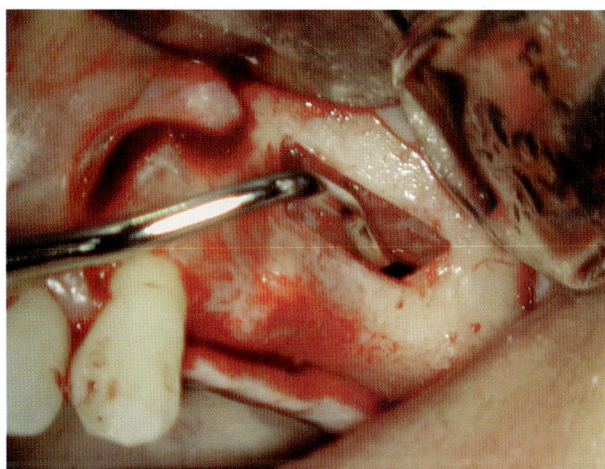

图16.29

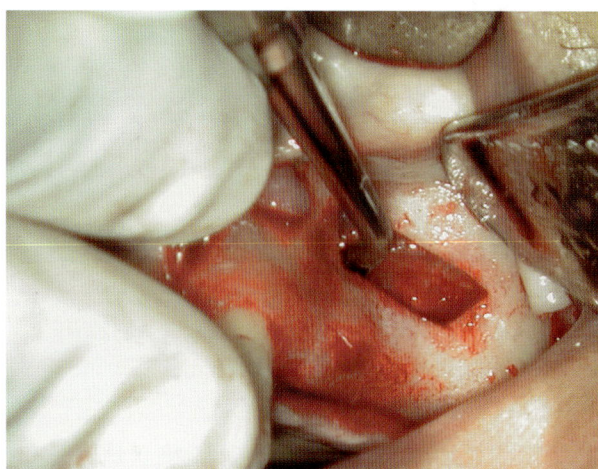

图16.30

图16.29、图16.30  使用OP3工作端尽可能扩大骨性窗口的近中部分，相当于上颌窦腔的初始部位。

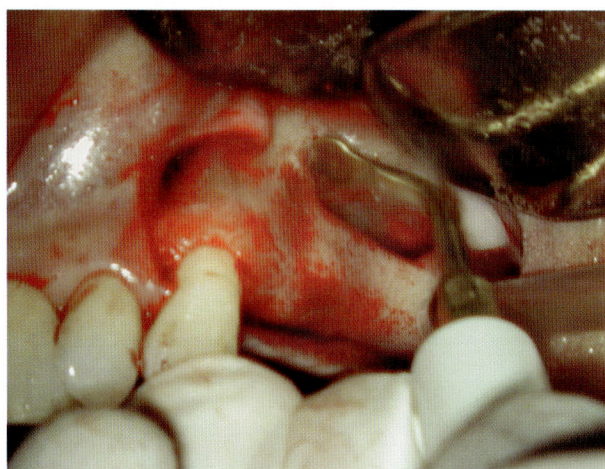

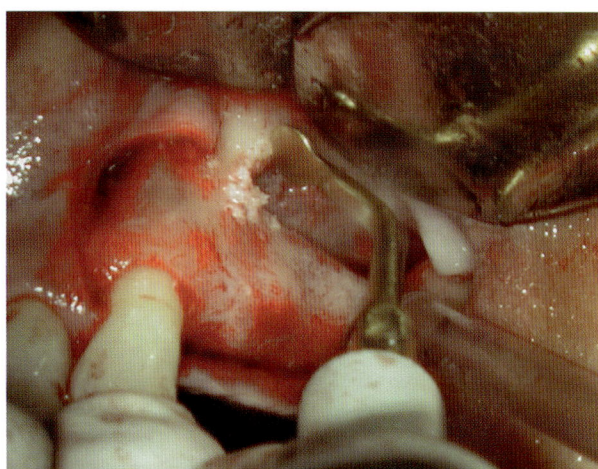

图16.31  使用手动提升器械在近中完成上颌窦黏膜提升。

图16.32  观察呼吸运动，可能看到上颌窦黏膜保存完整。

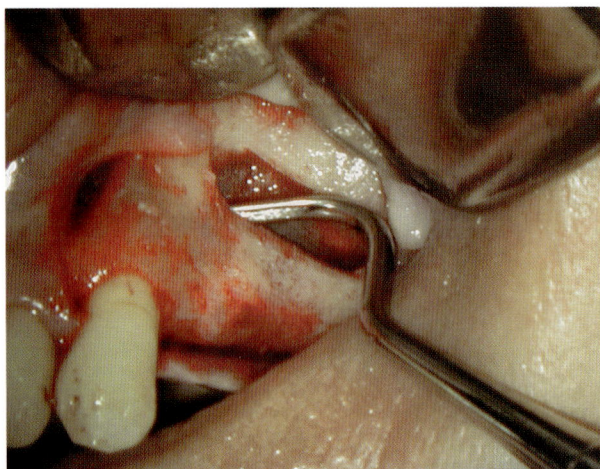
图16.33

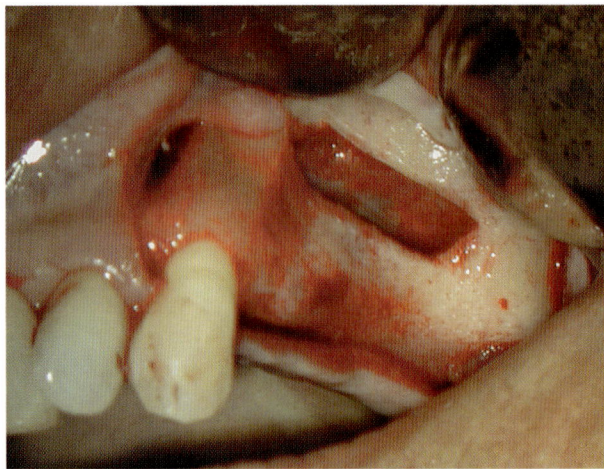
图16.34

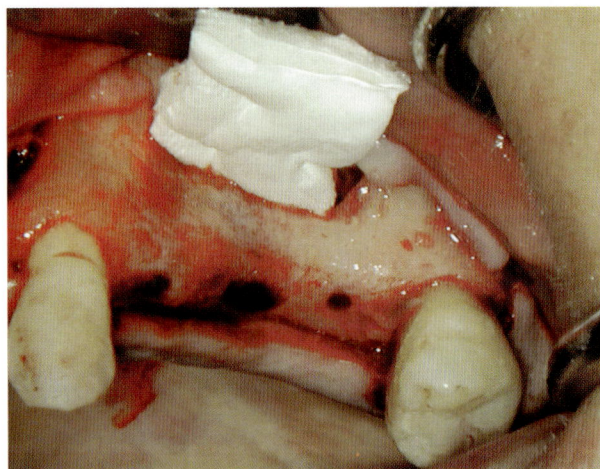
图16.35

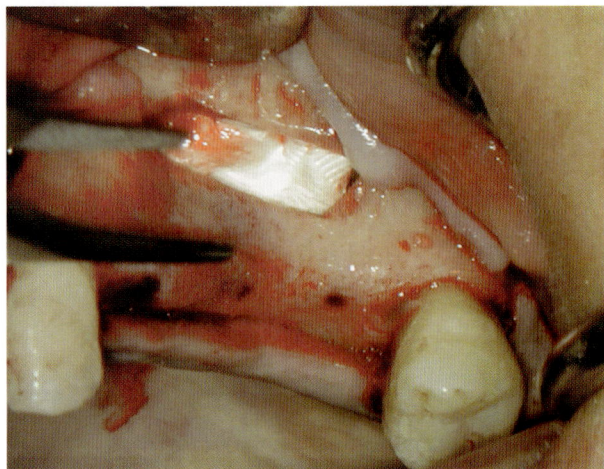
图16.36

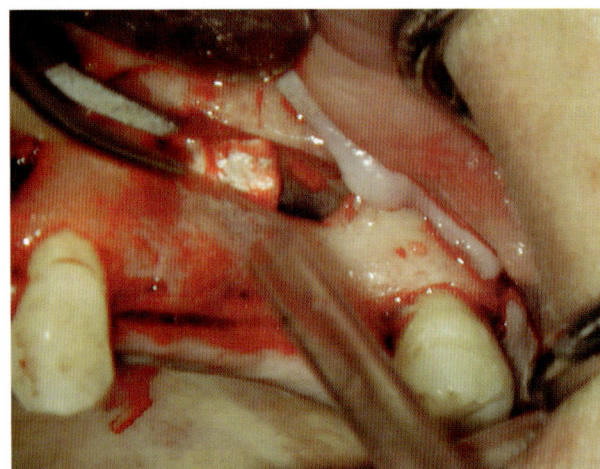
图16.37

图16.33 ~ 图16.37　在种植位点的预备操作时，放置胶原海绵来保护黏膜。

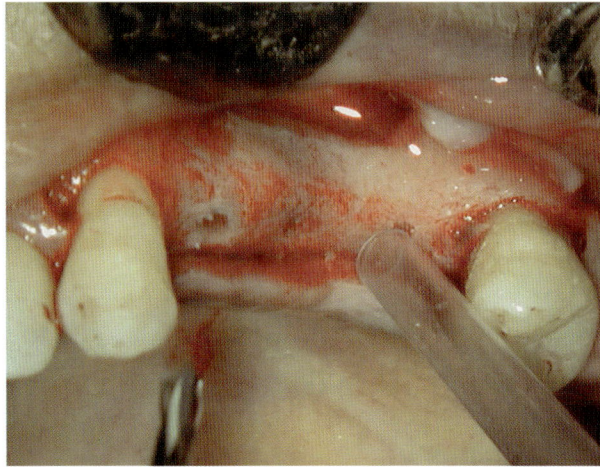

图16.38  种植位点预备阶段使用Mectron-Piezosurgery® IM2工作端。

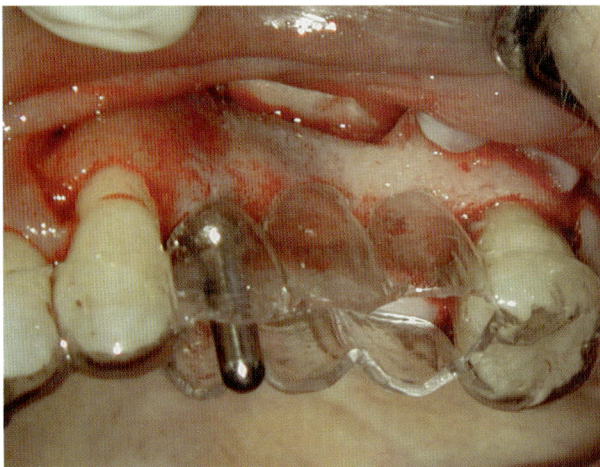

图16.39

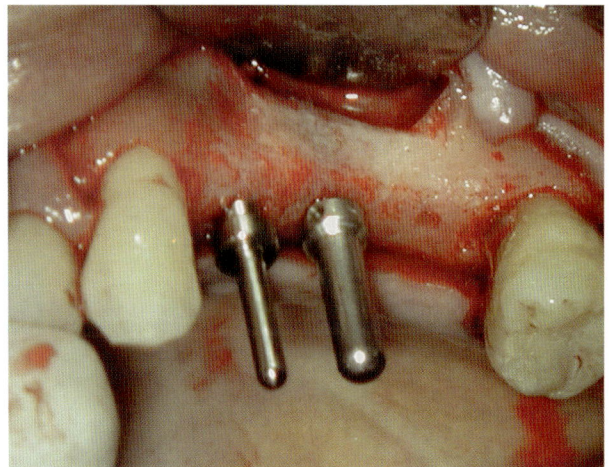

图16.40

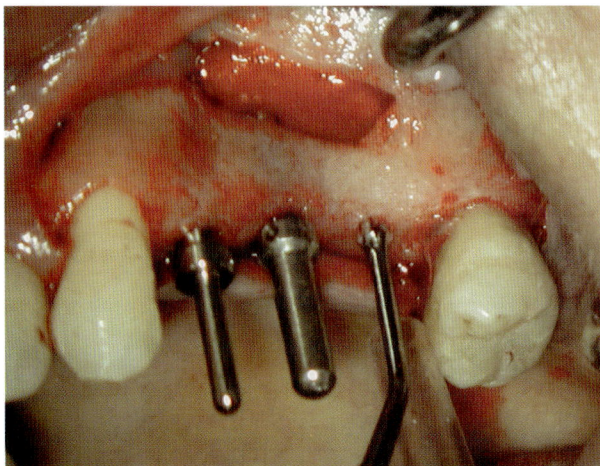

图16.41

图16.39 ~ 图16.41  插入平行杆，在引导截骨时确认种植位点的轴向，使用手术导板来控制三维位置。

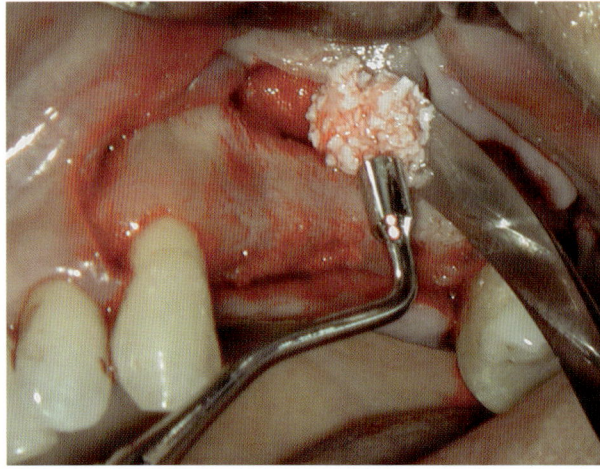

图16.42 骨移植材料一般混合使用生物材料颗粒和开窗时采集的自体骨（骨碎片）。

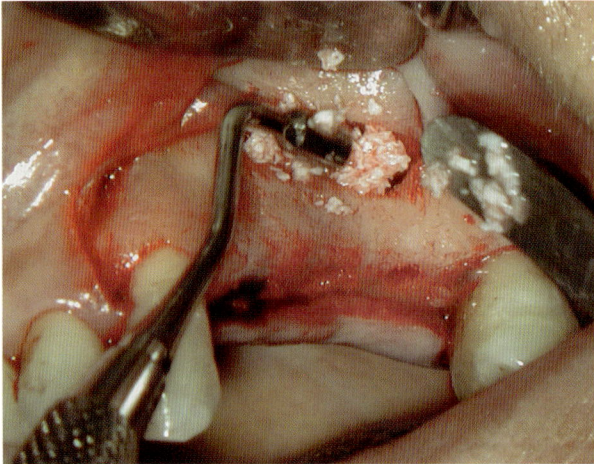

图16.43

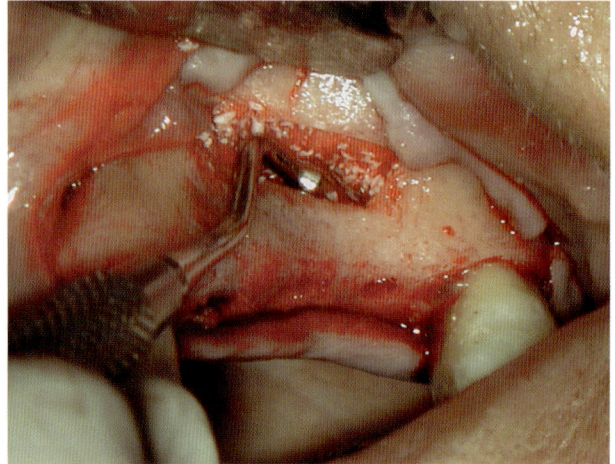

图16.44

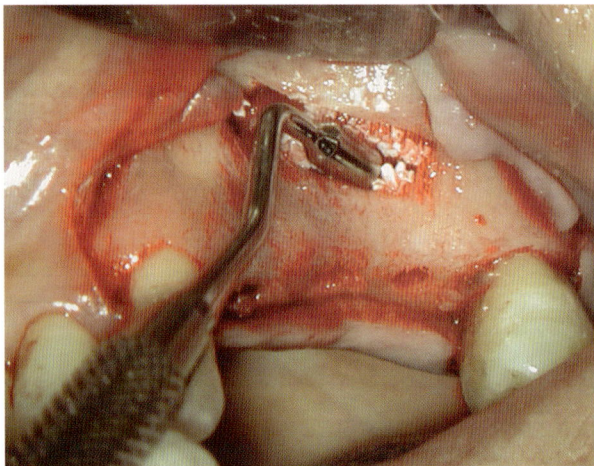

图16.45

图16.43～图16.45 总是先在腭侧、近中和远中壁放置植骨材料。

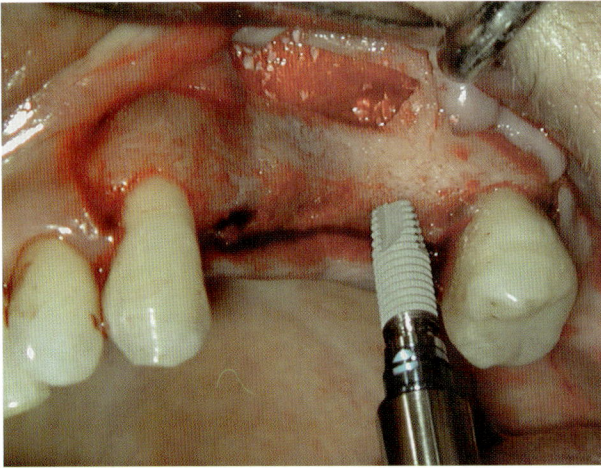

图16.46

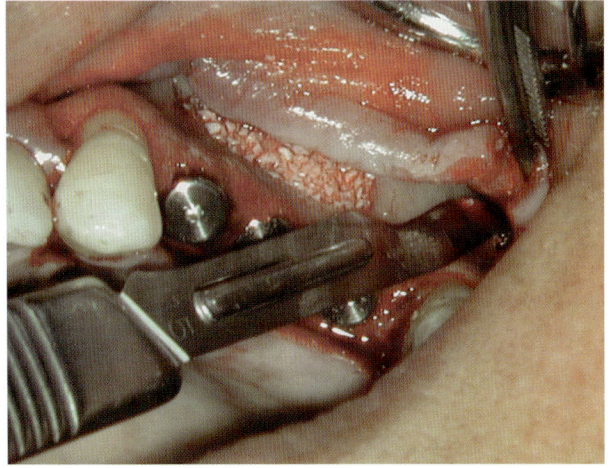

图16.49

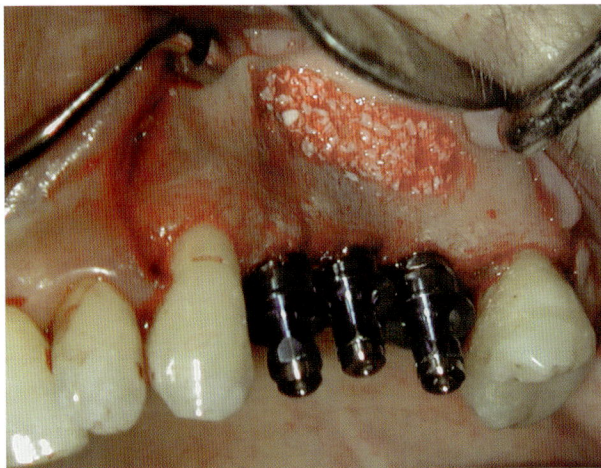

图16.47

图16.46、图16.47　然后植入种植体。

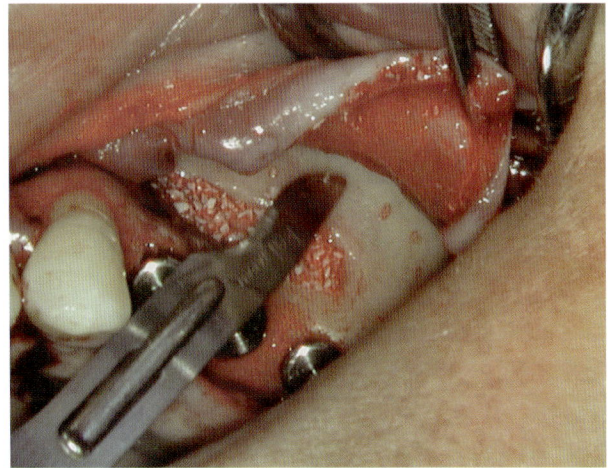

图16.50

图16.49、图16.50　缝合前，颊侧前庭的组织瓣向冠方需要延长5~10mm。

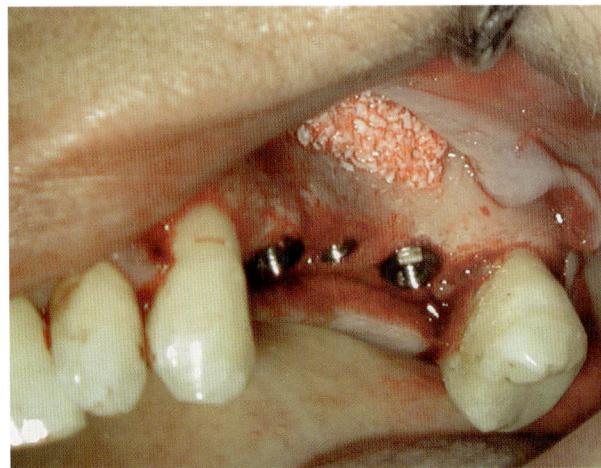

图16.48　颊侧前庭骨性窗口用植骨材料填满。

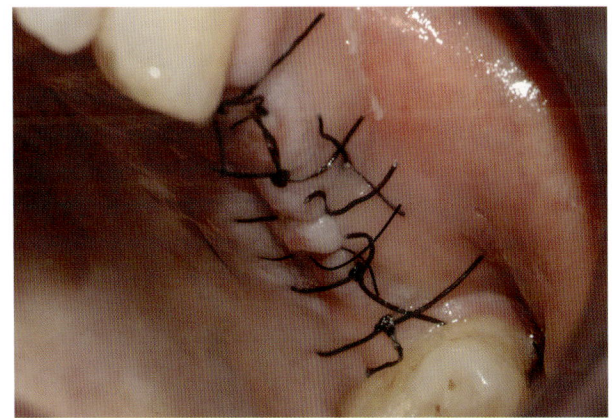

图16.51　2周后拆线时的情况。

# 参考文献

Ardekian L, et al. The clinical significance of sinus membrane perforation during augmentation of the maxillary sinus. *J Oral Maxillofac Surg* 2006; **64**:277–282.

Boyne PJ, Janaes RA. Grafting of the maxillary sinus floor with autogenous marrow and bone. *J Oral Surg* 1980; **38**:613–616.

Chiriac G, Herten M, Schwarz F, Rothamel D, Becker J. Autogenous bone chips: influence of a new piezoelectric device (Piezosurgery®) on chips morphology, cell viability and differentiation. *J Clin Periodontol* 2005; **32**:994–999.

Choukroun J, Diss A, Simonpieri A, Girard MO, Schoeffler C, Dohan SL, Dohan AJ, Mouhyi J, Dohan DM. Platelet-rich fibrin (PRF): a second-generation platelet concentrate. Part IV: clinical effects on tissue healing. *Oral Surg Oral Med Oral Pathol Oral Radiol Endod* 2006a; **101**(3):e56–e60.

Choukroun J, Diss A, Simonpieri A, Girard MO, Schoeffler C, Dohan SL, Dohan AJ, Mouhyi J, Dohan DM. Platelet-rich fibrin (PRF): a second-generation platelet concentrate. Part V: histologic evaluations of PRF effects on bone allograft maturation in sinus lift. *Oral Surg Oral Med Oral Pathol Oral Radiol Endod* 2006b; **101**(3):299–303.

Del Fabbro M, Testori T, Francetti L, Taschieri S, Weinstein R. Systematic review of survival rates for implants placed in the grafted maxillary sinus. *Int J Periodontics Restorative Dent* 2004; **24**:565–577.

Elian N, Wallace SS, Cho S-C, Jalbout Z, Froum SJ. Distribution of the maxillary artery as it relates to maxillary sinus augmentation. *Int J Oral Maxillofac Implants* 2005; **20**:784–787.

Emmerich D, Att W, Stappert C. Sinus floor elevation using osteotomes: a systematic review and meta-analysis. *J Periodontol* 2005; **76**:1237–1251.

Graziani F, Donos N, Needleman I, Gabriele M, Tonetti M. Comparison of implant survival following sinus floor augmentation procedures with implants placed in pristine posterior maxillary bone: a systematic review. *Clin Oral Implants Res* 2004; **15**:677–682.

Preti G, et al. Cytokines and growth factors involved in the osseointegration of oral titanium implants positioned using piezoelectric bone surgery versus a drill technique: a pilot study in minipigs. *J Periodontol* 2007; **78**:716.

Schwartz-Arad D, Herzberg R, Dolev E. The prevalence of surgical complications of the sinus graft procedure and their impact on implant survival. *J Periodontol* 2004; **75**:511–516.

Solar P, Geyerhofer U, Traxler H. Blood supply to the maxillary sinus as it relates to maxillary sinus elevation. *Clin Oral Implants Res* 1999; **10**:34–44.

Stacchi C, Orsini G, Di Iorio D, Breschi L, Di Lenarda R. Clinical, histologic, and histomorphometric analyses of regenerated bone in maxillary sinus augmentation using fresh frozen human bone allografts. *J Periodontol* 2008; **79**(9):1789–1796.

Tatum OH. 1977. Maxillary sinus grafting for endosseous implants. Lecture at the Annual Meeting of the Alabama Implant Study Group, Birmingham AL.

Testori T, Wallace SS, Del Fabbro M. Repair of large sinus membrane ploerforations using stabilized collagen membranes: surgical techniques with histologic and radiographic evidence of success. *Int J Periodontics Restorative Dent* 2008; **28**(1):9–17.

Tordjman S, Boioli LT, Fayd N. 2006. Apport de la Piézochirurgie dans la surélévation du plancher sinusien. Dèpartement de Parodontologie de l'UFR de Stomatologie et Chirurgie Maxillo-Faciale. Universitè de Paris VI—Paris. Revue Implantologie, 17–25.

Torrella F, Pitarch J, Cabanes G, Anitua E. Ultrasonic osteotomy for the surgical approach of the maxillary sinus: a technical note. *Int J Oral Maxillofac Implants* 1998; **13**:697–700.

Vercellotti T. La Chirurgia Piezoelettrica. Tecnica di rialzo del seno mascellare. In *La Chirurgia del Seno Mascellare e le alternative terapeutiche*. Testori T, Weinstein R, Wallace S, eds. Viterbo, Italy: Edizioni Acme, 2005, pp. 245–255.

Vercellotti T, Pollack AS. The new bone surgery device: sinus grafting and periodontal surgery. *Compend Contin Educ Dent* 2006; **27**(5):319–325.

Vercellotti T, De Paoli S, Nevins M. The Piezoelectric bony window osteotomy and sinus membrane elevation: Introduction of a new technique for the simplification of the sinus augmentation procedure. *Int J Periodontics Restorative Dent* 2001; **21**:561–567.

Vercellotti T, et al. Osseous response following resective therapy with piezosurgery. *Int J Periodontics Restorative Dent* 2005; **25**:543–549.

Vercellotti T, Nevins M, Jensen Ole T. Piezoelectric bone surgery for sinus bone grafting. In *The Sinus Bone Graft*, 2nd ed. Jensen OT, ed. Hanover Park, IL: Quintessence Books, 2006, pp. 273–279.

Wallace SS, Froum SJ. Effect of maxillary sinus augmentation on the survival of endosseous dental implants. A systematic review. *Ann Periodontol* 2003; **8**:328–343.

Wallace SS, Mazor Z, Froum SJ, Cho S-C, Tarnow DP. Schneiderian membrane perforation rate during sinus elevation using piezosurgery: clinical results of 100 consecutive cases. *Int J Periodontics Restorative Dent* 2007; **27**(5):413–419.

# 第17章

# 牵张成骨

*Michael S. Block DMD* 和 *Christopher Haggerty DDS, MD*

## 前言

下颌后牙缺失的患者常要求进行固定的种植修复，本章定义的后牙区是指颏孔之后的区域。这个区域对植入种植体而言有明显的限制，包括骨量不足和下颌骨体内存在下牙槽神经（IAN）。

拔牙后，牙槽嵴会发生持续性吸收，而戴用义齿会加速这个过程（Bell et al., 2002），拔牙后的最初12个月改建最为明显（Maloney et al., 1985a,b; Tallgren, 1972）。牙槽骨的持续性吸收将最终导致下牙槽神经上方的骨量减少，如果不进行牙槽嵴垂直向植骨恢复高度，则妨碍种植体植入。下牙槽神经上方的骨增量应提供足够的骨量，不仅为种植体的植入，而且也为种植固定修复的长期成功。所有可提供的方法都应该考虑患者相关的问题，包括疼痛、肿胀、神经感觉障碍、移植物失败和吸收的意外情况以及长期的功能性修复。

## 已存在可选用的技术：历史性回顾与展望——优势与局限性

### 神经移位术

下齿槽神经移位术程序包括：从侧方入路打开神经管暴露神经，从松质骨侧方进行神经移位。由于神经已经移位在下颌骨侧方，种植体放置在后牙区下颌骨直至下缘也不会损伤神经。手术暴露和移位神经有明显的缺点，包括神经感觉障碍和修复体的冠根比例失调。这些问题的高发生率使该技术的使用逐渐减少（Bovi, 2005; Davis et al., 1992; Friberg et al., 1992; Haers and Sailer, 1994; Jensen and Nock, 1987; Kan et al., 1997a,b; Proussaefs, 2005）。还有其他方法在垂直高度不足的下颌后牙区进行种植，包括使用短种植体或进行骨增量。

### 短种植体

当面对下牙槽神经上方只有5mm骨量的时候，我们能使用短种植体吗？当患者下齿槽神经上方骨高度为7~8mm时该怎么操作呢？针对骨垂直高度不足的区域，5~8mm的短种植体开始在市场上销售了。使用不同宽度和长度的柱形种植体的机械力学研究表明机械性牵拉阻力与种植体长度成反比例，而不是直径（Block and Kent, 1993; Block et al., 1990）。随着种植体表面的新改进，多颗短种植体植入后连接在一起可以制作出机械稳定性非常好的修复体。即便如此，由于缺乏长期的功能性数据，因此选择使用5~6mm种植体要基于具体的病例参数，以及患者对长期证据缺乏的理解且能赞同这种方法。

使用光滑表面螺纹状种植体收集的数据表明，大多数失败是发生在下颌后牙区的短种植体（Jaffin and Berman，1991）。短种植体导致冠根比例差，根据不同的修复类型和颌间距不同导致的修复效果不良（Chiapasco et al.，2004）。上述问题会引导选用短种植体或骨内种植体的错位植入（Simion et al.，1994a,b）。基于短种植体获得成功的证据，在下颌后牙区最短的种植体长度传统上还是推荐10mm（Simion et al.，1994a,b）。然而近期种植体设计的改进，尤其是螺纹的设计以及种植体表面特性的改进，已完成的长期回访循证临床系列研究表明：在下颌后牙区使用8mm或更短的种植体是有效的。使用CT导航手术植入短种植体可减少对牙槽嵴植骨的需求，也可以将种植体植入下牙槽神经的舌侧以避开下齿槽神经（图17.1~图17.18）。

## 上置法植骨（Onlay）程序

在剩余牙槽嵴皮质骨外表面进行植骨包括：先获得皮质骨；在植骨区域放置和固定移植物；然后关闭软组织。使用的移植材料包括髂部皮质骨和松质骨，颅顶骨，下颌正中联合和升支骨，以及骨库中的同种异体骨和异种骨。移植物包括块状材料，用膜覆盖的颗粒状材料，或者二者混合物。使用上置法植骨的优点是避开了下齿槽神经，移植物易于放置，术后即刻垂直骨量增加。然而，移植物上方切口裂开会导致远期骨量减少，尤其当移植物大部分由皮质骨组成时（Bell et al.，2002; Chiapasco et al.，2007; Cordaro et al.，2002; Proussaefs and Lozada，2005; Proussaefs et al.，2002）。髂骨来源的皮质松质骨块移植后会在改建的过程中迅速吸收，因此，

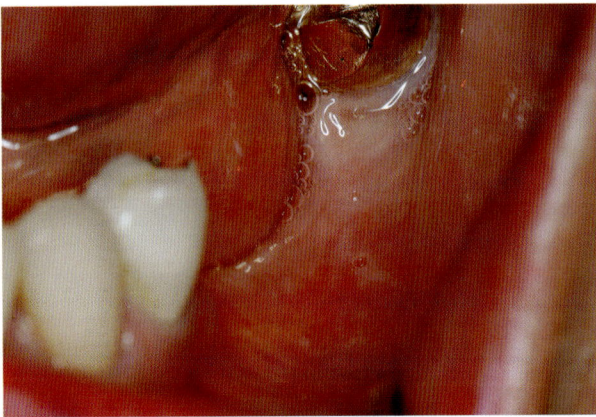

图17.1　左侧下颌缺牙区域术前显示牙槽嵴垂直方向的萎缩，水平方向骨量适当。

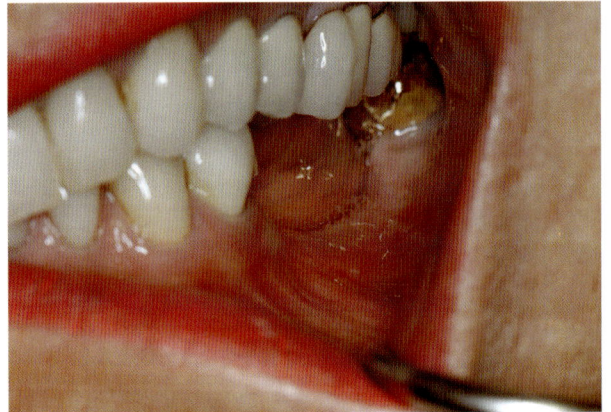

图17.2　咬合状态下显示过大的颌间距，表明下颌后牙区垂直骨高度不足。

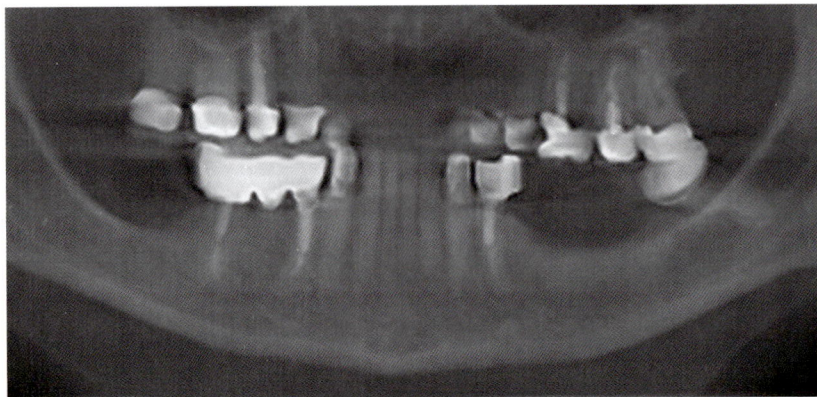

图17.3　CBCT的全景影像显示左侧下颌骨垂直向萎缩。

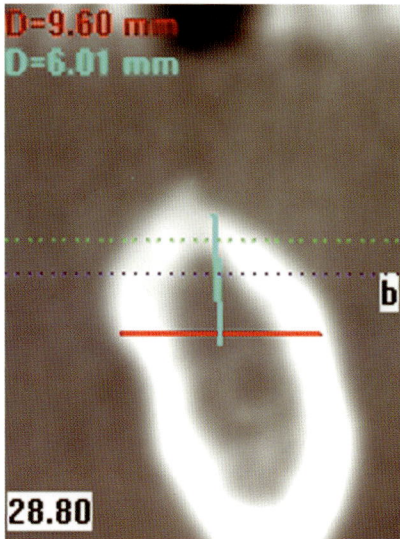

图17.4　CBCT横截面显示下齿槽神经管上方牙槽嵴高度6mm。

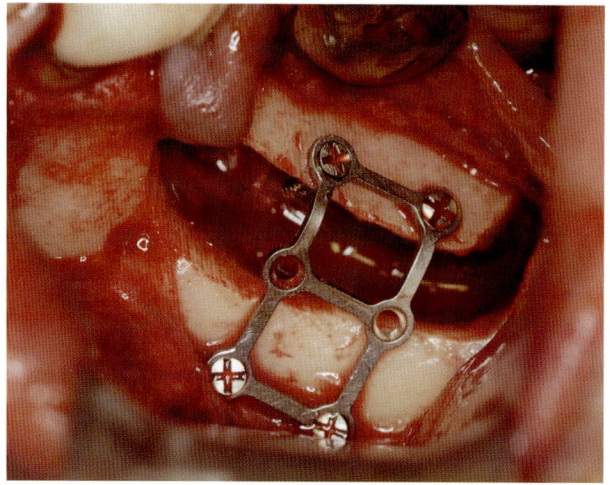

图17.6　活动部分的骨块在嵴顶和舌侧保持黏膜附着。骨块向上移位5mm，并用微板及4颗螺钉固位，螺丝直径1.0mm，长度4mm。

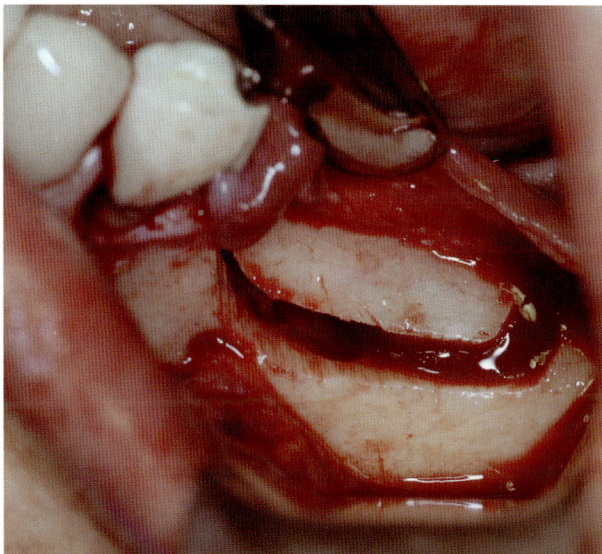

图17.5　侧面观，使用超声骨刀将神经上方5mm的骨向上移动。

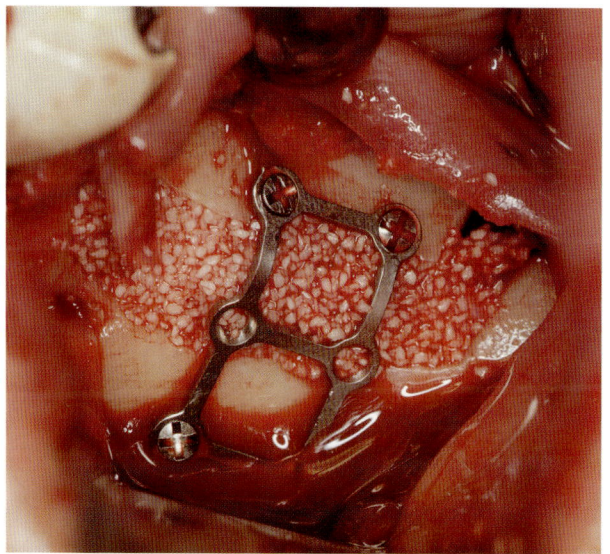

图17.7　人同种异体骨放置于中间的空隙内。

通常在髂嵴骨块植骨3～4个月后，种植体必须及时地植入。

　　所有的上置法植骨的最常见并发症是切口裂开和移植物暴露，而且当使用下颌正中联合和升支骨块会导致移植骨块完全丧失。当髂嵴的松质骨或骨颗粒从裂开的切口暴露时，一部分的移植物可能存活并且导致部分的骨量增高。当覆盖植骨材料的膜上方切口发生溃破时，要求取出膜，根据移植物血

管化的状态，可以保留移植物下方的部分。

　　Cordaro 等（2002）在15位患者的下颌骨升支和颏部取出18块骨块，移植并用小直径螺丝固定。6个月后，取出螺丝植入种植体。在下颌，平均得到2.4mm的垂直高度。在种植体植入的时候移植物仅剩1.4mm。在移植后最初的6个月内上置法植骨丧失了41.5％。

　　Bell 等（2002）通过口外入路的打开严重萎缩

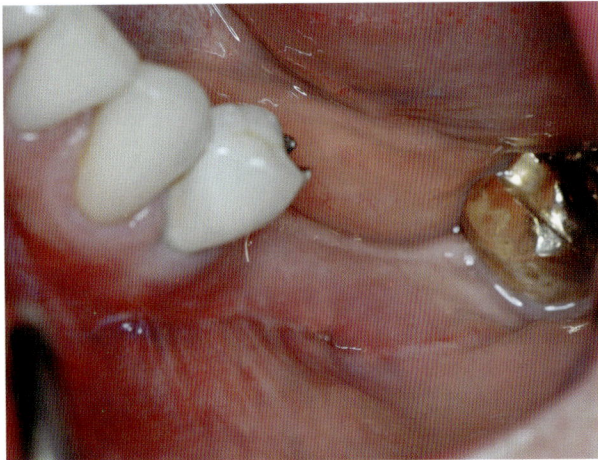

图17.8 牙槽嵴骨增量4个月后。

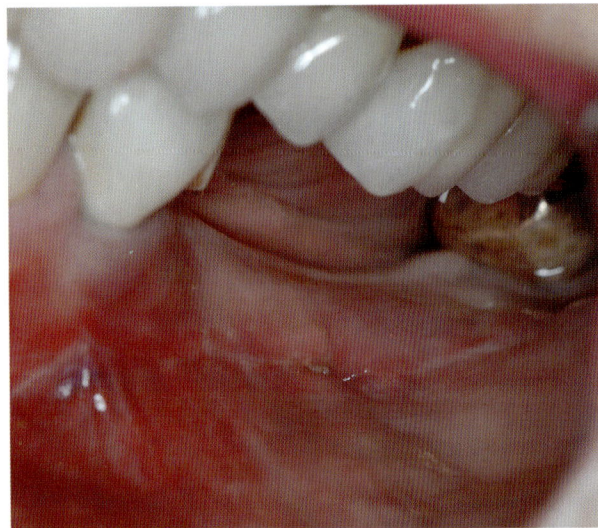

图17.11 植骨后的全景片。

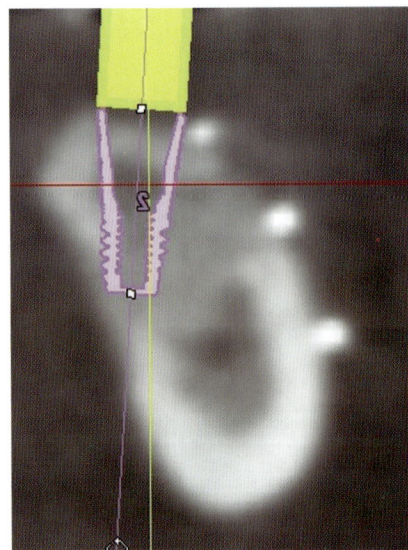

图17.9 咬合状态显示垂直骨量增加，改善了原有巨大的颌间间隙。

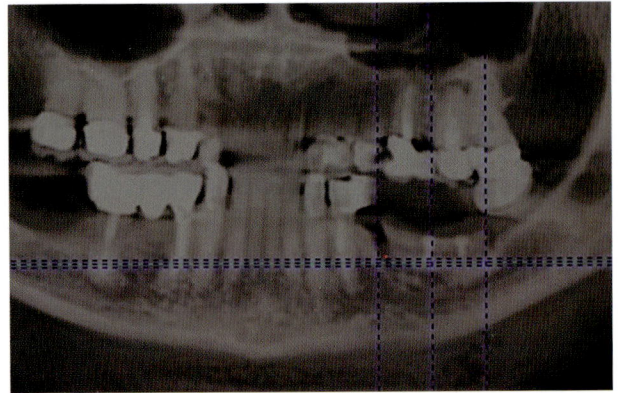

图17.12 植骨后4个月时的横截面影像。通过使用计算机设计软件植入种植体。种植体刻意倾斜，以避开神经。

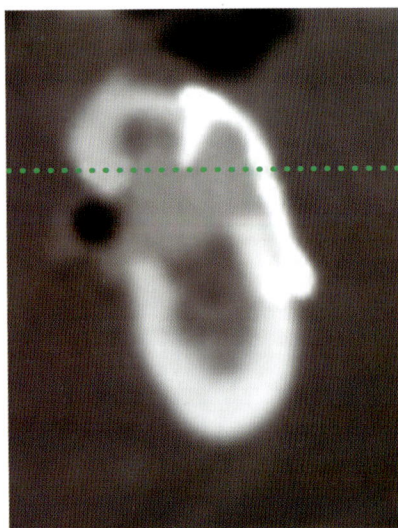

图17.10 植骨后即刻的CBCT影像。

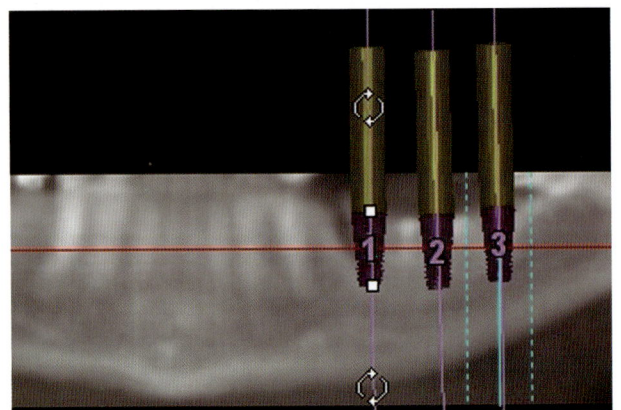

图17.13 重建的全景影像虚拟演示种植体的植入。

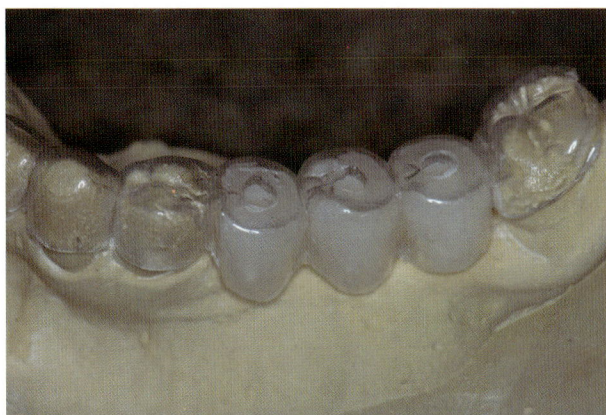

图17.14　手术导板模拟引导种植体的植入。

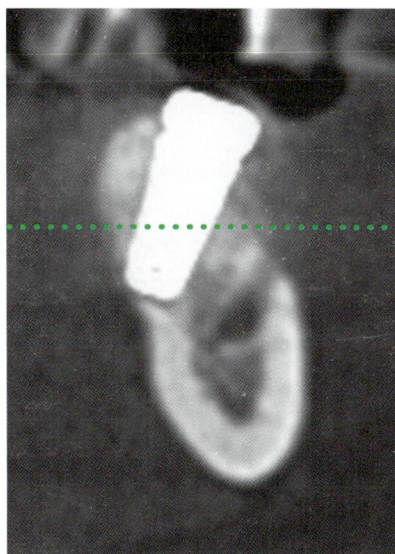

图17.15　植骨5个月后，做牙槽嵴顶切口暴露手术位点，准备拆除固定板。

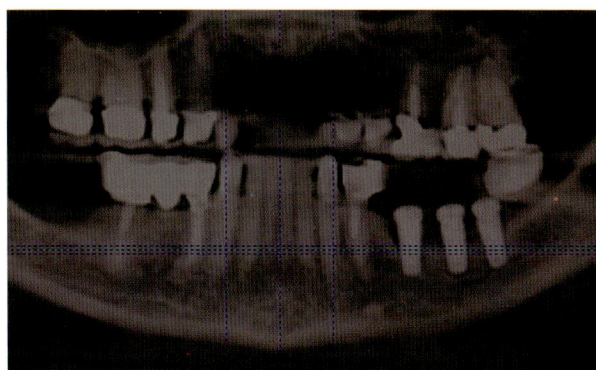

图17.16　植入3颗种植体，每颗种植体的种植体稳定商数（ISQ）值都超过78。

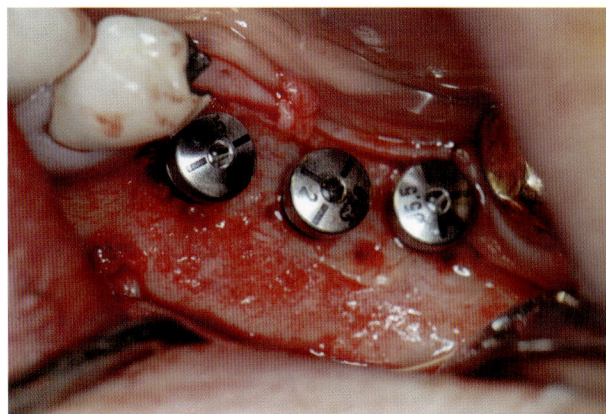

图17.17　CBCT横断面影像显示种植体有意倾斜植入以避开下齿槽神经。

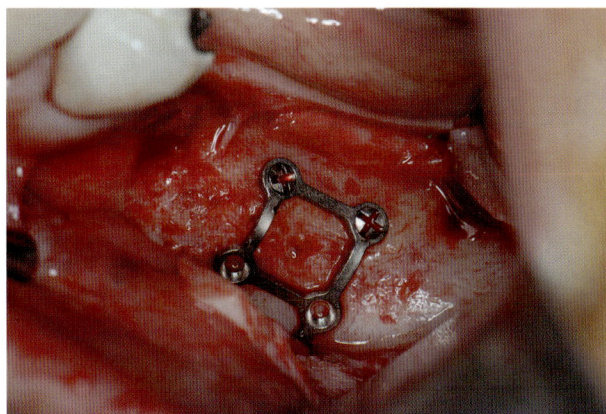

图17.18　种植术后曲面断层片。

4~6个月之后，会有3mm的骨丧失（丧失23%）。由于这些病例中的垂直骨吸收，种植体只能种在下颌前牙区。种植体植入后下颌前牙区的骨吸收率降低。在没有植入种植体的下颌后牙区，相比之前的骨移植来说，骨的吸收仍在加速进行。在后牙区，没有植入种植体的下颌骨，每年持续有11%的骨吸收。

Proussaef和同事们（Proussaefs and Lozada, 2005; Proussaefs et al., 2002）进行口腔内采集自体骨块用于垂直牙槽嵴植骨。他们的结果显示术后1个月的垂直增量为5.57mm，术后4~6个月植骨增量为4.75mm。初期6个月总的骨丧失为17.4%。

的下颌无牙颌，并在髂嵴后段取皮质松质骨块植入。沿着下颌骨的上方和侧方安放骨块，并不剥离舌侧骨膜。移植的骨块要求固定4~6个月才植入种植体。下颌后牙区的垂直骨高度增加了5~8mm。

Pikos声明口腔内采集的骨块可用在下颌后牙区增加高度6mm。Pikos赞同植骨愈合5个月后植入种植体，报道了在没有发生瓣裂开的情况下有0～20%骨吸收（Pikos, 2005）。

Chiapasco等也使用牵张成骨方法（DO）或下颌升支取自体骨块上置方法（Onlay）固定植骨的方法，治疗了17位下颌垂直高度丧失的患者。在DO组显示在下颌骨垂直高度的平均增加为5.3mm，而Onlay组为4.6mm。研究的结果显示DO与传统的Onlay植骨相似的成骨结果。也与种植体植入后的骨吸收没有差异（Chiapasco et al., 2007）。Perry等也比较了DO和Onlay植骨。在尖牙模式也与Chiapasco的研究一致，显示DO与Onlay植骨间无显著性差异（Perry et al., 2005）。

切口开裂骨块暴露通常导致全部或部分的Onlay植骨块丧失。然而，移植物改建和血管化后，晚期黏膜裂开导致的骨丧失较少，特别是使用松质骨多过皮质骨的骨块移植时候（Proussaefs and Lozada, 2005）。下颌升支和颏部的骨大多由皮质骨组成，更新和血管化较慢，暴露的时候非常容易出现骨丧失。松质骨块在愈合期较早进行再血管化，当切口溃破时不太容易全部丧失；如果种植体没有行使功能，在改建过程中松质骨吸收得更加迅速。松质骨块移植通常在髂部取骨，患者也常常有避免全身麻醉、住院花费和术区疼痛等做出取舍的要求。

### 使用膜和骨粉植骨

使用膜覆盖骨粉植骨（guided bone regeneration, GBR）可用于下颌骨水平和垂直植骨。用膜防止结缔组织长入植骨颗粒，允许骨而不是结缔组织长入颗粒植骨材料，形成足够的骨以支持种植体以及通过种植体功能负重保存已形成的骨组织（Simion et al., 1994a,b）。3～6mm的垂直骨增量已被报道（Artzi et al., 2003; Simion et al., 1994a,b）。使用种植体留在牙槽嵴顶上方的改良技术叫"tent poles"，可将植骨材料包裹在种植体周围形成稳定的骨，特别是使用钛支架的膜（Simion et al., 1994a,b）。这项技术操作复杂，需要有经验的临床医生才能获得良好的效果。

对引导骨再生技术（GBR）而言一个最主要的担心是术后骨移植物的吸收，只有膜的存在才能阻止吸收的发生。一旦膜被取出，骨吸收就开始了（Gordh et al., 1998; Jensen et al., 1995; Rasmusson et al., 1999）。因为这个原因，很多作者提出在暴露膜和植入种植体之前应将膜保留9个月（Artzi et al., 2003; Buser et al., 1994; Simion et al., 1994a,b），或者将膜保留至12个月以上（Tinti and Parma-Benfenati, 1998）。

使用膜的主要缺点是透过黏膜过早暴露。移植部位的持续感染将抑制骨的形成（Chiapasco et al., 2004; Simion et al., 1994a,b; Tinti and Parma-Benfenati, 1998）。膜过早暴露的比率范围从0到37.5%（0：Rasmusson et al., 1999；13.6%：Tinti and Parma-Benfenati, 1998；20%：Artzi et al., 2003；37.5%：Chiapasco et al., 2004）。

使用金属网塑形和固定颗粒状植骨材料被推荐使用于牙槽嵴垂直植骨。Boyne等（1985）在前正中联合综合征及其他上颌牙槽嵴严重萎缩的患者中使用钛网来形成全新的上颌牙槽嵴。如果在放置早期没有出现网的暴露，可预计骨的形成良好。如果愈合过程中网暴露了，需要取出来，这样根据已放置的时间长短，导致牙槽嵴植骨结果不太一样。在下颌后牙区使用微网孔和更结实的网用于植骨显示出绝佳的结果，但是膜的暴露仍是主要的考虑因素（Louis et al., 2008）。使用网形材料并联合使用植骨材料如自体骨、异种骨、合成骨以及成长因子［骨形成蛋白（BMP），血小板衍生生长因子（PDGF）］为垂直性牙槽嵴形成提供可能，为其应用提供证据和基础。

### 中置法植骨—夹层法植骨程序

这项技术应用在无牙颌患者已有很久的历史了，即在上颌或下颌缺牙部位水平向截骨，分离上下两部分骨块。在下颌后牙区下牙槽神经上方操作，软组织拉伸程度虽然有限，亦可获得垂直向植骨良好的稳定性。牵引成骨可用来增加牙槽嵴的高度，因为软硬组织在牵引过程中都发生了再生，减少了由于软组织包裹的限制。然而因为上端骨块牵引疗程较长，且种植术前往往还需要骨组织增量，降低了患者对该项技术的接受程度。上述提及的所有操作程序均有特定的适应证和非适应证，并已经讨论过。

## 中置法骨移植的历史

过去的60年间，使用了很多的方法用于重建缺失的下颌后牙，而所有的这些方法都有自身的优点和缺点。Clementschitch（1948）最早使用上置法（Onlay）肋骨移植重建下颌无牙颌。

自体肋骨移植是早期历史上广为提倡的垂直牙槽嵴骨增量技术（Clementtschitsch，1953；Davis et al.，1975；Gerry，1956；Schmid，1954）。Davis等（1975）报道了自体肋骨移植有50%或更多的吸收。于是有人开始尝试使用中置法植骨恢复下颌无牙颌垂直高度，以避免骨吸收。

中置法或"三明治"法植骨的概念是基于将骨放置在两片内含松质骨的带蒂骨块之间，并经历快速和完全的愈合，并与移植物融合的理论（Frame et al.，1981，1982）。1966年，Barros Saint Pasteur描述了中置法植骨技术。Barros Saint Pasteur描述了分为二期的技术，包括下颌骨磨牙后垫下方到下牙槽神经的水平性截骨。3周后，顶部的位置上抬，骨水泥或者小牛骨移植材料作为夹层移植物植入（Barros Saint Pasteur，1966，1970；Egbert et al.，1986）。

Schettler（1976，1982）尝试"三明治"技术进行下颌骨垂直向增量，包括下颌骨保留舌侧软组织附着的水平性截骨。顶部的骨上抬，在缺损处植入自体骨材料，无论何种植骨材料其愈合期骨吸收量最小。30个月的复查中，Schettler报道了自体骨没有吸收，来源于骨库的同种异体骨则有1mm的垂直高度降低。Schettler随后使用家兔模型重复了自己的研究。数据显示6周后移植物完全血管化。以组织学角度来看，在自体骨和同种异体骨移植物之间没有显著性差异（Schettler and Hottermann，1977）。其他的研究也证实了在下颌骨松质骨块之间放置植骨材料能进行迅速和完全的骨融合（Canzona et al.，1976；Frame et al.，1981，1982）。

Harle（1975，1979）介绍了在下颌无牙颌前后牙区垂直骨增量的经典截骨方法，不久被Stoelinga等（1978，1983）进一步评估和改良。"遮阳板"截骨术涉及下颌骨矢状截开（Harle，1975），舌侧骨板分离后向上抬起，蒂部与舌侧软组织相连。3年后，36%的垂直高度降低，下颌前牙区平均增高的骨高度是7.8mm（Harle，1979）。

经典的"遮阳板"矢状截骨术改良后增加了下颌前牙区水平截骨，并在中间间隙内植入自体骨。1年后，下颌有20%的垂直高度植骨被吸收（Stoelinga et al.，1978，1983）。

有一系列报道，将下牙槽神经从管内移出，使用水平截骨术，范围从侧磨牙后垫到另一侧磨牙后垫，随着牙槽骨向上升起立即植入皮质松质骨，并环下颌缠绕固定（Frost et al.，1982）。通常在截骨术后12～16周骨愈合后进行前庭沟成形术。8.8个月复诊，Frost等报道自体骨移植组有26.1%的移植物吸收。所有的患者均有一些程度的神经感觉障碍（Frost et al.，1982）。

中置法截骨术牙槽骨骨间隙内发生迅速血管化和快速的骨改建完成愈合（Frame et al.，1981）。12周后，夹层中的移植材料与周围自体骨难以分辨。4周后，如所预料骨移植物之间的骨陷窝是空的。骨髓的空间被含有血管的细胞纤维组织所包含。所有的样本中都发现活跃的成骨和最小量的骨吸收。所有动物顶骨都成活，且绝大部分骨陷窝都包含有骨细胞。可以观察到顶骨与移植物的附着。12周之后，移植物完全融合进下颌骨内。虽然新骨已经在移植物表面形成，移植物的骨陷窝还都是空的。在前12周内可能没有或发生少量的骨吸收。总结中置法的移植物：即使移植物耐受性很好且新骨围绕移植物迅速成形，移植物内部的骨细胞也不能成活。移植的骨以新的矿化组织与周围的骨相连。

移位的上方骨块保持着自己的血供，研究显示移动的骨块可以接受舌侧软组织蒂部建立循环以保持血供成活。

因神经损伤风险和移植后骨块缺乏固定，"遮阳板"截骨术已被弃用（Egbert et al.，1986；Maloney et al.，1985a,b；Sugar and Hopkins，1982）。早期骨

移植方法造成较高的骨吸收率有很多原因。早期的"遮阳板"截骨术和"三明治"截骨术大多数进行了前庭成形术。移植侧的骨膜被切断，导致移植区域的持续吸收（Maloney et al., 1985a,b）。Maloney等（1985a,b）发现在操作Stoelinga式"三片式截骨术"而不进行随后的前庭成形术，就几乎没有骨吸收。骨丧失的第二个原因可能是由于从骨面剥离的骨膜面积较大，而且骨存在10～20mm大的移动范围，这样超出了骨的有效血供。

　　早期的移植技术使用缠绕或缝合固定骨块和移植物。移植区域的微动干扰了血管的长入，拖延或减缓了移植区域的成骨能力。骨移植物坚固固定或非坚固固定，植骨区域内的微动或较大移动，显示14周后坚固固定的移植物保存了56%的植骨量，而非坚固固定的移植物仅剩余46%（Lin et al.,1990）。当移植物放置在较少动度的区域相比较多动度的区域，在有较多动度的位置必须坚固固定其存活率才会有明显改善。在愈合早期坚固固定可以发挥作用，并且应该在愈合早期尽量消除移植物的移动。

　　当操作中置法截骨术以及垂直向移动牙槽嵴部分骨块时，临床医生必须选择好缺损部位的最佳移植材料。松质骨／骨髓颗粒移植物相比自体骨块移植物，表现出更快的血管化和更好的成骨活性（Burchardt, 1983; Enneking et al., 1980; Hammack and Enneking, 1960; Marciani et al., 1979）。Burchardt（1983）证实松质骨移植物随时间推移完全愈合修复，而皮质骨移植物仍然是死骨和有生命骨组织的混合物。Canzona等（1976）在成年杂交狗上研究了上置法和内置法骨移植物的吸收率，结论是内置法的植骨物存活率优于上置法。Schettler和Hottermann（1977）认为中置法移植物几乎不发生骨吸收，这是由于移植物被骨和骨膜全方位地环绕，促进了血管与周围组织迅速地连接。

## 种植体对骨移植物吸收的影响

　　种植体植入后移植位置的吸收率明显减少（Bell et al., 2002; Breine and Branemark, 1980）。

Bell等（2002）口外法使用髂骨进行下颌前牙区和后牙区植骨。6个月后，在颏孔之间植入数颗种植体，后牙区未植入种植体。在相比前牙区有种植体支持的骨组织，后牙区由于没有种植体支持而出现了骨移植物垂直性吸收。Breine和Branemark（1980）主导了一项尖牙模型的研究，自体骨—钛种植体复合移植物进行骨增量。结果种植体在植骨的区域维持了移植物的稳定性，结论是种植体的植入减缓了移植物的吸收过程。当移植物稳定之后，围绕种植体周围的骨丧失每年少于0.1mm（Breine and Branemark, 1980）。

　　在长骨中，去除负重则导致明显的骨改建：骨髓腔内，皮质骨内和较小程度的骨膜改建（Rubin and Lanyon, 1984）。没有负重刺激，骨质衰退，导致废用性骨质疏松症。牙齿拔除后需要生理动态应变或负重以防止骨质的退行性变（Rubin and Lanyon, 1984）。

　　2006年，Jensen发表了在种植体植入前进行下颌后牙缺牙区的中置法或"三明治"法截骨术。Jensen使用"三明治技术"在下颌后牙区可获得8mm以上的垂直骨增量。术前下牙槽神经管上方的骨高度是3～7mm。在下牙槽神经管上方2mm处水平截骨。舌侧基底瓣向上拉伸4～8mm。使用微小钛板用于坚固固定。在外斜线取楔形皮质骨，混合自体骨颗粒放置在中间的受植区。经过4个月的愈合，取出微小钛板并植入短种植体（8～11mm）。种植体植入3～4月后开始负重。在下颌后牙区使用Jensen技术平均可取得6mm垂直植骨高度。在随后1～4年的复查中骨吸收在0～1mm。Marchetti等（2007）使用自体松质骨颗粒作为移植物，报道了类似的结果。

　　下颌这种中置植骨法也有一定的限制。下颌中置法植骨只能改善垂直性缺损，而不能用于水平性缺损。中置植骨法获得垂直植骨的高度受到解剖的限制。解剖限制是带蒂移动的牙槽嵴骨块上软组织附着的牵拉，提拉范围是5～8mm。过分地牵拉会在舌侧蒂部导致血供破坏，伤口裂开，移植物丧失和／或移植物吸收加速。遵循软组织的解剖限制，避免过度的骨膜牵拉，运用坚固固定，在骨固化早

**表17.1** 下颌后牙区术式比较

| 操作程序 | 垂直植骨限度（mm） | 主要优点 | 主要缺点 |
| --- | --- | --- | --- |
| 神经移位术 | 0～尽可能长的种植体长度（根据下方边界能获得的稳定性） | 为长种植体提供稳定性 | 神经功能障碍严重；义齿冠根比例较大 |
| 上置法植骨（Onlay） | 7～10 | 简单获取；易于固定 | 切口溃破导致移植物丧失；移植物吸收明显 |
| 骨粉和膜 | 5～8 | 并发症少；供区小或无 | 技术敏感性；经验不足的医生导致伤口裂开较多；从移植到种植间隔长（9个月） |
| 牵引成骨 | 5～10 | 软组织新生；骨增量佳 | 从牵张成骨到种植时间长；可能需要额外植骨；牵张装置引起的不适 |
| 中置法截骨术 | 4～8 | 一次手术；可用同种骨移植；无供区并发症 | 技术操作有些难度；由于软组织伸展有限制导致植骨高度受限 |

期植入骨内种植体，种植体动态负重，以及通过在特定的病例使用颗粒状移植物，在下颌后牙区获得5～8mm垂直骨增量，中置植骨法是安全可靠的方法（表17.1）。

## 病例研究

患者表现为下颌前牙牙列完整而健康，双侧后牙缺失。患者佩戴不佳的可摘局部义齿并且希望用固定方式修复缺失牙齿。患者的上颌后牙在正常的咬合平面上，没有发生伸长。颌间间隙正常。CBCT提示双侧下牙槽神经上方有5mm的骨量。对于患者来说要做的治疗操作包括：一个新的活动义齿；拔除剩余前牙植入5颗种植体用固定混合式或固定可摘的"电火花蚀刻"类型义齿来修复；或者是对下颌后牙区进行中置法截骨术的垂直植骨。

通过锥形束CT的断层影像诊断进行治疗程序的制订。患者需要签订同意书，提示其存在神经损伤风险，垂直植骨失败，移植整合失败，种植体失败等，然后准备手术。治疗程序要求对患者给予镇静。下颌后牙区左右前庭部位进行局麻。待止血满意后，在非附着龈内做一个至少10mm的侧方切口，延伸至附着龈与非附着龈接合部。朝前牙区方向，做一个前庭沟切口连接至垂直切口，垂直切口位于无牙区前方的牙根之间区域。从前庭沟切口处剥离并翻全厚瓣。为隔离保护颏神经的神经分支仅在黏膜内使用锐性和钝性剥离。在颏孔上方切开骨膜以避免对神经的损伤。神经反射只存在骨膜的下层，在牙槽嵴上方的骨膜需要保留。舌侧的黏膜不要翻开。

在下牙槽神经的上方使用超声骨刀的切割端进行水平截骨。骨膜轻微翻开后做垂直切口。截骨切口穿透舌侧皮质骨。不能使用骨凿以防止舌侧骨的断裂。把一个手指放在舌侧黏膜上，来感觉超声骨刀穿出舌侧骨而不是黏膜。随着软组织附着的伸展，骨块被移动和提升。如果口底比较高，相比口底低的情况，提升会非常明显。提升骨块，将一小片钛板先固定在移动骨块嵴顶的上方。固位螺丝常为1.2mm或1.5mm长度。用钛板固定活动的骨块后，上抬骨块并在舌侧黏膜处取得合适的牵拉位置，在未移动的下颌骨下段固定最终的螺丝。骨块的间隙放置同种冻干骨。放置完移植物后，切口需无张力关闭。患者需给予流质饮食和抗生素。术后3天才使用抗菌漱口水。3个月后，做一个新的CT扫描来确认骨整合并按常规方式植入种植体。

## 参考文献

Artzi Z, Dayan D, Alpern Y, Nemcovsky CE. Vertical ridge augmentation using xenogenic material supported by a configuring titanium mesh: clinicohistopathologic and histochemical study. *Int J Oral Maxillofac Implants* 2003; **18**:440.

Barros Saint Pasteur J. Plastic restoration of the alveolar crest of the mandible. *Acta Odontol Venez* 1966; **4**:3–21.

Barros Saint Pasteur J. Plastic reconstruction of the alveolar crest. Clinico-surgical investigation. *Acta Odontol Venez* 1970;

8:168–182.

Bell RB, Blakey GH, White RP, Hillebrand DG, Molina A. Stages reconstruction of the severely atrophic mandible with autogenous bone graft and endosteal implants. *J Oral Maxillofac Surg* 2002a; **60**:1135.

Block MS, Kent JN. Cylindrical HA-coated implants, eight year observations. *Compend Contin Educ Dent* 1993; **15**(Suppl.): 526–532.

Block MS, Delgado A, Fontenot MG. The effect of diameter and length of hydroxylapatite coated dental implants on ultimate pull out force in dog alveolar bone. *J Oral Maxillofac Surg* 1990; **48**:174–178.

Bovi M. Mobilization of the inferior alveolar nerve with simultaneous implant insertion: a new technique. Case Report. *Int J Periodontics Restorative Dent* 2005; **25**:375.

Boyne PJ, Cole MD, Stringer D, Shafgat JP. A technique for osseous restoration of deficient edentulous maxillary ridges. *J Oral Maxillofac Surg* 1985; **43**:87–91.

Breine U, Branemark PI. Reconstruction of the alveolar jaw bone. *Scand J Plast Reconstr Surg* 1980; **14**:23.

Burchardt H. The biology of bone graft repair. *Clin Orthop Relat Res* 1983; **174**:28.

Buser D, Dahlin C, Schenk R. *Guided Bone Regeneration in Implant Dentistry*. Chicago, IL: Quintessence, 1994.

Canzona JE, Grand NG, Waterhouse JP. Autogenous bone grafts in augmentation of the edentulous mandible. *J Oral Surg* 1976; **34**:879.

Chiapasco M, Romeo E, Casentini P, Rimondini L. Alveolar distraction osteogenesis vs. vertical guided bone regeneration for the correction of vertically deficient edentulous ridges: a 1–3 year prospective study on humans. *Clin Oral Implants Res* 2004; **15**:82.

Chiapasco M, Zaniboni M, Rimondini L. Autogenous onlay bone grafts vs. alveolar distraction osteogenesis for the correction of vertically deficient edentulous ridges: a 2–4 tear prospective study on humans. *Clin Oral Implants Res* 2007; **18**(4):432.

Clementschitch F. *Mund-und kieferchirurgie*, 2 Aufl. Berlin, Germany: Schwarzzenberg, 1948.

Clementtschitsch F. Uber die wiederherstellung der prothesenfahigkeit des oberkiefers. *Osterr Z Stomatol* 1953; **50**:11.

Cordaro L, Amade DS, Cordaro M. Clinical results of alveolar ridge augmentation with mandibular block bone grafts in partially edentulous patients prior to implant placement. *Clin Oral Implants Res* 2002; **13**:103.

Davis H, Rydevik B, Lundborg G, Danielsen N, Hausamen JE, Neukam F. Mobilization of the inferior alveolar nerve to allow placement of osseointegrated fixtures. In *Advanced Osseointegration Surgery: Applications in the Maxillofacial Region*. Worthington P, Branemark P-I, eds. Chicago, IL: Quintessence, 1992, pp. 129–144.

Davis WH, et al. Long term ridge augmentation with rib grafts. *J Maxillofac Surg* 1975; **3**:103.

Egbert M, Stoelinga P, Blijdorp P, de Koomen H. The "three-piece" osteotomy and interpositional bone graft for augmentation of the atrophic mandible. *J Oral Maxillofac Surg* 1986; **44**:680.

Enneking WF, Eady JL, Burchardt H. Autogenous cortical bone grafts in the reconstruction of segmental skeletal defects. *J Bone Joint Surg Am* 1980; **62**:1039.

Frame JW, Brady CL, Browne RM, Brady CL. Augmentation of the edentulous mandible using bone graft and hydroxyapatite: a comparative study in dogs. *Int J Oral Surg* 1981;

10(Suppl. 1):88.

Frame JW, Browne RM, Brady CL. Biologic basis for interpositional autogenous bone grafts to the mandible. *J Oral Maxillofac Surg* 1982; **40**:407.

Friberg B, Ivanoff CJ, Lekholm U. Inferior alveolar nerve transpositioning in combination with Branemark implant treatment. *Int J Periodontics Restorative Dent* 1992; **12**:440.

Frost DE, Gregg JM, Terry BC, Fonseca RJ. Mandibular interpositional and onlay bone grafting for the treatment of mandibular bony deficiency in the edentulous patient. *J Oral Maxillofac Surg* 1982; **40**:353–360.

Gerry RG. Alveolar ridge reconstruction with osseous autografts. *J Oral Surg* 1956; **24**:74.

Gordh M, Alberius P, Johnell O, Linde A. Osteopromotive membranes enhance onlay integration and maintenance in the adult rat skull. *Int J Oral Maxillofac Surg* 1998; **27**:67.

Haers PE, Sailer HF. Neurosensory function after lateralization of the inferior alveolar nerve and simultaneous insertion of implants. *Oral Maxillofac Surg Clin North Am* 1994; **7**:707.

Hammack BL, Enneking WF. Comparative vascularization of autogenous and homogenous bone transplants. *J Bone Joint Surg Am* 1960; **42**:811.

Harle F. Visor osteotomy to increase the absolute height of the atrophied mandible: a preliminary report. *J Maxillofac Surg* 1975; **3**:257.

Harle F. Follow-up investigation of surgical correction of the atrophic alveolar ridge by visor osteotomy. *J Maxillofac Surg* 1979; **7**:283.

Jaffin RA, Berman CL. The excessive loss of Branemark fixtures in Type IV bone: a 5 year analysis. *J Periodontol* 1991; **62**(1):2–4.

Jensen OT, Nock D. Inferior alveolar nerve repositioning in conjunction with placement of osseointegrated implants: a case report. *Oral Surg Oral Med Oral Pathol* 1987; **63**:263.

Jensen OT, Greer RO, Jonsson L, Kassebaum D. Vertical guided bone-graft augmentation in a new canine mandibular model. *Int J Oral Maxillofac Implants* 1995; **10**:335.

Kan JYK, Lozada JL, Boyne PJ, Goodacre CJ, Rungcharassaeng K. Mandibular fracture after endosseous implant placement in conjunction with inferior alveolar nerve transposition. A patient treatment report. *Int J Oral Maxillofac Implants* 1997a; **12**:655.

Kan JYK, Lozada JL, Goodacre CJ, Davis WH, Hanisch O. Endosseous implant placement in conjunction with inferior alveolar nerve transposition: an evaluation of neurosensory disturbance. *Int J Oral Maxillofac Implants* 1997b; **12**:463.

Lin KY, Bartlett SP, Yaremchuk MJ, Fallon M, Grossman RF, Whitaker LA. The effect of rigid fixation on the survival of onlay bone grafts: an experimental study. *Plastic Reconstr Surg* 1990; **86**:449.

Louis PJ, Gutta R, Said-Al-Naief N, Bartolucci AA. Reconstruction of the maxilla and mandible with particulate bone graft and titanium mesh for implant placement. *J Oral Maxillofac Surg* 2008; **66**(2):235–245.

Maloney F, Tideman H, Stoelinga PJW, de Koomen H. Interpostitional bone-grafting of the atrophic edentulous mandible. A review. *Aust Dent J* 1985a; **30**:211.

Maloney F, et al. Recent developments in interpositional bone-grafting of the atrophic mandible. *J Maxillofac Surg* 1985b; **13**:14.

Marchetti C, Trasarti S, Corinaldesi G, Felice P. Interpositional bone grafts in the posterior mandibular region: A report on six patients. *Int J Periodontics Restorative Dent* 2007;

27:547.

Marciani RD, et al. Cancellous bone marrow grafts in irradiated dog and monkey mandibles. *J Oral Surg* 1979; **47**:17.

Perry M, Hodges N, Hallmon W, Rees T, Opperman LA. Distraction osteogenesis versus autogenous onlay grafting. Part I: Outcome of implant integration. *Int J Oral Maxillofac Implants* 2005; **20**:695.

Pikos MA. Mandibular block autografts for alveolar ridge augmentation. *Atlas Oral Maxillofac Surg Clin* 2005; **13**:91.

Proussaefs P. Vertical alveolar ridge augmentation prior to inferior alveolar nerve repositioning: a patient report. *Int J Oral Maxillofac Implants* 2005; **20**:296.

Proussaefs P, Lozada J. The use of intraorally harvested autogenous block grafts for vertical alveolar ridge augmentation: a human study. *Int J Periodontics Restorative Dent* 2005; **25**:351.

Proussaefs P, Lozada J, Kleinman A, Rohrer MD. The use of ramus autogenous block grafts for vertical alveolar ridge augmentation and implant placement: a pilot study. *Int J Oral Maxillofac Implants* 2002; **17**:238.

Rasmusson L, Meridith N, Kahnberg KE, Sennerby L. Effects of barrier membranes on bone resorption and implant stability in onlay bone grafts. *Clin Oral Implants Res* 1999; **10**:267.

Rubin CT, Lanyon LE. Regulation of bone formation by applied dynamic loads. *J Bone Joint Surg Am* 1984; **66**:397.

Schettler D. Sandwich-technique with cartilage transplant for raising the alveolar process in the lower jaw. *Fortschr Kiefer Gesichtschir* 1976; **20**:61.

Schettler D. Spatergebnisse der absoluten kieferkammerho-hung im atrophischen unterkiefer durch die "sandwichplastik." *Dtsch Zahnarztle Z* 1982; **37**:132.

Schettler D, Hottermann W. Clinical and experimental results of a sandwich-technique for mandibular alveolar ridge augmentation. *J Maxillofac Surg* 1977; **5**:199.

Schmid E. Die aufbauende kieferkammplastik. *Osterr Z Stomatol* 1954; **5**:582.

Simion M, Baldoni M, Rossi P, Zaffe D. A comparative study of the effectiveness of e-PTFE membranes with and without early exposure during the healing period. *Int J Periodontics Restorative Dent* 1994a; **14**:167.

Simion M, Trisi P, Piattelli A. Vertical ridge augmentation using a membrane technique associated with osseointegrated implants. *Int J Periodontics Restorative Dent* 1994b; **14**:497.

Stoelinga JPW, Tideman H, Berger JS, de Koomen HA. Interpostitional bone-graft augmentation of the atrophic mandible. A preliminary report. *J Oral Surg* 1978; **36**:30.

Stoelinga PJW, et al. A reappraisal of the interposed bone graft augmentation of the atrophic mandible. *J Maxillofac Surg* 1983; **11**:107.

Sugar A, Hopkins R. A sandwich mandibular osteotomy: a progress report. *Br J Oral Surg* 1982; **20**:168.

Tallgren A. The continued reduction of the residual alveolar ridges in complete denture wearers: a mixed longitudinal study covering 25 years. *J Prosthet Dent* 1972; **27**:120.

Tinti C, Parma-Benfenati S. Vertical ridge augmentation: surgical protocol and retrospective evaluation of 48 consecutively inserted implants. *Int J Periodontics Restorative Dent* 1998; **18**:435.

# 第18章

# 即刻种植：全面理解，获取最佳临床效果

*Robert A. Faiella DMD, MMSc*

## 前言

过去20多年来，Brånemark等学者描述了传统的延期种植方法（Becker et al., 1998；Brånemark et al., 1977；Chen et al., 2004, 2007；Mayfield, 1999；Schwartz-Arad and Chausha, 1997），但现今，在拔牙窝内即刻植入骨内种植体成为另一种治疗选择。而且，文献报道即刻种植和延期种植一样，具有高度可预期性（Barzilay et al., 1996a,b；Becker et al., 1998；Cosci and Cosci, 1997；Degidi et al., 2007；Gomez-Roman et al., 2001；Rosenquist and Grenthe, 1996；Tolman and Keller, 1991a,b；Wagenberg and Ginsburg, 2001；Watzek et al., 1995）。选择即刻种植的优点包括减少治疗时间（Froum, 2005；Lazzara, 1989；Parel and Triplett, 1990），维持牙槽嵴宽度（Denissen et al., 1993；Froum, 2005；Shanaman, 1992；Watzek et al., 1995），减少手术次数（Froum, 2005；Lazzara, 1989；Parel and Triplett, 1990），以及将种植体视为功能性结构，减少需要愈合的骨缺损量。

尽管具有这些优点，临床医生也面临着挑战，即克服拔牙后存在的软硬组织缺损，获得可预期的功能，以及让患者接受的美观效果。而拔牙位点往往还会存在种种问题，使得治疗难度进一步加大。这些问题包括唇侧骨板缺损或穿孔（Cornelini

et al., 2000；Gelb, 1993；Schropp et al., 2003；Wilson et al., 1998））；根尖部骨量或骨质差（Becker et al., 2005；Schwartz-Arad et al., 2000）；根尖周感染和病变（Quirynen et al., 2003；Rosenquist and Grenthe, 1996）；薄龈生物型角化龈不足（Bouri et al., 2008；Evans and Chen, 2008；Nisapakultorn et al., 2010；Wennström et al., 1994）；拔牙后或盖膜后软组织难以拉拢缝合（Gher et al., 1994；Wilson and Weber, 1993）；复杂的影响因素，如吸烟和系统性疾病（Blanchaert, 1998；Hinode et al., 2006；Hwang and Wang, 2006, 2007；Klokkevold and Han, 2007；Strietzel et al., 2007；Sugerman and Barber, 2002）。尽管存在上述风险因素，当患牙因为各种疾病不能保留时，即刻种植仍然是一个可行的选择。

## 即刻种植技术回顾

将种植体即刻植入新鲜拔牙窝，同时使用骨替代材料（Chen et al., 2005；Gher et al., 1994；Prosper et al., 2003；Zitzmann et al., 1997）或者不使用骨替代材料（Botticelli et al., 2004；Covani et al., 2003, 2004a,b；Nir-Hadar et al., 1998），已经被证明是一种可预期的缺失牙修复的治疗策略。然而，将种植体植入正确的三维位置，以获得理想的初期稳定性和良好的软硬组织愈合，仍然依赖于拔牙位点本身

的临床状态和术者的操作技巧。要获得理想的临床效果，必须考虑以下几个重要因素（Chen et al., 2009; Cochran et al., 2009）。

理想状态下，如果拔牙窝骨壁完整，骨质骨量良好，足以获得理想的初期稳定性，并具有足够的软组织量，就可以采用不翻瓣手术，避免组织愈合期的变化。如果种植体和骨壁之间的缺损水平间隙小于2mm，不需要植入骨替代材料也能获得良好的骨愈合（Becker et al., 1998; Chen et al., 2009; Covani et al., 2003; Nemcovsky et al., 1999; Wilson et al., 1998）。然而，如果缺损水平间隙大于2mm，就需要同期植入骨替代材料（Ashman, 1990; Cornelini et al., 2004; Schwartz-Arad and Chausha, 1997）。如果骨壁存在缺损，通常都需要翻瓣，并采用骨替代材料和生物膜进行GBR手术。

总的来说，拔牙后是否采用即刻种植，需要综合考虑术者的经验和技巧，以及患者对治疗时间、手术次数和美学效果的期望值。

## 文献回顾

从即刻种植第一次被报道开始（Schulte et al., 1978），大量研究着眼于其愈合原理。很多研究证明了即刻种植的治疗效果并不亚于早期种植（拔牙后4~6周种植）和延期种植（拔牙后3~6个月种植）（Covani et al., 2004a,b; Schropp et al., 2003; Zitzmann et al., 1997）。

### 拔牙后牙槽嵴的体积变化

拔牙后牙槽嵴的体积变化，在文献中已有详尽描述（Araujo and Lindhe, 2009; Araujo et al., 2005; Carlsson et al., 1967; Iasella et al., 2003; Johnson, 1963; Lekovic et al., 1997, 1998）。Amler（1969）最早描述了拔牙创愈合的5个阶段，从一开始血凝块形成到10天左右拔牙窝骨壁上沉积类骨质。大多数成骨反应发生在拔牙后8周内，而完全的骨小梁充填和上皮封闭要到4个月后。这个愈合顺序后来被Cardaropoli等（2003）的研究证实。拔牙窝的愈合

也和患者的年龄因素相关。一项研究药物和营养对拔牙窝愈合影响的实验证实，老年患者在类骨质形成阶段有一个延迟反应，但在拔牙3周后又出现加速愈合期，导致30~40天时和年轻患者具有同样的骨愈合和骨成熟程度（Amler, 1993）。在随后的一篇综述中，Amler（1999）研究了影响拔牙窝愈合的病因，比如干槽症、化脓性骨炎、坏死性骨炎和纤维性愈合，发现它们在221个不同愈合阶段的术后活检标本中有组织学表现。他的结论是愈合期出现的这些状况会导致严重的术后疼痛，危及后续的治疗，包括种植体植入。

关于硬组织的体积变化有很多研究方法，包括研究模型的测量、头影测量和减影成像，以及术中直接测量（Chen et al., 2004）。动物和人体试验都证实了拔牙后牙槽嵴体积的变化。Araujo和Lindhe（2009）关于犬拔牙窝的研究表明，拔牙后6个月，牙槽嵴宽度减少35%。而Schropp等（2003）评估了46位患者的拔牙位点，发现拔牙后1年，牙槽嵴宽度减少了50%。

### 牙槽嵴增量和拔牙位点保存

学者们尝试采用位点保存技术，意图减少拔牙创自然愈合过程中发生的牙槽嵴体积变化。软硬组织的关系对之后种植美学效果具有特别重要的作用。拔牙后发生的骨吸收会导致牙槽嵴体积减小（Adriaens, 1999）。此外，也有研究表明，在渐进性骨改建阶段对缺损牙槽嵴进行骨增量手术，其可预期性不强（Camargo et al., 2000）。Chen等（2004）的综述表明，在最长12个月的观察期内，拔牙后牙槽嵴的颊舌向吸收量为3.1~5.9mm。其他研究表明，拔牙后4个月牙槽嵴冠根向吸收量为0.7~1.5mm（Camargo et al., 2000; Iasella et al., 2003; Lekovic et al., 1997, 1998）。影响牙槽嵴水平和垂直变化的局部和全身因素还包括拔牙时的创伤、之前疾病造成的唇侧皮质骨缺损、愈合被干扰、吸烟和糖尿病等（Zitzmann et al., 1999）。在上述这些情况下，牙槽窝内会出现纤维结缔组织，干扰正常的骨性愈合，降低骨再生的量。过渡义齿，特别是

活动义齿，也被认为是一个影响因素。

一些研究评价了骨增量对牙槽嵴和拔牙窝体积变化的影响。多数都证实了采用各种材料进行骨增量，能够减少牙槽嵴吸收量。Nevins等（2006）研究了恒牙拔除位点，植入或者不植入异种骨材料的影响。9位患者拔除了36颗上颌前牙，其中19个位点进行了骨增量。79%的骨增量位点唇侧骨板的吸收量少于20%；而71%的非骨增量位点唇侧骨板吸收量大于20%。

另外一些研究发现，对于存在骨壁缺损的位点，骨增量能够减少牙槽嵴吸收。Darby等（2009）做了系统性综述，总结了1999—2008年关于此内容的相关人体研究（随机对照临床试验、对照临床试验、病例数大于5例的前瞻性/回顾性研究）。从37项符合此标准的研究中得出的结论是，拔牙后位点保存技术能够有效减少牙槽嵴水平向和垂直向吸收。

最近一项研究评估了拔牙后同时进行位点保存的愈合时间和反应。33位患者的38个单根牙拔牙位点，采用矿化的同种异体骨移植材料植入拔牙窝。比较了拔牙后3个月（早期愈合）和6个月（延期愈合）的组织学形态变化。结果表明，从新骨形成、移植物残余颗粒的角度，3个月愈合组与6个月愈合组并无统计学差异。说明与3个月的早期愈合相比，延长愈合时间到6个月，并不会获得更多的新骨形成，也不会减少残余移植物颗粒（Beck and Mealey, 2010）。

当然，减少软硬组织吸收量，对将来的美学效果具有重要的意义。

## 即刻种植对骨吸收的影响

多项人体和动物实验研究证实了新鲜拔牙窝即刻种植后的组织学改变。拔牙窝内部的骨再生和牙槽嵴外部的形态改建在水平向和垂直向上同步进行（Camargo et al., 2000; Iasella et al., 2003; Lekovic et al., 1997, 1998; Schropp et al., 2003）。Gher等（1994）的研究表明，比起单独使用不可吸收性膜，颗粒状骨替代材料和不可吸收性膜结合使用能

促进骨再生，减少牙槽嵴水平吸收量。也有研究报道，不可吸收膜暴露可能会影响骨再生。而采用可吸收性膜能减少这类并发症（Gher et al., 1994; Steenberghe et al., 2000; Zitzmann et al., 1997）。早期膜暴露都会增加菌斑聚集和感染的可能性，从而影响骨再生和愈合（Carpio et al., 2000; Froum et al., 2004; Jovanovic et al., 1992; Lekovic et al., 1997; Schlegel et al., 1998）

多项研究比较了即刻种植和延期种植的牙槽嵴体积变化，得出的结论是两者并无统计学差异（Schropp and Isidor, 2008; Zitzmann et al., 1999）。而动物实验也表明即刻种植后不管是否采用骨增量技术，其成功率都和延期种植接近。Zitzmann等（1999）总结了75例患者采用异种骨移植材料和胶原膜进行骨增量时，不同的种植时间，以及影响成功率的因素。结果表明在上颌位点或者采用过渡修复体时，有利于愈合。但是即刻种植和延期种植相比，并无统计学差异。

即刻种植时如存在边缘骨裂，会对骨再生造成明显影响。Schropp等（2003）的研究中，将46位患者分为两组（每组23例），分别进行即刻种植和延期种植，研究其骨愈合和牙槽嵴变化。每组存在边缘骨裂的数目也基本相当（10例和12例）。即刻种植组的骨裂主要由于拔牙创伤，而延期种植组的骨裂主要由于早期愈合时的骨吸收。虽然两组的成功率并无统计学差异，但种植体植入后造成的骨下缺损，其愈合程度明显好于边缘骨裂（分别是60%和25%）。

## 病例选择标准

### 植入位点分类

关于拔牙后植入的时机，有几种不同的分类方式。Garber和Belser（1995）提出的标准是依据颊侧骨板缺损量来分类。第一类是颊侧骨裂<5mm，无水平性骨和软组织缺损；第二类是颊侧骨裂>5mm，并伴有颊舌向塌陷，但无垂直高度降低。Hämmerle等2003年提出的分类标准依据是1990—

2003年的文献共识性综述，考量生物学基础、临床步骤以及即刻和延期种植的效果（Chen et al., 2004）。在2008年，Chen和Buser提出了改良的分类标准来反映拔牙创愈合的理想状态，而非描述性和时间依赖性的治疗计划。他们描述了以下4种分类（Chen and Buser, 2008）：

第一类：即刻种植，无骨和软组织愈合。

第二类：早期种植（4~6周），有软组织愈合，无骨愈合。

第三类：早期种植（12~16周），有部分骨愈合。

第四类：延期种植（6个月），完全愈合。

尽管如此，很多研究对于即刻、早期和延期种植的定义并不相同，反映了对于种植植入时机缺乏一致性认可。

## 拔牙后种植时机的考量

能否获得足够的初期稳定性是即刻种植最重要的指标之一（Raghavendra et al., 2005），当然还要考虑将来的美学效果。决定是否即刻种植，主要看软硬组织的质和量，以及局部病理因素，邻牙邻面骨水平以及软组织生物型。薄龈生物型（薄而高弧线形的牙龈组织）预示着唇侧骨板吸收、牙龈退缩的风险较高，为获得理想的美学效果，多数情况下选择早期种植（拔牙后4~6周），需要用生物材料、屏障膜进行骨增量手术，并用结缔组织进行软组织增量来降低美学风险（Biancho and San Filippo, 2004）。而厚龈生物型（角化而低弧线形的牙龈组织）预示着有利于即刻种植的稳定的组织环境，能获得软硬组织理想的愈合效果。

## 即刻种植时拔牙位点的处理

拔牙后是否即刻种植，主要考量拔牙窝的解剖形态、根尖部可用骨量，以及周围软组织的质量。根尖部足够的骨质和骨量是获得良好初期稳定性的必要条件。

微创拔牙后（小心地保存牙根周围牙槽骨和软组织），位点必须彻底清创，前牙区要在舌侧骨板上备洞，向根尖方向扩展。为获得理想的美学效果，美学区域即刻种植最好采用外科导板。注意种植体的三维位置，不要向唇侧偏移，否则会导致唇侧骨板吸收和牙龈退缩。在后牙位点，植入时要考虑今后修复体中央窝的理想位置，将植体放置在理想的近远中位置和角度上。应用必要的X线诊断手段和术前设计，避免伤及重要的解剖结构，如下颌神经管、下颌舌骨窝、上颌窦和鼻腔。

## 水平骨缺损间隙的处理

即刻种植后，植体表面到牙槽骨内壁的水平距离称为水平骨缺损间隙（horizontal defect dimension, HDD）（Ashman, 1990; Wilson et al., 1998）。很多研究都着眼于是否要在这个间隙内填入骨替代材料。多数研究证明，不论是怎样的植入方案（埋入式愈合或非埋入式愈合）以及骨增量方案，都会有充分的骨愈合。这些研究的共识是，如果水平骨缺损间隙<2mm，不需要采用骨替代材料也能获得完全的骨愈合，这样也有利于减少术后并发症。Paolantonio等（2001）评估了48例即刻种植而不做骨增量的患者，组织学研究表明愈合后植体和骨之间并无纤维结缔组织长入，和非即刻种植组并无统计学差异。在这些即刻种植病例中，如果是美学区厚龈生物型，往往采用不翻瓣手术，减少对边缘牙龈和龈乳头的损伤。

研究也表明（Stentz et al., 1997），当HDD>2mm时，如果种植体和骨结合减少，纤维结缔组织长入该间隙，术后并发症的概率会增大，引起骨吸收、牙龈退缩直至种植体失败。在这种情况下，研究报道了不同的方法，翻瓣或不翻瓣进行骨增量手术，都取得了良好的效果（Stentz et al., 1997; Wilson et al., 2003）。

拔牙窝的愈合也受到各种临床条件的影响，比如严重牙周炎患者，以前的观念是需要延长拔牙后愈合时间，在完全骨愈合后再进行种植手术。Evian等（2004）研究了149位患者种植体的累计存活率，观察牙周疾病和即刻种植在受载1年后对存活率的影响。这些患者约一半有牙周疾病史，2/3的位点是即刻种植。他们的研究结论是，牙周病并非即刻种植的禁忌证。但是，Wagenberg和Froum等（2006）一项关于1925例即刻种植的回顾性研究表明，牙周病失牙位点的即刻种植，其失败可能性是正常位点的2.3倍。在这些位点，彻底清创、确保初期稳定性，以及适当的抗生素辅助治疗是获得成功的必要条件。

## 外科原则

尽管文献已有共识，即刻种植对很多患者是一种可预期的治疗方案，但一定要根据不同患者情况，谨慎选择适应证。前文已经介绍了植入时机的不同分类方法。对于即刻种植病例，需要考虑的因素包括是否能获得理想的初期稳定性、拔牙窝骨壁是否完整、水平向骨缺损和垂直向骨缺损如何处理，以及是否能一期关闭创口。

正确地进行诊断和治疗计划后，需要严格的术前准备工作，包括洁治刮治、口腔卫生指导，以及其他必要的牙周治疗，以获得愈合所需的理想口腔环境。术前患者需要用氯己定含漱，并局部麻醉（Covani et al., 2004a,b）。术后也要进行相应的镇痛、抗生素和消肿措施。Wagenberg和Froum等（2006）一项关于1925例即刻种植的回顾性研究表明，术后未口服阿莫西林的患者，其种植失败率是服药患者的3.34倍。

### 边缘骨裂位点的即刻种植原则

当牙槽嵴条件不理想时，就需要在即刻种植的同时处理垂直或水平骨缺损。图18.1展示的是11牙

纵裂导致其唇侧骨壁缺损。患牙变色，唇侧探针深度＞10mm，提示牙纵裂的可能（图18.1a,b）。翻瓣后发现纵裂纹，唇侧骨板完全缺失，只能拔除患牙（图18.1c,d）。仔细清创后发现邻面和腭侧骨壁水平正常（图18.1e）。术前制作手术导板，在导板引导下在腭侧骨壁上备洞，然后植入种植体，利用根尖部分牙槽骨取得良好的固位（图18.1f,g）。用颗粒骨替代材料以及不可吸收性膜［聚四氟乙烯膜，（ePTFE）］做骨增量，并获得了一期软组织关闭。用没有唇侧基托的卵圆桥设计活动义齿作为过渡义齿，引导牙龈愈合成型，并给牙龈乳头提供良好的侧方支持（图18.1h～k）。

患者定期复诊，5个月后进行二期手术，去除不可吸收性膜，放置愈合基台（图18.1m）。去除不可吸收性膜后可见，唇侧骨板重建良好，骨壁厚度足以支撑唇侧软组织（图18.1l，n）。术后10年复查显示软组织得到了出色的维持（图18.1o～q）。

当涉及多颗牙位点伴随牙槽嵴骨缺损时，如果满足下列条件，可以考虑即刻种植：

1. 能够获得初期稳定性。
2. 无明显的急性感染。
3. 能获得一期创口关闭。

图18.2所示患者拟用种植义齿替代由于龋坏和外伤而无法保留的传统固定义齿。

患者原来是13-X-11-21-X固定桥修复，22位点为悬臂，13，11，21发生冠折（图18.2a，b）。外科翻瓣，拔除牙根后发现唇侧明显骨裂，特别是13和21位点，唇侧剩余骨壁很薄。12和22位点剩余牙槽嵴明显萎缩，唇侧凹陷，无法植入种植体（图18.2c，d）。

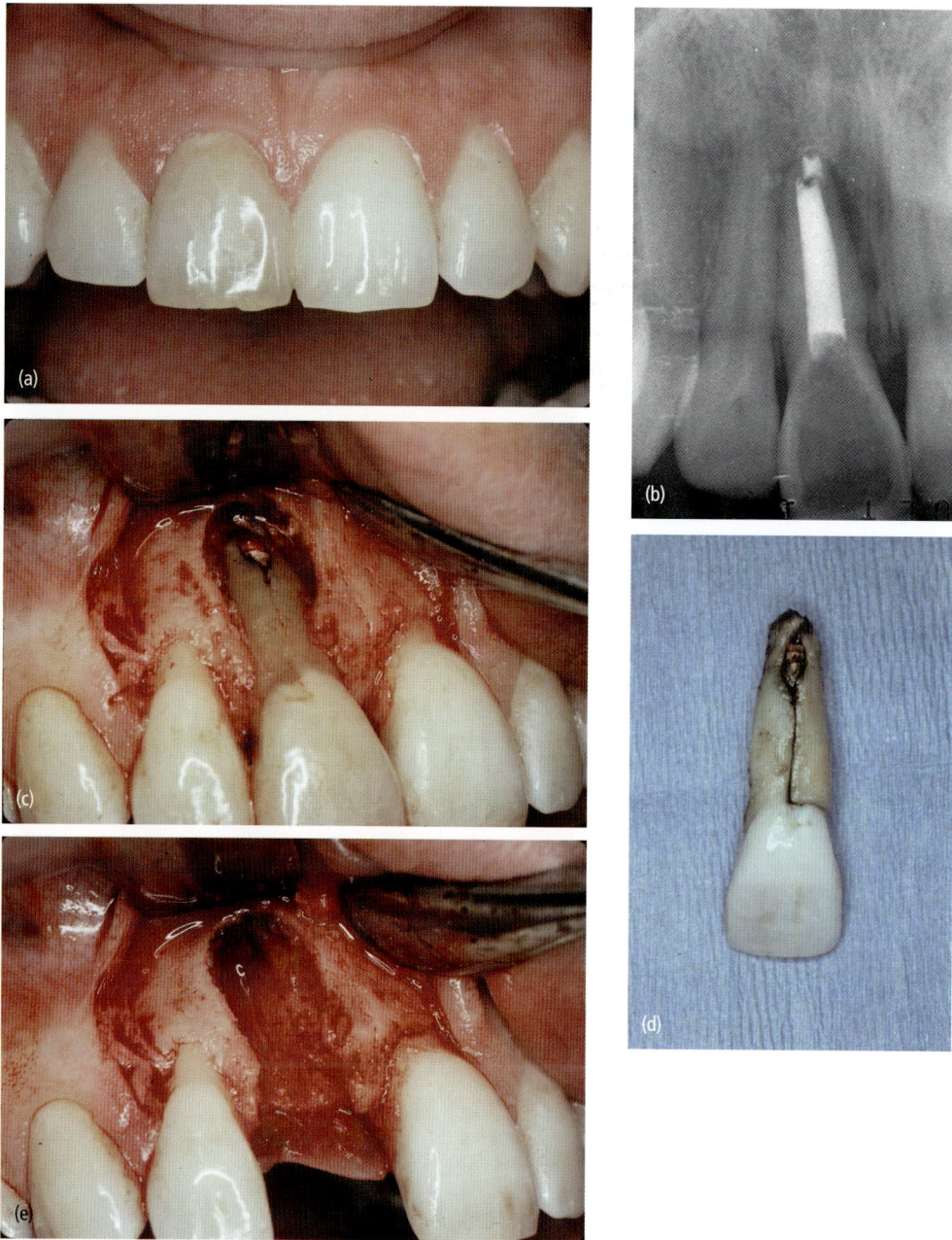

图18.1 （a）上切牙区域术前照，注意牙龈和龈乳头的术前状况。（b）根尖片显示根管治疗完善以及邻面稳定的骨水平。（c）外科翻瓣、清创后显示唇侧骨壁完全缺损到根尖区，牙根纵裂纹明显。（d）中切牙拔除后正面观，显示水平和垂直裂纹。（e）拔牙位点清创后。注意邻牙邻面牙槽嵴的位置相对正常，这是后期能获得理想牙龈乳头的重要条件。

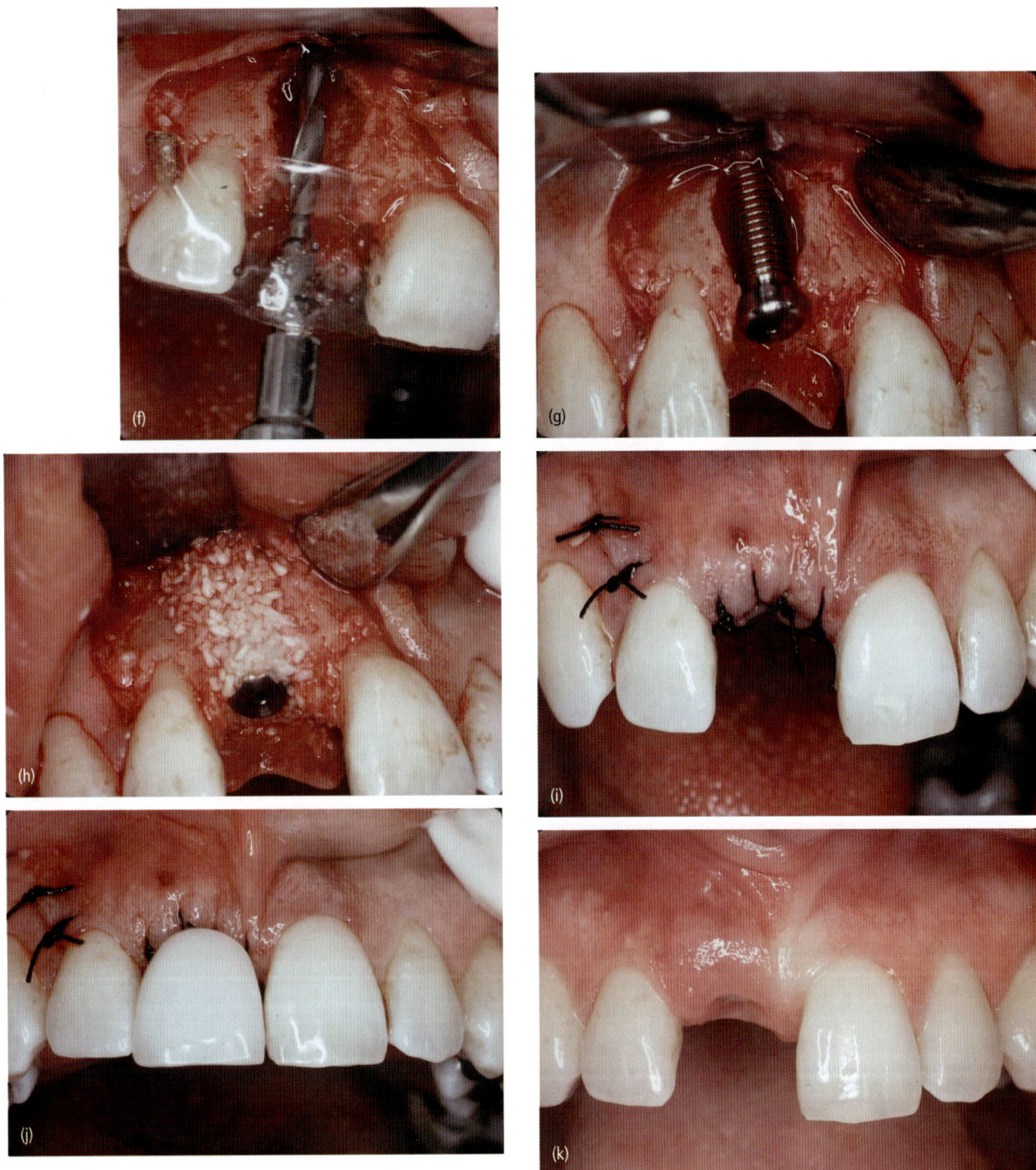

图18.1 （续）（f）在外科导板引导下，在腭侧骨壁上预备种植窝。（g）唇侧骨缺损面积大，种植体主要依靠根尖区牙槽骨固位。（h）先填入同种异体骨颗粒，再覆盖不可吸收膜。（i）盖膜后仍能一期关闭创口。（j）戴入卵圆桥体活动过渡义齿，无唇侧基托，引导软组织形成理想轮廓，避免压迫唇侧牙龈。（k）术后6个月，注意软组织，特别是龈乳头的形态。

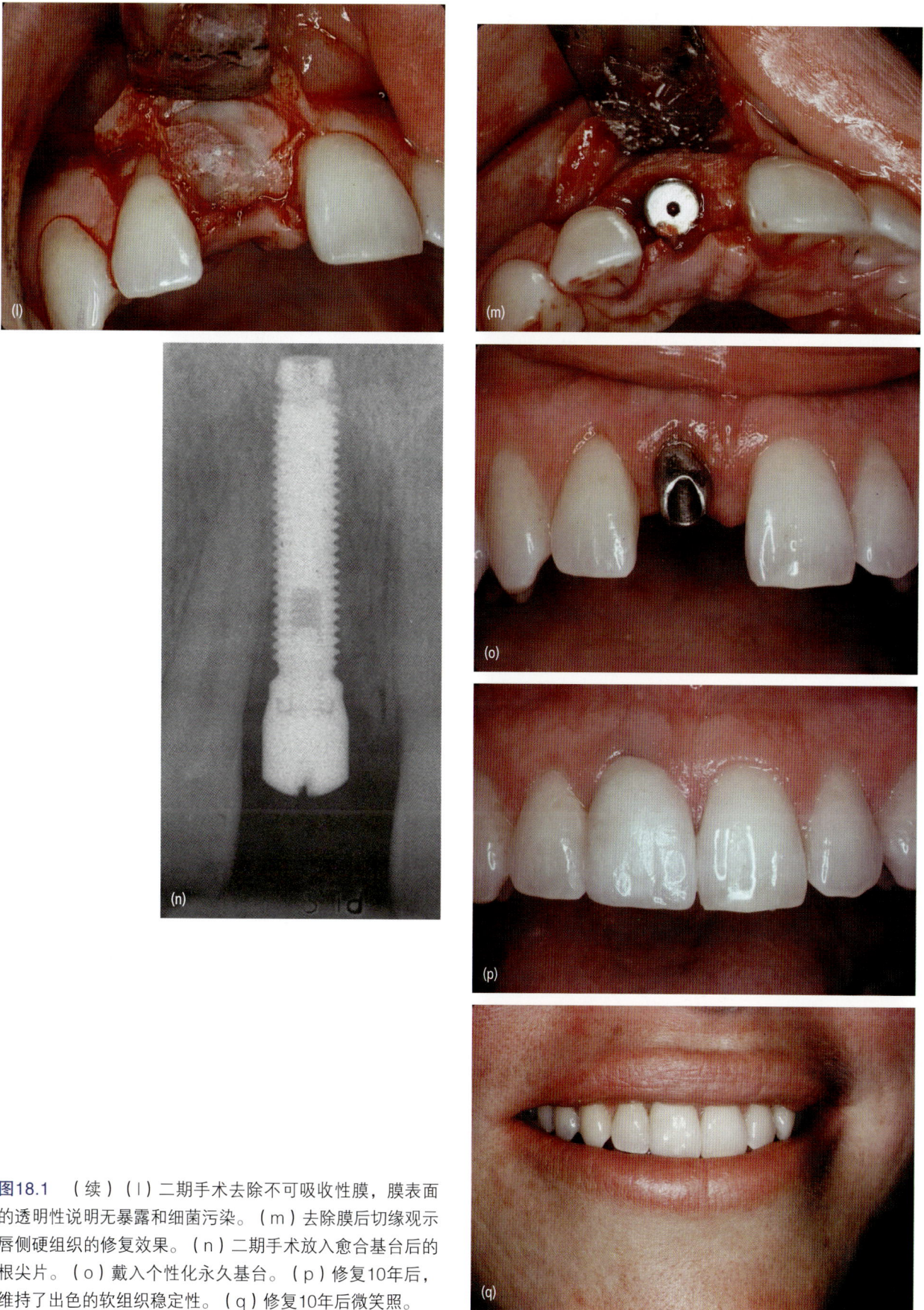

图18.1　（续）（l）二期手术去除不可吸收性膜，膜表面的透明性说明无暴露和细菌污染。（m）去除膜后切缘观示唇侧硬组织的修复效果。（n）二期手术放入愈合基台后的根尖片。（o）戴入个性化永久基台。（p）修复10年后，维持了出色的软组织稳定性。（q）修复10年后微笑照。

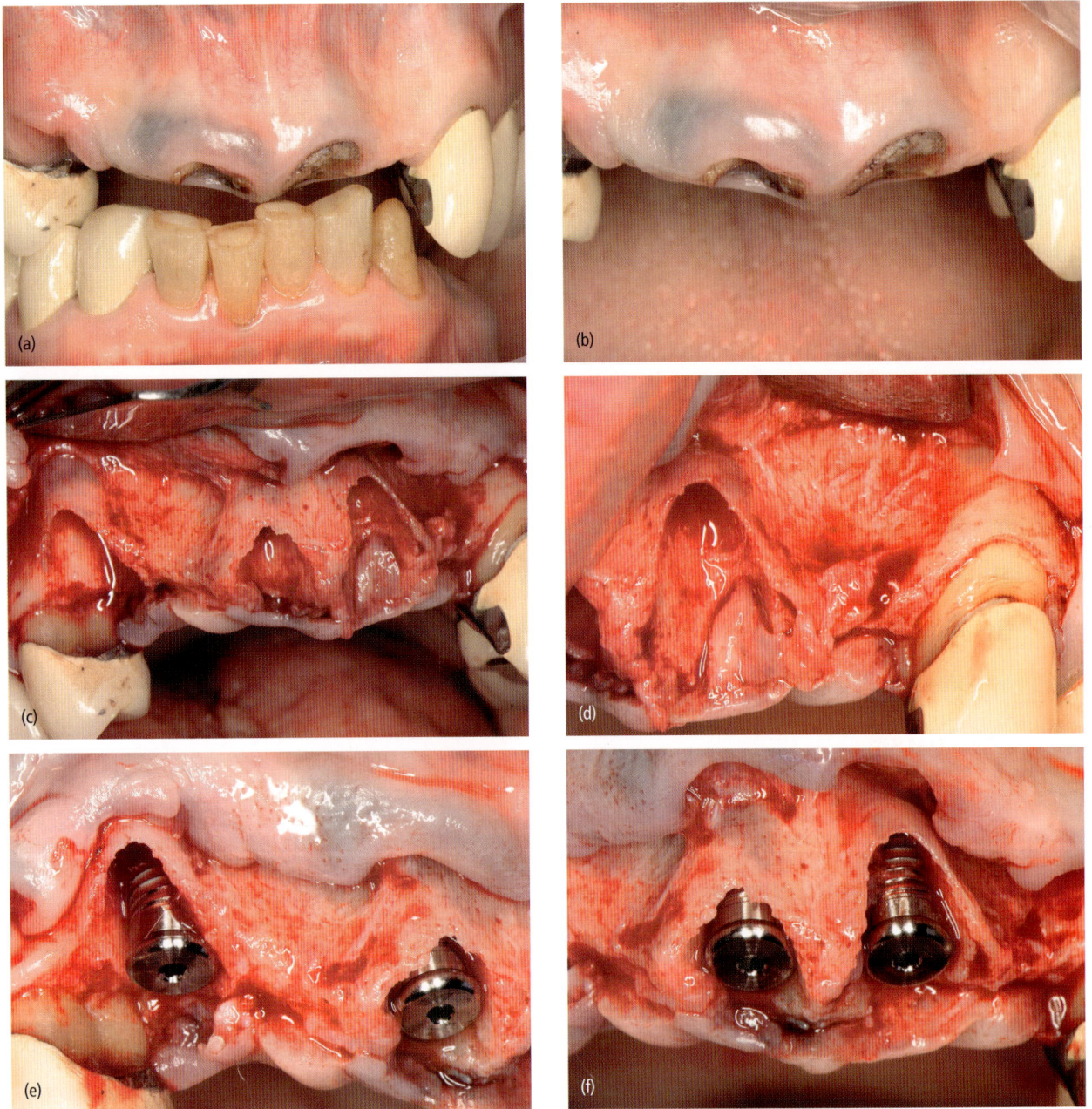

图18.2 （a）由于龋坏和外伤，原有前牙固定修复体无法保留。（b）上前牙术前状况。（c）翻瓣、拔除13、11、21牙根。（d）注意22牙槽嵴处唇侧严重缺损，提示以前拔牙时很可能唇侧骨板完全丧失。（e）小心在13，11拔牙窝腭侧骨壁上备洞，利用根尖区牙槽骨固位，取得初期稳定性。注意13位点唇侧严重骨缺损。（f）11，21位点即刻植入后唇侧观，注意21位点唇侧骨缺损。

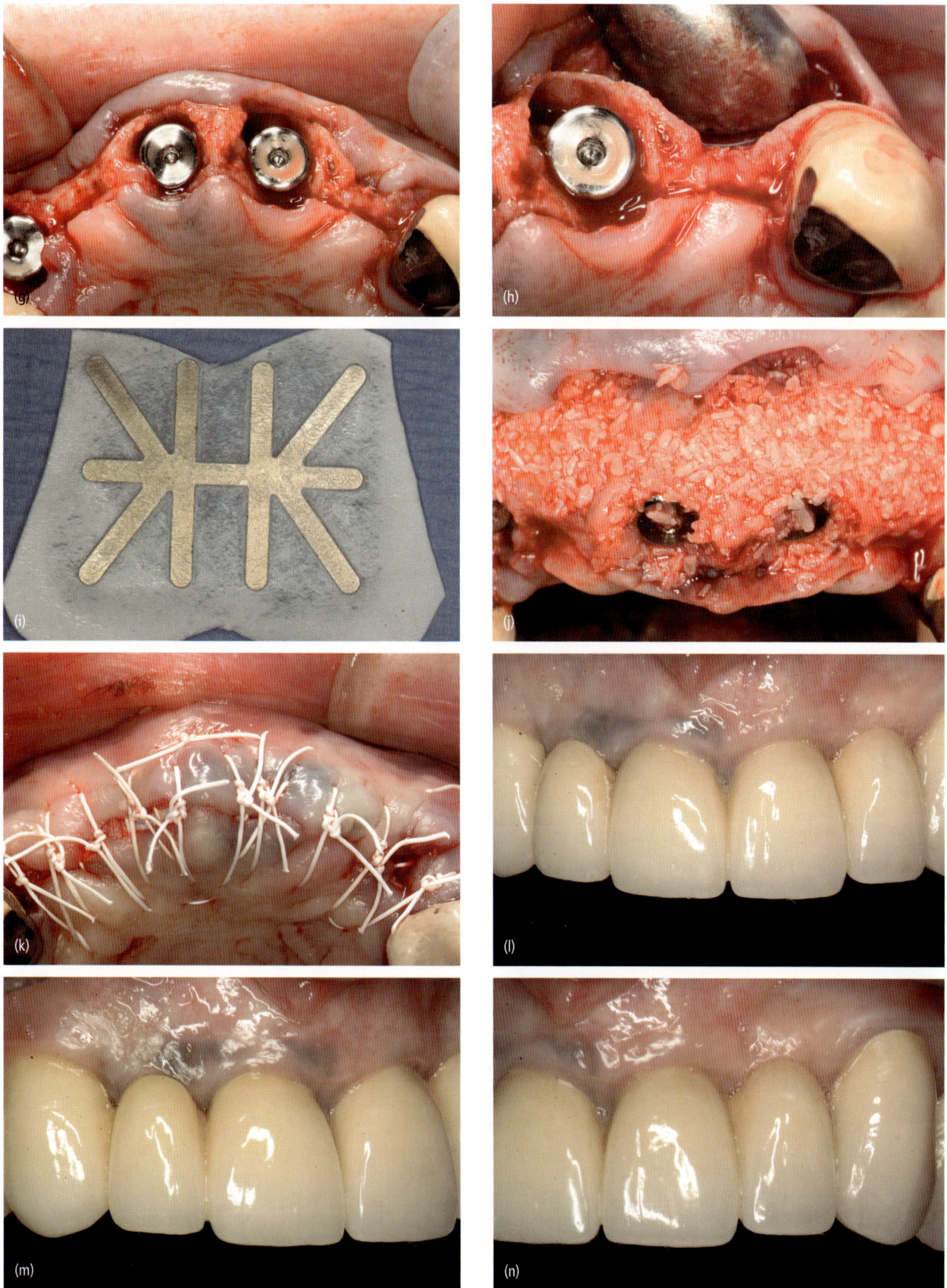

图18.2 （续）（g）种植体植入后咬合面观，显示不同程度的水平向骨缺损。（h）21，22位点咬合面观，显示22位点唇侧严重萎缩。（i）用钛加强的ePTFE膜来维持骨增量后的空间。（j）用同种异体骨颗粒进行骨增量，然后盖膜。（k）瓣复位和一期创口关闭后的咬合面观。（n）最终修复3年后正面观，注意修复体对软组织形态的维持。

治疗计划决定用即刻种植来替代原有修复形式。术前检查发现拔牙位点根尖部有足够骨量获得初期稳定性。13，11，21备洞，在正确的三维位置植入种植体，特别注意种植体的植入深度以及轴向。唇侧明显骨裂，剩余皮质骨厚度很薄，HDD > 2mm（图18.2e ~ h）。

做骨增量时，既要考虑即刻种植位点的垂直和水平骨缺损，也要考虑12、22位点的唇侧骨凹陷，这样的凹陷是无空间维持能力的。所以采用钛加强的ePTFE膜（图18.2i）来支持软组织，给骨增量材料维持稳定的空间直至愈合完成。骨膜减张，唇侧瓣冠向复位来完全关闭创口（图18.2j，k）。

最终修复完成3年后，软组织稳定，尽管多牙连续缺失，修复体获得了完全的牙龈乳头充填（图18.2l ~ n）。

### 骨壁完整位点的不翻瓣即刻种植的原则

即刻种植时，如果拔牙窝骨壁完整，可以考虑不翻瓣手术，以减少对软组织和牙龈乳头的干扰，这对美学要求高的患者尤为重要。然而，不翻瓣手术时对HDD的适当处理，以及避免唇侧软组织塌陷和退缩，需要特别细致的外科程序。

图18.3所示患牙21出现冠折，如果采取冠延长术，则修复后临床牙冠长度及牙龈水平将和邻牙不协调。术前X线片和局麻下骨探诊显示唇侧与邻面骨壁完整。牙龈乳头形态正常，牙龈生物型和附着龈宽度理想（图18.3a）。用牙周膜刀开始不翻瓣微创拔牙，增大牙周膜间隙，保护唇侧、邻面骨壁和牙龈软组织（图18.3b ~ f）。用尖端为球形的探针（图18.3g）仔细探查拔牙窝是否存在边缘骨裂和根尖穿通（图18.3h）。当确定唇侧骨壁完整后，在腭侧骨壁上预备种植窝，并再次检查位点。植入种植体，使其颈部位于唇侧理想龈缘根方约3mm（图18.3i，j）。在唇侧水平间隙（>2mm）内填入颗粒状骨替代材料，用小的骨膜分离器钝性分离唇腭侧软组织，在两者之间放入胶原膜（图18.3k ~ m）。

为避免边缘软组织的塌陷，临床上往往取一小块牙龈来封闭拔牙窝，提供侧方支撑（Landsberg et al., 1997）（图18.3n ~ p），并缝合固定在拔牙窝处（本例患者采用6-0单丝聚丙烯缝线）。用活动义齿作为过渡，无唇侧基托，采取卵圆桥体设计（图18.3q）。术后5个月进行二期手术，最终修复体戴入1年后软组织形态理想（图18.3r，s）。

对于美学要求高的病例，翻瓣手术会增加骨吸收，增加美学风险。图18.4显示了一位高笑线的年轻女性患者，露出牙龈过多（图18.4a）。用牙周膜刀不翻瓣微创拔除牙根轻度吸收并过度萌出的患牙，保护唇侧骨板（图18.4b ~ e）。探查唇侧骨壁无骨裂和穿孔后，在腭侧骨壁上预备种植窝（图18.4f）。植入种植体后，水平间隙内填入骨替代材料，并将胶原膜覆盖拔牙窝，插入唇腭侧牙龈和牙槽骨之间（图18.4g ~ j）。种植体平台置于唇侧理想龈缘根方3mm（图18.4i）。为避免改变牙龈边缘位置和保护龈乳头，创口不做一期关闭。用聚四氟乙烯缝线进行水平褥式缝合固定生物膜，用卵圆桥体支撑软组织（图18.4k）。术后5个月照片显示卵圆形桥体塑造的理想软组织形态（图18.4l，m），然后转移到工作模型上，制作最终修复体（图18.4n ~ p）。最终修复体戴牙1年后显示唇侧软组织和龈乳头的维持很理想（图18.4q，r）。

## 并发症

在外科处理的任何阶段都可能出现并发症，有的和技术相关，有的和愈合反应相关。幸运的是，与植入植体有关的严重并发症非常少见。牙医作为治疗中及治疗后对患者负责的高尚职业，必须能认识并处理各种并发症（Greenstein et al., 2008）。

和植入植体相关的并发症可以累及硬组织和软组织。软组织并发症不限于出血（Baab et al., 1977; Kalpidis and Setayesh, 2004），包括感染（Bowen Antolin et al., 2007），伤口裂开（Sadig and Almas, 2004），神经并发症（Hegedus and Diecidue, 2006; Kraut and Chahal, 2002），皮下气

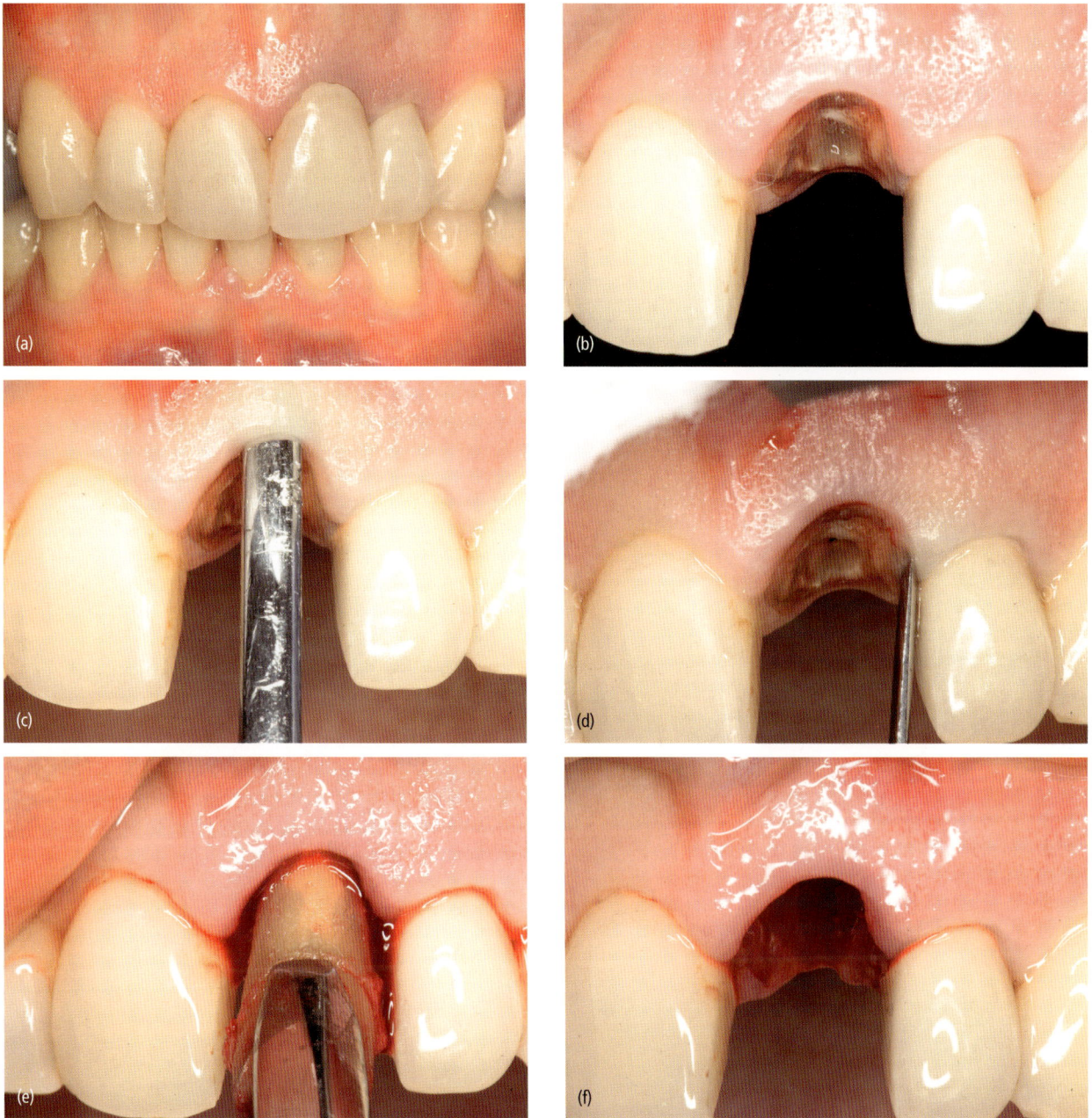

图18.3　（a）左上颌中切牙横折后正面观。（b）术前牙龈乳头形态正常。（c）用牙周膜刀小心拔除牙根，避免伤及周围骨壁。（d）牙周膜刀插入邻面牙周膜间隙，切断牙周膜，避免伤及邻面骨嵴。（e）不翻瓣微创拔除患牙，不伤及周围组织。（f）拔牙后位点状态，注意龈乳头未受影响。

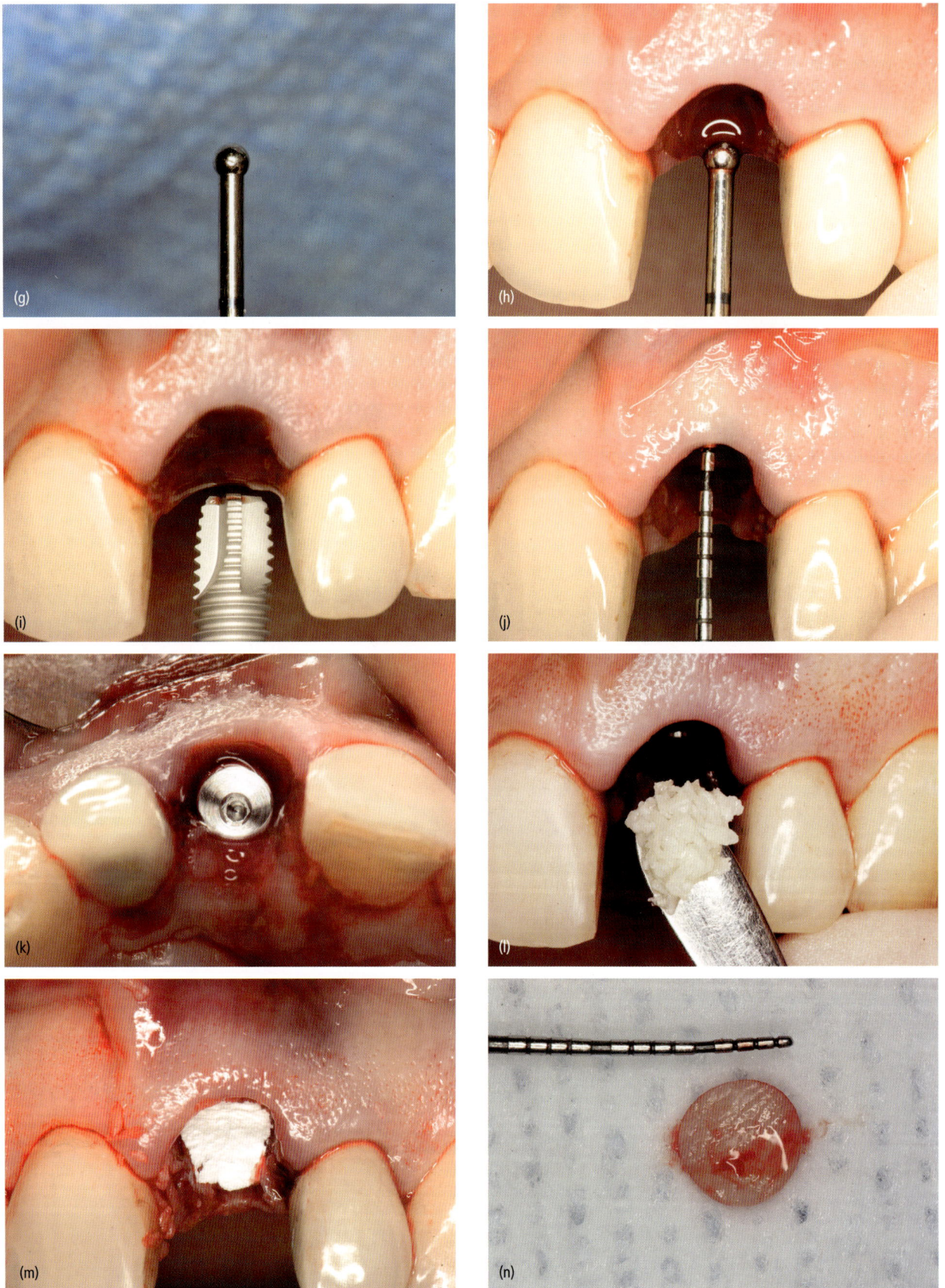

图18.3 （续）（g）用尖端为球形的探针仔细探查牙槽窝内侧面，检查骨壁完整性。（h）用圆头探针探查位点。（i）在腭侧骨壁上备洞，不翻瓣植入种植体。（j）种植体的平台应该置于唇侧理想龈缘根方3mm，以塑造良好的穿龈轮廓。（k）从𬌗方观，种植体沿拔牙窝腭侧壁植入。（l）同种异体骨颗粒填入种植体唇侧和周围的水平间隙内。（m）将预备好的胶原膜覆盖位点，唇腭侧插入软组织下方。（n）腭部取游离牙龈移植物，完成拔牙窝封闭，增加软组织体积和避免边缘软组织塌陷。

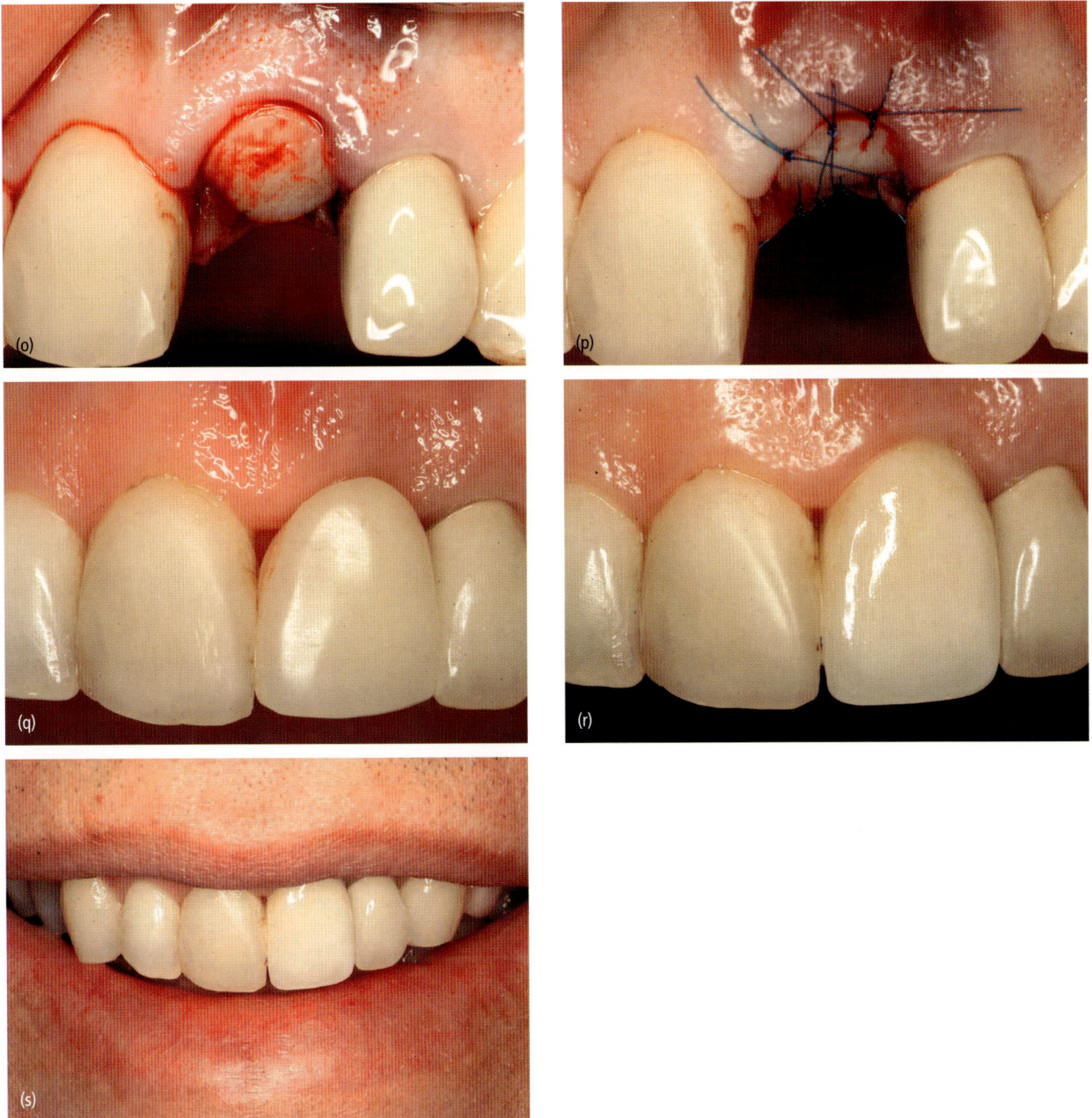

图18.3 （续）（o）牙龈移植物就盖在拔牙窝上面。（p）用6-0单丝聚丙烯缝线固定牙龈移植物。（q）位点愈合5个月后，期间用活动义齿作为过渡。注意义齿没有唇侧基托，并采取卵圆桥体设计。（r）修复完成1年后的最终修复体。（s）修复完成1年后微笑照。

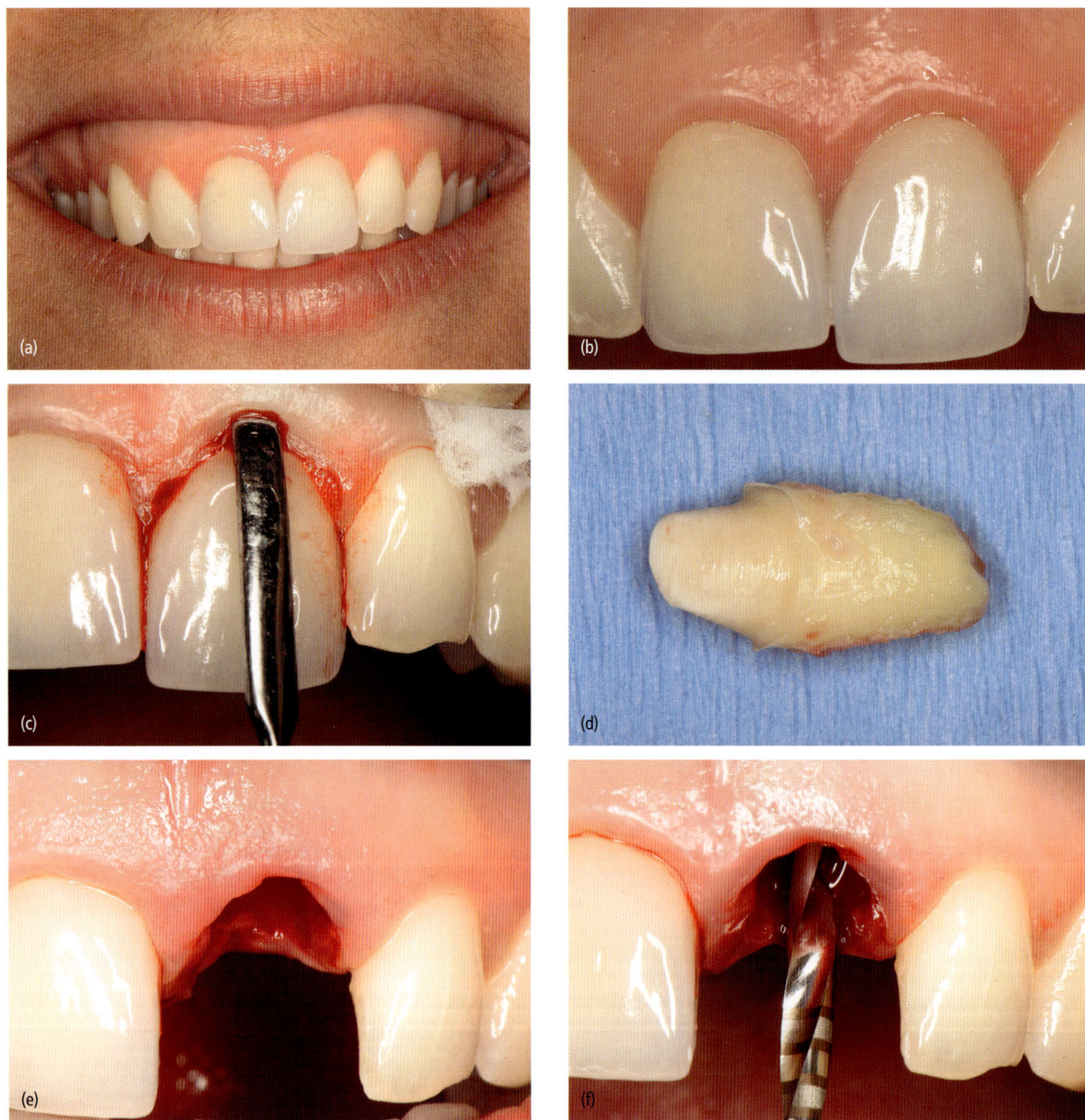

图18.4　（a）患者左上中切牙由于牙根吸收和过度萌出，拟拔除后种植修复。高笑线增加了美学风险。（b）21过度萌出，但龈缘和龈乳头形态正常。（c）用牙周膜刀不翻瓣微创拔除患牙。（d）拔除后的患牙有牙根吸收。（e，f）探查发现牙槽窝骨壁完整，在腭侧骨壁上备洞。

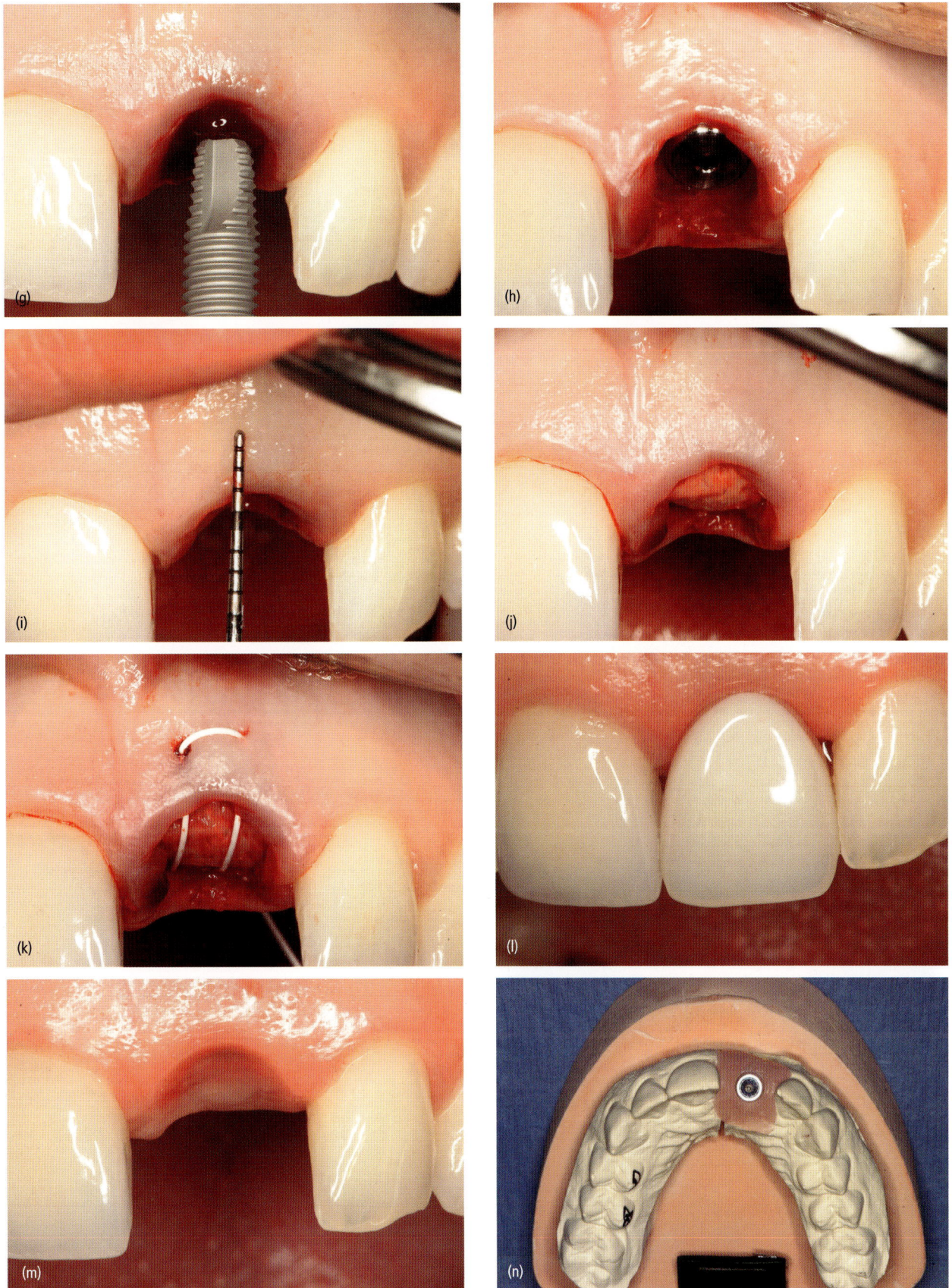

**图18.4** （续）（g~i）种植体的平台应该置于唇侧理想龈缘根方3mm，以塑造良好的穿龈轮廓。（j）同种异体骨颗粒填入水平间隙内，将可吸收膜放入拔牙窝软组织下方。（k）用PTFE缝线进行水平褥式缝合，既能固定生物膜，也能维持软组织边缘位置。（l、m）愈合期用具有卵圆桥体的活动义齿来塑造软组织形态。（n~p）愈合后取模，转移种植体位置和软组织形态。

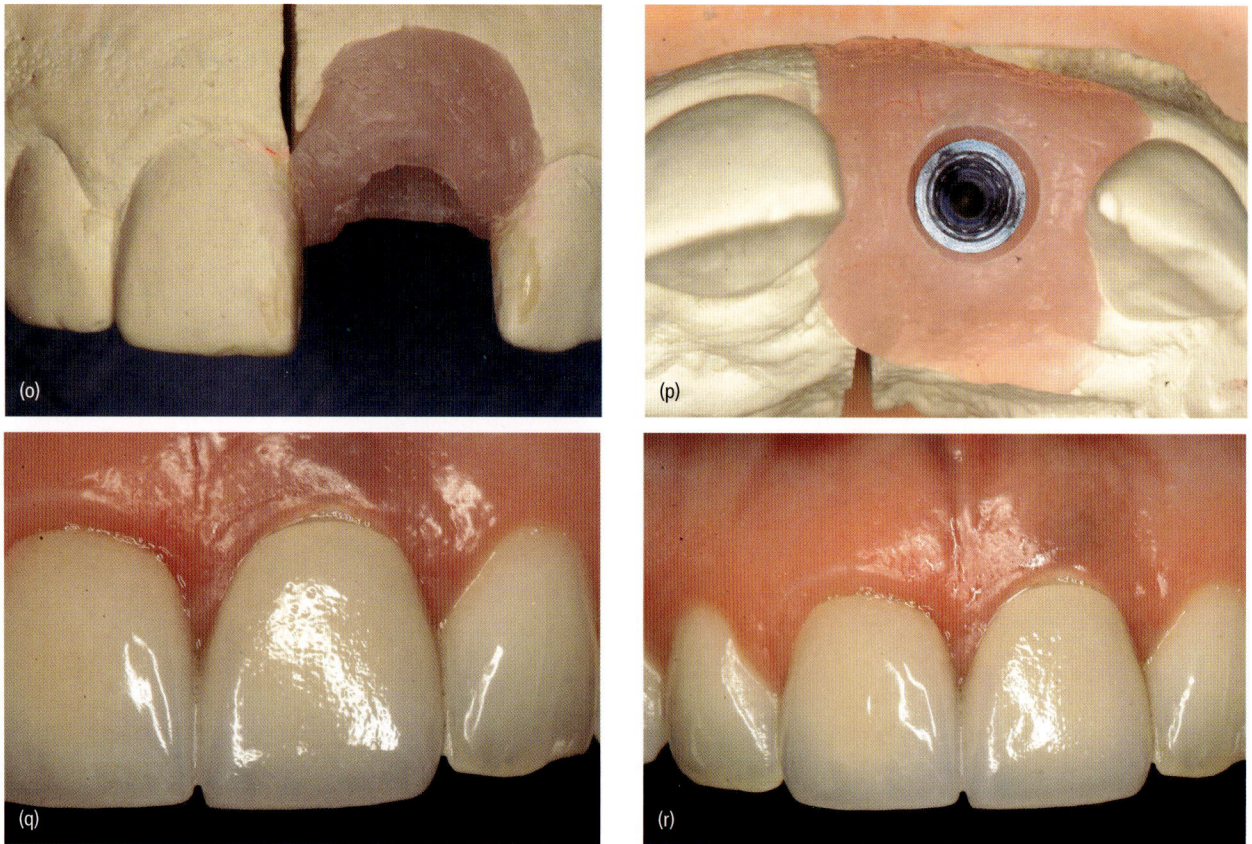

**图18.4** （续）（q、r）最终修复体戴牙1年后显示唇侧软组织和龈乳头的理想维持。

肿（Reznick and Ardary, 1990），以及医源性损伤（Worthington, 2004）。硬组织并发症包括种植体周围炎（Quirynen et al., 2003），鼻底和上颌窦意外穿通（Brånemark et al., 1984），窦内感染（Barone et al., 2006; Regev et al., 1995），或者下颌窝洞预备和植入过程中的唇侧骨板折裂（Tolman and Keller, 1991a,b）。种植体轴向不理想伤及邻牙（Sussman, 1998），也会造成额外的医源性并发症和后遗症。

如果出血危及气道，处理起来就有额外的风险。虽然注射肾上腺素能控制出血，但不能应用于有心血管疾病的患者（Bader et al., 2002）。直接压迫能控制出血，但在有的病例，需要直接缝扎血管或者深度缝合。

不可逆的术后并发症主要是永久性神经损伤。种植体植入可能引起神经感觉变化，基本上都是对神经的直接损伤造成的（Dao and Mellor, 1998）。

放射检查，特别是CT检查，有助于正确的术前评估（Sonick et al., 1994）。如果对神经的压迫造成感觉功能变化，部分病例3个月内有望恢复，部分病例也许会持续10~12个月。然而，直接神经损伤需要显微外科手段来修复，而且预后较差（Kraut and Chahal, 2002）。

种植体植入导致的感染治疗方案，和其他口腔内感染类似，需要在术后严密监控。相似的，软组织开裂是种植体埋入式愈合最常见的并发症，也需要严密监控（Giglio and Laskin, 1998; Greenstein et al., 2008）。文献报道，使用屏障膜后创口开裂增多。如果创口难以一期闭合，应该考虑使用抗菌漱口水（Froum et al., 2004）以及全身应用抗生素（Wilson et al., 1998）。

在二期手术暴露种植体时如果考虑不周，可能会导致软组织的美学并发症。

最后，仔细的术前诊断和评估、治疗计划的制订和实施能够有效减少潜在的术中与术后并发症。如果并发症发生了，及时诊断和治疗能够有效地减少后遗症。

## 结论

过去30多年来，拔牙窝即刻植入种植体已经被证明是有效和可预期的，能获得长期的功能和美学成功。然而，能独立思考的临床医生应该掌握即刻种植的基本原理、技术手段、适应证以及禁忌证。只有这样，牙医才能满足患者的需要和期望。

## 参考文献

Adriaens PA. Preservation of bony sites. In *Proceedings of the 3rd European Federation of Periodontology: Implant Dentistry*. Lang NP, Karring T, Lindhe J, eds. Chicago, IL: Quintessence, 1999, pp. 266–280.

Amler MH. The time sequence of tissue regeneration in human extraction wounds. *Oral Surg Oral Med Oral Pathol* 1969; **273**:309–318.

Amler MH. Age factor in human alveolar bone repair. *J Oral Implantol* 1993; **19**:138–142.

Amler MH. Disturbed healing in extraction wounds. *J Oral Implantol* 1999; **25**:179–184.

Araujo MG, Lindhe J. Ridge alterations following tooth extraction with and without flap elevation: an experimental study in the dog. *Clin Oral Implants Res* 2009; **20**:545–549.

Araujo MG, Sukekava F, Wennström JL, Lindhe J. Ridge alterations following implant placement in fresh extraction sockets: an experimental study in the dog. *J Clin Periodontol* 2005; **32**:645–652.

Ashman A. Immediate tooth root replacement: an implant cylinder and synthetic bone combination. *J Oral Implantol* 1990; **16**:28–38.

Baab DA, Ammons WF, Selipsky H. Blood loss during periodontal flap surgery. *J Periodontol* 1977; **48**:693–698.

Bader JD, Bonito AJ, Shugars DA. A systematic review of cardiovascular effects of epinephrine on hypertensive dental patients. *Oral Surg Oral Med Oral Pathol Oral Radiol Endod* 2002; **93**:647–653.

Barone A, Santini S, Sbordone J, Crespi R, Covani U. A clinical study of the outcomes and complications associated with maxillary sinus augmentation. *Int J Oral Maxillofac Implants* 2006; **21**:81–85.

Barzilay I, Graser GN, Iranpour B, Natiella JR, Proskin HM. Immediate implantation of pure titanium implants into extraction sockets of *Macaca fascicularis*. Part I: clinical and radiographic assessment. *Int J Oral Maxillofac Implants* 1996a; **11**:299–310.

Barzilay I, Graser GN, Iranpour B, Natiella JR, Proskin HM. Immediate implantation of pure titanium implants into extraction sockets of *Macaca fascicularis*. Part II: histologic observations. *Int J Oral Maxillofac Implants* 1996b; **11**:489–497.

Beck TM, Mealey BL. Histological analysis of healing following tooth extraction with ridge preservation using mineralized human bone allograft. *J Periodontol* 2010; **81**(12):1765–1772. (Epub 2010 Jul 27).

Becker BE, Becker W, Ricci A, Geurs N. A prospective clinical trial of endosseous screw shaped-implants placed at the time of tooth extraction without augmentation. *J Periodontol* 1998; **69**:920–926.

Becker W, Sennersby L, Bedrossian E, Becker B, Lucchini JP. Implant stability measurements for implants placed at the time of extraction: a cohort, prospective clinical trial. *J Periodontol* 2005; **76**:391–397.

Biancho AE, San Filippo F. Single tooth replacement by immediate implant and connective tissue graft: a 1–9 year clinical evaluation. *Clin Oral Implants Res* 2004; **15**:269–277.

Blanchaert RH. Implants in the medically-challenged patient. *Dent Clin North Am* 1998; **42**:35–45.

Botticelli D, Berglundh T, Lindhe J. Hard tissue alterations following immediate implant placement in extraction sites. *J Clin Periodontol* 2004; **31**:820–828.

Bouri A, Bissada N, Al-Zahrani MS, Faddoul F, Nouneh I. Width of keratinized gingiva and the health status of the supporting tissues around dental implants. *Int J Oral Maxillofac Implants* 2008; **23**:323–326.

Bowen Antolin A, Pascua Garcia MT, Nasimi A. Infections in implantology: from prophylaxis to treatment. *Med Oral Pathol Oral Cir Bucal* 2007; **12**:E323–E330.

Brånemark PI, Hannson BO, Adell R, Breine U, Lindström J, Hallé O, Ohman A. Osseointegrated implants in the treatment of the edentulous jaw. *Scand J Plast Reconstr Surg* 1977; **111**(16 Suppl.):1–132.

Brånemark PI, Adell R, Albrektsson T, Lekholm U, Lindström J, Rockler B. An experimental and clinical study of osseointegrated implants penetrating the nasal cavity and maxillary sinus. *J Oral Maxillofac Surg* 1984; **42**:497–505.

Camargo PM, Lekovic V, Weinlaender M, Klokkevold PR, Kenney EB, Dimitrijevic B, Nedic M, Jancovic S, Orsini M. Influence of bioactive glass on changes in alveolar process dimensions after exodontia. *Oral Surg Oral Med Oral Pathol Oral Radiol Endod* 2000; **90**:581–586.

Cardaropoli G, Araujo MG, Lindhe J. Dynamics of bone tissue formation in tooth extraction sites: an experimental study in dogs. *J Clin Periodontol* 2003; **30**:809–818.

Carlsson GE, Bergman B, Hedegard B. Changes in contour of the maxillary alveolar process under immediate dentures: a longitudinal, clinical and X-ray cephalometric study covering 5 years. *Acta Odontol Scand* 1967; **251**:45–75.

Carpio L, Loza J, Lynch S, Genco R. Guided bone regeneration around endosseous implants with anorganic bovine bone mineral. A randomized controlled trial comparing bioabsorbable versus non-resorbable barriers. *J Periodontol* 2000; **71**:1743–1749.

Chen ST, Buser D. Implants in post-extraction sites: a literature update. In *ITI Treatment Guide Vol. 3: Implants in Extraction Sockets*. Buser D, Belser U, Wismeijer D, eds. Berlin, Germany: Quintessence, 2008.

Chen ST, Buser D. Clinical and esthetic outcomes of implants placed in post-extraction sites. *Int J Oral Maxillofac Implants* 2009; **24**(Suppl.):186–217.

Chen ST, Wilson TG, Hämmerle CHF. Immediate or early placement of implants following tooth extraction: review of biologic basis, clinical procedures and outcomes. *Int J Oral Maxillofac Implants* 2004; **19**(Suppl.):12–25.

Chen ST, Darby IB, Adams GG, Reynolds EC. A prospective clinical study of bone augmentation techniques at immediate implants. *Clin Oral Implants Res* 2005; **16**:176–184.

Chen ST, Darby IB, Reynolds EC. A prospective clinical study of non-submerged immediate implants: clinical outcomes and esthetic results. *Clin Oral Implants Res* 2007; **18**:552–562.

Chen ST, Beagle J, Jensen SS, Chiapasco M, Darby I. Consensus statements and recommended clinical procedures regarding surgical techniques. *Int J Oral Maxillofac Implants* 2009; **24**(Suppl.):272–278.

Cochran DL, Schou S, Heitz-Mayfield LJA, Bornsteir MM, Salvi GE, Martin WC. Consensus statements and recommended clinical procedures regarding risk factors in implant therapy. *Int J Oral Maxillofac Implants* 2009; **24**(Suppl.):86–89.

Cornelini R, Scarano A, Covani U, Petrone G, Piattelli A. Immediate one-stage post-extraction implant: a human clinical and histologic case report. *Int J Oral Maxillofac Implants* 2000; **15**:432–437.

Cornelini R, Cangini F, Martuscelli G, Wennström J. Deproteinized bovine bone and biodegradable barrier membranes to support healing following immediate placement of transmucosal implants: a short-term controlled clinical trial. *Int J Periodontics Restorative Dent* 2004; **24**:555–563.

Cosci F, Cosci B. A 7 year retrospective study of 423 immediate implants. *Compend Contin Educ Dent* 1997; **18**:940–950.

Covani U, Cornelini R, Barone A. Bucco-lingual remodeling around implants placed into immediate extraction sockets: a case series. *J Periodontol* 2003; **74**:268–273.

Covani U, Barone A, Cornelini R, Crespi R. Soft tissue healing around implants placed immediately after tooth extraction without incision: a clinical report. *Int J Oral Maxillofac Implants* 2004a; **19**:549–553.

Covani U, Bortolaia C, Barone A, Sbordone L. Bucco-lingual crestal bone changes after immediate and delayed implant placement. *J Periodontol* 2004b; **75**:1605–1612.

Dao TT, Mellor A. Sensory disturbances associated with implant surgery. *Int J Prosthodont* 1998; **11**:462–469.

Darby I, Chen ST, Buser D. Ridge preservation techniques for implant dentistry. *J Oral Maxillofac Implants* 2009; **24**(Suppl.): 260–271.

Degidi M, Piattelli A, Carinci F. Immediate loaded dental implants: comparison between fixtures inserted in post-extraction and healed bone sites. *J Craniofac Surg* 2007; **18**:965–971.

Denissen HW, Kalk W, Veldhuis HA, van Waas MA. Anatomic consideration for preventive implantation. *Int J Oral Maxillofac Implants* 1993; **82**:191–196.

Evans CD, Chen ST. Esthetic outcomes of immediate implant placements. *Clin Oral Implants Res* 2008; **19**:73–80.

Evian CI, Emling R, Rosenberg ES, Waasdorp JA, Halpern W, Shah S, Garcia M. Retrospective analysis of implant survival and the influence of periodontal disease and immediate placement on long-term results. *Int J Oral Maxillofac Implants* 2004; **19**:393–398.

Froum SJ. Immediate placement of implants into extraction sockets: rationale, outcomes, technique. *Alpha Omegan* 2005; **98**:20–35.

Froum S, Cho S, Elian N, Rosenberg E, Rohrer M, Tarnow D. Extraction sockets and implantation of hydroxyapatites with membrane barriers: a histologic study. *Implant Dent* 2004; **13**:153–164.

Garber DA, Belser UC. Restoration driven implant placement with restoration generated site development. *Compend Contin Educ Dent* 1995; **16**:796–804.

Gelb DA. Immediate implant surgery: three year retrospective evaluation of 50 consecutive cases. *Int J Periodontics Restorative Dent* 1993; **8**:388–399.

Gher ME, Quintero G, Assad D, Monaco E, Richardson AE. Bone grafting and guided bone regeneration for immediate implants in humans. *J Periodontol* 1994; **65**:881–891.

Giglio J, Laskin D. Peri-operative errors contributing to implant failure. *Oral Maxillofac Surg Clin North Am* 1998; **2**:197–202.

Gomez-Roman G, Kruppenbacher M, Weber H, Schule W. Immediate post-extraction implant placement with root analog stepped implants: surgical procedure and statistical outcome after 6 years. *Int J Oral Maxillofac Implants* 2001; **16**:503–513.

Greenstein G, Cavallaro J, Romanos G, Tarnow D. Clinical recommendations for avoiding and managing surgical complications associated with implant dentistry: a review. *J Periodontol* 2008; **79**:1317–1329.

Hegedus F, Diecidue RJ. Trigeminal nerve injuries after mandibular implant placement: practical knowledge for clinicians. *Int J Oral Maxillofac Implants* 2006; **21**:111–116.

Hinode D, Tanabe S, Yokoyama M, Fijisawa K, Yamauchi E, Miyamoto Y. Influence of smoking on osseointegrated implant failure: a meta-analysis. *Clin Oral Implants Res* 2006; **17**:473–478.

Hwang D, Wang HL. Medical contraindications to implant therapy: part I: absolute contraindications. *Implant Dent* 2006; **15**:353–360.

Hwang D, Wang HL. Medical contraindications to implant therapy: part II: relative contraindications. *Implant Dent* 2007; **16**:13–23.

Iasella JM, Greenwell H, Miller RL, Hill M, Drisko C, Bohra AA, Scheetz JP. Ridge preservation with freeze-dried bone allograft and a collagen membrane compared to extraction alone for implant site development: a clinical and histological study in humans. *J Periodontol* 2003; **74**:990–999.

Johnson KA. Study of the dimensional changes occurring in the maxilla after tooth extraction. Part I: normal healing. *Aust Dent J* 1963; **8**:428–434.

Jovanovic SA, Spiekermann H, Richter EJ. Bone regeneration around titanium dental implants in dehisced defect sites: a clinical study. *Int J Oral Maxillofac Implants* 1992; **7**:233–245.

Kalpidis CD, Setayesh RM. Hemorrhaging associated with endosseous implant placement in the anterior mandible: a review of the literature. *J Periodontol* 2004; **75**:631–645.

Klokkevold PR, Han TJ. How do smoking, diabetes, and periodontal disease affect outcomes of implant treatment? *Int J Oral Maxillofac Implants* 2007; **22**(Suppl.):173–202.

Kraut RA, Chahal O. Management of patients with trigeminal nerve injuries after mandibular implant placement. *J Am Dent Assoc* 2002; **133**:1351–1354.

Landsberg C. Socket seal surgery combined with immediate implant placement: a novel approach for single-tooth replacement. *Int J Periodontics Restorative Dent* 1997; **17**:140–149.

Lazzara RM. Immediate implant placement into extraction sites: surgical and restorative advantages. *Int J Periodontics Restorative Dent* 1989; **9**:333–343.

Lekovic V, Kenney EB, Weinlaender M, Han T, Klokkevold P, Nedic M, Orsini M. A bone regenerative approach to alveolar ridge maintenance following tooth extraction. *J Periodontol* 1997; **68**:563–570.

Lekovic V, Carmargo PM, Klokkevold PR, Weinlaender M, Kenney EB, Dimitrijevic B, Nedic M. Preservation of alveolar bone in extraction sockets using bioabsorbable membranes. *J Periodontol* 1998; **69**:1044–1049.

Mayfield L. Immediate, delayed, late submerged and transmucosal implants. In *Proceedings of the Third European Workshop on Periodontology and Implant Dentistry*. Lang NP, Karring T, Lindhe J, eds. Berlin: Quintessence, 1999, pp. 520–534.

Nemcovsky CE, Artzi Z, Moses O. Rotated split palatal flap for tissue primary coverage over extraction sites with immediate implant placement: description of the surgical procedure and clinical results. *J Periodontol* 1999; **70**:926–934.

Nevins M, Camelo M, DePaoli S, Friedland B, Schenk RK, Parma-Benfenati S, Simion M, Tinti C, Wagenberg B. A study of the fate of the buccal wall of extraction sockets of teeth with prominent roots. *Int J Periodontics Restorative Dent* 2006; **26**:19–29.

Nir-Hadar O, Palmer M, Soskolne WA. Delayed immediate implants: alveolar bone changes during the healing period. *Clin Oral Implants Res* 1998; **9**:26–33.

Nisapakultorn K, Suphanantachat S, Silkosessak O, Rattanamongkolgul S. Factors affecting soft tissue level around maxillary single-tooth implants. *Clin Oral Implants Res* 2010; **21**:662–670.

Paolantonio M, Dolci M, Scarano A, Archivio D, di Placido G, Tumini V, Piattelli A. Immediate implantation into fresh extraction sockets: a controlled clinical and histologic study in man. *J Periodontol* 2001; **72**:1560–1571.

Parel SM, Triplett RG. Immediate fixture placement: a treatment planning alternative. *Int J Oral Maxillofac Implants* 1990; **54**:337–345.

Prosper L, Gherlone EF, Redaelli S, Quaranta M. Four year follow-up of larger diameter implants placed in fresh extraction sockets using a resorbable membrane or a resorbable alloplastic material. *Int J Oral Maxillofac Implants* 2003; **18**:856–864.

Quirynen M, Gijbels F, Jacobs R. An infected jawbone site compromising successful osseointegration. *Periodontol 2000* 2003; **33**:129–144.

Raghavendra S, Wood MC, Taylor TD. Early wound healing around endosseous implants: a review of the literature. *Int J Oral Maxillofac Implants* 2005; **20**:425–431.

Regev E, Smith RA, Perrott DH, Pogrel MA. Maxillary sinus complications related to endosseous implants. *Int J Oral Maxillofac Implants* 1995; **10**:451–461.

Reznick JB, Ardary WC. Cervicofacial subcutaneous air emphysema after dental extraction. *J Am Dent Assoc* 1990; **120**:417–419.

Rosenquist B, Grenthe B. Immediate placement of implants into extraction sockets: implant survival. *Int J Oral Maxillofac Implants* 1996; **11**:205–209.

Sadig W, Almas K. Risk factors and management of dehiscent wounds in implant dentistry. *Implant Dent* 2004; **13**:140–147.

Schlegel AK, Donath K, Weida S. Histologic findings in guided bone regeneration (GBR) around titanium dental implants with autogenous bone chips using a new resorbable membrane. *J Long Term Eff Med Implants* 1998; **8**:211–224.

Schropp L, Isidor F. Timing of implant placement relative to tooth extraction. *J Oral Rehabil* 2008; **35**(Suppl. 1):33–44.

Schropp L, Kostopoulos L, Wenzel A. Bone healing following immediate versus delayed placement of titanium implants into extraction sockets: a prospective clinical study. *Int J Oral Maxillofac Implants* 2003; **18**:189–199.

Schulte W, Kleineikenscheidt H, Linder K, Schareyka R. The Tübingen immediate implant in clinical studies. *Dtsch Zahnärztl Zeitschr* 1978; **33**:348–359.

Schwartz-Arad D, Chausha G. The ways and wherefores of immediate implant placement into fresh extraction sites: a literature review. *J Periodontol* 1997; **68**:915–923.

Schwartz-Arad D, Grossman Y, Chaushu G. The clinical effectiveness of implants placed immediately into fresh extraction sites of molar teeth. *J Periodontol* 2000; **71**:839–844.

Shanaman RH. The use of guided tissue regeneration to facilitate ideal prosthetic placement of implants. *Int J Periodontics Restorative Dent* 1992; **124**:256–265.

Sonick M, Abrams J, Faiella RA. A comparison of the accuracy of periapical, panoramic, and computerized tomographic radiographs in locating the mandibular canal. *Int J Oral Maxillofac Implants* 1994; **9**:455–460.

van Steenberghe D, Callens A, Geers L, Jacobs R. The clinical use of deproteinized bovine bone mineral on bone regeneration in conjunction with immediate implant installation. *Clin Oral Implants Res* 2000; **11**:210–216.

Stentz WC, Mealey BL, Gunsolley JC, Waldrop TC. Effects of guided bone regeneration around commercially pure titanium and hydroxyapatite-coated dental implants: II. Histologic analysis. *J Periodontol* 1997; **68**:933–949.

Strietzel FP, Reichart PA, Kale A, Kulkarni M, Wegner B, Kuchler L. Smoking interferes with the prognosis of dental implant treatment: a systematic review and meta-analysis. *J Clin Periodontol* 2007; **34**:523–544.

Sugerman PB, Barber MT. Patient selection for endosseous dental implants: oral and systemic considerations. *Int J Oral Maxillofac Implants* 2002; **17**:191–201.

Sussman HI. Tooth devitalization via implant placement: a case report. *Periodontal Clin Investig* 1998; **20**:22–24.

Tolman DE, Keller EE. Endosseous implant placement immediately following dental extraction and alveoplasty: preliminary report with 6 year follow-up. *Int J Oral Maxillofac Implants* 1991a; **6**:24–28.

Tolman DE, Keller EE. Management of mandibular fractures in patients with endosseous implants. *Int J Oral Maxillofac Implants* 1991b; **6**:427–436.

Wagenberg B, Froum SJ. A retrospective study of 1925 consecutively placed immediate implants from 1988 to 2004. *Int J Oral Maxillofac Implants* 2006; **21**:71–80.

Wagenberg BD, Ginsburg TR. Immediate implant placement on removal of the natural tooth: retrospective analysis of 1081 implants. *Compend Contin Educ Dent* 2001; **22**:399–409.

Watzek G, Haider R, Mensdorff-Pouilly N, Haas R. Immediate and delayed implantation for complete restoration of the jaw following extraction of all residual teeth: a retrospective study comparing different types of serial immediate implantation. *Int J Oral Maxillofac Implants* 1995; **10**:561–567.

Wennström JL, Bengazi F, Lekholm U. The influence of the masticatory mucosa on the peri-implant soft tissue condition. *Clin Oral Implants Res* 1994; **5**:1–8.

Wilson T, Schenk R, Buser D, Cochran D. Implants placed in immediate extraction sites: a report of histologic and histometric analyses of human biopsies. *Int J Oral Maxillofac Implants* 1998; **13**:333–341.

Wilson TG, Weber HP. Classification of and therapy for areas of deficient bony housing prior to dental implant placement. *Int J Periodontics Restorative Dent* 1993; **13**:451–459.

Wilson TG, Carnio J, Schenk R, Cochran DL. Immediate implants covered with connective tissue membranes: human biopsies. *J Periodontol* 2003; **743**:402–409.

Worthington P. Injury to the inferior alveolar nerve during implant placement: a formula for protection of the patient and clinician. *Int J Oral Maxillofac Implants* 2004; **19**:731–734.

Zitzmann NU, Naef R, Schärer P. Resorbable versus non-resorbable membranes in combination with Bio-Oss® for guided bone regeneration. *Int J Oral Maxillofac Implants* 1997; **12**:844–852.

Zitzmann NU, Schärer P, Marinello CP. Factors influencing the success of GBR. Smoking, timing of implant placement, implant location, bone quality and provisional placement. *J Clin Periodontol* 1999; **26**:673–682.

# 第19章

# 软组织增量：种植前、种植中和种植后

*Stefan Fickl DMD, PhD, Priv.-Doz.* 和 *Markus B. Hürzeler DMD, PhD*

## 前言

骨内种植体已经成为被广泛认可的修复缺失牙的最佳方式。种植体能获得理想的骨整合，恢复缺失牙的功能，经文献证实有高而稳定的长期成功率（Adell et al., 1981; Albrektsson et al., 1986; Buser et al., 1991; Smith and Zarb, 1989）。现在，种植病例的适应证不断扩大，很大程度上得益于软组织增量技术的进步，使得种植牙成为修复缺失牙的标准程序。

特别是在过去10年，现代种植学把美学放在了和功能同等重要的位置上。因此，医生和患者同时提高了对美学的期望值，终极目标是获得最接近自然的口腔与面部外观。然而，很明显的问题是，种植牙的美学效果可预期性要远远低于其骨整合效果。究其原因，一是缺牙造成了大量组织缺损和改变，二是天然牙与种植牙周围软硬组织的量有明显区别。

从这个意义上来说，拔牙后即刻种植即刻修复的一次性手术方案并不能获得最佳的美学效果，因为拔牙后的软硬组织改建难以预期（Chen et al., 2004; Saadoun et al., 1999）。因此，今天的美学区种植治疗，不仅需要复杂且多次的外科程序，还需要多学科密切配合。在要求特别高的美学病例，需要联合种植位点预备，种植体植入，以及植入后软组织塑形。

为了获得理想的美学效果，必须同时重建软硬组织结构。新近的研究结果和临床经验已经大大改进了外科技术，特别是牙周整形外科技术。牙周外科技术被改进，用来重建种植体周围缺损的软组织。对于牙龈退缩牙根暴露的病例，采用了改良的微创甚至无切口术式，可获得理想的牙龈覆盖（Zuhr et al., 2007）。虽然种植体和天然牙存在一些生物学区别，这些技术也能成功应用到种植牙上。

本章将讲述软组织增量的新理念，以获得理想的种植美学效果。

## 美学软组织增量的基本考量

过去10多年，牙周手术，特别是牙周整形手术的进展，极大地改变了种植治疗理念。1963年，Björn首先提出了游离牙龈移植（FGG），从腭部取上皮和结缔组织，这是最早的软组织移植技术之一（Björn et al., 1965）。Miller（1985）将FGC瓣用于暴露的牙根覆盖，获得了成功。然而，用FGC覆盖暴露牙根后的高度被认为是不可预期的，因为可能会造成牙龈颜色匹配不理想，甚至产生明显瘢痕（Roccuzzo et al., 2002）。后来出现了上皮下结缔组织移植（SCTG）（Langer and Langer, 1985），从腭侧上皮下取结缔组织，有效地将Miller I 类和 II 类牙根暴露的覆盖成功率提高到了90%以上（Cordioli et al., 2001; Harris, 2002; Hirsch et al., 2001; Nelson, 1987; Tozum and Dini, 2003）。

由于SCTG更好和更稳定的美学效果，FGG已经很少用于牙根覆盖了。

10多年来，结缔组织移植物已经成为牙根覆盖和牙槽嵴增宽（比如桥体美学增量）的可预期的外科手段。实际上，Roccuzzo（2002）的系统性综述表明，在牙根覆盖手术中，结缔组织移植物能获得更好的效果。此外，Studer等（1997, 2000）用一系列研究证明，上皮下结缔组织用于缺损牙槽嵴的增量，疗效也是可预期的。

这就是说，用这些技术来改善种植体周围软组织的质和量是可行的，虽然长期效果还有待进一步观察。

## 显微外科手段

结缔组织移植物一般都会有效，但针对牙周整形手术的研究也清晰地表明，软组织增量手术的效果区别很大，具有高度的技术敏感性（Roccuzzo et al., 2002）。产生不同临床效果的原因可以归结于不同的技术手段、缺损状况以及术者技巧。

软组织手术愈合不良，出现纤维化、瘢痕形成以及组织坏死，都会危及美学效果。此外，如果考虑愈合时间和可预期性，非埋入式位点属于二期创口愈合，不如一期创口愈合效果好（Wachtel et al., 2003a,b）。

为了获得一期创口愈合，精确的瓣复位缝合是要点（Silverstein and Kurtzman, 2005）。当创缘准确对位，无张力和压力时，就能获得一期创口愈合。切口线之间能迅速地获得纤维蛋白桥接和血管长入，上皮愈合能在5天时就完成（Wong et al., 1996）。因为创缘对位无空隙，所以产生的肉芽组织极少（Wong et al., 1996）。因为没有坏死反应和细菌污染，炎症反应也极轻微。所以，严密缝合创口后，一个无菌的封闭环境就被建立起来。为获得最佳的治疗效果，精细而无张力的创口关闭必不可少。

作者相信，显微外科技术是获得成功的美学效果最重要的条件之一。它更有利于获得一期创口关闭，减少对口腔组织的损伤。Hürzeler和Burkhart研究了采用常规外科技术和显微外科技术分别进行牙根覆盖，后者获得的再血管化程度显著高于前者（Burkhardt and Lang, 2005），这种愈合反应和再血管化程度的差别，在术后即刻就很明显，一直到7天伤口完全愈合（Burkhardt and Lang, 2005）。一系列病例报道和一项研究牙周再生的对照临床试验都表明，微创技术能够加速愈合，更容易获得一期创口关闭。早期创口愈合指数对比和超过90%的临床病例观察都证实了上述观点（Cortellini and Tonetti, 2001, 2005; Wachtel et al., 2003a,b）。

### 显微外科器械和材料

显微外科概念包括理想的放大装置、显微外科器械、显微外科刀片，以及显微外科缝线。

#### 放大装置

各种不同的放大和照明系统，比如头戴放大镜和手术显微镜，已经被引入牙科领域。对于牙周整形手术，5.2倍放大率的头戴放大镜已经足够。更高的放大率由于视野、焦点深度和工作距离的限制，运用起来会很困难。此外，基于发光二极管（LED）技术的独立光源能提供术区额外的照明。手术显微镜由于更高的放大倍数、更小的视野以及操作的困难性使其难以成为显微牙周手术的常规设备。

#### 显微外科器械

由于体积过大，传统的镊子、骨膜分离器会造成牙龈边缘和牙间软组织的损伤，延缓术后愈合过程。为了实现精确的外科干预，需要适当的

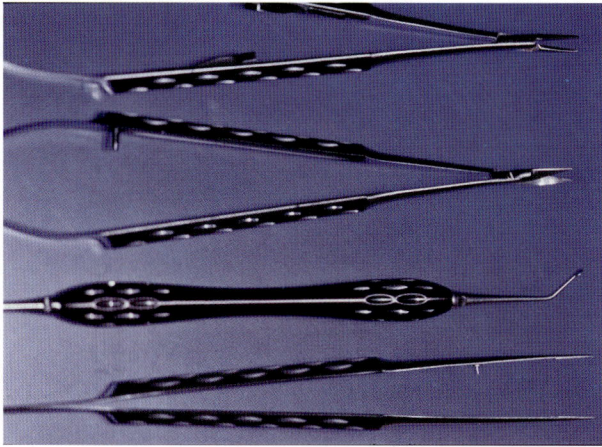

**图19.1** 显示的是一个显微外科器械套装，包含了显微外科刀柄、一副显微外科镊、特殊设计的牙龈乳头分离器、显微持针器，以及显微外科剪刀。

显微外科器械和缝线。众所周知，人体最精确的运动是手指的旋转，所以，出现了圆形把手和小头工作尖的器械。为了获得精确的器械控制，显微外科器械的全长不能超过18cm，重心应该位于尖端1/3（Mamadent®, American Dental Systems GmbH, Vaterstetten, Germany;www.adsystems.de）。

### 显微外科刀片

术后伤口愈合进程和切口的精度也有很大关系。因此，显微外科理念还包括了个性化的刀片。两端勺状切割面的刀片有利于进行纤细狭窄的牙间乳头区域的龈沟内切口（SM 69, Keydent®, American Dental Systems GmbH）。在牙齿邻面操作时，圆形的刃口能以旋转的方式进行精确切割。

### 显微外科缝线

显微外科手段最大的优点就是能精细地处理软组织，获得初期创口愈合。缝合材料也要和这些理念相匹配。组织对缝线的反应由缝合材料、缝线结构和缝合深度所决定（Beauchamp and Guzick, 1988）。研究证明不可吸收性单股细缝线引起的

组织反应最小（Beauchamp and Guzick, 1988）。因此，6-0和7-0单股聚丙烯缝线被应用于临床，使软组织瓣准确对位，获得无张力愈合（Seralene®, American Dental Systems GmbH）。缝针的切割边缘要在前部，使之能轻柔顺滑地穿过软组织。缝针的长度是3/8圈8～15mm。长针（15mm）有利于穿过磨牙区域的邻间隙。

## 美学区软组织增量的外科技术

高笑线患者缺牙后由于软硬组织萎缩和缺损，需要完美的软硬组织重建。研究证明拔牙后12个月内，牙槽嵴颊舌向宽度减少达到50%（Schropp et al., 2003）。尽管可以预期体积减小有一部分是软组织萎缩造成的，但却尚无研究来分别量化软硬组织的萎缩量。

解决拔牙后牙槽嵴吸收的最简单美学手段，应该是在拔牙后和种植后完全保留软硬组织。但是，研究已经证明，不管是即刻种植（Araújo et al., 2005）、位点保存（Araújo et al., 2008; Fickl et al., 2008a），还是唇侧骨板增量（Fickl et al., 2009a），都无法改变拔牙窝改建，特别是唇侧骨板吸收的生物学进程。因此，必须预计到拔牙后不可避免的软硬组织吸收，特别是对薄龈生物型的患者。所以，在美学区种植时，软组织增量必须出现在治疗程序中的某个时点。后面将讨论美学区种植软组织增量的不同时点。

### 种植前软组织增量

很多临床病例表现出骨和软组织联合缺损。在种植或骨增量手术前进行软组织增量可以增加牙龈量或矫正已经存在的软组织缺损，目的是增进骨移植或种植手术后一期伤口关闭的可能性。在牙齿仍然存在的情况下，先于牙齿拔除或与牙齿拔除同期都能够进行软组织管理。由于牙齿拔除后伴随软组织损失，在几乎所有的有美学要求的病例中，软组织移植似乎是必要的。

### 牙齿拔除前软组织增量

牙龈生物型是获得成功治疗结果的一个重要预测指标，尤其是在美学区（Berlucchi et al., 2005；Kan et al., 2005；Kois, 2004）。与厚龈型患者相比，拔牙后薄龈型患者软组织更容易改变（Kan et al., 2003）。这些"高风险患者"需要详细的治疗计划，因为在这些情况下，侵入性牙科手术后的组织退缩是很难预测的。

因此，在种植治疗前，应该改善软组织状况。除了牙齿正畸移动引起的垂直组织增量（强制萌出）外，恢复要拔牙齿的牙龈退缩或拔牙前增厚牙龈生物型也是一个可行的选择，并且认为这些手术在后续的治疗中能够导致更好的组织稳定。

种植体周围软组织处理技术主要来源于牙周塑形术。像冠向复位瓣这样的术式被看作是恢复牙龈侧做垂直和水平松弛切口。这不利于美学效果和阻碍移植组织的血供。

因此，尤其是最近的10年，更多的微创术式出现。Raetzke（1985）描述的信封术是第一个不需要在颊侧牙龈做垂直切口的术式。这项技术是把SCTG放入围绕裸露牙根周围预备的口袋样的切口内。通常，一个信封瓣跨越几个牙齿包括牙龈乳头切口和翻瓣。为了保持完整的牙龈乳头血供，Allen（1994）和Azzi等（2007）近来提出了有助于预期获得更好的美学结果的改良隧道术。现在，改良隧道术通常用于在牙和种植体的周围恢复牙龈退缩和增厚颊侧软组织。

### 病例

下面的病例显示多牙的牙龈退缩，左上尖牙由于严重的龈下龋坏，无法保留（图19.2）。治疗计划是覆盖牙龈退缩，同时在拔牙前增厚软组织。

经过多次诊断性就诊并制作临时牙，拆除原有的上前牙烤瓷冠，根据诊断蜡型重新备牙。用改良隧道术进行根面覆盖。先在患牙唇侧做沟内

切口，并延伸到两边邻牙。用显微刀片切割两侧和牙龈乳头尖端，避免撕裂牙龈边缘（图19.3）。然后用锋利的显微外科隧道刀片来做颊侧软组织的骨膜上锐性分离，避免穿通颊侧组织。这种刀片的刃口朝向骨膜侧，朝向牙龈侧的部分是圆钝的，这样就能减少颊侧牙龈的损伤（Tunneling Knife I and II, American Dental Systems GmbH; www.adsystems.de）。锐性分离一直扩展超过膜龈联合，在软组织内形成的口袋相互连通，形成一个隧道。牙间乳头用半厚瓣预备法翻起，但让尖端处保留附着。如此

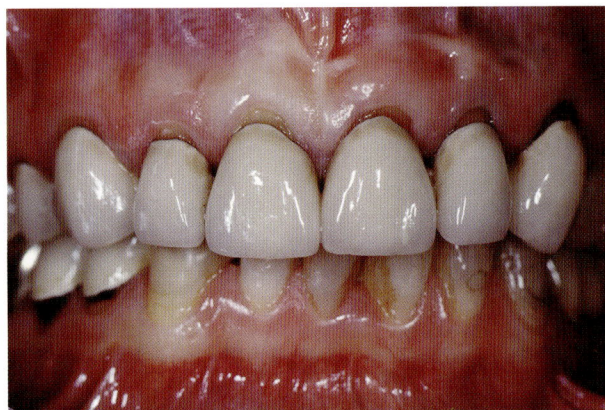

图19.2　正面观显示多个牙龈退缩，左上尖牙无法保留。

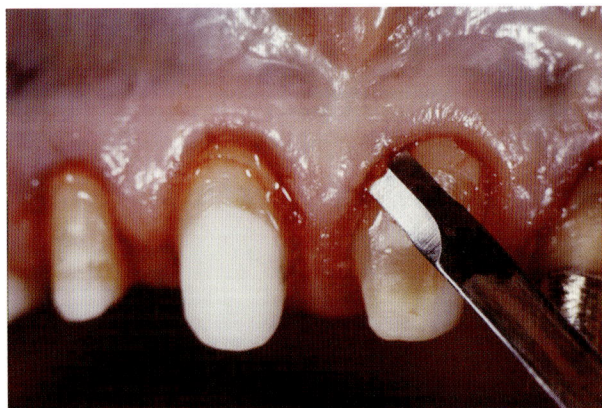

图19.3　去冠后，牙颈部做沟内切口，用锋利的隧道刀在唇侧牙龈下方锐性分离。

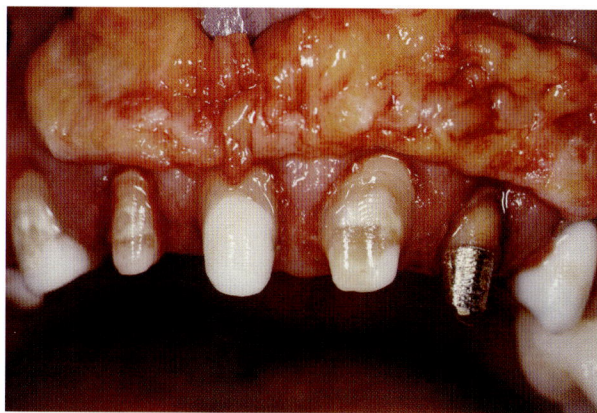

图19.4 腭部取结缔组织移植物。

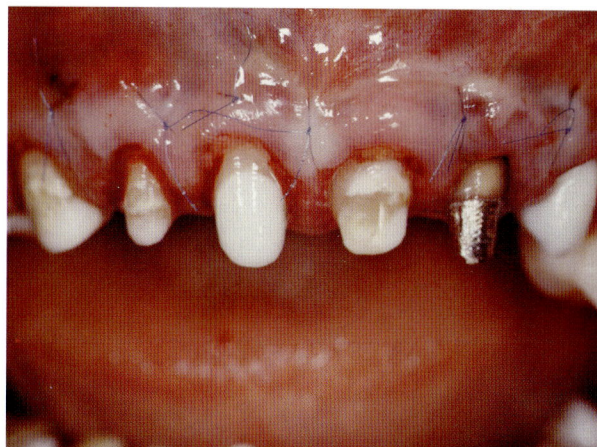

图19.5 用牵引缝线将结缔组织在颊侧软组织下方引导就位，用显微缝线将牙龈和牙龈乳头复合体冠向复位并固定。

就在唇侧形成了一个"牙龈帘"，能够冠向复位。用Hürzeler和Weng（1999）报道的方法在腭部去上皮下结缔组织移植物（SCTG），然后用刀片修整成理想的大小（图19.4）。用牵引缝线引导软组织移植物在隧道内就位：缝针穿入隧道内，缝住软组织瓣，再从原路径穿出隧道。靠此缝线牵引，移植物就能在隧道内就位。然后用改良缝合技术冠向复位整个颊侧软组织瓣。从颊侧开始，缝针穿入瓣和移植物，从腭侧穿出；然后从腭侧更深处穿入，从颊侧牙龈乳头尖端穿出，然后打结。每个牙邻面都用这样的缝合方式，就能使颊侧软组织固定并冠向复位（图19.5）。术后3个月（图19.6）拔除左上尖牙进行即刻种植（图19.7～图19.9）。图19.10显示完成修复后的全瓷冠。

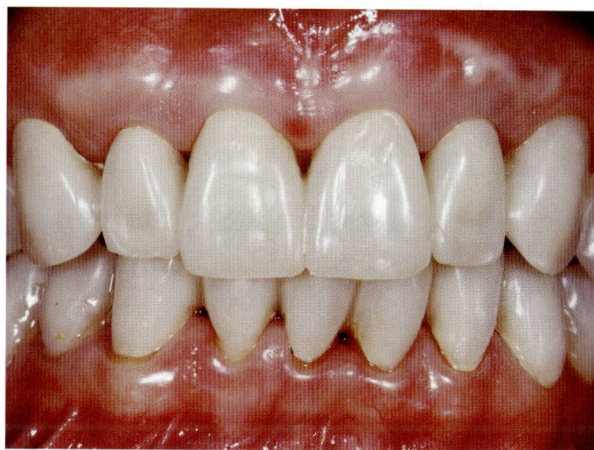

图19.6 软组织手术3个月后。

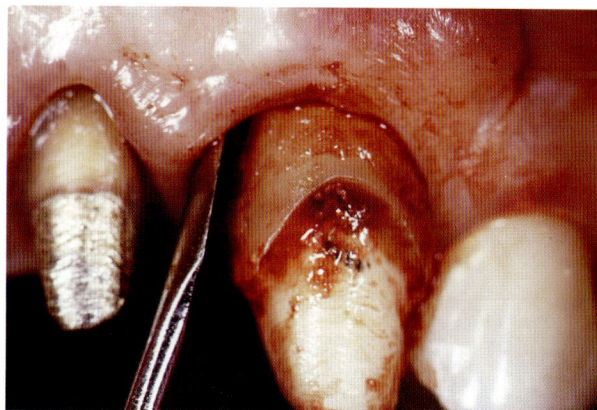

图19.7 微创拔除左上尖牙。

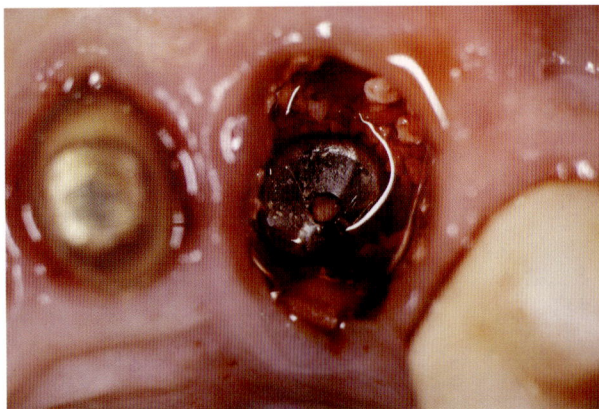

图19.8　拔牙后即刻种植，唇侧间隙内填入脱钙小牛骨颗粒。

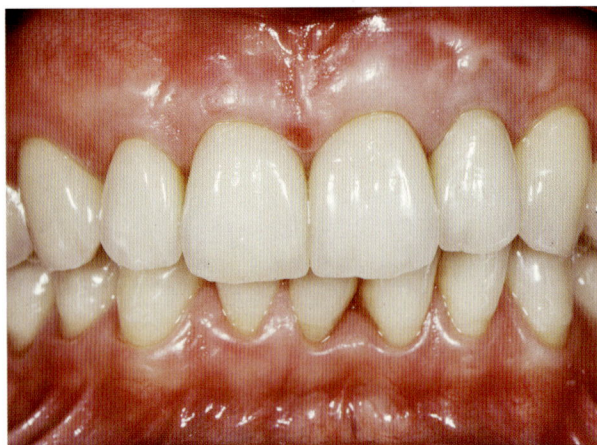

图19.10　最终全瓷冠正面观。

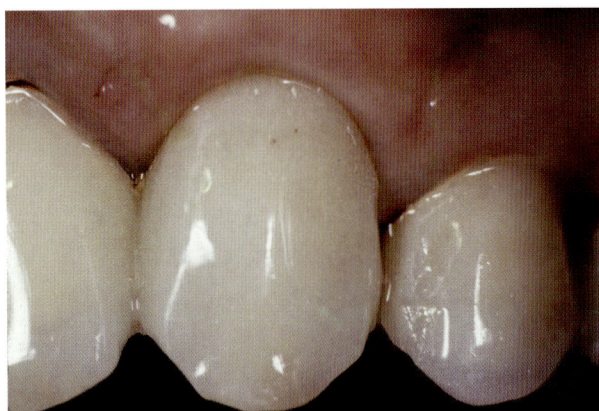

图19.9　用龈下桥体来稳定牙间龈乳头。

### 拔牙同期软组织增量

前文已提及，软组织增量手术能放在拔牙前，也能放在拔牙同期。如果软组织缺损已经很明显，增量手术应该放在拔牙前。然而，如果存在急性感染，则应该和拔牙手术同时进行。

拔牙后可以采取不同的手段来保存或改良牙槽嵴的外形，这些手段包括即刻种植（Araújo et al., 2005; Botticelli et al., 2004; Paolantonio et al., 2001）和位点保存。因为即刻种植后的组织吸收量难以预期（Chen et al., 2004; Hürzeler et al., 2006; Saadoun et al., 1999），而且具有很高的技术敏感性，所以先进行位点保存，然后做延期种植更加安全。然而这些技术也有其局限性，并不能完全保存拔牙后牙槽嵴的形态（Araújo et al., 2008; Fickl et al., 2008c）。

因此，美学区拔牙窝的主要目标是尽量保存剩余组织的量，并改善软组织状态，为将来的种植做准备。文献报道了多种处理拔牙窝软组织的方法。除了带蒂的软组织瓣（Gher et al., 1994; Rosenquist, 1997），还有冠向复位瓣（Becker and Becker, 1990），以及改良隧道术配合组织面进入龈下的卵圆桥体技术（Zuhr et al., 2006）。

这些技术最大的不利影响在于拔牙窝颊侧翻瓣。研究表明，拔牙窝唇侧过度的瓣操作，由于造成外科创伤和下方薄弱的颊侧骨板暴露，会加剧拔牙后牙槽嵴的吸收（Fickl et al., 2008b）。因此，不涉及拔牙窝颊侧翻瓣，就能获得初级创口闭合的技术更加理想。

Jung等（2004）提出了一种简化的软组织手术方式，采用软组织环切技术取游离牙龈结合Bio-Oss骨胶原（Geistlich Pharma AG, Wolhusen, Switzerland）进行拔牙位点保存。拔牙后6周，观察到软组织状态明显改善（Jung et al., 2004）。结论是改善的软组织状态有利于将来的种植体植入和骨增量手术。

*病例*

11牙由于根管治疗失败而计划拔除（图19.11）。

局麻后，患牙做沟内切口，切断结缔组织附着。用拔牙钳轻柔拔除，避免颊侧骨板折裂。此时

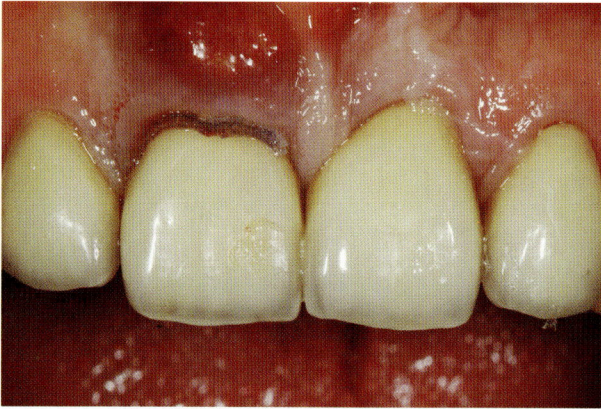

**图19.11** 患牙11根管治疗失败正面观。

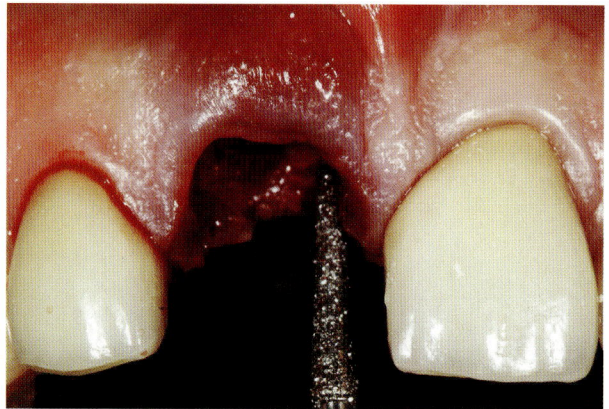

**图19.13** 用车针磨除结合上皮。

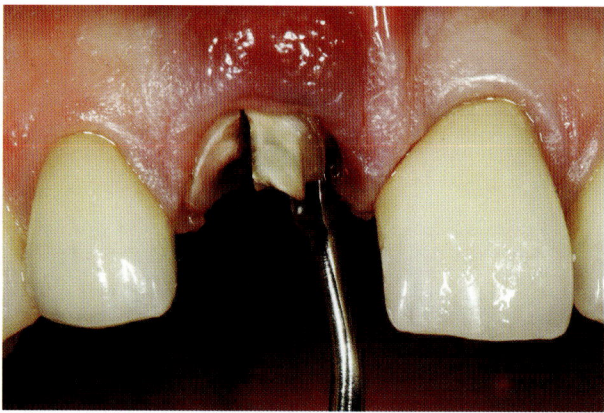

**图19.12** 将牙根颊舌向分离，分别取出。

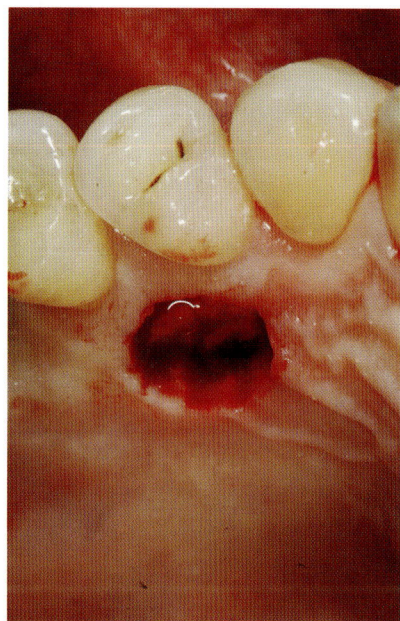

**图19.14** 从腭侧取游离牙龈移植物，注意保留骨膜和结缔组织纤维。

牙冠折断，将牙根做颊舌向断离，分别取出断片，不可伤及龈边缘（图19.12）。然后，用粗砂粒的金刚砂车针磨除龈缘的结合上皮，便于游离牙龈瓣从周边获取营养（图19.13）。

先测量拔牙窝的直径。从腭部取游离龈组织，可以有多种不同器械如刀片，手用环切刀和机用环切刀等。最适宜的取软组织位置在第一前磨牙和第一磨牙之间（图19.14）。取一块圆形的、直径大于拔牙窝开口约1mm的游离牙龈移植物，以便于移植物和受植床龈缘的紧密贴合。腭部用锋利器械切开后，取一块厚约4mm的牙龈，保留骨膜和少量结缔组织纤维覆盖骨面，避免骨暴露，加速愈合过程（Costich and Ramfjord，1968）。产生的软组织缺损可以用组织胶水、组织修复加速因子

（如Solcoseryl, dental adhesive paste, Solco Basel AG, Switzerland）或者热压成型的腭护板覆盖。

移植物获取后马上放置到拔牙窝内，由于周围软组织的机械摩擦作用，开始能够比较稳定。为了确保软组织整合，移植物要仔细地缝合到边缘牙龈上，最好用显微外科缝线（图19.15）。图19.16显示了拔牙7天后愈合状况，图19.17显示术后8周咬合面观。

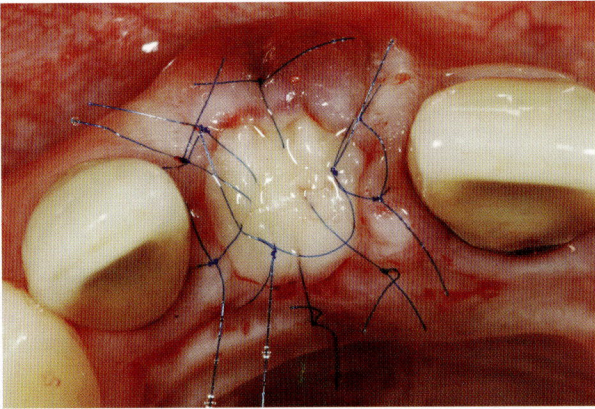

图19.15 软组织移植物放入拔牙窝开口，由于软组织的周围软组织的压迫和显微缝合，对位良好。

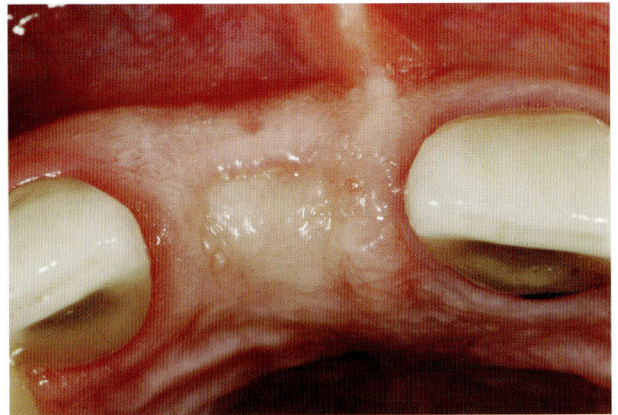

图19.17 术后8周，软组织无内卷和瘢痕形成。

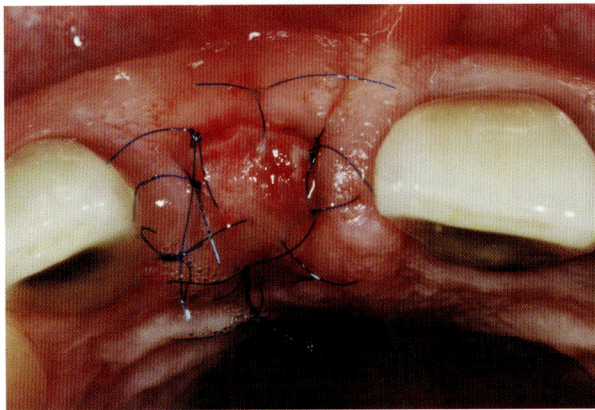

图19.16 术后7天，移植物已经和周围软组织完全融合。

拔牙、牙周病导致的拔牙、发育障碍、外伤以及肿瘤。牙槽嵴缺损被分为三大类（Seibert，1983）：

第一类：颊舌向组织缺损，冠根向牙槽嵴高度正常。

第二类：冠根向组织缺损，颊舌向牙槽嵴宽度正常。

第三类：颊舌向和冠根向同时组织缺损，导致牙槽嵴宽度和高度缺损。

愈合牙槽嵴的软组织增量手术能在种植之前进行。改善的软组织条件能促进种植手术伤口愈合、骨移植物的血管化，以及达成初期创口闭合。

*病例*

本患者21牙缺失，软组织和硬组织不足（图19.18～图19.20）。术前CT扫描显示牙槽嵴唇舌向宽度＜5mm（图19.20），需要在种植前或种植时进行骨增量手术。为了改善植骨时的软组织条件，先用上皮下结缔组织移植物（SCTG）来增加软组织量。

先在邻牙唇侧牙颈部进行沟内切口。用显微刀片可以避免撕裂边缘龈。切口不要深达骨面，减少骨的暴露，加强结缔组织移植物的营养。用牙槽嵴顶切口连接邻牙的沟内切口，嵴顶切口略偏唇侧，便于无创翻开半厚瓣以及无张力缝合（图19.21）。然后交替使用普通刀片和显微刀片在唇侧软组织内做半厚瓣（图19.22），最重要的是不

与结缔组织移植物相比，用游离牙龈移植物来覆盖拔牙窝有很多优越性。首先是由于上皮的存在，增加了软组织壁的稳定性，避免了边缘牙龈的萎缩和塌陷。其次，如果采用结缔组织移植物，需要翻起颊侧或者腭侧瓣来覆盖它。而研究表明拔牙时一旦翻瓣，会造成额外的吸收，几乎会抵消软组织移植物的增量作用（Araújo and Lindhe, 2005; Fickl et al., 2009b）。

### 愈合牙槽嵴的软组织增量

牙槽嵴的局部缺损包含了牙槽嵴内骨和软组织的体积缺损（Studer et al., 1997）。牙槽嵴缺损经常见于部分缺失牙患者。导致缺牙的原因包括外伤性

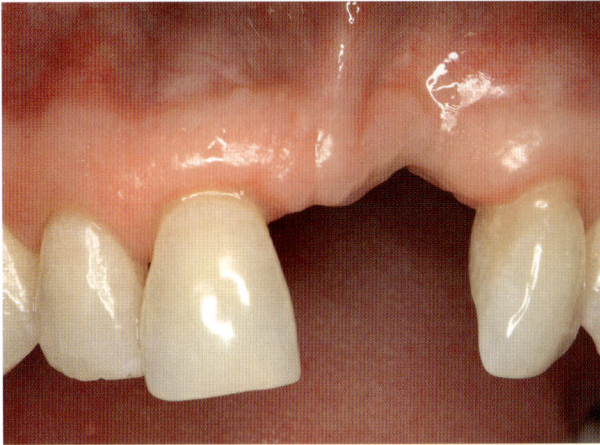

图19.18 21牙缺失正面观，注意软硬组织的缺损量。

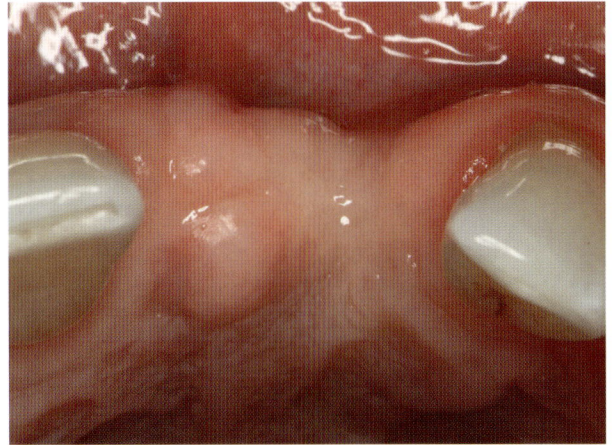

图19.19 缺损牙槽嵴咬合面观。

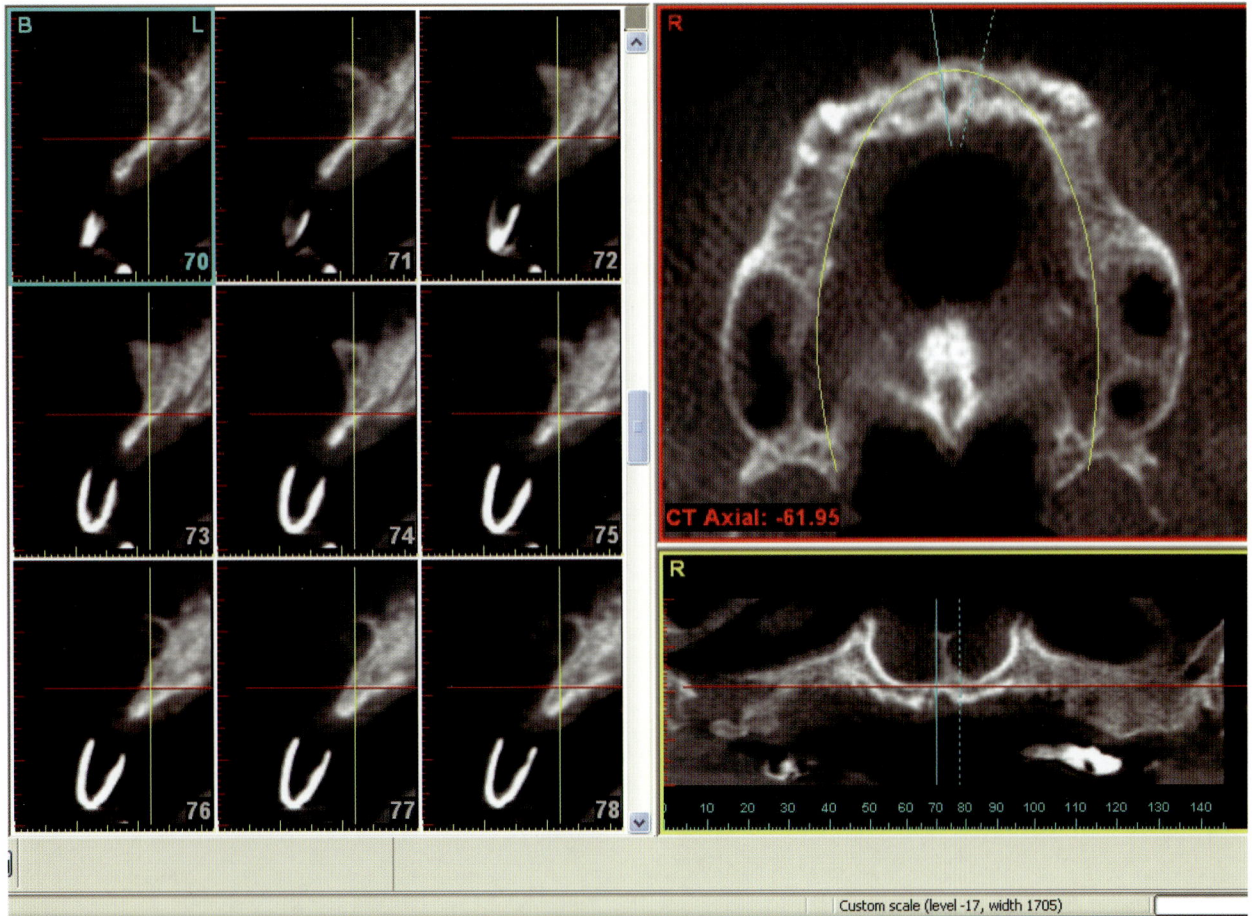

图19.20 CT扫描显示骨缺损量，必须进行种植前或同期骨增量手术。

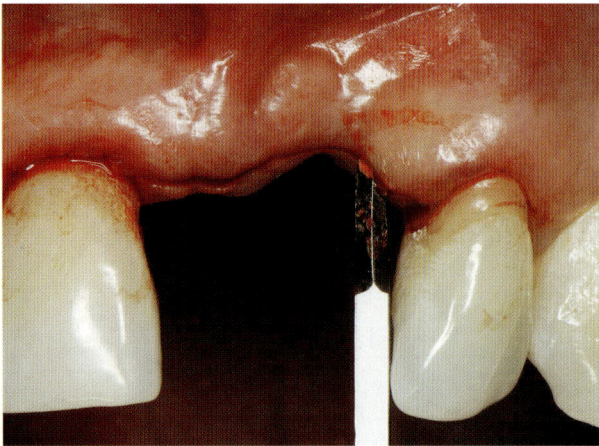

图19.21 种植和植骨手术前先做软组织移植。用嵴顶切口连接沟内切口。

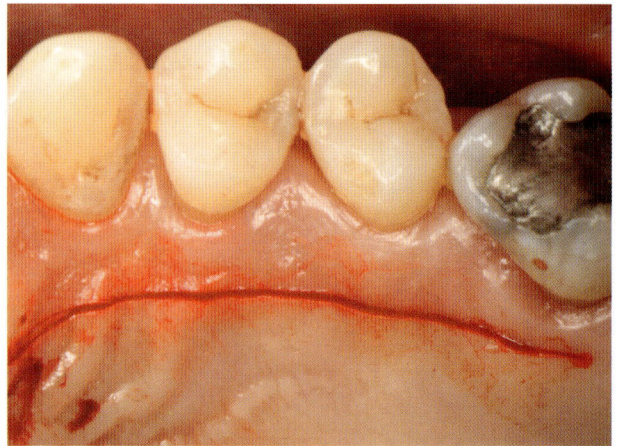

图19.23 在腭部用一刀法取得上皮下结缔组织移植物。

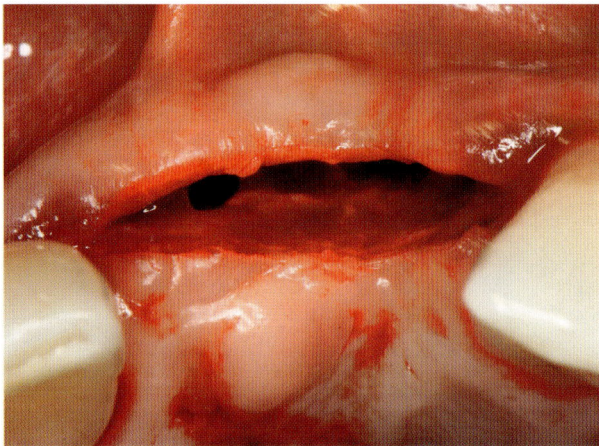

图19.22 用半厚瓣预备，翻起唇侧软组织。

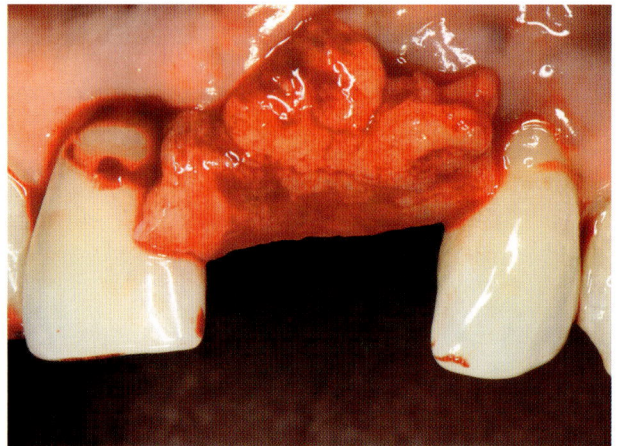

图19.24 结缔组织移植物就位前正面观。

能降低切口处的瓣厚度，否则容易造成坏死和二期创口愈合。半厚瓣一直预备超过膜龈联合，以获得良好的瓣动度和容纳结缔组织移植物的空间。将一个湿纱球放在术区，然后用单切口技术从腭部取结缔组织移植物（Hürzeler and Weng, 1999）（图19.23）。

将结缔组织移植物塞入预备好的唇侧软组织口袋内，用显微缝线完全关闭创口（图19.24、图19.25）。根据移植物的厚度，以及期望获得的增量，可以将移植物折叠并用可吸收缝线缝合。先用

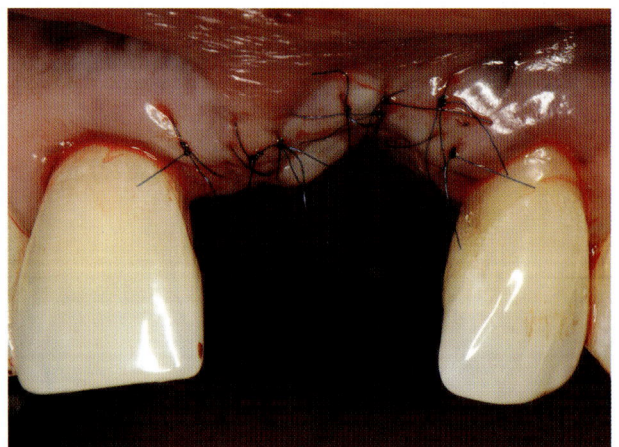

图19.25 用7-0双层尖端缝线仔细关闭创口。

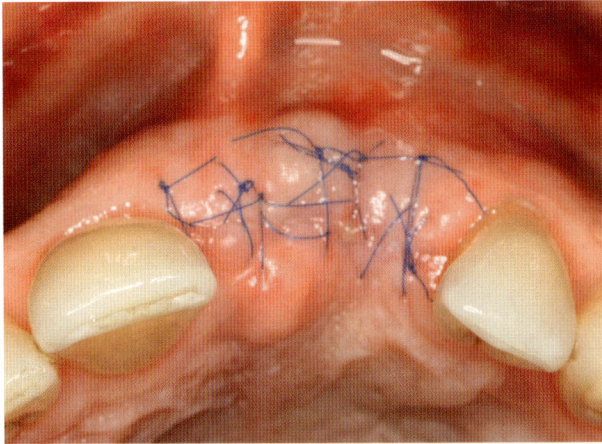

图19.26　术后1周，无症状愈合。

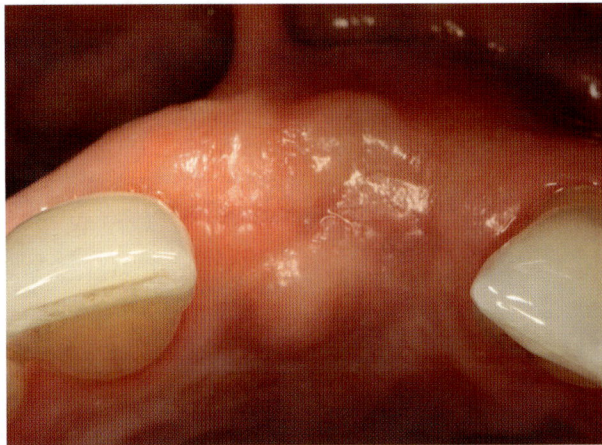

图19.27　术后3个月，组织增量明显。

水平褥式缝合来固定移植物和瓣，然后再加上表面的间断缝合，能获得初期创口关闭。这种联合了不同深度间断缝合的改良式缝合，也适用于快速严密的关闭此类创口（Wachtel et al., 2006）。术后1周无症状愈合（图19.26）。软组织移植术后3个月，组织量明显增加（图19.27）。

## 种植同期软组织增量

软组织增量手术能和种植手术和/或骨增量手术同期进行。很多学者都认为种植体颊侧颈部至少应该有2mm厚的骨板，才能确保远期不会牙龈退缩（Grunder et al., 2005; Spray et al., 2000），所以在

种植手术中，经常要进行骨增量手术（Grunder et al., 2005）。骨增量手术能在种植之前或者同期进行。因为多次外科干预会加大并发症的风险，所以种植同期植骨最好在牙槽嵴宽度＞5mm时进行。如果颊舌向宽度＜5mm，最好先植骨，再种植。

二期创口愈合和膜裂开会导致引导骨再生术（GBR）的失败，产生瘢痕组织和不可预期的软组织退缩。为了防止膜裂开，整个愈合过程中必须在膜上方形成一期创口关闭和愈合。膜裂开最常见的原因是关创不充分和创缘有张力，所以骨增量和种植手术时的软组织处理非常重要。骨增量手术后的一期软组织关闭是成功的决定性因素。在埋入式愈合时，以下技术有助于获得一期创口闭合和可预期的愈合。这两种技术的基本要点是建立一层额外的软组织，用以保护膜，去除创缘的张力和压力。因此，这些技术被称为GBR上双层关创技术。

### 种植同期骨增量结合结缔组织移植

在之前的病例中，种植手术和用来覆盖暴露植体螺纹的GBR术同期进行。为了改善初期创口关闭，结缔组织移植物被用来做第二层软组织保护。

*病例*

下面的病例是前文所述"拔牙同期软组织增量"病例的后续过程。

局麻下进行牙槽嵴正中切口，扩展为邻牙唇侧的沟内切口（图19.28、图19.29）。在远中邻牙远颊线角处做垂直减张切口，延伸到膜龈联合根方以下。翻开颊侧和腭侧黏骨膜瓣后，刮净拔牙窝内的肉芽组织和骨替代材料颗粒（图19.30）。软组织处理必须在GBR之前完成，以避免放置屏障膜后的长时间过度操作。在唇侧全厚瓣根方做骨膜减张切口，做半厚瓣预备到前庭沟，以松弛唇侧瓣，增加其可动性，获得初期创口关闭（图19.31）。此外，用Hürzeler和Weng（1999）描述的方法，在腭侧取厚度约2mm的上皮下结缔组织瓣（SCTG）。

将SCTG放到受植区，用水平褥式缝合和颊侧瓣的冠方内表面固定（图19.32）。这样就能延长

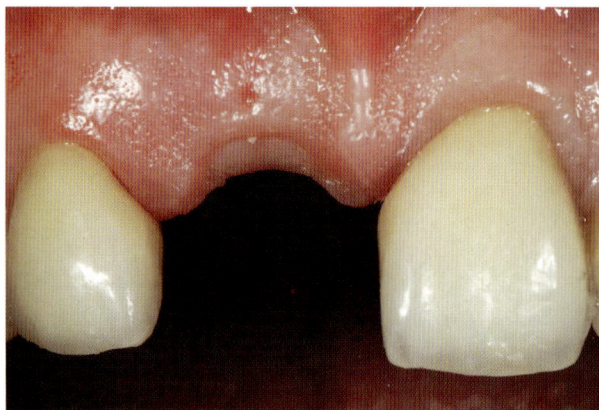

图19.28　前文图19.11～图19.17病例3个月后正面观。

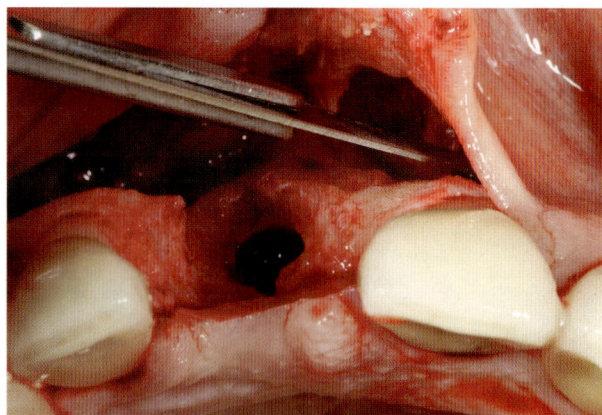

图19.31　在瓣基底部切断骨膜，延长瓣长度，以便获得初期创口关闭。

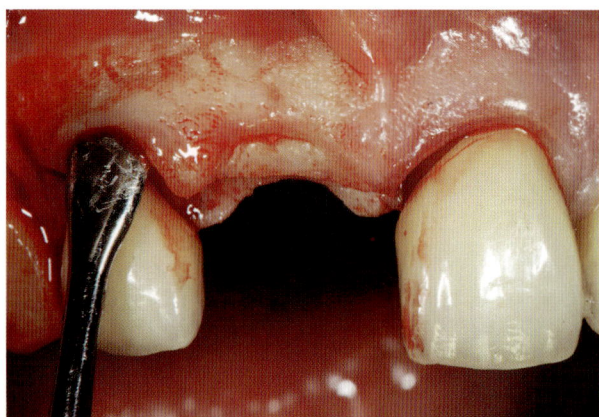

图19.29　用沟内切口、牙槽嵴顶切口和一道位于11牙远颊线角的垂直松弛切口翻开全厚瓣。

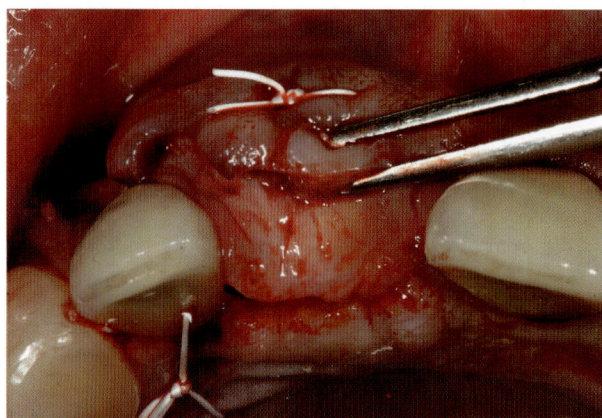

图19.32　从腭侧取上皮下结缔组织移植物，缝合固定到唇侧瓣内侧。注意移植物延伸了瓣的长度，有利于分层关闭创口。

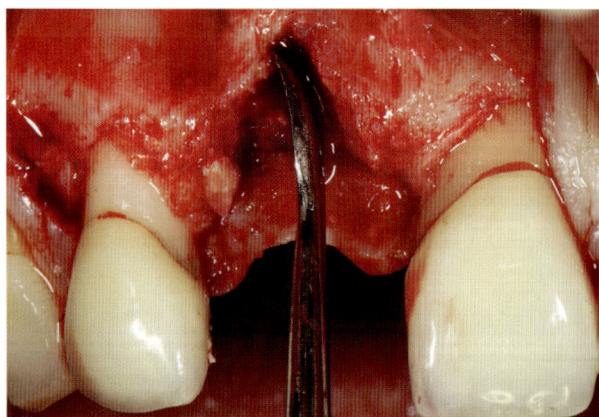

图19.30　评估缺损状况，去除骨替代材料残余颗粒。

黏骨膜瓣4～5mm，软组织的厚度也能增加（图19.32）。软组织处理完成后，进行种植体植入和GBR程序（图19.33、图19.34）。用分层法关闭创口。首先，用水平褥式缝合将结缔组织瓣延伸出来的部分缝合至腭侧黏骨膜瓣下方，这就是第一层软组织关闭（图19.35）。然后用显微外科缝线进行间断缝合，冠向复位并关闭唇侧瓣（图19.36、图19.37）。创口无症状愈合（图19.38）。图19.39显示二期手术状况，图19.40显示最终效果。

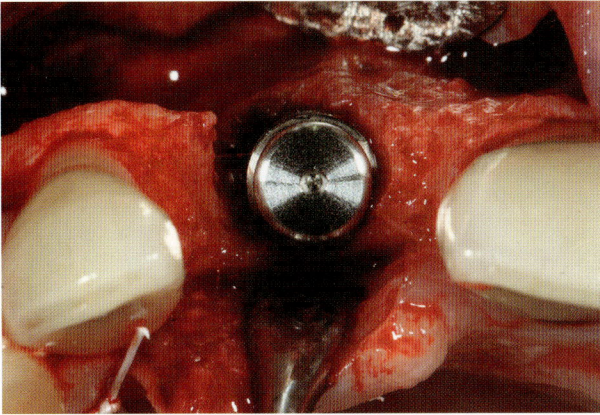

图19.33 根据美学区种植原则，植入种植体。

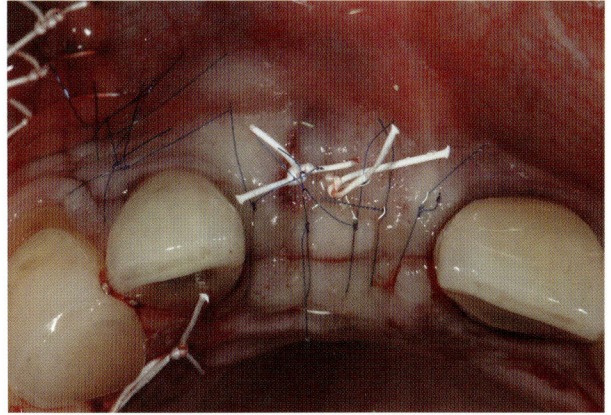

图19.34 为获得足够的唇侧骨板厚度，用GBR进行骨增量。

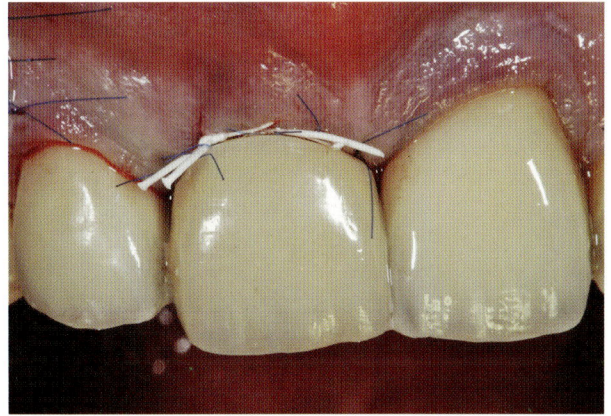

图19.35 瓣的结缔组织部分缝入腭侧黏骨膜瓣下方，获得第一层创口关闭。

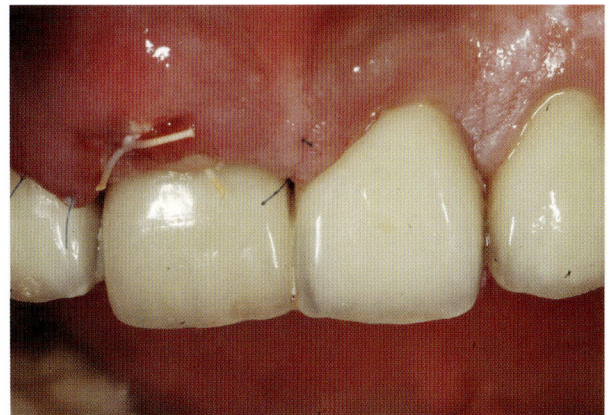

图19.36 用间断缝合将瓣仔细复位。

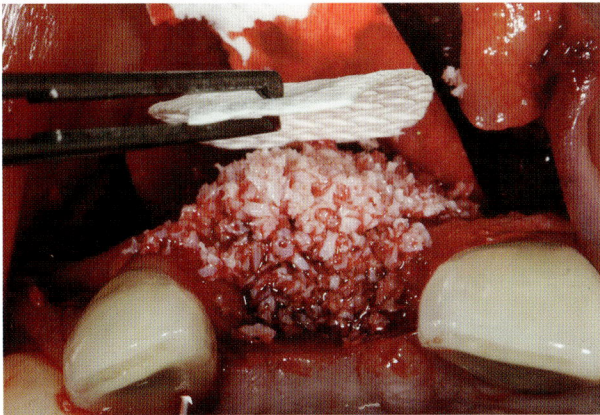

图19.37 用树脂粘接桥做暂时性修复。

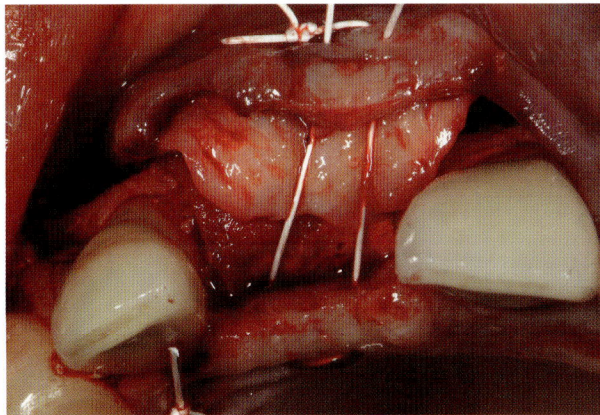

图19.38 1周后无症状愈合。

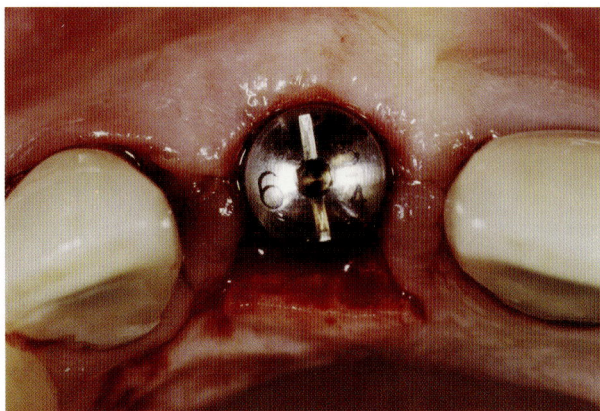

图19.39    用唇侧反转瓣进行二期手术。

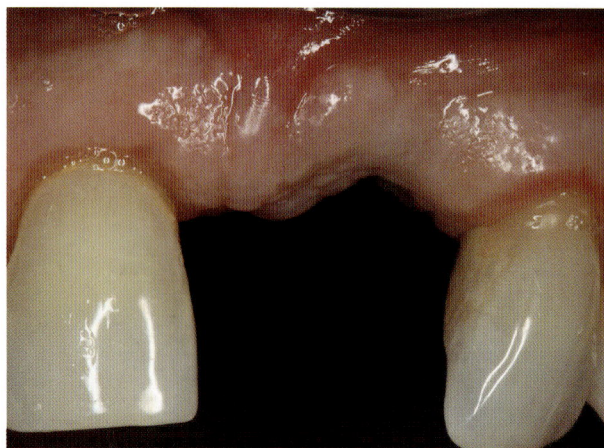

图19.41    前文图19.25~图19.36病例软组织手术后3个月正面观。

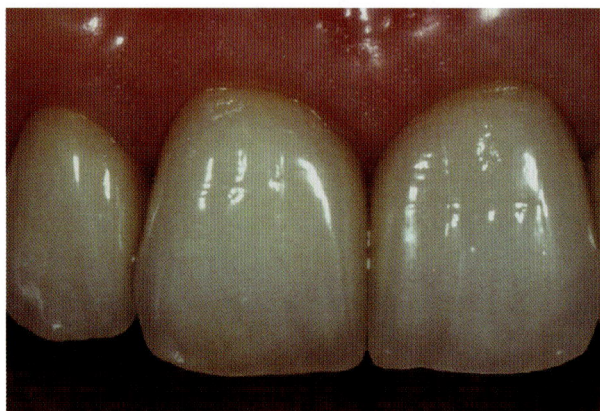

图19.40    最终的全瓷修复体。

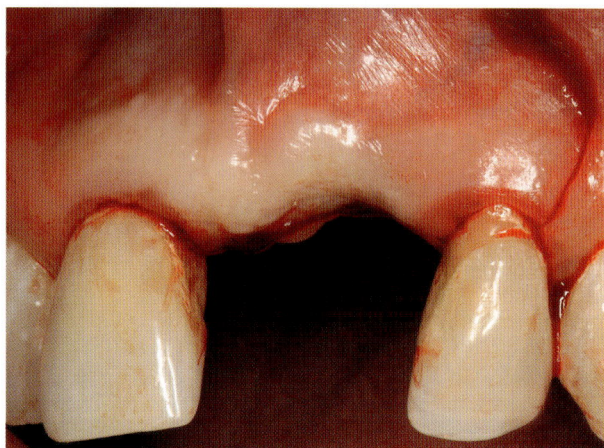

图19.42    唇侧翻起全厚瓣。注意只在位点远中做一道垂直松弛切口。

### 用延伸瓣做种植同期软组织处理

除了之前提到的结缔组织移植技术，Triaca等（2001）提出的延伸瓣技术，也能解决一期创口关闭时的软组织不足。这个技术是受先天性唇腭裂手术中的骨膜成形术启发，将骨膜瓣进行冠向翻转（Skoog, 1965）。

*病例*

下面的病例是前文所述"愈合牙槽嵴的软组织增量"病例的后续过程（图19.41）。

在22牙远中切角处做一"C"形垂直松弛切口（图19.42）。再做沟内和牙间切口，翻起黏骨膜瓣，延伸到膜龈联合根方（图19.43）。接下来从

翻开的黏骨膜瓣内部获得内侧瓣：从瓣内侧最根方做水平切口，切断骨膜和结缔组织纤维。然后在黏骨膜瓣内做垂直切口，从水平内切口开始，延伸至膜龈联合。这样就从原有瓣根方翻起了内侧黏膜瓣，向膜龈联合的唇侧翻转（图19.44）。

延伸瓣预备好后，完成必要的再生或增量程序。在本病例中，植入植体并在唇侧做GBR。

软组织用分层缝合法关闭，分别缝合瓣的两层，能减少最外层瓣的张力。先将内层瓣缝合到腭侧黏骨膜瓣下方，然后再将外层瓣用间断缝合复位，达成初期创口关闭。冠向旋转的内层瓣固定在腭侧黏骨膜瓣下方，并用水平褥式缝合固定（图19.45）。然后用间断缝合获得精确的软组织关闭，使得软组织瓣被动复位且无张力（图

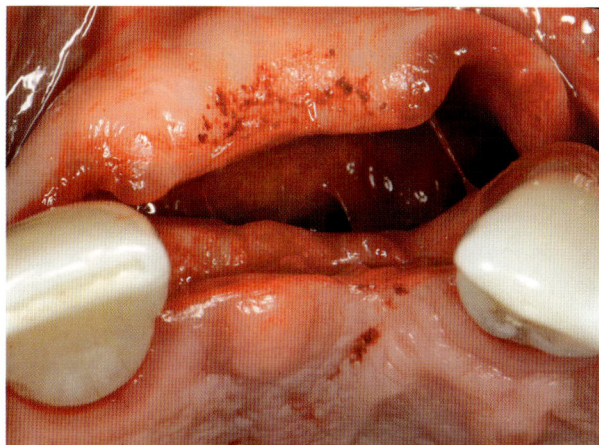

图19.43 在黏骨膜瓣内侧基底部做一水平切口。

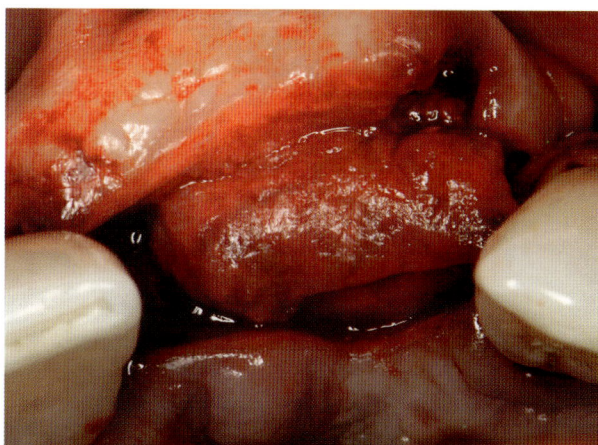

图19.45 内侧瓣缝合固定在腭侧瓣下方。

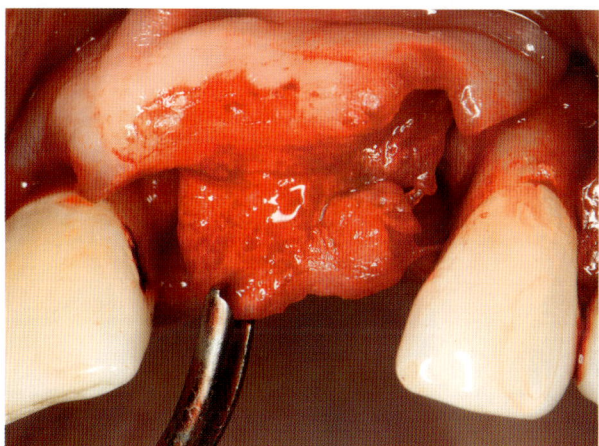

图19.44 在瓣内部做两道垂直松弛切口，形成内侧瓣并向冠方翻出。

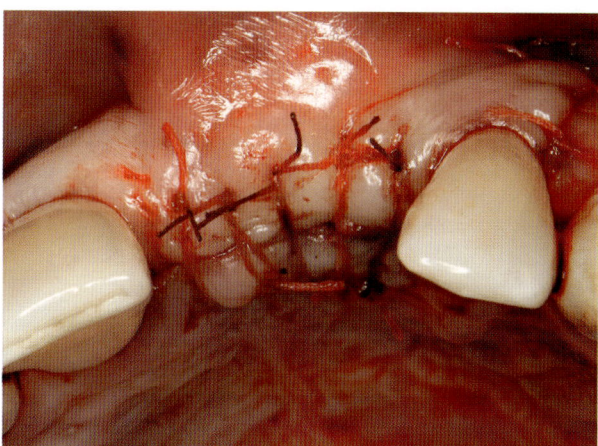

图19.46 咬合面观显示分层缝合能完全关闭创口。

19.46）。1周后无症状愈合。整个位点完全闭合，无膜暴露。术后2周创口无症状愈合。术后6个月软组织量充分（图19.47、图19.48）。

## 种植术后软组织增量

种植体周围软组织的状态是种植美学中重要的组成部分。如前文所述，可以通过种植术前或者同期的腭部结缔组织移植，来改善种植体周围的软组织条件。这样的增量手术也能在种植术后进行。不管选择哪种时机进行软组织增量，取结缔组织移植物都会产生第二个手术创面，造成患者的痛苦。因此，特别是在局部软组织缺损时，最好从术区附近取结缔组织。

### 改良翻转瓣技术

Abrams（1980）提出的翻转瓣技术一开始是作为种植二期手术时改善水平组织缺损的简单技术。在过去很多年间，这种技术被改良了好几次（Barone et al., 1999; Scharf and Tarnow, 1992; Studer et al., 1997）。这种技术最常见的不足就是能获取

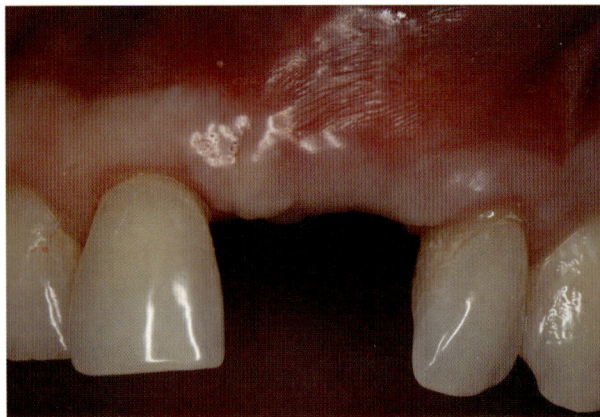

图19.47    种植和软组织增量手术6个月后。

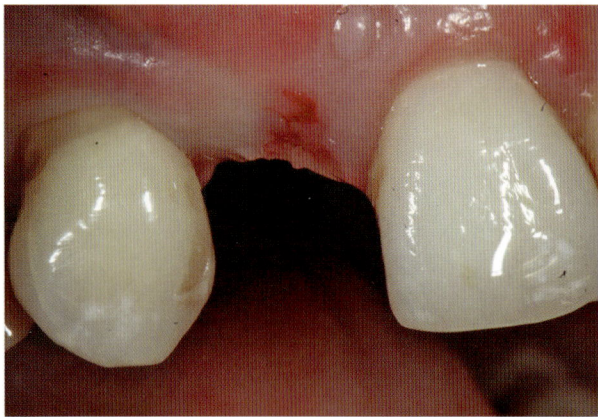

图19.49    12二期手术前临床表现。

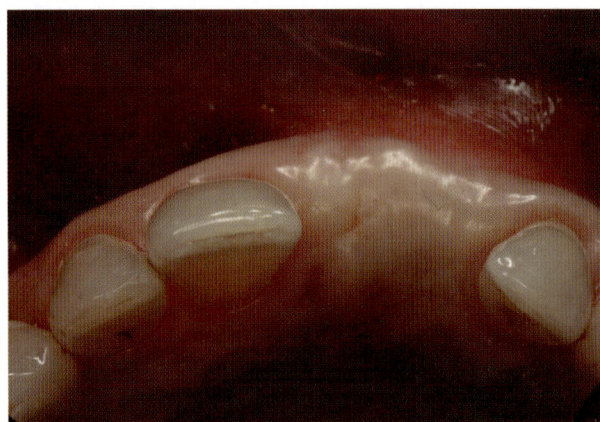

图19.48    术后6个月咬合面观显示足够的组织量。

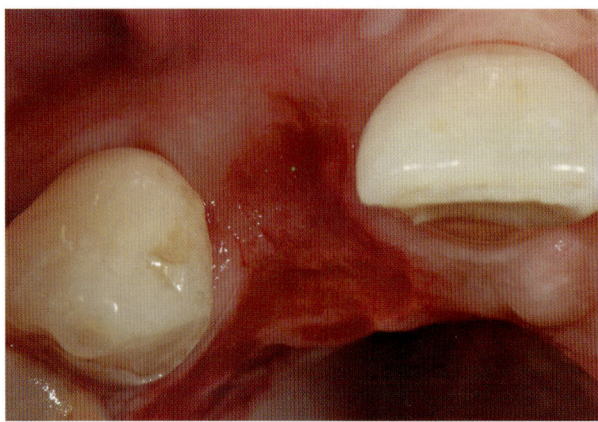

图19.50    用粗砂粒金刚砂车针将覆盖种植体的软组织去上皮化。

的软组织增量不多。此外，增量区近远中邻近区域的颊侧软组织形态会很快变平，导致龈缘形态不协调，影响最终美学效果。

为了克服上述不足，有学者提出了改良术式，将翻转瓣和邻近软组织隧道术结合起来。

*病例*

改良翻转瓣技术利用覆盖种植体的角化龈来增加种植体唇侧的软组织厚度。首先用粗砂粒金刚砂车针将覆盖在种植体封闭螺丝表面和腭侧的软组织去上皮化（图19.49、图19.50）。然后在邻牙牙颈部做沟内切口（图19.51）。在缺牙区，做三道切口。首先从邻牙唇面距离其龈沟1～2mm处开始做两道梯形的垂直切口，切口向腭侧延伸，用一道水平切口相互连接。

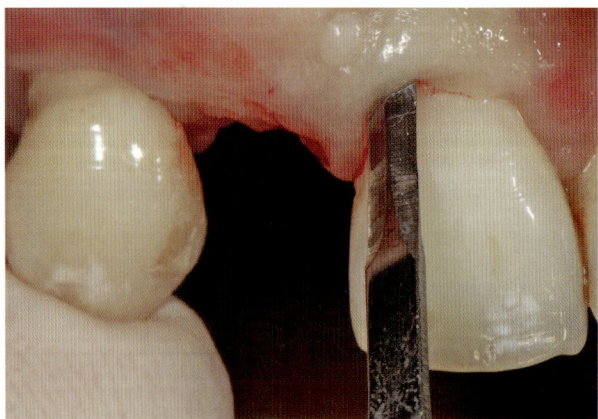

图19.51    在13和11牙位做沟内切口。

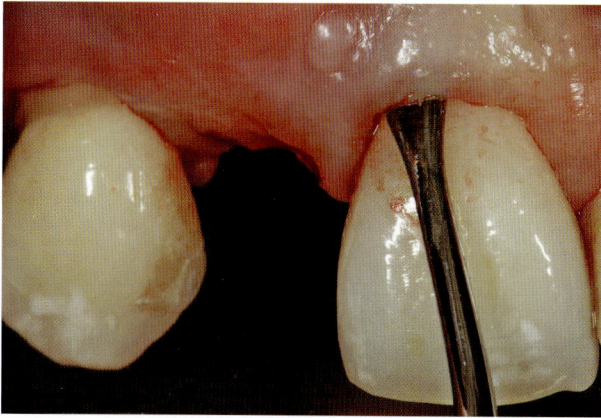

图19.52 用锋利的隧道刀来潜行分离颊侧软组织。

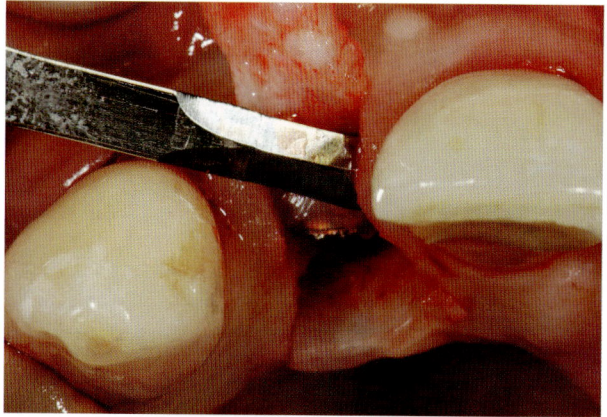

图19.54 从唇侧分离龈乳头。

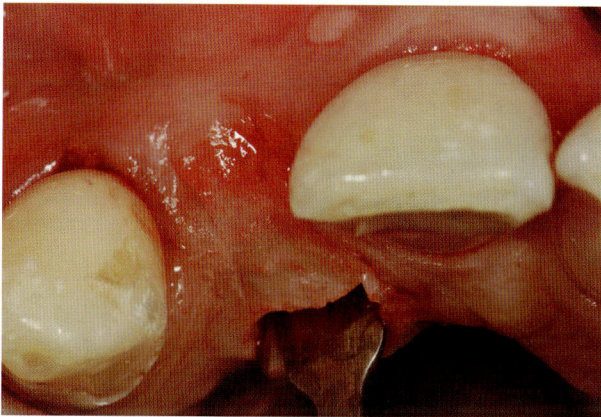

图19.53 在种植体上方软组织做两道垂直切口和一道水平切口，这也标记出唇侧带蒂瓣的外形。

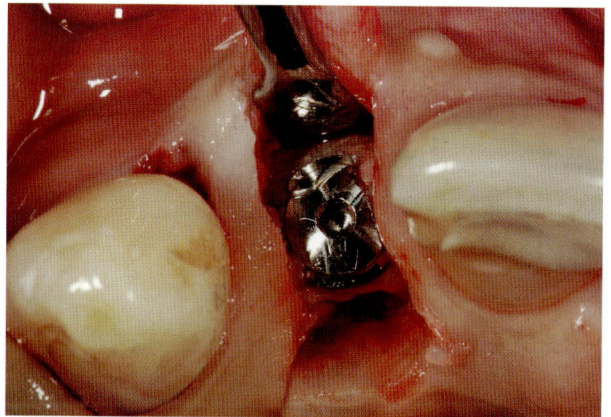

图19.55 缺牙区的软组织袋预备和邻牙区的相连，然后将唇侧带蒂瓣旋转塞入袋内。

然后用隧道技术潜行分离唇侧软组织。沟内切口便于用隧道刀在颊侧软组织内进行骨膜上预备（图19.52），如Zuhr等（2007）报道的方式。颊侧的半厚瓣预备一直延伸到膜龈联合根方。为获得唇侧带蒂瓣，在腭侧水平切口切断软组织全层，并向颊侧分离（图19.53），这样能将最大量的可用软组织翻转并塞入到唇侧口袋内。为了便于稍后整个牙龈乳头复合体的冠向复位，必须用显微外科刀片骨膜上分离龈乳头（图19.54）。然后在种植体颊侧软组织内向根方预备半厚瓣，形成一个软组织袋（图19.55）。潜行分离向近远中延伸，一直到与邻牙软组织内的"袋"相连。很重要的是整个唇侧软组织内的预备都是半厚瓣。试戴种植体支持的暂冠后（图19.56），近远中触点用光固化流动树脂（Tetric Flow, Ivoclar Vivadent, Schaan,

Liechtenstein）封闭，以获得悬吊缝合的支持点。用双交叉悬吊缝合将近远中龈乳头冠向复位并固定（图19.57）。用显微缝线来减少创伤，保证牙龈乳头复合体的血供，改善创口愈合，获得更好的美学效果（图19.58）。

## 结论

在美学种植中，软组织是一个关键因素。由于拔牙后组织吸收和体积缺损不可避免，必须重建软硬组织，才能获得满意的治疗效果。本章重点讲述了种植体周围软组织处理的方法，讨论了软组织移植的不同时机。种植术前软组织处理能够为将来的种植手术创造更好的血供和组织稳定性。种植同期软组织增量有利于在GBR时获得一期创口闭合。种

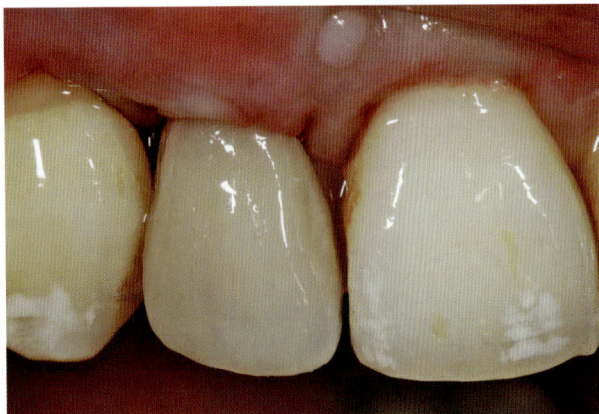

图19.56 安装临时基台，粘接暂冠。

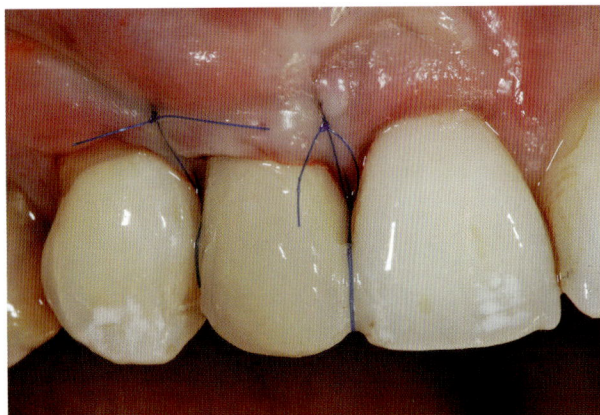

图19.57 利用封闭的牙间触点来进行悬吊缝合，使牙龈乳头复合体冠向复位。

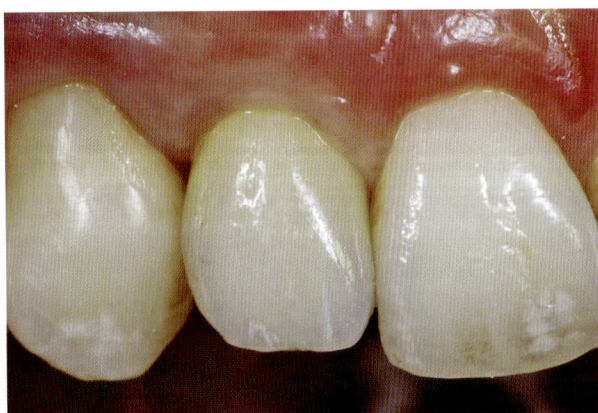

图19.58 最终的全瓷修复体正面观。

植术后软组织处理可以在二期手术时进行，以增加软组织量，并利用种植体支持的暂冠来塑造理想的穿龈轮廓。不管选择哪个时机，用显微外科手段轻柔而精确地操控软组织，是获得可预期且无瘢痕美学效果的最重要因素。

## 参考文献

Abrams L. Augmentation of the deformed residual edentulous ridge for fixed prosthesis. *Compend Contin Educ Dent* 1980; **1**:205–213.

Adell R, Lekholm U, Rockler B, Branemark PI. A 15-year study of osseointegrated implants in the treatment of the edentulous jaw. *Int J Oral Surg* 1981; **10**:387–416.

Albrektsson T, Zarb G, Worthington P, Eriksson A. The long-term efficacy of currently used dental implants: a review and proposed criteria for success. *Int J Oral Maxillofac Implants* 1986; **1**:11–25.

Allen A. Use of a supraperiosteal envelope in soft tissue grafting for root coverage. I: rationale and technique. *Int J Periodontics Restorative Dent* 1994; **14**:216–227.

Araújo M, Sukekava F, Wennstrom J, Lindhe J. Ridge alterations following implant placement in fresh extraction sockets: an experimental study in the dog. *J Clin Periodontol* 2005; **32**: 645–652.

Araújo M, Linder E, Wennström J, Lindhe J. The influence of Bio-Oss Collagen on healing of an extraction socket: an experimental study in the dog. *Int J Periodontics Restorative Dent* 2008; **28**:123–135.

Araújo MG, Lindhe J. Dimensional ridge alterations following tooth extraction. An experimental study in the dog. *J Clin Periodontol* 2005; **32**:212–218.

Azzi R, Etienne D, Takei H, Fenech P. Surgical thickening of the existing gingiva and reconstruction of interdental papillae around implant-supported restorations. *Int J Periodontics Restorative Dent* 2002; **22**:71–77.

Barone R, Clauser C, Prato G. Localized soft tissue ridge augmentation at phase 2 implant surgery: a case report. *Int J Periodontics Restorative Dent* 1999; **19**:141–145.

Beauchamp P, Guzick D. Histologic response to microsuture materials. *J Reprod Med* 1988; **33**:615–623.

Becker W, Becker BE. Guided tissue regeneration for implants placed into extraction sockets and for implant dehiscences: surgical techniques and case report. *Int J Periodontics Restorative Dent* 1990; **10**:376–391.

Berlucchi I, Francetti L, Del Fabbro M, Basso M, Weinstein R. The influence of anatomical features on the outcome of gingival recessions treated with coronally advanced flap and enamel matrix derivative: a 1-year prospective study. *J Periodontol* 2005; **76**:899–907.

Björn H, Hollender L, Lindhe J. Tissue regeneration in patients with periodontal disease. *Odontol Rev* 1965; **16**:317–326.

Botticelli D, Berglundh T, Lindhe J. Hard-tissue alterations following immediate implant placement in extraction sites. *J Clin Periodontol* 2004; **31**:820–828.

Burkhardt R, Lang N. Coverage of localized gingival recessions: comparison of micro- and macrosurgical techniques. *J Clin Periodontol* 2005; **32**:287–293.

Buser D, Weber HP, Brägger U, Balsiger C. Tissue integration of one-stage ITI implants. 3 year results of a longitudinal study with hollow cylinder and hollow screw implants. *Int J Oral Maxillofac Implants* 1991; 6:405–412.

Chen S, Wilson TJ, Haemmerle C. Immediate or early placement of implants following tooth extraction: review of biologic basis, clinical procedures, and outcomes. *Int J Oral Maxillofac Implants* 2004; 19:26–28.

Cordioli G, Mortarino C, Chierico A, et al. Comparison of 2 techniques of subepithelial connective tissue graft in the treatment of gingival recessions. *J Periodontol* 2001; 72:1470–1476.

Cortellini P, Tonetti M. Microsurgical approach to periodontal regeneration. Initial evaluation in a case cohort. *J Periodontol* 2001; 72:559–569.

Cortellini P, Tonetti M. Clinical performance of regenerative strategy for intrabony defects: scientific evidence and clinical experience. *J Periodontol* 2005; 76:341–350.

Costich ER, Ramfjord SP. Healing after partial denudation of the alveolar process. *J Periodontol* 1968; 39:127–134.

Fickl S, Zuhr O, Wachtel H, Bolz W, Hürzeler M. Hard tissue alterations after various socket preservation techniques—an experimental study in the beagle dog. *Clin Oral Implants Res* 2008a; 19:1111–1118.

Fickl S, Zuhr O, Wachtel H, Bolz W, Hürzeler M. Tissue alterations after tooth extraction with and without surgical trauma: a volumetrical study in the beagle dog. *J Clin Periodontol* 2008b; 35:356–363.

Fickl S, Zuhr O, Wachtel H, Stappert C, Stein J, Hürzeler MB. Dimensional changes of the alveolar ridge contour after different socket preservation techniques. *J Clin Periodontol* 2008c; 35:906–913.

Fickl S, Schneider D, Zuhr O, Hinze M, Ender A, Jung RE, Hürzeler M. Dimensional changes of the alveolar ridge contour after socket preservation and an additional buccal overbuilding—an experimental animal study. *J Clin Periodontol* 2009a; 36(5):442–448.

Fickl S, Schneider D, Zuhr O, Hinze M, Ender A, Jung RE, Hürzeler MB. Dimensional changes of the ridge contour after socket preservation and buccal overbuilding: an animal study. *J Clin Periodontol* 2009b; 36:442–448.

Gher ME, Quintero G, Assad D, Monaco E, Richardson AC. Bone grafting and guided bone regeneration for immediate dental implants in humans. *J Clin Periodontol* 1994; 65:881–891.

Grunder U, Gracis S, Capelli M. Influence of the 3-D bone-to-implant relationship on esthetics. *Int J Periodontics Restorative Dent* 2005; 25:113–119.

Harris RJ. Connective tissue grafts combined with either double pedicle grafts or coronally positioned pedicle grafts: results of 266 consecutively treated defects in 200 patients. *Int J Periodontics Restorative Dent* 2002; 22:463–471.

Hirsch A, Attal U, Chai E, et al. Root coverage and pocket reduction as combined surgical procedures. *J Periodontol* 2001; 72:1572–1579.

Hürzeler M, Fickl S, Zuhr O, Wachtel H. Clinical failures and shortfalls of immediate implant procedures. *Eur J Esthet Dent* 2006; 1:10–22.

Hürzeler M, Weng D. A single incision technique to harvest subepithelial connective tissue graft from the palate. *Int J Periodontics Restorative Dent* 1999; 19:279–287.

Jung RE, Siegenthaler DW, Hammerle CH. Postextraction tissue management: a soft tissue punch technique. *Int J Periodontics Restorative Dent* 2004; 24:545–553.

Kan J, Rungcharassaeng K, Umezu K, Kois J. Dimensions of peri-implant mucosa: an evaluation of maxillary anterior single implants in humans. *J Periodontol* 2003; 74:557–562.

Kan J, Rungcharassaeng K, Loazda J. Bilaminar subepithelial connective tissue grafts for immediate implant placement and provisionalization in the esthetic zone. *J Calif Dent Assoc* 2005; 33:865–871.

Kois J. Predictable single-tooth peri-implant esthetics: five diagnostic keys. *Compend Contin Educ Dent* 2004; 25:895–896. 898; quiz 906–897.

Langer B, Langer L. Subepithelial connective tissue graft technique for root coverage. *J Periodontol* 1985; 56:715–720.

Miller P. Root coverage using the free tissue autograft citric acid application. III. A successful and predictable procedure in deep-wide recession. *Int J Periodontics Restorative Dent* 1985; 5:15–37.

Nelson S. The subpedicle connective tissue graft technique for root coverage. *J Periodontol* 1987; 56:715–720.

Paolantonio M, Dolci M, Scarano A. Immediate implant placement in fresh extraction sockets. A controlled clinical and histological study in man. *J Periodontol* 2001; 7211:1560–1571.

Raetzke P. Covering localized areas of root exposure employing the "envelope" technique. *J Periodontol* 1985; 56:397–402.

Roccuzzo M, Bunino M, Needleman I, Sanz M. Periodontal plastic surgery for treatment of localized gingival recessions: a systematic review. *J Clin Periodontol* 2002; 29(Suppl. 3):178–194; discussion 195–176.

Rosenquist B. A comparison of various methods of soft tissue management following the immediate placement of implants into extraction sockets. *Int J Oral Maxillofac Implants* 1997; 12:43–51.

Saadoun AP, LeGall M, Touati B. Selection and ideal tridimensional implant position for soft tissue aesthetics. *Pract Periodontics Aesthet Dent* 1999; 11:1063–1072; quiz 1074.

Scharf D, Tarnow DP. Modified roll technique for localized alveolar ridge augmentation. *Int J Periodontics Restorative Dent* 1992; 12:415–425.

Schropp L, Wenzel A, Kostopoulos L, Karring T. Bone healing and soft tissue contour changes following single-tooth extraction: a clinical and radiographic 12-month prospective study. *Int J Periodontics Restorative Dent* 2003; 23:313–323.

Seibert J. Reconstruction of deformed, partially edentulous ridges, using full thickness onlay grafts. Part 1. Technique and wound healing. *Compend Contin Educ Dent* 1983; 4:437–453.

Silverstein L, Kurtzman G. A review of dental suturing for optimal soft-tissue management. *Compend Contin Educ Dent* 2005; 26:163–166. 169–170; quiz 171, 209.

Skoog T. The use of periosteal flaps in the repair of cleft of the primary palate. *Cleft Palate J* 1965; 2:332–339.

Smith DE, Zarb GA. Criteria for success of osseointegrated endosseous implants. *J Prosthet Dent* 1989; 62:567–572.

Spray JR, Black CG, Morris HF, Ochi S. The influence of bone thickness on facial marginal bone response: stage 1 placement through stage 2 uncovering. *Ann Periodontol* 2000; 5:119–128.

Studer S, Naef R, Scharer P. Adjustment of localized alveolar ridge defects by soft tissue transplantation to improve mucogingival esthetics: a proposal for clinical classification and an evaluation of procedures. *Quintessence Int* 1997a; 28:785–805.

Studer SP, Lehner C, Bucher A, Scharer P. Soft tissue correction of a single-tooth pontic space: a comparative quantitative volume assessment. *J Prosthet Dent* 2000; **83**:402–411.

Tozum T, Dini F. Treatment of adjacent gingival recessions with subepithelial connective tissue grafts and the modified tunnel technique. *Quintessence Int* 2003; **34**:7–13.

Triaca A, Minoretti R, Merli M, Merz B. Periosteoplasty for soft tissue closure and augmentation in preprosthetic surgery: a surgical report. *Int J Oral Maxillofac Implants* 2001; **16**:851–856.

Wachtel H, Hürzeler M, Köttgen C, Bolz W, Zuhr O, Weng D. A microsurgical approach to guided tissue regeneration treatment. *J Clin Periodontol* 2003a; **30**:496.

Wachtel H, Schenk G, Böhm S, Weng D, Zuhr O, Hürzeler M. Microsurgical access flap and enamel matrix derivate for the treatment of periodontal intrabony defects: a controlled clinical study. *J Clin Periodontol* 2003b; **30**:496–504.

Wachtel H, Fickl S, Zuhr O, Hürzeler M. The double-sling suture: a modified technique for primary wound closure. *Eur J Esthet Dent* 2006; **4**:216–226.

Wong M, Hollinger J, Pinero G. Integrated processes responsible for soft tissue healing. *Oral Surg Oral Med Oral Pathol Oral Radiol Endod* 1996; **82**:475–492.

Zuhr O, Fickl S, Wachtel HC, Bolz W, Hürzeler MB. Die Versorgung der Extraktionsalveole aus prothetischer Sicht. Detailaspekte für klinisch relevante Situationen. *Implantologie* 2006; **14**:339–353.

Zuhr O, Fickl S, Wachtel H, Bolz W, Hürzeler M. Covering of gingival recessions with a modified microsurgical tunnel technique—a case report. *Int J Periodontics Restorative Dent* 2007; **27**:457–463.

# 第20章
# 种植体植入后的软组织改善

*Christian F.J. Stappert MS, DDS, PhD, Priv.-Doz.* 和 *Davide Romeo DDS, PhD*

## 前言

牙缺失后，植入骨内种植体是一个可靠、可预期的过程。种植体和上部修复均有高生存率和稳定的远期效果。

近年来，前牙区的种植治疗目标已从仅令种植体存活，发展到种植体周围组织的持久稳定，以及种植修复体与邻牙和谐统一而达成的长期美学效果（Meijer et al., 2005）。因此，各方面的因素比如软组织外观、修复结果、患者满意度等都必须纳入种植修复的考量评价之中，特别是在前牙美学区域。

本章概述了软组织愈合和其生物学过程，并专注于在种植二期手术中采用不同技术来改善美学效果。

## 种植体周围角化龈组织

多年来，一个最有争议性的问题是需要多少角化牙龈（keratinized gingiva, KG）才能保持牙周组织健康。Lang和Löe（1972）指出应存在至少2mm的角化龈及至少1mm的附着龈，才能防止软组织退缩。但临床和实验研究报道，在几乎没有附着龈的情况下，也可维持牙周健康（Dorfman et al., 1980, 1982; Hangorsky and Bissada, 1980; Kennedy et al., 1985; Miyasato et al., 1977; Wennstrom, 1983; Wennstrom and Lindhe, 1983; Wennstrom et al., 1981）。然而，由于牙周韧带对牙周黏膜组织的分化诱导潜能，健康牙齿周围总会存在至少0.5mm的角化龈（Karring et al., 1975）。Wennstrom（1987）在动物模型中未发现角化龈量与炎症进程的相关性。在人体研究中，如果菌斑控制良好，角化龈量也不会影响附着水平（Dorfman et al., 1982; Freedman et al., 1999; Hangorsky and Bissada, 1980; Kennedy et al., 1985; Kisch et al., 1986; Lindhe and Nyman, 1980; Salkin et al., 1987; Schoo and van der Velden, 1985）。在一项32例双侧角化龈量较低或缺失的病例研究中，Kennedy对一侧进行了游离龈移植（FGG），而对侧保持原状。6年后，如果患者口腔卫生良好，则两侧牙龈退缩和临床附着缺失无统计学差异（Kennedy et al., 1985）。

在缺少科学实证的临床经验中，厚龈生物型在受到炎症影响及刷牙创伤的情况下，牙龈能更好地得到保存，减少软组织吸收的可能。许多临床研究（Arowojolu, 2000; Checchi et al., 1999; Khocht et al., 1993; Kozlowska et al., 2005; Sangnes and Gjermo, 1976; Tsami-Pandi and Komboli-Kontovazeniti, 1999;

Vehkalahti, 1989）显示刷牙和非炎症性牙龈退缩有直接关系，然而最近的一篇系统性综述（Rajapakse et al., 2007）表明，这两者关系并不确定，并指出应该考虑很多干扰因素的影响，诸如刷牙时间、频率、方法、力度、更换牙刷的频率、刷毛的种类等。

在分析种植牙周围角化龈的作用之前，需先总结种植牙与天然牙的区别：前者缺少牙骨质和牙周韧带，血供较少，基台表面分布的成纤维细胞也较少（Lindhe, 2008）。种植体周围缺少牙周韧带，无法通过诱导作用在种植体周围形成最少量的角化龈。相对于天然牙根面牙骨质上的穿通纤维，种植牙周围没有类似的附着装置。这些特点导致种植牙在菌斑堆积或细菌侵袭的情况下更容易发生炎症和骨吸收。所以，种植体周围完整而稳定的生物学封闭，是种植治疗获得远期成功的基础。

动物实验表明，缺少角化龈会导致菌斑积聚和骨吸收（Warrer et al., 1995）。研究者在5只猴子的下颌共植入30颗种植体，分为有角化龈和无角化龈两组。3个月后，用棉线结扎法在种植体周围造成菌斑积聚，无角化龈组发生严重的牙龈退缩和骨吸收（Warrer et al., 1995）。在人体研究中，Kim等（2009）评估了100位患者的276颗种植体，平均随访13个月，发现在角化龈不足的位点中，骨吸收和牙龈退缩更明显。Bouri等（2008）对200颗种植体的研究也显示了同样的结果。Adibrad等（2009）研究了66位种植体支持的覆盖义齿患者，发现当角化龈少于2mm时、菌斑积聚、牙龈发炎和软组织退缩明显增加。Chung等（2006）则分析了不同表面种植体的成功率与角化龈量的关系。他们发现只有在后牙区，菌斑积聚、炎症与附着龈的减少相关，然而，没有证据表明角化龈量会影响骨吸收。此外，种植体的表面处理类型对牙周指数无影响。他们得出的结论是：缺乏角化龈的后牙种植修复体，其周围软组织卫生较难维持。

如果能保持口腔卫生，角化龈就不是保持种植体周围组织健康的必要条件，但是考虑到菌斑控制能力会随年龄增长而减弱，还是有必要尽量获得充足的附着龈。

## 外科技术介绍

种植牙周围软组织处理有以下几种类型：①种植体植入前；②二期手术后修复前；③在最终修复体戴入后。我们将着重介绍美学区域的不同技术。

一些复杂的病例，需要制订精确的时间表，通过多学科联合手术，或多次手术治疗来完成。因为生物学的限制，或者初始条件不理想，有一些病例难以取得完美的效果。此时必须给予患者充分的告知，降低其不现实的期望值，以避免潜在的纠纷。总的来说越早对软组织缺陷进行干预，最后的结果就越好。尽管每次的情形不一样，治疗方法也不尽相同，但只要在缺陷刚出现时就开始治疗，那么软组织增量的可预期性就会增高。术者必须很好地理解软硬组织的实际缺损量和自然愈合过程中表现出来的"貌似"缺损量之间的差别。举例来说，与拔牙牙槽窝的改建过程一样，牙间龈乳头的成熟也需要一定时间，只需要提供接触点位置合适的修复体即可。不了解愈合时间可能会导致过度治疗。再者，有些缺陷不能够通过单次手术彻底纠正，有时需要在骨整合完成后再做一些精细的组织增量手术。此外，对于美学区种植，往往需要额外的手术来修正剩余角化龈不足，或对种植体间龈乳头进行增量和塑形等。

以下两种情况需要做软组织增量手术：①如前所述，需增加角化龈的宽度。②需增加黏膜的量，以便在种植体周围形成自然美观的穿龈轮廓。我们还将特别说明，如何应对种植体周围软组织吸收和重建龈乳头。

可以通过以下方法来增加角化龈量：①根向复位瓣（APF）。②APF联合自体组织移植。③APF联合同种异体组织移植（Thoma et al., 2009）。如果主要目的是获取更多的软组织，那么游离龈移植（FGG），上皮下结缔组织移植（CTG），带蒂瓣，或同种异体软组织移植等都是有效的手段（Cairo et al., 2008; Thoma et al., 2009）。

## 手术方法：初步考虑

适当的患者选择、准确的诊断、合适的治疗计划和完善的外科修复程序是种植修复长期成功的基础。现今，随着患者期望值的增高，前牙区的软组织处理成为整个修复过程最关键、最困难的部分。掌握该区域的解剖结构和生物学基础是正确选择术式、获得手术成功的前提条件。近几年来，微创方法从根本上改变了处理软组织缺陷的思路。正确使用放大设备、微创工具、刀片和缝针，能使最终结果完全不同。

二次手术时，在具有充足的角化组织的情况下，可以用软组织环切术来直接去除覆盖螺丝上的组织，而省去翻瓣的过程。这项技术的优势是在取印模之前，减少患者的痛苦，加快伤口愈合速度。由于没有暴露骨组织，骨吸收和瘢痕形成会大大减少。但是，这种方法会损失有用的角化组织。另一种替代的简单术式是采用牙槽嵴正中切口，使黏膜等量分布到愈合基台的颊侧和舌侧。为同时达到微创和增加颊侧软组织的目的，Stappert（2007）推荐在覆盖螺丝周围使用半月形切口。半月形切口的大小，应仅超过覆盖螺丝的尺寸，不涉及邻面龈乳头（图20.1）。切口的凸面朝向舌腭侧，在封闭螺丝上方翻起微型瓣，就可以在放入愈合基台时，

将多余的角化组织推移到颊侧（图20.2、图20.3）（感谢Christian F.J. Stappert医生提供病例）。

通常，在牙槽嵴增量手术后，或者种植同期植骨手术后，需要做瓣减张和冠向复位，以使初期创口关闭。这就导致了愈合后，膜龈联合位置偏冠方，功能性角化黏膜量减少。尽管角化黏膜的缺失不见得会影响种植修复的长期成功率，但充足的角化黏膜却一定能改善美学效果，减少菌斑堆积，利于自洁和清洁，保证稳定的黏膜封闭。基于以上原因，角化组织的增量手术是完全必要的。

1954年，Nabers 提出了附着龈推进的概念，翻起全厚瓣，并根向复位，以增加角化龈，并消除可能的深牙周袋。牙龈根向复位后，一部分牙槽骨暴露于口腔环境中，这项技术因此被称之为

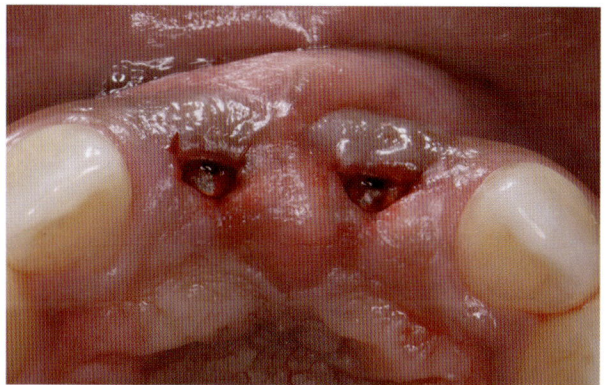

图20.2 把腭侧角化黏膜推到颊侧，去除种植体封闭螺丝。

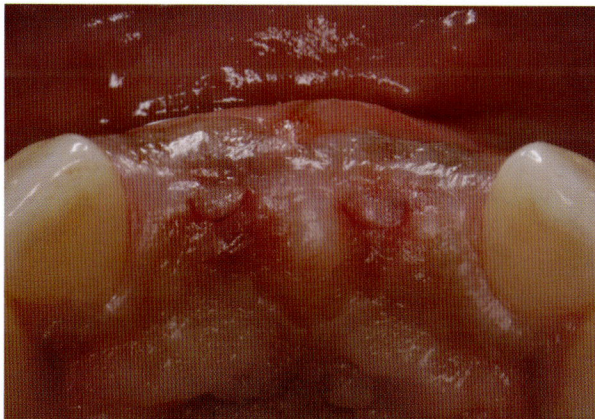

图20.1 在中切牙11和21位点，二期手术时用微创半月形切口暴露两颗种植体。

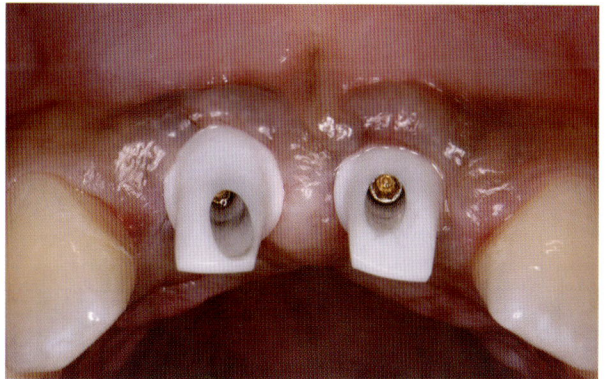

图20.3 使用临时冠进行牙龈塑形后，放入CAD/CAM个性化氧化锆基台。

骨剥离（Ochsenbein, 1960; Wilderman, 1964）。这项技术最大的缺点是会有大量的骨缺失（Costich and Ramfjord, 1968; Wilderman et al., 1961）。所以临床医生在此基础上进行了改良，只翻起半厚瓣，保留一部分结缔组织和骨膜，来覆盖和保护骨组织（Pfeifer, 1965; Staffileno et al., 1966; Wilderman, 1963）。这项保留骨膜的根向复位瓣技术（半厚瓣）能够减少骨吸收，但不能完全消除（Ramfjord and Costich, 1968）。在骨组织，特别是较薄的骨组织上，至少要保留0.5mm厚的软组织，才能够保护牙槽嵴，防止组织坏死（Ramfjord and Ash, 1979）。此外，半厚瓣的厚度应该大于2.5mm，才能保证充足的血供。因此，要保证此类手术的成功，牙龈厚度应该大于3mm。

全厚瓣和半厚瓣最大的区别为，是否有骨膜覆盖在骨组织上，从组织学的观点来看，骨膜外层富含大量的血管、神经和致密的胶原纤维，而骨膜内层（成骨层）富含大量的细胞但缺少血供支持（Ruben et al., 1973）。全厚瓣的愈合包含了骨组织和黏骨膜瓣之间的不同反应过程，而半厚瓣的愈合则是在骨膜结缔组织和结缔组织瓣界面之间发生的反应（Staffileno, 1974）。有文献报道了两种愈合方式的组织学差异。实际上，在6～8天时，半厚瓣的病例中骨吸收很轻微，只达到周围板层骨的2～3个反转线，而全厚瓣病例中，骨吸收会延伸到板层骨下方的哈弗氏系统。在第14天时，半厚瓣病例中，破骨细胞活动已经完成，而在全厚瓣病例中，破骨细胞活动仅仅是减少，而未完成。在第20天时，半厚瓣病例在牙槽嵴顶表现出有限的骨吸收，而前庭沟有成骨反应。全厚瓣病例则在各个位置都有明显的骨吸收，破骨细胞活性仍然存在，成骨反应却还没有开始。第60天时，半厚瓣病例中缺损已完全修复，且附着结构没有根方迁移，而全厚瓣病例中，附着结构发生了变化，而且成骨反应仍在进行。

总体来说，根向复位半厚瓣用以增加角化龈量，适用于牙龈厚度足够（至少大于3mm）、前庭有足够的深度、牙槽骨较厚的病例。在完全缺乏角化黏膜的情况下，游离龈移植结合半厚皮瓣相对来

说更有可预期性，能更好地保护下方的结缔组织和骨组织（Fagan and Freeman, 1974; Sato, 2008）。

二期手术时，在种植体周围塑造角化龈更有效的方法是用改良根向复位瓣，或者侧向复位瓣，这种术式最初用于天然牙（Cairo et al., 2008）。其切口一般位于角化龈充足的位置，通常靠近腭部或舌侧，然后翻起半厚瓣，将其固定缝合于愈合基台的颊侧。这种术式的愈合方式为二期创口愈合。

## 病例1：根向复位半厚瓣

患者被诊断为广泛性侵袭性牙周炎，牙龈炎症，菌斑，结石（图20.4）。X线片显示严重的骨缺失，在17牙、15牙、21牙、23牙、37牙和46牙位点有严重的垂直缺损，剩余牙位广泛水平性吸收（图20.5），导致2～3度松动。临床上，上下颌尖牙牙龈明显退缩，但角化龈宽度足够（图20.6）。经过拔牙，上颌窦提升，以及延期种植（图20.7），右侧只有一条窄的角化龈，覆盖黏膜延伸至牙槽嵴顶的水平并覆盖种植体顶端部分（图20.8）。二期手术的目的主要是增加颊侧角化龈量和厚度。在膜龈联合线的腭侧4～5mm做线形切口，翻半厚瓣，露出封闭螺丝。整个过程中，牙槽骨表面都需要保留骨膜和至少0.5～1.0mm厚度的结缔组织。将皮瓣转移到颊侧，用水平褥式缝合加压固定在牙槽骨表

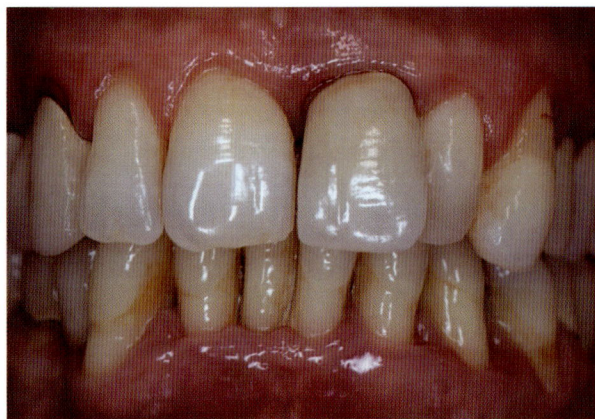

图20.4　多颗牙周围存在龈缘发炎、菌斑和牙结石。广泛性牙周炎伴附着缺失，但角化龈宽度较理想。

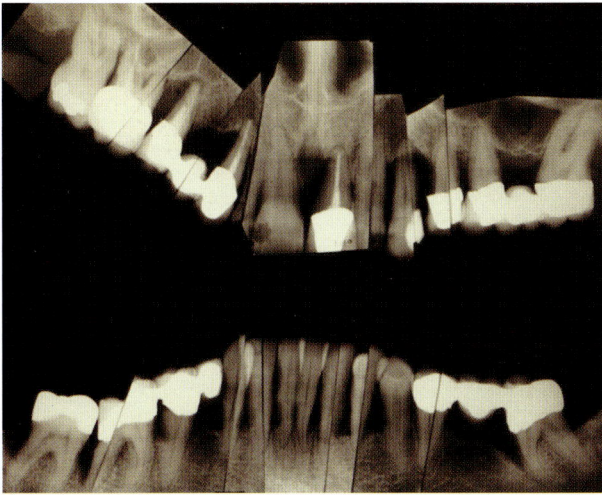

图20.5　根尖片显示大部分的牙齿发生严重的垂直向和水平向骨吸收。

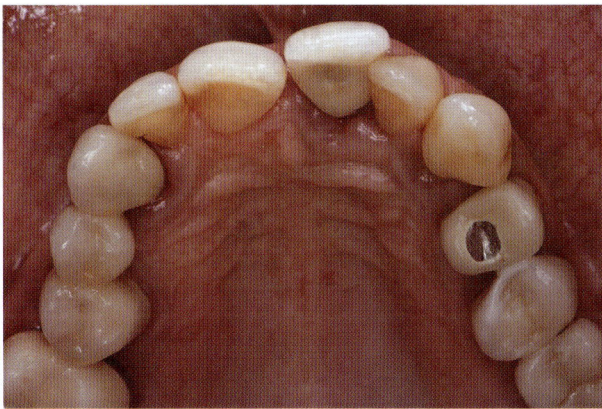

图20.6　上颌咬合面观显示牙列有多颗冠修复体，且存在牙龈炎症。

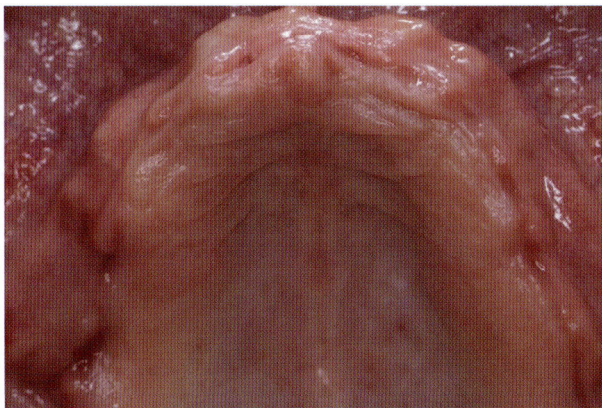

图20.7　严重的骨吸收和活跃期的炎症，使得所有牙都无法保留。拔除后为上颌种植修复做准备。愈合后，角化龈减少，膜龈联合处在牙槽嵴顶水平。

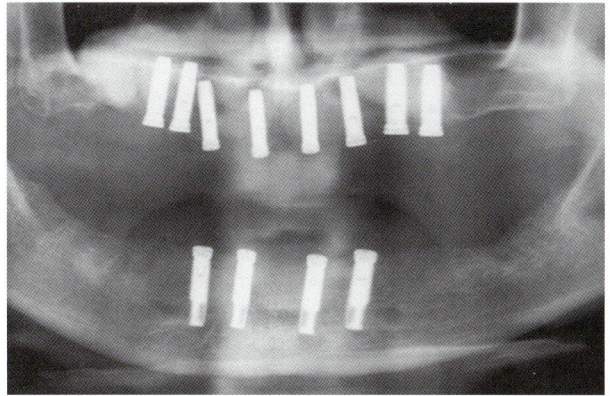

图20.8　双侧上颌窦提升和上下颌种植体植入后的全景片。

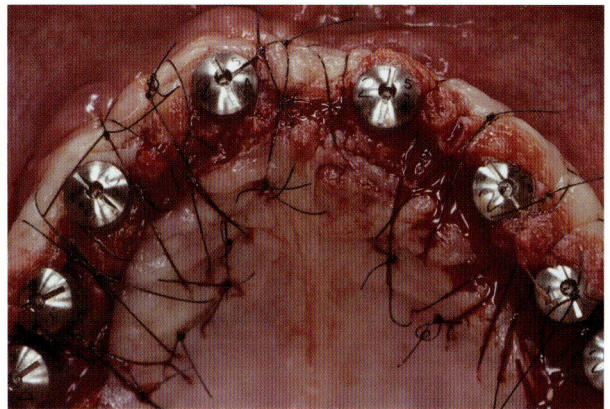

图20.9　翻半厚瓣，从腭侧移植角化龈带到基台的颊侧，并用单丝缝线（4-0）固定。腭侧创口暴露，为二期创口愈合。

面（4-0 Prolene® black，monofil，Ethicon GmbH & Co. AG，Norderstedt，Germany）。部分腭侧组织被暴露于口腔内，以二期创口愈合的方式愈合（图20.9）。随着组织的成熟（至少需要3周），种植体周围出现了充足的角化黏膜（宽2mm或更多）（图20.10）。用个性化杆卡来支持覆盖义齿，使患者有足够的空间来维持口腔卫生（图20.11）。修复体上部结构完全满足了软硬组织的修复需求，并充分支撑了唇部形态。由于个性化杆卡和瑞士锁组件，覆盖义齿固位良好，从而可以去除腭板（图20.12）。

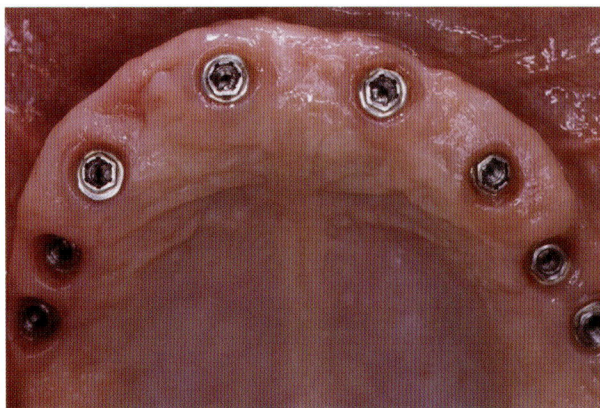

**图20.10**　软组织成熟后，每颗种植体周围被足量的附着角化龈包绕。

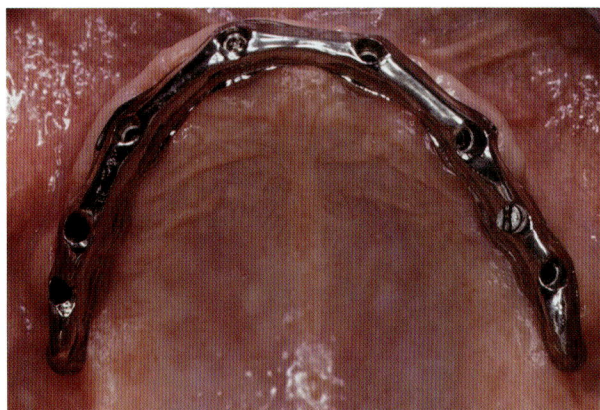

**图20.11**　螺丝固位的个性化CAD/CAM钛杆并用螺丝固位。最前3颗种植体螺丝交替扭紧，以避免就位不良。

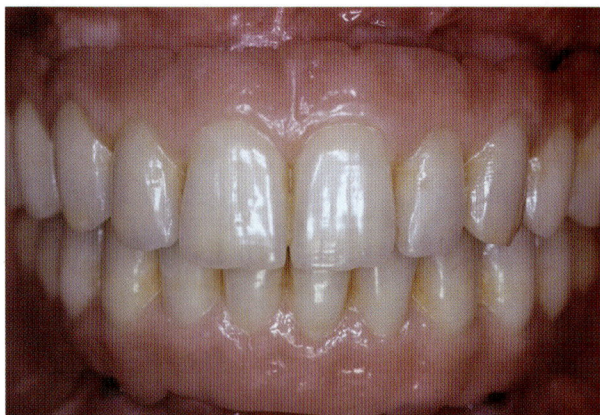

**图20.12**　种植体覆盖义齿，其美学及功能都得到理想的恢复，同时修复了软硬组织缺损，获得了理想的唇部支撑（感谢Dr. Christian F.J. Stappert提供病例）。

近些年来出现了多种技术，可减少手术创伤，避免在美学区形成瘢痕，在种植体周围形成自然的软组织形态。种植牙之间龈乳头的形成仍是最大的挑战之一。最近的趋势是，在新鲜拔牙窝内施行即刻种植并即刻临时修复，以此维持组织形态，防止组织塌陷。这意味着只需要一次微创手术。但由于拔牙后的一系列组织改建，以及天然牙和种植牙生物学上的不同，使得即刻种植的效果在一定程度上具有不确定性。

作为即刻种植的替代方案，分期手术可以通过加法和减法来诱导自然软组织的形态（Misch et al., 2004）。第一种方法：减法。去除部分软组织，暴露封闭螺丝，确定软组织的轮廓，但是通常会导致龈乳头高度降低（Moy et al., 1989）。第二种方法：加法。使用邻近软组织、结缔组织移植物或同种异体软组织移植物来增加种植体周围软组织的量（Adriaenssens et al., 1999; Azzi et al., 2002; Davidoff, 1996; Misch et al., 2004）。因此，受区的软组织，特别是颊侧和邻面的软组织会增加。

### 游离龈组织移植

在病例1中，使用一个简单的复位瓣就足以增加颊侧角化牙龈的厚度和量。但是当需要的角化龈＞4mm时，或者牙槽嵴顶可用的软组织量不足时，或者是薄龈生物型，这时就需要用到游离龈移植（FGG）。

这项经典技术在1963年由Bjorn发明，即从硬腭处（供区）获取角化龈并固定缝合于受区。硬腭供区一般从第一前磨牙至第一磨牙的远中，取决于缺损区的大小，这个区域没有腭皱襞，并离重要的血管和神经相对较远。

临床使用多种技术来测量硬腭黏膜的厚度：牙周探针探诊骨面（Studer et al., 1997; Wara-Aswapati et al., 2001）；超声波装置（Kydd et al., 1971; Müller et al., 2000）；传统计算机体层扫描（CT）（Song et al., 2008）；锥形束CT（Barriviera et al., 2009）。所有的研究都表明，硬腭黏膜厚度从龈缘

区向腭中线逐渐增厚，从尖牙向第二磨牙逐渐增厚，第一磨牙除外，因为其腭根突出。从尖牙到前磨牙应该是最合适的供区。上颌结节处，由于存在丰富的软组织，也可以取得较厚的移植物，但这个区域范围很局限。

Wara-Aswapati 等（2001）使用牙周探针和丙烯酸导板，采用骨探测的方法，分析了62位有牙患者的腭黏膜厚度。腭黏膜平均厚度为2.0～3.7mm，第一、第二磨牙腭中线位置平均厚度分别为4.3mm和6.1mm。研究表明不同年龄患者，腭黏膜厚度不同，老年患者黏膜厚度增加［（2.8±0.3）～（3.1±0.3）mm］。也有研究发现腭黏膜厚度和牙龈生物型（Müller and Eger, 2002），身体质量指数（Schacher et al., 2010; Stipetic et al., 2005），以及年龄（Barriviera et al., 2009; Song et al., 2008; Wara-Aswapati et al., 2001）有直接关系，但和性别是否有关系尚存在争议（Barriviera et al., 2009; Müller et al., 2000; Schacher et al., 2010; Song et al., 2008; Wara-Aswapati et al., 2001）。

较薄移植物和受区组织紧密而稳定的接触是愈合的必要条件。厚的血凝块在愈合初期会阻碍组织液循环，减缓血管网络的形成，增加坏疽的风险。因此，为防止在移植物和受区组织之间产生血肿，有必要用湿棉球压迫移植位点5分钟左右，避免缝合后移植物下方存在无效腔。

移植物应该包括上皮层以及上皮下结缔组织层，因为在移植后数小时它的存活主要依靠结缔组织床；由于没有血管，只移植上皮组织会导致坏死。研究表明，腭部正角化上皮的平均厚度为0.31mm（Schroeder, 1986），而最多能达到0.6mm（Soehren et al., 1973）。

## 病例2：下颌游离龈移植

患者在下颌植入两颗种植体用来支持覆盖义齿（图20.13）。一颗种植体顶端已暴露于口腔内，另一颗仍然覆盖于黏膜下。然而，两颗种植体周围角化龈量都小于4mm。术者准备了两片游离龈移植物，拟同时进行角化龈增量和前庭沟加深。第一

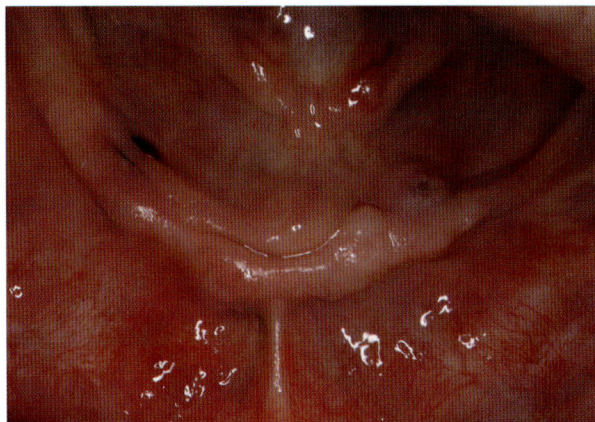

图20.13　下颌植入两颗种植体用于稳定活动义齿，愈合3个月后。但植入部位及颊侧牙槽嵴角化龈不足，前庭沟浅。

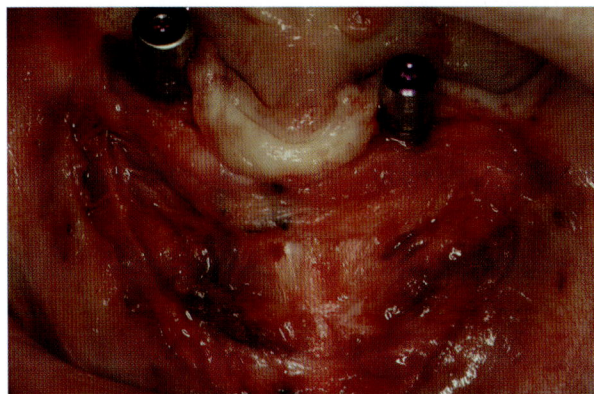

图20.14　翻半厚瓣，将全部原有角化龈推向愈合基台舌侧。用深骨膜缝合，将上皮黏膜瓣根向复位，缝合固定在前庭沟底部。

步，用15c外科刀片在膜龈联合上方0.5mm处开始锐性分离，预备半厚瓣，因为移植物的稳定性是手术成功的关键所在，所以应小心分离肌肉附着，以保障移植物固定于下方的骨膜上，不能移动。然后安装合适高度的愈合帽，将原有附着龈推移到愈合帽舌侧，而不需要从骨面分离（图20.14）。从双侧腭部取两片大小为20mm×8mm、厚约1.8mm的游离龈移植物。移植物包含了足够的结缔组织，在愈合初期能保证充分的血供（图20.15、图20.16）。用4-0肠线（Ethicon, Johnson & Johnson, Boston, MA）和P3缝针固定移植物，选择这种缝线是因为它拉伸强度好、炎症反应小、酶降解速度快等特性。而

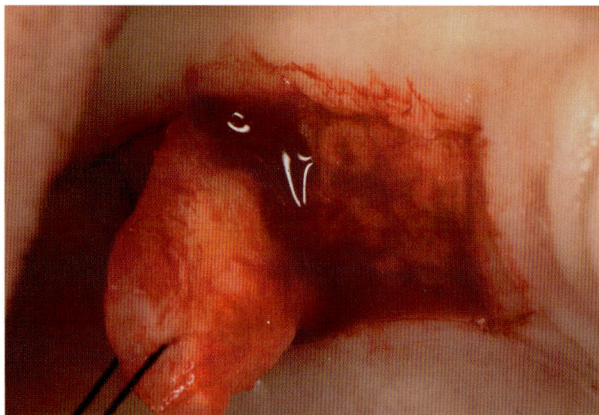

图20.15    用15c刀片从硬腭获取游离龈移植物。

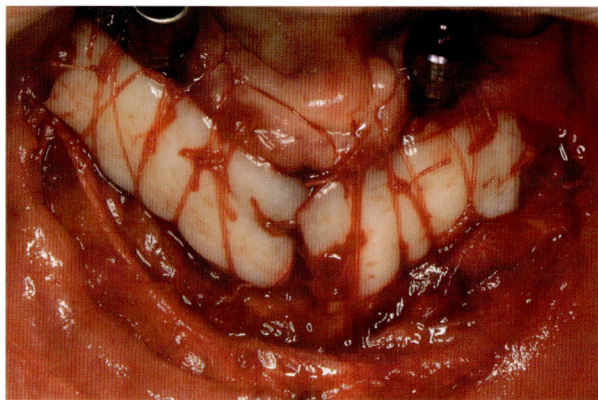

图20.17    两块游离龈移植物用可吸收线固定于下方的骨膜上。额外用垂直褥式缝合保障良好的压迫固定和血供。

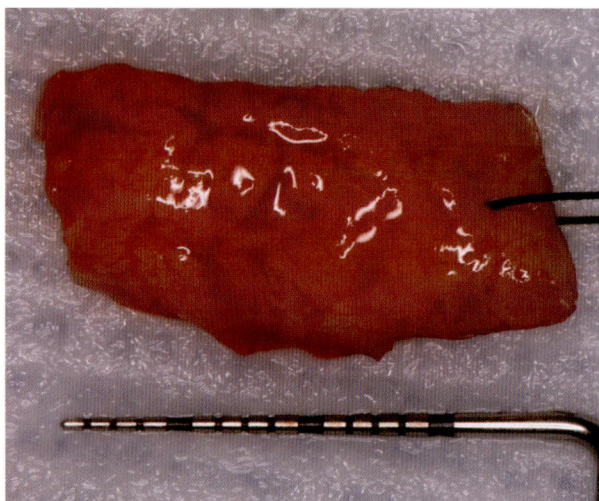

图20.16    取两块长20mm且包含适量结缔组织的游离龈移植物，修整使之适配于受区。

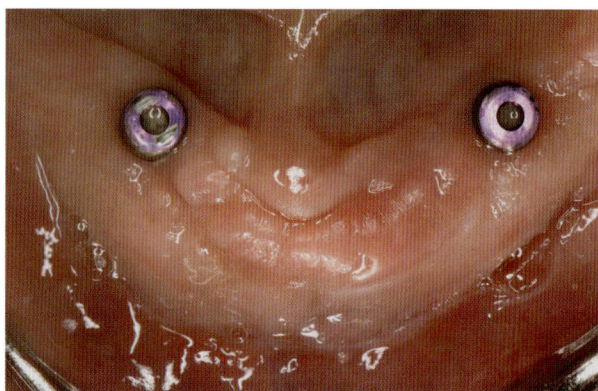

图20.18    1个月后在种植体周围形成一条广泛的角化组织带，其色泽与原有组织匹配良好。

3/8圈13mm长的缝针能够保证良好的操作性和精细的组织切割力，能减少组织创伤。在移植物的上角用间断缝合将其固定在愈合帽周围，同时有利于建立瓣的血供。移植组织下缘缝合固定在骨膜上，并用额外的褥式缝合将移植物固定压迫在骨膜床上，促进血液循环（图20.17）。缝合完毕后用湿棉球持续压迫移植物5分钟，减少移植物和骨膜之间可能存在的无效腔。游离龈移植物1个月后完成愈合（图20.18、图20.19），再过1个月后移植组织完全

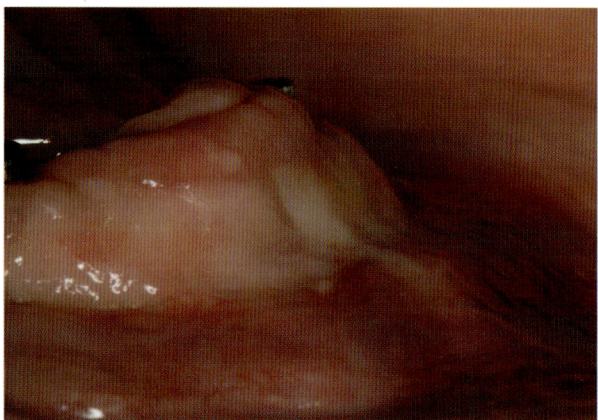

图20.19    手术1个月后，前庭沟加深，活动修复体能获得更好的稳定性。

成熟，形成角化上皮，它混合在原有的角化组织中，但存在明显的边界（图20.18）。至此，种植体的颊侧获得了一条宽的角化龈带，同时加深了前庭沟，能更好地支持修复体（图20.19）。两个种植体之间的软组织轮廓需要良好成型，以便于自洁和清洁（感谢Dr. Christian F.J. Stappert 和 Dr. Jose Peréz 提供此病例）。

在考虑做上颌牙弓游离龈组织移植之前，下文将详细描述每一步的外科操作。

## Stappert改良的游离龈移植技术：分步操作

在一些临床病例中，多见于牙槽嵴增量手术后，龈膜联合位置会向冠方移动。为了增加角化龈的宽度，建议采用游离龈移植技术。手术开始前，需要特别注意局部麻醉的问题。软组织移植和半厚瓣的预备过程出血较多。基于以下原因，我们推荐使用加入1：100000肾上腺素的4%盐酸阿替卡因（Alfacaina N, Weimer Pharma, Rastatt, Germany），这种麻醉剂能在血液内短时间内代谢，不会在人体内残留，在临床中能获得高效而低毒的麻醉效果。此外，它的缩血管特性能提供更强的麻醉效应，是利多卡因的1.8倍。注射应该在充足的时间内完成（每分钟1mL），使组织能充分地吸收，以便产生长久持续的效果。所有这些因素能够减少出血，但又不会造成缺血，能够使患者更舒适，使术者更方便。15c外科刀片能够很好地平衡刀片尺寸和切割效率之间的关系。同时可以根据术者的个人习惯来选择显微外科工具。使用锐利的工具翻瓣是非常重要的，要避免在不同层面上形成多重伤口，以减少组织损伤和血供障碍。

受区的处理，从膜龈联合偏腭侧3～5mm处的角化龈上，做线形切口。为便于把这条角化龈带向口腔前庭方向复位，初始切口应置于腭侧角化龈处，而不是在颊侧黏膜上皮或者膜龈联合处。由此，游离龈移植物根向和冠向都会被原有角化龈包围。这项技术能避免在移植物和腭部组织之间形成非角化龈界面，从而避免产生瘢痕。初始切口刀片成90°，深度约2mm，避免损伤骨膜（图20.20）。半厚瓣的预备则用小角度切口

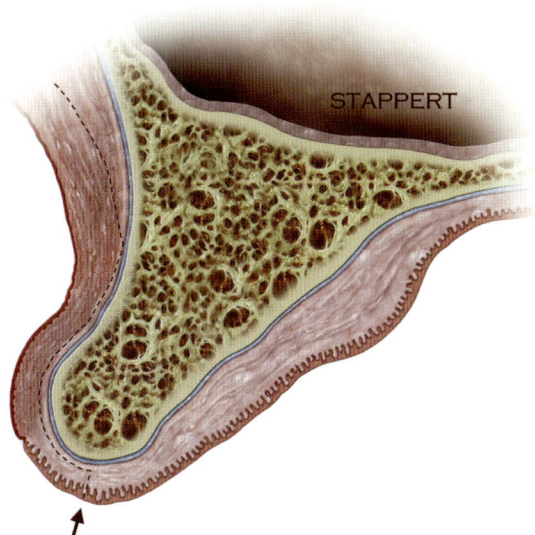

图20.20　在腭侧角化黏膜处做直线切口，预备半厚瓣。在这种情况下，保存完整骨膜覆盖骨面是很重要的，可以减少牙槽嵴的骨吸收。

（<45°），切口沿牙槽嵴外形走向，并保留一层均匀的骨膜层和上方至少0.5mm的结缔组织。在翻瓣期间需要注意的是牙槽嵴和颊侧骨的突度。使用无创组织镊能够减少在手术刀改向时产生黏膜穿孔的风险。颊侧半厚瓣边缘区域要有足够的厚度，可以避免供血不足而产生坏死。向根方分离时，必须逐渐减少结缔组织的厚度，同时分离肌肉和韧带，以便更好地固定移植物（图20.21）。颊侧上皮黏膜瓣冠方的角化组织带分离后具有良好的动度，能根向移位，并用深的水平缝合固定于下方的骨膜上。移植物良好的缝合固定能避免其在咀嚼和发音时的滑动和位移，有利于重建血管网络（图20.22）。使用15c手术刀片在腭部获取至少1.5～2.0mm厚的游离龈移植物。其尺寸应该比受区略小，这样受区未被其覆盖的部分结缔组织能通过二期创口愈合，形成角化龈，能减少瘢痕生成。游离龈移植组织被转移到受区，将形成新的角化组织（图20.23）。用水平褥式缝合，将游离龈移植物冠方固定于受区冠方边缘，根方固定于根向复位的黏膜上皮瓣边缘。用湿棉球在移植组织表面加压数分钟，采用交叉缝合把移植组织按压固定于下方的

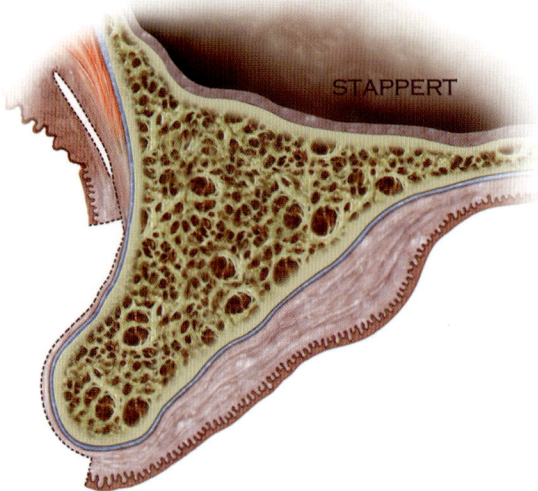

图20.21　上皮黏膜瓣应在前庭颊侧根向复位。

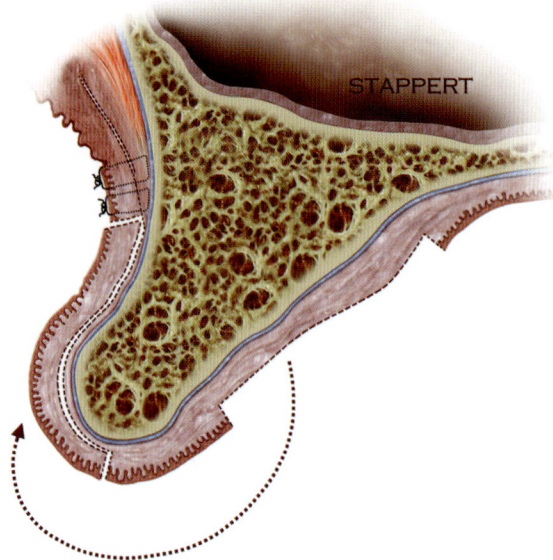

图20.23　从硬腭获取游离龈移植物，供区暴露等待二期创口愈合。移植组织应该比受区略小，以减少瘢痕形成。移植物应准确地放入受区，只需做细微调整。

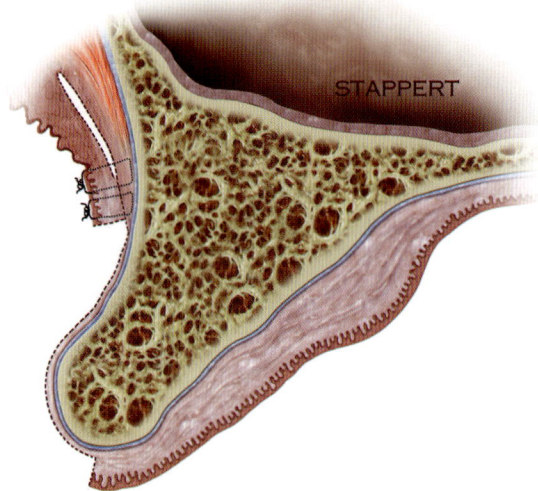

图20.22　瓣应该做深层骨膜缝合，防止结缔组织滑动。

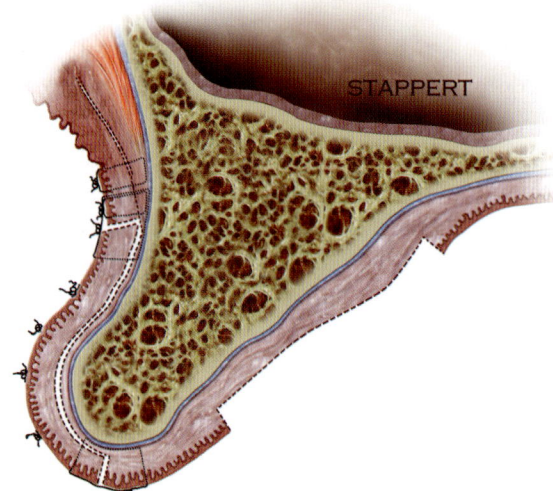

图20.24　第一，软组织瓣应该在冠方和根方前庭沟做间断水平缝合固定。第二，用垂直和水平褥式缝合跨过游离龈移植物并将其锁结在下方的骨膜上，有利于建立血循环（感谢Dr. Christian F.J. Stappert提供图片）。

骨膜上，来保证移植物的结缔组织和受植床的紧密接触（图20.24）（感谢Dr. Christian F.J. Stappert提供图片）。

## 病例3：上颌大范围游离龈组织移植

　　患者为55岁的男性，上颌全牙弓种植修复（图

20.25），患者报告上唇内侧持续酸痛不适。临床检查发现，前庭沟太浅，且牙槽黏膜逼近前牙种植体基台水平（图20.26）。相对于上部修复，种植体的实际位置要偏舌侧约8mm，因此，上唇被上部修复体持续摩擦，食物嵌塞明显（图20.27）。术者计划从双侧腭部移植两片游离龈组织，并将膜龈联合处向根方复位，以增加患者的舒适度。在种

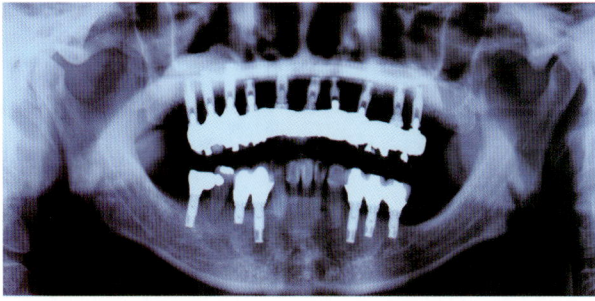

图20.25　全景片显示双侧上颌窦提升和全颌种植修复，患者上颌种植修复效果不佳。

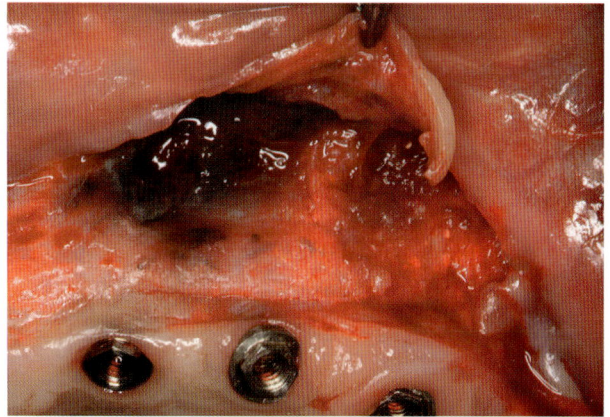

图20.28　计划增加角化龈，在两侧第二前磨牙之间分离颊侧半厚瓣，不做垂直切口。小心分离肌肉附着。

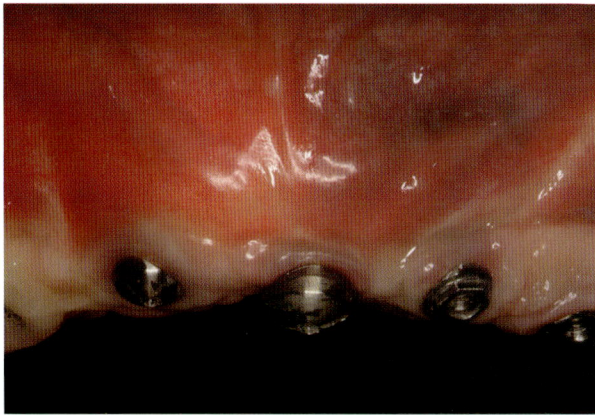

图20.26　上颌前牙修复体颊侧只有很窄的角化组织带。

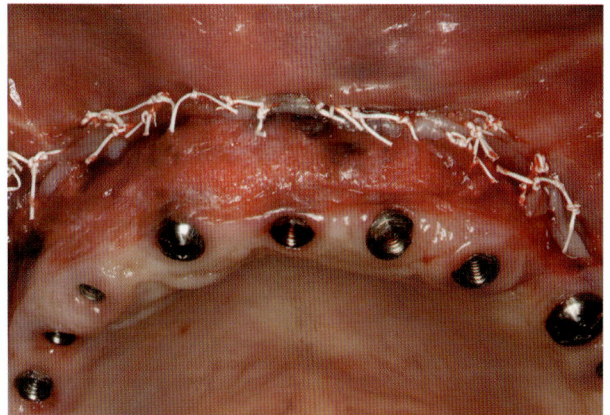

图20.29　将黏膜上皮瓣根向复位，并缝合固定在骨膜上，同时获得了游离龈移植的受区。

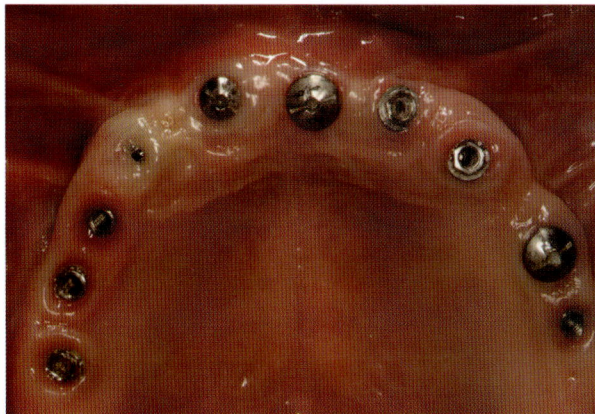

图20.27　前庭浅导致食物嵌塞。上部修复的树脂基托持续摩擦上唇内侧，反复产生痛点。

植体颈部角化龈处做直线切口，分离半厚瓣，完全断离肌肉附着（图20.28）。用单针间断缝合使瓣紧密贴合在骨膜上，避免任何根方的移动（5-0 GORE-TEX® 缝线，不可吸收性单纤维丝，W.L. Gore & Associates, Flagstaff, AZ）（图20.29）。按前述方法在腭部取两片游离龈移植物（图20.30），略修整以适合受区（图20.31）。游离龈移植物缝合固定在颊侧结缔组织和下方的骨膜上（5-0和6-0 GORE-TEX® 缝线，非吸收性单纤维丝）（图20.32）。2周后，移植物界面之间出现一条明显的角化黏膜带（图20.33）。2个月后，前庭加深成功（图20.34）。相对手术前位置，膜龈联合处被根

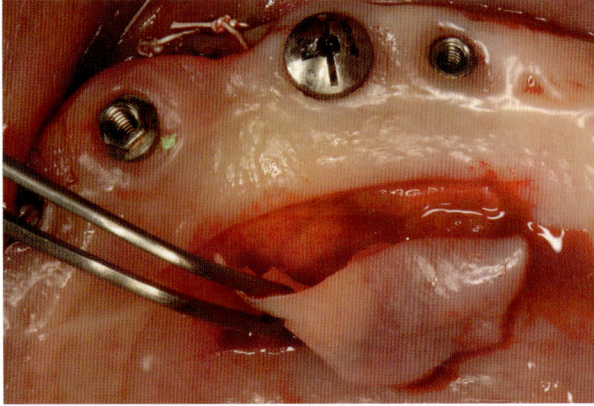

图20.30　从硬腭取两块游离龈移植物。

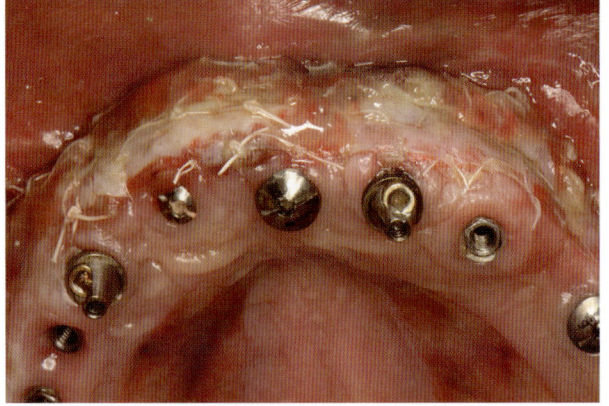

图20.33　术后2周，颊侧观可见纤维蛋白块溶解和再血管化的迹象。

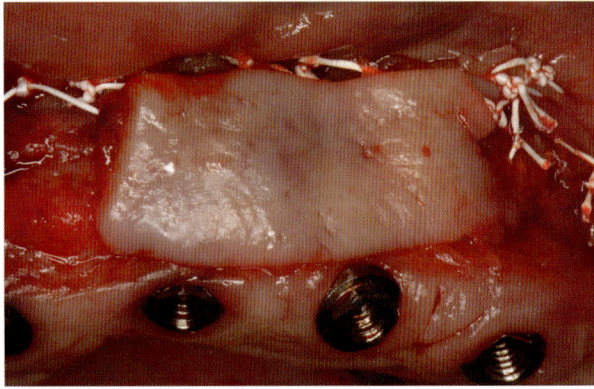

图20.31　在颊侧，移植组织片适合于受区，增加角化龈的高度。

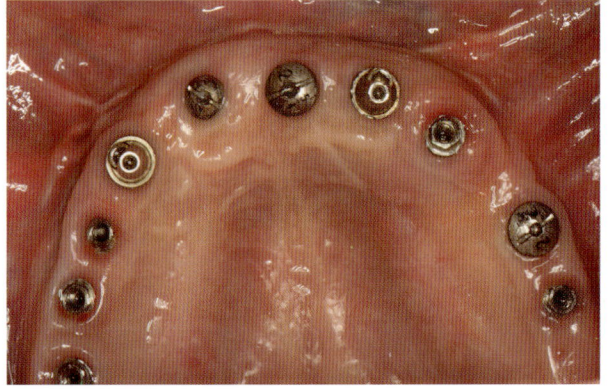

图20.34　2个月后，前庭加深且角化龈带明显增厚。

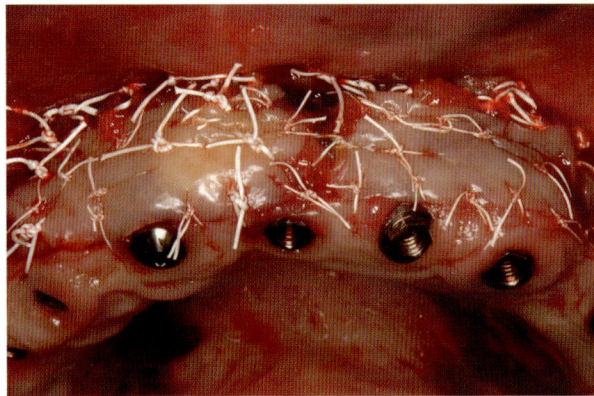

图20.32　在愈合期，移植组织被固定于下方的骨膜和腭侧的角化龈上，以保证愈合期完全无动度。

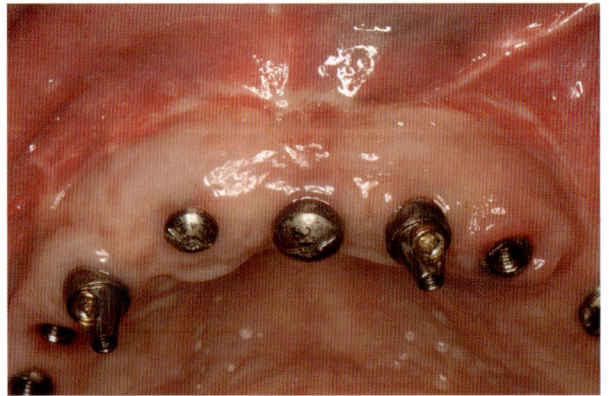

图20.35　与术前比较，膜龈联合处根向复位10～12mm，在种植体周围形成稳定的角化龈带。

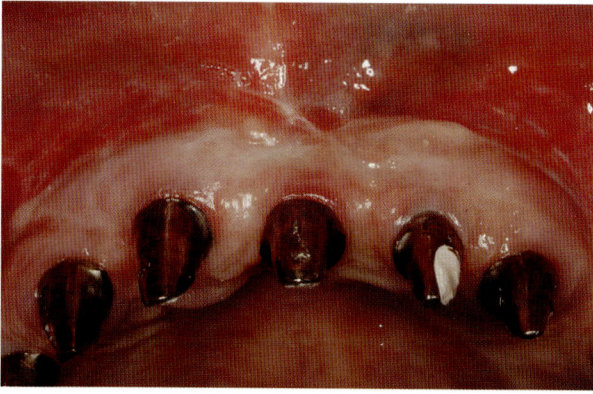

图20.36 1年后复诊，戴入新义齿后效果稳定（感谢Dr. Christian F.J. Stappert和Dr. Yasufumi Hanawa提供照片）。

向复位10～12mm（图20.35）。1年后复诊，结果显示软组织稳定，重做的上部修复体自洁和清洁大大改善（图20.36）（感谢Dr. Christian F.J. Stappert和Dr. Yasufumi Hanawa提供病例，2008）。

## 游离结缔组织移植

一些临床病例中，种植体周围有足够的角化龈，但是如果全面地考虑，特别是在前牙区，软组织量的缺少会影响美学效果。增加软组织量最主要的目的是改善种植修复体的穿龈轮廓，或者遮盖美学区域金属基台的透色。可以使用自体游离结缔组织移植物（CTG）来解决软组织或硬组织的单纯缺损，甚至是两者的联合缺损。这种手术的时机可以选择在二期手术时，或者临时修复时，甚至在最终修复体戴入后。但是，在最终修复体戴入后再采取软组织手术，其结果的可预期性会降低。

一般来说供区在腭部或者上颌结节处。磨牙后垫区，特别是在第三磨牙拔除后，能提供富含胶原纤维的结缔组织，有利于移植组织的长期稳定和减少吸收。如前所述，腭部供区通常从第一前磨牙到第一磨牙远中，从这里取得的移植物主要是致密结缔组织，在前硬腭部分富含脂肪组织，而后硬腭部分富含小涎腺（DuBrul, 1988; Studer et al., 1997）。

术前应该评估各区域能提供的软组织量，从而确定供区。可在局麻后，用注射针头和扩锉针橡皮标来测量腭黏膜厚度。如前所述，组织厚度与牙龈生物型、身体质量指数以及年龄相关。要注意腭部的解剖结构和形态，避免伤及腭部动脉分支。通常，高拱的腭穹隆形态，其血管和神经走行也较深，所以手术风险较小；宽而浅的腭穹隆形态，手术风险较大。

在获取移植物之前，必须先对受区进行处理。翻开半厚瓣，尽量避免使用垂直切口，或采用最小化的垂直切口来保障血供。关键是维持并保障有效的血管网络，以便于移植物的再血管化。采用信封法来容纳移植物，并为其提供双重营养来源：一是下方骨膜上的结缔组织，二是上方的软组织瓣。此外，不翻起骨膜能保护骨组织，减少骨吸收，同时为移植物的褥式缝合提供机械固位。移植物的良好固定是形成良好血液循环的基础。

当受区准备好后，术者对于结缔组织移植物的需求量应该有一个大概的把握。获取上皮下结缔组织移植物有多种方法，但我们强烈推荐改良式单切口法，可以减少患者的痛苦和不适（Del Pizzo et al., 2002; Lin and Weisgold, 2002）。从前磨牙到第一磨牙之间，至少距离腭侧龈缘4mm处，垂直骨面做水平切口，避免损伤牙周附着组织。切口的长度取决于需要移植物的大小。切口不要穿透骨膜，然后作为半厚瓣的起始端，向腭中线方向分离半厚瓣。覆盖在上面的上皮黏膜瓣预备好后，在第一道切口下方1mm处做第二切口，并与之平行，切透结缔组织及骨膜（改良式）。然后切口沿结缔组织移植物的范围，贴骨面延伸。用骨膜分离器将结缔组织移植物从硬腭骨面上分离，并完全取出。移植物从供区转移到受区的时间间隔越短越好，以避免污染，保持湿润。腭部供区必须用湿棉球压迫数分钟来减少出血。在受区手术完成后，用腭部悬吊缝合来完成供区的初期创口闭合（图20.44、图20.61）。

## 病例4：信封法移植结缔组织移植物

一位42岁的患者迫切希望改善他的口腔功能和微笑。上下颌有多颗金属烤瓷冠和固定桥修复，并伴有牙龈炎症。这些修复体大多边缘不密合，存在继发龋（图20.37）。患者进行了复杂的治疗程序，包括牙周治疗、牙髓治疗和种植体植入。只考虑上颌前牙区，右上中切牙缺失，分期进行引导骨再生术和种植体植入（图20.38）。6个月后，种植体颊侧出现轻度凹陷，拟在最终修复前用结缔组织移植物来改善软组织外形（图20.39）。在受区做龈沟内切口，以及偏腭侧的牙槽嵴顶切口，连接邻牙的腭侧线角。翻开半厚瓣，保留完整的骨膜和嵴顶结缔组织层，形成颊侧"信封"形受区。

切口延伸超过膜龈联合处，以获得瓣足够的动度，确保创口无张力关闭（图20.40）。用前述的改良单切口技术，在腭部获取14mm长的结缔组织移植物（图20.41）。将移植物塞入软组织"信封"之中（图20.42），用可吸收缝线（5-0 Vicryl®，Ethicon）将其固定在下方的骨膜和上方的软组织瓣之间。用单丝缝线缝合软组织瓣（图20.43）。腭侧伤口采用悬吊缝合，缝线跨越软组织供区，悬吊于牙齿上，水平固位于腭侧根方完好的组织（图20.44）。1个月后，戴入个性化氧化锆基台和暂时性修复体（图20.45）。前牙区采用

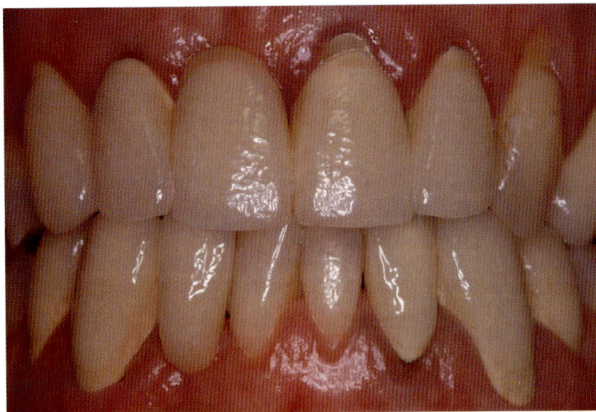

图20.37　上下颌烤瓷修复均不理想，11牙缺失并用卵圆形桥体修复。患者主诉是前牙美学及咀嚼功能不满意。

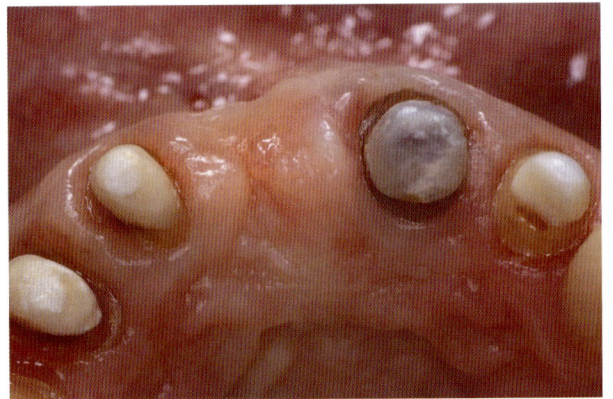

图20.39　二期手术前，11牙位种植体的颊侧发现轻度凹陷。

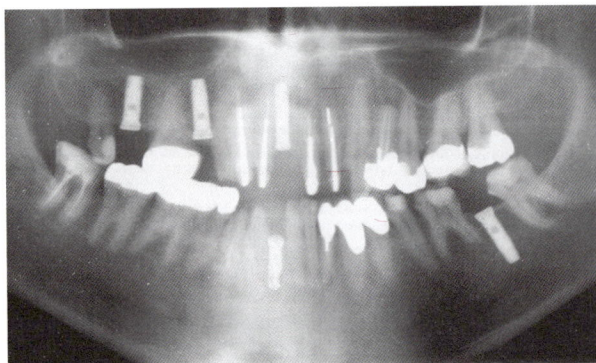

图20.38　全景片显示治疗中期的效果，在17牙，15牙，11牙，37牙和42牙位点均植入了骨水平种植体。

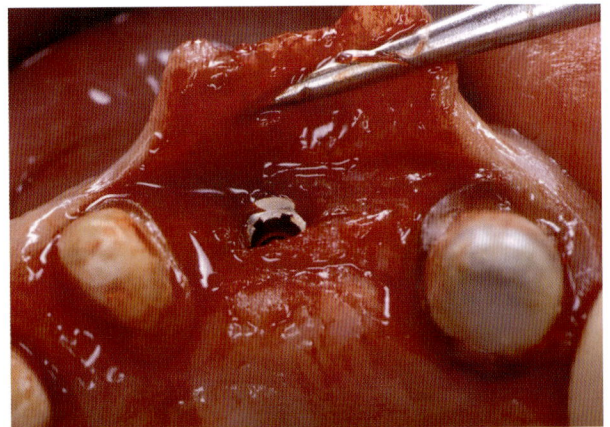

图20.40　从腭侧入路，预备半厚瓣，不做垂直切口，以避免在美学区形成瘢痕。瓣延伸扩展超过膜龈联合处，形成软组织"信封"。

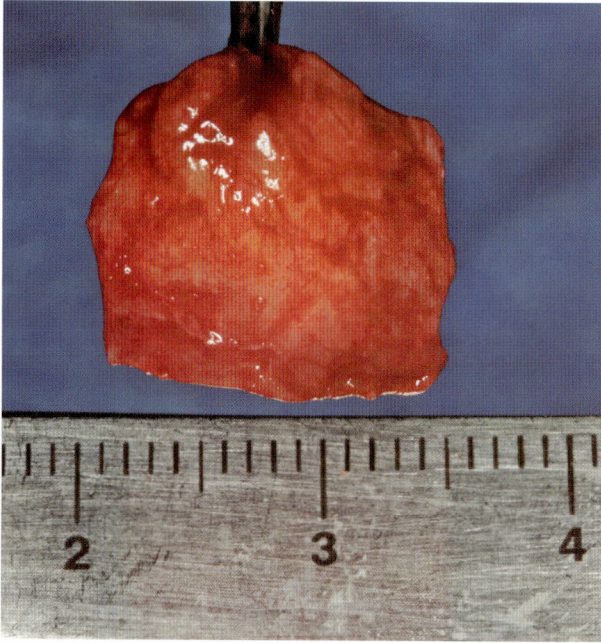

图20.41  从腭部获取结缔组织移植物。

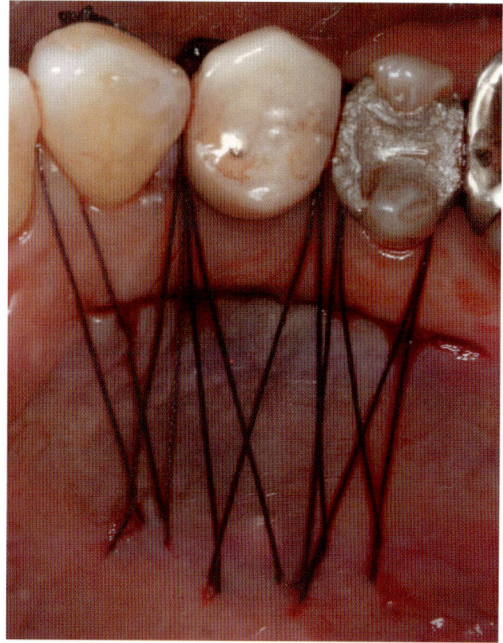

图20.44  通过一期创口闭合，关闭硬腭创口，减少患者疼痛及不适。

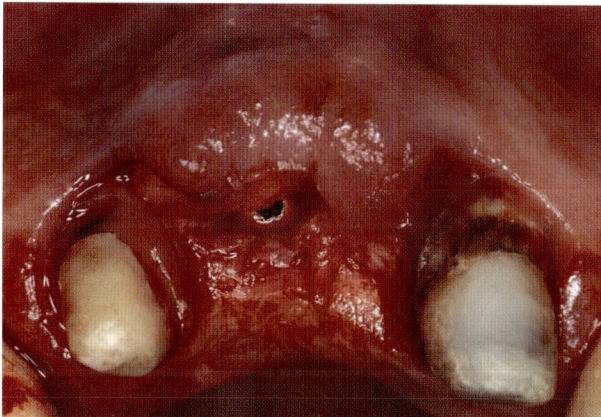

图20.42  结缔组织移植物塞入颊侧的软组织"信封"内，修复组织缺损，改善穿龈轮廓形态。

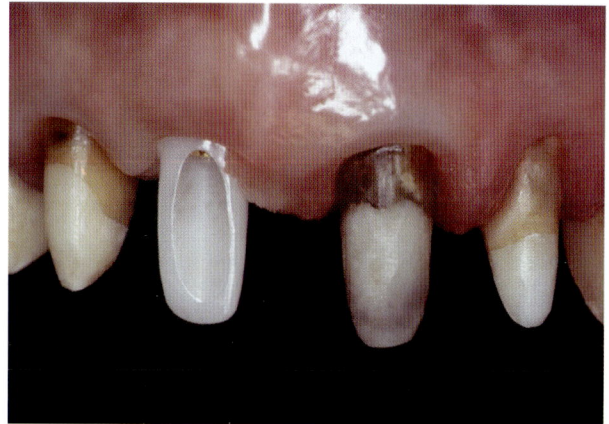

图20.45  1个月后，戴入个性化氧化锆基台和临时修复体。在这个阶段，软组织已经基本稳定。

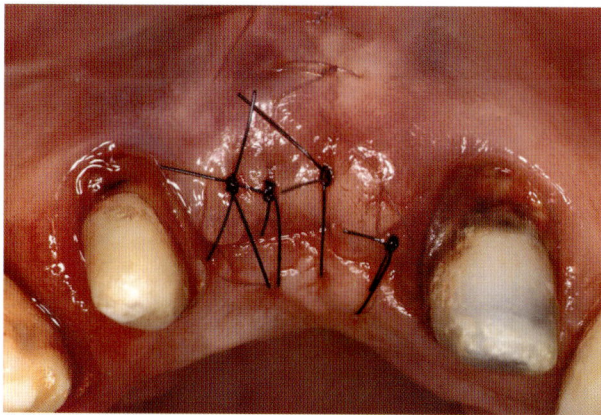

图20.43  用可吸收缝线和褥式缝合把移植组织固定于下方的骨膜上，上方的黏膜瓣完全覆盖了移植物。

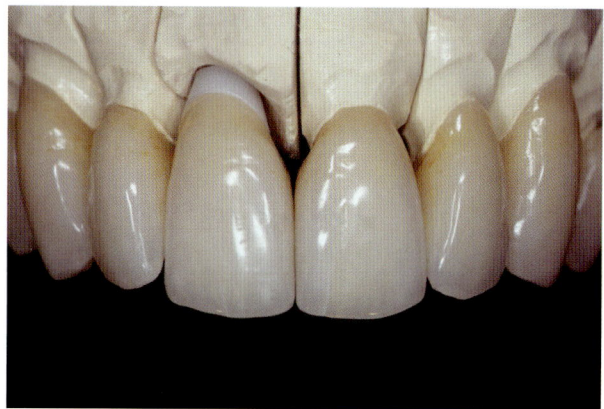

图20.46  前牙区采用氧化铝全瓷冠。

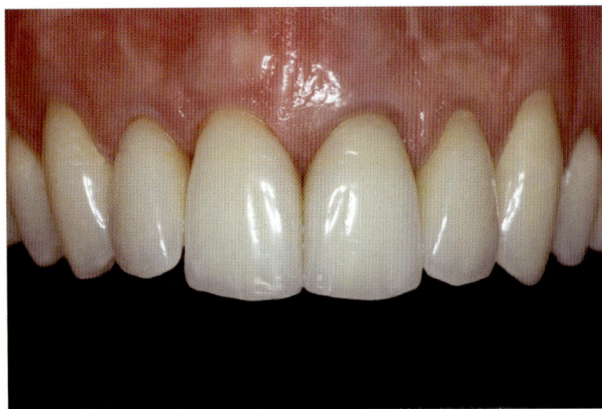

图20.47    双侧龈边缘协调，无炎症。

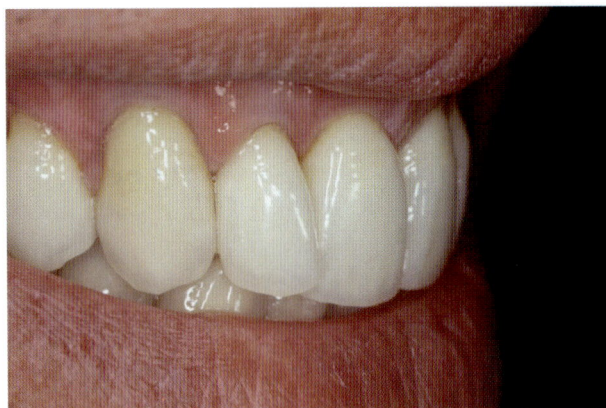

图20.49    戴牙6个月至1年后，牙龈组织与前牙修复体取得了自然和谐的美观效果（感谢Dr. Christian F.J. Stappert提供病例图片）。

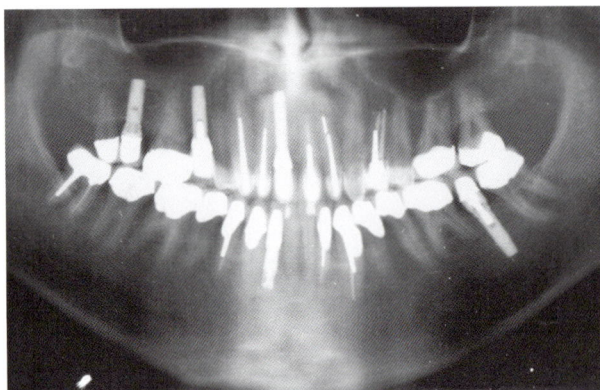

图20.48    全景片显示最终结果，前牙区直至第二前磨牙均采用氧化铝全瓷修复体。

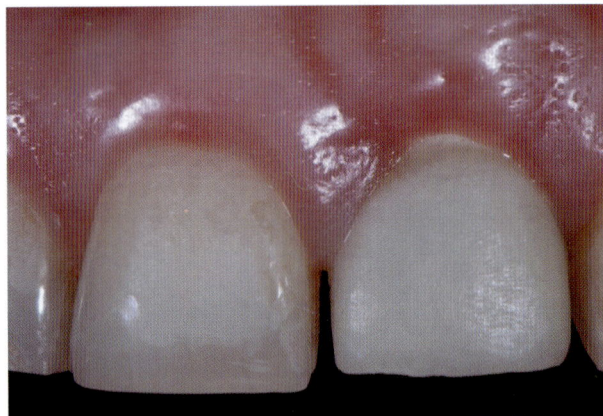

图20.50    种植位点21临时冠，龈乳头高度理想，但牙颈部顶点牙龈轻微退缩。

氧化铝全瓷冠（图20.46），粘接在天然牙和种植体上（图20.47）。全景片显示了最终的修复效果（图20.48）。戴牙1年后，患者显示出健康和美观的软组织外观（图20.49）（感谢Dr. Christian F.J. Stappert提供病例，2003）。

## 病例5：改良隧道技术移植结缔组织移植物

45岁女性患者，21牙由于纵折而拔除，然后即刻植入骨水平种植体（4.1mm×12mm）。3个月愈合期后行二期手术，当日戴入临时基台和临时冠。10周后，软组织愈合满意，21牙位龈乳头高度

理想（图20.50）。咬合面观显示种植体颈部软组织丰满度略显不足（图20.51）。拟用永久基台更好地支撑软组织，弥补这一轻微缺陷。因此，取两个聚醚硅橡胶印模，一个种植体水平，另一个利用螺丝固位的临时修复体来转移软组织穿龈轮廓，制作软组织代型（Elian et al., 2007）（图20.52、图20.53）。

制作个性化氧化锆基台和全瓷冠，戴入患者口内。2周后，颈部牙龈出现垂直性退缩（图20.54），以及水平性退缩（图20.55）。用改良式显微隧道技术修正21种植位点及邻牙的软组织退缩（Zuhr et al., 2007）。这项技术只需要做龈沟内切口，并且通过这个切口，向颊侧分离半厚瓣（图20.56）。

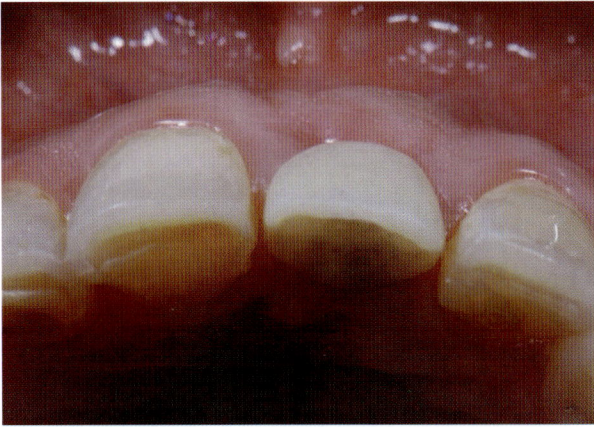

**图20.51** 咬合面观，21位点颈部软组织轻度不足。

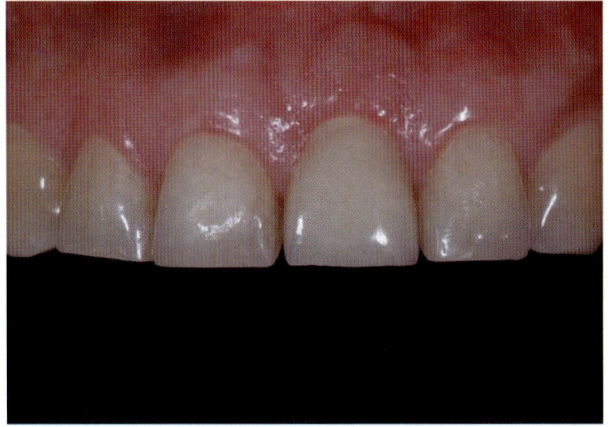

**图20.54** 2周后，最终氧化锆基台和全瓷冠戴入。21颈部牙龈退缩。

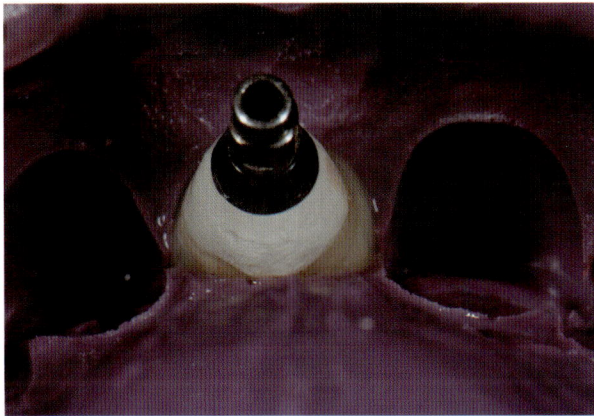

**图20.52** 取聚醚硅橡胶印模，利用螺丝固位的临时修复体来转移软组织穿龈轮廓和种植体位置，做软组织代型。

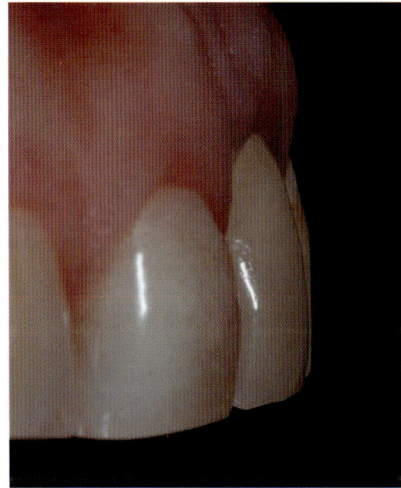

**图20.55** 21颊侧观显示软组织水平性缺失。21修复体牙龈顶点比11天然牙中切牙高1.5mm。

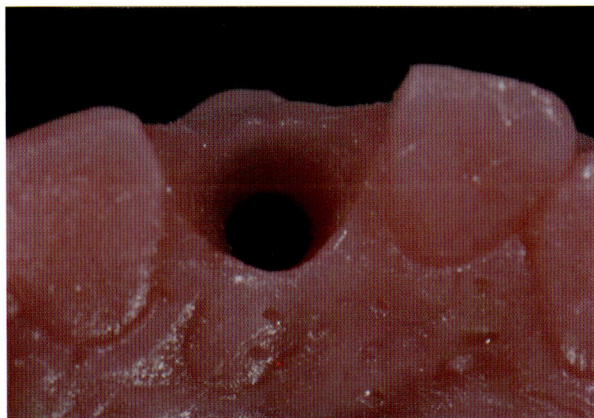

**图20.53** 软组织代型显示21种植体位置（种植替代体）及临时基台周围精确的软组织状况。这个代型用于制作个性化氧化锆基台。

用微创刀片在龈沟内做初始切口。微创刀片在刀尖两端都有刃口，能减少组织撕裂的风险。为获得足够的动度，切口需延伸超过膜龈联合。使用隧道刀（tunneling knives 1 and 2, Mamadent, American Dental Systems GmbH, Vaterstetten, Germany）制备隧道。半厚瓣的预备要达到双侧邻牙的远中线角。因其骨膜完整，半厚瓣能够给上皮下结缔组织移植物提供良好的血供。龈乳头区域要翻全厚瓣，使其能够完全分离。为了避免组织撕裂，可以采用小的骨膜分离器。

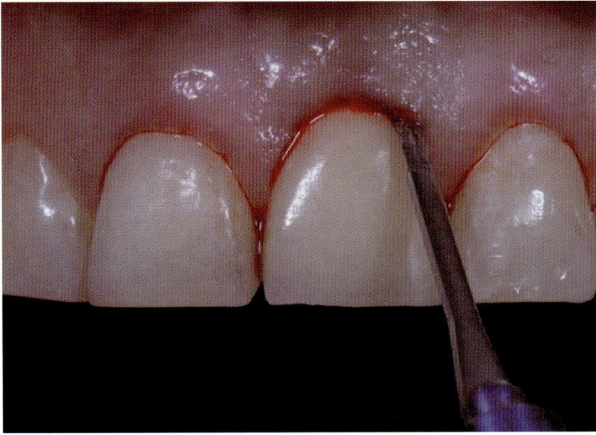

图20.56  用微创刀片，在21处做沟内切口，并在颊侧牙龈内分离半厚瓣，用小的骨膜分离器将瓣向根方预备，超越膜龈联合，避免瓣撕裂。

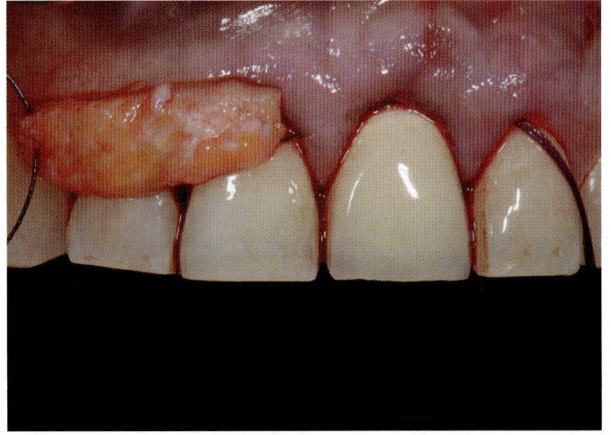

图20.58  从11牙沟内切口塞入结缔组织移植物，用缝线穿过结缔组织移植物，牵拉并引导其进入11，21，22牙位颊侧的软组织瓣"隧道"内。

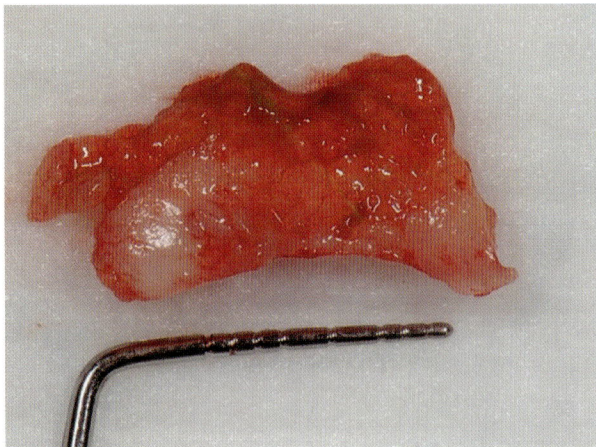

图20.57  使用改良单切口技术，从腭部取约15mm长的结缔组织。

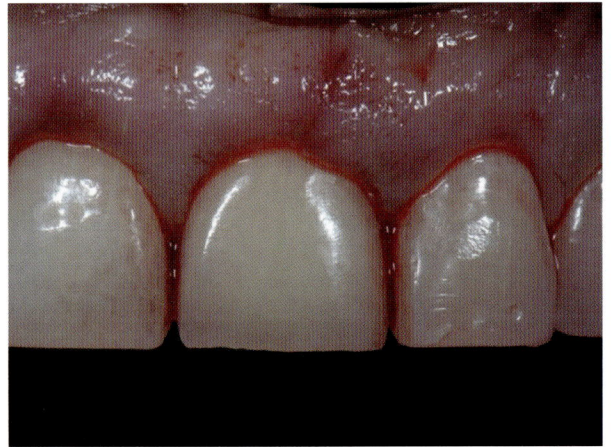

图20.59  结缔组织移植物被引导植入位点11~22角化龈下方，龈乳头未受损伤。

用前述的单切口法在腭部取结缔组织移植物（Hürzeler and Weng, 1999）（图20.57）。结缔组织移植物从11位点的沟内切口处塞入隧道中（图20.58），就位于11~22位点颊侧的软组织隧道内（图20.59）。为达到这个目的，需要用缝线引导结缔组织移植物进入受区并就位。缝线穿过每个牙间的隧道区域，然后穿过结缔组织移植物。通过牵拉缝线，并采用合适的充填器械，就能轻柔地引导移植物进入隧道内并就位。采用垂直褥式缝合（7-0 polypropylene, Blue Perma Sharp Sutures, HuFriedy Mfg. Co., Chicago, IL）来将整个牙龈和龈乳头组织冠向复位并固定（图20.60）。缝线必须穿过颊侧瓣和下方的结缔组织移植物，以获得良好的固定。供区用连续悬吊缝合关闭（4-0 Vicryl®）（图20.61）。术后2个月，21位点组织边缘被重建（图20.62、图20.63）。根尖片显示边缘骨状况稳定（图20.64）（感谢Dr. Notis Emmanouilidis 和Dr. Christian F.J. Stappert提供病例，2010）。

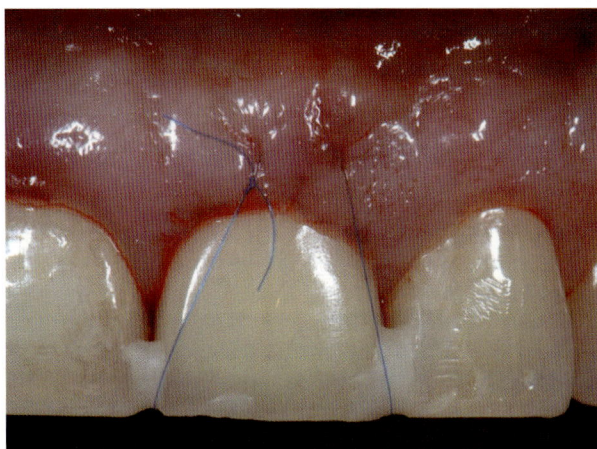

图20.60 采用垂直褥式缝合，将整个牙龈和龈乳头组织冠向复位并固定。牙间隙用临时树脂关闭，用于支撑缝线。

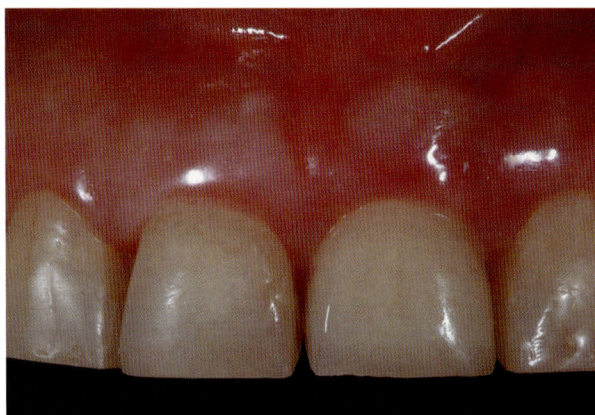

图20.63 4颗前牙颊侧结缔组织量均增加，牙龈重新获得了均匀对称。

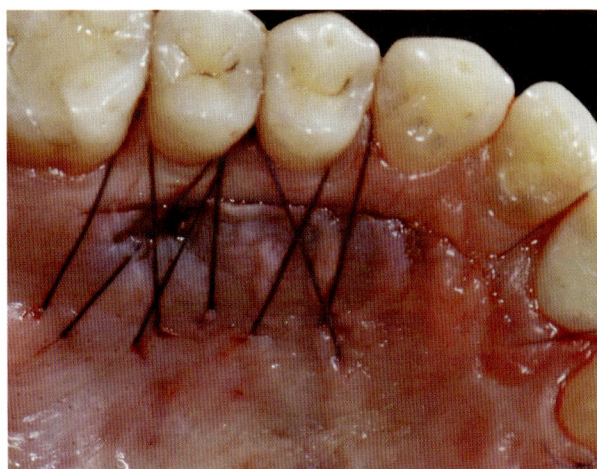

图20.61 用悬吊缝合来关闭腭部供区创口。这种缝合在肿胀和愈合期，能保证创口的覆盖和保护。

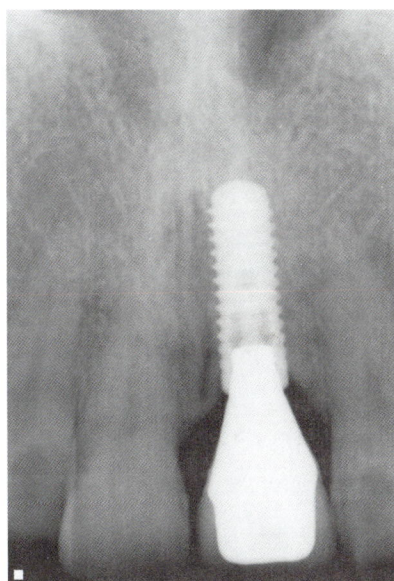

图20.64 根尖片显示骨水平种植体和氧化锆基台周围的牙槽骨状况稳定（感谢Dr. Notis Emmanouilidis和Dr. Christian F.J. Stappert提供病例照片）。

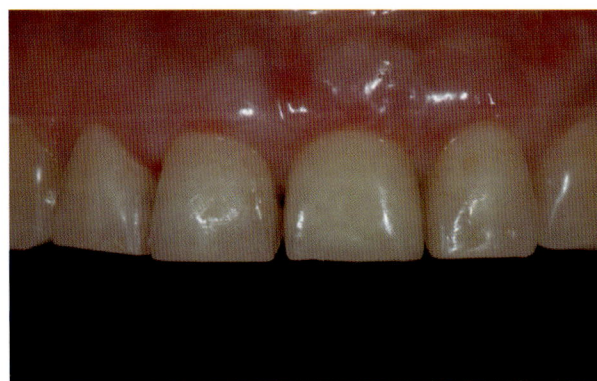

图20.62 愈合2个月后，21种植体周围软组织取得了满意的美学效果。11和22位点均可见移行上皮。

## 结论

软组织处理是种植修复成功的一个非常关键因素。种植体周围软组织状况对最终美学效果有巨大的影响。具有扎实的组织解剖基础和生物学知识是手术成功的必要条件。

本章介绍了种植体植入后改善软组织形态的不同技术。介绍了复位瓣、游离牙龈移植和结缔组织移植的病例及相关的生物学考量。希望能通过这些技术，帮助临床医生成功地增加种植体周围角化龈和结缔组织厚度。

移植组织的稳定，以及受区、供区的血供保障，是获得无症状愈合的关键因素。微创技术包括迷你瓣的设计，保护骨膜—骨界面，减少垂直切口和显微外科工具和缝线，便于轻柔处理美学区的纤弱软组织。

最终目标始终是获得种植体周围软组织及上部修复体的长期稳定和患者满意度的和谐统一。

## 参考文献

Adibrad M, Shahabuei M, Sahabi M. Significance of the width of keratinized mucosa on the health status of the supporting tissue around implants supporting overdentures. *J Oral Implantol* 2009; **35**:232–237.

Adriaenssens P, Hermans M, Ingber A, Prestipino V, Daelemans P, Malavez C. Palatal sliding strip flap: soft tissue management to restore maxillary anterior esthetics at stage 2 surgery: a clinical report. *Int J Oral Maxillofac Implants* 1999; **14**:30–36.

Arowojolu M. Gingival recession at the University College Hospital, Ibadan—prevalence and effect of some aetiological factors. *Afr J Med Med Sci* 2000; **29**:259–263.

Azzi R, Etienne D, Takei H, Fenech P. Surgical thickening of the existing gingiva and reconstruction of interdental papillae around implant-supported restorations. *Int J Periodontics Restorative Dent* 2002; **22**:71–77.

Barriviera M, Duarte WR, Januário AL, Faber J, Bezerra ACB. A new method to assess and measure palatal masticatory mucosa by cone-beam computerized tomography. *J Clin Periodontol* 2009; **36**:564–568.

Bjorn H. Free transplantation of gingival propia. *Sver Tandlakarforb Tidn* 1963; **22**:684.

Bouri A Jr., Bissada N, Al-Zahrani MS, Faddoul F, Nouneh I. Width of keratinized gingiva and the health status of the supporting tissue around dental implants. *Int J Oral Maxillofac Surg* 2008; **23**:323–326.

Cairo F, Pagliaro U, Nieri M. Soft tissue management at implant sites. *J Clin Periodontol* 2008; **35**(Suppl. 8):163–167.

Checchi L, Daprile G, Gatto MR, Pelliccioni GA. Gingival reces-sion and toothbrushing in an Italian School of Dentistry: a pilot study. *J Clin Periodontol* 1999; **26**:276–280.

Chung DM, Oh TJ, Shotwell JL, Misch CE, Wang HL. Significance of keratinized mucosa in maintenance of dental implants with different surfaces. *J Periodontol* 2006; **77**:1410–1420.

Costich ER, Ramfjord SP. Healing after partial denudation of the alveolar process. *J Periodontol* 1968; **39**:127–134.

Davidoff SR. Developing soft tissue contour for implant-supported restorations: a simplified method for enhanced aesthetics. *Pract Periodontics Aesthet Dent* 1996; **8**:507–513.

Del Pizzo M, Modica F, Bethaz N, Priotto P, Romagnoli R. The connective tissue graft: a comparative clinical evaluation of wound healing at the palatal donor site. A preliminary study. *J Clin Periodontol* 2002; **29**:848–854.

Dorfman HS, Kennedy JE, Bird WC. Longitudinal evaluation of free autogenous gingival grafts. *J Clin Periodontol* 1980; **7**:316–324.

Dorfman HS, Kennedy JE, Bird WC. Longitudinal evaluation of free autogenous gingival grafts. A four year report. *J Clin Periodontol* 1982; **53**:349–352.

DuBrul EL. Mucosa orale. In *Anatomia orale di Sicher*. DuBrul EL, ed. Milan, Italy: Edi Ermes, 1988, pp. 265–267.

Elian N, Tabourian G, Jalbout Z, Classi A, Cho SC, Froum S, Tarnow DP. Accurate transfer of peri-implant soft tissue emergence profile from the provisional crown to the final prosthesis using an emergence profile cast. *J Esthet Restor Dent* 2007; **19**:306–315.

Esposito M, Grusovin MG, Achille H, Coulthard P, Worthington HV. Interventions for replacing missing teeth: different times for loading dental implants. *Cochrane Database Syst Rev* 2009a; (1):CD003878.

Esposito M, Gruvosin MG, Chew YS, Coulthard P, Worthington HV. Interventions for replacing missing teeth: 1-versus 2-stage implant placement. *Cochrane Database Syst Rev* 2009b; (3):CD006698.

Fagan F, Freeman E. Clinical comparison of the free gingival graft and partial thickness apically positioned flap. *J Periodontol* 1974; **45**:3–8.

Freedman AL, Green K, Salkin LM. An 18-year longitudinal study of untreated mucogingival defects. *J Periodontol* 1999; **70**:1174–1176.

Hangorsky U, Bissada NF. Clinical assessment of free gingival graft effectiveness on the maintenance of periodontal health. *J Periodontol* 1980; **51**:274–278.

Hürzeler M, Weng D. A single incision technique to harvest subepithelial connective tissue from the palate. *Int J Periodontics Restorative Dent* 1999; **19**:279–287.

Karring T, Cumming BR, Oliver RC, Löe H. The origin of granulation tissue and its impact on postoperative results of mucogingival surgery. *J Periodontol* 1975; **46**:577–585.

Kennedy JE, Bird WC, Palcanis KG, Dorfman HS. A longitudinal evaluation of varying widths of attached gingival. *J Clin Periodontol* 1985; **12**:667–675.

Khocht A, Simon G, Person P, Denepitiya JL. Gingival recession in relation to history of hard toothbrush use. *J Periodontol* 1993; **64**:900–905.

Kim BS, Kim YK, Yun PY, Yi YJ, Lee HJ, Kim SG, Son JS. Evaluation of peri-implant tissue according to the presence of keratinized mucosa. *Oral Surg Oral Med Oral Pathol Oral Radiol Endod* 2009; **107**:e24–e28.

Kisch J, Badersten A, Egelberg J. Longitudinal observation of "unattached," mobile gingival areas. *J Clin Periodontol* 1986;

**13**:131–134.

Kozlowska M, Wawrzyn-Sobczak K, Karczewski JK, Stokowska W. The oral hygiene as the basic element of the gingival recession prophylaxis. *Rocz Akad Med Bialymst* 2005; **50**: 234–237.

Kydd WL, Daly CH, Wheeler JB III. The thickness measurement of masticatory mucosa *in vivo*. *Int Dent J* 1971; **21**:430–441.

Lang NP, Löe H. The relationship between the width of keratinized gingival and gingival health. *J Periodontol* 1972; **43**:623–627.

Lin CL, Weisgold AS. Connective tissue graft: a classification for incision design from the palatal site and clinical case reports. *Int J Periodontics Restorative Dent* 2002; **22**:373–379.

Lindhe J. *Clinical Periodontology and Implant Dentistry*, 5th ed. Copenhagen, Denmark: Blackwell Munksgaard, 2008.

Lindhe J, Nyman S. Alteration of the position of the marginal soft tissue following periodontal surgery. *J Clin Periodontol* 1980; **7**:525–530.

Meijer HJ, Stellingsma K, Meijndert L, Raghoebar GM. A new index for rating aesthetics of implant-supported single crowns and adjacent soft tissues—the Implant Crown Aesthetic Index. *Clin Oral Implants Res* 2005; **16**:645–649.

Misch CE, Al-Shammari KF, Wang H-L. Creation of interimplant papillae through a slip-finger technique. *Implant Dent* 2004; **13**:20–27.

Miyasato M, Crigger M, Egelberg J. Gingival condition in areas of minimal and appreciable width of keratinized gingiva. *J Periodontol* 1977; **4**:200–209.

Moy PK, Weinlaendes M, Kenny EB. Soft tissue modifications of surgical techniques for placement and uncovery of osseointegrated implants. *Dent Clin North Am* 1989; **33**:665–681.

Müller HP, Eger T. Masticatory mucosa and periodontal phenotype: a review. *Int J Periodontics Restorative Dent* 2002; **22**:172–183.

Müller HP, Schaller N, Eger T, Heinecke A. Thickness of masticatory mucosa. *J Clin Periodontol* 2000; **27**:431–436.

Nabers C. Repositioning the attached gingiva. *J Periodontol* 1954; **25**:38.

Ochsenbein C. Newer concept of mucogingival surgery. *J Periodontol* 1960; **31**:175–185.

Pfeifer JS. The reaction of the alveolar bone to flap procedures in man. *Periodontics* 1965; **20**:135–140.

Rajapakse PS, McCracken GI, Gwynnett E, Steen ND, Guentsch A, Heasman PA. Does tooth brushing influence the development and progression of non-inflammatory gingival recession? A systematic review. *J Clin Periodontol* 2007; **34**:1046–1061.

Ramfjord SP, Ash MM. *Periodontology and Periodontics*. Philadelphia, PA: WB Saunders, 1979.

Ramfjord SP, Costich ER. Healing after exposure of periosteum on the alveolar process. *J Periodontol* 1968; **39**:199–207.

Ruben MP, Schulman SM, Kon S. Healing of periodontal surgical wounds. In *Periodontal Therapy*, 5th ed. Goldman HM, Corn H, eds. St Louis, MO: CV Mosby, 1973.

Salkin LM, Freedman AL, Stein MD. A longitudinal study of untreated mucogingival defects. *J Periodontol* 1987; **58**:164–166.

Sangnes G, Gjermo P. Prevalence of oral and hard tissue lesions related to mechanical toothcleansing procedures. *Community Dent Oral Epidemiol* 1976; **4**:77–83.

Sato N. *Attached Gingiva around Restored Teeth and Maintenance Therapy. Periodontics and Restorative Maintenance: A Clinical Atlas*. Tokyo, Japan: Quintessence Publishing, 2008.

Schacher B, Bürklin T, Horodko M, Raetzke P, Ratka-Krüger P, Eickholz P. Direct thickness measurements of the hard palate mucosa. *Quintessence Int* 2010; **41**:e149–e156.

Schoo WH, van der Velden U. Marginal soft tissue recessions with and without attached gingiva. A five year longitudinal study. *J Periodontal Res* 1985; **20**:209–211.

Schou S, Holmstrup P, Hjørting-Hansen E, Lang NP. Plaque-induced marginal tissue reactions of osseointegrated oral implants: a review of the literature. *Clin Oral Implants Res* 1992; **3**:149–161.

Schroeder HE. Healing and regeneration following periodontal treatment. *Dtsch Zahnarztl Z* 1986; **41**:536.

Soehren SE, Allen AL, Cutright DE, Seibert JS. Clinical and histological studies of donor tissues utilized for free grafts of masticator mucosa. *J Periodontol* 1973; **44**:727.

Song JE, Um YJ, Kim CS, Choi SH, Cho KS, Kim CK, Chai JK, Jung UW. *J Periodontol* 2008; **79**:406–412.

Staffileno H. Significant differences and advantages between the full thickness and split thickness flap. *J Periodontol* 1974; **45**:421–425.

Staffileno H, Levy S, Gargiulo A. Histologic study of cellular mobilization and repair following a periosteal retention operation via split thickness mucogingival flap surgery. *J Periodontol* 1966; **37**:117–131.

Stappert CF. Flapless surgery versus split flap design–Two ends of the scale. Abstract 108. Academy of Osseointegration 2007.

Stipetic J, Hrala Z, Celebic A. Thickness of masticatory mucosa in the human hard palate and tuberosity dependent on gender and body mass index. *Coll Antropol* 2005; **29**: 243–247.

Studer SP, Allen EP, Rees TC, Kouba A. The thickness of masticatory mucosa in the human hard palate and tuberosity as potential donor sites for ridge augmentation procedures. *J Periodontol* 1997; **68**:145–151.

Thoma DS, Benic GI, Zwahlen M, Hämmerle CH, Jung RE. A systematic review assessing soft tissue augmentation techniques. *Clin Oral Implants Res* 2009; **20**(Suppl. 4): 146–165.

Tsami-Pandi A, Komboli-Kontovazeniti M. Association between the severity of gingival recession and possible factors responsible for their presence. *Stomotological Soc Greece* 1999; **56**:125–133.

Vehkalahti M. Occurrence of gingival recession in adults. *J Periodontol* 1989; **60**:559–603.

Wara-Aswapati N, Pitiphat W, Chandrapho N, Rattanayatikul C, Karimbux N. Thickness of palatal masticatory mucosa associated with age. *J Periodontol* 2001; **72**:1407–1412.

Warrer K, Buser D, Lang NP, Karring T. Plaque-induced peri-implantitis in the presence or absence of keratinized mucosa. An experimental study in monkeys. *Clin Oral Implants Res* 1995; **6**(3):131–138.

Wennstrom J. Regeneration of gingiva following surgical excision. A clinical study. *J Clin Periodontol* 1983; **10**: 287–297.

Wennstrom J. Lack of association between width of attached gingival and development of soft tissue recession. A 5-year longitudinal study. *J Clin Periodontol* 1987; **14**:181–184.

Wennstrom J, Lindhe J. Role of attached gingiva for maintenance of periodontal health. Healing following excisional and grafting procedures in dogs. *J Clin Periodontol* 1983; **10**:206–221.

Wennstrom J, Lindhe J, Nyman S. Role of keratinized gingiva

for gingival health. Clinical and histologic study of normal and regenerated gingival tissue in dogs. *J Clin Periodontol* 1981; **8**:311–328.

Wilderman MN. Repair after a periosteal retention procedure. *J Periodontol* 1963; **34**:487.

Wilderman MN. Exposure of bone in periodontal surgery. *Dent Clin North Am* 1964; **8**:23–26.

Wilderman MN, Wentz FM, Orban, BJ. Histogenesis of repair after mucogingival surgery. *J Clin Periodontol* 1961; **31**:283–299.

Zuhr O, FIckl S, Wachtel H, Bolz W, Hürzeler M. Covering of gingival recessions with a modified microsurgical tunnel technique: case report. *Int J Periodontics Restorative Dent* 2007; **27**:457–463.

# 第21章

# 软组织增量：同种异体移植物

*Peter C. Shatz DDS, FICD* 和 *Lee H. Silverstein DDS, MS, FACD, FICD*

## 前言

自然牙列周围附着角化龈不足造成的生物学影响已被充分报道（Lang and Low, 1972）。组织不足可能源于釉牙骨质界处龈缘的退缩，或源于附着角化龈宽度和厚度的不足。软组织缺损造成的影响是V类龋、根面敏感、家庭口腔健康维护不足（疼痛阻碍刷牙）、骨缺损、美学影响，以及最终导致牙齿缺失。

软组织—种植体的界面和天然牙不同。牙龈和金属种植体表面并无结缔组织附着。因此，牙龈的封闭依赖于结合上皮和种植体的稳定连接。和天然牙相比，种植体周围软组织对牵拉力的抵抗较弱，因此软组织缺损的影响会被放大。软组织量不足时，容易发生种植体周围黏膜炎，引起骨缺失，最后导致种植失败（Horning and Mullen, 1990; James, 1976; James and Kelln, 1974）。种植体周围缺少骨支持的软组织也容易被机械摩擦损伤。

其他需要在种植时进行软组织增量的情况包括软组织量不足，无法形成凸形牙槽嵴，或者无法遮盖种植体金属色。这样的情况下，哪怕骨量充足，

种植位置理想，种植体骨结合牢固，修复体良好，仍然会导致美学缺陷（Grunder et al., 1996）。

取软组织移植物来修复软组织量不足时，传统的方式是从患者腭部取软组织，目的是覆盖暴露的种植体部分，对附着的角化龈进行加宽加厚（Silverstein et al., 1994; Sullivan and Atkins, 1968）。这种方式最大的缺点是增加患者的创伤和痛苦。疼痛、出血、创口易破、影响进食、肿胀和影响发音都是这种手术可能带给患者的不便之处。如果将腭黏膜移植物用于软组织表面移植，还有一个美学风险，即腭黏膜胶原含量比受区软组织更高，因此愈合后容易有颜色不匹配和瘢痕样外观。最后，一次手术能提供的软组织移植物往往是有限的，如果软组织重建量很大，也许需要多次手术。

人体无细胞真皮基质（acellular dermal matrix, ADM）已经被反复证实能取得和自体结缔组织移植物（CTG）同样的缺损覆盖效果和可预期的100%覆盖率（Dodge et al., 1998; Harris, 2000）。它同时也能增加软组织厚度，并且从组织学角度上也能和结缔组织一样附着在牙齿表面（Cummings et al., 2005; Woodyard et al., 2004）。两种移植物取得的结合上皮和结缔组织附着量非常接近。

用ADM来治疗牙龈退缩的安全性和有效性已被大量文献证实。它是同种异体真皮移植物（Allen and Cummings, 2002; Callan and Silverstein, 1998; Harris, 2000; Mahn, 2001; Silverstein, 1997; Tal, 1999; Tozum and Dini, 2003; Wei et al., 2000; Zabalegui et al., 1999）。去除了所有细胞，也就消除了排异可能。剩余的细胞外基质保持结构完整性，包括血管通道，因为冻干处理技术不会导致冰晶形成。一旦冰晶形成，就会损坏组织基质内部的结构完整性，不利于血管再生和细胞增殖。所以，ADM的愈合机制是模仿了移植物整合替代的组织再生的机制，而不是细胞外基质结构破坏时的瘢痕形成机制（Adams, 2005; Aichelmann-Reidy et al., 2001; Cordini, 2004; Livesey et al., 1995）。

因为自体软组织移植物增加了手术位点和患者的痛苦，对医生而言也会带来挑战。为了克服这些不利因素，ADM应运而生。

人体ADM可以分为两大类：AlloDerm®（LifeCell Corp., Branchburg, NJ）和Puros® Dermis（Zimmer Dental, Carlsbad, CA）。AlloDerm是用化学手段去除了所有表皮和真皮细胞，并保留生物活性真皮基质的同种异体软组织移植物。根据其经销商（BioHorizons Implant Systems Inc.）的介绍，它的特性与自体软组织移植物很类似，其基质包含胶原、弹力素、血管通道以及生物活性蛋白，能获得自然的再血管化、细胞增殖以及组织重建。AlloDerm被认为是安全的自体软组织替代品，14年90000余例使用中并无病毒/疾病传播的报道（www.biohorizons.com/AlloDerm®.aspx）。

AlloDerm的处理过程首先是用缓冲盐溶液去除表皮。然后用非变性溶解剂溶解并洗去真皮中的多种细胞。最后，处理过的组织基质用冻干保存，加入防冻剂防止损伤（www.biohorizons.com/documents/AlloDerm®_brochure.pdf）。

AlloDerm的愈合过程始于其蛋白多糖和蛋白质诱导患者的自体细胞开始血管化以及细胞增殖。7~10天后可以观察到明显的再血管化，成纤维细胞开始组织重建。45天时，结缔组织通过宿主胶原的沉积而形成，AlloDerm被细胞重新定殖，并在接下来3~6个月重建组织结构。如果有意使AlloDerm暴露，类似游离龈移植时，其基质会支持上皮细胞的迁移和生长（Buinewicz and Roasen, 2004）。

另一种ADM品牌叫作Puros Dermis同种异体组织基质。Puros Dermis和AlloDerm的取真皮方式相同，Puros Dermis的结构层和AlloDerm一样，也包含基底膜。

Puros Dermis是人类同种异体软组织移植物，由于其专利性的Tutoplast®技术（Zimmer Dental），既能包含上皮和基底膜，又保存了天然胶原基质和真皮的机械特性。Tutoplast技术去除了不需要的物质比如细胞、病毒和静止期的病原体（Schoepf, 2006）。其处理过程如下：

1. 渗透处理。组织用等渗盐水和蒸馏水交替浸泡多次。所有细胞会在这个过程中破裂并被冲洗干净。抗原性多数存在于细胞膜中，也会在这步被去除，防止组织排异。可能潜藏在细胞中的病毒也会暴露并冲洗出来。细菌和病原细胞也是如此。

2. 氧化处理。组织用3%的双氧水处理两次。残余的可溶性蛋白就会灭活并冲洗出来。无包膜病毒［例如甲肝病毒（HAV），乙肝病毒（HBV）］也被灭活。细菌芽胞同样被灭活，而胶原纤维被保留下来。

3. 碱液处理。组织在室温下1N的氢氧化钠溶液中浸泡1小时，然后中和。这个处理对朊病毒高度有效。据报道，Tutoplast能灭活人免疫缺陷病毒（HIV）以及Creutzfeldt-Jakob病的致病因子。遗传物质，DNA和RNA被分裂成碎片，所有病毒都被灭活。而胶原的生物机械性能被保存下来。

4. 溶剂脱水。缓慢地去除组织内的水分，并同时有抗感染作用，进一步去除了朊病毒。组织在不同浓度梯度的丙酮溶液中浸泡。在这一步的最后，让丙酮在真空中挥发，可使组织内水分含量少于5%。

5. 限定剂量的γ射线。组织被最少剂量（17.8kGy）的γ射线照射，最大剂量不超过（23kGy）。放射线完全穿透组织，将其消毒。组织生物机械性能未受影响，再无活性残留物。

Novaes等研究了9位患者共30个双侧Miller Ⅰ类或Ⅱ类牙龈退缩的位点，分别用ADM和自体结缔组织移植物（CTG）进行覆盖，观察6个月（Miller，1985；Novaes and Barros，2008）。两组的平均覆盖率分别为66.5%和64.9%。两组各15例中，获得完全覆盖的病例数分别为5例和6例。两组角化龈宽度分别增加了0.63mm和1.26mm。作者的结论是在根面覆盖手术中，ADM能作为CTG的替代物，置于冠向复位的软组织瓣下。

同种异体软组织移植物能获得自体移植物同样的效果，但有一些注意事项。ADM结构中没有活细胞，所以宿主的细胞能进入其中并增殖。因此，ADM主要是给宿主细胞提供一个软组织支架。所以，从手术后到移植物成熟期间会有一个延迟期，而采用自体组织移植物就不会有这一延迟反应。ADM的胶原纤维密度比腭部软组织低，而更接近受区软组织。如果想要获得厚而瘢痕样的组织，ADM并不适合。不同于腭部自体组织移植物，覆盖于ADM表面的软组织一开始并不会角化。自体组织移植物在术后6周能获得较宽的角化龈，而ADM要6个月后才能获得类似的效果（Garg et al.，1998；Silverstein and Callan，1996）。

ADM作为自体软组织移植物的替代品用于软组织重建时，效果与之类似。用于增厚黏膜和充填软组织缺损的外科操作与自体移植物基本相同。最大的区别在于做inlay充填移植时（结缔组织移植，翻转瓣，隧道术等），自体移植物如果暴露在口腔中也能愈合良好，而ADM暴露则会被吸收。因此，在使用ADM做软组织增量时，必须做到创口初期关闭。

当比较两种移植物的美学效果时，可以说是见仁见智。大众和很多医生都习惯了经典的腭黏膜Onlay移植物（游离龈移植）。一旦愈合后形成厚的、瘢痕样的组织，就被认为是成功的。然而，腭部移植物一般都和周围组织有明显的颜色和厚度差别。ADM的厚度已经由厂商控制好，一般都比多数医生习惯取的自体移植物薄，因此愈合后的位点

只比周围组织略厚。此外，ADM没有表皮层，胶原密度也比腭部软组织低，所以愈合后的移植物和周围软组织更相似。这个效应在唇侧牙龈黑色素含量较高的患者中更加明显，因为腭部软组织移植物黑色素含量很低，移植后和周围牙龈色差很大。因此，当使用ADM做软组织重建时，医生要预计到愈合后的位点密度较低，与周围未处理的软组织更加接近。

除了不需要额外的软组织供区，ADM另一个最大的优点是能提供的软组织量不受供区条件的限制。因此，从可用移植物的量来说，做大的复杂的软组织手术与简单的单牙根面覆盖都是一样的。腭部移植物的厚度由切入深度决定，而ADM的厚度可由多层叠加，或者单层折叠而控制。为了稳定折叠后的ADM，只需要用一针简单缝合即可（图21.1）。因为不可再拆线，故必须采用可吸收缝线缝合。

和所有选择性侵入手术一样，使用同种异体软组织移植物也必须签署手术同意书。除了说明外科手术的常规风险外，还必须说明使用同种异体移植物。移植物的供体选择、组织获得、处理、消毒（无菌或彻底消毒，因不同品牌而异）、抗原性以及颜色匹配性等必须在患者签署同意书前详尽告知。

本章内容涉及的外科手术技术和常规牙周翻瓣手术类似。额外需要准备的是无菌生理盐水

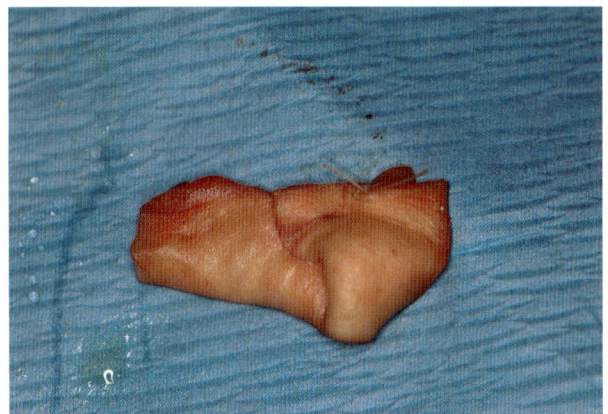

图21.1 ADM在富血小板血液中浸泡后卷曲折叠并用可吸收线固定。

（使ADM润湿）和无菌不锈钢杯（3.5in× 2in）（1in=2.54cm）来盛放盐水和移植物。不同厂商来源的ADM有不同的润湿要求，需在手术前仔细阅读说明书。用可吸收线固定移植物并缝合创口，患者不必复诊拆线。普通肠线和慢吸收肠线的抗拉强度会随时间明显下降，未必能满足移植物稳定和软组织整合的长时间要求。聚乙醇酸（PGA）可吸收缝线能在3~4周内保持大部分的抗拉强度，足以支持组织稳定和移植物整合过程（Silverstein, 1999; Silverstein et al., 2007）。

## 适应证和时机

采用同种异体软组织移植物进行种植位点处理的情况包括：

- 为获得初期创口关闭，如拔牙窝；
- 增宽角化黏膜；
- 前庭沟加深术（图21.2）；
- 增加软组织量，改善牙槽嵴形态；
- 改善桥体组织面形态。

理想情况下，一次同种异体软组织移植就能达成上面的几个目的，特别是在早期手术时。

当然，临床医生能在牙槽嵴增量的任何时点使用同种异体软组织移植物，但是最佳的时机还是尽早（比如种植前），因为充足的软组织量能够降低手术难度，改善后期手术的愈合条件。同种异体软组织移植物能应用于以下阶段：

- 拔牙时；
- 缺牙区牙槽嵴（图21.3）；
- 种植手术时（图21.4）；
- 种植术后：
  - 安放愈合基台时（图21.5）；
  - 临时牙阶段（图21.2）；
  - 最终修复体完成后。

## 术前程序

签署手术同意书。

术前1天开始服用广谱抗生素，一直到术后7天，以避免术后感染。

术前1小时口服非甾体抗炎药（例如萘普生550mg）。用药要避免和患者的药物治疗史有冲突，并且尽量减少对术后凝血的干扰。

按照厂商要求准备ADM，先在加入了250mg四环素的50mL无菌盐水中或者富血小板血浆中浸泡至少10分钟。四环素能减少细菌定殖，也能降低胶原酶活性。富血小板血浆有利于促进早期创口愈合。

另外准备一块2cm×2cm的纱布，同样在加入250mg四环素的50mL无菌盐水中浸湿，用于覆盖受区创面，减少和唾液的接触。

术前让患者用抗菌漱口液含漱30秒，可减少口腔内菌群，避免术区感染。

如果患者对四环素过敏，则不可使用。如果患者有尚未控制的系统性疾病或者其他禁忌，也不能进行手术。吸烟会干扰软组织愈合，降低软组织增量的效果。

## 同种异体软组织移植物进行牙槽嵴增量

局部麻醉。含有高浓度血管收缩剂的局麻药物，比如含1：50000肾上腺素会影响软组织血供。等待麻药起效时，浸湿ADM移植物。

用15c刀片做牙槽嵴顶切口，并与邻牙的沟内切口相连。微创翻起唇侧全厚瓣。用Woodson骨膜分离器，先从牙龈乳头开始翻瓣，然后缺牙区牙槽嵴一直将瓣扩展到膜龈联合根方的黏膜转折处。不要穿透或者撕裂骨膜。保护术区可能存在的神经血管束。用组织镊牵拉唇侧瓣。换一个新的15c刀片，在唇侧瓣最根方位置的骨膜上切开，深度不超过2mm。用眼科剪垂直进入切口，钝性分离下方软组织。这种钝性分离能扩展唇侧瓣以容纳ADM。与锐性分离切断不同，钝性分离不会切断胶原束和血管，能最大程度减少术后出血和水肿。

用在四环素盐水中浸泡过的2cm×2cm无菌纱布保护软组织受植区，使之与口腔环境分开。为减少唾液污染，舌下和上颌后牙区用棉球隔湿。

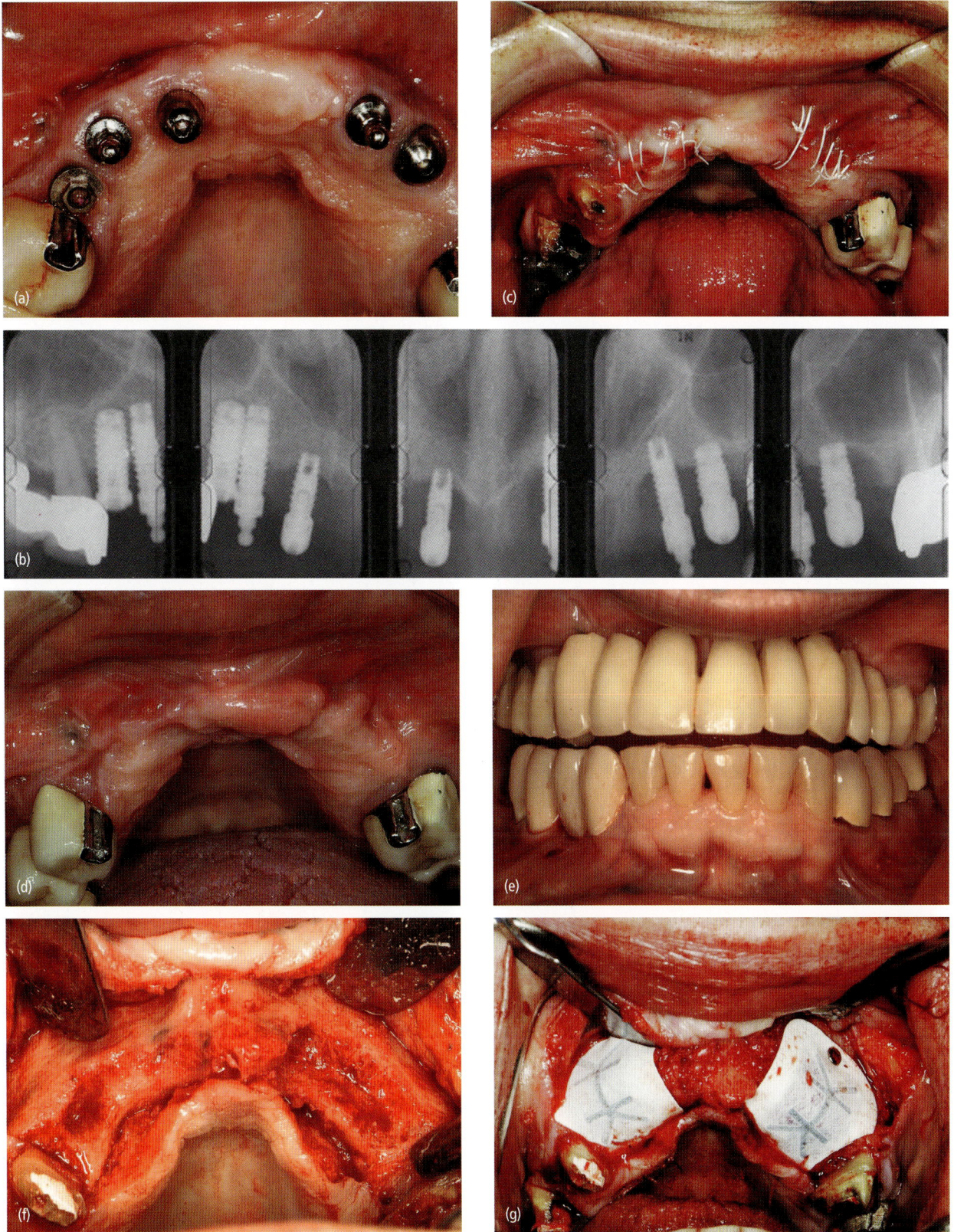

图21.2 （a）患者5颗种植体即将失败。（b）失败种植体的放射表现，骨吸收进展到鼻窦。（c）取出植体，拔牙窝填入同种异体骨移植物和胶原塞。（d）愈合2个月后，前庭沟深度很浅。（e）患者使用全上颌固定临时义齿，在种植修复期间不能对前部牙槽嵴有任何压力。（f）前部牙槽嵴增量时翻起全厚瓣，失败的种植体几乎造成了前部牙槽嵴的完全破坏。幸运的是，中线处还有骨支撑。（g）放入冻干的同种异体骨移植物，用两张钛加强的聚四氟乙烯（ePTFE）膜覆盖，钛钉固定膜。

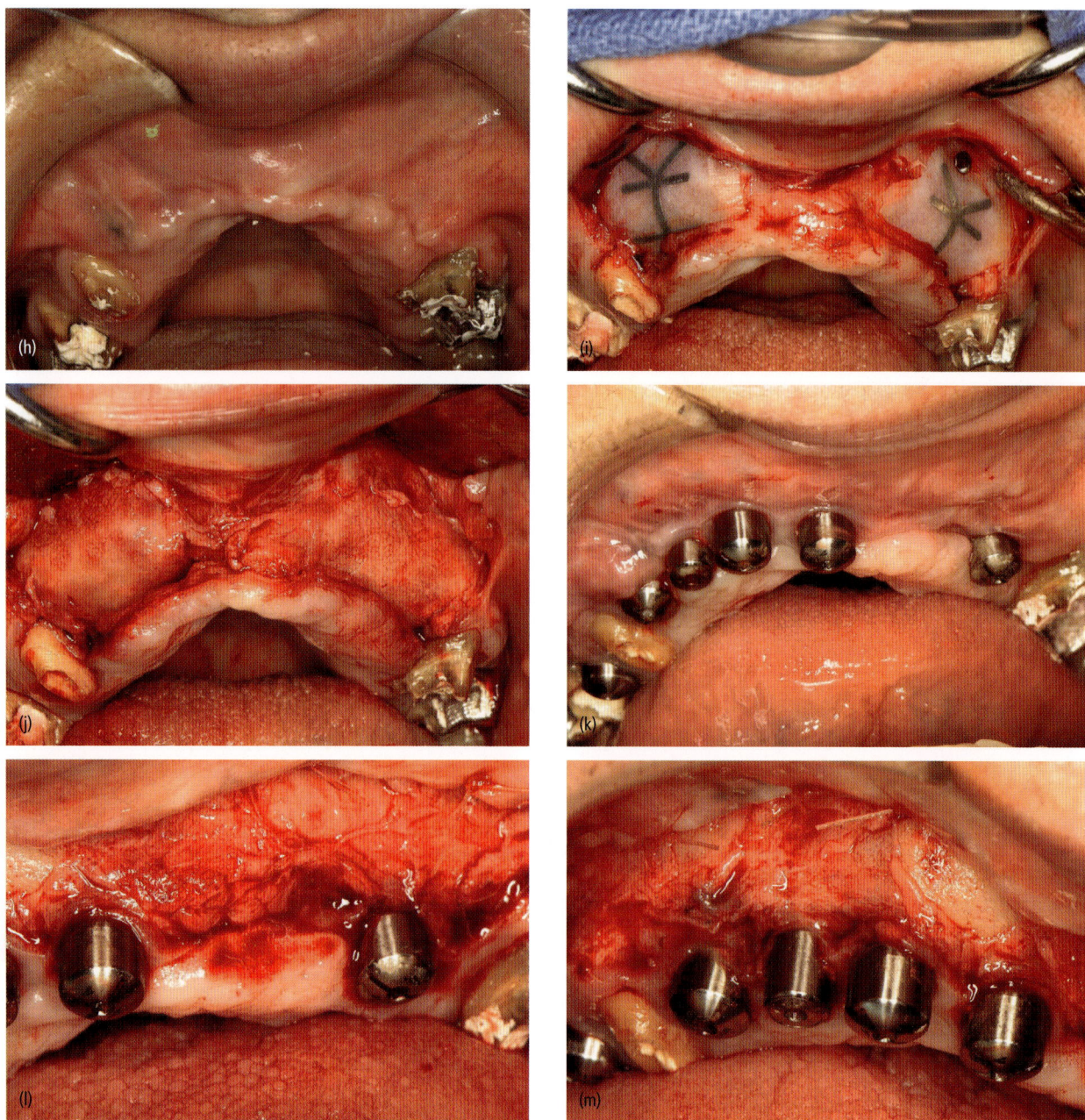

图21.2 （续）（h）愈合9个月后。（i）翻瓣去除不可吸收膜，愈合良好，牙槽嵴增量明显。（j）去除膜后发现再生骨基本达到了中线余留骨的水平。（k）植入种植体，放置愈合基台。前庭沟深度不足，种植体唇侧无角化龈。（l）种植区域唇侧做半厚瓣分离。（m）瓣根向复位，尽可能深入前庭沟，缝合在骨膜上。

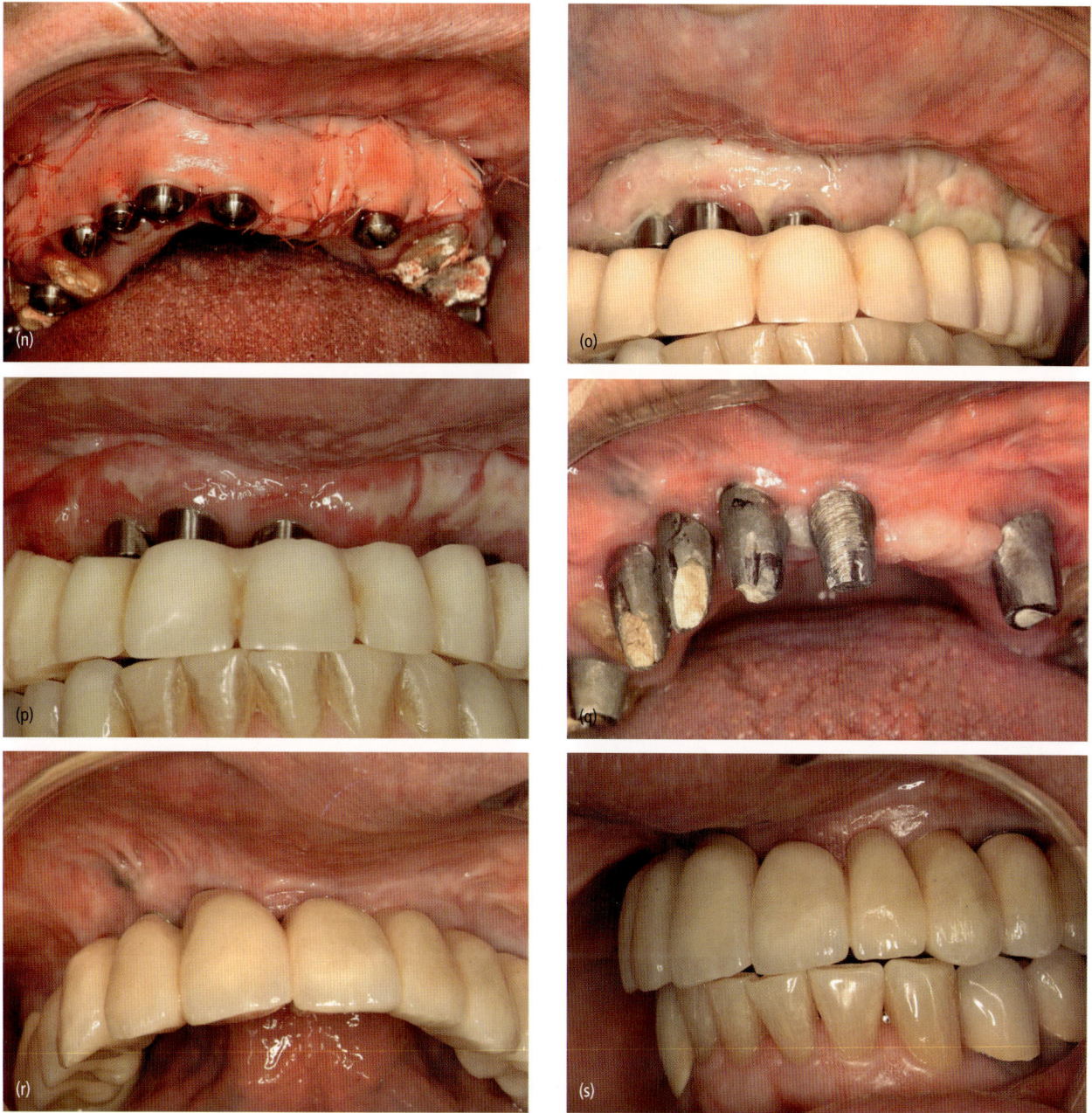

图21.2　（续）（n）无细胞真皮基质（ADM）润湿后根向缝合在骨膜上，冠向缝合在腭黏膜上，既要加深前庭沟，又要增加角化龈。（o）ADM移植后2周，此时已获得了10mm的前庭沟深度。（p）ADM移植术后4周。（q）术后3个月时，换上永久基台。前庭沟加深，但深度小于术后4周时。（r）金属烤瓷修复体。角化龈和前庭沟明显（修复部分由Stephen Rothenberg医生完成）。（s）上颌修复体唇侧观，可见14，13，12，11牙位充足的角化龈。

(t)

(u)

(v)

(w)

(x)

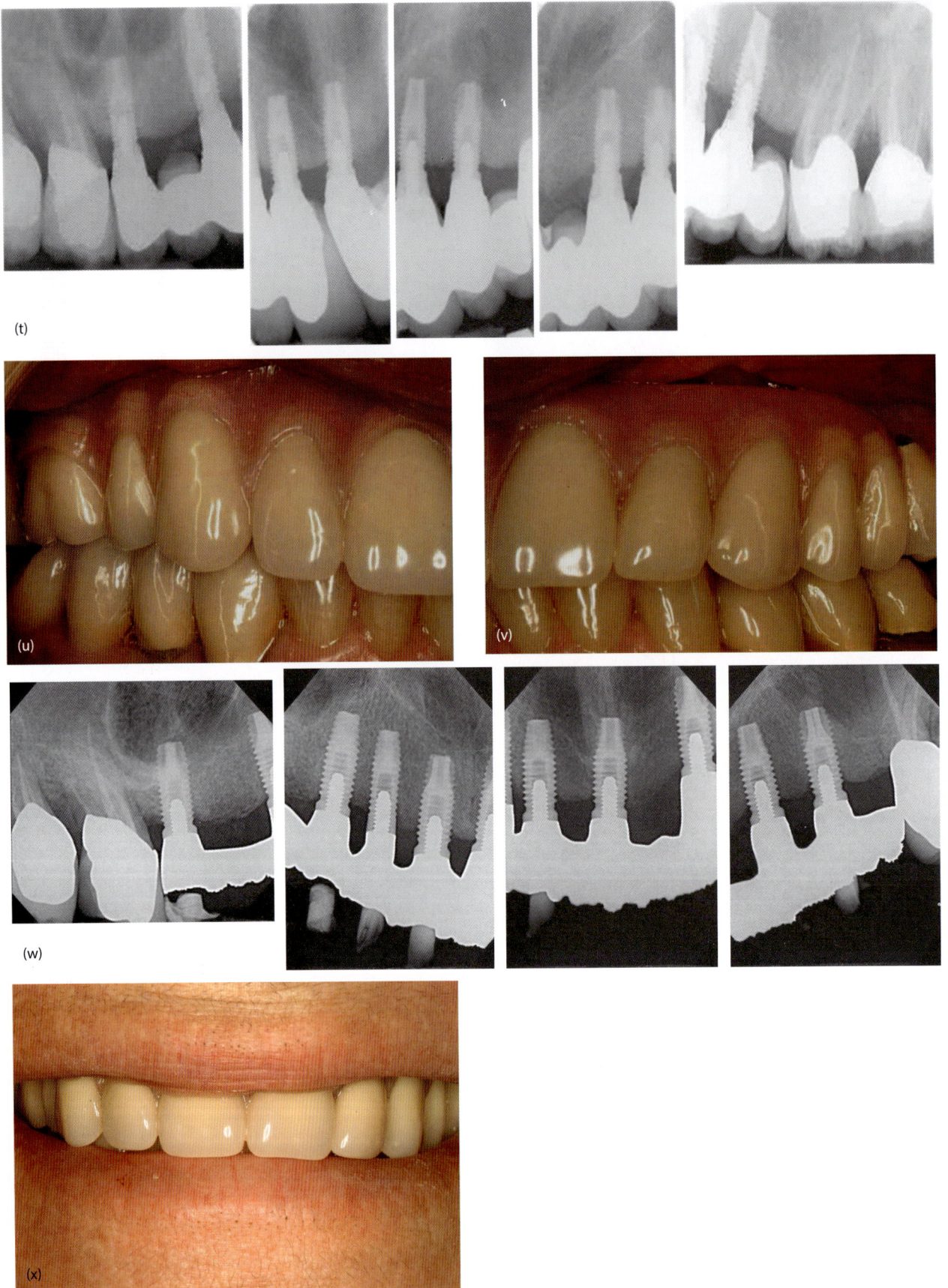

图21.2　（续）（t）金属烤瓷修复体X线片，可见充足的骨再生量。（u）患者对烤瓷修复体不够满意，因为唇部支撑不够。最后换成带人工牙龈的混合式固定修复体，以满足患者的美学要求。混合式修复体右侧观。（v）混合式修复体左侧观。（w）最终修复体X线片，注意垂直方向增加的骨量，特别是11，21，22位点。（x）最终微笑照。

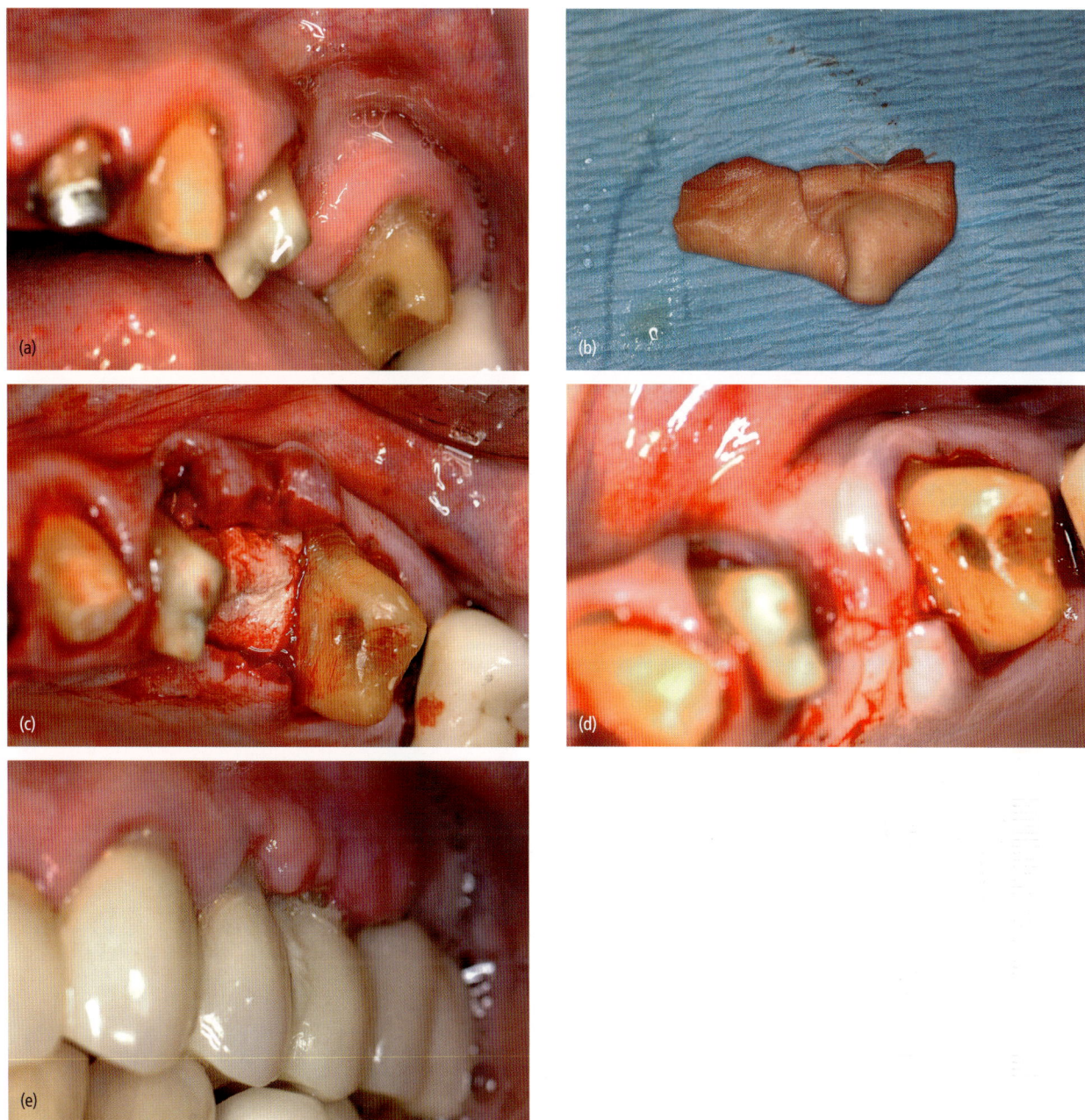

图21.3 （a）25术前照，显示颊侧缺损，软组织外形缺损明显。（b）润湿的ADM移植物折叠后用5-0的PGA可吸收线固定。在移植前，ADM用富血小板血浆（PRP）充分浸泡。（c）ADM移植物填入颊侧口袋。（d）5-0的PGA可吸收缝线间断缝合，关闭创口。（e）戴入临时修复体。

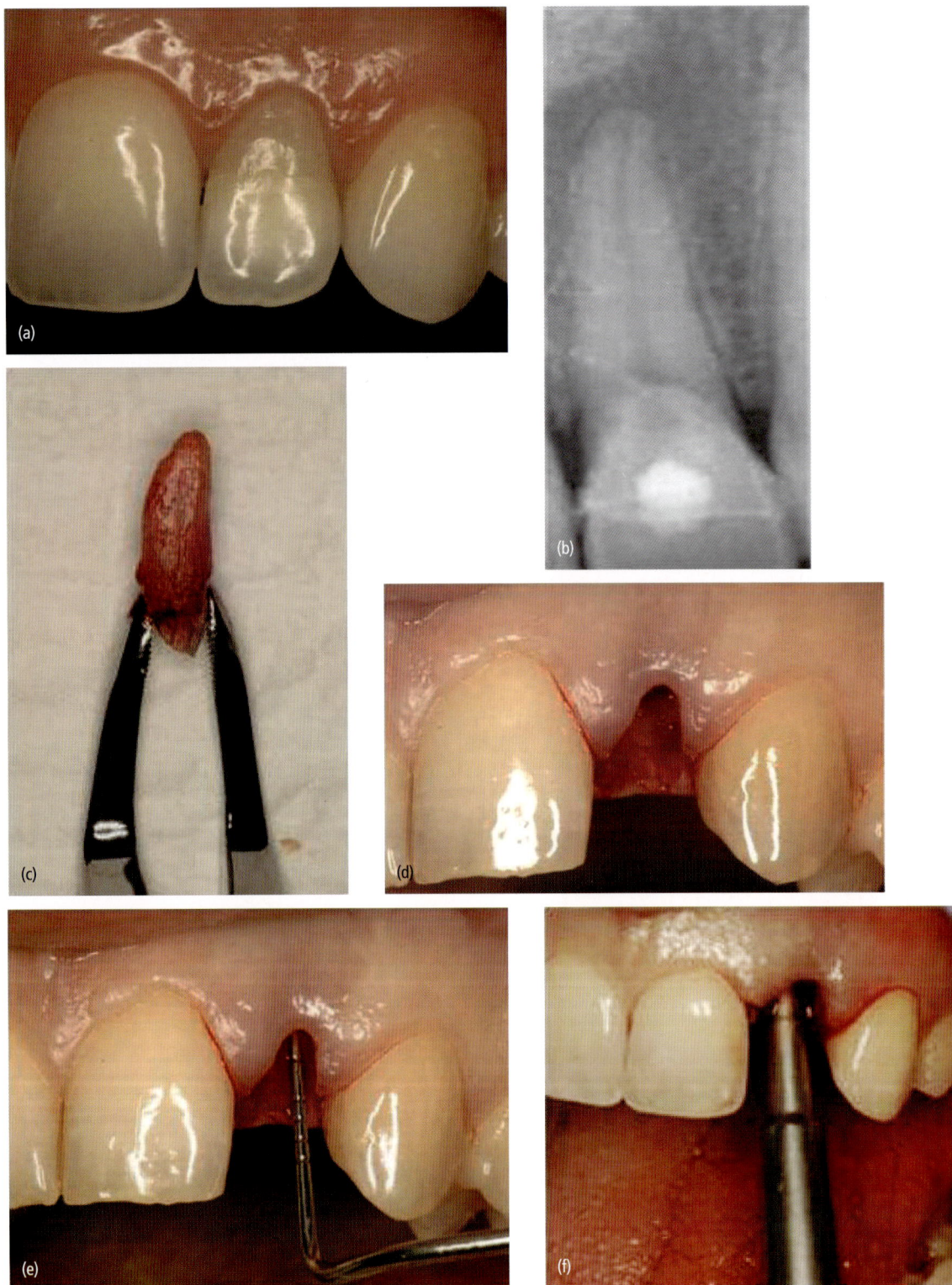

图21.4 （a）22牙内吸收，患者是22岁女性患者。（b）X线片显示22牙骨嵴下方内吸收。（c）微创拔除22牙。（d）进行沟内切口，不改变软组织形态，尽量保护牙龈乳头。（e）探查唇侧骨板是否完整。（f）唇侧骨板完整，用骨挤压术预备种植窝。

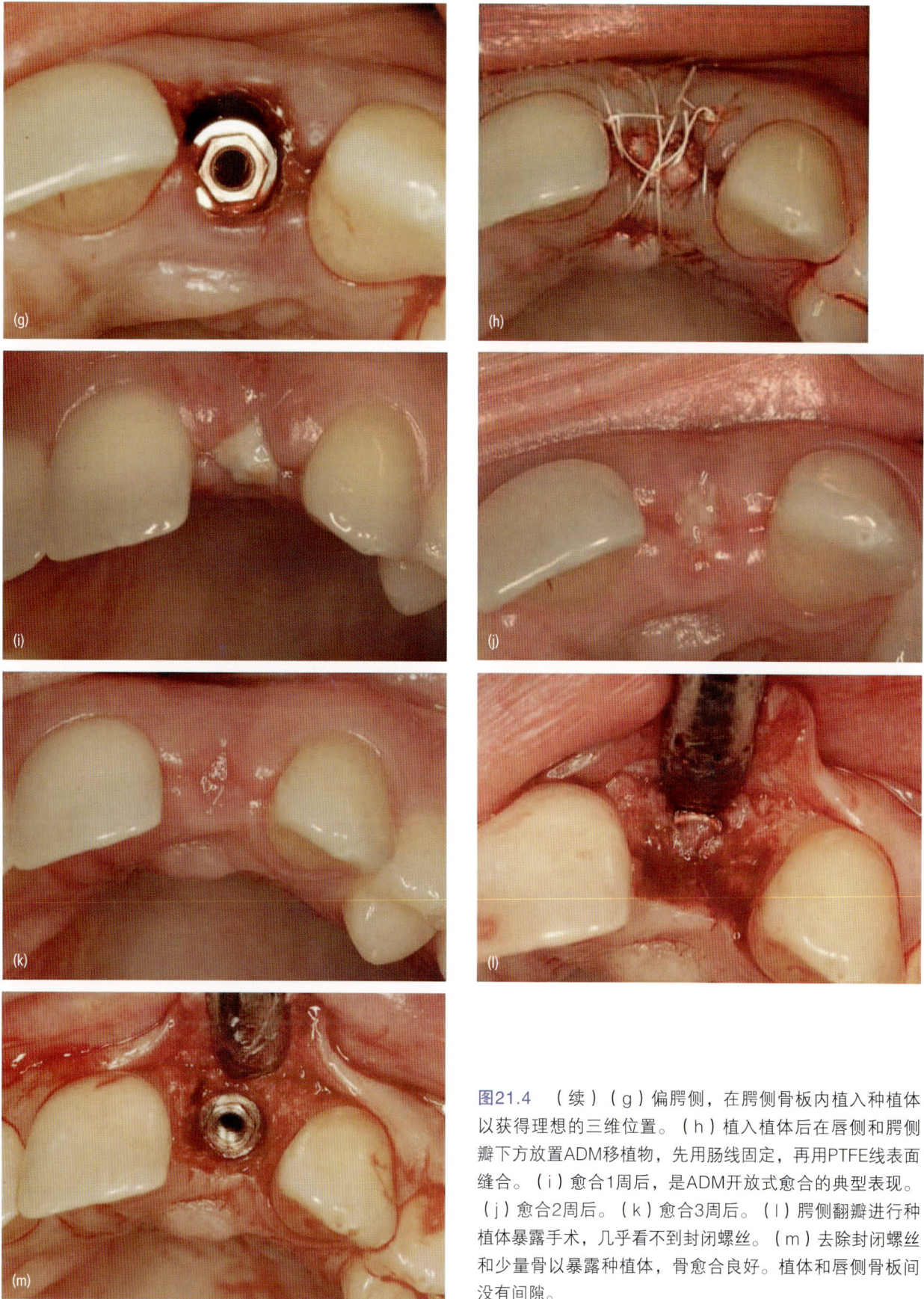

图21.4 （续）（g）偏腭侧，在腭侧骨板内植入种植体以获得理想的三维位置。（h）植入植体后在唇侧和腭侧瓣下方放置ADM移植物，先用肠线固定，再用PTFE线表面缝合。（i）愈合1周后，是ADM开放式愈合的典型表现。（j）愈合2周后。（k）愈合3周后。（l）腭侧翻瓣进行种植体暴露手术，几乎看不到封闭螺丝。（m）去除封闭螺丝和少量骨以暴露种植体，骨愈合良好。植体和唇侧骨板间没有间隙。

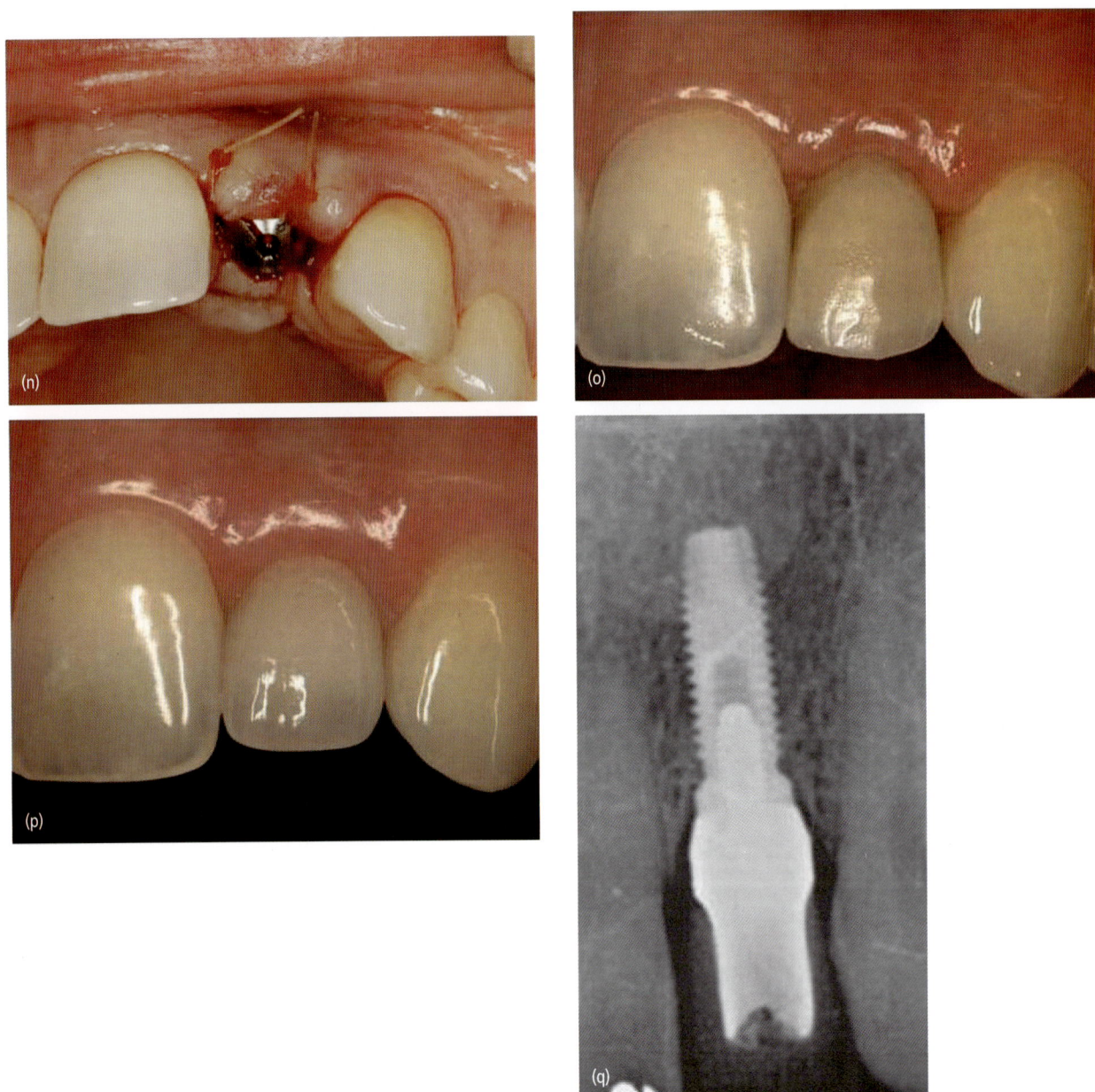

图21.4　（续）（n）放入愈合基台，允许唇侧瓣复位后覆盖部分愈合基台。用肠线进行垂直褥式缝合。（o）临时修复体。牙龈乳头开始成熟并充填邻间隙。（p）最终修复体（感谢Ira Stein医生完成最终修复），可见理想的软组织形态和轮廓。（q）修复完成后X线片。

　　将ADM从浸泡液中取出，卷叠成理想的形状，修去多余的部分。如果放置于黏膜下，则不需考虑其基底板的方向，用5-0的PGA可吸收缝线简单缝合，打结定型。

　　去除受植区的四环素纱布，侧方牵拉唇侧瓣，用镊子将ADM放入受区的牙槽骨和骨膜之间，到达缺损的最根方位置。移植物不能干扰到神经血管束（下颌神经、动脉、静脉）。

　　用5-0的PGA可吸收缝线，1/2圈反切割缝针，间断缝合关闭唇侧瓣。打外科结固定。

　　用盐水浸湿的棉球轻轻指压3分钟。如果没有用药禁忌，在切口线上轻柔放置三联抗生素软膏。调改缓冲暂时性修复体，使之不接触术区。

　　术后医嘱包括术后3周不用牙膏刷牙，术后3周不吃脆性食物。每天用温盐水含漱5次。

## 同种异体软组织移植物进行黏膜下软组织增量

局部麻醉。含有高浓度血管收缩剂的局麻药物，比如含1:50000肾上腺素，会影响软组织血供。等待麻药起效时，浸湿ADM移植物。

用15c刀片，在牙槽嵴顶，两侧邻牙的近中线角之间做一个颊侧半厚瓣。一直分离到膜龈联合根方，形成一个口袋来容纳ADM。将刀锋朝向骨面，避免割破瓣表面。

当锐性分离向根方进展，瓣缘可以移动时，用组织镊夹住瓣。在膜龈联合冠方是半厚瓣，一旦分离越过膜龈联合，就用骨膜分离器在距离瓣缘5～10mm处翻起全厚瓣，形成软组织口袋。注意保护术野中的重要解剖结构，比如神经血管束和颏

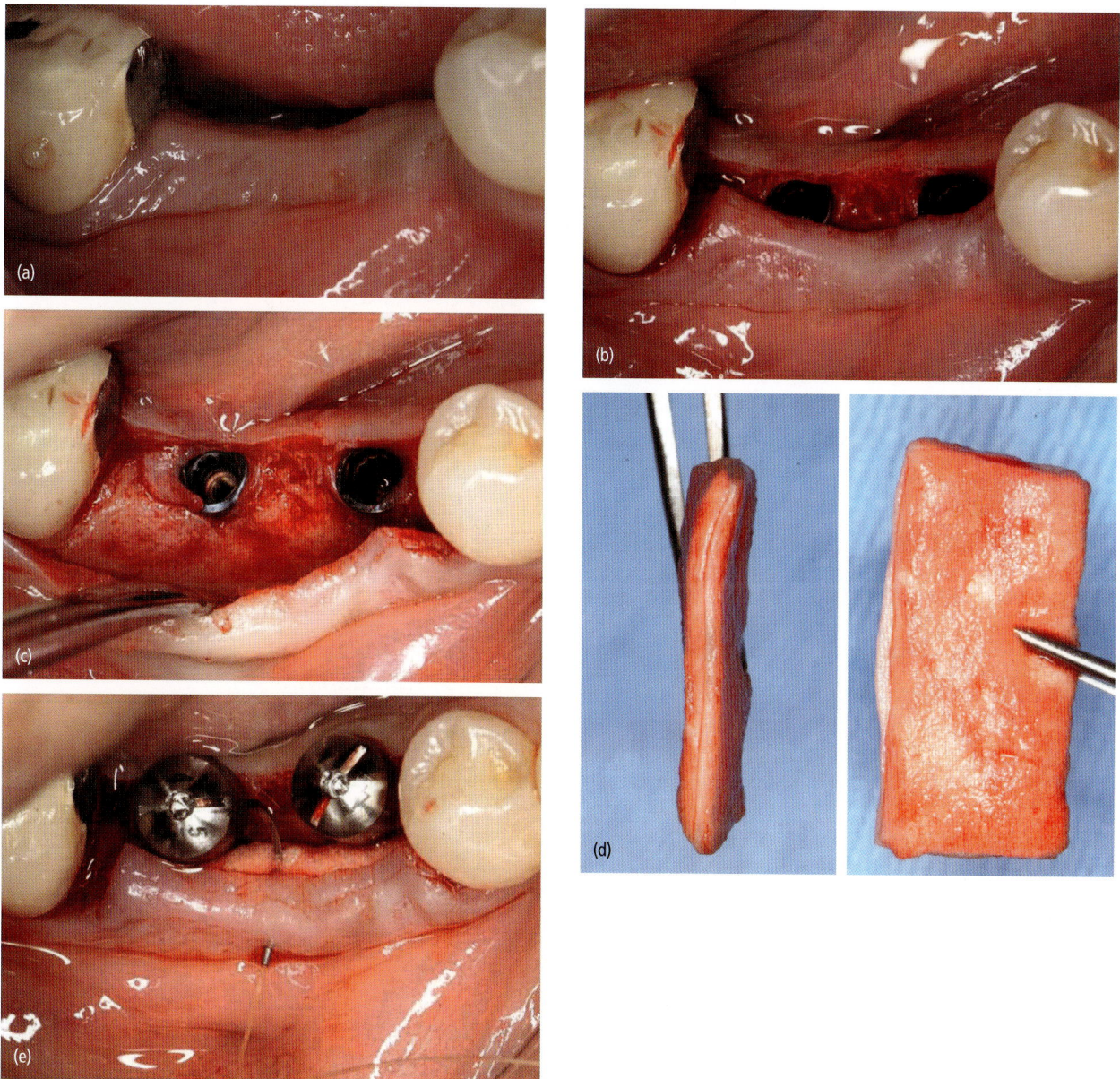

图21.5　（a）患者进行二期手术时，颊侧前庭沟缺乏足够牙龈。（b）牙槽嵴正中切口，将角化龈向颊侧和腭侧尽量移动并保留。（c）翻起颊侧全厚瓣，制作一个口袋，以便填入ADM。（d）ADM润湿并折叠固定，以增加其体积。（e）上愈合基台后，ADM完全塞入颊侧软组织袋，用肠线固定移植物。

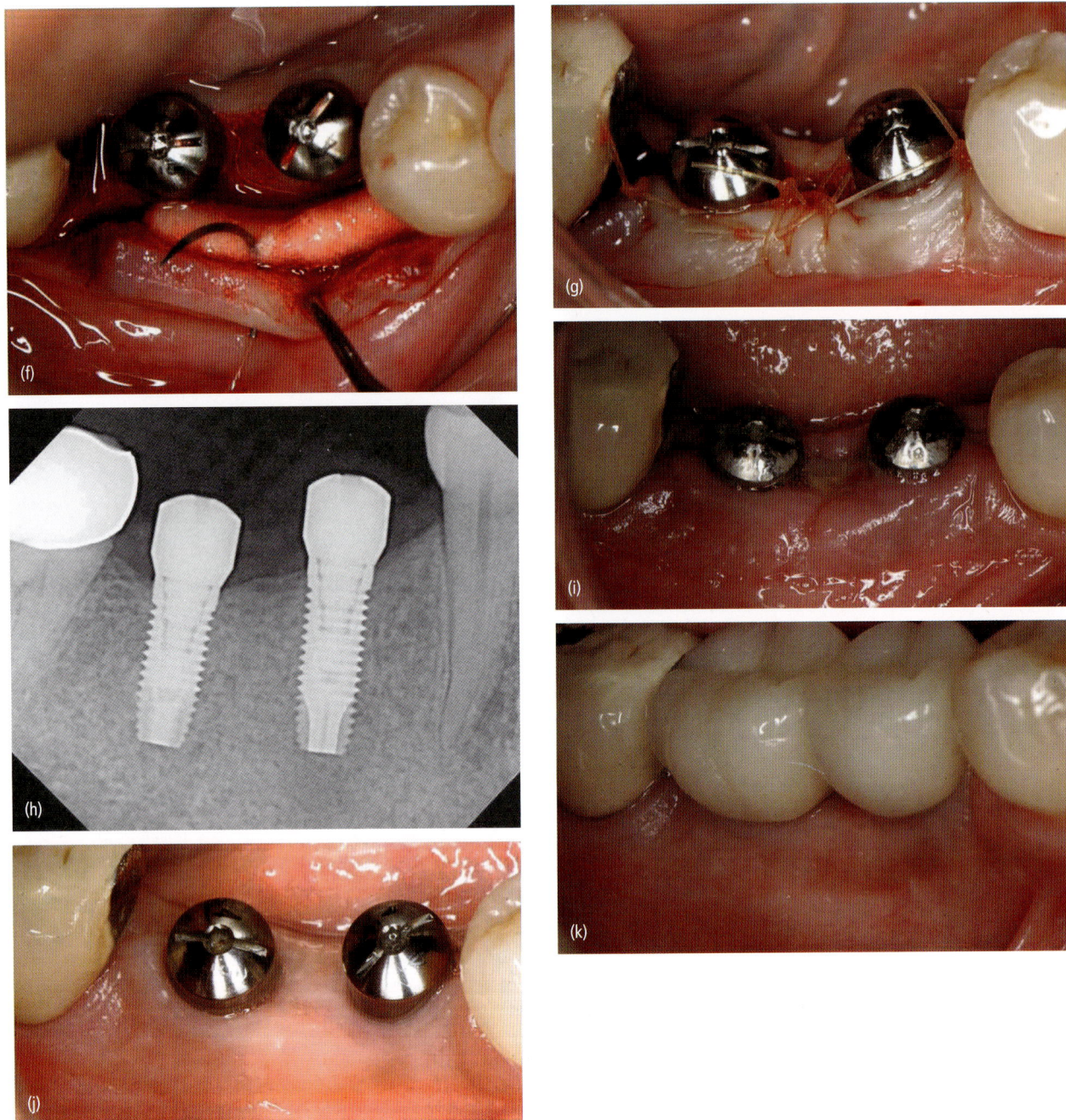

图21.5 （续）（f）缝线穿过移植物咬合面观。（g）关闭创口，尽量不要让ADM暴露在外，否则会被吸收，减少增量效果。（h）放入愈合基台后的X线片。（i）愈合1周后，瓣缘轻度坏死。这一区域可以开放，以便使多余的软组织形成肉芽组织。但是ADM必须完全被自体软组织覆盖。（j）2个月后愈合完成，颊侧软组织量增加了。（k）最终修复体（感谢Robert Emilio医生完成最终修复），角化龈余量较大。

神经。

使用一片新的15c刀片，用组织镊夹住软组织瓣。在骨膜上切开，不要穿透瓣，切口深度不超过2mm。用眼科剪垂直进入切口，钝性分离下方的软组织。这种钝性分离能扩展唇侧瓣以容纳ADM。与锐性分离切断不同，钝性分离不会切断胶原束和血管，能最大程度减少术后出血和水肿。

将修整好的ADM准备好，基底膜一侧朝向牙槽骨，结缔组织侧（吸收血液）朝向软组织瓣，塞入软组织口袋内，5-0的PGA间断缝合或褥式缝合，打外科结固定。

冠向复位软组织瓣覆盖ADM，用4-0的PGA缝线，3/8圈反切割缝针固定，采用间断缝合或褥式缝合。如果有松弛切口，用5-0的PGA缝线，1/2圈反切割缝针缝合固定。

用盐水浸湿的棉球轻轻指压3分钟，可以减少瓣下方的血肿形成。使用三联抗生素软膏和牙周塞治剂覆盖切口。

## 参考文献

Adams DA. Ridge preservation comparing two grafting techniques: an intra socket graft alone vs. an intrasocket plus a facial overlay graft. Thesis, University of Louisville, Louisville, KY; 2005, p. 70.

Aichelmann-Reidy ME, Yukna RA, Evans GH, Nasr HF, Mayer ET. Clinical evaluation of acellular allograft dermis for the treatment of human gingival recession. *J Periodontol* 2001; **72**:998–1005.

Allen EP, Cummings LC. The role of periodontal plastic surgery in esthetic dentistry. *Tex Dent J* 2002; **119**(10):1008–1015.

Buinewicz B, Roasen B. Acellular cadaveric dermis (AlloDerm®): a new alternative for abdominal hernia repair. *Ann Plast Surg* 2004; **52**(2):188–194.

Callan DP, Silverstein LH. A simplistic gingival grafting material and procedure. *J Pract Periodontics Aesthet Dent* 1998; **6**(10):731–734.

Cordini F. Ridge augmentation comparing cancellous block allograft to demineralized bone matrix utilizing acellular dermal matrix as a barrier membrane. Thesis, University of Louisville, Louisville, KY; 2004, p. 121.

Cummings LC, Kaldahl WB, Allen EP. Histologic evaluation of autogenous connective tissue and acellular dermal matrix grafts in humans. *J Periodontol* 2005; **76**:178–186.

Dodge JR, Henderson R, Greenwell H. Root coverage without a palatal donor site using an acellular dermal graft. *Periodontal Insights* 1998; **5**:5–8.

Garg AK, Silverstein LH, Fabiola D. The applicability of acellular dermal allografts for periodontal treatment. *J Implantol Update* 1998; **Aug**:61–64.

Grunder U, Spielmann HP, Gaberthuel T. Implant-supported single tooth replacement in the aesthetic region: a complex challenge. *Pract Periodontics Aesthet Dent* 1996; **8**:330.

Harris RJ. A comparative study of root coverage obtained with an acellular dermal matrix versus a connective tissue graft: results of 107 recession defects in 50 consecutively treated patients. *Int J Periodontics Restorative Dent* 2000; **20**(1):51–59.

Horning GM, Mullen MP. Peri-implant free gingival graft: rationale and technique. *Compend Contin Educ Dent* 1990; **11**(10):604.

James RA. The support system and perigingival defense mechanism of oral implants. *J Oral Implantol* 1976; **6**:270.

James RA, Kelln E. A histopathological report on the nature of epithelium and underlying connective tissue with surrounding oral implants. *J Biomed Mater Res* 1974; **5**:373.

Lang NP, Low H. The relationship between the width of keratinized gingiva and gingival health. *J Periodontol* 1972; **43**(10):623.

Livesey SA, Herndon DN, Hollyoak MA, Atkinson YH, Nag A. Transplanted acellular allograft dermal matrix. Potential as a template for the reconstruction of viable dermis. *Transplantation* 1995; **60**:1–9.

Mahn DH. Treatment of gingival recession with a modified "tunnel" technique and an acellular dermal connective tissue allograft. *Pract Proced Aesthet Dent* 2001; **13**(1):69–74; quiz 76.

Miller PD. A classification of marginal tissue recession. *Int J Periodontics Restorative Dent* 1985; **5**(2):8–13.

Novaes AB Jr., de Barros RR. Acellular dermal matrix allograft. The results of controlled randomized clinical studies. *J Int Acad Periodontol* 2008; **10**(4):123–129.

Schoepf C. Allograft safety: efficacy of the tutoplast process. *Implants* 2006; **7**(1):10–15.

Silverstein LH. AlloDerm®—fundamentally changing soft tissue grafting. *Dent Today* 1997; **16**(3):56–58.

Silverstein LH. *Principles of Dental Suturing: The Complete Guide to Surgical Closure*. Mahwah, NJ: Montage Media, 1999.

Silverstein LH, Callan D. AlloDerm®—an acellular dermal matrix allograft substitute for soft tissue grafting. *Compend Contin Educ—Post Graduate Series* 1996; **3**(4):14–21.

Silverstein LH, Lefkove M, Garnick J. The use of free gingival soft tissue to improve the implant/soft tissue interface. *J Oral Implantol* 1994; **20**:36.

Silverstein LH, Kurtzman D, Shatz PC. *Principles of Soft Tissue Surgery: A Complete Step-By-Step Procedural Guide*. Newton, PA: Aegis Publications, 2007.

Sullivan HC, Atkins JH. Free autogenous gingival grafts. I. Principles of successful grafting. *Periodontics* 1968; **6**(3):121.

Tal H. Subgingival acellular dermal matrix allograft for the treatment of gingival recession: a case report. *J Periodontol* 1999; **70**(9):1118–1124.

Tozum TF, Dini FM. Treatment of adjacent gingival recessions with subepithelial connective tissue grafts and the modified tunnel technique. *Quintessence Int* 2003; **34**(1):7–13.

Wei PC, Laurell L, Geivelis M, Lingn MW, Maddalozzo D. Acellular dermal matrix allografts to achieve increased attached gingiva. Part 1. A clinical study. *J Periodontol* 2000; **71**(8):1297–1305.

Woodyard JG, Greenwell H, Hill M, Drisko C, Lasella JM, Scheetz J. The clinical effect of acellular dermal matrix on gingival thickness and root coverage compared to coronally positioned flap alone. *J Periodontol* 2004; **75**:44–56.

Zabalegui I, Sicilia A, Cambra J, Gil J, Sanz M. Treatment of multiple adjacent gingival recessions with the tunnel subepithelial connective tissue graft: a clinical report. *Int J Periodontics Restorative Dent* 1999; **19**(2):199–206.

# 第22章

# 种植体临时修复和最终修复的软组织诱导成形

*George Priest DMD*

## 前言

获得种植体与天然牙之间的软组织延续性，是美学区种植的主要目的。改善种植修复体周围牙龈外形，使之从视觉上和邻近天然牙无法区分，这是口腔种植学可论证的最高美学要求。

用种植体临时冠来进行牙龈软组织诱导成形的技术，可以认为是获得种植体理想穿龈轮廓的基本方法。种植体临时冠在牙医、患者和技工之间是一种良好的沟通工具，因而扮演了重要的角色，有助于评价牙齿形态的满意度。制作精良的临时修复体能增强患者对医生修复能力的信心（McLaren，2000）。

## 位点准备和种植体植入对穿龈形态的影响

种植位点的解剖形态为获得理想的种植体位置和用临时冠进行软组织诱导成形搭建了舞台。Kan等（2006）认为位点处理和理想的牙槽骨—牙龈关系一直是美学区种植治疗中的基本要素。尽管种植治疗应该是以修复为导向的，但为获得理想的种植穿龈轮廓，外科技术至关重要。因此，不管是种植医生还是修复医生，都要时刻着眼于软组织的最终美学效果。

种植体植入在软硬组织条件良好的位点，对于获得正常的软硬组织形态来说至关重要（Priest，2006）。植体植入必须以修复学和生物学为导向。不仅要考虑到预期修复体的位置，也要考虑保存牙槽骨水平和软组织解剖轮廓（图22.1～图22.4）（Priest，2007）。种植体理想的三维位置决定了最终自然的软组织形态（Buser et al., 2004; Saadoun and Touati, 2007）。能保护颈部牙槽骨的种植体设计，增加了维持理想穿龈轮廓的可能性（Degidi et al., 2009; Lazzara and Porter, 2006）。

种植位点的骨量至关重要，这是因为它主要决定软组织的水平和穿龈轮廓。龈乳头的量取决于邻牙的牙槽骨水平，而唇侧牙龈形态的维持则必须通过保护薄而脆弱的唇侧骨板来实现（Choquet et al., 2001; Kan and Rungcharassaeng, 2000）。植入植体前，应该尽可能使位点达到最理想的状态。在拔牙和植入的过程中，应该尽量减少对剩余骨组织的损伤。植入前和植入过程中尽可能保护软硬组织，对获得理想的牙龈形态非常关键（Kinsel and Lamb, 2005; Saadoun and Touati, 2007）。正常的牙龈结构必须要有足够的骨量来支持，但是在拔牙和种植过程中有可能会发生显著的骨量损失（Belser et al., 1996; Kois, 2001），因此，在单牙种植手术中，唇侧牙龈退缩是比较普遍的并发症（Oates et al., 2002）。在拔牙过程中尽量减少牙龈软组织和骨组织的损伤（Kois, 2001; Saadoun et al., 1999），这远

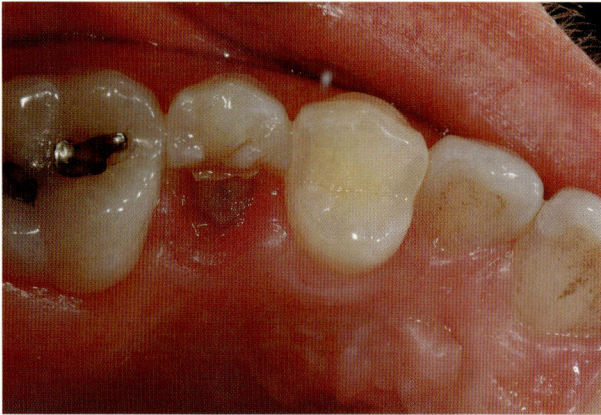

**图22.1** 一颗种植牙修复右上第二前磨牙，该牙腭尖折断于牙龈下。

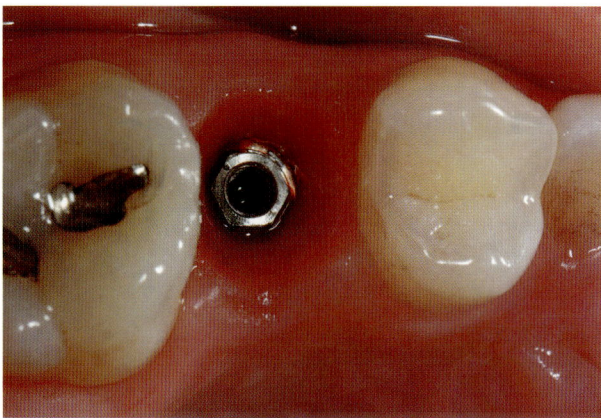

**图22.3** 去除种植体支持的临时冠后可以发现成形完善的穿龈形态。

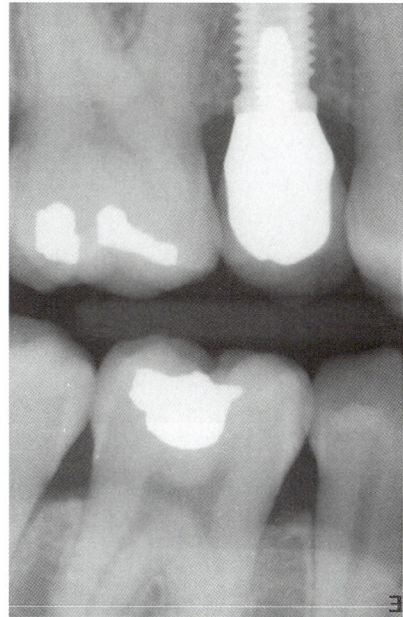

**图22.2** 骨水平对软组织轮廓非常重要，可以通过微创拔牙和选择理想的种植体三维位置来实现。

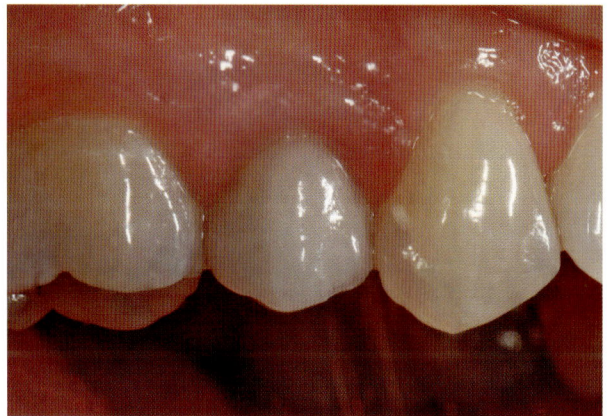

**图22.4** 完美的牙龈乳头高度和正常的龈缘扇贝状主要归功于种植外科阶段。

比损失发生后再去做乳头重建要有效得多（Oliva et al., 2008; Testori et al., 2005）。所以，微创拔牙技术以及其配套的器械，已经成为种植前拔牙并保护骨组织的常规操作方法。

相对于连续多颗牙缺失，单牙缺失种植修复的软组织重建要容易得多。根据文献综述，Belser 等（2004）认为由于有邻牙的软硬组织支撑，单颗种植牙的牙龈形态相对来说会比较理想，而连续多颗种植牙周围的软组织形态就没有可预期性。多颗牙缺失所经历的拔牙和种植手术损伤，与其周围软组织退缩有很大的关系（Hüzeler et al., 2006; Tarnow et al., 2000）。拔除相邻牙齿会使邻面牙槽嵴的扇贝状变平，导致牙间乳头塌陷（Kan and Rungcharassaeng, 2003）。迄今为止，还没有哪一项临床技术能在连续多牙缺失种植中获得理想而

可预期的软组织美学。Vailati 和Belser（2007）也指出，对于上颌前牙种植修复而言，种植体的数量和位置对软组织的美学非常重要（图22.5 ~ 图22.11）。

## 种植体支持的临时修复体以及软组织诱导成形

作为最终修复体的原型，种植医生团队和患者可以用种植体支持的临时冠来评估最终修复效果，

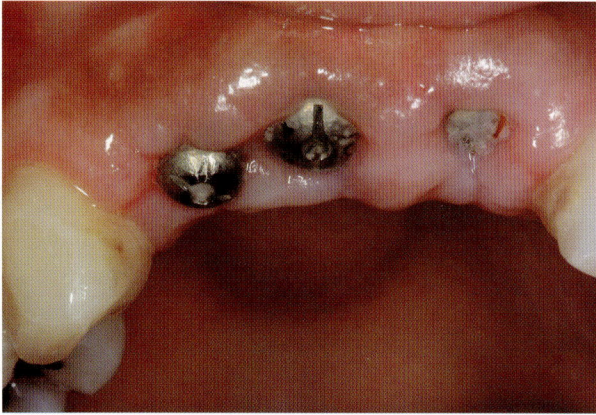

图22.5　3颗种植体修复缺失的双侧上颌中切牙以及右上侧切牙。

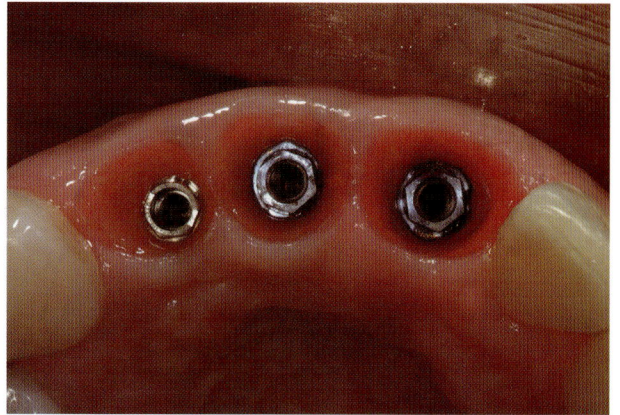

图22.8　去除临时冠后，可以看到三维的种植体周围组织形态。

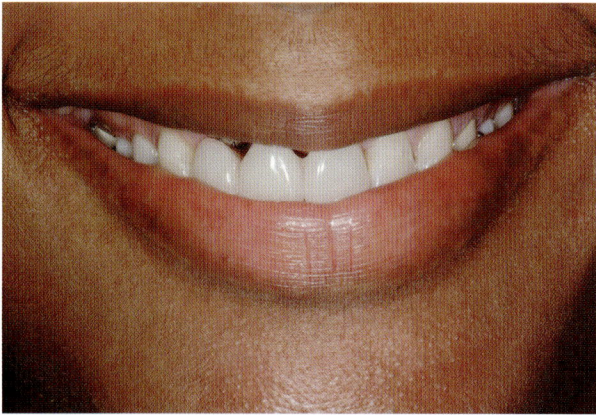

图22.6　戴临时活动义齿时，牙龈乳头高度丧失明显。

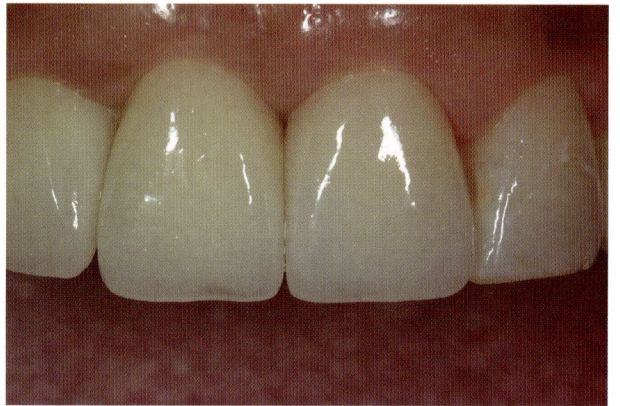

图22.9　右上侧切牙和中切牙种植体距离太近，导致牙龈乳头的高度不足。

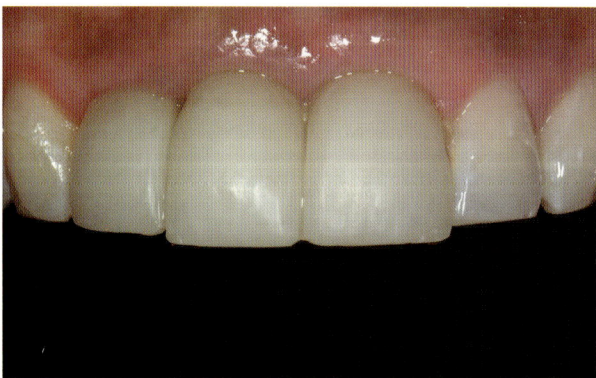

图22.7　临时冠诱导软组织成形。

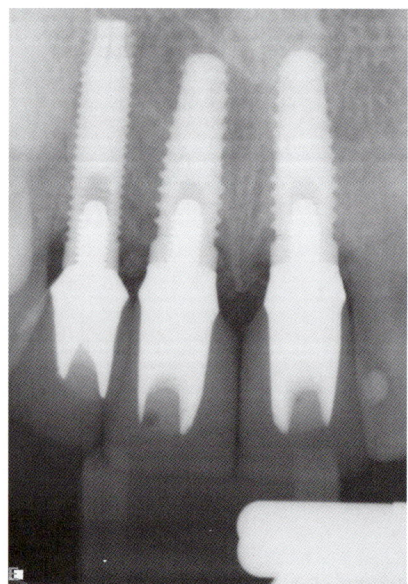

图22.10　观察术后X线片，侧切牙和中切牙植体之间的距离小于两个中切牙植体之间的距离。

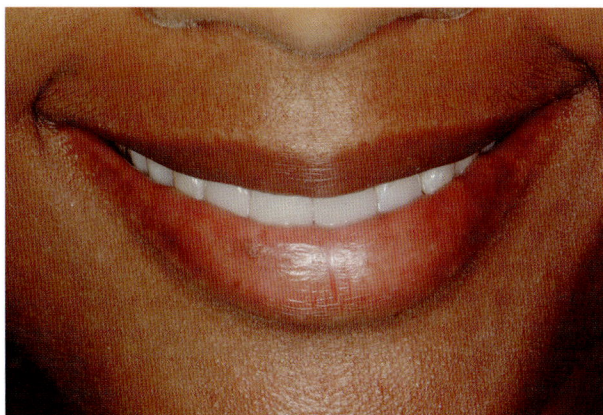

图22.11　通过改变最终修复体的外形，减少了软组织缺损造成的暗区，获得了可接受的微笑效果。

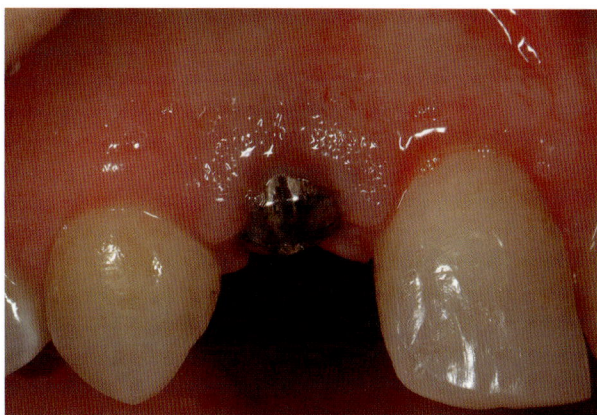

图22.13　去除原修复体并增量手术后，植入种植体。

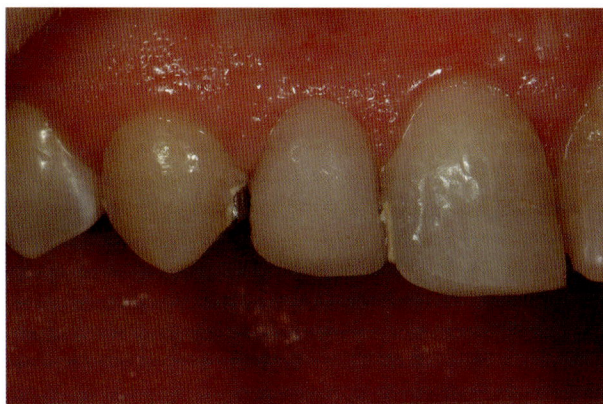

图22.12　患者先天缺失右上侧切牙，树脂粘接修复体修复，患者对粘接修复体效果不满意。

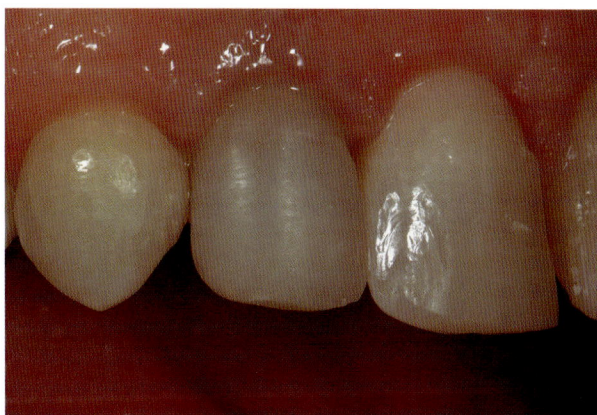

图22.14　用种植体支持的临时冠诱导牙龈成形。

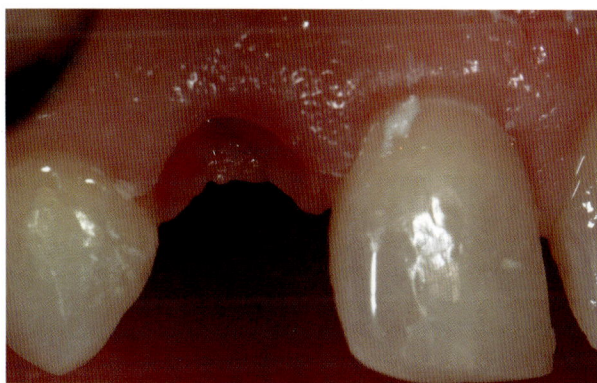

图22.15　最终修复体完成时，临时冠取出后，显示三维的穿龈形态。

同时还可以在必要时进行修改。用临时修复体来诱导种植体周软组织的形态，有以下几个目的：

- 修复医生和种植医生可以观察软组织水平进而决定是否有必要进行更加精细的调整。
- 最终修复体完成前，患者的期望效果可以在临时冠的使用过程中进行评估和调整。
- 与活动义齿比较，固定义齿能够提供最大程度的美学舒适效果（Locante，2001）。
- 与其他修复形式比较而言，种植体支持的临时冠需要的调改更少，戴牙后需要的椅旁调整时间也最少。
- 多种印模技术可以将诱导成形的软组织形态精确记录，传递给技工。
- 最终修复体在成形良好的穿龈轮廓中能容易就位（图22.12～图22.17）。

与可摘局部义齿比较，种植体支持的临时修复体潜在的缺点是增加了首次的椅旁时间，但由于软组织成熟和整合过程中需要的调改很少，开始多花的时间又能节省下来。

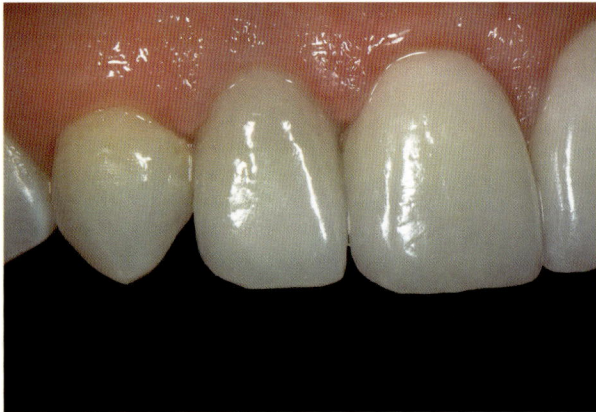

图22.16　最终修复体很容易就戴入临时冠诱导成形的龈沟。

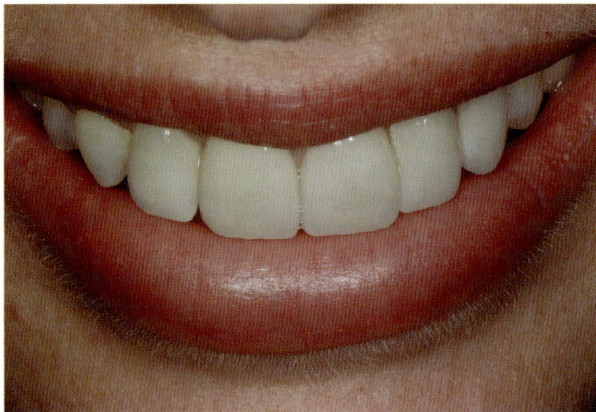

图22.17　双侧中切牙以及左上侧切牙的贴面修复，提升了右上侧切牙种植修复的美学效果。

如前所述，种植医生通过种植位点增量和理想的植入位置来获得软硬组织最佳美学效果。一个准备完善的种植位点能提供完美的软组织形态，而缺乏准备的种植位点将使种植体周围软组织形态大打折扣。根据Kois（2001）的研究，牙龈下的骨组织结构对于维持理想的软组织形态至关重要。如Grunder 等（2005）阐述的3个因素，重要性由大到小，决定了种植体周围软组织水平：①骨水平。②结缔组织的量。③种植修复体的邻面支持——骨是限制性的因素。

修复医生利用临时修复体的穿龈轮廓来引导牙龈在植入手术后重新生长，从而获得最理想的牙龈形态（Friedmann et al., 2005; Higginbottom et al.,

2004）。在Mathews（2000）看来，种植体周围软组织形态是具有可塑性的。基台和临时冠的轮廓对软组织的形态影响非常大。临时冠可以控制种植体周围软组织向特定方向移动，从而形成理想的软组织形态（Mitrani et al., 2005）。Touati（2004）指出，临时基台或者永久基台的颈部轮廓，是决定种植体周围软组织水平的关键因素。临时冠引导牙龈从种植体颈部的细长圆柱形，过渡到修复体穿出牙龈部分的类似天然牙的三维形态（Cobb et al., 1998; Macintosh and Sutherland, 2004）。当具有和天然牙类似形态和大小的临时冠就位后，就可以在整个骨整合的过程中支撑种植体周围软组织，维持龈乳头的高度与牙龈形态、轮廓。

## 临时冠诱导理想软组织形态的时机

为了达到软组织诱导成形的目的，种植体支持的临时冠可以选择在植体植入时放置，二期手术时放置，或者不放置。但这要根据种植体是否暴露来决定是否要制作临时冠。虽然有学者认为，与延期修复比较，单颗植体植入后即刻临时冠修复会降低种植成功率（Chaushu et al., 2001; Ericsson et al., 2000; Schnitman et al., 1997），但大多数学者报道的即刻修复成功率却达到95% ~ 100%（Cornelini et al., 2005; Covani et al., 2004; Del Fabbro et al., 2006; Jaffin et al., 2000; Kan and Rungcharassaeng, 2000; Kan et al., 2007; Lorenzoni et al., 2003; Norton, 2004; Palattella et al., 2008; Proussaefs et al., 2002; Wohrle, 1998）。即刻临时修复成功的关键因素包括，植体在优质骨中良好的初期稳定性，无副功能运动，临时冠合理的设计，消除咬合接触以及患者的依从性（Avila et al., 2007; Del Fabbro et al., 2006; Gapski et al., 2003; Otonni et al., 2005）。种植手术时就完成即刻修复，对患者和医生都有好处，可以避免二期手术，同时也给了患者一个牢靠且美观的修复体。

绝大多数资料显示，种植即刻修复后周围软组织的保持效果与延期修复相比同样理想，甚至还要优于后者。Kan等（2001）指出，保存牙龈乳头最有效的办法就是在拔牙的同时即刻种植即刻修复。当应用即刻修复技术时，牙龈软组织形态在整个治疗过程中都能得到较好的保存和维持。但如果选择拔牙后延期修复，牙龈乳头会塌陷变平，需要利用临时冠进行诱导重建（图22.12～图22.17）（Buser et al.，2008）。De Kok等（2006）一个43例即刻种植即刻修复病例的回顾性研究显示，绝大多数病例的牙槽骨和种植体周围软组织都得到了很好的保存。Covani等（2005）建议，美学要求高的患者，即刻种植保护牙槽骨的效果要比延期种植好。Andersen等（2002）观察到临时冠对单颗种植牙的牙龈软组织成形有积极的作用。一份43例单颗种植牙患者的3年观察显示，即刻种植后3周完成临时冠修复，能够限制甚至多数情况下阻止唇侧牙龈退缩（Cooper et al.，2007）。在Glauser等（2006）的系统性综述中，一些研究的结论是种植即刻修复的牙龈软组织形态与延期修复并无差别；而另一些研究则显示，即刻种植修复的软组织水平发生了变化。Ryser等（2005）对牙龈乳头和骨水平的观察中，有相似的结论。Jivraj等（2005）认为，一些研究显示，种植即刻修复能够维持牙龈软组织和骨水平的稳定，取得和传统种植类似的效果。Chen等（2004）的综述总结了31篇文献，美学效果是他们选择种植即刻修复的主要原因，但对于美学效果的评价，这些文献却鲜有提及。Cannizzaro等（2008）研究表明，与传统延期修复方式比较，不翻瓣即刻种植以及即刻临时冠修复能减少治疗时间和患者不适。Hall等（2007）发现，即刻种植临时修复体与种植后26周完成的临时修复体比较，功能上和美学上都毫不逊色。以上提及的大部分文章都是美学区种植，表明与传统种植相比，即刻种植即刻修复能获得相似的组织水平，以及更好的患者舒适度和更短的疗程。

## 种植体支持的临时修复技术

多种制作种植体支持的临时修复体技术已经被报道，作为最终修复前诱导成形软组织的重要方法（Chee and Donovan,1998; Jemt, 1999; Oliva et al.,2008;Priest, 2006;Tarnow and Eskow,1996;Touati,

1995），由于简易、维护容易、固定舒适，即使在软组织诱导成形已经不是其主要目的时，种植体支持的临时冠仍然会被认为是首选的修复方式。

与传统延期修复方式比较，单颗种植体的即刻临时修复有许多优势：最终修复前获得理想的牙龈形态（Abboud et al.，2005; Myenberg and Imoberdorf, 1997）；软组织愈合和骨结合同时进行（De Kok et al, 2006; Gapski et al, 2003）；患者不需要戴用不适的可摘局部义齿（Castellon et al.，2005）；手术次数大大减少（Covani et al.，2005; Rosenqjist and Grenthe, 1996; Saadoun and Sebbag, 2004）。

下面作者将描述即刻修复临时冠的制作原则，并讨论它们各自的优势。这是基于文献和作者自己的经验。挂一漏万，其他出版物上也会有一些非常有价值的临时修复体制作方法。

## 外科定位

早期制作种植体支持的临时修复体的方法，是在种植体植入后马上定位并记录种植体的位置，然后利用这个记录，将种植体代型在诊断模型上就位（Biggs, 1996; Hochwald, 1991; Reiser et al.，1992）。技工或者修复医生在这个模型上，利用临时基台制作临时修复体。这种方法的优点是在二期手术后可以马上戴入临时修复体，缺点是使手术操作复杂化以并延长了操作时间。要么由外科医生在手术中定位或取模，要么由修复医生配合外科医生来完成定位。

## 椅旁制作种植体支持的临时修复体

椅旁制作的种植体支持临时修复体，不需要定位转移，可以在一期手术或二期手术时进行。在大多数短期、单牙临时修复体中，作者偏爱的方式是，先在研究模型上用蜡牙恢复缺失牙的理想形态（Dieterich, 2003; Wohrle,1998），或者用调改过的树脂牙固定于研究模型上（图22.18～图22.20），然后用透明模板压膜。利用这个透明模板在椅旁制作种植体支持的临时修复体。透明模板至少延伸

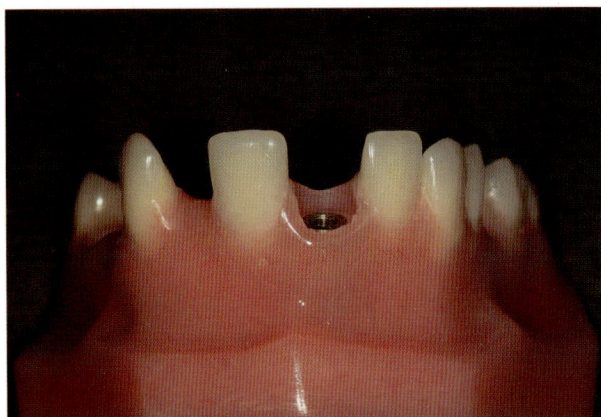

**图22.18**　用1个右上中切牙缺失的模型来演示椅旁制作种植体支持临时冠的方法。

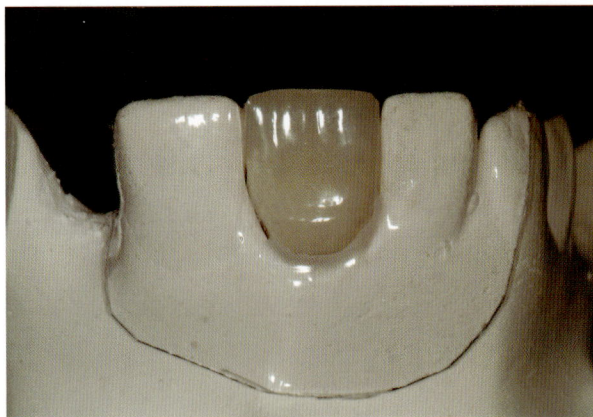

**图22.20**　在缺牙区粘接1个塑料牙之后，压制透明模板，延伸到近中和远中各1个牙位。

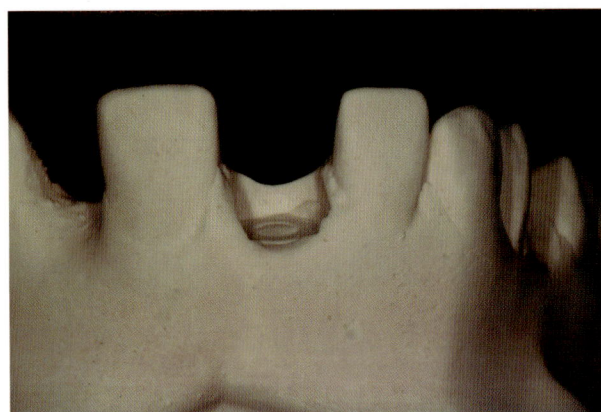

**图22.19**　制取牙列的印模并灌制石膏模型。

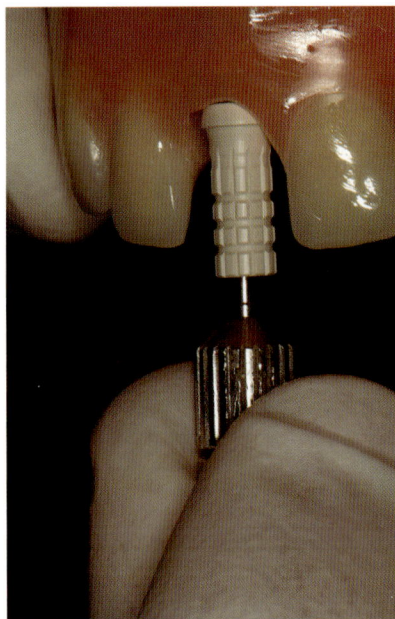

**图22.21**　螺丝固定的聚合体临时基台（PreFormance Temporary Cylinder, Biomet 3i）用手用螺丝刀固定在种植体上。

到缺牙区近远中各1个牙位。另一种方式是预成冠（Hui et al., 2001; Kupeyan and May, 1998）。

　　种植后即刻或者是二期手术后进行临时冠修复，将一个螺丝固位的临时基台固定在种植体上（图22.21）。如果采用具有基台固位部件的种植系统，比如Biomet 3i Certain® System（Palm Beach Gardens, FL），必须先用特定的工具松开固位钉，使得种植体/基台界面被动连接，避免取下暂时修复体时材料变形。新推出的聚合体临时基台（PreFormance® Temporary Cylinder, Biomet 3i）比金属临时基台更易预备成形，这种白色的基台不需要采用遮色树脂，具有更接近牙龈的暖色调，口内磨改时不会传热到种植体和周围骨质中，也不会有金属碎屑进入种植位点（Moy and Parainter, 2005）。

　　与粘接固位相比，在绝大部分病例中作者更喜欢螺丝固位的临时修复体。原因如下：

- 在调整过程中，将临时冠和临时基台作为一个整体取出比分别取出更方便。
- 由于穿龈轮廓始于种植体水平，螺丝固定的临时冠更有利于调整龈下部分的形态。
- 使用粘接固位临时修复体时，由于受到临床操作者能力的限制，预备深度很少能到达种植体水平，同时龈缘下水门汀也很难去除。

· 当缓慢地拧紧螺丝时，螺丝固位的临时冠可以稳稳地压迫牙龈并将其塑形到理想的形态，而粘接固位临时冠则会有反弹的趋势。（Mitrani et al., 2005）。

· 绝大部分粘接固位临时基台都是直的，没有模拟龈下牙根的形态。

临时基台的预备可以在口内已经骨整合良好的种植体上进行，但是在口外的种植体替代体上预备更好。临床医生不会被口内组织阻挡，也不会伤害到软组织，会给患者更好的就医体验。在即刻种植时，最好在口外进行临时基台的预备，以防止破坏植体的初期稳定性。预备完成后，将临时基台就位在种植体上，并用手用螺丝刀轻轻拧紧（图22.22）。空心的模板在临时基台上就位以检查是否有足够的预备量（图22.23），同时用8号球钻在模板上对应螺丝孔的位置打洞（图22.24），以便于在树脂完全固化前，通过这个孔松开螺丝。为防止树脂进入螺丝通道，用一个棉花棒来占据螺丝通道（图22.25）。棉花棒应该留出足够的长度，用镊子或者血管钳可以轻松地取出。

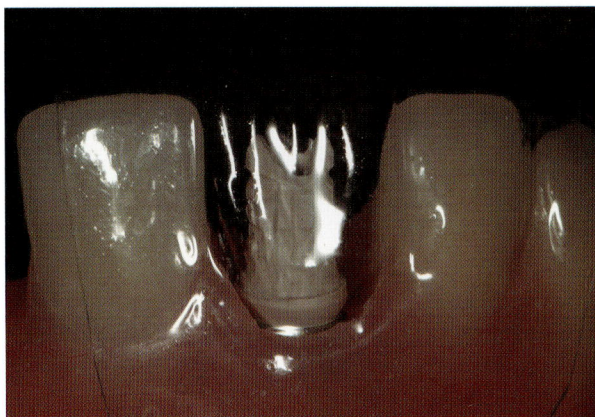

图22.23 利用透明模板来确认临时基台是否有足够预备量。

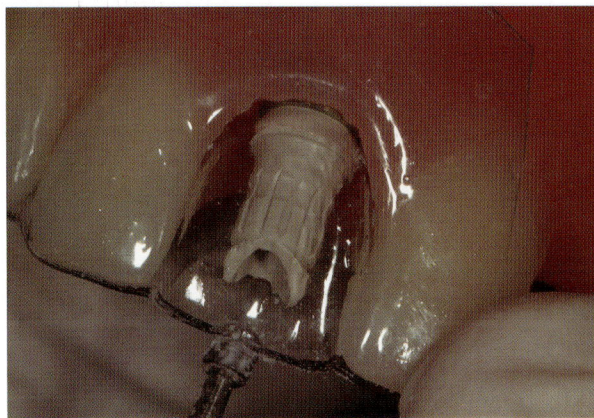

图22.24 为了使固定螺丝能够进入到基台内，用8号圆钻在透明模板上打一个洞。

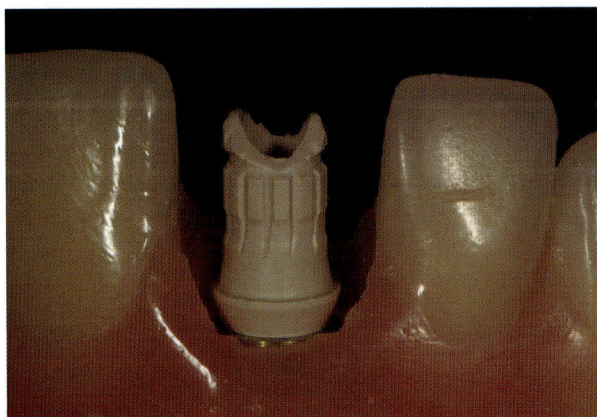

图22.22 用高速金刚砂车针切除临时基台的多余部分。

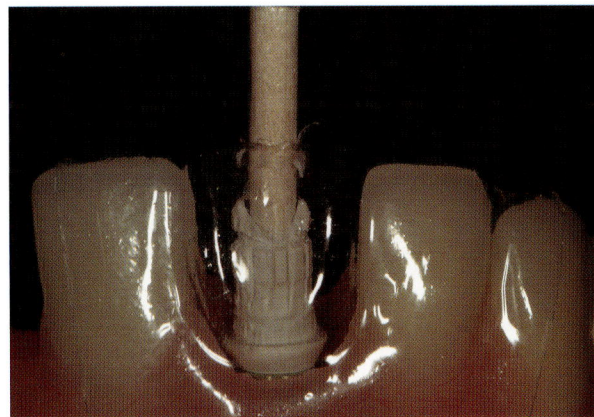

图22.25 为了阻止树脂进入螺丝通道，用短棉棒堵住通道。

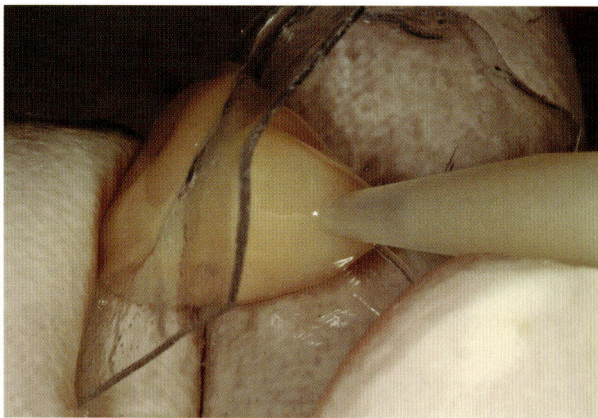

图22.26　合适颜色的双丙烯酸临时冠树脂注射到透明模板内，计时器计时。

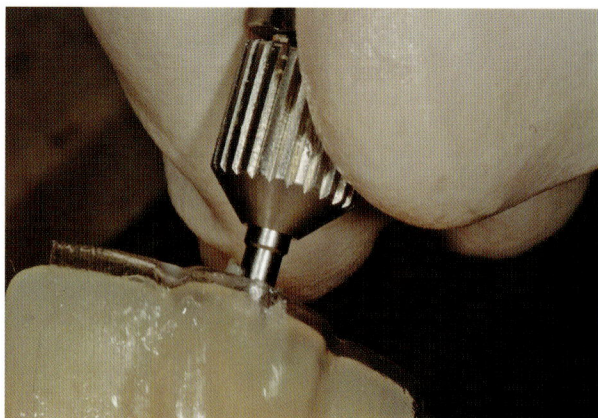

图22.28　首次就位后，取出棉花棒，插入手用螺丝刀。

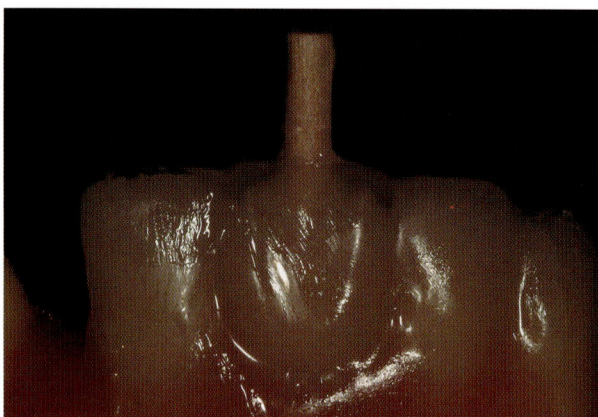

图22.27　模板的开口与棉花棒对齐，模板完全在邻牙上就位。

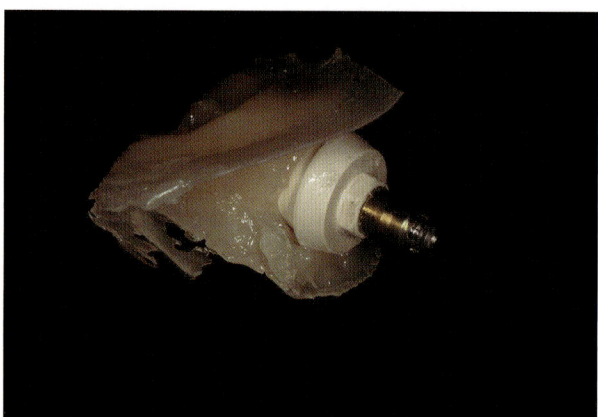

图22.29　双丙烯酸树脂固化后，松开固位螺丝，树脂和临时基台就作为一个整体取出。

用合适颜色的双丙烯酸树脂充填到中空的模板内（图22.26），在邻牙上就位，露出棉棒的末端（图22.27）。如果是直接法制作种植体支持的临时冠，一般选用双丙烯酸树脂而不用异丁烯酸，基于以下几个原因：①双丙烯酸的调拌枪和自混合胶囊比其他手调粉液混合型树脂使用方便；②固化反应速度比较快；③双丙烯酸树脂气味比较好；④更少的变形和体积收缩；⑤固化反应发热少；⑥更容易用光固化流动树脂修补瑕疵。

　　20秒钟以后，去除棉花棒，插入螺丝刀（图22.28）。90～120秒的聚合固化反应后，拧下固定螺丝，从牙齿上去掉模板，从口内将树脂和临时基台一起取出，继续固化1～2分钟（图22.29）。

　　由于临时基台周围软组织会很快塌陷，因此双丙烯酸树脂无法达到临时基台的肩台部，龈

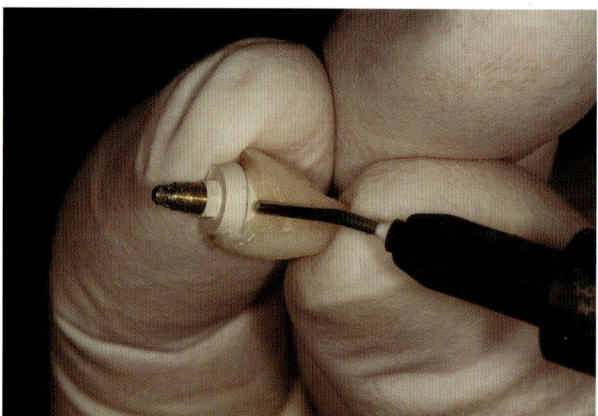

图22.30　同色的流动树脂注射到临时基台龈下部分的空腔里。

缘和龈下种植体颈部之间会有空腔。临时冠固化和初步修整后，将流动树脂注入上述空腔内并固化（图22.30）。用含金属的橡皮轮，如9554M（Komet USA, Rock Hill, SC）对临时冠修形和抛

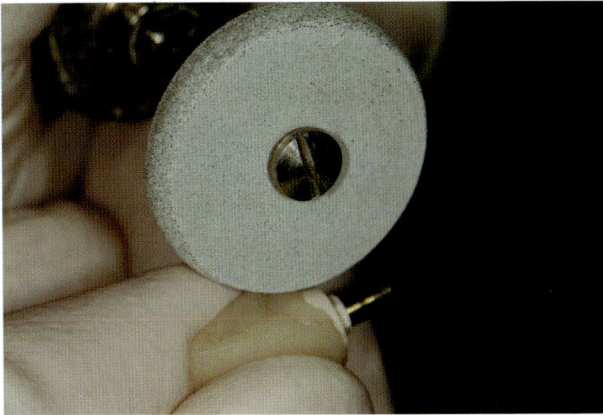

图22.31 使用含金属的橡皮轮对临时冠进行修改成形。

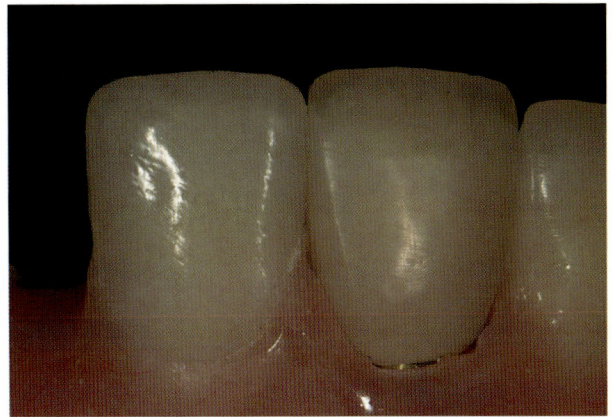

图22.32 经过外形修整和抛光后,种植体支持的临时冠口内就位,用手用螺丝刀扭紧到合适的扭矩。

光(图22.31)。通过增减树脂来获得理想的软组织穿龈轮廓(Blatz and Gamorena, 2005; Lazzara, 1993; Lorenzoni et al., 2003; Potashnick, 1998; Sadan et al., 2004; Touati, 1997)。通过临时冠来增加或者减少软组织的压力,可以细微地影响软组织水平(Grunder et al., 2005)。特别要指出的是,可以通过下列方式修改临时冠,来改变种植体周围软组织形态:

· 增加唇侧龈下部分外形突度会导致唇侧牙龈根向迁移;

· 减少唇侧龈下部分外形突度会导致唇侧牙龈冠向迁移;

· 增加邻面龈下部分外形突度(同时将邻面接触点向冠方移动)会导致龈乳头冠向迁移;

· 减少邻面龈下部分外形突度会导致龈乳头根向迁移。

这项技术的局限性在于临时修复体和最终修复体必须与邻牙和对侧同名牙保持高度的美学一致性(Froum et al., 2007; Macintosh and Sutherland, 2004)。最重要的是,临时冠唇侧穿龈部分形态应该模拟牙根效果,重建出合适的软组织形态(Tarnow and Eskow, 1996)。软组织成形过程要求很精细,并且没有具体的可量化数据。在美学关键区域,一个细微的改变可能会影响最终的成败。

修改临时冠外形的目的,主要是获得一个理想的过渡,从种植体颈部的圆柱形,过渡到天然牙穿龈部分的三维外形。临时冠应该直接诱导种植体周

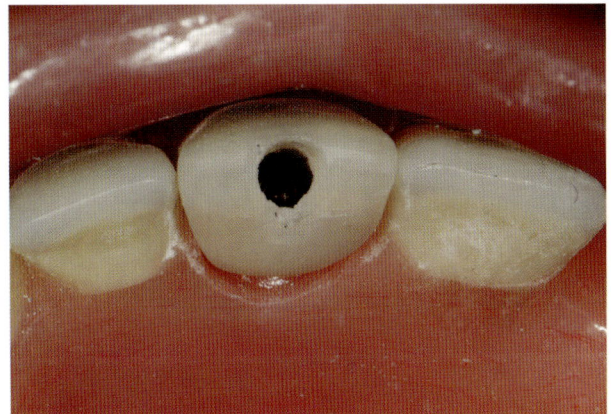

图22.33 螺丝孔入口应该稍微偏向切缘的腭侧。

围黏膜的成形,而这些黏膜形态最终影响最终修复体的牙龈形态(Cooper, 2008)。

进一步外形精修后,要检查咬合接触情况。即刻种植即刻修复后,在正中咬合、正中关系位以及任何侧方运动时,都必须避免咬合接触。用抛光膏最后抛光后,临时冠用合适的扭矩固定(图22.32)。入口可以用聚合硅氧烷例如Memosil®(Heraeus Kulzer LLC, South Bend, IN)来封住。当入口是可见的,比如下颌牙齿的咬合面,或者植体长轴从前牙唇面穿出,螺丝孔内可以填塞棉球,然后用与临时冠树脂同色流动树脂封洞然后打磨抛光(图22.33、图22.34)。

一旦临时修复体的龈下部分形成了理想的牙龈形态,修复体必须保留在原位,直到软组织成

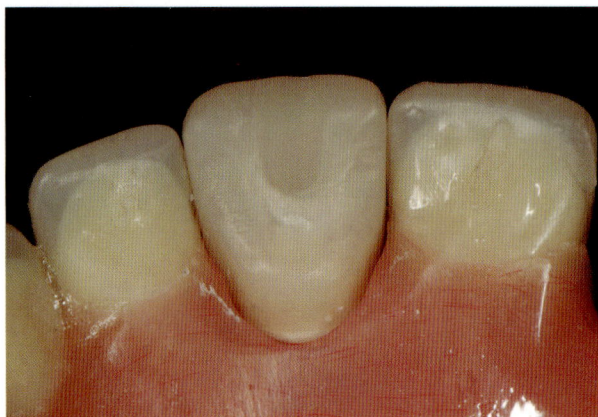

图22.34　用一团棉球覆盖在固位螺丝上，然后用流动树脂填塞洞口。

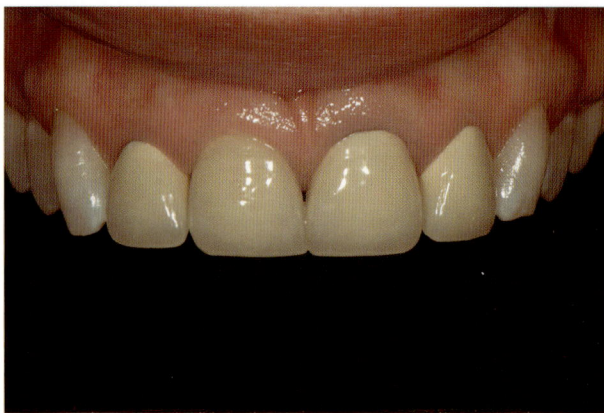

图22.35　两颗冠修复的中切牙需要拔除。

熟到可以取模。应该尽量避免反复取出和调改临时冠，因为会增加骨组织的吸收和软组织的退缩（Abrahamsson et al., 1997; Romanos, 2009）。技工可以通过临时修复体的形态和软组织轮廓来设计最终修复体。

## 牙支持的临时修复体改良后用于种植体周围软组织成形

如果种植位点的邻牙需要一个新的修复体或者是将要更换修复体时，就可以使用牙支持式临时冠，具有以下优点：①外科医生和修复医生不需要预约同一次就诊，外科医生可以取出临时冠，拔除失败的牙齿，再重新粘上临时冠。而修复医生也有选择的余地，是同次或者延期进行软组织成形；②临时冠由牙齿来支持，种植位点和种植体避免了潜在的受载风险；③在一些软硬组织不良的位点，需要较长的治疗周期，技工中心制作的临时冠比椅旁制作的更持久，颜色更稳定；④在后续的位点软组织诱导成形以及修复治疗过程中，牙齿支持式临时冠能快速取出，修改以及再复位也容易；⑤当种植位点软组织解剖改变而需要调整临时冠时，丙烯酸树脂修复体也容易去除或调改。

技工中心制作牙支持式临时冠的第一步，是制作拟修复部位的诊断蜡型。技工在诊断模型上最少量的预备基牙，然后用合适颜色的丙烯酸树脂制作修复体（图22.35、图22.36）。如果种植位点牙齿

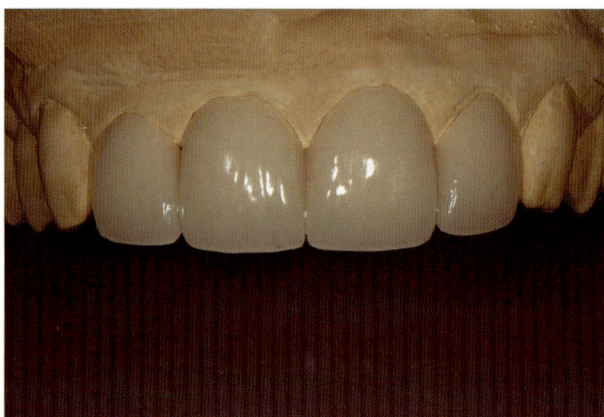

图22.36　根据诊断蜡型，制作树脂临时修复体。

已经缺失或者即将拔除，牙医应该告诉技工制作桥体。但如果这些牙齿将以后拔除，则也应该做最少量的预备。

先由修复医生进行牙体预备（图22.37），检查临时冠是否完全就位，然后用自凝丙烯酸树脂重衬临时冠。调整咬合并抛光完成后，如果择期安排种植手术，则用临时水门汀粘接临时冠（图22.38）。如果即刻进行种植手术，临时冠就套在基牙上，不用粘固。外科治疗时，外科医生去除临时冠，进行拔牙，移植乃至种植体植入等操作（图22.39），临时冠适当缓冲后再重新粘接（图22.40）。多次外科手术时可以重复这样的操作程序。如果在种植体植入时就要进行软组织诱导成形，修复医生可以安装临时基台，当场用自凝丙烯酸树脂或者是双丙烯酸树脂按照前述的方法来塑造

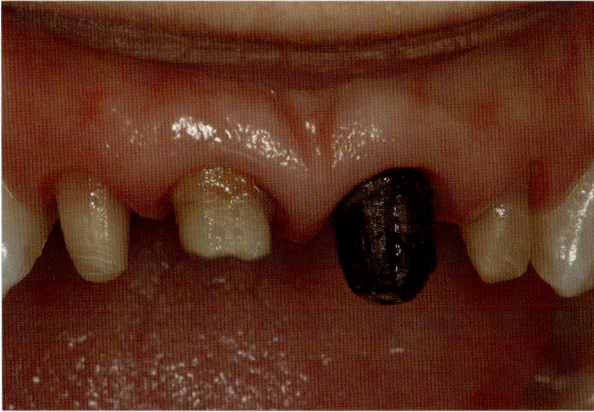

图22.37　去除现有修复体，精细预备4颗切牙。

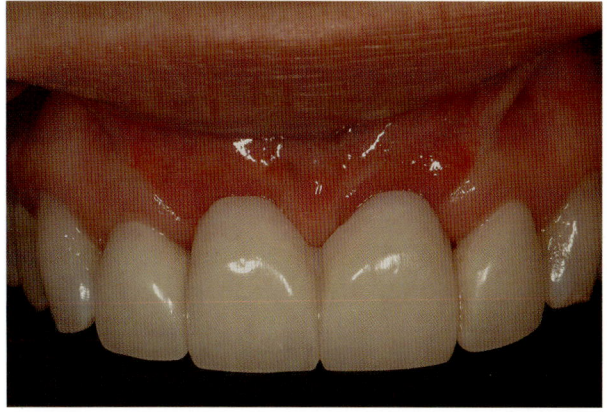

图22.40　中切牙拔除后，临时冠内产生的空洞由种植医生用丙烯酸树脂充填，然后将修复体重新粘接。

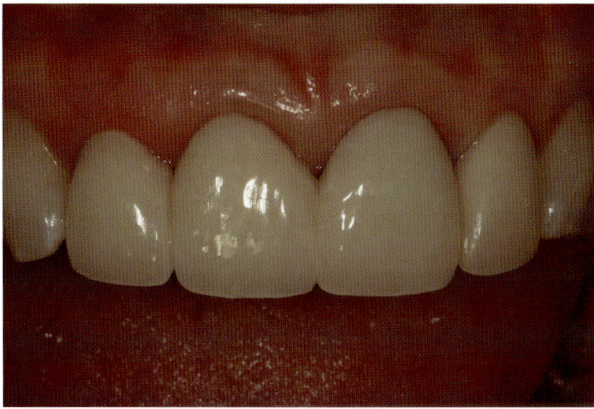

图22.38　重衬过的临时修复体用临时水门汀粘接，然后将患者转诊到种植医生处进行拔牙和种植手术。

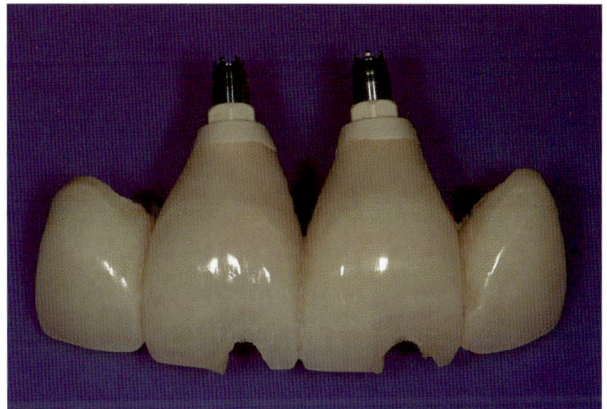

图22.41　种植体安装好以后，修复医生再掏空中切牙桥体，安装临时基台，进行软组织诱导成形。

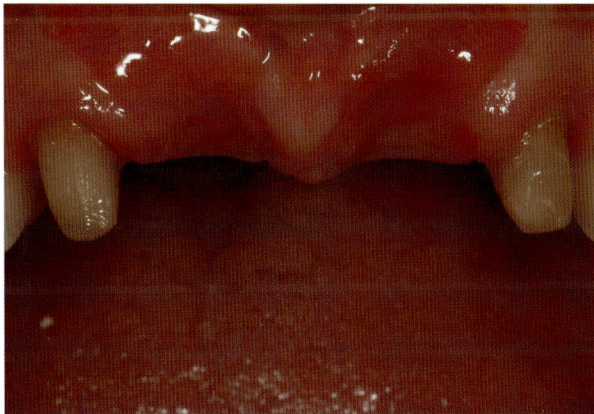

图22.39　拔牙和植骨手术在种植手术前完成。

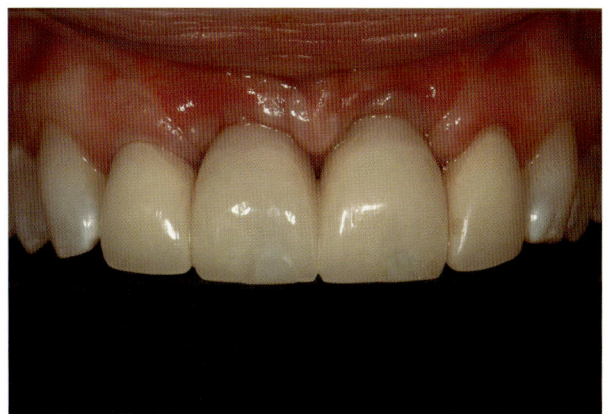

图22.42　修改过的临时冠刚就位时，牙龈变白，龈沟形态变得不均匀。

临时冠理想的穿龈轮廓。如果牙龈软组织诱导成形预约在下次进行，修复医生可以根据种植位点来缓

冲桥体，下次再在口内安装临时基台并塑造穿龈轮廓（图22.40～图22.43）。

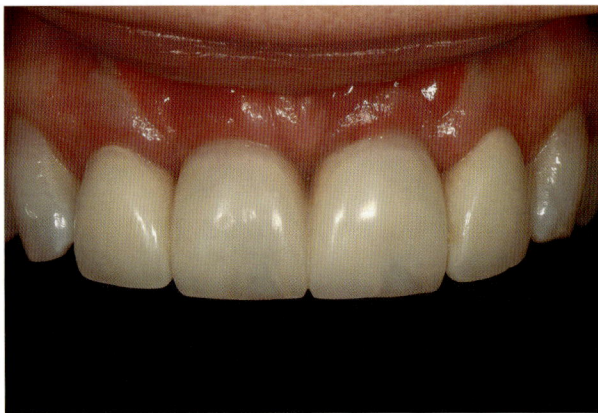

图22.43 持续诱导几周后，种植体周围的软组织适应了植体支持的临时冠外形。

## 记录临时冠诱导成形的软组织轮廓

具有理想外形的种植体支持临时修复体能将现有的软组织诱导成形到最佳状态。一旦修复医生用临时冠塑造出种植体周围软组织最理想的穿龈轮廓时，最终基台和修复体就应该复制并保持同样的形态。标准印模方法难获取已经诱导成形的软组织形态（Cooper, 2008）。技工可以用临时冠作为参考来获得最终修复体的龈上和龈下形态。这些信息可以通过以下途径传递给技工：用临时修复体来取印模（Elian et al., 2007; Paranhos and Oliveira, 2001; Tsai, 2007）；用标准取模桩添加树脂来复制临时冠穿龈轮廓（Blatz and Gamorena, 2005; Hinds, 1997; Polack, 2002; Shor et al., 2008）；软组织解剖形态的数码照片可以送到技工中心，用专门磨改人工牙龈硅橡胶的磨头来修改模型上的软组织穿龈轮廓。

在一些重要的美学区域，作者更喜欢用临时冠来取印模。临时基台必须精确就位。当要获取多个牙单位的印模时，通过夹板固定临时修复体能获得更高的精度。

为了捕捉临时冠塑造的软组织解剖形态，可以将临时冠在口内就位，用高精度的聚醚硅橡胶取模。然后取下临时冠，先放置愈合基台，避免软组织塌陷。将种植体替代体通过固位螺丝连接在临时冠上，然后将临时冠在印模内复位。用粉红色的

人工牙龈材料，如Gingival Mask HP（Henry Schein Inc., Melville, NY）注射到临时冠暴露部分的周围，延伸到种植体替代体肩台根方以下。人工牙龈材料有两方面的作用：第一，使临时冠更稳固地停留在印模内。第二，作为软组织代型。用超硬石膏灌制模型。待模型固化后，取下临时冠，戴回患者口内，此次就诊结束。最终的修复体很容易进入已经成熟的软组织龈沟内，而已经诱导成熟的软组织将由最终修复体和基台来支撑。这项技术的优点是操作简单，并且能够准确地复制软组织的形态，但也有两个缺点，一是灌模要由牙医来完成；二是患者一般需等待30分钟，直至模型硬固。

## 最终基台和修复体

只靠最终修复体也有可能获得理想的软组织形态，而并非一定要依赖于临时修复体。Knode（1995）等成功地利用最终修复体引导了软组织的愈合。Mankoo（2008）等用有力的证据指出，对于连续多颗牙种植修复，临时冠对于软组织诱导成形并非必需。他的所有患者都采用粘接固位的最终修复体，软组织就直接在最终修复体周围生长成熟。牙列缺损患者可以省略临时修复体诱导软组织成形的阶段，而直接安装最终修复体，这取决于外科医生、修复医生和技工的经验、能力与要求（图22.44~图22.47）。

无论是采用临时冠还是直接戴入最终修复体，可能最后获得的牙龈解剖形态都是相同的（Jemt, 1999; Ryser et al., 2005）。但临时冠能在最终修复体完成前，对牙龈形态进行诱导，同时可以缩短治疗时间，因为软组织成熟和骨整合是同步进行的（Jemt, 1999; Schropp et al., 2005）。在上颌无牙颌全口重建的病例，种植体支持的临时修复体可以帮助评估唇部支持、牙齿排列和形态，增强患者的修复信心（Hegenbarth and Holst, 2007），也能改善软组织的形态（Gallucci et al., 2004）。然而作者也在上颌无牙颌修复时，直接从可摘局部义齿到了最终种植修复体，并无前期的软组织诱导成形过程，也能获得同样理想的美学效果（图22.48~图

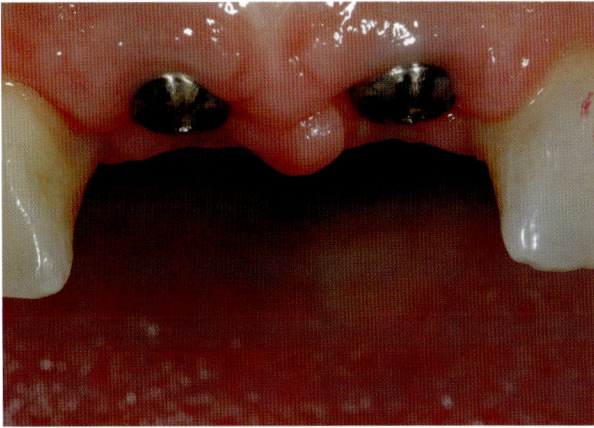

图22.44 上颌中切牙种植修复。

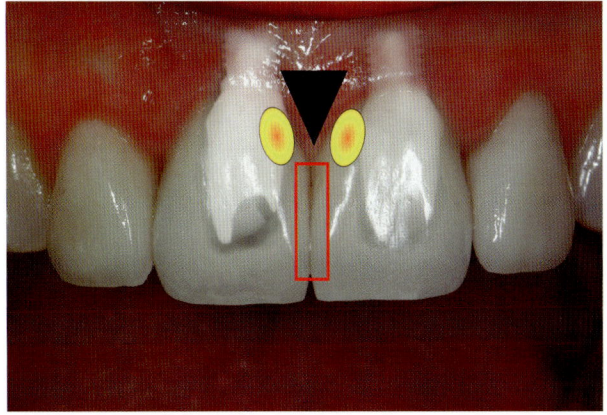

图22.47 解剖形态的基台龈下部分（X线重叠图），长接触区（红色方框），邻面高明度陶瓷（金色卵圆形），优化了种植修复体的美学效果。

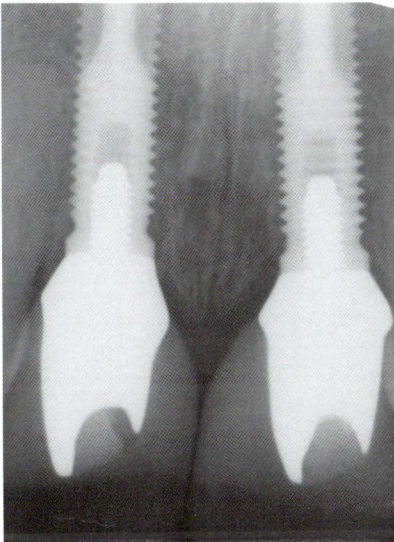

图22.45 理想的种植体间距有利于保存牙槽骨间隔。

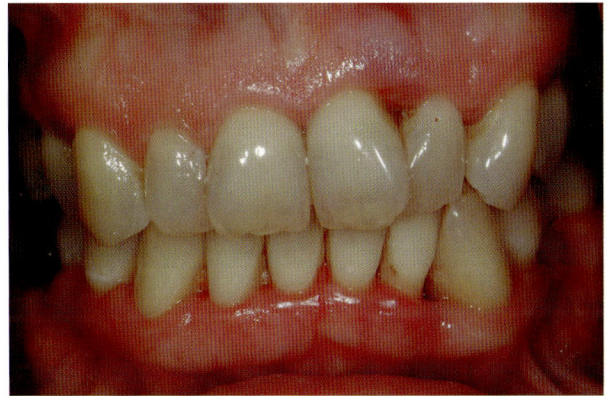

图22.48 上颌所有余留牙都有严重的牙周病，无保留价值。

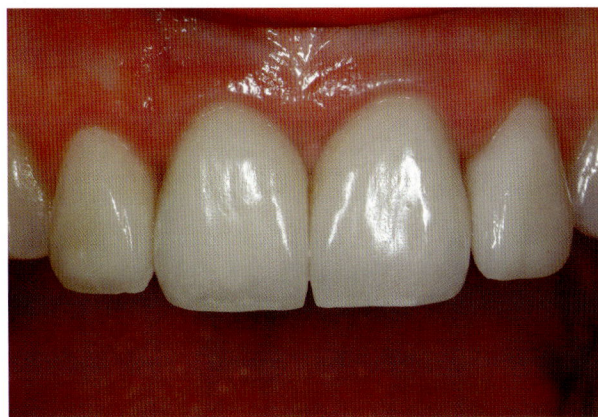

图22.46 中切牙的种植修复体全瓷冠和侧切牙的瓷贴面重建了前牙区的美学平衡。

22.51）。

从愈合基台直接到最终修复体的修复方式有一个潜在问题，即如果穿龈的解剖形态与最终修复体不匹配，则必须重做修复体来关闭缝隙；或者是修复体外形过大，则龈乳头和龈缘就会成形不足。

在戴最终修复体时，种植体基台和冠应该很容易在前期已经诱导成形的龈沟内就位。有3个补充的措施可以增加软组织的美学形态（Priest, 2007）：第一，龈下基台外形应该保持前期诱导成的形态；第二，接触区延长，向龈方延伸，以弥补牙龈乳头高度降低所产生的黑三角；第三，在修复体邻面龈下部位采用荧光瓷粉或高明度瓷粉，减小暗影效应（图22.44～图22.47）（Magne et al., 1999）。

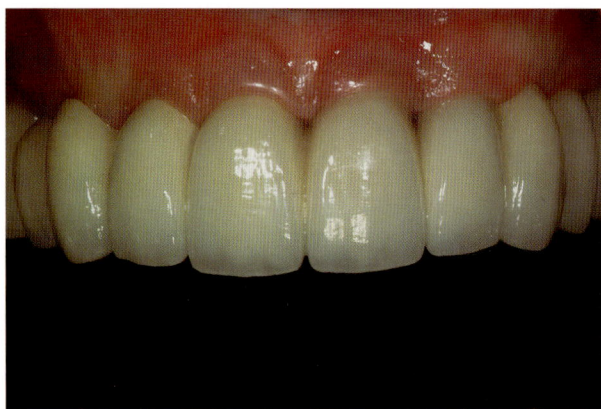

图22.49　龈缘水平平衡，长接触区弥补了龈乳头高度的不足。

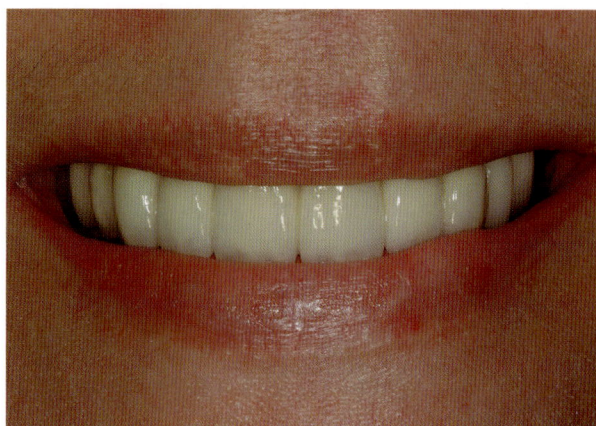

图22.50　尽管没有前期的软组织诱导成形，最终修复体的美学效果还是可以接受的。

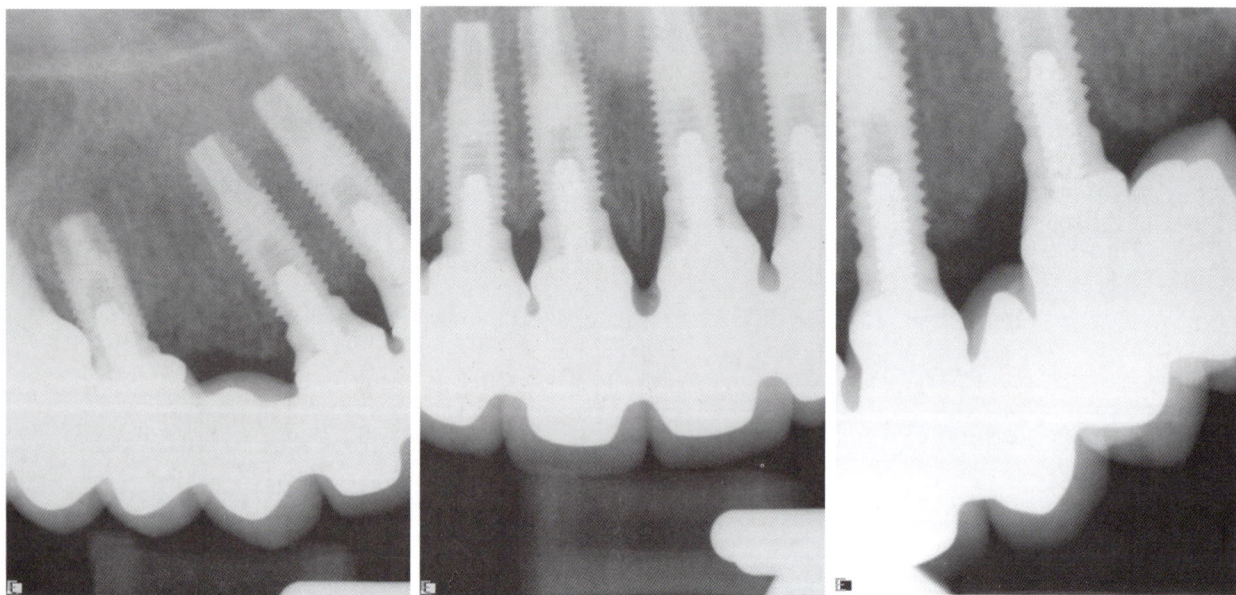

图22.51　X线片检查显示，植体、基台以及修复体支架之间的连接很精密。

牙龈软组织诱导并不能保证获得完美的龈缘水平。Kokich等（2006）发现非专业的人士甚至不能发现高达2mm的牙龈乳头不协调。因此，某种程度上的不对称，在绝大部分患者看来还是可以接受的。

此外，绝对的乳头高度和穿龈深度并不是美学的决定因素，如果软组织的相对对称性和平衡性达到了，也是可以接受的。例如，在进行单颗或者两颗中切牙的种植修复后，中切牙之间的龈乳头往往会变短。如果延长接触区域来消除黑三角，穿龈高度一致，龈缘水平相似，软组织美学效果仍然是赏心悦目的（图22.52～图22.54）。另外，如果单侧侧切牙缺失，由于种植修复体和对侧同名牙的视觉差异，龈乳头的缩短会显得更明显。尽管如此，患者还是会接受这些细小的差异。

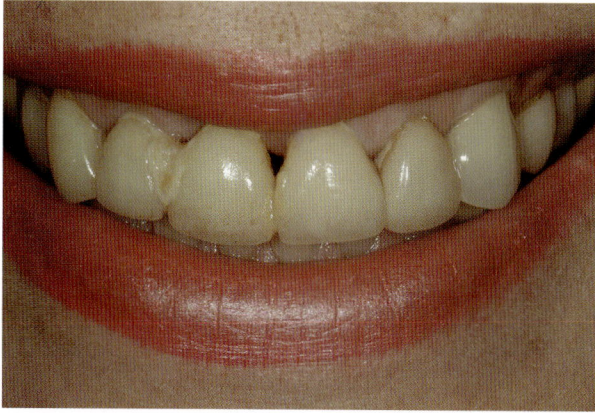

图22.52　由于右上中切牙外伤脱位，牙龈乳头高度丧失，出现了不美观的黑三角（脱位牙已经复位并粘接固定）。

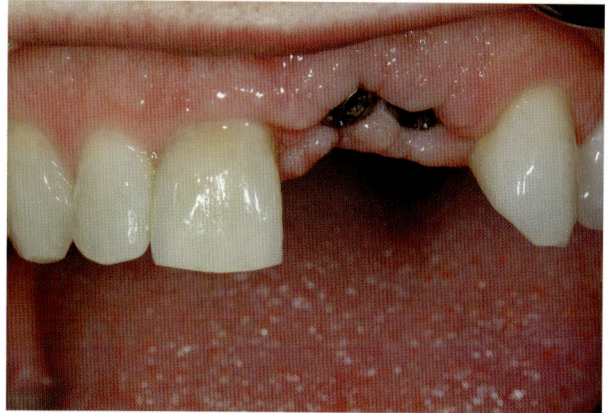

图22.55　8年前因车祸导致上颌右中切牙和侧切牙外吸收，来修复医生处就诊时，软组织因拔牙和种植手术而明显缺损。

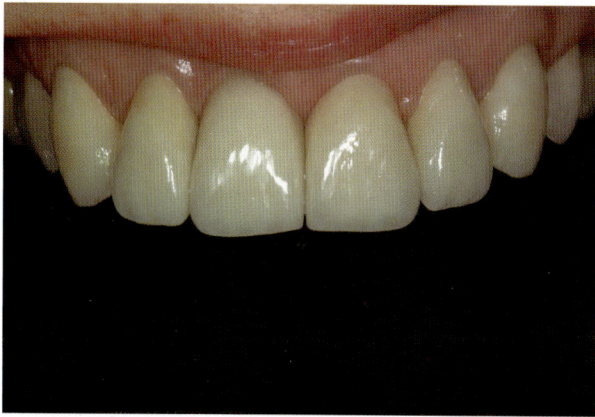

图22.53　冠延长术后获得了相似的龈缘水平，新的修复体用较长的接触区消除了黑三角，平衡了前牙美学效果。

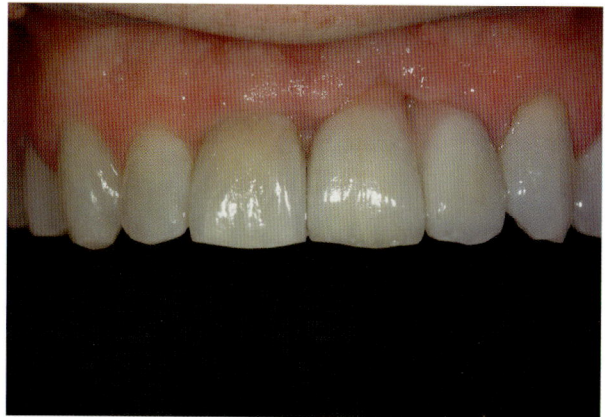

图22.56　用牙龈瓷来恢复缺损的牙龈。

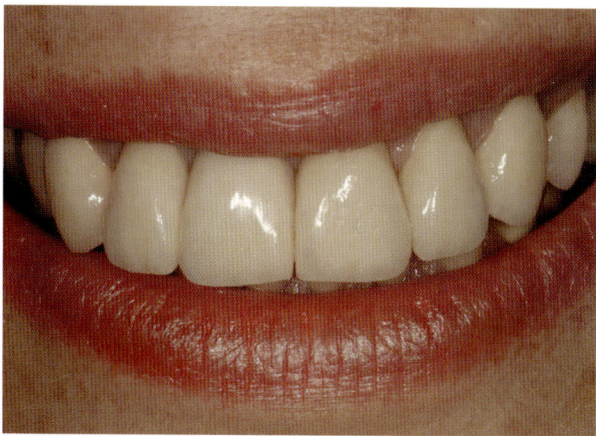

图22.54　修复体弥补了龈乳头变短造成的不利影响，患者对重新获得的微笑很满意。

## 用牙龈瓷来修复软组织缺损

当修复体的理想龈缘水平无法实现时，另一个选择就是使用牙龈色树脂或者陶瓷材料（图22.55～图22.57）（Priest and Lindke, 1998）。一些骨组织和软组织缺损太大，无法用常规的牙槽嵴重建手术来恢复正常的牙龈水平。由于消费、时间因素、创伤，或者是较低的美学需求，一些患者不愿意或者是不能够承受额外的外科手术。对于牙槽嵴缺损很大的患者，特别是无牙颌患者，活动义齿也是一种选择。相较于固定义齿而言，活动义齿制作简单，费用也低（Misch et al., 2006）。固定修复中的软硬组织重建要求医生有更好的技术能力，同时

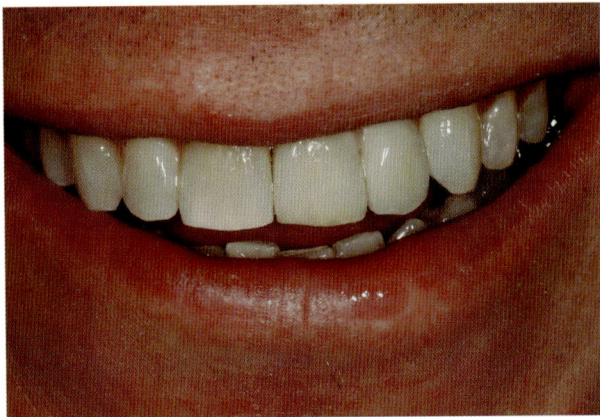

图22.57 微笑时，正常的牙冠比例，以及人工龈乳头有助于获得美学平衡。

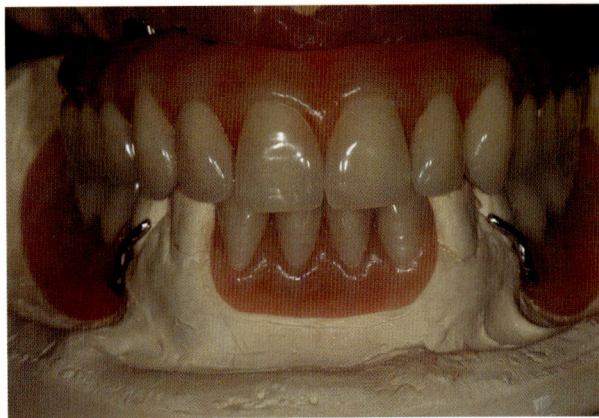

图22.59 个性化的丙烯酸树脂加入修复体成为其一部分。

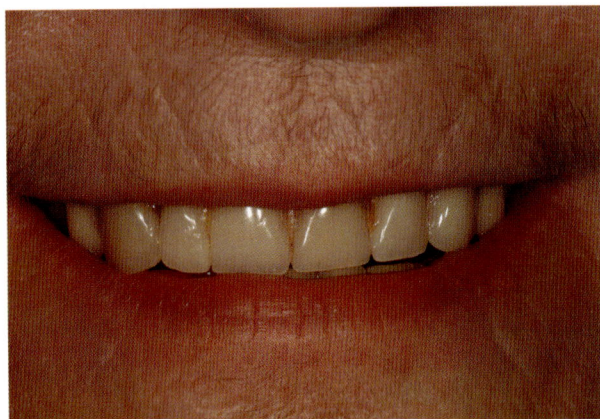

图22.58 由于对传统义齿不满意，一位无牙颌患者选择了种植修复。

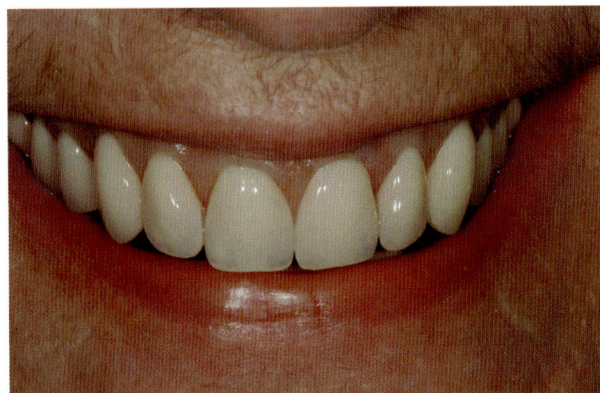

图22.60 甚至在夸张的大笑时，天然牙龈和人工牙龈界面仍然被掩藏了。

也可以获得更佳的美学效果（Hoist et al., 2005）。对于一些大的修复体，固定修复体可以设计为牙龈色基托和单独的牙冠，也可以设计成融为一体的修复体。人工牙龈和天然牙龈的界面不容易隐藏，所以，当这个界面位于笑线以下时，人工牙龈是最有效的修复方式（图22.58～图22.60）。使用人工牙龈材料可以同时达到两个目的：第一，患者看上去具有正常的龈缘水平和龈乳头高度；第二，牙冠比例更加协调，因为不需要向根方延伸。修复体的龈端形态要有利于自洁和清洁，同时也要牙龈保持足够的接触，避免说话时漏风。

## 结论

种植修复的美学依赖于软硬组织的形态。改善正常牙龈的解剖形态，已经超越牙齿的外形和颜色成为种植修复美学的主要障碍。外科技术和修复理念的发展，为种植治疗提供了更好更协调一致的软组织美学。种植位点保存和预备，以及接下来的理想的种植体植入，仍然是种植体周围软组织形态的决定因素。接下来，修复医生必须尽最大努力，利用临时修复体和永久修复体的龈下部分形态，塑造最理想的软组织穿龈轮廓。种植临时冠已经从骨整合、软组织整合阶段的暂时权宜之计进化为不可或缺的治疗手段，用于评价患者预期，协助医技沟通，优化最终的种植修复效果。美学效果理想的临时修复体是种植美学修复连续进程中的一部分，为软组织成形提供了支撑，可以帮助种植医生、修复医生以及患者评估修复效果。在一些软组织条件不理想的病例中，采用修复学手段模拟牙龈也是一种选择。毋庸置疑，软组织美学技术与口腔种植学结合，目前已经能媲美，甚至超过传统口腔修复学能达到的美学效果。

# 参考文献

Abboud M, Koeck B, Stark H, Wahl G, Paillon R. Immediate loading of single-tooth implants in the posterior region. *Int J Oral Maxillofac Implants* 2005; **20**(1):61–68.

Abrahamsson I, Berglundh T, Lindhe J. The mucosal barrier following abutment dis-reconnection: an experimental study in dogs. *J Clin Periodontol* 1997; **24**(8):568–572.

Andersen E, Haanæs HR, Knutsen BM. Immediate loading of single-tooth ITI implants in the anterior maxilla: a prospective 5-year pilot study. *Clin Oral Implants Res* 2002; **13**(3):281–287.

Avila G, Galindo P, Rios H, Wang H-L. Immediate implant loading: current status from available literature. *Implant Dent* 2007; **16**(3):235–245.

Belser UC, Bernard J-P, Buser D. Implant-supported restorations in the anterior region: prosthetic considerations. *Pract Periodontics Aesthet Dent* 1996; **8**(9):875–884.

Belser UC, Schmid B, Higginbottom F, Buser D. Outcome analysis of implant restorations located in the anterior maxilla: a review of the recent literature. *Int J Oral Maxillofac Implants* 2004; **19**(Suppl.):30–42.

Biggs WF. Placement of a custom implant provisional restoration at the second-stage surgery for improved gingival management: a clinical report. *J Prosthet Dent* 1996; **75**(3): 231–233.

Blatz M, Gamorena I. Transferring an optimized emergence profile of anterior implant-supported restorations. *Pract Proced Aesthet Dent* 2005; **17**(8):542.

Buser D, Bornstein MM, Weber HP, Grütter L, Schmid B, Belser UC. Early implant placement with simultaneous guided bone regeneration following single-tooth extraction in the esthetic zone: a cross-sectional, retrospective study in 45 subjects with a 2- to 4-year follow-up. *J Periodontol* 2008; **79**(9):1773–1781.

Buser D, Martin W, Belser UC. Optimizing esthetics for implant restorations in the anterior maxilla: anatomic and surgical considerations. *Int J Oral Maxillofac Implants* 2004; **19**(Suppl.): 43–61.

Cannizzaro G, Leone M, Consolo U, Ferri V, Esposito M. Immediate functional loading of implants placed with flapless surgery versus conventional implants in partially edentulous patients: a 3-year randomized controlled clinical trial.

*Int J Oral Maxillofac Implants* 2008; **23**(5):867–875.

Castellon P, Casadaban M, Block MS. Techniques to facilitate provisionalization of implant restorations. *J Oral Maxillofac Surg* 2005; **63**(Suppl. 2):72–79.

Chaushu G, Chaushu S, Tzohar A, Dayan D. Immediate loading of single-tooth implants: immediate versus non-immediate implantation. A clinical report. *Int J Oral Maxillofac Implants* 2001; **16**(2):267–272.

Chee WWL, Donovan T. Use of provisional restorations to enhance soft-tissue contours for implant restorations. *Compend Contin Educ Dent* 1998; **19**(5):481–489.

Chen ST, Wilson TG, Hämmerle CH. Immediate or early placement of implants following tooth extraction: review of biologic basis, clinical procedures, and outcomes. *Int J Oral Maxillofac Implants* 2004; **19**(Suppl.):12–15.

Choquet V, Hermans M, Adriaenssens P, Daelemans P, Tarnow DP, Maevez C. Clinical and radiographic evaluation of papilla level adjacent to single-tooth dental implants. A retrospective study of the maxillary anterior region. *J Periodontol* 2001; **72**(10):1364–1371.

Cobb GW, Reeves GW, Duncan JD. Guided tissue healing for single-tooth implants. *Compend Contin Educ Dent* 1998; **20**(6):571–582.

Cooper LF. Objective criteria: guiding and evaluating dental implant esthetics. *J Esthet Dent* 2008; **20**(3):195–205.

Cooper LF, Ellner S, Moriarty J, Felton DA, Paquette D, Molina A, Chaffee N, Asplund P, Smith R, Hostner C. Three-year evaluation of single-tooth implants restored 3 weeks after 1-stage surgery. *Int J Oral Maxillofac Implants* 2007; **22**(5): 791–800.

Cornelini R, Cangini F, Covani U, Wilson TG Jr. Immediate restoration of implants placed into fresh extraction sockets for single-tooth replacement: a prospective clinical study. *Int J Periodontics Restorative Dent* 2005; **25**(5):439–447.

Covani U, Bortolaia C, Barone A, Sbordone L. Bucco-lingual crestal bone changes after immediate and delayed implant placement. *J Periodontol* 2005; **75**(12):1605–1612.

Covani U, Crespi R, Cornelini R, Barone A. Immediate implants supporting single crown restoration: a 4-year prospective study. *J Periodontol* 2004; **75**(7):982–988.

De Kok IJ, Chang SS, Moriarty JD, Cooper LF. A retrospective analysis of peri-implant tissue responses at immediate load/ provisionalized microthreaded implants. *Int J Oral Maxillofac Implants* 2006; **21**(3):405–412.

Degidi M, Piattelli A, Hibli JA, Strocchi R, Lezzi G. Bone formation around a dental implant with a platform switching and another with a TissueCare connection: a histologic and histomorphometric evaluation in man. *Titanium* 2009; **1**(1):8–15.

Del Fabbro M, Testori T, Francetti L, Taschieri S, Weinstein R. Systematic review of survival rates for immediately loaded dental implants. *Int J Periodontics Restorative Dent* 2006; **26**(3):249–263.

Dieterich J. Implant crowns with a natural emergence profile. *Dent Dialogue* 2003; **3**(1):8–15.

Elian N, Tabourian G, Jalbout ZN, Classi A, Cho S-C, Froum S, Tarnow DP. Accurate transfer of peri-implant soft tissue emergence profile from the provisional crown to the final prosthesis using an emergence profile cast. *J Esthet Restor Dent* 2007; **19**(6):306–315.

Ericsson I, Nilson H, Lindh T, Nilner K, Randow K. Immediate functional loading of Brånemark single tooth implants. An 18 months' clinical pilot follow-up study. *Clin Oral Implants Res*

2000; **11**(1):26–33.

Friedmann A, Kaner D, Leonhardt J, Bernimoulin J-P. Immediate substitution of central incisors with an unusual paraplasia by a newly developed titanium implant: a case report. *Int J Periodontics Restorative Dent* 2005; **25**(4):393–399.

Froum SJ, Cho S-C, Francisco H, Park Y-S, Elian N, Tarnow DP. Immediate implant placement and provisionalization—two case reports. *Pract Proced Aesthet Dent* 2007; **19**(10):621–628.

Gallucci GL, Bernard J-P, Bertosa M, Belser UC. Immediate loading with fixed screw-retained provisional restorations in edentulous jaws: the pickup technique. *Int J Oral Maxillofac Implants* 2004; **19**(4):524–533.

Gallucci GO, Belser UC, Bernard J-P, Magne P. Modeling and characterization of the CEJ for optimization of esthetic implant design. *Int J Periodontics Restorative Dent* 2004; **24**(1):19–29.

Gapski R, Wang H-L, Mascarenhas P, Lang NP. Critical review of immediate implant loading. *Clin Oral Implants Res* 2003; **14**(5):515–527.

Glauser R, Zembic A, Hämmerle CHF. A systematic review of marginal soft tissue at implants subjected to immediate loading or immediate restoration. *Clin Oral Implants Res* 2006; **17**(Suppl. 2):82–92.

Grunder U, Gracis S, Capelli M. Influence of the 3-D bone-to-implant relationship on esthetics. *Int J Periodontics Restorative Dent* 2005; **25**(2):113–119.

Hall JAG, Payne AGT, Purton DG, Torr B, Duncan WJ, Kumara R. Immediately restored, single-tapered implants in the anterior maxilla: prosthodontic and aesthetic outcomes after 1 year. *Clin Implant Dent Relat Res* 2007; **9**(1):34–45.

Hegenbarth EA, Holst S. Esthetic alumina and zirconia rehabilitation: a team approach to treatment planning and material selection. *Eur J Esthet Dent* 2007; **2**(4):370–388.

Higginbottom F, Belser U, Jones JD, Keith SE. Prosthetic management of implants in the esthetic zone. *Int J Oral Maxillofac Implants* 2004; **19**(Suppl.):62–72.

Hinds KF. Custom impression coping for an exact registration of the healed tissue in the esthetic implant restoration. *Int J Periodontics Restorative Dent* 1997; **17**(6):585–591.

Hochwald DA. Surgical template impression during stage 1 surgery for fabrication of a provisional restoration to be placed at stage 2 surgery. *J Prosthet Dent* 1991; **66**(6): 796–798.

Hoist S, Blatz MB, Bergler M, Wichmann M, Eitner S. Implant-supported prosthetic treatment in cases with hard- and soft-tissue defects. *Quintessence* 2005; **36**(9):671–678.

Hui E, Chow J, Li D, Liu J, Wat P, Law H. Immediate provisional for single-tooth implant replacement with Brånemark system: preliminary report. *Clin Implant Dent Relat Res* 2001; **3**(2): 79–86.

Hüzeler MB, Ficki S, Zuhr O, Wachtel H. Clinical failures and shortfalls of immediate implant procedures. *Eur J Esthet Dent* 2006; **1**(2):128–140.

Jaffin RA, Kumar A, Berman CL. Immediate loading of implants in partially and fully edentulous jaws: a series of 27 case reports. *J Periodontol* 2000; **71**(5):833–844.

Jemt T. Restoring the gingival contour by means of provisional resin crowns after single-implant treatment. *Int J Periodontics Restorative Dent* 1999; **19**(1):20–29.

Jemt T, Lekholm U. Measurements of buccal tissue volumes at single-implant restorations after local bone grafting in maxillas: a 3-year clinical prospective study case series. *Clin Implant Dent* 2003; **5**(2):63–70.

Jivraj S, Reshad M, Chee WWL. Immediate loading of implants in the esthetic zone. *J Esthet Dent* 2005; **17**(5):320–325.

Kan JYK, Rungcharassaeng K. Immediate placement and provisionalization of maxillary anterior single implants: a surgical and prosthodontic rationale. *Pract Periodontics Aesthet Dent* 2000; **12**(9):817–824.

Kan JYK, Rungcharassaeng K. Site development for anterior single implant esthetics: the dentulous site. *Compend Contin Educ Dent* 2001; **22**(3):221–231.

Kan JYK, Rungcharassaeng K. Interimplant papilla preservation in the esthetic zone: a report of six consecutive cases. *Int J Periodontics Restorative Dent* 2003; **23**(3):249–259.

Kan JYK, Rungcharassaeng K, Oyama K, Chung S-H, Lozada JL. Computer-guided immediate provisionalization of anterior multiple adjacent implants: surgical and prosthodontic rationale. *Pract Proced Aesthet Dent* 2006; **18**(10): 618–623.

Kan JYK, Rungcharassaeng K, Sclar A, Lozada JI. Effects of the facial osseous defect morphology on gingival dynamics after immediate tooth replacement and guided bone regeneration: 1-year results. *J Oral Maxillofac Implants* 2007; **65**(Suppl. 1): 13–19.

Kinsel RP, Lamb RE. Tissue-directed placement of dental implants in the esthetic zone for long-term biologic synergy: a clinical report. *Int J Oral Maxillofac Implants* 2005; **20**(6): 913–922.

Knode H. Rehabilitation with implant-supported suprasturctures at the time of the abutment surgery: a case report. *Pract Periodontics Aesthet Dent* 1995; **7**(3):67–73.

Kois JC. Predictable single tooth peri-implant esthetics: five diagnostic keys. *Compend Contin Educ Dent* 2001; **22**(3): 199–208.

Kois JC, Kan JYK. Predictable peri-implant gingival aesthetics: surgical and prosthodontic rationales. *Pract Proced Aesthet Dent* 2001; **13**(9):691–698.

Kokich VO, Kokich VG, Kiyak A. Perceptions of dental professionals and laypersons to altered dental esthetics: asymmetric and symmetric situations. *Am J Orthod Dentofacial Orthop* 2006; **130**(2):141–151.

Kupeyan HK, May KB. Implant and provisional crown placement: a one stage protocol. *Implant Dent* 1998; **7**(3): 213–219.

Lazzara RJ. Managing the soft tissue margin: the key to implant aesthetics. *Pract Periodontics Aesthet Dent* 1993; **5**(5): 81–87.

Lazzara RJ, Porter SS. Platform switching: a new concept in implant dentistry for controlling post-restorative bone levels. *Int J Periodontics Restorative Dent* 2006; **26**(1):9–17.

Locante WM. The nonfunctional immediate provisional in immediate extraction sites: a technique to maximize esthetics. *Implant Dent* 2001; **10**(4):254–258.

Lorenzoni M, Pertl C, Zhang K, Wimmer G, Wegscheider WA. Immediate loading of single-tooth implants in the anterior maxilla. Preliminary results after one year. *Clin Oral Implants Res* 2003; **14**(2):180–187.

Macintosh DCT, Sutherland M. Method for developing an optimal emergence profile using heat-polymerized provisional restorations for single-tooth implant-supported restorations. *J Prosthet Dent* 2004; **91**(3):289–292.

Magne P, Magne M, Belser U. The esthetic width in fixed prosthodontics. *J Prosthodont* 1999; **8**(2):106–118.

Mankoo T. Maintenance of interdental papillae in the esthetic zone using multiple immediate adjacent implants to restore failing teeth—a report of ten cases at 2 to 7 years follow-up. *Eur J Esthet Dent* 2008; **3**(4):304–322.

Mathews DP. Soft tissue management around implants in the esthetic zone. *Int J Periodontics Restorative Dent* 2000; **20**(2):141–149.

McLaren EA. Provisionalization and the 3-D communication of shade and shape. *Contemp Esthet Restor Pract* 2000; **4**(5):48–60.

Mijiritsky E. Plastic temporary abutments with provisional restorations in immediate loading procedures: a clinical report. *Implant Dent* 2006; **15**(3):236–240.

Misch CE, Goodacre DJ, Finley JM, Misch CM, Marinbach M, Dabrowsky T, English CE, Kois JC, Cronin RJ Jr. Consensus conference panel report: crown-height space guidelines for implant dentistry—part 2. *Implant Dent* 2006; **15**(2):113–121.

Mitrani R, Phillips K, Kois JC. An implant-supported, screw-retained, provisional fixed partial denture for pontic site enhancement. *Pract Proced Aesthet Dent* 2005; **17**(10): 673–678.

Moy PK, Parainter PE. Chairside preparation of provisional restorations. *J Oral Maxillofac Surg* 2005; **63**(Suppl. 2): 80–88.

Myenberg KH, Imoberdorf MJ. The aesthetic challenges of single tooth replacement: a comparison of treatment alternatives. *Pract Periodontics Aesthet Dent* 1997; **9**(7):727–735.

Norton MR. A short-term clinical evaluation of immediately restored maxillary TIOblast single-tooth implants. *Int J Oral Maxillofac Implants* 2004; **19**(2):274–281.

Oates TW, West J, Jones J, Kaiser D, Cochran DL. Long-term changes in soft tissue height on the facial surface of dental implants. *Implant Dent* 2002; **11**(3):272–279.

Oliva J, Oliva X, Oliva JD. Zirconia implants and all-ceramic restorations for the esthetic replacement of the maxillary central incisors. *Eur J Esthet Dent* 2008; **3**(2):174–185.

Otonni JMP, Oliveira ZFL, Mansini R, Cabral AM. Correlation between placement torque and survival of single-tooth implants. *Int J Oral Maxillofac Implants* 2005; **20**(5):769–776.

Palattella P, Torsello F, Cordaro L. Two-year prospective clinical comparison of immediate replacement vs. immediate restoration of single tooth in the esthetic zone. *Clin Oral Implants Res* 2008; **19**(11):1148–1153.

Paranhos KS, Oliveira R. An impression technique to accurately transfer soft tissue contours for implant-supported restorations. Three case reports. *J Oral Implantol* 2001; **27**(6): 317–321.

Polack MA. Simple method of fabricating an impression coping to reproduce peri-implant gingiva on the master cast. *J Prosthet Dent* 2002; **88**(2):221–223.

Potashnick SR. Soft tissue modeling for the esthetic single-tooth implant restoration. *J Esthet Dent* 1998; **10**(3):121–131.

Priest GF. Optimal results in the esthetic zone with CAD/CAM implant abutments: a patient example. *Inside Dent* 2006; **2**(3):70–73.

Priest G. Esthetic potential of single-implant provisional restorations: selection criteria of available alternatives. *J Esthet Restor Dent* 2006; **18**(6):326–339.

Priest GF. The esthetic challenge of adjacent implants. *Int J Oral Maxillofac Surg* 2007; **65**(Suppl.):2–12.

Priest GF, Lindke L. Gingival-colored porcelain for implant prostheses in the esthetic zone. *Pract Periodontics Aesthet Dent* 1998; **10**(9):1231–1240.

Proussaefs P, Kan J, Lozada J, Kleinman A, Farnos A. Effects of immediate loading with threaded hydroxyapatite-coated root-form implants on single premolar replacements: a preliminary report. *Int J Oral Maxillofac Implants* 2002; **17**(4):567–572.

Reiser G, Dornbush JR, Cohen R. Initiating restorative procedures at first stage surgery with a positional index: a case study. *Int J Periodontics Restorative Dent* 1992; **12**(4): 279–293.

Romanos GE. Bone quality and the immediate loading of implants—critical aspects based on literature, research, and clinical experience. *Implant Dent* 2009; **18**(3):203–209.

Rosenqjist B, Grenthe B. Immediate placement of implants into extraction sockets: implant survival. *Int J Oral Maxillofac Implants* 1996; **11**(2):205–209.

Ryser MR, Block MS, Mercante DE. Correlation of papilla to crestal bone levels around single tooth implants in immediate or delayed crown protocols. *J Oral Maxillofac Surg* 2005; **63**(8):1184–1195.

Saadoun AP, LeGall M, Touati B. Selection and ideal tridimensional implant position for soft tissue aesthetics. *Pract Periodontics Aesthet Dent* 1999; **11**(9):1063–1072.

Saadoun AP, Sebbag P. Immediate implant placement and temporization: literature review and case studies. *Compend Contin Educ Dent* 2004; **25**(4):277–298.

Saadoun AP, Touati B. Soft tissue recession around implants: is it still unavoidable?—Part I. *Pract Proced Aesthet Dent* 2007; **19**(1):55–62.

Sadan A, Blatz MB, Salinas TJ, Block MS. Single-implant restorations: a contemporary approach for achieving a predictable outcome. *J Oral Maxillofac Surg* 2004; **62**(Suppl. 2): 73–81.

Schnitman PA, Wohrle PS, Rubenstein JE, DaSilva JD, Wang N-H. Ten-year results for Brånemark implants immediately loaded with fixed prostheses at implant placement. *Int J Oral Maxillofac Implants* 1997; **12**(4):495–503.

Schropp L, Isidor F, Kostopoulos L, Wenzel A. Interproximal papilla levels following early versus delayed placement of single-tooth implants: a controlled clinical trial. *Int J Oral Maxillofac Implants* 2005; **20**(5):753–761.

Shor A, Schuler R, Goto Y. Indirect implant-supported fixed provisional restoration in the esthetic zone: fabrication technique and treatment workflow. *J Esthet Restor Dent* 2008; **20**(2):82–97.

Sierraalta M, Razzoog ME. Restoring a severely resorbed maxillary anterior partially edentulous space using a one-piece titanium implant fixed partial denture: a clinical report. *J Prosthet Dent* 2007; **97**(4):187–190.

Tarnow DP, Cho SC, Wallace SS. The effect of inter-implant distance on the height of inter-implant bone crest. *J Periodontol* 2000; **71**(4):546–549.

Tarnow DP, Eskow RN. Preservation of implant esthetics: soft tissue and restorative considerations. *J Esthet Dent* 1996; **8**(1):12–19.

Testori T, Bianchi F, Del Fabbro M, Capelli M, Zuffetti F, Berlucchi I, Taschieri S, Francetti L, Weinstein RL. Implant aesthetic score for evaluating the outcome: immediate loading in the aesthetic zone. *Pract Proced Aesthet Dent* 2005; **17**(2): 123–130.

Touati B. Improving aesthetics of implant-supported restorations. *Pract Proced Aesthet Dent* 1995; **7**(9):81–93.

Touati B. The double guidance concept. *Pract Periodontics Aesthet Dent* 1997; **9**(9):1089–1094.

Touati B. Biologically driven prosthetic options in implant dentistry. *Pract Proced Aesthet Dent* 2004; **16**(7):517–520.

Touati B, Guez G, Saadoun A. Aesthetic soft tissue integration and optimized emergence profile: provisionalization and customized impression coping. *Pract Periodontics Aesthet Dent* 1999; **11**(3):305–314.

Tsai B-Y. Use of provisional restorations as implant impression copings. *J Prosthet Dent* 2007; **97**(6):395–396.

Vailati F, Belser UC. Replacing four missing maxillary incisors with regular- or narrow-neck implants: analysis of treatment options. *Eur J Esthet Dent* 2007; **2**(1):42–57.

Wohrle PS. Single-tooth replacement in the aesthetic zone with immediate provisionalization: fourteen consecutive case reports. *Pract Periodontics Aesthet Dent* 1998; **10**(9): 1107–1114.

# 第23章
# 生物工程概念

*Eduardo Anitua MD, DDS, PhD* 和 *Gorka Orive PhD*

## 前言

2000—2010年可以被称为"骨和关节的10年",此期间吸引了科学家们对骨和关节疾病及其相关问题的关注,并且促进了这些领域的进步(Slavkin and Bartold, 2006)。骨、软骨、筋腱和韧带损伤发病率的升高,促进了微创程序和快速治疗的发展,总体而言,在减少患者痛苦的同时促进了功能恢复。

过去10年以来,细胞和分子生物学的发展,以及对创口愈合和组织再生过程的逐渐理解,共同促进了新兴的多学科领域的研究和发展,比如再生医学和组织工程学。知识的累积为临床研究和转化医学提供了强大的动力。"通过生物学方法来解决生物学和医学难题"的理念正成为一种新的思路,通过发展新兴的最优化的生物学技术,将为外科手术和多种疾病的治疗开启一条康庄大道。这种发展和生物材料的进展偶联在一起,后者已经广泛应用于各个医学领域(Langer and Tirell, 2004)。此外,医学本身也在朝着微创和加速治疗的方向发展,总体而言,就是在减少患者痛苦的同时增强功能恢复。这些简单且高效的程序可能会减少标准医学治疗的经济花费,从而降低卫生保健支出。通常来说,所有这些新兴技术乃至替代的细胞治疗方案(Orive et al., 2003, 2004),都会利用生长因子和生物活性蛋白质,在局部损伤部位激发愈合和再生过程。

富生长因子血浆(PRGF®-Endoret®, BTI Biotechnological Institute, Vitoria, Spain)能释放生长因子和蛋白质,本章将介绍其在牙科领域中应用的总体状况。血小板作为生长因子的储蓄池,我们也会探讨其作用。我们将详细介绍PRGF的潜在治疗价值,随后会介绍其在牙科和口腔种植领域的应用。

### 生长因子释放的新技术

一些新的生物材料和生物医学技术正在发展,目的是控制生长因子的药物释放动力学。一个很大的挑战是,要能制造三维支架载体,并通过微创技术将其投放到需要的部位(Kikuchi and Okano, 2002; Kohane and Langer, 2008)。其中一些方法是将生长因子和自体组织、天然材料或合成生物材料结合起来。聚合物和生长因子的结合,可以在局部微环境进行缓释,在几天到几个月不等的时间内,始终维持局部有效的药物浓度。新一代的生物材料和技术有望能更精确地控制到细胞层面,直至最终的组织结构和功能。一些用于生物活性因子释放的聚合物包括:聚乙醇酸(羟基乙酸)(PGA),聚乳酸(PLA),以及它们的共聚体[聚(乳酸-共-乙醇)酸(PLGA)](Chen et al., 2007)和从硝基肉桂酸提取的聚乙二醇(PEG-NC)水凝胶系统

（Andreopoulos and Persaud, 2006），天然聚合物如藻酸盐（Silva and Mooney, 2007）或明胶（Kikuchi et al., 2007），以及自体材料如纤维蛋白（Ahmed et al., 2008）。

PRGF®-Endoret®是一项有效的技术，吸引了科学家和牙医们的强烈关注。它由Marx 和 Anitua 做出的开创性研究得到（Anitua, 1999; Marx et al., 1998），他们制备了富血小板的血浆，其中富含生长因子，作为新的治疗工具来促进骨和软组织再生。PRGF®-Endoret®技术采用经典的富血小板制品的理念和治疗目标，但做出了全新改良，即采用100%自体材料及生物相容性配方，有望避免其他富血小板血浆产品的局限性（图23.1～图23.4）。

通过逐步分析这一领域目前存在的缺陷，以及多学科整合，形成最优化技术路线的前景，PRGF®-Endoret®技术相比其他富血小板血浆技术而言，具有一些重要而出众的特性。首先，要详尽地评估血小板，判定哪些生长因子和蛋白质包含在血小板内，还要设计简单易行的方法操控和提纯其中有益的细胞（Anitua et al., 2004; Nurden et al., 2008）。PRGF®-Endoret®技术的一项重要优点是具有多用途，只需要控制操作流程和试样的凝结程度，就能从患者的血液中获得至少4种不同治疗潜力的配方（Anitua et al., 2007）。

PRGF®-Endoret®技术能获得的配方包括：主要包含血浆、血小板生长因子和蛋白质的上清

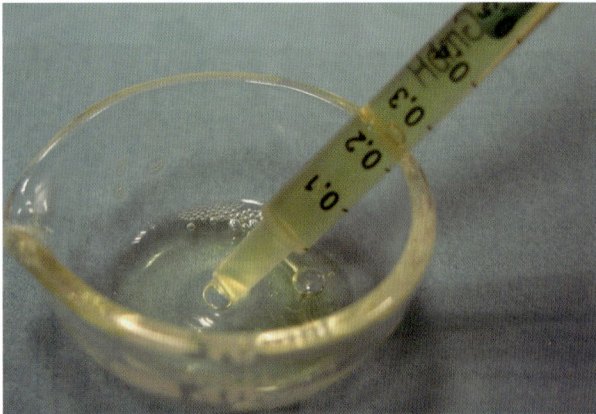

图23.1  PRGF®-Endoret®技术可以从同一患者的血液中得到具有不同治疗潜力的配方产品，依赖于凝结反应和试样的活性程度图片显示PRGF®-Endoret®的上清液。

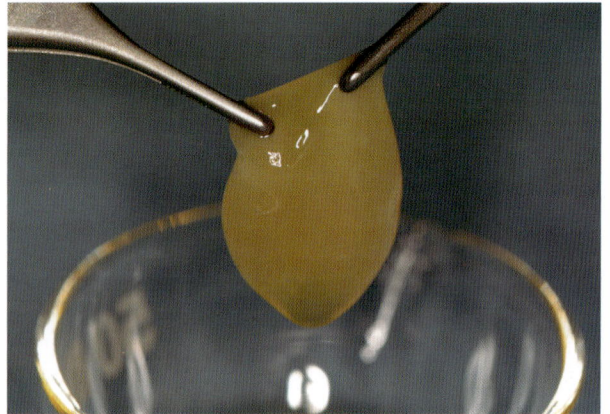

图23.3  PRGF®-Endoret®支架。

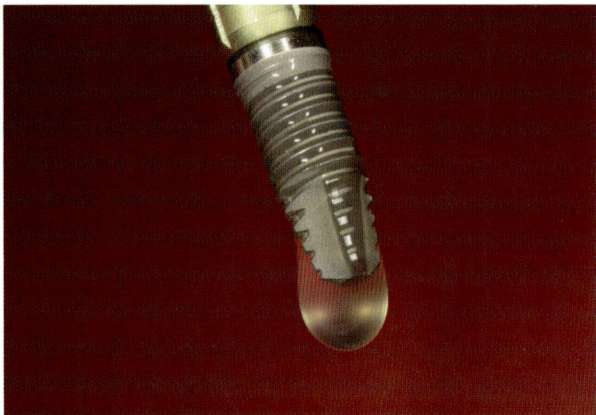

图23.2  PRGF®-Endoret®液体用于种植体生物活性化。

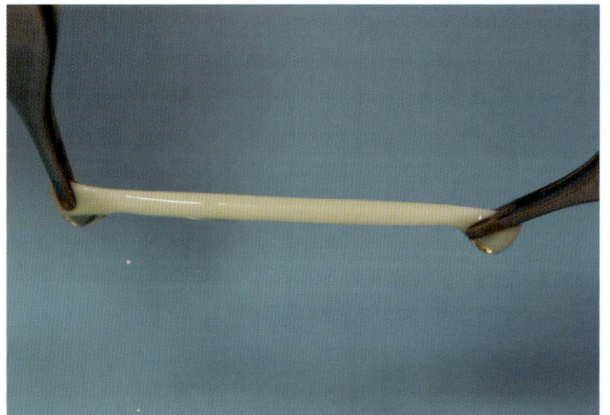

图23.4  生物相容性的弹性纤维。

液，常作为眼药水以及细胞培养基（Anitua et al., 2005）；PRGF®–Endoret®活性液体，可用于外科手术中的组织浸润，也可用于活化纯钛种植体，在其表面形成生物活性纳米薄膜（Anitua, 2006）；PRGF®–Endoret®支架，由纤维和细胞成分构成三维结构，可用于溃疡治疗，拔牙创口再生，及其他组织工程目的；弹性、致密的止血纤维素，是封闭拔牙创口、促进软组织完全上皮化的最佳工具。

更进一步，如果能将支架状PRGF®–Endoret®和不同的天然或合成生物材料结合起来，就能更严格地控制生长因子的药代动力学和生物分布。比如说，使用等电位点为5.0的酸性明胶，富血小板产品活化后释放的生长因子，就会因为理化反应被限制并保持在水凝胶中。因为生长因子的释放完全取决于水凝胶的降解，故后者实质上改变了生长因子的药物动力学曲线（Hokugo et al., 2007）。相似的方法还有利用胶原蛋白和硫酸钙作为生物活性材料载体（Intini et al., 2007; Murray et al., 2007）。此外，生物材料能够增加PRGF®–Endoret®支架的稳定性和强度，增加其机械稳定性；反过来，PRGF®–Endoret®也有利于增强多种聚合物的可操控性。比如，口腔种植中，医生往往觉得某些骨增量材料乃至自体骨材料的操作性不佳。因为纤维蛋白可以作为生物胶水来稳定材料微粒，如果将这些生物材料和PRGF®–Endoret®相结合，就能增强其操作性能，易于放置到受损的组织上（图23.5、图23.6）。

## PRGF®–Endoret®技术

制备PRGF®–Endoret®只需要简单的单离心技术。根据不同的PRGF®–Endoret®配方，从患者身上抽取（10～30cm³）的血量，比其他技术取血量少。富生长因子血浆技术（PRGF®–Endoret®）具有开创性的自体富血小板血浆制备方法，可用于组织再生，具有欧盟认证（CE）和美国食品药品监督管理局（FDA）批准，使得这项技术的生物安全性和标准性具有重要的临床意义。用氯化钙来激活凝结过程，释放生长因子。有趣的是，氯化钙相对于巴曲酶而言，能减少突释效应（Tsay et al., 2005）。此外，PRGF®–Endoret®中血小板浓度适中，能获得最佳的生物学效应。PRGF®–Endoret®排除了白细胞成分，目的是避免蛋白酶、酸性水解酶和金属蛋白酶的炎症前效应，这一效应有可能会导致负面的破坏效果（Schnabel et al., 2007）。最后，同样重要的是，PRGF®–Endoret®支架创造了三维的纤维蛋白结构，维持再生空间，并为组织前体细胞充当基质。这样的特性有助于PRGF®–Endoret®和间充质干细胞结合，用于组织工程目的。分离的细胞、生长因子和生物相容性支架被认为是组织工程学的三大先决条件。最近几年，研究报道了一些骨再生、软骨和牙周组织工程方面的尝试（Ito et al., 2005; Kitoh et al., 2004; Yamada et al., 2004, 2006）。PRGF®–Endoret®也具有潜在的血管生成效应，以及

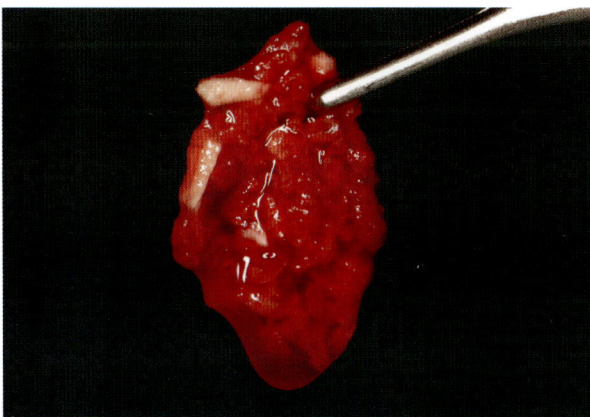

图23.5 PRGF®–Endoret®能够轻易地与自体骨结合。

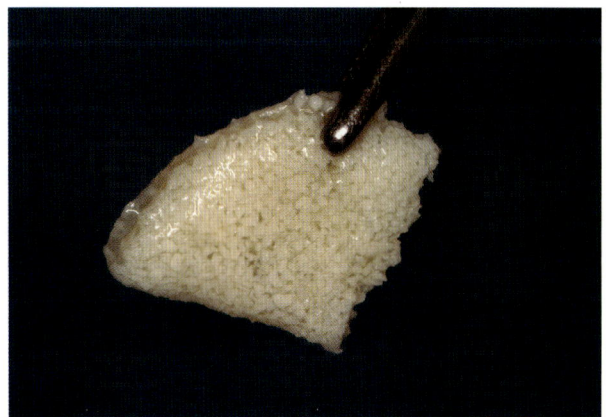

图23.6 PRGF®–Endoret®混合脱钙小牛骨，改善其操作性能。

对金黄色葡萄球菌和大肠埃希菌的抗菌效应。

## PRGF®–Endoret®技术在牙科中的应用

PRGF®–Endoret®生长因子的潜力，可以从体外成骨细胞培养中找到证据。此外，PRGF®–Endoret®释放的生长因子，能刺激包括肌细胞、软骨细胞、肌腱细胞、成纤维细胞甚至人体间充质干细胞的增殖。与单个细胞或细胞组合相比，诱导后增殖显著提高。研究还发现，血小板衍生的生长因子，同样可以刺激包括人体骨小梁细胞、人体成骨细胞样细胞、人体基质干细胞和人体间充质干细胞在内的不同细胞的增殖（Celotti et al., 2006; Doucet et al., 2005; Ye et al., 2006）。

另外有证据显示，支架状PRGF®–Endoret®和液态PRGF®–Endoret®都能促进骨再生和种植体的骨结合。简单来说，有实验在山羊胫骨上制造人为缺损，然后在缺陷损处充填PRGF®–Endoret®（实验组）或血液（对照组）。8周后组织学标本显示，充填PRGF®–Endoret®的样本显示出成熟的骨小梁，而对照组只显示结缔组织，伴有早期骨形成特征（Anitua et al., 2009）。另一项研究评价了PRGF®–Endoret®对牙种植体骨整合的促进作用。26颗种植体（13颗用PRGF®–Endoret®湿润其表面，13颗不使用）植入山羊胫骨。组织学和组织形态计量学结果表明，表面活化了的种植体，即用PRGF®–Endoret®液体湿润表面的种植体，骨—种植体结合率提升了84.7%（Anitua et al., 2009）。此外，经过PRGF®–Endoret®处理的种植体整个表面都被新生骨覆盖，而对照组只有上半部被新骨覆盖。

这些初步的实验表明，PRGF®–Endoret®支架和液体都具有临床应用潜力。实际上，在牙科领域，前者可以用于拔牙创口的处理，特别是需要牙槽骨和周围软组织完全再生，以便将来植入种植体的情况下。PRGF®–Endoret®液体作为有效的生物活化手段，在种植体植入前湿润其表面，加速其骨整

合。这种活化效应可能的解释是，钛表面的极化和PRGF®–Endoret®液体所含的负电荷蛋白质，比如玻璃结合蛋白和纤维连接蛋白。这些蛋白能吸附在种植体表面，为细胞附着提供特殊位点。纤维连接蛋白是众所周知的蛋白粘接剂，能够和成骨细胞形成粘接斑。

PRGF®–Endoret®技术进入临床应用的开创性研究出现在1999年。研究开始时纳入了20位由于牙周疾病或者牙根纵折而需要拔牙的患者（Anitua et al., 2007）。使用PRGF®–Endoret®支架促进了软组织的上皮化和广泛的骨再生。使用PRGF®–Endoret®的患者骨再生明显，而且具有致密规则的骨小梁，而对照组则只有结缔组织和少量成熟骨组织。数年后，我们观察到拔牙创用PRGF®–Endoret®支架充填后，骨再生显著提高。事实上，使用PRGF®–Endoret®支架充填骨缺损，能提高骨密度超过180%。

## PRGF®–Endoret®技术用于口腔外科的原则

PRGF®–Endoret®技术已经逐步应用于不同的骨增量方案中，比如骨劈开和牙槽嵴扩增（Anitua, 2008; Lee and Anitua, 2006; Torrella et al., 1998）。最近有研究报道将不同PRGF®–Endoret®配方应用于上颌窦提升。使用超声骨刀进行上颌窦侧壁开窗，能够分离骨窗。然后将分离的骨窗浸泡于PRGF®–Endoret®液体中，骨窗可以一直保持活性和功能性，手术结束后，将其复位。在这种手术中，如果上颌窦膜不小心穿通，可以采用自体来源的生物相容性纤维来封闭穿孔。PRGF®–Endoret®也容易和骨增量材料结合，形成复合骨移植材料。在这一应用中，复合材料形成团块，生物材料被包裹在其中，便于操作和填塞，增加了这种手术的安全性（图23.7～图23.14）。这种自体材料简化了手术操作，提升了多种骨增量技术的最终效果，比如骨劈开、牙槽嵴扩张和正颌手术。

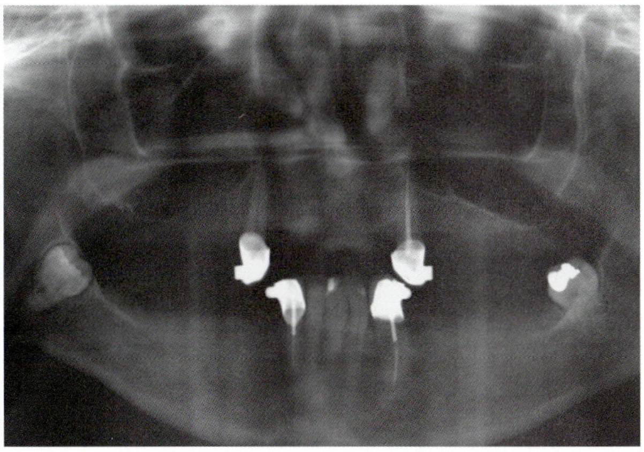

图23.7　50岁女患者，牙列缺损，拟行双侧上颌窦提升及种植手术，术前全景片。

## PRGF®–Endoret® 技术在口腔种植中的应用

最近的科学证据表明，在种植体表面使用PRGF®–Endoret®液体活化，是一种有效、安全且结果可预期的方法。有研究在1060位患者植入5700颗种植体，生物活性化后种植体的存留率高达99.2%以上。只有分期手术和采用特殊的技术，才会导致其存留率降低（Anitua et al., 2008c）。

在另一项有趣的5年期回顾性研究中，BTI®短种植体（BTI, Vitoria, Spain）用PRGF®–Endoret®液体湿润后，其最终存留率超过99%（Anitua et al., 2008a）。实际上，532颗短种植体，采用不同外科手术方法，在后牙区植入后，种植体存留率为

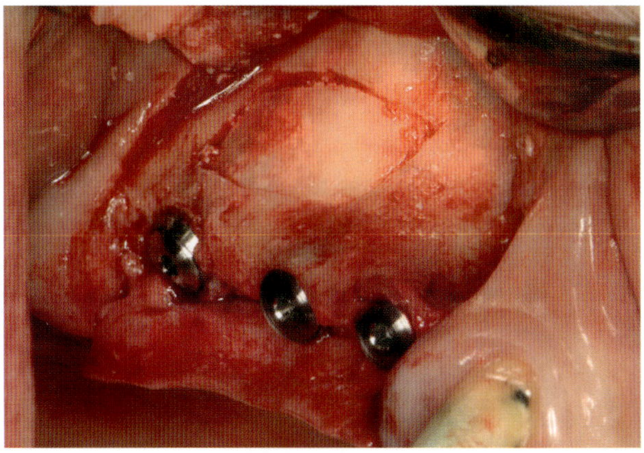

图23.8　上颌窦外提升程序。

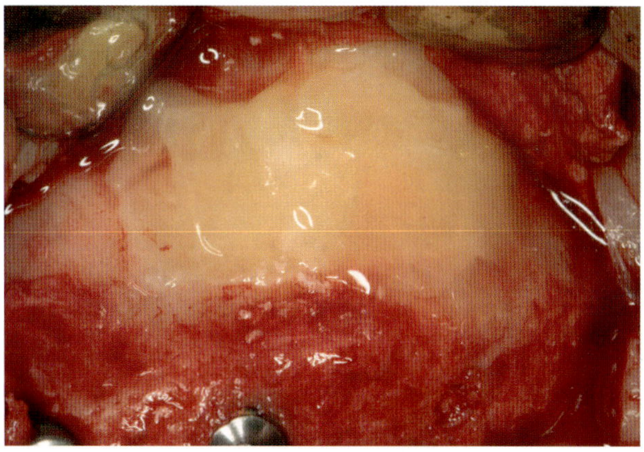

图23.9　用自体纤维覆盖骨窗。

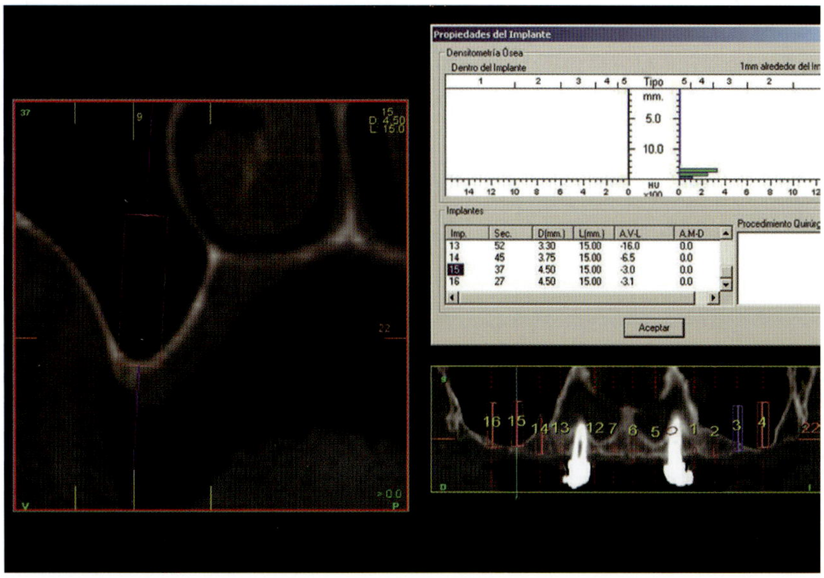

图23.10　术前CT扫描。

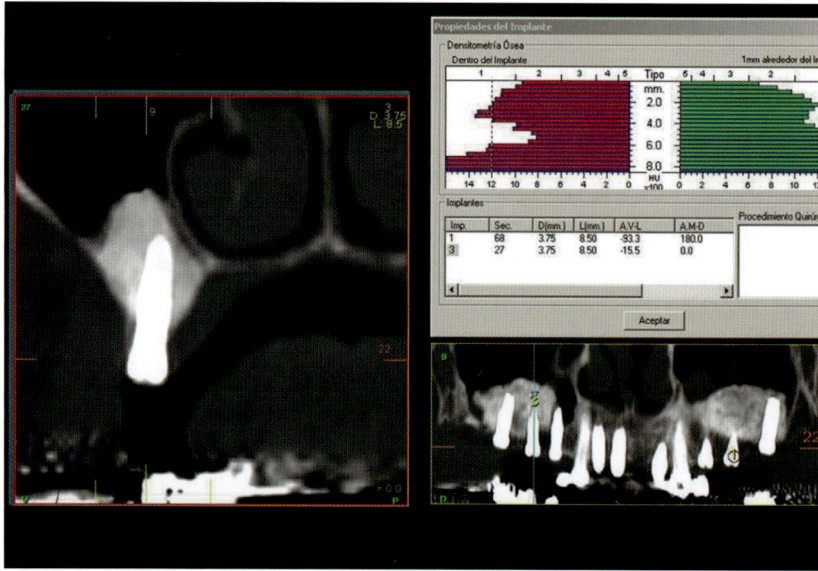

图23.11　术后6个月CT扫描。

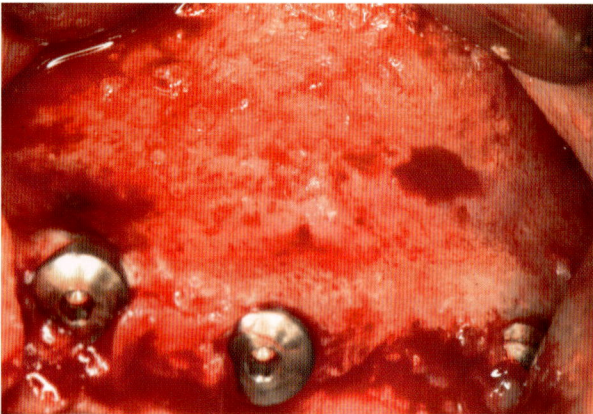

图23.12　位点骨再生完成。

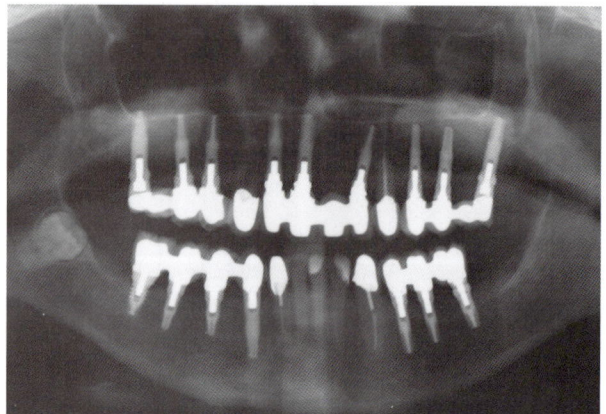

图23.14　术后全景片。

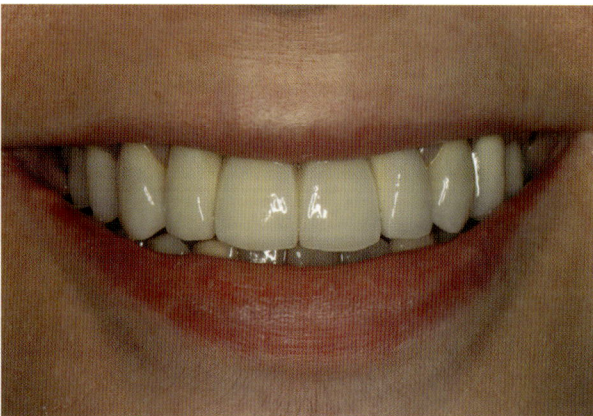

图23.13　美学效果。

99.2%，从患者个体角度分析，存留率则为98.7%。在研究期间没有发生疼痛或炎症等并发症，这充分说明短种植体的可预期性和安全性（图23.15～图23.18）。此外，由于所有患者采用了同样的种植体，所以种植系统的潜在区别可以忽略不计。在我们看来，这项研究得出了启发性的结论，可以结束关于短种植体有效性的长期争议。实际上，一些研究认为，短种植体比长种植体失败率高（Jemt and Lekholm, 1995; Naert et al., 2002），而另一些研究认为两者并无差异（Griffin and Cheung, 2004; Nedir et al., 2004）。

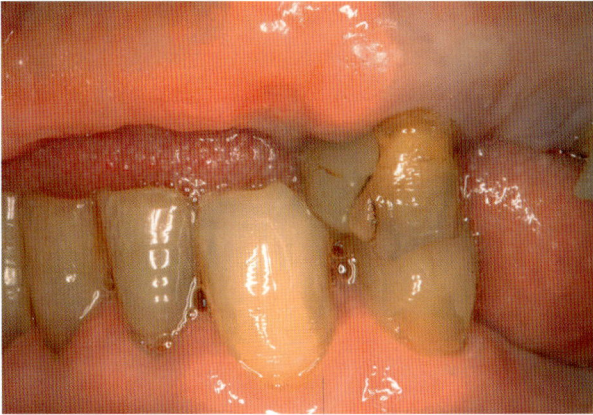

图23.15 一例PRGF®-Endoret® 活化的短BTI种植体植入病例。图为术前口内状况。

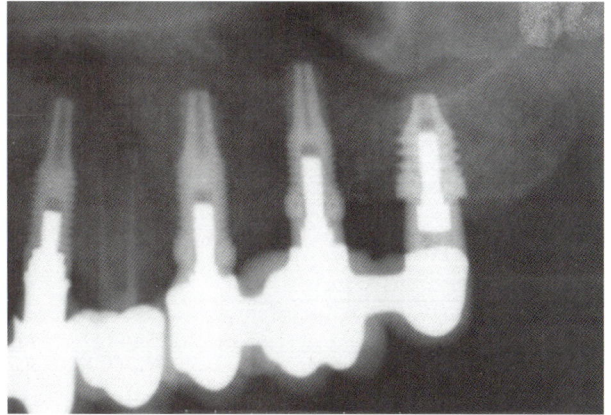

图23.18 最终修复体戴入4年后全景片。

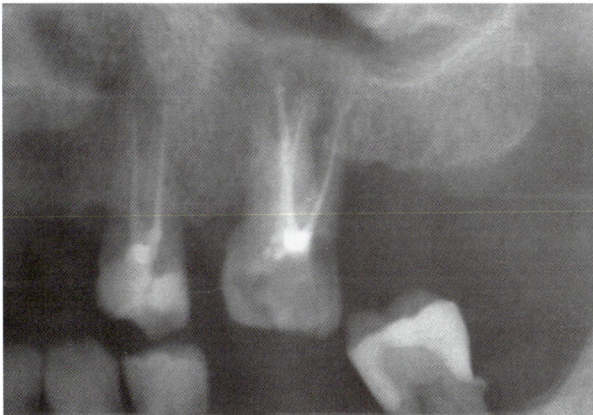

图23.16 术前X线片。

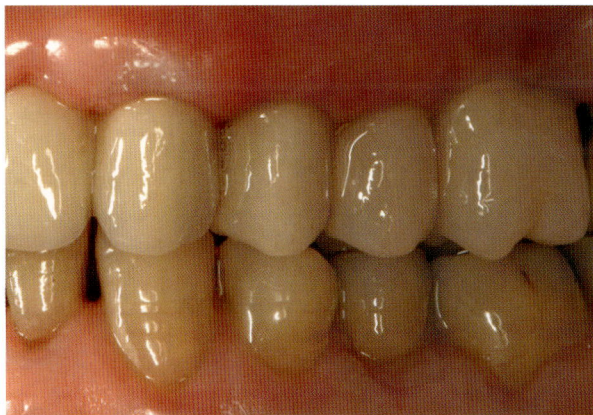

图23.17 治疗后口内状况。

不同研究得出的差异性结论，可能是受到其他变量的影响，比如种植体表面处理、外科医生的学习曲线、骨的质和量、种植体初期稳定性、修复原则，以及对于短种植体的不同定义标准。有趣的是，Renouard和Nisand（2005）认为，2003—2005年间，关于短种植体的多项研究中，其存留率为94%～99%。他们把这个高存留率归因为，在这些采用短种植体的病例中，外科医生会更仔细地制订治疗计划，采用更好的外科程序。这对种植体的远期成功至关重要。

另一个常常导致骨缺失和种植失败的重要并发症是外科备洞时过热（das Neves et al., 2006）。在最近的研究中，需要仔细评估患者的临床病史，然后谨慎制订治疗计划。此外，所有的种植体植入均使用全新的低速备洞程序，这样可以避免过热，有利于保留大量骨颗粒的活性。

从生物力学的角度来看，短种植体的应用是有依据的（Griffin and Cheung, 2004）。研究表明，种植体负重时，大部分应力集中在上几级螺纹周围的骨皮质位置，因此，一旦种植体达到了最小骨结合高度，那么种植体直径的增加要比长度的增加更重要。短植体的另一优势是，在后牙区植入可以减少术前或术中骨增量的需要，也可以减少上颌窦穿孔及下颌神经受损的风险。

PRGF®-Endoret®技术的其他潜在应用是，增加骨增量手术的可预期性，包括牙槽嵴扩张、骨劈开、垂直骨增量，以及拔牙创的治疗，如图

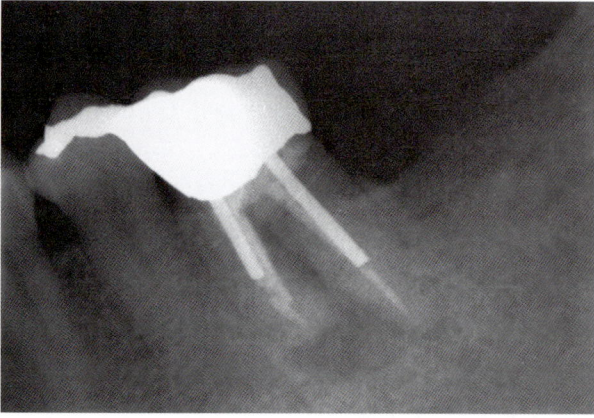

图23.19　一例45岁女患者，牙根纵折。

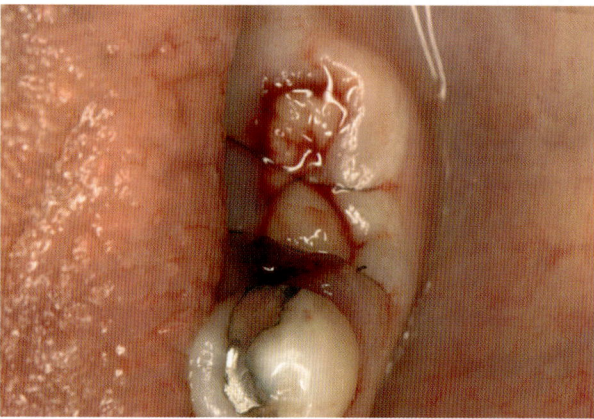

图23.20　拔牙创填入PRGF®-Endoret®支架，并用纤维蛋白黏合。

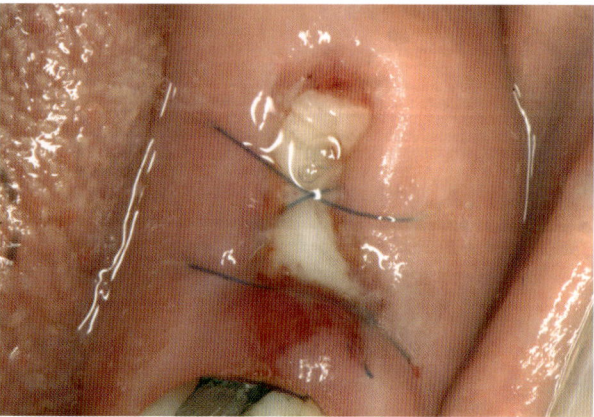

图23.21　拔牙创口术后24小时状况。

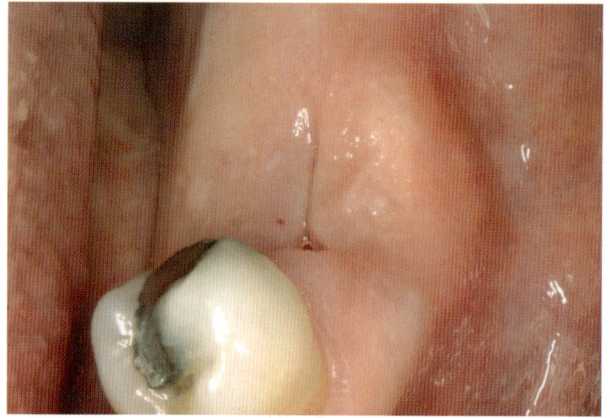

图23.22　术后10天完成上皮化。

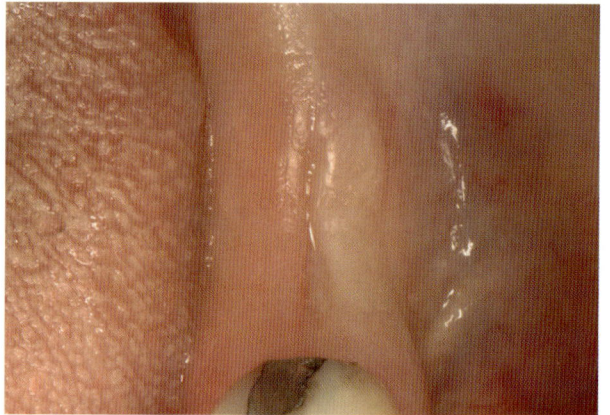

图23.23　术后12周，角化软组织的厚度和形态均非常理想。

植体脱落（Anitua et al., 2008b）。

## 结论

　　PRGF®-Endoret®技术刺激了软组织和骨组织的再生和修复。不同形式的PRGF®-Endoret®具有不同特性，利于其单独应用于组织修复，或者与各种生物材料，包括自体骨联合应用。这种源于自体组织的技术，简化了手术，并改善了骨增量技术的最终效果，包括上颌窦提升、骨劈开、牙槽嵴扩张、正颌外科等。在将来，由于生长因子和PRGF®-Endoret®来源生物材料的进一步应用，新的技术会不断出现、不断优化和不断改良。

23.19～图23.26所示。最后，同样重要的是，在另一项有趣的回顾性研究中，1130颗即刻负重的生物活化种植体取得了高达99.3%的存留率，仅有5颗种

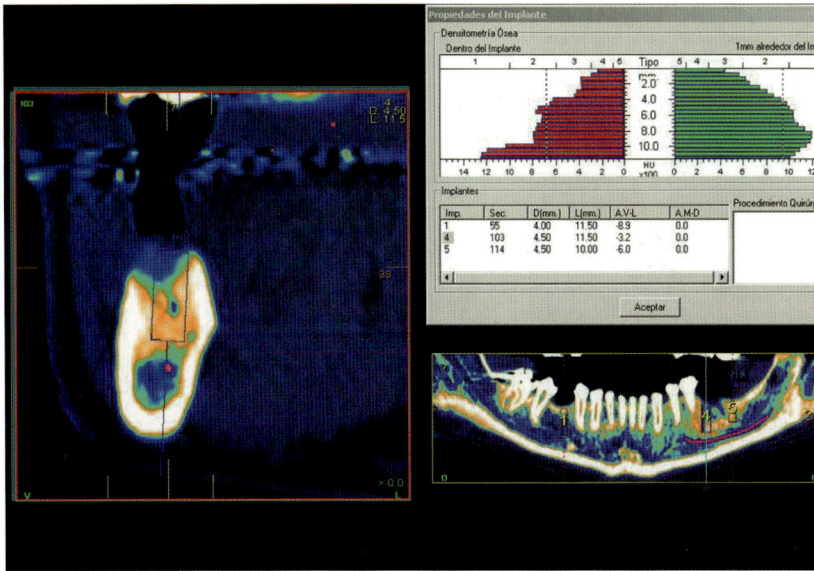
图23.24 术后12周，用CT扫描观察缺损部位的组织再生。

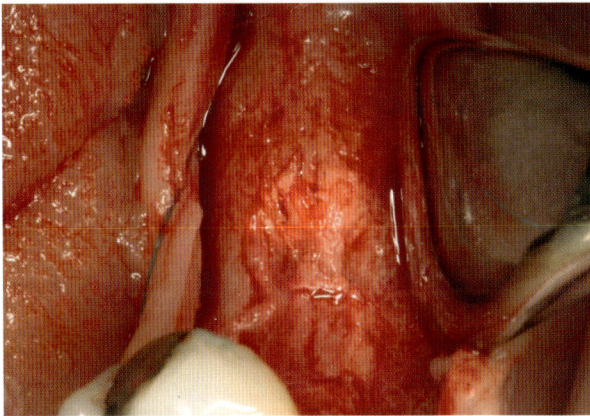
图23.25 术后3个月，组织完全再生，可以一次手术完成种植。

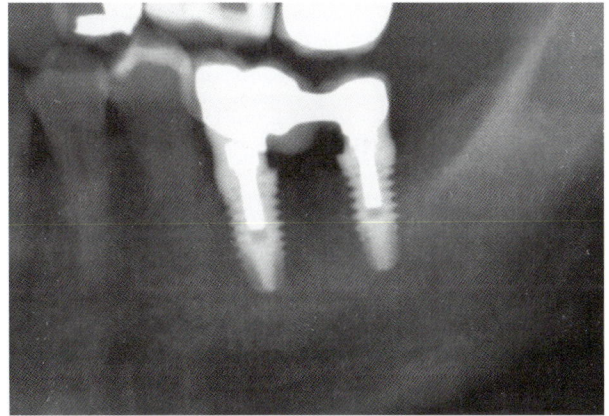
图23.26 修复2年后X线片。

## 参考文献

Ahmed TA, Dare EV, Hincke M. Fibrin: a versatile scaffold for tissue engineering applications. *Tissue Eng Part B* 2008; **14**:199–215.

Andreopoulos FM, Persaud I. Delivery of basic fibroblast growth factor (bFGF) from photoresponsive hydrogel scaffolds. *Biomaterials* 2006; **27**:2468–2476.

Anitua E. Plasma rich in growth factors: preliminary results of use in the preparation of sites for implants. *Int J Oral Maxillofac Implants* 1999; **14**:529–535.

Anitua E. Enhancement of osseointegration by generating a dynamic implant surface. *J Oral Implantol* 2006; **32**:72–76.

Anitua E. Novel protocols for a predictable implantology. *Pract Proced Aesthet Dent* 2008; **20**(2):123–128.

Anitua E, Andía I, Ardanza B, Nurden P, Nurden AT. Autologous platelets as a source of proteins for healing and tissue regeneration. *Thromb Haemost* 2004; **91**:4–15.

Anitua E, Andia I, Sanchez M, Azofra J, del Mar Zalduendo M, de la Fuente M, Nurden P, Nurden AT. Autologous preparations rich in growth factors promote proliferation and induce VEGF and HGF production by human tendon cells in culture. *J Orthop Res* 2005; **23**:281–286.

Anitua E, Sánchez M, Orive G, Andía I. The potential impact of the preparation rich in growth factors (PRGF) in different medical fields. *Biomaterials* 2007; **28**:4551–4560.

Anitua E, Orive G, Aguirre JJ, Andía I. 5 year clinical evaluation of short dental implants placed in posterior areas: a retrospective study. *J Periodontol* 2008a; **79**:42.

Anitua E, Orive G, Aguirre JJ, Andía I. Clinical outcome of immediately loaded BTI dental implants: a 5-year retrospective study. *J Periodontol* 2008b; **79**:1168–1176.

Anitua E, Orive G, Aguirre JJ, Ardanza B, Andía I. 5-year clinical experience with BTI dental implants: risk factors for implant failure. *J Clin Periodontol* 2008c; **35**:724–732.

Anitua E, Orive G, Plá R, Román P, Serrano V, Andía I. The effects of PRGF on bone regeneration and on titanium osseointegration in goats: a histologic and histomorphometric study. *J Biomed Mater Res A* 2009; **91**(1): 158–165.

Bielecki TM, Gazdzik TS, Arendt J, Szczepanski T, Krol W, Wielkoszynski T. Antibacterial effect of autologous platelet gel enriched with growth factors and other active substances. *J Bone Joint Surg* 2007; **89**:417–420.

Celotti F, Colciago A, Negri-Cesi P, Pravettoni A, Zaninetti R, Sacchi MC. Effect of platelet-rich plasma on migration and proliferation of SaOS-2 osteoblasts: role of platelet-derived growth factor and transforming growth factor-beta. *Wound Repair Regen* 2006; **14**:195–202.

Chen RR, Silva EA, Yuen WW, Brock AA, Fischbach C, Lin AS, Guldberg RE, Mooney DJ. Integrated approach to designing growth factor delivery systems. *FASEB J* 2007; **21**:3896–3903.

das Neves FD, Fones D, Bernardes SR, do Prado CJ, Neto AJF. Short implants—an analysis of longitudinal studies. *Int J Oral Maxillofac Implants* 2006; **21**:86–93.

Doucet C, Ernou I, Zhang Y, Llense JR, Begot L, Holy X, Lataillade JJ. Platelet lysates promote mesenchymal stem cell expansion: a safety substitute for animal serum in cell-based therapy applications. *J Cell Physiol* 2005; **9999**:1–9.

Griffin TJ, Cheung WS. 2004. The use of short implants in posterior areas with reduced bone height: a retrospective investigation. *J Prosthet Dent* 2004; **92**:139–144.

Hokugo A, Ozeki M, Kawakami O, Sugimoto K, Mushimoto K, Morita S, Tabata Y. Augmented bone regeneration activity of platelet-rich plasma by biodegradable gelatin hydrogel. *Tissue Eng* 2007; **11**:1224–1233.

Intini G, Andreana S, Intini FE, Buhite RJ, Bobek LA. Calcium sulphate and platelet rich plasma make a novel osteoinductive biomaterial for bone regeneration. *J Transl Med* 2007; **5**:13.

Ito K, Yamada Y, Nagasaka T, Baba H, Ueda M. Osteogenic potential of injectable tissue-engineered bone: a comparison among autogenous bone, bone substitute (Bio-Oss®), platelet rich plasma, and tissue engineered bone with respect to their mechanical properties and histological findings. *J Biomed Mater Res A* 2005; **73**:63–72.

Jemt T, Lekholm U. Implant treatment in edentulous maxillae: a 5-year follow-up report on patients with different degrees of jaw resorption. *Int J Oral Maxillofac Implants* 1995; **10**:303–311.

Kikuchi A, Okano T. Pulsatile drug release control using hydrogels. *Adv Drug Deliv Rev* 2002; **54**:53–77.

Kikuchi N, Kitamura C, Morotomi T, Inuyama Y, Ishimatsu H, Tabata Y, Nishihara T, Terashita M. Formation of dentin-like particles in dentin defects above exposed pulp by controlled release of fibroblast growth factor 2 from gelatin hydrogels. *J Endod* 2007; **33**:1198–1202.

Kitoh H, Kitakoji T, Tsuchiya H, Mitsuyama H, Nakamura H, Katoh M, Ishiguro N. Transplantation of marrow-derived mesenchymal stem cells and platelet rich plasma during distraction osteogenesis: a preliminary result of three cases. *Bone* 2004; **35**:892–898.

Kohane DS, Langer R. Polymeric biomaterials in tissue engineering. *Pediatr Res* 2008; **63**:487–491.

Langer R, Tirell DA. Designing materials for biology and medicine. *Nature* 2004; **428**:487–492.

Lee E, Anitua E. Atraumatic ridge expansion and implant site preparation with motorized bone expanders. *Pract Proced Aesthet* 2006; **18**:17–22.

Marx RE, Carlson ER, Eichstaedt RM, Schimmele SR, Strauss JE, Georgeff KR. Platelet-rich plasma: growth factor enhance-
ment for bone grafts. *Oral Surg Oral Med Oral Pathol Oral Radiol Endod* 1998; **85**:638–646.

Misch CE, Steigenga J, Barboza E, Misch-Dietsh F, Cianciola LJ, Kazor C. Short dental implants in posterior partial edentulism: a multicenter retrospective 6-year case series study. *J Periodontol* 2006; **77**:1340–1347.

Murray MM, Spindler KP, Abreu E, Muller JA, Nedder A, Kelly M, Frino J, Zurakowski D, Valenza M, Snyder BD, Connolly SA. Collagen platelet rich plasma hydrogel enhances primary repair of the porcine anterior cruciate ligament. *J Orthop Res* 2007; **25**:81–91.

Naert I, Koutsikakis G, Quirynen M, Jacobs R, van Steenberghe D. Biologic outcome of implant supported restorations in the treatment of partial edentulism. Part I: a longitudinal clinical evaluation. *Clin Oral Implants Res* 2002; **13**:381–389.

Nedir R, Bishof M, Briaux JM, Beyer S, Szmukler-Moncler S, Bernard JP. A 7-year life table analysis from a prospective study on ITI implants with special emphasis on the use of short implants. Result from a private practice. *Clin Oral Implants Res* 2004; **15**:150–157.

Nurden AT, Nurden P, Sánchez M, Andía I, Anitua E. Platelets and wound healing. *Front Biosci* 2008; **13**:3532–3548.

Orive G, Hernández R, Gascón AR, Igartua M, Pedraz JL. Cell microencapsulation technology for biomedical purposes: novel insights and challenges. *Trends Pharmacol Sci* 2003; **24**:207–210.

Orive G, Hernández RM, Gascón AR, Calafiore R, Chang TMS, De Vos P, Hortelano G, Hunkeler D, Lacík I, Pedraz JL. History, challenges and promises of cell microencapsulation. *Trends Biotechnol* 2004; **22**:87–92.

Renouard F, Nisand D. Short implants in the severely resorbed maxilla: a 2-year retrospective clinical study. *Clin Implant Dent Relat Res* 2005; **7**:104–110.

Schnabel LV, Mohammed HO, Miller BJ, McDermott WG, Jacobson MS, Santangelo KS, Fortier LA. Platelet rich plasma (PRP) enhances anabolic gene expression patterns in flexor digitorum superficialis tendons. *J Orthop Res* 2007; **25**:230–240.

Silva EA, Mooney DJ. Spatiotemporal control of vascular endothelial growth factor delivery from injectable hydrogels enhances angiogenesis. *J Thromb Haemost* 2007; **5**:590–598.

Slavkin HC, Bartold PM. Challenges and potential in tissue engineering. *Periodontol 2000* 2006; **41**:9–15.

Torrella F, Pitarch J, Cabanes G, Anitua E. Ultrasonic osteotomy for the surgical approach of the maxillary sinus: a technical note. *Int J Oral Maxillofac Implants* 1998; **13**:697–700.

Tsay RC, Vo J, Burke A, Eisig SB, Lu HH, Landesberg R. Differential growth factor retention by platelet rich plasma composites. *J Oral Maxillofac Surg* 2005; **63**:521–528.

Yamada Y, Ueda M, Hibi H, Nagasaka T. Translational research for injectable tissue-engineered bone regeneration using mesenchymal stem cells and platelet rich plasma: form basic research to clinical case study. *Cell Transplant* 2004; **13**:343–355.

Yamada Y, Ueda M, Hibi H, Baba S. A novel approach to periodontal tissue regeneration with mesenchymal stem cells and platelet-rich plasma using tissue engineering technology: a clinical case report. *Int J Periodontics Restorative Dent* 2006; **26**:363–369.

Ye L, Peng L, Tan H, Zhou X. HGF enhanced proliferation and differentiation of dental pulp cells. *J Endod* 2006; **32**:736–741.